消化内科诊疗与内镜应用

（上）

张　锐等◎主编

吉林科学技术出版社

图书在版编目（CIP）数据

消化内科诊疗与内镜应用/ 张锐等主编. -- 长春：
吉林科学技术出版社，2016.6
ISBN 978-7-5578-0792-4

Ⅰ．①消… Ⅱ．①张… Ⅲ．①消化系统疾病－诊疗②
消化系统疾病－内窥镜检Ⅳ．①R57

中国版本图书馆CIP数据核字(2016) 第133717号

消化内科诊疗与内镜应用

Xiaohua neike zhenliao yu neijing yingyong

主　　编　张　锐　赵银彪　刘国通　郑薇薇　刘江凯　曹砚杰
副主编　任亚斌　王　勇　王俊先　薛伟红
　　　　　荣爱梅　史志红　黄　鹿　王　俊
出 版 人　李　梁
责任编辑　张　凌　张　卓
封面设计　长春创意广告图文制作有限责任公司
制　　版　长春创意广告图文制作有限责任公司
开　　本　787mm×1092mm　1/16
字　　数　888千字
印　　张　36.5
版　　次　2016年6月第1版
印　　次　2017年6月第1版第2次印刷

出　　版　吉林科学技术出版社
发　　行　吉林科学技术出版社
地　　址　长春市人民大街4646号
邮　　编　130021
发行部电话/传真　0431-85635177　85651759　85651628
　　　　　　　　　　　　　 85652585　85635176
储运部电话　0431-86059116
编辑部电话　0431-86037565
网　　址　www.jlstp.net
印　　刷　虎彩印艺股份有限公司

书　　号　ISBN 978-7-5578-0792-4
定　　价　145.00元

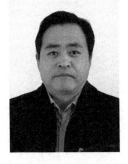

张 锐

　　1970年出生。甘肃省定西市安定区卫生和计划生育局卫生监督所，消化内科中级职称。主要擅长脂肪肝、肝硬化、病毒性肝炎、慢性胃炎、消化道溃疡等消化道疾病的诊疗。2008年7月—2015年11月在定西市安定区卫生职业技术学校从事教学工作，教授内科、人体解剖等专业。2009年12月、2010年1月分别参与完成静脉注药复合颈2神经根阻滞治疗难治性偏头疼的临床研究、菟仙海蚣胶囊治疗男性不育症的临床与实验研究。2014年9月主持完成超声引导对肥胖患者桡动脉穿刺置管成功率的影响。

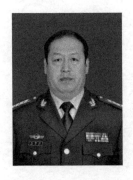

赵银彪

　　1964年出生。武警内蒙古边防总队医院内科，大学本科，主任医师。1988年9月毕业于贵阳医学院临床医学专业，从事临床消化内科专业26年，先后发表医学论文15篇。

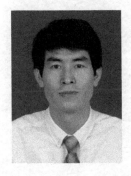

刘国通

　　1974年出生。廊坊市人民医院消化科副主任，医学硕士，副主任医师。毕业于第三军医大学，从事消化病学专业17年，对消化系统疾病诊治积累了丰富的临床经验，尤其擅长消化内镜下的疾病诊治工作。河北省医学会消化内镜学分会食管胃静脉内镜诊断与治疗学组委员，河北省消化内镜学会青年委员，河北省急救医学会委员，廊坊市医学会消化内镜学分会副主任委员，廊坊市医学会消化病学分会副主任委员。获廊坊市科技进步三等奖1项，发表论文10余篇。

编　委　会

前言

　　消化系统是临床医学的重要内容之一。如同其他临床医学，过去以药物为治疗手段的部分演化为今日的消化内科，而以手术为主要治疗手段的部分，形成了今日普外科中的消化分支。这样的学科划分对医院的管理和治疗方法的发展曾具有积极的意义。随着细胞生物学、分子生物学、现代制药业、医疗器械和生物材料学等学科的迅猛发展，以往很多需要通过外科手术而达到治疗目的的疾病，目前完全可以通过药物或其他方法，如介入、内镜等治疗而治愈。

　　本书以临床实用性为主，确保其科学性和先进性。首先用消化内科的概述和诊断方法做铺垫，然后从病因、病理、临床表现、诊断与鉴别诊断及治疗等方面入手，就食管疾病、胃部疾病、肠道疾病、腹膜疾病、肝脏疾病、胆囊疾病以及胰腺疾病分别作了详细介绍。最后，重点介绍了消化内镜在临床中的应用。

　　本书的参编者有参与临床实践多年的专家，也有参与消化系统疾病诊疗的后起之秀，他们均为本书的最后出版付出了巨大的心血，在此一并表示最真诚的谢意。由于本书编写时间仓促，篇幅有限，编者一起讨论的机会不多等原因，书中难免存在纰漏，望广大同行不吝赐教。

编　者

2016 年 6 月

目 录

第一章

概述

　　消化系统疾病包括食管、胃、肠、肝、胆、胰等脏器的器质性和功能性疾病，临床上十分常见。据统计胃肠病和肝病引起的疾病负担占所有疾病的十分之一，在我国胃癌和肝癌分别是恶性肿瘤患者死亡的第二位和第三位原因。掌握消化系统的主要结构和功能特点以及与疾病的关系，对于疾病的诊断和为患者提供有效的防治手段是十分重要的。

第一节　消化系统结构功能特点与疾病的关系

　　胃肠道的主要生理功能是摄取、转运和消化食物，吸收营养和排泄废物。食物在胃肠道内经过一系列复杂的消化分解过程，成为小分子物质，被肠道吸收，肝加工，变为体内物质，供全身组织利用；其余未被吸收和无营养价值的残渣构成粪便，被排出体外。食物成分在胃肠道内的消化分解需要依靠胰腺、胃肠腺分泌的水解酶、肝分泌的胆汁以及肠菌酶等的酶促反应参与，而已消化的营养成分的吸收则必须要有结构和功能完整的肠黏膜上皮细胞。肠黏膜上皮吸收功能不全和平滑肌收缩功能异常是引起胃肠道疾病的主要病理过程。先天性和后天性酶缺乏、肠黏膜炎性和肿瘤性病变、小肠内细菌生长（盲襻综合征）使胆盐分解而失去消化脂肪的作用，肠段切除过多（短肠综合征）丧失大量黏膜吸收面积等是造成消化和吸收不良的主要原因。

　　消化道的活动受自主神经支配，交感兴奋可导致胃肠动力的变化。迷走神经受损可引起胃十二指肠对扩张的异常敏感性。丘脑下部是自主神经的皮质下中枢，也是联络大脑与低位中枢的重要环节。消化道并不只是一条有上皮内衬的肌肉管道，它具有肠神经系统（enteric nervous system，ENS），可以不依赖中枢神经系统独立行使功能，被称为"肠之脑"。ENS 可直接接受胃肠道腔内各种信号，被激活后分泌的神经递质为多肽分子，如 P 物质、阿片类多肽、生长抑素、肠血管活性肽（vasoactive intestinal peptides，VIP）等。ENS 有许多反射经路，同时也受中枢神经的调节（脑－肠轴），它在调控胃肠道的运动、分泌、血液和水及电解质转运上都有重要作用。中枢神经系统、自主神经系统和 ENS 的完整性以及它们之间的协调对于胃肠道动力的调节起重要作用。

　　各种精神因素，尤其是长期高度紧张可以干扰高级神经的正常活动，造成脑－肠轴的紊乱，引起内脏感觉过敏，进而引起胃肠道功能的紊乱。

　　胃肠道激素（来源于胃肠道内分泌细胞和神经细胞的小分子活性物质和多肽，作为神经信息的传递物质，被称为脑肠肽）对于维持消化道正常生理功能是不可缺少的，胃肠激素相互之间、胃肠激素与胃肠各种细胞、组织、器官之间相互协调才能维持生理功能，一旦这种平衡被打破，就可以引起疾病。例如胃泌素分泌过多可产生卓－艾综合征；VIP 分泌过多可造成"胰性霍乱"，胃动素能强烈刺激上消化道电活动和机械活动，主要影响消化间期的胃肠运动，可能与胃结肠反射的调节有关。因此胃肠道的神经分泌的失衡有可能是导致一些症状综合征，如肠易激综合征、功能性消化不良等功能性疾病的病因。此外，肠免疫系统可能在系统性自身免疫性疾病和免疫耐受的发展中起重要作用，胃肠道相关淋巴组织是常见的黏膜相关淋巴组织的一部分，可识别进入胃肠道的抗原，鉴别哪些抗原应忽视（如营养物质和共生菌落的蛋白），哪些会引起免疫反应（如致病菌的蛋白）。由于消化道直接开口于体外，接纳体外的各种物质，其黏膜接触病原体、致癌物质、毒性物质的机会较多，在免疫及其他防御功能减弱的情况下，容易发生感染、炎症、损伤。消化系统肿瘤的发病率较高也可能与此有关。胃癌、食管癌、肝癌、结肠癌、胰腺癌均是常见的恶性肿瘤，在全身恶性肿瘤中占很大的比例。胃肠道与肝含有大量单核巨噬细胞，构成消化道的免疫保护屏障，保护胃肠道不受外来致病因子的侵袭，当这种功能受损时即出现相应的疾病。胃肠道微生态环境的正常对维持人的健康状况、抵御外来微生物的侵害、防止疾病的发生具有重要的意义。

肝是体内碳水化合物、蛋白质、脂质、维生素合成代谢的重要器官，通过各种复杂的酶促反应而运转，一旦肝细胞受损停止工作或由于酶的缺乏均可引起疾病。例如肝通过糖原分解及异生供给葡萄糖，又通过糖酵解、糖原合成、贮藏摄取葡萄糖，在调节血糖浓度、维持其稳态中起重要作用，如其功能被干扰，例如酒精中毒，就可产生低血糖；肝细胞坏死或肝储备功能下降时，蛋白合成功能障碍，可出现凝血酶原时间延长以及低蛋白血症。中性脂肪的合成、释放，胆固醇的合成、磷脂脂蛋白合成以及脂肪运输，都在肝内进行。病理情况如肝缺少 α_1－抗胰蛋白酶时，可发生肺气肿和肝硬化；缺乏铜蓝蛋白时可出现肝豆状核变性。酒精性肝病、糖尿病患者脂质在肝内积聚形成脂肪肝均是影响肝脂质代谢的结果。

肝又是体内主要的解毒器官，肝摄取、结合、转运、分泌、排泄胆红素，任何一环的障碍均可引起黄疸。肝是胆汁生成的场所，各种原因引起胆汁酸合成、转运、分泌、排泄的障碍均可引起胆汁淤积性肝病和脂溶性维生素缺乏。药物在肝内的代谢主要是通过肝细胞光面内质网上的微粒体内以细胞色素 P450 为主的一系列药酶作用。肝在药物药代动力学中起重要作用。反过来药物及其代谢产物也可引起肝损害，导致药物性肝病。

（张　锐）

第二节　分类

按病变器官分类，常见病种及其主要临床表现有：

一、食管疾病

常见病种有胃食管反流病、食管癌、食管贲门失弛缓症。主要临床表现为咽下困难、胸骨后烧灼感、食管反流。

二、胃、十二指肠疾病

常见病种有胃炎、消化性溃疡、胃癌、十二指肠炎等。主要症状为上腹部不适、疼痛、厌食、恶心、呕吐、嗳气、反酸等。

三、小肠疾病

常见病种有急性肠炎（包括病毒性肠炎）、肠结核、急性出血性坏死性肠炎、克罗恩（Crohn）病、吸收不良综合征等。主要表现有脐周腹痛、腹胀和腹泻，粪便呈糊状或水样，当发生消化或吸收障碍时，则含消化不完全的食物成分，可伴有全身性营养缺乏的表现。

四、结肠疾病

常见病种有痢疾和各种结肠炎、肠易激综合征、溃疡性结肠炎、结肠癌、直肠癌等。主要症状有下腹部一侧或双侧疼痛，腹泻或便秘，黏液、脓血便，累及直肠时有里急后重。

五、肝疾病

常见病种有病毒性肝炎、非酒精性脂肪性肝病、酒精性肝病、自身免疫性肝病、遗传性肝病、药物性肝病、肝脓肿、各种病因引起的肝硬化、原发性和继发性肝癌等。主要临床表现为肝区不适或疼痛、乏力，体征为肝大、肝区压痛、黄疸、门静脉高压征和营养代谢障碍等。

六、胆道疾病

常见病种有胆石症、胆囊炎、胆管炎、胆道蛔虫症等。主要临床表现有右上腹疼痛（胆绞痛）和黄疸。

七、胰腺疾病

常见病种有急、慢性胰腺炎和胰腺癌。主要临床表现有上腹部疼痛（可向腰背部放射）和胰腺分泌障碍所引起的小肠吸收不良和代谢紊乱。

八、腹膜、肠系膜疾病

腹膜与消化器官有紧密的关系。脏腹膜形成一些消化器官的浆膜层。常见病种有各种急、慢性腹膜炎，肠系膜淋巴结结核，腹膜转移癌等。腹膜疾病的主要表现为腹痛与压痛、腹部抵抗感和腹水等。

（张　锐）

第三节　诊断与鉴别诊断

任何诊断的确立都应包括以下四方面：①疾病的诊断（病名）。②估计疾病的严重度（轻、中、重）。③疾病的分期（早/晚期、急性/慢性）。④明确基础病变或病因。

消化系统疾病的主要临床表现是消化系统症状，但许多表现如恶心、呕吐、腹痛、腹块等也见于其他系统疾病。因此，正确的诊断必须建立在认真收集临床资料包括病史、体征、常规化验及其他特殊检查结果，并进行全面与综合分析的基础上，而医生须有较广博的临床基础知识，包括生化、免疫、内镜、影像诊断等方面的知识和技能。

一、病史

病史是诊断疾病的基本资料，在诊断消化系统疾病中往往是诊断的主要依据，例如消化性溃疡常能根据病史作出正确的诊断。完整病史的采集对于肝病的诊断尤为重要，包括家族史、用药史、饮酒史、毒品接触史、月经史、性接触史、职业环境因素、旅游史、过去手术史（包括麻醉记录）、输血史等。

二、症状

典型的消化系统疾病多有消化系统的症状但也有病变在消化系统，而症状却是全身性的或属于其他系统的。询问症状时应了解症状的演变情况。

1. 厌食或食欲缺乏　多见于消化系统疾病如胃癌、胰腺癌、慢性胃炎、病毒性肝炎等，但也常见于全身性感染和其他系统疾病如肺结核、尿毒症、精神神经障碍等。厌食与惧食必须分辨清楚：厌食是没有进食的欲望，患者往往对以前喜欢吃的食物都不想吃；惧食是害怕进食后产生不适，如疼痛、呕吐等而不敢进食，多见于胆囊炎、胰腺炎等疾病。

2. 恶心与呕吐　两者可单独发生，但在多数情况下相继出现，先恶心后呕吐。胃部器质性病变如胃癌、胃炎、幽门痉挛与梗阻，最易引起恶心与呕吐。其他消化器官包括肝、胆囊、胆管、胰腺、腹膜的急性炎症均可引起恶心与呕吐，而炎症合并梗阻的管腔疾病如胆总管炎、肠梗阻几乎无例外地发生呕吐。在其他系统疾病中，必须鉴别心因性呕吐、颅内压增高、迷路炎、尿毒症、酮症酸中毒、心力衰竭、早期妊娠等易致呕吐的情况。

3. 嗳气　是进入胃内的空气过多而自口腔溢出的现象。频繁嗳气多因精神因素、饮食习惯不良（如进食、饮水过急）、吞咽动作过多（如口涎过多或过少时）等引起，也可由于消化道特别是胃、十二指肠、胆道疾病所致。

4. 咽下困难　多见于咽、食管或食管周围的器质性疾病，如咽部脓肿、食管炎、食管癌、食管裂孔疝、纵隔肿瘤、主动脉瘤等，也可由于食管运动功能障碍所引起（如贲门失弛缓症）。

5. 灼热感或胃灼热（heartburn）　是一种胸骨和剑突后的烧灼感，主要由于炎症或化学刺激物作用于食管黏膜而引起，有时伴有酸性胃液反流至口腔。常见于胃食管反流病。

6. 腹胀　腹胀的原因有胃肠积气、积食或积粪、腹水、腹内肿物和胃肠运动功能失调等。

7. 腹痛　腹痛是胃肠道功能性疾病较常见的症状，可表现为不同性质的疼痛和不适感，由各种疾病所致，要深入了解腹痛的诱因、发作时间、持续性或阵发性、疼痛的部位、性质和程度、是否放射至其他部位、有无伴随症状以及加重或缓解因素等。

8. 腹块　要了解患者最初觉察腹块的日期，当时的感觉，腹块出现后发展情况，是经常还是偶尔存在，出现和消失的时间和条件和有无伴随症状。

9. 腹泻　腹泻是由于肠蠕动加速、肠分泌增多和吸收障碍所致，见于肠道疾病，亦可由精神因素和其他器官疾病所引起。腹泻伴水样或糊状粪便提示小肠病变。结肠有炎症、溃疡或肿瘤病变时，粪便可含脓、血和黏液。

10. 里急后重　里急后重是直肠激惹症状，多因炎症或直肠癌引起。

11. 便秘　多数反映结肠平滑肌、腹肌、膈肌及肛提肌张力减低、肠梗阻和直肠反射减弱或消失，也可由于结肠缺乏驱动性蠕动或出口梗阻所致。常见于全身性疾病、身体虚弱、不良排便习惯、功能性便秘等情况，以及结肠、直肠、肛门疾病。

12. 呕血、黑粪和便血　呕血和黑粪提示上消化道包括食管、胃、十二指肠和胆道系统出血。每日出血量超过 60ml 才会产生黑粪。上消化道出血量过大且胃肠排空加速时，也可排出鲜血，此时常伴有血容量不足的全身表现。便血来源于下消化道包括小肠、结肠等，往往呈暗红色，出血部位越近肛门，便出血液越新鲜。当下消化道出血量少、血液停留在肠道内时间较长时，也可表现为黑粪。

13. 黄疸　黄疸的鉴别很重要。肝细胞性黄疸和阻塞性黄疸主要见于消化系统疾病，如肝炎、肝硬化、胆道阻塞，亦可由于先天性胆红素代谢异常引起。溶血性黄疸见于各种原因引起的溶血，属于血液系统疾病。

三、体征

全面系统的体格检查对于消化系统疾病的诊断和鉴别诊断非常重要，肝大腹水的患者不一定由肝硬化引起，如有奇脉和颈静脉扩张，则提示腹水由缩窄性心包炎所致。观察面部表情常能测定疼痛是否存在及其严重性。慢性萎缩性胃炎、肠吸收不良等症常伴有舌炎。口腔小溃疡和大关节炎常提示炎症性肠病。皮肤表现是诊断肝病的重要线索，蜘蛛痣、肝掌、肝病面容、黄疸、腹壁静脉曲张都是存在慢性肝病的标志。腹部检查对消化系统疾病的诊断尤为重要。检查时应注意腹部的轮廓、蠕动波、腹壁静脉曲张及其分布与血流方向、压痛点（固定压痛点更有意义）、反跳痛、腹肌强直、移动性浊音、振水音、鼓音、肠鸣音、肝脾肿大等。急性腹痛时应判断有无外科情况，疝出口的检查可排除嵌顿疝，对于急腹症患者是必要的。当触到腹块时，应了解其部位、深浅、大小、形状和表面情况、硬度、有无移动性、压痛和搏动等，以判断病变的性质和所累及的器官。在有便秘、慢性腹泻、便血、下腹痛的病例，直肠指检是必要的常规检查，常可及时地诊断或排除直肠癌等重要病变，决不可省略。发现体征还应注意其动态变化。

四、实验室和辅助检查

1. 化验检查　粪便检查对胃肠道疾病是一种简便易行的诊断手段，对肠道感染、寄生虫病、腹泻、便秘和消化道出血尤其重要，必要时还须作细菌检查或培养。粪便的肉眼观察、隐血试验、镜检红白细胞、找脂肪滴及虫卵往往可提供有诊断性的第一手资料，不可忽视。血清胆红素、尿液胆红素和尿胆原、肝功能试验包括反映肝胆细胞损伤的血清酶学测定和反映肝细胞合成功能的指标，如血清白蛋白（A）、凝血酶原时间（PT）测定对于黄疸和肝胆疾病的诊断和病情严重程度的确定有价值。血清、胸腹水淀粉酶测定对急性胰腺炎有诊断价值，胰液泌素和胰酶泌素刺激，以及苯甲酰－酪氨酰－对氨苯甲酸（BT－PABA）试验、粪脂肪和粪糜蛋白酶量可反映胰腺外分泌功能；脂肪平衡试验、木糖试验、维生素 B_{12} 吸收试验、氢呼吸试验等可测定小肠吸收功能，对慢性胰腺炎和吸收不良综合征有诊断和鉴别诊断价值，后两种尚可用于测定小肠细菌过度生长。腹水检查对鉴别腹腔结核、癌瘤、肝硬化等有实用价值。乙型及丙型肝炎病毒抗原和抗体检测对乙型丙型肝炎、自身抗体测定对自身免疫性疾病、甲胎蛋白、癌胚抗原、CA19-9 等肿瘤标志对于原发性肝癌、结肠癌和胰腺癌是辅助诊断、估计疗效和预后的有价值的方法。放射免疫测定（RIA）、酶联免疫测定（EIA）、聚合酶链反应（PCR）等已广泛应用于各种抗原、抗体、病毒等的检测。基因芯片的应用有助于对某些疾病的诊断。

2. 超声显像　是消化系统疾病诊断上首选的非创伤性检查。可显示肝、脾、胆囊的大小和轮廓，对肝病特别是肝癌、肝脓肿的诊断帮助较大，对梗阻性黄疸患者可以迅速鉴别是由于肝内还是肝外原因引起，并能测定梗阻部位（在肝门区、胰头还是胆总管）和梗阻性质（肿瘤或结石）。对腹水和腹腔内实质性肿块的诊断也有一定价值。实时灰阶 B 型超声显像，显著地提高了诊断胆囊结石、胆总管扩张、门静脉扩张、胰腺肿大、肝胰占位性病变的正确性，并能监视或导引各种经皮穿刺，例如穿刺肝脓肿抽脓，穿刺肝或胰腺肿瘤进行活组织检查等。

3. 影像学检查

（1）X 线检查：腹部平片对于诊断胃肠穿孔、胃肠梗阻、不透 X 线的胆结石等有帮助。X 线钡餐检查适应于怀疑有食管至回肠的消化道疾病或胰腺癌的病例，而可疑的结肠器质性病变则进行钡剂灌肠检查。消化道 X 线双重造影技术能更清楚地显示黏膜表面的细小结构，提高胃、肠溃疡或癌瘤的确诊率，对炎症性肠病的诊断也很有帮助。小肠插管注钡造影有助于小肠疾病的诊断。标准试餐加服固体小钡条可在 X 线下进行胃排空试验。数字减影血管造影术有助于评价血管的解剖和病变；选择性腹腔动脉、肠系膜动脉造影对于消化道出血的定位诊断很有帮助。经皮肝穿刺或经动脉、静脉导管门静脉造影术则有助于判断门静脉阻塞的部位、侧支开放的程度、外科门腔分流术和肝移植的术前评估。借助 X 线进行介入如血管成形术、支架成为治疗动、静脉和胆道阻塞的重要手段。

（2）X 线计算机化断层显像（CT）和磁共振成像（MRI）检查：尤其是 CT 在消化系统疾病的诊断上越来越显重要。CT 对腹内脏器病变，尤其是肝、胰、胆占位性病变如囊肿、脓肿、肿瘤、结石等的诊断有重要作用，也是诊断急性重型胰腺炎最可靠的方法。对弥漫性病变如脂肪肝、肝硬化、胰腺炎的诊断也有重要价值。CT 和 MRI 能够显示消化系统肿瘤边缘及周围组织的病变，进行肿瘤术前 TNM 分期。应用螺旋 CT 导航三维腔内成像的图像后处理还能进行仿真式胃镜、小肠镜、结肠镜的检查。近期开展的磁共振胰胆管造影术（MRCP）是诊断胆道、胰腺疾病的一项很有前途的无创伤性检查。磁共振血管造影术（MRA）可以清楚地显示门静脉及其分支和腹腔内动脉血管情况，在诊断上可取代上述创伤性血管造影。

4. 内镜检查　消化内镜包括食管镜、胃镜、十二指肠镜、胆道镜、小肠镜、结肠镜、腹腔镜。应用内镜可以直接观察消化道腔内病变和拍照录像记录，急诊胃镜检查对急性上消化道出血原因及部位的诊断起确诊作用。通过十二指肠镜镜身的活检道将导管插入十二指肠乳头，进行逆行胆管和胰管 X 线造影（endoscopic retrograde cholangio pancreatography，ER-CP）已成为诊断胰腺、胆道疾病的重要手段。结肠镜可插过回盲部，观察回肠末端和整个结肠。双气囊推进式小肠镜可到达小肠任何部位，是大多数小肠疾病最理想的诊断手段。胶囊内镜可以无创展现小肠全貌，对于小肠出血有较高诊断价值。某些困难病例还可作术中内镜检查。

超声内镜对于胃肠道隆起性病变的性质与起源，尤其是黏膜下病变诊断有很大帮助，还可了解病变侵犯管壁深度。配合经超声内镜细针穿刺，行病变部位活组织检查有确诊作用。可用于诊断食管癌、胃癌、壶腹癌（定位和分期）。对胰腺癌的诊断和能否切除的评价以及胰腺内分泌肿瘤的术前定位很有帮助。

微型腹腔镜检查创伤小，安全性高，对了解腹腔块物的性质，确定腹水的病因，尤其是对肝胆疾病、结核性腹膜炎及腹膜间皮瘤的诊断与鉴别诊断有一定帮助。超声腹腔镜（laparoscopic ultrasonography）的应用，可以更清楚地观察腹膜、肝及血管结构，对于消化系统恶性肿瘤的分级起到重要作用。带有多普勒超声的腹腔镜可以看到肿瘤对于血管的浸润程度。

5. 活组织检查　肝穿刺活组织检查是确诊慢性肝病最有价值的方法之一。用于建立肝病的临床诊断；确定已知肝病的活动性、严重性或目前状况；评价肝病治疗的效果；对异常的肝功能进行评价；对不明原因发热、黄疸、肝大进行鉴别。凝血功能障碍者可行经颈静脉肝活检。此外，在内镜直视下，可用活检针、钳或刷，采取食管、胃或结直肠黏膜病变组织做病理检查；在超声或 CT 导引下，用细针经皮穿刺实质性肿块，取活组织做细胞学检查；经腹腔镜肝或腹膜活检；经口插入活检管取小肠黏膜检查；还可通过外科手术进行活组织检查。

6. 脱落细胞检查　冲洗或刷擦消化管腔黏膜（特别是在内镜直视下操作），收集脱落细胞做病理检查，有助于癌瘤的诊断，对食管癌和胃癌的确诊率较高。通过内镜胰腺插管收集胰腺脱落细胞对胰腺癌诊断的阳性率较高。

7. 胃肠动力学检查　测定食管腔 24h pH 和食管下端括约肌水平的腔内压力，对诊断胃食管反流病很有价值，而了解食管各段的活动力，对诊断和鉴别食管运动障碍性疾病如食管痉挛、食管贲门失弛缓症等有帮助。胃 pH、胃排空时间、胃张力测定及胃电图等可了解胃的功能变化。结肠动力测定可用于诊断或随访肠易激惹综合征等。肛门直肠测压、直肠电和盆底肌电描记、排便流速测定等检查方法有助于诊断功能性排便异常。

8. 放射性核素检查　临床上应用静脉注射核素标记的红细胞对于不明原因的下消化道出血的诊断有一定的价值；经由直肠给予 $^{99m}Tc-MIBI$ 或 $^{99m}TcO_4$ 进行直肠 – 门静脉显像，并以心肝放射比值（H/L）或分流指数（SI）来判断有无门静脉高压及其程度，有助于门脉高压的诊断和疗效考核；消化道动力学检测如食管通过、食管反流，胃排空、十二指肠 – 胃反流测定，胃黏膜异位显像，尿素呼气试验、脂肪酸呼气试验等等，也均是核医学在消化系统疾病中应用的重要方面。单克隆抗体在靶特异性影像方法的发展中起重要作用。如同位素标记的单克隆抗体 ^{111m}In CyT103 在临床上已用于结直肠癌的成像诊断。

9. 正电子射线断层检查（positron electron ray tomography，PET）　能反映生理功能而非解剖结构，有助于阐明体内器官正常功能及功能失调，将生理过程形象化和数量化，以及对肿瘤进行分级。由于其定位能力较差，因此现在将 CT 与其放在同一机架，增加其定位能力，形成 PET – CT。近年来 PET – CT 已广泛用于结直肠、肝、胰腺、神经内分泌系统的诊断和预后评估。

（张　锐）

第四节　防治原则

消化系统疾病的发生往往与饮食有关，要贯彻预防为主的方针，强调有规律的饮食习惯，节制烟酒，注意饮水和食品的卫生质量。要指导慢性病患者掌握疾病的规律，并采取积极措施，预防复发，防止并发症和后遗症。消化系统疾病的治疗一般分为一般治疗、药物治疗、手术或介入治疗三大方面。消化系统疾病可源于其他系统，也可影响其他系统，因此治疗不宜只针对某一症状或局部病灶，而应进行整体和局部相结合的疗法。首先要使患者对本身疾病有正确的认识，树立治疗信心，消除紧张心理，与医务人员密切合作，才能收到最佳疗效。

（张　锐）

第五节　进展和展望

1. **消化系统疾病谱的变化**　随着我国经济发展，生活水平提高和生活方式的改变，一些原来在西方国家的常见病如胃食管反流病、功能性胃肠病、炎症性肠病、酒精性和非酒精性肝病在我国发病率逐年增高。消化系统恶性肿瘤如肝癌、胃癌发病率依然居高不下，结肠癌和胰腺癌又不断增加。随着检测技术的提高，早期肿瘤检出率虽然增加，但仍缺乏能进行早期诊断的特异性生物指标和有效的根治方法。这些都是应深入研究的新热点。

2. **消化道内镜的进展**　内镜的诊断和治疗已经做到无腔不入，广泛应用于食管、胃肠、胆胰疾病的诊断和治疗。超声内镜、色素内镜、放大内镜和激光扫描内镜使消化系统疾病的诊断水平明显提高。黏膜微小病变的诊断以及在内镜下的治疗都达到了较高水平。内镜诊治在消化系统已没有盲区。而治疗内镜的开展又使得既往需外科治疗的疾病可改用创伤较小的内镜治疗。

3. **消化系统疾病的治疗进展**　幽门螺杆菌的发现使不断复发的溃疡病成为可治愈的疾病，甚至对胃癌发病率的降低都有可期望的价值。随着乙肝疫苗的广泛应用，儿童中乙肝的感染率正明显下降。随着乙肝抗病毒治疗的开展，有望使下几个10年后乙肝所致的肝硬化、肝癌发病率和死亡率下降。肝移植的广泛开展，使肝硬化成为可以治愈的疾病。肝干细胞移植开始在肝衰竭治疗中展现了诱人的前景。单克隆抗体的应用改变了克罗恩病的自然病程。肿瘤的分子靶向治疗也具有广阔的前景。

（张　锐）

第二章

消化系统疾病的诊断

第一节　消化系统常用的分子生物学基本技术

一、核酸分子杂交技术

由于核酸分子杂交的高度特异性及检测方法的灵敏性，它已成为分子生物学中最常用的基本技术，被广泛应用于基因序列的分析及基因突变的检测等。其基本原理是具有一定同源性的核酸单链在一定的条件下（适宜的温度及离子强度等）可按碱基互补配对的原则形成双链。用核酸分子杂交进行分析的最有效方法是将一种核酸单链用同位素或非同位素标记成为探针，再与待测核酸单链进行杂交。核酸探针是指用放射性核素、生物素或其他活性物质标记的，能与特定的核酸序列发生特异性互补的已知 DNA 或 RNA 片段。待测核酸序列通常是基因组 DNA 和细胞总 RNA。

1. 固相杂交（solid - phase hybridizatio）　固相杂交是将变性的 DNA 固定于固体基质（硝酸纤维素膜或尼龙滤膜）上，再与探针进行杂交，也称为膜上印迹杂交。

2. 斑点杂交（dot hybridization）　将被测 DNA 或 RNA 样品变性后固定在滤膜上，然后加入标记好的探针进行杂交。操作简单，事先不用限制性内切酶消化或凝胶电泳分离核酸样品，可在同一张膜上同时进行多个样品的检测，适用于样品的大规模筛选。

3. 印迹杂交（blotting hybridization）　Southern 印迹杂交：凝胶电泳分离经限制性内切酶消化的 DNA 片段，将凝胶上的 DNA 变性并转移至硝酸纤维素膜或其他固相支持物上，再与相对应的已标记探针进行杂交反应，用放射性自显影或酶反应显色，检测特定大小分子的含量。可进行基因的酶切图谱分析、基因突变分析及限制性长度多态性分析（RELP）等。

Northern 印迹杂交：由 Southern 印迹法演变而来，被测样品是 RNA，主要用于鉴定 mRNA 分子的大小及表达量。该法是研究基因表达常用的方法，可与 RT - PCR 方法协同分析基因的表达程度。

4. 核酸原位杂交（nucleic acid hybridization in situ）　用特定标记的已知序列探针与细胞或组织切片中核酸进行杂交并对其实行检测的方法，称为核酸原位杂交。用来检测 DNA 在细胞内的分布，与细胞内 RNA 进行杂交以研究该组织细胞中特定基因表达水平。能在成分复杂的组织中进行单一细胞的研究而不受同一组织中其他成分的影响，对于组织中含量极低的靶序列有极高的敏感性，并可完整地保持组织与细胞的形态。

二、限制性长度多态性分析

限制片段长度多态性主要用于基因多态性分析，其基本原理是限制性内切酶在 DNA 链的高度特异位点（也称为限制性位点）切割 DNA，因此根据不同个体核酸序列的改变（包括点突变、碱基插入和缺失突变）会导致原有限制性酶切位点的丢失、产生新的位点或者已有内切酶位点间的 DNA 片段长度发生改变，这种变化可以通过 Southern 杂交进行检测，从而比较不同个体 DNA 水平的差异（即多态性）。不同限制性内切酶切割基因组 DNA 后，所切片段长度和类型不同，因此可将限制性内切酶与分子标记组成不同组合进行研究。采用多种限制性内切酶和 DNA 探针，可以得到某一基因的多重 RFLP 图谱。现在描述 RFLPs 之间特殊组合称为基因的单元型（haplotype），单元型是指紧密连锁的、一些染色体特定区域内等位基因的特殊组合，对于分析家族内基因片段的转换（transition）以及基因重组的检测非常有用。

三、PCR－单链构象多态性

PCR－SSCP 是近年来发展起来的一种分析基因突变的方法，基本原理是基于序列不同的 DNA 单链片段空间构象有所不同，当其在非变性聚丙烯酰胺凝胶中电泳时，电泳的位置也会发生变化。根据不同序列 DNA 单链电泳迁频率的差异，从而判断基因有无突变存在。将 PCR 技术与 SSCP 相结合，即通过 PCR 扩增待测 DNA 片段，变性成单链后在聚丙烯酰胺凝胶中电泳，即可检出有无突变，检测方法灵敏、快速，对检测基因的单个碱量置换和某一片段 DNA 突变位点的筛查提供了有效而快速的手段。

四、变性梯度凝胶电泳

DGGE 是检测基因突变较为精确的方法，它不仅可以检测单一片段的单点突变，而且也较容易检测基因的多点突变。该方法与 PCR 技术相结合，能快速对大量标本进行分析。

对于一段特定的 DNA 片段来说，其退火温度（Tm 值）与碱基组成有关，当碱基组成发生变化时，Tm 值亦随之改变。突变的 DNA 片段在变性剂线性梯度增加的凝胶上进行电泳时，当变性剂浓度逐渐增加达一定值时突变的 DNA 片段发生解链而形成分叉，其电泳迁移速度变慢。因此突变的 DNA 片段与正常的 DNA 片段电泳迁移位置有差别，从而将突变 DNA 和正常 DNA 片段区分开。研究证明 DGGE 可检出任何类型的单碱基突变，如果突变型与正常的 DNA 片段形成异源双链时，其敏感性大大提高。

五、变性高效液相色谱

DHPLC 是一种新的高通量筛选 DNA 序列变异的技术，其专利产品为 WAVE DNA 片段分析系统（WAVE DNA Fragment Analysis System）。其原理是用离子对反向高效液相色谱法分离并检测异源双链。该方法具有自动化、快速、检出率高、检出 DNA 片段大小范围广等优点。

DHPLC 进行基因突变检测是基于异源双链的形成。变异型和野生型的 PCR 产物经过变性复性过程，不仅分别形成同源双链，同时也错配形成异源双链，异源双链由于碱基对不匹配，在部分变性的温度条件下，不匹配的碱基对处发生部分解链。由于单链 DNA 带负电荷减少、结合力弱，因此异源双链比同源双链先洗脱出来，根据柱子保留时间的不同将同源双链和异源双链分离，从而识别变异型。

六、聚合酶链反应

PCR 是一种利用 DNA 变性和复性原理在体外进行特定的 DNA 片断高效扩增技术，可以检出微量靶序列。PCR 是在模板 DNA、引物和 4 种脱氧核糖核苷酸存在的条件下依赖于 DNA 聚合酶的酶促合成反应。仅用极少量模板，在一对引物介导下，在数小时内可扩增至 100 万~200 万拷贝。PCR 反应分三步：变性、退火及延伸。每三步为一循环，每一循环的产物作为下一个的模板，这样经过数小时的循环，可得到大量复制的特异性 DNA 片段。

1. PCR 直接检测缺失突变 基因发生缺失突变时，可在已知基因序列缺失片段的两侧设计引物，然后进行 PCR，对其产物行琼脂糖凝胶电泳，检测有无特异性的扩增产物，如果未出现扩增产物，表明基因发生缺失突变，可以区分出野生型或突变基因。如果已经明确基因序列，缺失部位也较固定，可在已知基因序列缺失片段的两侧设计一对引物进行 PCR；对于某些致病基因来说，基因缺失具有明显的异质性，即在不同患者基因缺失片段有所不同，用一对缺失部位的引物难以检测出所有的基因缺失。此时可设计多对引物在同一 PCR 体系中扩增多个外显子，然后检测有无缺失片段，若某一特异性的扩增产物带缺如，则可判定为该片段的缺失突变。

2. 多重 PCR 技术 一般 PCR 仅应用一对引物，通过 PCR 扩增产生一个核酸片段。多重 PCR（multiplex PCR），又称多重引物 PCR 或复合 PCR，它是在同一 PCR 反应体系里加上两对以上引物，同时扩增出多个核酸片段的 PCR 反应，如果某些癌基因的突变或缺失存在多个好发部位，多重 PCR 可提高其检出率并同时鉴定其型别及突变等。由于在同一个试管内同时进行多个 PCR 反应，其具有高效性和系统性的特点。

3. 特异 PCR、扩增阻滞突变系统检测单 - 碱基突变 工作原理是基于 PCR 反应自身的特异性。PCR 扩增时，引物的延伸是从 3′ 末端开始的，而这种延伸的进行要求引物 3′ 端的碱基与模板完全配对，只有这样引物才能延伸，扩增才得以进行下去而得到预期的扩增产物。若引物 3′ 端与模板不能配对，则引物的延伸即阻断，不能得到相对应的扩增产物。特异 PCR 的引物恰好设计位于潜在突变区 3′ 末端，如果引物与野生型序列同源配对，则只能扩增出野生型基因，而不会扩增突变基因片段；反过来，如果引物与突变序列配对的话，则只能扩增出突变序列。扩增阻滞突变系统在每个系统中包含两个 PCR 扩增反应，有两对引物但它们的 3′ 端有差异，一为正常引物，另一为 3′ 端突变引物，正常引物只与正常模板互补，而突变引物只与突变的模板互补，分别扩增出相应的产物。利用该系统进行基因突变检测时很容易判别出有无突变基因的产生，对 DNA 分子上多位点变化的鉴定准确快速、简便，可自动化进行大规模筛选。

4. PCR - 寡核苷酸探针斑点杂交 如果某一基因的突变部位、性质经测序分析已经阐明，即可用 PCR - 寡核苷酸探针斑点杂交法直接检测突变。该方法的原理即用合成的寡核苷酸片段（一般为 19nt）作为探针，与经 PCR 扩增获得的靶 DNA 进行杂交。在严格控制杂交条件的前提下，探针与靶 DNA 片段之间只要有一个碱基不配对，都能通过斑点杂交来检测 PCR 产物中有无对应的突变序列。

七、DNA 序列分析

DNA 序列分析（测序，sequencing）是分子生物学重要的基本技术。目前最常用的方法有 Maxam – Gilbert 的化学降解法和 Sanger 的双脱氧法等，近年来已有 DNA 序列自动测定仪问世。直接测序分析是检测基因突变最直接最可信的方法，可以检测基因的点突变、缺失、插入突变和核苷酸序列的其他变化。但是在消化系疾病临床工作中，对某一基因进行完整测序不是一种切实可行的方法，而更为实际的手段是通过单倍体分析首先筛选出可能突变的感兴趣基因，对于那些异常单倍体样本再行测序以鉴定突变序列。

八、mRNA 差异显示技术

通过 mRNA 3′ 末端系统化扩增和 DNA 测序凝胶片段分离进行工作。根据绝大多数真核细胞 mRNA3′ 端具有的多聚腺苷酸尾（polyA）结构，因此可用含 oligo（dT）的寡聚核苷酸为引物将不同的 mRNA 反转录成 cDNA，接着用任意顺序的附加上游探针进行 PCR 扩增，能产生出 20 000 条左右的 DNA 条带，其中每一条都代表一种特定 mRNA，这一数字大体涵盖了在一定发育阶段某种细胞类型中所表达的全部 mRNA。将差别表达条带中的 DNA 回收，扩增至所需含量，进行 Southern blot、Northern blot 或直接测序，从而对差异条带鉴定分析，以便最终获得差异表达的目的基因。

九、生物芯片技术

生物芯片技术是一门物理学、微电子学与生命科学交叉综合的高新技术。生物芯片实质上是一种高密度的寡聚核苷酸或蛋白质阵列。它采用在位组合合成化学和微电子芯片的光刻技术，或者利用其他方法将大量特定系列的 DNA 或蛋白质探针有序地固化在经特殊处理的玻璃片或其他材料上，从而构成储存有大量生命信息的生物芯片。该技术最早由美国 Affymetrix 公司开发，其特点是高通量、微型化和自动化。

大多数消化系统疾病，特别是消化系肿瘤的发病机制，都有多基因表达异常或失控。传统的单基因研究方法，工作量大、实验条件不稳定，多批样品检测结果的可参比性较低。而生物芯片技术在一张芯片上可以同时筛选众多基因的差异表达，从而系统研究表达基因或蛋白质的功能及相互作用特性。基因芯片具有高密度信息量和并行处理的优点，不仅使多基因分析成为可能，而且保证了诊断的高效、廉价、快速和简便。最近几年基因芯片技术得到迅速发展，应用于消化系肿瘤（如食道癌、肝癌、结直肠癌）以及幽门螺杆菌感染相关性疾病的研究中，极大促进了消化系疾病的发病机理及诊断治疗研究。

近年来应用基因芯片技术对消化系统肿瘤（主要包括食管癌、胃癌和结直肠癌等）进行基因表达谱分析研究，发现了一系列与肿瘤发生发展相关的、涉及细胞内信号传递、细胞周期以及炎症反应、生长因子及其受体等许多上调或下调表达的基因，如 ras，fas，BCl – 2，cyclinA，p53，APC 等基因，多基因的表达异常，特别是癌变早期基因表达谱的改变，对于消化系肿瘤的早期诊断、鉴别诊断和恶性程度的判断都具有重要意义，充分显示了基因芯片技术在消化系疾病发生机制研究中的应用价值。

（刘江凯）

第二节　分子生物学在消化系病诊疗中的应用

一、胃肠道疾病的诊断

(一) 胃肠道肿瘤的早期诊断

1. **胃癌的早期诊断**　胃癌的发生涉及多基因表达异常,国内外学者采用多重 PCR、mR-NA 差异显示技术以及基因芯片技术等,证实胃癌的发生涉及 ras,c - myc,met,c - erbB - 2 等多种癌基因的异常高表达。ras 基因参与细胞增殖调控,它的激活与细胞的生长、增殖有关,在细胞恶性转化过程中可出现 ras 的异常高表达。在胃癌癌前病变中,肠化生、不典型增生胃黏膜的 c - met 基因高水平表达,并随病变的进展呈上升趋势。胃癌组织中存在 p16 基因缺乏,且 p16 缺乏多见于低分化有淋巴结转移的进展期胃癌,故认为 p16 基因缺乏是胃癌晚期表现。p53 基因突变是早期胃癌的重要参考指标,其突变发生率为 50% ~ 57%。p53 基因突变和异常高表达发生率在从胃黏膜发育不良到胃癌早期到晚期胃癌的疾病进程依次增加,因此检测 p53 基因突变和异常表达对早期胃癌的诊断具有一定意义。通过对胃癌基因过度表达或突变的研究,力求寻找某些特异性指标,作为胃癌早期诊断的手段以及肿瘤转移和预后判断的辅助指标。

胃癌分子生物学诊断技术主要包括:①以 PCR 技术为主的基因分析技术,PCR 能够对基因表达水平进行定性、定量分析,比如对 Hp DNA 的定性和量化分析,胃癌高表达、低表达或缺失基因的分析等。②基因结构分析方法,如 SSCP、RFLP、DNA 序列分析等,对于基因点突变或缺失、插入突变等致癌因素的分析非常有意义,如 ras、c - myc 的点突变等,这种分析粗略的可以用 PCR - SSCP 和 PCR - RFLP 等方法完成,准确的突变分析则采用 DNA 测序。

2. **结直肠癌的分子生物学诊疗技术**　结直肠癌可以分为遗传性的和非遗传性的,遗传性结直肠癌有两种,一种是家族性腺瘤样息肉病 (familial adenomatous polyposis,FAP);另一种是遗传性非息肉样结直肠癌 (hereditary nonpolyposis colorectal cancer,HNPCC)。非遗传性结直肠癌即为散发性结直肠癌,近来研究表明,HNPCC 和散发性结直肠癌的发生与 DNA 错配修复基因的缺陷相关,表现为微卫星不稳定 (microsatellite instability,MSI)。不同于癌基因和抑癌基因的杂合丢失 (loss of heterozygosity,LOH) 途径,是一种新的致癌机制。

微卫星不稳定性 (microsatellite instability,MI) 是近年来发展起来的用于检测肿瘤组织的一种新标志。研究表明 MI 仅存在肿瘤组织中,有可能成为检测肿瘤的早期分子标志。微卫星 DNA 是短小串联重复序列 (STR),重复单位一般为 2 ~ 6 个核苷酸,在人类基因组中广泛存在,在人群中表现为高度多态性。微卫星不稳定性 (MI) 是指实质肿瘤组织与其相应的正常组织 DNA 结构性等位基因的大小发生了改变。MI 首先在结肠癌中观察到,1993 年在 HNPCC 中观察到多条染色体均有 (AC) n 重复序列的增加或丢失,以后相继在胃癌、胰腺癌等其他肿瘤组织中发现存在微卫星不稳定现象,提示 MI 可能是肿瘤细胞的另一重要分子标志。MI 常用的分析方法是 PCR - 聚丙烯酰胺变性凝胶电泳及银染,应用该方法能快速有效地检测出 MI。

微卫星不稳定性最初是在研究 HNPCC 中发现,通过 PCR 变性梯度凝胶电泳鉴别

HNPCC 患者 DNA 错配基因（包括 MSH_2、MLH_1、PMS_1、PMS_2、MSH_6）的突变发现：在已报道的 126 例遗传性非息肉样结直肠癌几乎都涉及 MSH_2、MLH_1 的突变，仅有 3 例报道 PMS_1 和 PMS_2 突变，2 例 MSH_6 突变。这些基因的失活突变可以引起广泛的基因不稳定性，以微卫星 DNA 的扩散、聚集为特点，被认为与肿瘤的发生发展密切相关。

目前对于 FAP 的病因研究也取得了突破性进展：研究者用 PCR – RFLP 方法检测 FAP 家系的 APC 基因 1309 ~ 1311 位点的点突变，发现一个家系中有 2 个成员有点突变发生，经纤维镜检查证实 2 例均属于 FAP 患者。由于 APC 基因较大，突变点比较分散，用 APC 基因点突变检测不宜筛检大肠癌。通过体外翻译结合等位基因特异性表达试验检测了 62 例 FAP 患者，使 APC 基因突变检出率达到 87%（54/62），对于大肠癌的早期发现具有较高的应用价值。最近国外已开始对上述基因突变检测方法进行研究，以期找到针对结直肠癌的早期、灵敏的基因诊断方法。

（二）胃肠道肿瘤易感性检测

目前研究发现一部分恶性肿瘤的发生具有遗传学基础，肿瘤遗传易感性的检测对于肿瘤高危人群的筛检及确定具有较大的实用价值。与胃肠道肿瘤相关的肿瘤易感性基因有 Rb1，p53、APC、$hMSH_2$，$hMLH_1$ 等。

（三）分子诊疗技术在其他消化系疾病中的应用

1. 克罗恩病　2000 年 5 月法国和美国科学家发现了克罗恩病相关基因 Nod_2，该基因位于人类 16 号染色体长臂，控制炎症反应的激活途径，Crohn 病患者 Nod_2 基因突变使得对细菌脂多糖识别困难，免疫系统过度反应，导致炎症失控和肠道细胞损伤，与目前认为克罗恩病是由于肠内菌群与免疫系统异常相互作用所致的观点相符，Nod_2 的发现为今后 Crohn 病的基因诊断与治疗提供了新的理论基础。

2. 幽门螺杆菌（Hp）感染相关性疾病　20 世纪 80 年代初，Warren 和 Marshall 从胃炎及胃溃疡患者的胃黏膜活检标本中发现并分离到幽门螺杆菌，随后大量研究资料确证 HP 与慢性胃炎、消化性溃疡、胃癌的发生有关。世界卫生组织 1994 年将 Hp 列为与胃癌发生有关的病原菌，认为是人类的第 1 类致癌剂（Group Ⅰ carcinogen）。在我国成人 Hp 感染率超过 70%。许多人感染 Hp 引起胃炎而不出现任何症状，部分人可发展为溃疡性疾病，极少数人最终发展为胃癌。

Hp 感染常用的分子生物学诊断方法主要有核酸分子杂交、PCR 技术，至今仍然存在诸多问题，最根本的原因在于通常采用的方法不能同时兼备很高的灵敏性、特异性和易操作性。基因芯片技术具有较高的灵敏性，用多种多点同步杂交法检测靶基因和自动化检测可确保检测的特异性和客观性；同时还可以对结果进行定量，对研究 Hp 与消化系统疾病的关系，指导 Hp 相关性疾病的治疗有重要价值。

目前认为 Hp 菌株存在高度多样性，不仅在表型存在差异性，在基因水平上差异性尤为明显，并且这种差异与 Hp 相关疾病的病情、预后等密切相关。例如 Hp 细胞毒素相关基因 A（Cytotoxin – associatedgene A，cagA）存在于 Hp 高毒株中，其表达的产物称为 cagA 蛋白，根据 cagA 表达的有无将 Hp 分成两类：一类是 $cagA^+$，为高毒力株，存在 cagA 和 VacA 基因，有 cagA 基因表达，并产生空泡毒素。另外一类是 $cagA^-$ 株，为低毒力株，无 cagA 基因和 VacA 基因，也不产生 cagA 蛋白和空泡毒素。临床流行病学调查及临床活检标本表明胃炎、胃溃疡与 cagA⁺Hp 密切相关，体外实验也提示 cagA 能直接诱导胃黏膜上皮细胞分泌炎性介质如 IL-8 等细胞因子，从而增加局部的炎症细胞浸润，扩大炎症反应，造成黏膜损伤。因此采用基因芯片技术，不仅可以明确 Hp 感染的存在，并且还能根据不同菌株特异基因表达谱对细菌菌株进行分型，对于 Hp 感染的早期诊断、临床治疗以及预后的判断都显示出广阔的应用前景。

二、胃肠疾病的基因治疗手段

（一）细胞信号传导抑制剂 STI-571 对胃肠道间质瘤的治疗

胃肠道间质瘤（gastrointestinal stromal tumors，GISTs）是一组独立起源于胃肠道间质干细胞的肿瘤，GISTs 占消化道恶性肿瘤的 2.2%，在我国每年发病率约为 2/10 万，发病人数约为 2 万~3 万例。GISTs 大多数起源于胃，约占总数的 50% ~60%，小肠约占 25% ~30%。GISTs 的发病机制目前认为是由于 Kit 信号转导系统功能失调引发细胞无序的增殖和凋亡的抑制。而针对 c-Kit 基因的分子靶点药物——STI-571（imatinib mesylate，Gleevec）的出现使得 GISTs 的治疗和预后明显改观。STI-571 是一种蛋白酪氨酸激酶抑制剂，是血小板衍化生长因子受体（PDGF-R）和干细胞因子（SCF）受体 c-Kit 的强抑制剂，并有高度选择性，对促使细胞癌变的缺陷位点具有靶向性，而对正常细胞的增殖生长无抑制作用，是目前治疗 GISTs 的最佳药物疗法。

（二）单克隆抗体（mAb17-1A）对结直肠癌的治疗

1994 年报道了一种能识别肠上皮细胞膜的肿瘤相关抗原 GA733-2 的鼠源性单抗 17-1A，在一组 Dukes C 期的结直肠癌术后 5 年的辅助治疗随机研究中，与对照组相比治疗组增加了 30% 的生存率。研究发现 17-1A 单抗的抗肿瘤作用不仅仅依靠直接的细胞毒作用，而且还诱导了特异抗体的非特异性免疫反应，这种非特异免疫反应在根除肿瘤细胞中起到了重要的作用。1995 年德国批准了用于治疗结直肠癌的鼠源性 IgG2a 单克隆抗体 mAb17-1A，靶目标是癌细胞表面抗原 17-1A。

（三）Infliximab 治疗活动性克罗恩病

炎性因子参与 IBD 的发病，众多研究表明，TNF 在活动性克罗恩病发生中起关键作用。一种由人鼠嵌合的抗 TNF 抗体 Infliximab，2 年前被美国 FDA 批准用于治疗活动性克罗恩病，给药剂量是 5mg/kg，连续用药 4~12 周，有效率可达 70%，Infliximab 用于溃疡性结肠炎目前尚处于 Ⅱ 期临床研究阶段。

（四）针对肿瘤相关巨噬细胞的基因治疗策略

最新的研究表明：肿瘤微环境中的巨噬细胞（tumor associated macrophages，TAMs）可以促进肿瘤新生血管的形成、细胞外基质的破坏和重塑，其与肿瘤细胞的直接联系导致肿瘤细胞进入血管内壁并产生转移性播散，是肿瘤进展过程中一个非常关键的中心环节。

1. TAMs 选择性细胞毒药物 抗肿瘤药物 Yondelis 对 TAMs 产生选择性细胞毒效应，可显著抑制 IL-6 和 CCL2 的产生，从而对炎症相关类肿瘤如家族性腺瘤样息肉病等产生显著的抑制作用。

2. 针对 TAMs 新标志物分子的 DNA 疫苗 最近美国科学家发现乳腺癌基质中 TAMs 过量表达 Legumain 这种新标志物分子，Legumain 是含天门冬酰胺基的内肽酶，是一种溶酶体半胱氨酸蛋白酶，属于肽酶家族 C13，作为一种应激性蛋白表达在几种癌细胞表面，也表达在生长旺盛的肿瘤细胞和缺氧的哺乳活动物癌细胞表面，但在培养的肿瘤细胞系中一般不表达。进一步的实验研究发现针对过度表达在 TAMs 细胞表面 Legumain 的 DNA 疫苗能够抑制4T1 乳腺癌细胞的肺转移和 CT26 结肠癌的实验性肺转移。目前的研究重点是采用基因芯片技术对 TAMs 进行基因表达谱分析，以分离和鉴定 TAMs 新型特异的分子标志物、研究这些分子标志物胞内信号传导通路，分析 TAMs 表达新型标记物后对肿瘤基质浸润、转移以及肿瘤血管生成的影响，用 DNA 疫苗和小分子抑制物特异靶向 TAMs 表达新型分子标志物，封闭分子标志物胞内传导通路的关键信号，评价抗肿瘤疗效。

（刘江凯）

第三节　消化道压力测定

一、食管压力测定

（一）原理

正常时食管腔内有一定的压力，利用压力泵以恒定的速度向置于食管腔内的测压导管注水，水必须克服食管腔内压才能从导管末端或侧孔逸出，通过压力传感器将该机械信号转换成电信号，由多导生理仪记录下来，输入计算机进行数据处理、分析，即为食管压力。

（二）适应证

（1）协助诊断食管动力障碍疾病：对存在吞咽困难、胸骨后疼痛、烧心等症状，检查未发现食管器质性病变及心肺疾病的患者进行食管测压，从而评价吞咽困难患者食管功能紊乱情况：①原发性食管动力障碍：贲门失弛缓症、弥漫性食管痉挛、胡桃夹食管、原发性LES 高压、非特异性食管动力障碍。②继发性食管动力障碍：硬皮病、糖尿病、慢性特发性假性小肠梗阻等。

（2）胃 - 食管反流性疾病患者的诊断：①辅助诊断非典型及复杂病例。②正规药物治疗无效者原因探究。③协助 pH 电极定位。④抗反流手术前除外食管动力障碍性疾病。

（3）评价药物及手术疗效：贲门失弛缓症的药物、扩张以及手术治疗的疗效；胃食管反流病的各种抗反流治疗的疗效。

（4）对怀疑食管源性胸痛时，可以结合食管测压进行胸痛的诱发试验。

（5）研究食管运动生理和病理生理。

（三）禁忌证

（1）存在经鼻插管禁忌者：①鼻咽部或上食管梗阻。②严重而未能控制的凝血性疾病。③严重的上颌部外伤和/或颅底骨折。④食管黏膜的大疱性疾病。

（2）严重心脏疾病未能稳定者，或对迷走刺激耐受差的患者。

（3）有精神病等不能合作的患者。

（4）以下情况应慎重：近期做过胃手术者；食管肿瘤或溃疡；严重食管静脉曲张。

（四）主要仪器设备

1. 连续液体灌注导管系统　多采用液气压毛细管灌注系统（pneumohydraulic capillary

infusion system），包括灌注泵、多通道水灌注式测压导管（每通道相距5cm）、压力传感器、多导记录系统和计算机分析系统。通常灌注速度为0.5ml/min。如在测压导管远端装上袖套结构（sleeve），可使压力感受面积大大增加，并可更为准确地定位于食管括约肌区域内。

2. 腔内微型传感器导管测压系统　测压导管及与之相连的电磁压力传感器或半导体微型压力传感器。

（五）术前准备

停用可影响食管运动的药物3日以上，如H₂受体阻滞剂、促胃肠动力药、抗精神病药、止痛药、麻醉药等。检查前24h停服所有药物。检查前禁食6～8h。如有明显吞咽困难者，检查前一天进流食，检查前禁食12h以上。连接测压设备，校正测压仪和传感器，排净传感器内的气泡。

（六）方法

临床上常用食管测压方法有三种：液体灌注导管体外传感器法、腔内微型传感器法和气囊法。食管测压内容包括下食管括约肌（LES）、食管体部、上食管括约肌（UES）的压力测定。

1. 插入测压导管　患者坐位，经鼻孔插入测压导管，直至导管所有通道均进入胃内（距鼻孔约60cm），嘱患者卧位，休息5～10min。逐步外拉导管分别进行胃压力基线、LES、食管体部、UES压力测定。

2. 胃压力基线测定　描记到平稳的胃压力基线，将其设为参考基线。胃内基线图形式，压力随呼吸有小幅度波动，吸气时波形向上（即压力升高），咽水后并不引起收缩。

3. LES压力测定　可采用快速牵拉法（rapid pull - through technique, RPT）或定点牵拉法（stationary pull - through technique, SPT）。现多采用定点牵拉法。

（1）LES静息压及LES总长度：①测压导管插至胃内后，按每次0.5cm或1cm外拉导管，每次停留10～20s，记录图形，每点检测至少10个呼吸波动。测压通道一旦进入LES高压带即可见该通道压力波基底部上升，此点即为LES起点，当测压通道离开LES时，即见压力降至基线以下，此点即为LES终点，据此即可算出LES功能区长度（LESL），并可算出其平均压力。②LES呼吸反转点（RIP）：腹段LES在吸气时压力轻度升高，胸段LES在吸气时压力明显下降，记录图形可显示LES从腹段的吸气向上波变为胸段的吸气向下波，该分界点即LES呼吸反转点，其常位于LES中央。通常在反转点下方可测到一个稳定的LES高压区，故常取此段的平均值计算LES压力。

（2）LES松弛能力：主要检测吞咽运动与LES松弛的协调性及LES松弛后残余压力，计算LES松弛率。测压导管进入LES高压带后，每外拉0.5cm，记录1～2min的静息压，并嘱患者咽水数次（如10次），每次5～10ml，两次咽水应间隔至少20～30秒，咽水时记录的压力即为LES松弛压。

4. 食管体部压力测定　①外拉测压导管直至所有测压通道均位于食管体部（导管远端通道离开LES 3～5cm后）。②嘱受试者干咽或咽水5ml，重复10次，每次吞咽间隔30～60秒（两次吞咽间保持安静），每次吞咽后记录食管体部蠕动波的幅度、间期、传播方向和速度，取其平均值。

5. UES压力测定　①完成LES和食管体部测压后，继续外拉导管。一旦测压通道进入

UES区域后（距鼻孔约15~20cm），压力曲线上升，可测得一高压带，为静息UES压力（UESP）。②继续外拉导管，每次拉出0.5~1cm，间隔15~30s，并嘱患者咽水5ml或干咽3~5次，此时UES松弛，UESP下降至食管内压力水平。继续外拉导管，当测压通道离开UES时，压力降低至咽部基线水平。③依据上述压力测定结果可计算UES的长度（UESL）及松弛率。

（七）结果判断

1. 参数计算方法及测定值

（1）LES总长度（LESL）：LES起点至终点的距离，一般为2.5~5.5cm。

（2）LES静息压（LESP）：存在较大个体差异，国内报道正常人LES静息压为13.6~20.81mmHg，通常液体灌注法比腔内微型传感器法记录到的LESP要低。

（3）LES松弛率（lower esophageal sphincter relaxtion rate，LESRR）

1）运动与LES松弛具有协调性。

2）LES松弛后残余压，即LES松弛后，连续3秒以上的LES最低压与胃内压基线的压力差。

3）计算LES松弛率：（静息压－残余压）/静息压×100%。正常LESRR > 80%~90%，LES松弛时限为3~8秒。

4）LES完全松弛的定义为，松弛率>90%，残余压<5mmHg。

（4）食管体部压力测定：主要检测食管收缩的力量与持续时间。正常吞咽后，食管体部的蠕动从上向下逐渐加强，湿咽较干咽蠕动幅度大，传播速度慢。

1）食管内压：由于胸腔负压的关系，食管内压比胃内压低2~5mmHg。微型压力传感器测定为2~8mmHg。

2）食管收缩的波幅（amplitude）和时限（duration）：咽水后，食管体部收缩波峰值与基线（呼气末食管内压力）的压力差即为波幅。颈段食管的收缩波幅最高，可达165mmHg，而时限最短；主动脉弓水平的收缩波幅最低，平均55mmHg。若收缩波幅超过180mmHg，即为高压性收缩。收缩时限为收缩波的起点至终点的时间，正常范围为3~7秒。

3）蠕动速度（peristaltic velocity，PV）：为蠕动波传播一定的距离所需的时间。干咽比咽水引起的蠕动速度快。干咽为2.3cm/s±1.0cm/s至4.5cm/s±2.1cm/s，湿咽为1.7cm/s+0.5cm/s至3.3cm/s±2.0cm/s。

4）食管收缩传播方式：可分为传导性、同步性、中断性或脱落性。

（5）UES

1）UESL：3~4cm。

2）UES静息压（UESP）：为UES相对食管腔内压力基线的压力，个体差异较大，通常较LESP高得多，约50~50mmHg。吞咽时UESP变化迅速，腔内微型传感器更能准确记录UESP。

3）UES松弛率（UESRR）：计算方法同LESRR，为100%。如松弛不全则为异常。

2. 疾病的食管测压结果

（1）贲门失弛缓症：常累及食管远端2/3。食管测压特征性表现为：①LESP常>45mmHg。②吞咽时LES松弛不全，残余压>5mmHg。③吞咽时食管下2/3段推进性运动消失，收缩波振幅变低。④吞咽后食管体部基础压升高，超过胃内压。⑤UES及食管上段蠕动功能正常。

（2）弥漫性食管痉挛（DES）：累及食管中下段平滑肌。食管压力测定表现为：①食管体部同步性（非传导性）收缩增加，可夹杂传导性收缩。②伴随出现多峰或重复收缩。③收缩波幅可以升高（>180mmHg），持续时间延长（>6秒）。④非吞咽运动时可出现自发性收缩，吞咽时存在正常蠕动波。⑤原发性蠕动中止。⑥LES可正常。

（3）胡桃夹食管（nutcracker esophagus）：累及食管中下段，主要表现为吞咽蠕动过强。食管压力显示：①食管中下段高波幅收缩波，平均高于180mmHg，常可高于300mmHg。②收缩时限延长（>6秒），可伴有LES压力升高。③蠕动传播速度及方式正常。

（4）特发性LES高压症：①LESP>45mmHg。②吞咽时LES多松弛不全，松弛压中度升高，残余压多>7mmHg。③食管体部吞咽蠕动功能正常。

（5）特发性LES功能不全（idopathic hypotensive LES）：其测压特点为：①LESP低下或消失，继发食管裂孔疝者可检出双峰LESP。②吞咽后LES松弛时间延长。③UESP及其松弛功能正常。

（6）非特异性食管运动功能紊乱（NEMDs）：主要表现为胸痛和吞咽困难，无食管或其他系统器质性病变。食管测压可有以下任何表现之一：①孤立性LES功能不全，如松弛不全（松弛率<90%，残余压>5mmHg）。②食管体部多峰或重复性收缩增加（大于20%），常出现三峰蠕动、逆行蠕动。③食管体部同步性（非传导性）收缩。④食管体部收缩幅度过低，平均<35mmHg。⑤食管体部蠕动间期延长（平均>6秒）。

（7）胃食管反流病（GERD）：食管压力测定表现为：①LES功能区缩短。②LESP<10mmHg。③腹压增加时，LESP/胃内压≤1。④食管炎症明显时可见食管体部蠕动减弱、不规则。⑤短暂性LES松弛（TLESR），即非吞咽时LES一过性松弛，并常伴有食管腔内pH下降。

（8）硬皮病：主要累及食管下2/3，食管测压表现为：①LESP降低致胃食管反流，但LES松弛正常。②食管下段蠕动收缩波幅减低，自发性收缩、三峰收缩和多峰收缩增加，部分患者可出现波幅升高，收缩间期延长。③食管吞咽蠕动减弱或消失。④食管上段及UES功能正常。

（八）注意事项

（1）连接设备时，注意传感器位置与食管水平一致。

（2）在检测LESP、LESRR及UESP、UESRR时，至少要重复3~6次，取其平均值。

（3）以下因素可能影响测压结果，应建立相应正常对照值：①生理因素：如括约肌的不对称性、胃消化间期的不同阶段、呼吸、体位变化等。②方法学因素：不同仪器（灌注系统、测压系统）、不同方法、不同的测压技术、吞咽的方式（干咽或湿咽）、咽水量和咽水间隔、以及资料分析方法等均能影响结果。

二、胃窦、幽门、十二指肠压力测定

（一）原理

胃窦、幽门、十二指肠的运动均会产生局部压力变化，利用液体灌注导管体外传感器和腔内微型压力传感器进行多点、长时间监测，可将局部压力变化转换成电信号而记录下来，经计算机软件分析处理，从而获得胃、十二指肠运动情况。

（二）适应证

（1）有消化不良、梗阻症状，但经内镜或X线检查无器质性病变的患者。

（2）疑为慢性假性小肠梗阻（CIP）。

（3）CIP患者拟行小肠移植前进行术前评价。

（4）了解某些系统性疾病（如糖尿病、进行性系统硬化症等）的小肠受累情况。

（5）协助诊断病毒感染后，胃轻瘫及动力异常综合征。

（6）代谢、黏膜损害和机械性梗阻后疑有胃动力异常者。

（7）确定病变的性质，如是肌源性还是神经源性。

（8）有助于确定病变部位。

（9）监测病程和对治疗的反应（如使用促动力药后），指导治疗。

（10）确定肠道营养供给的最佳途径（经口、胃或空肠）。

（三）禁忌证

同食管测压。

（四）主要仪器设备

连续液体灌注导管测压系统和腔内微型传感器导管测压系统（同食管测压）。

（五）术前准备

同食管测压。

（六）方法

（1）插入测压导管：在X线透视下将测压导管经鼻孔插入胃和十二指肠，并确定导管或腔内传感器位置，同步测定胃、十二指肠压力变化。

（2）测压过程：受试者卧位或半卧位，用连续灌注导管测压系统进行监测，监测空腹压力变化3h（消化间期），标准餐（固体或半固体）后压力变化2h（消化期），以全面了解消化间期与消化期胃运动功能。便携式微型换能器固态导管测压系统，可连续监测24h，记录昼夜移行性运动复合波（MMC）的总次数，Ⅰ、Ⅱ、Ⅲ相所占的时间，平均MMC周期的时间等。

（3）检测指标：①消化间期指标：主要检测MMC的Ⅰ、Ⅱ、Ⅲ相的时限（Ⅰ相是静止期，无胃肠道运动；Ⅱ相是不规则收缩期，出现间断性蠕动收缩；Ⅲ相是持续收缩期，胃发生强有力的推进性收缩）及所占的比例，Ⅱ相的收缩波幅度、频率，计算胃窦运动指数[log（Ⅱ相收缩幅度总和×收缩波频率＋1）]，Ⅲ相起源、频率、持续时间、传导方向、波幅及推进速率。②消化期指标：主要是收缩次数、收缩幅度和运动指数。

（4）记录检查过程中的症状或活动情况。

（5）将数据输入计算机进行处理。

（七）结果判断

1. 胃内压力测定　胃内压力测定，特别是24h测压已成为评估胃运动功能的重要方法。

（1）正常人Ⅰ、Ⅱ相约持续45min，Ⅲ相约7min，整个MMC约80～110min。

（2）50%MMC Ⅲ相起源于胃窦，移行速度约7～12cm/min，一般空腹3h能记录到1次或 1 次以上的 MMC Ⅲ 相。

（3）餐后胃窦运动指数、胃窦收缩幅度、频率，在正常人分别为 9.7mmHg ± 0.28mmHg、60mmHg ± 9mmHg、81 次/h ± 13 次/h。如餐后胃窦收缩频率低于 50 次/h，平均波幅低于 30mmHg/h，即为动力降低。

（4）餐后 2h 动力指数 <（13 ~ 15），也提示动力异常。

（5）餐后如有早期出现空腹 MMC 变化（90min 内）也为异常。

2. 可以反映胃窦幽门十二指肠协调收缩情况

（1）胃窦、幽门、十二指肠协调收缩：胃窦、幽门和十二指肠的收缩波依次出现，相邻侧孔间收缩波出现时间在 1 ~ 5 秒之间。

（2）幽门十二指肠协调收缩：收缩波发自幽门，胃窦部无收缩。

（3）单纯胃窦收缩：收缩波只出现在远端胃窦。

（4）单纯十二指肠收缩：收缩波只出现在十二指肠。

3. 餐后 MMC 的运动形式 通常餐后 MMC 的运动立即变为餐后形式，其持续时间与试餐的热量和成分有关，通常为 2 ~ 5h。

（1）远端胃出现蠕动性收缩，向幽门方向传播，频率为 3 次/分。

（2）幽门出现波幅高大的规律性收缩波，频率同胃窦为 3 次/分，其波幅远远大于胃窦和十二指肠。

（3）餐后十二指肠出现不规则的散在的收缩。

4. 消化间期和消化期胃肠动力异常形式

（1）消化间期异常：①阵发性的时相性收缩时限异常（>2min）。②波幅异常和频率异常。③持续不协调的时相性收缩（>30min）局限于一个或多个肠段。④MMC Ⅲ 期缺如、不完整或逆蠕动，传导距离 >30cm。⑤MMC Ⅲ 期时基础压上升 >30mmHg。

（2）消化期动力异常：①餐后持续出现消化间期动力形式。②胃窦和十二指肠的压力波幅减低。③出现阵发性不传导的时相性收缩。④餐后 90min 内 MMC 周期提前出现。⑤分钟节律。

5. 胃窦、幽门、十二指肠测压临床意义

（1）区分肌源性还是内源性或外源性神经病变：①病变累及神经者，如慢性假性小肠梗阻、多发性硬化、糖尿病、帕金森病、脑干疾病、病毒感染等常可损害肠神经系统、自主神经系统或中枢神经系统，而引起胃窦十二指肠动力异常。常表现有 MMC 的形式和推进异常，以及不能将消化间期动力形式转换为消化期动力形式，如清醒状态下 MMC 增多或 MMC 中断、餐后动力低下、进餐后很快即进入 MMC 运动。②病变累及肌肉者，如肌源性假性肠梗阻、淀粉样变性、胶原病、肌营养不良等，可有正常的动力形式，亦可出现病变部位收缩力减低。

（2）协助诊断胃轻瘫：患者常有胃窦动力低下，测压表现为胃窦部不出现 Ⅲ 期，最常见为餐后胃窦的收缩波幅和频率均低。

（3）协助诊断小肠机械性梗阻：该类患者测压表现有，长时间同步性收缩、微小的簇状暴发性收缩波，中间隔有静止期（如餐后 30min 仍出现上述表现则有重要意义）。

（4）协助诊断放射性肠炎：可出现测压的异常，如局灶性不协调的高振幅或低振幅的收缩波、胃窦动力低下等。

（八）注意事项

（1）测试前进行压力校正，灌注速度应恒定。

（2）插管本身引起的应激反应会抑制胃窦的收缩，增加小肠的丛集性收缩和使 MMC 间期延长。

（3）监测过程中，受检者活动力求接近日常习惯，避免人为影响因素。

（4）测压过程中密切观察测压图形的变化，判断导管的位置，注意导管有滑入十二指肠的可能。

（5）检查前和结束后均要校正仪器。

（6）24h 携带式测定一定要教会受试者掌握各键功能。

三、肠道压力测定

（一）小肠压力测定

小肠测压法是检测小肠收缩后发生的腔内压力变化的一种方法。目前常应用导管灌注法、微型压力传感器及无线电遥测术来记录肠腔内压的变化。

1. 原理

（1）末端开放导管灌注法：将末端开口的多腔测压管插入小肠中，通过毛细管灌注系统，以恒定的速度将水注入测压管中，水自导管流出道流出所需克服的阻力即为小肠腔内压力。这种压力可通过压力转换器记录下来。

（2）微型压力传感器法：在测压管上安装微型末端压力传感器，可将小肠微小紧张性收缩变化记录在体外便携式记录仪上。

（3）无线电遥测法：遥测胶囊内有压力感受器及无线电转换器，受试者吞入遥测胶囊后，小肠内的压力变化被胶囊内压力感受器感受，并经转换器转变为电波，由体外的无线电信号接收器接收，放大并记录到24h 盒带上。

2. 适应证

（1）了解动力障碍的性质和部位：如病变是源自平滑肌、肠神经丛、或外在神经病变累及小肠。

（2）协助制定治疗手段和判断预后。

（3）辅助诊断肠易激综合征、硬皮病、帕金森病和糖尿病。

3. 禁忌证　同食管测压。

4. 主要仪器设备

（1）末端开放导管灌注法：①毛细管灌注系统。②多腔测压管：导管直径 4.8mm，内含8根更细的导管，分别与总导管末端的8个侧孔相通，可同时记录小肠内8个不同部位的压力。③压力转换器。

（2）微型压力传感器法：①毛细管灌注系统。②多腔测压管。③微型末端压力传感器。

（3）无线电遥测法：①带牵引线的遥测胶囊。②体外的无线电信号接收器。

5. 术前准备　同食管测压。

6. 方法

（1）末端开放导管灌注法及微型压力传感器法：①患者取坐位经鼻插入测压管。②通过 X 线透视，在金属导丝引导下，将末端开口多腔测压管插入小肠所需检查部位，并加以固定。置管完毕后让患者适当休息。③通过水压泵用蒸馏水持续灌注每一管腔，灌注速度为0.1~0.5ml/min。④小肠压力变化经压力转换器转为电信号，可在记录仪上显示出。⑤通常记录空腹 3h 及进餐后 2h 的压力变化。

（2）无线电遥测法：①患者吞咽两个或多个（带牵引线）无线电遥测胶囊。②通过 X 线监视，当胶囊到达所需测压的小肠部位后，将牵引线固定在患者面颊上。③无线电胶囊发放的电波信号由体外无线电信号接收器接收、放大、记录储存。④测压完毕后可牵拉引线将胶囊拉出体外，亦可剪断引线，让胶囊随粪便排出。

7. 结果判断

（1）小肠测压主要了解消化间期或消化期小肠的动力活动规律

1）消化间期的 MMC 的 Ⅰ、Ⅱ、Ⅲ 相的时限及所占比例，Ⅲ 相是否出现、持续时间、波幅及移行速度，Ⅱ 相的收缩波幅和动力指数，有无逆行性收缩。

2）消化期的收缩次数、收缩幅度和动力指数（5min 内的压力波幅×收缩数）。

3）小肠测压常与胃测压同步进行，如消化间期 Ⅱ 相收缩稀少、波幅低下或紊乱、不出现 Ⅲ 相收缩活动，或即便出现，但波幅低下，紊乱或逆向性收缩均有临床意义。

（2）小肠测压的结果分析

1）肠壁神经丛尤其肠肌间神经丛的活动可从 MMCⅢ 相和随后的 Ⅰ 相得到反映：如 Ⅲ 相出现异常表明肠肌间神经或内脏神经病变。Ⅲ 相异常情况有：①Ⅲ 相消失，正常人 24h 内出现 2 次或以上 MMCⅢ 相。②Ⅲ 相持续时间超过 10min。③Ⅲ 相在近端小肠传播速率 >10cm/min，正常为 5~10cm/min。

2）肠环形肌活动多从收缩幅度上得到反映，若收缩消失，表明存在平滑肌病变。

3）进食后小肠的运动反应依赖于肠内外神经活动的完整性：若对食物的运动反应受损或消失，则表明同时存在内脏神经病变和外在自主神经病变。正常在进食混合食物 ≥500kcal（1kcal = 4.186 8kJ）后，应出现有力但不规则的收缩，且至少持续 2h，而 MMC 消失。正常人进食后可出现收缩簇。肠易激综合征患者可出现持久的重复的收缩簇。

4）正常人在睡眠时，Ⅰ 相较明显，Ⅱ 相消失或减弱。肠易激综合征患者收缩簇也应该消失，否则即为异常。

8. 注意事项

（1）小肠测压需将测压导管压力传感器插至小肠，插管困难者可在胃镜帮助下插入导管。

（2）当测压管插至十二指肠降段或水平段时，可将空气注入测压管末端气囊，这样能加快测压管在胃肠的移动速度。

（3）沿肠壁多点同时记录小肠内压，这样有助于了解收缩方向及速度。

（4）检测前校准记录仪上的扩大系统定标，确定适当走纸速度。

（5）检查中注意保持每个管腔通畅，如阻塞可注入少量水冲洗。

（二）结肠压力测定

结肠测压术是目前运用最多的检测结肠运动功能的方法，从技术上可以将其分为末端开放导管法、球囊导管法、腔内微型传感器导管法和无线电遥测胶囊法四种。

1. 原理

（1）末端开放导管法同小肠压力测定。

（2）球囊导管法将一个装有液体的球囊导管与贮液器连接，球囊内的压力保持恒定。球囊置入结肠后，肠腔内压力增高将迫使球囊内的液体流向贮液器，肠腔内压力减低贮液器内的液体可以流回球囊。通过测定球囊与贮液器间液体的流量变化即可了解结肠腔内压力的波动。

（3）微型压力传感器法：同小肠压力测定。

（4）无线电遥测法：同小肠压力测定。

2. 适应证

（1）评价结肠的运动功能，帮助临床医师诊断一些结肠运动障碍性疾病。

（2）记录结肠在空腹和进餐后的动力活动能帮助阐明动力障碍的性质和部位。

（3）对一些非器质性原因引起的顽固性便秘患者进行肠道动力监测，可为是否选择手术治疗提供参考。

3. 禁忌证

（1）小肠或结肠机械性梗阻。

（2）小肠或大肠黏膜严重炎症。

（3）严重而未能控制的凝血性疾病。

（4）严重心脏疾病未能稳定者。

（5）有精神病等不能合作的患者。

4. 主要仪器设备

（1）末端开放导管灌注法：毛细管灌注系统；多腔测压管（其长度、直径、侧孔/传感器数目依测压肠段范围及试验设计要求而定）；压力转换器。

（2）球囊导管法：球囊导管；贮液器。

（3）微型压力传感器法：毛细管灌注系统；多腔测压管；微型末端压力传感器。

（4）无线电遥测法：遥测胶囊；体外的无线电信号接收器。

5. 术前准备

（1）测压前一周停用一切对胃肠道运动和中枢神经系统有影响的药物。

（2）测压前禁食 8～12h，并按结肠镜检查做肠道准备。

（3）测压前避免激烈的身体活动和情绪激动。不穿收腹裤，放松腰带。

（4）检查室的温度不能太低，应注意保温，防止患者出现肌颤而影响测压结果。

6. 方法

（1）末端开放导管灌注法：①通过结肠镜将导丝送至回盲部或受检肠段，在 X 线透视下，沿导丝的引导将测压导管插入受检肠段，然后退出导丝。②让患者静卧放松半小时后开始测压。③以 0.1～0.5ml/min 恒定的慢速度向测压导管内注水，打开压力记录仪同时记录导管（8～12 根）的压力变化数据。④从回盲部开始，边退管边测压，每点测压 10～20min，视试验设计要求而安排测压的位置。

（2）球囊导管法：①球囊导管的放置方法同末端开放导管灌注法。②测压时用注射器向球囊内注入液体 45ml，并与贮液器连接，使之保持压力平衡。③测压方法同末端开放导管灌注法。

（3）微型压力传感器法：同末端开放导管灌注法。

（4）无线电遥测法：①患者在测压的当日早上10时吞下装有测压装置的小球囊，一般在第二天早上9时左右测压球囊到达升结肠。第三天早上9时在大多数情况下测压囊到达直肠。②第二天早上测压开始，多次进行腹部X线检查以了解测压囊的确切位置并记录时间。③测压完毕从患者大便中回收测压囊。

7. 结果判断

（1）结肠测压提供结肠动力学指标：结肠测压分析指标主要是空腹和餐后收缩频率、收缩波的平均幅度及平均收缩时限、动力指数。

（2）结肠测压提供肠动力规律性

1）空腹时，主要为低幅度的非推进性节段性收缩，偶尔出现蠕动性收缩波。

2）餐后及晨醒时，结肠运动明显加强，表现为静止状态与偶发的移行性收缩波、非移行性突发性收缩波、高振幅移行性收缩波交替出现，升结肠与远端结肠间的运动无时相性关系。

3）便秘型肠易激综合征患者左半结肠动力指数低，远端结肠收缩不协调。

8. 注意事项

（1）结肠测压时间应足够长，以能充分反映受检者结肠运动情况。

（2）测压结束时应常规透视证实测压管的位置无变化。

（3）采用末端导管法和微型压力传感器法测压时要随时注意测压管是否堵塞，以免造成假阳性的结果。记录结肠压力变化时要同时记录测压管在结肠内的长度，或者在X线透视下观察测压管的位置，以便使记录到的压力变化数据与结肠受检部位相对应。

（4）采用球囊导管法测压时测压前球囊内的压力必须是恒定的，否则将影响测压结果。要注意球囊测压管在结肠内的位置，以便与所测压力相对应。

（5）采用无线电遥测法测压时注意：①测压囊在胃肠道中的运行时间受患者胃肠运动功能的影响，到达结肠的时间个体差异较大，因此开始测压的时间要因人而异。②腹部X线透视时注意测压囊的位置和摄入时间。③测压完毕后要嘱咐患者从大便中回收测压囊。④患者不能接近有电磁场的地方，防止电磁波的干扰。

四、肛门直肠测压

（一）测压原理及设备

肛门直肠测压的一般原理及方法是把带有可扩张性气囊的导管置于直肠肛门中，通过观察静息状态、主动收缩状态的压力及气囊扩张刺激后的主观感觉和压力改变，以了解直肠容量感觉阈值，肛门维持自制功能，直肠肛门抑制性反射功能，肛门节制功能等。压力信号可通过液体传导或气体传导，也可通过腔内微型传感器法测量。由于各家所用的记录设备及导管的设计不同，操作方法也各有所异，所得的各项持标正常值也有差异。各实验室应根据自己的设备类型制定相应的正常值范围。

用于肛门直肠测压的仪器类似于食管测压，可用固态导管法、气导法及液导法，分别配合固态腔内微型压力传感器导管、微气囊感受器导管及标准液流灌注式肛门直肠测压导管。导管的中心设有注气通道，顶端设有球状气囊，可充气扩张刺激直肠。固态导管常在适当的部位设有环形压力传感器。液流灌注式肛门直肠测压导管在其顶端的上方约7cm处设有4～

8个放射状排列的灌注通道侧孔，每两通道间成45°~90°角。下面以液导法为例介绍肛门直肠测压的步骤。

近几年来电子气压泵（barostat）测压仪用于肛门直肠运动功能测定使检测过程更为方便、结果更为精确。

（二）检测项目及步骤

受检者应该停用影响胃肠运动功能的药物72h以上。术前排空大便，便秘严重者可清洁灌肠。但应注意尽量减少对肛门直肠的刺激，以免影响检测结果。受检者取左侧曲膝卧位，臀部可置尿片或便盆。测压导管用润滑剂润滑后经肛门插入约6cm，让患者休息5min左右，以适应导管，然后顺序检测下列指标。

1. 静息状态的压力测定　记录直肠静息压约5min，以了解直肠紧张度和自发收缩松弛情况。然后用分段外拉法，每次把导管向外拉出0.5~1cm，停留1~2min。当感受器进入肛管时，显示器显示压力升高，这时顺次记录内括约肌静息压，外括约肌静息压。导管退出肛门外括约时压力突然下降，从进入内括约肌压力明显上升到退出外括肌压力开始下降过程导管所拉出的距离即为肛管高压带（HPZ）长度，肛门内括约肌静息压减直肠静息压即为肛管直肠屏障压。上述过程应反复进行2~3次，使结果更为准确可靠。此几项指标可用于评估肛门括约肌功能、盆底肌群的功能、肛门自制维持功能。正常人肛门内括约肌静息压为8~10kPa（水流灌注法），HPZ长度2~4cm。

2. 主动收缩功能测定　把感受器（或传感器）置于内括约肌处及外括约肌处，嘱患者尽最大力气作提肛动作（屏大便动作）并尽量作维持，观察内、外括约肌的最大缩窄压，及肛门主动缩压（内括约肌最大缩窄压减内括约肌静息压）以评价耻骨直肠肌、肛门外括约肌等肌力。通过对肛管矢状容积分析，还可了解肛门括约肌各方位的完整和缺损情况。正常人内括约肌最大缩窄压约14~24kPa。

3. 感觉阈值测定　把球状气囊置于直肠处，以3~4ml/s的速度向气囊内注气（缓慢持续注气法，也可用时相性注气法），观察下列直肠感觉阈值。

（1）直肠初始感觉阈值：即受检者感知直肠被扩张的最小充气量，此值与直肠壁对扩张的敏感性有关。正常人为10~30ml。

（2）直肠初始便意感觉阈值：即注气至受检者开始觉有便意时的注气量，此值与患者排便反射功能有关。

（3）直肠最大耐受量：即引起患者排便窘迫感或腹痛对的注气量，此值与患者的直肠敏感性及耐受性有关。正常人为100~300ml。

（4）把上述注气过程的注气量与直肠内压力（或高顺应气囊的囊内压力，）的关系绘制成曲线即压力-容积曲线，可了解直肠的顺应性（曲线的斜率），正常人为2~6ml/mmHg直肠最大顺应性即直肠最大耐受量与当时直肠内压之比。

4. 直肠肛门抑制反射（rectoanal inhibition reflex，RAIR）功能测定　把球状气囊置于直肠内，感受器置于内括肌处，向气囊注气（可用时相性注气法），当直肠受扩张时，可观察到括约肌压力短暂升高后即松弛，持续一段时间后缓慢回升。内括约肌松弛的幅度与注气的容量和注气的速度呈正相关，当直肠扩张达到一定程度时，肛门括约肌的紧张性收缩可被完全抑制，肛管压力可低至基线水平，需排空气囊内气体才能使压力恢复。通常将能引起肛管松弛的最小注气量称直肠肛门反射最小抑制容量，引起肛管张力完全抑制的注气量称为直肠肛门反射完全抑制容量。临床上，通过直肠－肛门括约肌抑制反射试验来评估排便神经反射的完整性。正常人直肠肛门最小抑制反射容量约 30~50ml，肛门内括约肌松弛率大于 30%。

（刘江凯）

第四节　食管、胃腔内 pH 动态监测

一、pH 监测的原理及设备

胃食管反流病（gastroesophageal reflux disease，GERD）是指过多的胃、十二指肠内容物反流入食管引起烧心、反酸等症状，并可导致食管炎和咽、喉及气道等食管外的组织损害。将对氢离子敏感的 pH 电极放置于食管腔内某些特定位置并与体外便携式 pH 记录仪连接，把离子的变化转变为电流的变化并记录储存下来，得到动态 24h 食管腔内 pH 变化，以推测胃内酸性内容物反流至食管的严重度，从而辅助 GERD 的诊断。pH 动态监测所需的仪器设备如下：

1. 便携式 pH 监测仪　接受、处理和记录传感器送来的信号，单通道或多通道，常设置为每 6s 采样一次，可记录 24~96h pH 数据。多数监测仪的面板上设有记事键，可由患者用来标记体位变化、进餐及症状发作等事件。

2. pH 监测导管　包括 pH 电极、导管及参比电极。pH 电极常用的有金属单晶锑电极、玻璃电极及氢离子敏场效应半导体电极（H^+ – ISFET）。单晶锑电极线性范围较窄（pH 3~8），玻璃电极线性范围宽（pH 1~12），但价格昂贵且易损坏。用 H^+ – ISFET 制成的传感器具有小型、高精度、高灵敏性等优点，且价格适中、不易折断。监测导管可设计为多通道，记录多部位 pH 值，也可整合在固态测压导管中，作为压力和 pH 同步监测之用。

参比电极可复合在导管中同时置于食管腔内，称内参比电极，也可互相分离而置于胸前皮肤，称外参比电极，一般是 Ag/AgCl 电极。后者精确度稍差但较前者耐用，因而目前较常用。

3. 计算机及专用分析软件

二、检查方法

（一）术前准备

（1）术前应停用影响胃肠运动功能及分泌功能的药物 72h（质子泵抑制必须停用 7d）以上，这些药物如：抑酸剂，钙通道阻滞剂，硝酸酯类，β 受体阻滞剂和激动剂，抗胆碱能药物，茶碱类，抗抑郁药，镇静安眠药，胃肠促动力药等，有条件时应停用所有的药物直至检查完毕，但为监测药物作用时例外。

（2）医生向受检者说明检查步骤、消除患者的恐惧感、取得其合作。

（3）先后用 pH 7.01 和 pH 1.01 的缓冲液对监测器及 pH 电极进行校准，正常漂移度应在 0.2pH 以内。

（二）插管及电极定位

（1）先于胸前皮肤固定好皮肤参比电极并把导管连接到监测仪，起动显示屏。

（2）患者取坐位，pH 导管从鼻腔插入，当导管到达咽部时，请患者把头前倾以关闭气道，此时结合吞咽动作，把导管送进食管，以免导管误入气道引起呛咳。进行食管 pH 时，

电极一般置于 LES 上缘上方 5cm 处（多通道监测时根据需要来确定电极的位置）。进行胃内 pH 监测时，电极一般置于 LES 下缘下方 5～8cm 处。确定 LES 位置的方法有：测压法，即先行食管测压，这是确定 LES 位置的最佳方法；X 线透视法，即在 X 线透视下观察感受器的位置；pH 梯度法，即先把 pH 电极插至胃内，此时监测仪显示 pH 为 3 以下，再把电极从胃内缓慢往外牵拉，并观察监测仪显示屏上 pH 值的变化，当电极从胃进入食管时 pH 突然明显升高，该点即为 LES 下缘。继续外拉导管约 8cm（LES 长度约 3cm），使传感器位于 LES 上缘上方 5cm 处，此法定位也不够精确。只在无法实行测压时采用；内镜法，常只用于无法直接插管时。

（3）把导管固定于上唇及颊部再绕过耳后沿颈部侧面下行，并在颈部固定。

三、24h 动态监测过程的注意事项

（1）保持正常生活节律，按时就餐和休息，尤其请患者注意不能因接受检查而整日卧床；不做重体力劳动和剧烈运动；勿沐浴。为特殊研究需要时，可规定作息和进餐时间。

（2）记录平卧、进食及症状发作时间（按监测仪显示的时间），也可教会患者使用记事键标记上述事件。

（3）监测过程不进食 pH < 5 的酸性食物或饮料如酸性饮品、果汁、泡菜、西红柿等。含酒精及咖啡等刺激性饮品也应禁止。

四、观察指标及正常值

（一）24h 食管 pH 监测

正常人也存在胃食管反流，即生理性反流。为确定生理性反流和病理性反流的界限，设计出若干指标，以评价胃食管反流的严重度。一般以 pH < 4 持续时间（6s 或 6s 以上）≥6s 为一次反流。目前较通用的观察指标如下：

1. pH < 4 的总时间百分比（%） 即 pH < 4 的时间占总监测时间的百分率。又分为立位 pH < 4 时间百分比（%）和卧位 pH < 4 时间百分比（%）。

2. 反流总次数 即 pH < 4 的反流次数。

3. 反流≥5min 次数 即 pH < 4 持续时间≥5min 的反流次数。

4. 最长反流时间 即 pH < 4 持续时间最长那一次的时间。

5. 反流总计分 由于上述 6 项指标在某一患者并不是同时都异常或正常，为了确定患者是否病理性反流，必须对上述指标进行综合评定。

Jamieson 等人设计用综合评分系统来计算反流总计分，计算每项指标分数值的简化公式如下：酸反流计分 =（Pt 值 - 均数 + 1）/标准差：Pt 值即患者某项指标的实测值；均数为正常人组该项指标的均值；标准差是正常人组该项指标的标准差。

把上述 5 项指标计得的酸反流计分相加得酸反流总计分。

关于 24h 食管 pH 监测正常值范围研究颇多，目前多采用 Jamieson 及 Demeester 的计分方法及正常值（表 2 - 1），国内上海的高萍等研究的结果（中华消化杂志，1996 年）与其近似。

表 2 - 1 24h 食管 pH 监测正常值

	Jamieson 等 n = 50		高萍等 n = 50	
	$\overline{X} \pm S$	正常值	$\overline{X} \pm SD$	正常值
pH < 4 总时间百分比	1.5 ± 1.4	< 4.5	1.25 ± 1.05	< 3.4
pH < 4 立位时间百分比	2.2 ± 2.3	< 8.4	1.52 ± 1.35	< 4.3
pH < 4 卧位时间百分比	0.6 ± 1.0	< 3.5	0.98 ± 1.58	< 4.3
反流总次数	19 ± 12.8	< 47	27 ± 16	< 60
= 5 分钟的反流次数	0.8 ± 1.2	< 3.5	0.5 ± 0.18	≤ 2
最长反流时间（min）	6.7 ± 7.9	< 19.8	5.4 ± 5.96	< 16
反流总计分		< 14.7		< 12.7

6. 症状指数（SI）　计算公式如下：

症状指数 =（pH < 4 时的症状次数/总症状次数）× 100%

症状指数 ≥ 50% 即有临床意义。

7. 可偶然性分析　当反流发作次数越多时，则症状和反流同时发生（偶然同发）的机会就越大，这样 SI 的意义就受到限制，其特异性将明显降低。

可偶然性分析是计算胃食管反流发作和症状相关概率的简单方法。在此方法中，24h pH 信号被分成连续的 2min 间期（共 720 个间期），这些间期和症状开始前 2min 被用于评价反流的发生，将结果置于一个 4 × 4 偶然性图表，如表 2 - 2。

表 2 - 2　4 × 4 可偶然性表

		症状		
		+	-	
反流	+	a	b	a + b
	-	c	d	c + d
		a + c	b + d	

根据可偶然性表用 Fisher 确切 P 检验计算出反流和症状发作无相关性的概率（P 值），再计算症状伴随率（SAP）：SAP =（1.0 - P）× 100%。

通过这种方法，可避免 SI 带来的假阳性（当症状发作少而反流发生多时）或假阴性（当症状发作多而反流发生相对较少时）。

（二）24h 胃内 pH 监测

用于观察疾病状态下的胃内 pH 变化评价药物对胃内 pH 的影响，一般包括平均 pH 值、中位 pH 值、pH > 3、4、5、6 的总时间百分率；同时可分别计算出日间（7 时 ~ 22 时）和夜间（22 时 ~ 次日 7 时）胃内 pH 变化。

五、pH 监测的临床应用及评价

由于 24h 食管 pH 监测接近生理性，指标较为客观，数据较为精确，曾被认为是确定病理性反流的"金标准"。它不但反映 24h 食管 pH 动态变化，而且通过计算机的有关统计分析，可得出有关反流的发生与体位、进食及症状发作之间关系的各项指标，可取代食管滴试验（Bernstein test），标准酸反流试验，食管酸清除试验等。若把 pH 电极放置于胃中，则可进行胃 pH 监测；pH 监测可联合动态压力监测或胆红素浓度监测同步进行，这对研究胃肠运动功能障碍性疾病的病因及病理生理机制更具重要价值。

但必须认识到：食管腔内长时间 pH 监测毕竟属侵入性检查，成本也较高，患者不易接受。在咽喉部较敏感的患者，由于长时间置管的刺激，可加速唾液的下咽；在极度低酸的患者，反流物酸度本来就不高；这样往往可使监测结果出现假阴性。食管 pH 监测也被证实对评价碱性反流作用不大。因而目前对 24h 食管 pH 监测检查的指征控制较为严格。目前主要用于：

（1）发作性胸痛的鉴别诊断，尤其是对于一些酷似心绞痛的发作而用抗心绞痛药物治疗无效甚至加重者，需要评价症状与酸反流的关系。

（2）对无食管炎而反流症状明显者，尤其是当治疗效果欠佳时（或质子泵抑制剂抑酸治疗试验阴性者），进行 24h 食管 pH 监测，可明确症状是否为酸反流所致。如同时行胃内 pH 监测，可了解药物的抑酸效应及分析治疗失败的原因。

（3）对慢性咽喉炎、慢性咳嗽、哮喘及睡眠呼吸暂停综合征怀疑为胃食管酸反流所致者进行 24h 食管 pH 监测，可明确这些症状与酸反流的关系，为治疗提供必要的参考依据。

（4）对婴幼儿尤其是早产儿有反食、拒奶、哭闹、呼吸暂停及体重不增者行食管 pH 监测，尽早发现病理性酸反流的存在。

（5）围手术期应用，为抗反流手术疗效的评价提供客观依据。胃热及反酸时间。24h 后停止监测并把数据输入计算机进行储存及分析。

六、观察指标及临床应用

目前分析软件可对 MII 及 pH 同步监测进行自动分析，其内容包括液体反流、气液混合反流、气体反流及总反流；又根据 pH 同步监测结果区分为酸反流和非酸反流，后者又可单独根据 Demeester 和 Jamieson 等人设计的评分方法进行评分（见前面的 pH 监测节）。同时，软件可自动测算出酸清除（化学清除）及容量清除（物理清除）时间；又可根据烧心、胸痛及反酸等症状计算出症状指数；精细的分析还可了解食管传递时间和食团通过食管的特点，更重要的是可以监测初次反流和再次反流的发生。据研究，MII 测定可识别出 95% 的食管反流，尤其是非酸性反流的情况。特别适用于经充分酸抑制治疗后仍有症状的患者，可评价其是否仍持续存在反流和非酸反流，从而为进一步确诊或调整治疗方案提供依据。临床上约 40%～60% 非糜烂性胃食管反流（NERD）病患者为酸碱反流监测阴性，而 MII 技术可监测各种非酸反流，为 NERD 的诊断提供新的客观依据。

（刘江凯）

第五节　胃电图

细胞的一个基本特征是存在跨膜电位，它使生物离子产生细胞内外流动。在生物膜的表面放置电极，将这种离子电流转换为电路的电子流，即生物电；胃肠道平滑肌的电活动为细胞综合性电现象，分为慢波基本电节律、快波、快慢波、早发慢波及复合波。慢波不产生胃肠运动但为快波发生创造条件，慢波后的快波产生运动。一旦胃、肠慢波消失，快波即不能产生，胃、肠运动不能发生。

用于采集生物膜表面电信号的电极，通常由金属－电解质半电池组成，每个电极在离子导电系统与电子导电系统之间形成一个界面，在电极界面发生从离子导电向电子导电的转换，测量生物系统两点间的电位差则是我们得到的胃肠电图。根据电极导联连接方式的不同，电信号的记录可分为单极测量和双极测量。前者是把探测电极置于被探测的部位（可一个或多个）并连接到放大器，另设一个参考电极置于身体的某一适当的位置并连接到放大器的另一端。这样记录到的信号较稳定，结论较可靠，但存在抗干扰能力差等缺点。后者是设两个探测电极分别放置在被测部位的两个点并连接到一个差分放大器的两个输入端，记录两点之间的电位差。这种检测方法回路短，干扰小，但属相对性测量，如果放置电极的两个部位均有病变，则对结果的评价就有困难，结论就不明确。

根据电极放置的组织部位的不同，胃肠电信号的记录分为黏膜吸附法、体表电极法和浆膜电极法三种，后者由于需打开腹腔，故只用于动物试验或手术中的记录。下面将重点叙述体表电极法。

与其他生物电信号一样，胃肠电信号也是随机信号，无法通过一个确切的数学公式来描述，简单地用求平均值的方法来计算其参数和评价检查结果是不准确的。因而目前多采用傅里叶（Fourier）转换原理对胃肠电信号进行频谱分析，典型的频谱分析输出图是显示频率与功率强度的关系，反映胃肠运动节律。快速傅里叶转换还可描绘出运行图谱，它是各连续时段频谱图的组合，形成假性三维图像，显示功率－频率－时间的关系，更方便于对胃肠电节律变化的分析。

一、仪器设备

1. 记录仪　由前置放大器、滤波装置及模拟数字转换器等部件组成。有用于床边记录的生理记录仪和动态记录的便携式记录仪。用于人体检测的记录仪应达到一定的技术性能指标。输入阻抗 ≥5MQ；抗干扰能力 ≥100dB；通频带：胃电记录时可调至 0.01~0.1Hz；肠电记录时可调至 0.1~0.3Hz。用交流电作电源时，应有可靠的接地装置。便携式记录仪带有数据储存器，可储存 24h 胃电信号资料。

2. 电极　体表胃肠电记录常用盘状银－氯化银电极，使用时应放在电极与皮肤之间放生理盐水湿棉球或电极糊。用于腔内黏膜表面或腔外浆膜表面胃肠电记录的可用带吸盘的铂金电极或银－氯化银电极，胃内酸度高，用于腔内胃电记录时应考虑电极的抗腐蚀性。用于肌层胃肠电记录的电极应为针线状，以便穿过浆膜进入肌层。

3. 计算机及专用分析软件　用于数据分析和储存。

二、体表胃电图（electrogastrogram. EGG）检测方法

（1）检查前停用影响消化道运动功能和分泌功能的药物 72h 以上，禁食 12h。

（2）受试者平静仰卧于检查床上，放松，避免任何外界或自身干扰，如说话、深呼吸、吞咽、翻身等。

（3）电极放置方法：检测电极最好放置于 B 超确定的胃体、胃窦的体表投影部位。通常经验的放置部位是：胃窦点在胸骨柄与脐连线中点下或右 1cm，胃体点在胸骨柄与脐连线

中点上1cm，左侧旁开3~4cm，参考可电极置于右耳垂处或右前臂距腕关节2cm处。电极安放前应严格准备皮肤，体毛浓厚者应剃去放置电极处的体毛，然后用摩擦剂清洁皮肤，或用95%的酒精脱去皮脂，再用生理盐水清洗。盘状银－氯化银电极（先用生理盐水浸泡30min）与皮肤之间应放电极糊或生理盐水湿棉球，并用胶布固定。

（4）监视信号稳定后，记录空腹胃电信号15~60min，给予试验餐（450kcal），要求5min内完成，然后记录餐后胃电信号15~60min以上。记录过程必须用保证环境安静、温度适宜，避免强磁场干扰，旁人勿接近受检者身边。

三、结果分析

目前胃电尚无统一的观察指标。在完成胃电信号记录后，应先对时间信号曲线进行目测，删除人为干扰的部分，观察波形特征，再行傅里叶频谱分析处理，下列指标可用于胃电图的评判。

1. 波形特征　正常胃电图为频率约3cpm的正弦波，波形较为规则整齐电压幅值变异不大，慢波上较少见负载小波。胃电节律紊乱时波形很不规则，频率快慢不一，幅值高低变化无常，可出现宽大的高幅波，或出现微小颤动波，或慢波上负载有各种形状的小波，甚至出现调幅波。

2. 平均频率及平均波幅　正常人胃电图平均频率2.4~3.7cpm，平均波幅50~300μV。目前认为此两项指标的结果在健康人与患者之间有较大的重复。

3. 餐后电压增幅　即餐后电压幅值增加百分比，餐后电压增幅＝（餐后平均波幅－餐前平均波幅）/餐前平均波幅，正常人多为正值，反映胃对进餐的反应。

4. 谱分布　一般的频谱分析所输出的图形是坐标图，以频率为横坐标、功率值为纵坐标，显示不同频段的功率值。正常人频谱图主峰突出（约位于3.0cpm处），旁频份量很少或有符合正态分布的旁频份量。胃电节律异常时可出现主峰左移或右移、多个主峰或无主峰。

5. 主频和主功率　主频也称峰值频率，即功率谱中功率最大处的频率，反映胃的主导频率。正常范围为0.04~0.06Hz（2.4~3.7cpm）。主频<0.04Hz（<2.4cpm）为胃电过缓，>0.06Hz（>3.7cpm）为胃电过速；主功率即主频处的功率值，其绝对值受诸多因素的影响，除与胃电振幅有关外，还与分析时所截取的频率范围有关。

6. 餐后/餐前功率比　是一个相对值，其意义类似于餐后电压增幅，代表胃对进餐的反应强度。

7. 正常频率百分比　即频率范围为0.04~0.06Hz（2.4~3.7cpm）的慢波占总慢波的百分率。主要反映胃的电节律，正常人应大于70%。据此，频率范围<0.04Hz（<2.4cpm）者为过缓频率百分比，频率范围>0.06Hz（>3.7cpm）者为过速频率百分比。

8. 慢波频率不稳定系数　即慢波频率的标准差与平均数之比，反映慢波频率的变化，与胃电节律性有关。

四、临床应用及评价

目前胃电图异常与临床病理形态学诊断之间缺乏一致性，而探讨胃电图与胃运动功能之间的关系成为目前国内外关注的一个热门课题。探讨胃电图与胃运动功能之间的关系的常用研究方法是观察胃电的节律性和胃电信号对外加刺激（如进餐后给予药物等）的反应性。

正常的胃运动及排空功能必需以下几个要素：正常的胃慢波活动、胃电活动和机械收缩的偶联、正常的胃窦－幽门－十二指肠协调运动等。虽然胃电记录的结果与胃的运动之间缺乏一对一的关系，但正常的胃电节律是正常胃功能的基础，餐后电压幅值增加是胃电图的正常反应。一般认为：胃动过缓是原位病态起搏点节律异常或传导障碍，而胃动过速则常是异位起搏点低幅电活动所致。不管胃动过缓抑或胃动过速，均可导致胃动力低下及胃排空障碍。但胃电节律正常并不一定胃动力正常，因为胃的功能还与电－机械偶联和胃窦－幽门－十二指肠协调运动有关。临床上功能性消化不良及全身器质性疾病所致的消化不良者，常存在胃电节律紊乱或对试餐的反应低下（餐后胃电幅值不升反而降低），用促动力药治疗可使功能性消化不良患者的临床症状改善的同时伴有胃电图的改善。

关于胃电节律异常类型，从频率上可分为胃电节律过缓、胃电节律过速、混合性胃电节律紊乱及无胃电节律等；从发生的时间上可分为餐前紊乱餐后正常、餐前正常餐后紊乱及餐前餐后均紊乱等。

EGG 因其非侵入性已成为临床研究胃电活动的主要方法，其操作简单，准确性和重复性得到认可，与胃运动关系也在不断研究中逐步得到认可。但由于体表胃电信号十分微弱，频率低，易受心电、肌电及呼吸运动的干扰，给记录和分析带来不少困难。目前主要存在设备的技术性能指标不统一、质量不稳定性、检查操作欠规范及观察指标的不一致等问题，更谈不上统一的正常值。

（刘江凯）

第三章

消化内科疾病的营养

第一节　碳水化合物的消化与吸收

碳水化合物的生理功能及其消化吸收机制的认识有了很大的发展。现知，非淀粉多糖和膳食纤维不仅可影响粪便量和排便行为；而且，根据其消化与吸收速率，淀粉又可分为快消化、慢消化和抗消化几种形式；寡糖可作为功能性食品而选择性地刺激肠道菌生长等。

（一）碳水化合物的消化

碳水化合物在全世界范围内均是人类的重要膳食成分，是提供人类能量（约占50%以上）的主要来源。人类食物中含量最多的碳水化合物是淀粉，此外还有少量纤维素、果胶、蔗糖、乳糖、麦芽糖、葡萄糖及一些戊糖等。淀粉不易溶于水，不能被人体直接吸收利用。蔗糖、乳糖及麦芽糖虽易溶于水，但也不能被直接吸收进入人体内，都必须在消化道内消化腺分泌的水解酶作用下，变成葡萄糖和相应的其他单糖才能被吸收。非淀粉多糖，如纤维素、果胶等，人体消化液缺乏消化它们的水解酶，不能使之变成单糖而被吸收利用，但肠道中存在多种非致病性细菌，它们含有水解纤维素和果胶的各种酶，可将其分解通过人体间接吸收。但人体肠道中含此类细菌不多，靠这种作用利用纤维素及果胶的能力微乎其微。

1. 口腔内消化　碳水化合物的消化自口腔开始。口腔分泌的唾液中含有 α - 糊精酶（α - dextrinase），又称唾液淀粉酶（ptyalin），唾液中还含此酶的激动剂氯离子，而且还具有此酶最合适 pH 6～7 的环境。α 淀粉酶能催化直链淀粉、支链淀粉及糖原分子中 $\alpha_{1\sim4}$ 糖苷键（图 3 - 1）的水解，但不能水解这些分子中分支点上的 $\alpha_{1\sim6}$ 糖苷键（图 3 - 1）及紧邻的两个 $\alpha_{1\sim4}$ 糖苷键。水解后的产物可有葡萄糖、麦芽糖、异麦芽糖、麦芽寡糖以及糊精等的混合物，因此长时间咀嚼馒头、米饭等淀粉食品时，有越来越甜的感觉。

2. 胃内消化　由于食物在口腔停留时间短暂，以致唾液淀粉酶的消化作用不大。当口腔内的碳水化合物食物被唾液所含的黏蛋白黏合成团，并被吞咽而进入胃后，其中所包藏的唾液淀粉酶仍可使淀粉短时继续水解，但当胃酸及胃蛋白酶渗入食团散开后，pH 值下降至 1～2 时，不再适合唾液淀粉酶的作用，同时该淀粉酶本身亦被胃蛋白酶水解破坏而完全失去活性。胃液不含任何能水解碳水化合物的酶，其所含的胃酸虽然很强，但对碳水化合物也只可能有微少或极局限的水解，故碳水化合物在胃中几乎完全没有什么消化。

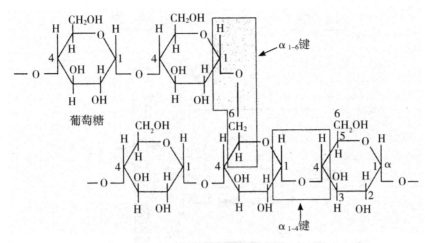

图 3 - 1　支链淀粉中各葡萄糖分子之间的 $\alpha_{1\sim4}$ 及 $\alpha_{1\sim6}$ 键

3. 肠内消化　碳水化合物的消化主要是在小肠中进行。小肠内消化分肠腔消化和小肠黏膜上皮细胞表面上的消化。极少部分非淀粉多糖可在结肠内通过发酵消化。

（1）肠腔内消化：肠腔中的主要水解酶是来自胰液的 α - 糊精酶，称胰淀粉酶（amylopsin），其作用和性质与唾液淀粉酶一样，最适 pH 值为 6.3 ~ 7.2，也需要氯离子做激动剂。胰淀粉酶对末端 $\alpha_{1\sim4}$ 糖苷键和邻近 $\alpha_{1\sim6}$ 糖苷键的 $\alpha_{1\sim4}$ 糖苷键不起作用，但可随意水解淀粉分子内部的其他 $\alpha_{1\sim4}$ 糖苷键。消化结果可使淀粉变成麦芽糖、麦芽三糖（约占 65%）、异麦芽糖、α 临界糊精及少量葡萄糖等。α 临界糊精是由 4 ~ 9 个葡萄糖基构成。

（2）小肠黏膜上皮细胞表面上的消化：淀粉在口腔及肠腔中消化后的上述各种中间产物，可以在小肠黏膜上皮细胞表面进一步彻底消化。小肠黏膜上皮细胞刷状缘上含有丰富的旷糊精酶（旷 dextrinase）、糖淀粉酶（glycoamylase）、麦芽糖酶（maltase）、异麦芽糖酶（isomaltase）、蔗糖酶（su - crase）及乳糖酶（lactase）（表 3 - 1），它们彼此分工协作（图 3 - 2），最后把食物中可消化的多糖及寡糖完全消化成大量的葡萄糖及少量的果糖及半乳糖（表 3 - 1）。生成的这些单糖分子均可被小肠黏膜上皮细胞吸收。

肠腔内相：摄入的多糖被水解成低聚糖（麦芽糖、麦芽三糖及 α - 限制性糊精）。刷毛缘相：低聚糖进一步被特异性刷毛缘酶水解成相应单糖。肠细胞吸收相：单糖由载体蛋白转运通过细胞进入细胞内。

表 3 - 1　刷毛缘膜碳水化合物酶的特点

名称	底物	产物
乳糖酶	乳糖	葡萄糖、半乳糖
麦芽糖酶	$\alpha_{1\sim4}$ 糖苷键连接的寡糖（最多含 9 个残基）	葡萄糖
蔗糖酶屏麦芽糖酶（蔗糖 - α - 糊精酶）		葡萄糖
蔗糖酶	α 限制性糊精非还原终端的 $\alpha_{2\sim4}$ 蔗糖	葡萄糖、果糖
异麦芽糖酶	α 限制性糊精 $\alpha_{1\sim6}$ 连接	葡萄糖
蔗糖酶及异麦芽糖酶		
茧蜜糖酶（海藻糖酶）	茧密糖（海藻糖）	葡萄糖

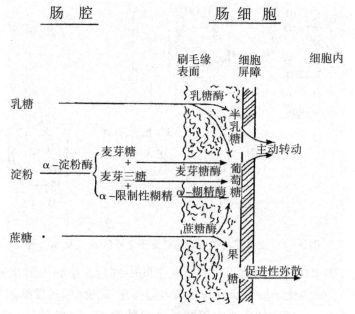

图 3 – 2　碳水化合物吸收涉及三个不同时相

（3）结肠内消化：小肠内不被消化的碳水化合物到达结肠后，被结肠菌群分解，产生氢气、甲烷气、二氧化碳和短链脂肪酸等，这一系列过程称为发酵。发酵也是消化的一种方式。所产生的气体经体循环转运经呼气和直肠排除体外，其他产物如短链脂肪酸被肠壁吸收并被机体代谢。碳水化合物在结肠发酵时，促进了肠道一些特定菌群的生长繁殖，如双歧杆菌、乳酸杆菌等，由于这些菌群对健康有益，故称之为"益生菌"。

（二）碳水化合物的吸收

碳水化合物经过消化变成单糖后才能被细胞吸收。糖吸收的主要部位是在小肠的空肠。单糖首先进入肠黏膜上皮细胞，再进入小肠壁的门静脉毛细血管，并汇合于门静脉而进入肝脏，最后进入大循环，运送到全身各个器官。在吸收过程中也可能有少量单糖经淋巴系统而进入大循环。

单糖的吸收过程不单是被动扩散吸收，而是一种耗能的主动吸收。目前普遍认为，在肠黏膜上皮细胞刷状缘上有一特异的运糖载体蛋白，此载体蛋白分子有两个结合部位，分别结合葡萄糖分子及 Na^+，并将他们从刷状缘的肠腔面通过上皮细胞的质膜转动到上皮细胞内；同时，由于载体蛋白与葡萄糖及 Na^+ 结合后可发生分子的构象改变，以致在细胞液中葡萄糖及 Na^+ 脱离载体蛋白（图 3 – 3），如此则可使载体蛋白再去反复执行运载任务。进入上皮细胞的葡萄糖则扩散到门静脉系的毛细血管。不同的载体蛋白对各种单糖的结合能力不同，有的单糖甚至完全不能与之结合，故各种单糖的相对吸收速率也就各异。根据大鼠吸收实验，如果葡萄糖的吸收速度为100，半乳糖则为110，果糖为43，甘露醇为19，木糖为15，阿拉伯糖为9。这种主动吸收机构还可使葡萄糖逆浓度梯度转运，即从低浓度处向高浓度集聚，与此同时，进入上皮细胞的 Na^+ 促使依赖 ATP 的"钠钾泵"（即 Na^+，K^+ – ATP 酶）的启动，使 ATP 分解，释出的能量则将 Na^+ 驱出细胞，以恢复细胞内 Na^+ 的浓度，从而使葡萄糖和 Na^+ 的吸收得以不断进行。由此可见，葡萄糖的吸收与钠钾泵的运转是耦联进行的。

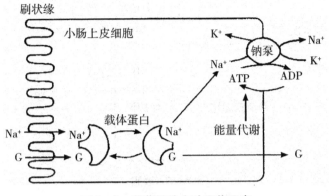

图 3 - 3　葡萄糖的主动吸收示意

（赵银彪）

第二节　脂肪的消化与吸收

　　膳食中的脂类主要为三酰甘油（图 3 - 4），少量为磷脂（图 3 - 5）及胆固醇（图3 - 6）。胃液酸性强，含脂肪酶甚少，故脂肪在胃内几乎不能被消化。胃的蠕动能促使食入的脂肪被磷脂乳化，成为分散在水相内的细小油珠而排入小肠腔内。然后，即与肝脏分泌的磷脂胆固醇复合体结合成胆汁酸盐微团。小肠蠕动可使微团中的脂肪油珠乳化成脂肪小滴，增加了酶与脂肪分子的接触面，然后被激活的胰脂肪酶水解为甘油和脂肪酸。食入的三酰甘油约 70% 被水解为单酰甘油和两分子脂肪酸；其余约 20% 的三酰甘油被小肠黏膜细胞分泌的肠脂肪酶继续水解为脂肪酸及甘油，未被消化的少量脂肪则随胆汁酸盐由粪便排出。单酰甘油和脂肪酸均是表面活性剂，故能促进乳化作用。

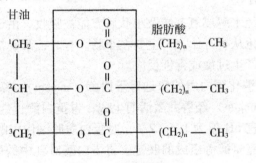

图 3 - 4　三酰甘油

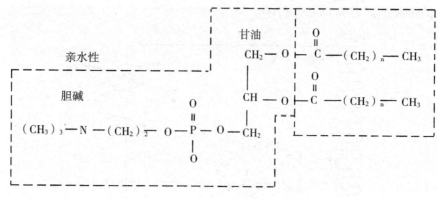

图 3 - 5　磷脂

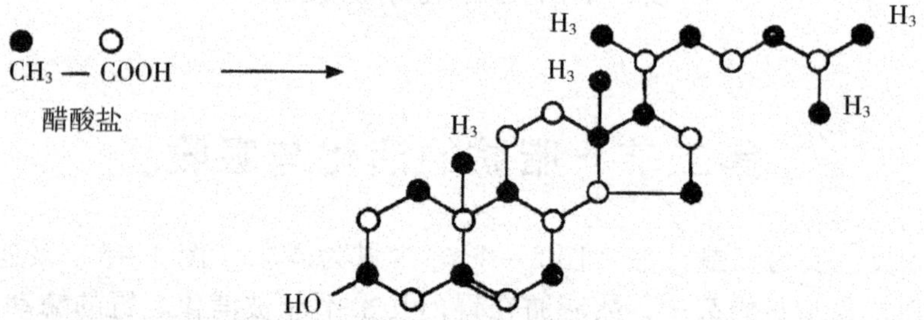

$$CH_3 - COOH$$
醋酸盐

图 3 - 6　胆固醇

（赵银彪）

第三节　蛋白质的消化与吸收

（一）蛋白质的消化

一般，食物蛋白质经水解成氨基酸及小肽后方能被吸收。由于唾液中不含水解蛋白质的酶，故食物蛋白质的消化从胃开始，但主要在小肠。有时，某些抗原或毒素蛋白可少量通过黏膜细胞进入人体内，产生过敏或毒性反应。

1. 胃内消化　胃内消化蛋白质的酶是胃蛋白酶（pepsin），系由胃黏膜主细胞合成并分泌的胃蛋白酶原（pepsinogen）经胃酸激活而生成；胃蛋白酶也能激活胃蛋白酶原生成胃蛋白酶。胃蛋白酶的最适宜 pH 值为 1.5～2.5，对蛋白质肽键作用的特异性较差，主要水解芳香族氨基酸、蛋氨酸或亮氨酸等组成的肽键。胃蛋白酶对乳中的酪蛋白（casein）有凝乳作用，这对婴儿较为重要，因为乳液凝成乳块后在胃中停留时间延长，有利于充分消化。

2. 小肠内消化　食物在胃内停留时间较短，蛋白质在胃内消化很不完全，消化产物及未被消化的蛋白质在小肠内经胰液及小肠黏膜细胞分泌的多种蛋白酶及肽酶的共同作用，进一步水解为氨基酸。所以，小肠是蛋白质消化的主要部位。蛋白质在小肠内消化主要依赖于胰腺分泌的各种蛋白酶，可分为两类：

（1）内肽酶（emdopeptidase）：水解蛋白质分子内部的肽键，包括胰蛋白酶、糜蛋白酶及弹性蛋白酶。胰蛋白酶主要水解碱性氨基酸，如赖氨酸和精氨酸组成的肽键，水解产物为以碱性氨基酸为羧基的肽；糜蛋白酶主要水解芳香族氨基酸，如苯丙氨酸、色氨酸与酪氨酸组成的肽键，产物为羧基末端带有芳香族氨基酸的肽；弹性蛋白酶主要水解脂肪族氨基酸，如缬氨酸、亮氨酸和丙氨酸等组成的肽键，作用特异性较差。

（2）外肽酶（exopeptidase）：可将肽链末端的氨基酸逐个水解，包括氨基肽酶（aminopeptidase）和羧基肽酶（carboxypeptidase）。胰腺中只分泌羧基肽酶 A 与 B，前者水解肽链羧基端的中性氨基酸（芳香族和脂肪族氨基酸）的肽键；后者可水解肽链羧基端的碱性氨基酸。蛋白质在小肠腔的内、外肽酶协同作用下生成氨基酸及含有 2~6 个氨基酸的寡肽，前者占 1/3，后者占 2/3。

小肠黏膜细胞的刷状缘及细胞液中存在一些寡肽酶（oligopeptidase），例如，氨基肽酶及二肽酶（dipeptidase）等。氨基肽酶从肽链的末端逐个水解释放出氨基酸，最后生成二肽。二肽再经二肽酶水解，最终生成氨基酸。由此可见，寡肽的水解主要在小肠黏膜细胞内进行。

食物蛋白质的大部分在小肠内消化。在小肠，内外源性的食物蛋白质和内源性的组织蛋白质被分解成短肽和氨基酸。内源性组织蛋白质，主要来自口腔、胃、小肠、肝脏和胰脏分泌物，以及脱落的黏膜细胞，其总量可达被消化蛋白质的 50%。

人体对蛋白质的消化效率很高，一般正常成人，食物蛋白质的 95% 可被完全水解。但是一些纤维状蛋白质只能部分被消化（见图 3-7a、图 3-7b）。

（二）蛋白质的吸收

1. 氨基酸和寡肽的吸收　经过小肠腔内和膜的消化，蛋白质被水解为可被吸收的氨基酸和含 2~3 个氨基酸的小肽（图 3-8 的①②③步骤）。过去认为只有游离氨基酸才能被吸收，现在发现 2~3 个氨基酸的小肽也可以被吸收，但进入血液的则主要是氨基酸（图 3-8 的⑤⑥步骤），因为寡肽大部分在细胞内进一步水解为氨基酸（图 3-8 的④步骤）。小肠是吸收这些蛋白质消化产物的主要部位，不同部位吸收能力有差别。近端小肠对氨基酸的吸收能力较远端小肠弱，而对寡肽的吸收能力恰恰相反。这与回肠黏膜纹状缘寡肽酶的活性较空肠高是一致的。结肠上皮细胞也有一定的吸收能力，但是否具有生理意义，尚不清楚。有人认为可能对新生儿和回肠切除患者的蛋白质吸收起重要作用。

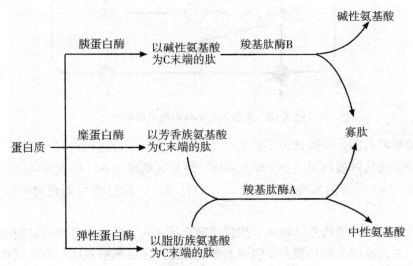

图 3-7a　蛋白质在小肠腔内消化过程

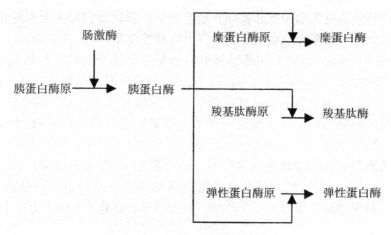

图 3 - 7b　胰蛋白酶原激活过程

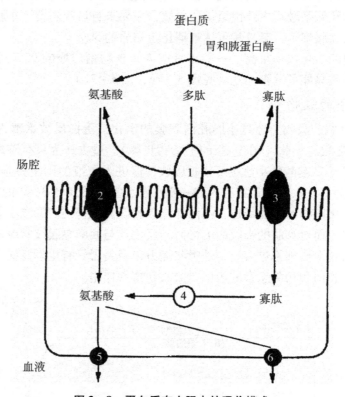

图 3 - 8　蛋白质在小肠内的吸收模式

　　氨基酸的吸收机制，一般认为主要是一个耗能的主动吸收过程。实验证明，肠黏膜细胞上有转运氨基酸的载体蛋白质（carrier protein）能与氨基酸及 Na^+ 形成三联体，将氨基酸及 Na^+ 转入细胞，Na^+ 再借钠泵排出细胞外，并消耗 ATP。此过程与葡萄糖的转运载体系统类似。

　　由于各种氨基酸的结构差异较大，理化性质不尽相同，因此氨基酸通过细胞膜的转运系统非常复杂。过去发现小肠黏膜上皮细胞上至少存在 4 种氨基酸载体：中性氨基酸载体、碱性氨基酸载体、酸性氨基酸载体及亚氨基酸和甘氨基酸载体。随着分子生物学方法和技术在消化吸收中的应用,更多的载体已被发现,而且某些载体蛋白和基因结构已经清楚。目前已发现细胞底侧膜上有5种氨基酸载体系统,可分为 Na^+ 依赖性和 Na^+ 非依赖性两类。前者与氨基酸由细胞内向血液转换有关;后者可能与两餐之间黏膜细胞由血液摄取氨基酸有关。一般认为 Na^+ 非依赖性氨基酸载体的转运过程不需要消耗能量。

氨基酸被吸收进入血循环后,可被体内不同组织细胞迅速地吸收并利用,用于各种组织的生长和更新。组织蛋白更新的速率随组织性质不同而异,肠黏膜蛋白更新只需要1~3天,肝脏组织蛋白更新亦较快,肌肉组织蛋白更新较慢,但数量较大,估计成人每天可达7.5g。

在肝内未被用于合成蛋白的游离氨基酸,经脱氨基作用,可转化为生糖氨基酸和生酮氨基酸,进而转化成葡萄糖和甘油三酯作为能源被利用。肝脏中未被用于合成组织蛋白的多余的游离氨基酸可经脱氨基作用形成尿素被排出体外。

过去认为蛋白质必须水解成氨基酸后方能被吸收,现在已有大量实验表明,寡肽(主要是二肽和三肽)可以被小肠上皮细胞摄取。关于寡肽跨纹状缘膜转运机制,过去一直认为是 Na^+ 依赖性的,但近年研究普遍认为,寡肽进入肠上皮细胞的过程主要是与其他正离子,特别是与 H^+ 的同向跨膜转运相耦联的。实验发现,在上皮细胞纹状缘两侧存在着一个跨膜的 H^+ 浓度梯度,膜外高膜内低。如用微电极测定纹状缘表面的pH值为5.5~6.0,而细胞内则为7.0~7.2,即在纹状缘表面存在一个酸性微环境。这种微环境的产生和维持与纹状缘的 $H^+ - Na^+$ 交换载体($H^+ Na^+$ exchanger,HNE,图3-9②)有关,HNE可将肠腔中的 Na^+ 转运到肠上皮细胞内,同时将细胞中的 H^+ 运至细胞外,结果利用 Na^+ 的势能梯度建立起 H^+ 浓度梯度。肠上皮细胞纹状缘可以表达一种 H^+ 肽同向转运系统(图3-9③),它可以顺浓度差向细胞内转运 H^+ ,同时也逆浓度将寡肽带入细胞内。这一转运过程需要钠泵的活动来维持 H^+ 的浓度差,因此也是一种耗能过程(图3-9①)。为了有别于氨基酸和葡萄糖的继发性主动转运机制,有人将寡肽的吸收过程称为第3级主动转运(tertiary active transport)。

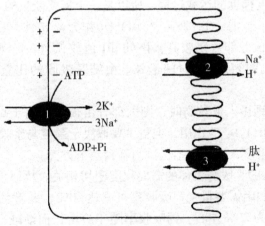

图3-9 纹状缘膜转运寡肽的模式

进入上皮细胞的寡肽,绝大部分被胞浆中的寡肽酶水解为氨基酸,然后经底侧膜上的氨基酸载体运至血液。但也有少量的寡肽可以直接进入血液,转运过程可能也是由载体系统中介的。因为血液中的寡肽浓度远远低于细胞内,所以属于被动转运,具体过程尚待进一步研究。

2. 整蛋白的吸收 在低等动物，吞噬是摄入大分子的基本方式。而在高等动物，只有在胚胎动物仍保持这种低级的原始机制。例如，母乳中的抗体可通过肠黏膜细胞的吞噬作用传递给婴儿。在牛身上进行的实验也发现，给新生小牛十二脂肠灌入初乳，60～120min 后在胸导管中出现初乳蛋白。这种直接摄取蛋白质的功能在出生后持续时间长短因动物种属不同而异，一般为 1～18d。

关于成年人对整蛋白吸收问题已有许多研究。有人将胰岛素和胰蛋白酶抑制剂同时注入大鼠的隔离肠襟，发现可引起血糖降低，说明有一部分胰岛素被吸收；用酶标法研究辣根过氧化物酶的吸收，获得了相同结果；此外，人的血液中存在食物蛋白质的抗体，这说明食物蛋白质可进入血液而起抗原的作用。但一般认为，大分子蛋白质的吸收是微量的，无任何营养学意义，只是说明肠内细菌的毒素或食物抗原等可能会进入血液成为致病因子。

（赵银彪）

第四节　矿物质与维生素的吸收

（一）矿物质

1. 钙　钙是生物圈内分布最广泛的元素之一，仅次于铁、铝、硅和氧，约占地壳的 3%。膳食中钙的摄入量高，吸收量相应也高，但吸收量与摄入量并不成正比，摄入量增加时，吸收率相对降低。其次，膳食中维生素 D 的存在与量多少，对钙的吸收有明显影响。

在膳食的消化过程中，钙通常由复合物中游离出来，被释放成为一种可溶性的和离子化状态，以便于吸收，但是低分子量的复合物，如草酸钙和碳酸钙，可被原样完整吸收。钙吸收的机制因摄入多少与需要的高低而有所不同。

（1）主动吸收：当机体对钙的需要量高，或摄入量较低时，肠道对钙的主动吸收机制最活跃。这是一个逆浓度梯度的运载过程，所以是一个需要能量的主动吸收过程。这一过程需要钙结合蛋白的参与。也需要 1,25 - $(OH)_2D_3$ 作为调节剂。

主动吸收在十二指肠上部效率较高，该处 pH 值较低（pH = 6.0），结合蛋白也存在。但在回肠吸收较多，因在该处停留时间最长。由结肠吸收的比重在正常人约为总吸收量的 5%。

（2）被动吸收：当钙摄入量较高时，则大部分由被动的离子扩散方式吸收。这一过程可能也需要 1,25 - $(OH)_2D_3$ 的作用，但更主要取决于肠腔与浆膜间钙浓度的梯度。

影响钙吸收的因素很多，主要包括机体与膳食两个方面。

1）机体方面：因钙的吸收与机体的需要程度密切相关。故而生命周期的各个阶段钙的吸收情况不同。婴儿时期因需要量大，吸收率可高达 60%，儿童约为 40%。年轻成人停留在 25% 上下，成年人仅为 20% 左右。钙吸收率随年龄增长而渐减，平均每增长年龄 10 年，钙吸收率减少 5%～10%。妊娠期主动和被动钙吸收均增加，结合蛋白、1,25 - $(OH)_2D_3$ 和 PTH 水平均增加。自身对比研究结果，孕前期、孕早期、孕中期和孕晚期的钙吸收率分别为 36%、40%、56% 和 60%。女性因绝经原因，吸收率每年下降 2.2%，增龄与绝经的联合作用，导致女性从 40～60 岁，钙吸收率下降 20%～25%。

机体维生素 D 的状态，会影响 1,25 - $(OH)_2D_3$ 水平，磷缺乏可增加 1,25 -

（OH）$_2$D$_3$ 水平而提高钙吸收。钙在肠道的通过时间和黏膜接触面积大小可影响钙吸收。胃酸降低会降低不易溶性钙盐的溶解度面从而降低钙吸收。有关因素见表 3 - 2。此外还有种族因素也会影响代谢的差异，体力活动可促进钙吸收。

表 3 - 2　影响钙吸收的机体因素

增加吸收	降低吸收
维生素 D 状况适宜	维生素 D 缺乏
增加黏膜接触面积	降低黏膜接触面积
钙缺乏	绝经
磷缺乏	老年
妊娠	胃酸降低
黏膜渗透性大	通过肠道时间快

2）膳食因素：膳食中钙的摄入量高，吸收量相应也高，但吸收量与摄入量并不成正比，摄入量增加时，吸收率相对降低。其次，膳食中维生素 D 的存在与量多少，对钙的吸收有明显影响。乳糖与钙形成可溶性低分子物质，以及在糖被肠道菌分解发酵时，肠道 pH 值降低，均有利于钙吸收。适量的蛋白质和一些氨基酸，如赖氨酸、精氨酸、色氨酸等可与结合成可溶性络合物，而有利于钙吸收，但当蛋白质超过推荐摄入量时，则未见进一步的有利影响。高脂膳食可延长肠道停留和钙与黏膜接触时间，可使钙吸收有所增加，但脂肪酸与钙结合形成脂肪酸钙，则影响钙吸收。低磷膳食可提高钙的吸收率，但食物中碱性磷酸盐可与钙形成不溶解的钙盐从而影响钙吸收。谷类中的植酸会在肠道中形成植酸钙而影响吸收。某些蔬菜如菠菜、苋菜、竹笋中的草酸与钙形成草酸钙亦可影响吸收。膳食纤维中的糖醛酸残基与钙螯合而干扰钙吸收。另有报告一些药物如青霉素和新霉素能增加钙吸收，而一些碱性药物如抗酸药、四环素、肝素等可干扰钙吸收。影响钙吸收的主要因素见表 3 - 3。

表 3 - 3　影响钙吸收的主要膳食因素

增加吸收	降低吸收
维生素 D	植酸
乳糖	草酸
酸性氨基酸	膳食纤维
低磷	脂肪酸

2. 磷　磷在生物圈内的分布很广泛，地壳含量丰富列前 10 位，在海水中浓度属第 2 类，在 $10^2 \sim 10^6$ nmol/L 之间。广泛存在于动、植物组织中，也是人体含量较多的元素之一，稍次于钙排列为第 6 位。约占人体重的 1%，成人体内约含有 600 ~ 900g 的磷。它不但构成人体成分，且参与生命活动中非常重要的代谢过程。

磷的吸收部位在小肠，其中以十二指肠及空肠部位吸收最快，回肠较差。磷的吸收分为通过载体需能的主动吸收和扩散被动吸收两种机制。磷在肠道的吸收率常因食物磷的存在形式与量多少而变动。大多数食物中含磷化合物以有机磷酸酯和磷脂为主，这些磷酸酯在消化道经酶促水解形成酸性无机磷酸盐后才易被吸收，而乳类食品中则含较多无机磷酸盐，其中酸性无机磷酸盐溶解度最高，故易于吸收。普通膳食中含磷量约 1.0 ~ 1.5g，一般磷吸收率约70%，而在低磷膳食时，吸收率可增至90%。膳食中磷的来源及膳食中有机磷的性质可影响磷的吸收，例如植酸、六磷酸肌醇存在于谷胚中，由于人体肠黏膜缺乏植酸酶，故所形成的植酸磷酸盐不能为人体吸收。

在机体活跃的生长发育阶段，磷的运转效率高于成年期，以母乳喂养的婴儿，磷吸收率为85%～90%，学龄儿童或成人吸收率为50%～70%，此外肠道酸度增加，有利于磷的吸收，当肠道中一些金属的阳离子存在时，如钙、镁、铁、铝等，因与磷酸根形成不溶性磷酸盐，而不利于磷的吸收。肠道中活性维生素 D 能有效地促进磷吸收，作用为直接增加肠黏膜对磷运转的结果。

3. 镁　1934 年首次发表了少数人在不同疾病的基础上发生镁缺乏的临床报道。证实镁是人体的必需元素。Flink 及其同事在 20 世纪 50 年代初曾报告因酗酒和接受无镁静脉输液而发生镁耗竭的病例。健康人一般不会发生镁缺乏，但已发现越来越多的临床疾病与镁耗竭有关。

食物中的镁在整个肠道均可被吸收，但主要是在空肠末端与回肠部位吸收，吸收率一般约为30%。可通过被动扩散和耗能的主动吸收两种机制吸收。

影响镁吸收的因素很多，首先是受镁摄入量的影响，摄入少时吸收率增加，摄入多时吸收率降低。据报道，当摄入镁 564mg 时，吸收率为 23.7%；摄入镁 240mg 时，吸收率为44.3%；摄入镁 22.8mg 时，吸收率75.8%。膳食成分对镁吸收也有很大影响，既有促进镁吸收的成分，又有抑制镁吸收的成分。膳食中促进镁吸收的成分主要有氨基酸、乳糖等，氨基酸可增加难溶性镁盐的溶解度，所以蛋白质可促进镁的吸收；抑制镁吸收的主要成分有过多的磷、草酸、植酸和膳食纤维等。另外，镁的吸收还与饮水量有关，饮水多时对镁离子的吸收有明显的促进作用。由于镁与钙的吸收途径相同，二者在肠道竞争吸收，因此，也有相互干扰的问题。维生素 D 及其代谢产物 $25 - OH - D_3$ 和 $1, 25 - (OH)_2D_3$ 促进镁吸收的作用有限。

4. 钾　1938 年 Mc Collum 用实验证明钾是一种必需营养素。人体的钾主要来自食物，成人每日从膳食中摄入的钾为 60～100mmol，儿童为 0.5～3.0mmol/kg 体重，摄入的钾大部分由小肠吸收，吸收率约90%左右。

5. 钠　钠是人体不可缺少的常量元素。人体钠的主要来源为食物。食盐（NaCl）是人体获得钠的主要来源。钠在小肠上部吸收，吸收率极高，几乎可全部被吸收，故粪便中含钠量很少。钠在空肠的吸收大多是被动性的，主要是与糖和氨基酸的主动转运相耦联进行的。在有 $NaHCO_3$ 存在时，由于 HCO_3^- 的吸收在空肠是与 H^+ 的主动分泌耦联进行的，Na^+ 和 HCO_3^- 之间的联系则是由于 Na^+、H^+ 交换的缘故。在回肠则大部分是主动的吸收。

在空肠的肠液内葡萄糖的存在，有增强钠的吸收作用，但这是否表明肥胖病与高血压病之间的关系，尚有待证实。从食物中摄入的，与由肠液等分泌的钠，均可很快被吸收，据估计，每日从肠道中吸收的氯化钠总量在 4 400mg 左右。被吸收的钠，部分通过血液输送到胃液、肠液、胆汁以及汗液中。每日从粪便中排出的钠不足 10mg。在正常情况下，钠主要从肾脏排出，如果出汗不多，也无腹泻，98%以上摄入的钠自尿中排出（Pitts，1974 年），排出量约在 2 300～3 220mg。钠与钙在肾小管内的重吸收过程发生竞争，故钠摄入量高时，会相应减小钙的重吸收，而增加尿钙排泄。因尿钙丢失约为钙潴留的 50%，故高钠膳食对骨丢失有很大影响。

6. 氯 氯是人体必需常量元素之一，是维持体液和电解质平衡中所必需的，也是胃液的一种必需成分。自然界中总量以氯化物形式存在，最普通形式是食盐。饮食中的氯多以氯化钠形式被摄入，并在胃肠道被吸收。胃肠道中有多种机制促进氯的吸收。胃黏膜处吸收受 HCO_3^- 浓度和 pH 值影响，空肠中色氨酸刺激 Cl^- 的分布，增加单向氯离子的流量，回肠中有"氯泵"参与正常膳食中氯的吸收及胃液中氯的重吸收。吸收的氯离子经血液和淋巴液运输至各种组织中。

（二）维生素

维生素是维持人体正常生命活动所必需的一类有机化合物。在体内其含量极微，但在机体的代谢、生长发育等过程中起重要作用。他们的化学结构与性质虽不相近，但有共同特点：①均以维生素本身，或可被机体利用的前体化合物（维生素原）的形式，存在于天然食物中；②非机体结构成分，不提供能量，但担负着特殊的代谢功能；③一般不能在体内合成（维生素 D 例外），或合成量太少，必须由食物提供；④人体只需少量即可满足，但绝不能缺少，否则缺乏至一定程度，可引起维生素缺乏症。

维生素种类很多，化学结构、性质也各不相同，各种维生素各具独特作用。在营养学上，一般按其溶解性分为两大类，即脂溶性维生素与水溶性维生素。脂溶性维生素有维生素 A、维生素 D、维生素 E 和维生素 K 等；水溶性维生素有维生素 B_1、维生素 B_2、维生素 B_6、维生素 B_{12}、维生素 PP（烟酸）、维生素 C、叶酸等。两类维生素的溶解性不同，吸收、排泄、体内积存、缺乏症状出现快慢以及毒性有很大差异。

部分维生素具有一种以上的结构类似、生物活性相同的化合物，如维生素 A_1 与维生素 A_2；维生素 D_2、维生素 D_3、维生素 D_4 与维生素 D_5；α、β、γ 与 δ 生育酚；吡哆醇、吡哆醛、吡哆胺与吡哆酸等。他们的功能作用相近但也不尽相同，尤其是活性大小常有差别，有的差别甚至很大。

有部分维生素可由另外一些称之为抗维生素的化合物的存在而无法发挥其作用。抗维生素存在于天然食物中，当他们进入人体参与代谢过程，就可出现维生素的缺乏症状，如双羟香豆素具有对抗维生素 K 的作用，可造成低凝血酶原血症，导致出血性疾病；抗生物素蛋白，可与生物素紧密结合，而使之失活等。这类抗生素物质常随食物加工烹调处理而失去作用。

食物中还有些化合物，尚不被认为是真正的维生素，但其活性类似维生素，各有各的作用，曾被列入维生素类（类维生素），如生物类黄酮、肉碱、辅酶 Q（泛醌）、肌醇、硫辛酸、对氨基苯甲酸、乳清酸以及牛磺酸等。近年来，随着研究的深入，它们的本质、作用与人体健康的密切关系，正被逐渐揭开。

1. 维生素 A 的吸收 维生素 A 与胡萝卜素的吸收过程是不同的。胡萝卜素的吸收为物理扩散性，吸收量与摄入量多少相关。胡萝卜素的吸收部位在小肠，小肠细胞内含有胡萝卜素双氧化酶，在其作用下进入小肠细胞的胡萝卜素被分解为视黄醛或视黄醇。维生素 A 则为主动吸收，需要能量，吸收速率比胡萝卜素快 7～30 倍。食物中的维生素 A 在小肠经胰液或小肠细胞刷状缘中的视黄酯水解酶分解为游离状后进入小肠细胞，再在微粒体中酯酶作用下合成维生素 A 棕榈酸酯。无论胡萝卜素还是维生素 A，在小肠细胞中转化成棕榈酸酯后均与乳糜微粒结合通过淋巴系统进入血行然后转运到肝脏。在肝脏中再酯化为棕榈酸酯后储存。当周围靶组织需用维生素 A 时，肝脏中的维生素 A 棕榈酸酯经酯酶水解为醇式后，以

1：1的比例与视黄醇结合蛋白结合，再与前白蛋白结合，形成复合体后释放入血，经血行转运至靶组织。进入靶组织后，维生素 A 与视黄醇结合蛋白解离，并以 1：1 的比例立即与细胞内视黄醇结合蛋白结合。

2. 维生素 D　维生素 D 是一种脂溶性维生素，也被看作是一种作用于钙、磷代谢的激素前体，它与阳光有密切关系，当有足够的阳光照射时可减少这种维生素的膳食需要，维生素 D 在所有的脊椎动物包括人类中的主要生理功能是维持血清钙和磷的浓度在正常范围内，维持神经肌肉功能正常和骨骼的健全，它是生命必需的营养素和钙代谢的最重要生物调节因子。

维生素 D 最快的吸收似乎在小肠的近端，也就是在十二指肠和空肠，但由于食物通过小肠远端的时间较长，维生素 D 最大的吸收量可能在回肠。在哺乳动物中维生素 D 像其他的疏水物质吸收一样，通过胶体依赖被动吸收。大部分的维生素 D（约90%的吸收总量）与乳糜微粒结合进入淋巴系统，其余与 α - 球蛋白结合，维生素 D 的这种吸收过程有效性约为50%。乳糜微粒可直接或在乳糜微粒降解的过程中与血浆中的蛋白质结合，没有结合的血浆维生素 D 随着乳糜微粒进入肝脏，在肝脏中再与蛋白质结合进入血浆。当一次摄入1 250μg 的维生素 D_2 后，维生素 D 的循环浓度在几小时内开始增加，顶峰出现在 12 小时，在 72 小时后逐渐下降，这种吸收的测试已被用于肠道维生素 D 吸收不良的诊断。如口服后，维生素 D 循环浓度没有升高即可做出诊断。在慢性肝脏疾病、囊性纤维化、克罗恩病、Whipple's 病和口炎性腹泻由于小肠不能吸收维生素 D 容易引起缺乏。

3. 维生素 E　维生素 E（VitaminE）又名生育酚（tocopherol），是 6 - 羟基苯并二氢吡喃环的异戊二烯衍生物，包括生育酚和三烯生育酚（tocotrienol）两类共 8 种化合物，即 α、β、γ、δ 生育酚和 α、β、γ、δ 芳三烯生育酚。前四者之间的不同之处是环状结构上的甲基数目和位置不同，三烯生育酚与生育酚之间的区别是前者侧链上有 3 个双键，而生育酚的侧链上无双键。虽然维生素 E 的 8 种化学结构极为相似，但其生物学活性却相差甚远。α 生育酚是自然界中分布最广泛含量最丰富活性最高的维生素 E 的形式，β 生育酚、γ 生育酚和 δ 生育酚的活性分别为 α 生育酚50%、10%和2%。α 三烯生育酚的活性大约为 α 生育酚的30%。

维生素 E 在有胆酸、胰液和脂肪的存在时，在脂酶的作用下以混合微粒（mixed micelles），在小肠上部经非饱和的被动弥散方式被肠上皮细胞吸收。不同形式的维生素表观吸收率十分近似，无论是膳食中摄入的维生素 E 还是维生素 E 补充剂，吸收率在40%左右。维生素 E 补充剂在餐后服用，有助于吸收。增加摄入量可使吸收率降低。胰液或胆汁分泌缺乏，胆汁输送障碍或胆管梗阻、脂肪吸收不良、脂肪肝、胰腺炎或囊纤维症患者，可使维生素 E 的吸收受影响而导致缺乏。

4. 维生素 K　维生素 K 是脂溶性维生素中含有 2 - 甲基 - 1，4 萘醌的一族同系物，甲萘醌为一种合成的不含侧链的化合物，呈脂溶性，它的衍生物可溶于水。作为"抗出血维生素"的维生素 K 是肝脏中凝血酶原和其他凝血因子合成必不可少的。

维生素 K 从小肠吸收进入淋巴系统（哺乳类）或肝门循环（鸟类、鱼类和爬行类），这一过程首先需要形成混合微团以溶解这些物质，随后这些疏水的物质即被分散于肠道的含水腔中。因此，维生素 K 的吸收取决于正常的胰腺和胆管功能。凡能引起损害腔内微团形成的情况（例如矿物油、胰腺外分泌功能失调、胆汁淤滞）都会损害维生素 K 的肠内吸收。

其吸收效率变化范围很广，可低至10%或高达80%，此取决于维生素K的来源及所服用维生素K的赋形剂。当给动物或人经口服用生理剂量至药理剂量的同位素标记的叶绿醌，20分钟内即出现在血浆中，2小时到达峰值，随之在48小时到72小时后呈指数下降、达禁食水平$1\sim2nM$（$0.5\sim1.0ng/ml$）。在此期间，维生素K从乳糜微粒转运到乳糜微粒残余物中。在这些残余物中的维生素K能为肝脏、骨骼和脾细胞所摄取。

动物和人所服用的放射活性叶绿醌可以从尿中回收8%~30%，5天内粪中可排出服用剂量的45%~60%。粪中放射活性的1/3是未变化的维生素K_1，其余的为氧化产物。服用不能被吸收的脂类，如矿物油或鲨烯或由于肠道疾患所致的脂肪吸收障碍降低了维生素K吸收。

在高血脂状态下，脂蛋白的转换降低，维生素K转移至组织受损，因此，禁食血浆中维生素K浓度增加。已证明载脂蛋白E（apoE）基因型可影响血循环中叶绿醌的浓度。载脂蛋白E（E_2）的突变型是一种与肝受体结合不佳的乳糜微滴残余物的成分，可降低维生素K传送至组织。据预计任何膳食均含有甲萘醌和叶绿醌的混合物。一般这些混合物的吸收率约为40%~70%，但是他们是经过不同的机制吸收的。用大鼠的外翻肠囊研究维生素K摄取，显示叶绿醌（K_1）经能量依赖过程从近端小肠主动吸收。这一过程不受甲萘醌（K_2）和2-甲萘醌的影响，但受加到微团介质中的短链和中链脂肪酸的抑制。相反，甲萘醌和2-甲萘醌是完全经由非载体介导的被动扩散吸收的，其吸收速率受微团中脂质和胆盐含量的影响。这种被动吸收产生于远端小肠和结肠。因此非食粪动物得益于在他们下端肠道细菌合成的维生素K，从那个部位可以吸收维生素。

5. 维生素B_1 维生素B_1又称硫胺素、抗脚气病因子、抗神经炎因子等，是维生素中发现最早的一种。食物中的维生素B_1有三种形式，即游离形式、硫胺素焦磷酸酯和蛋白磷酸复合物。结合形式的维生素B_1在消化道裂解后被吸收。吸收的主要部位是空肠和回肠。浓度高时为被动扩散，浓度低时为主动吸收。主动吸收时需要钠离子及ATP，缺乏钠离子及ATP酶可抑制其吸收。大量饮茶会降低肠道对维生素B_1的吸收。酒精中含有抗硫胺素物质，摄入过量，也会降低维生素B_1的吸收和利用。此外叶酸缺乏可导致吸收障碍。

6. 维生素B_2 维生素又称核黄素（riiboflavin）。食物中核黄素与蛋白质形成的结合物，进入消化道后，先在胃酸、蛋白酶的作用下，水解释放出黄素蛋白，然后在小肠上端磷酸和焦磷酸化酶的作用下，水解为游离核黄素。核黄素在小肠上端以依赖Na^+的主动转运方式吸收，饱和剂量为$66.5\mu mol$（25mg）。吸收后的核黄素中，绝大部分又很快在肠黏膜细胞内，被黄素激酶磷酸化为核黄素5-磷酸盐（FMN），这一过程需由ATP供能。但在家兔的实验研究中，发现刷状缘细胞在吸收核黄素时，呈现中性电子过程，并不依赖于Na^+或K^+。近年来使用人肠上皮细胞进行的研究发现，核黄素的吸收不需要Na^+的参与。大肠也吸收一小部分核黄素。

影响吸收的因素：胃酸对于核黄素吸收是重要的，食物中核黄素需要从其与蛋白质的复合体中游离出才能被吸收。胆汁酸盐也可促进核黄素的吸收。吸收量与摄入量成正比。氢氧化铁和氢氧化镁、酒精等可以干扰核黄素的肠道吸收。其他如咖啡因、糖精、铜、锌、铁离子等也影响核黄素吸收。

7. 维生素B_6 Gyorgy于1934年发现了维生素B_6，1938年确定吡哆醇为维生素B_6复合物的一部分。维生素B_6在生长和认知发育、免疫功能、疲劳以及类固醇激素活性等方面发挥重要作用。已证明缺乏吡哆醛与脂肪肝、高胆固醇血症、总脂质的蓄积等有密切关系，并且维生素 B_6 在降低人群慢性疾病危险性方面的作用已引起人们广泛关注。已获得的研究成果证明，在胎儿期以及出生以后都需要足够的维生素 B_6。

不同形式的维生素 B_6 大部分都能通过被动扩散形式在空肠和回肠被吸收，经磷酸化形成磷酸吡哆醛（PLP）和磷酸吡哆胺（PMP），被吸收的维生素 B_6 代谢物在肠黏膜和血中与蛋白质结合。转运是通过非饱和被动扩散机制。即使给予极高剂量的维生素 B_6 吸收也很好。许多植物性食物中的维生素 B_6 以葡萄糖苷（PN – G）形式存在。PN – G 的吸收效率低于 PLP 和 PMP，因为在人类 PN – G 需要黏膜葡萄糖苷酶裂解，某些 PN – G 能被完全吸收并在许多组织中被水解。

8. 烟酸　烟酸又名维生素 PP、尼克酸，抗癞皮病因子、维生素 Bs 等。烟酸主要是以辅酶的形式存在于食物中，经消化后于胃及小肠吸收。吸收后以烟酸的形式经门静脉进入肝脏，在肝内转化为烟酰胺腺嘌呤二核苷酸和烟酰胺腺嘌呤二核苷酸磷酸。在肝内未经代谢的烟酸和烟酰胺随血液流入其他组织，再形成含有烟酸的辅酶。肾脏也可直接将烟酰胺转变为烟酰胺腺嘌呤二核苷酸。

9. 泛酸　泛酸又名维生素 B_3，因广泛存在于自然界，故被命名为泛酸。食物中的泛酸大多以辅酶 A 或酰基载体蛋白的形式存在。它们在肠内降解，首先释放出 4 – 磷酸泛酰巯基乙胺，之后再脱磷酸产生泛酰巯基乙胺，在肠内巯基乙胺酶的作用下，迅速转变为泛酸。食物中泛酸的生物利用率约 40% ~ 60%。

泛酸的吸收有两种形式。低浓度时，通过主动转运吸收；高浓度时，通过简单的扩散吸收。血浆中的泛酸主要为游离型，红细胞内的泛酸则以辅酶 A 的形式存在。泛酸进入细胞时靠一种特异的载体蛋白转运。

10. 叶酸　叶酸（folic acid）即蝶酰谷氨酸，是 B 族维生素之一，最早是在 1941 年 mitchell 等从菠菜中发现了它而定名为"叶酸"。由于叶酸在膳食中的重要性逐渐被认识，特别是叶酸与出生缺陷、叶酸与心血管病及肿瘤的研究逐步深入，叶酸已成为很重要的微量营养素。美国自 1998 年起强制规定在某些谷物食品中强化叶酸（FDA 规定谷物食品强化叶酸 1.4mg/kg），可见对叶酸的重视。

混合膳食中的叶酸大约有 3/4 是以多个谷氨酸相结合的形式存在的。这种多谷氨酸不易被小肠吸收，在吸收之前必须经小肠黏膜细胞分泌的 γ – 谷氨酸酰基水解酶（结合酶）分解为单谷氨酸叶酸，才能被吸收，单谷氨酸叶酸因分子小，可直接被肠黏膜吸收，而叶酸结构中含谷氨酸分子越多，则吸收率越低，例如含 7 个谷氨酸分子的多谷氨酸叶酸吸收率仅 55% 左右。一般膳食中总叶酸的吸收率约为 70%。

11. 维生素 B_{12}　维生素 B_{12} 又称氰钴胺素（cyanocobalamin），是一种预防和治疗由于内因子（IF）缺乏以致吸收障碍而引起恶性贫血的维生素。食物中的维生素 B_{12} 与蛋白质相结合，进入人体消化道内，在胃酸、胃蛋白酶及胰蛋白酶的作用下，维生素 B_{12} 被释放，并与胃黏膜细胞分泌的一种糖蛋白内因子（IF）结合。维生素 B_{12} – IF 复合物对胃蛋白酶较稳定，进入肠道后由于回肠具有维生素 B_{12} – IF 受体而在回肠部被吸收。有游离钙及碳酸氢盐存在时，利于维生素 B_{12} 的吸收。未与 IF 结合的由粪便排出。每日能与 IF 结合并被回肠部维生素 B_{12} – IF 受体吸收的最大膳食摄入量约 $5\mu g/d$ 维生素 B_{12}。

12. 生物素　生物素又称维生素 H、辅酶 R 等。食物的生物素主要以游离形式或与蛋白质结合的形式存在。与蛋白质结合的生物素在肠道蛋白酶的作用下，形成生物胞素，再经肠道生物素酶的作用，释放出游离生物素。

生物素吸收的主要部位是小肠的近端。浓度低时，被载体转运主动吸收；浓度高时，则以简单扩散形式吸收。吸收的生物素经门脉循环，运送到肝、肾内贮存，其他细胞内也含有生物素，但量较少。生蛋清中含有抗生物素蛋白，可与生物素结合抑制生物素的吸收。胃酸缺乏者，可使生物素吸收减少。

人体的肠道细菌可从二庚二酸取代壬酸合成生物素，但作为人体生物素直接来源是不够的。肠道中生物素的合成受许多因素的影响，如碳水化合物来源、B 族维生素的存在、有无抗菌药物或抗生物素的存在等。

13. 胆碱　胆碱（choline）是一种强有机碱，是卵磷脂的组成成分，也存在于神经鞘磷脂之中，是机体可变甲基的一个来源而作用于合成甲基的产物，同时又是乙酸胆碱的前体。

膳食胆碱的生物利用程度取决于肠道对其吸收效率。对于成人，摄入的部分胆碱在被肠道吸收以前即被代谢。肠道细菌分解胆碱使之形成甜菜碱（三甲基甘氨酸）并产生甲胺。未被分解的游离胆碱在整段小肠都能被吸收。胰腺分泌液和小肠黏膜细胞都含有能水解膳食磷脂酰胆碱的酶（磷脂酶 A_1、A_2 和 B）。形成的游离胆碱进入肝门循环。

14. 维生素 C　维生素 C 又称抗坏血酸。食物中的维生素 C 被人体小肠上段吸收，吸收量与其摄入量有关。摄入量为 30～60mg 时，吸收率可达 100%；摄入量为 90mg 时，吸收率降为 80% 左右，摄入量为 1 500mg、3 000mg 和 12 000mg 时，吸收率分别下降至 49%、36% 和 16%。

（赵银彪）

第五节　营养状态的评价

临床医师在评价病人的营养状态方面有丰富的实践经验，特别是重度营养不良，其识别并不困难。但作为客观指标，还是应该有些特定的检查项目，来评价营养不良的程度。另外，其测定值的变化常能反映营养支持治疗的效果。但是，目前还不可能只用一个指标来评价营养状态，常需根据多个项目的综合资料才能做出较客观的结论。

（一）人体测量

包括体重变化、肌肉和脂肪储备量的测量等。

1. 体重　体重是反映营养状态的重要指标。标准体重与性别、身高等因素有关，可查表获得，或以公式计算：

身高 >165cm 者：

标准体重（kg）=［身高（cm）－100］×0.9

身高 <165cm 者：

（男性）标准体重（kg）=［身高（cm）－105］×0.9

（女性）标准体重（kg）=［身高（cm）－100］×0.9

患病之后的实际体重若仅是标准体重的 80%～89%，提示有轻度营养不良；是标准体重的 61%～80% 提示有中度营养不良；重度营养不良者的体重在标准体重的 60% 以下。短期内的体重减轻比体重的逐渐减轻要严重得多，前者提示存在危重而凶险的疾病。当体重减轻超过25%时，各重要器官的细胞群明显减少，容易出现器官功能障碍。

体重指数（BMI）是评价患者营养状态的又一良好指标。

BMI计算公式：BMI＝体重（kg）/身高（m）^{2}。WHO建议BMI在18.5～24.9kg/m^{2}时为正常，＜18.5kg/m^{2}为营养不良，＞25kg/m^{2}为超重，＞30kg/m^{2}为肥胖。我国规定健康成人BMI标准在18.5～23.9kg/m^{2}为正常，＞24kg/m^{2}为超重，＞28kg/m^{2}为肥胖。＜18.5kg/m^{2}为营养不良，17.0～18.4kg/m^{2}为轻度营养不良，16.0～16.9kg/m^{2}为中度营养不良，＜16kg/m^{2}为重度营养不良。

利用体重评价患者营养状况时，不仅要根据这些指标的计算结果进行判断，还要将此次计算结果与以前的相比较，才能获得患者真实的营养状况及其变化趋势。

有不少因素会影响体重的变化。肝硬化腹水、癌性腹水或有其他体内积液的病人体重会增加，经治疗后体重又会下降，这种体重变化的含意显然不能理解是营养状态的改变。同样，呕吐、腹泻虽可能使体重减轻，但此时体内的蛋白质等成分的含量并没有明显的变化。另外，肥胖者的体重可明显超过标准体重，其过多的体脂可掩盖瘦组织群的明显减少，以致其营养不良不容易被察觉。

2. 上臂肌围、上臂围和三头肌皮褶厚度　骨骼肌及体脂的含量能反映体内蛋白质和脂肪的储备情况，营养不良时会有相应的变化。可测定上臂肌围（AMC）、上臂围（MAC）和三头肌皮褶厚度（TSF）。

MAC和TSF值可实测获得，AMC值则是由公式计算所得：

AMC（cm）＝MAC（cm）－3.14×TSF（cm）

当实测值＜正常值的80%时，提示存在营养不良，若＜60%，则提示有严重营养不良。

（二）肌酐－身高指数

肌酐－身高指数（CHI）也是评价营养状态的经典方法之一。肌酐是肌肉组织中磷酸肌酸的代谢产物，24小时尿中肌酐的排泄量与机体的瘦组织群一致，因此能反映肌肉组织的大小。身高（或体重）与肌酐排泄量密切相关，根据身高可查表获得理想肌酐值。实际值与正常值之比即为肌酐－身高指数，若CHI值低于0.6则提示有营养不良。肌酐排泄量一般与进食或尿量无关，但必须是肾功能正常。急性创伤时尿肌酐量增加，此时CHI值可与营养状态不平行。

（三）内脏蛋白测定

内脏蛋白主要是指血浆中的一些蛋白质的水平，其中主要是血浆白蛋白、转铁蛋白、甲状腺结合前白蛋白和纤维连接蛋白等。内脏蛋白水平能反映机体的营养情况，是临床常用的营养评价指标。

1. 白蛋白（ALB）　临床上很常用。血浆白蛋白浓度低于35g/L提示有营养不良，浓度越低，营养情况越差。其半寿期较长（20天），故较难反映短期内的营养变化。

2. 转铁蛋白（TFN）　转铁蛋白的半寿期为8天，反映营养状况比较敏感。正常值为2.5～3.0g/L，1.5～1.75g/L为轻度营养不良，1.0～1.5g/L及＜1.0g/L分别提示有中度及重度营养不良。TFN值的影响因素是热量摄入不足和缺铁。

3. 甲状腺结合前白蛋白（TBPA）　甲状腺结合前白蛋白的半寿期更短，仅2天，因此能及时反映营养状态的变化。正常值为26～75mg/L。

4. 纤维连接蛋白（fibronectin） 纤维连接蛋白为 α_2 - 糖蛋白，半寿期为20h。营养不良时其血浓度也随之下降。

（四）3 - 甲基组氨酸

3 - 甲基组氨酸（3 - methylhistidine）是肌动蛋白和肌球蛋白的最终分解产物，均不再被利用而从尿中排出。测定尿中3 - 甲基组氨酸可了解肌蛋白的分解情况，但因测定方法比较繁杂，临床上少用。

（五）免疫测定

营养不良者同时存在免疫能力低下，常用的检测方法是：

1. 淋巴细胞计数 周围血中的淋巴细胞数 = 白细胞总数×淋巴细胞百分率。低于 $1.5 \times 10^9/L$ 者为免疫功能不良。原有疾病导致淋巴细胞数下降者则另当别论。

2. 皮敏试验 迟发皮肤超敏反应（DCH）是观察皮内注射抗原后的反应，24~48h后皮肤硬结或红斑的直径 >5mm 者为有免疫反应性，反之则无。

（六）预后营养指数

综合几项营养指标以判断病人的预后较有客观性。预后营养指数（PNI）是根据病人的血浆白蛋白浓度（ALB）、三头肌皮皱厚度（TSF）、转铁蛋白（TFN）和皮敏试验（DCH）计算所得：

PNI（%） = 158 - 16.6ABL - 0.78TSF - 0.2TFN - 5.8DCH

DCH：0 = 无反应，1 = 反应 <5mm，2 = 反应 >5mm。PNI >50% 提示预后不良。

（七）机体细胞总体测定

机体细胞总体（BCM）是人体肌肉、内脏及神经系统等组织中细胞的总和。显然 BCM 能确切反映机体的营养状态。但至今还无法直接测定 BCM。目前的方法是根据细胞内钾与BCM 呈直线相关原理，先用 ^{125}I - 白蛋白、^{51}Cr - 红细胞、^{22}Na 和 ^3H_2O 测定血浆量、红细胞、细胞外水和总体水，然后用公式计算出可交换钾（Ke），进而算出 BCM。

BCM（g） = Ke（mmol）×8.33

由于疾病、饥饿和应激，BCM 下降，细胞外液及钠相对增加，可交换钠钾比值（Nae/Ke）升高。正常值男性为0.85，女性为1.0。若 >1.22 则提示营养不良。

（八）氮平衡

氮平衡是反映蛋白质的摄入量与体内的蛋白质分解量之间的平衡状态。正氮平衡提示体内蛋白质以合成占优势，负氮平衡则提示体内以蛋白质分解居多。此法虽不够精确，但至今仍然是公认的营养评价方法之一。动态地连续监测氮平衡，其意义更大。计算氮平衡的基本方法是：①入氮量：即静脉输入的氨基酸溶液的含氮量，摄入氮量以1g 氮 =6.25g 蛋白质（或氨基酸）计算；②出氮量：24h 尿中尿素氮可基本反映体内蛋白质的分解量；③其他出氮量：包括尿中其他的含氮物质，如肌酐、氨、尿酸及少量氨基酸；还有经皮肤、粪便丢失的氮。这些除尿素以外的含氮物质的排出量比较恒定，常以每天排出3g 计。④氮平衡的公式为：

氮平衡（g） = 入氮量（g） - [24h 尿中尿素氮（g） +3（g）]

当有蛋白质异常丢失时，例如大面积烧伤、肠瘘等，氮平衡则很难准确测定。

（九）常用营养筛查工具

1. 主观全面评定法（Subjective Global Assessment，SGA） 是美国肠外肠内营养学会

（ASPEN）推荐的临床营养状况评估工具，内容包括详细的病史与身体评估参数。针对不同住院患者的前瞻性研究显示，SGA 能很好预测并发症，但作为营养风险筛查工具有一定局限性。目前认为其更多反映的是疾病状况，而非营养状况，SGA 不宜区分轻度营养不足，更多侧重于慢性或已经存在的营养不足，不能很好体现急性营养状况的变化。

2. 微型营养评定（Mini Nutrition Assessment，MNA）　用于老年患者营养风险评估，MNA 比 SGA 更适合于发现 65 岁以上严重营养不足的患者，既可发现营养风险以及和营养风险相关的生活方式，也可用于那些白蛋白和体重指数（BMI）均正常的人群。MNA 快速、简单、易操作，一般需要 10 分钟即可完成。新版本的 MNA 包括营养筛查和营养评估两部分，可进行营养不足和营养风险的评估。

3. 营养不良通用筛查工具（Malnutrition Universal Screening Tool，MUST）　是英国肠外肠内营养协会多学科营养不良咨询小组开发的，适用于不同医疗机构、不同专业人员使用，主要用于蛋白质热量营养不良及其发生风险的筛查。可预测老年住院患者的死亡率和住院时间，即使是无法测量体重的卧床老年患者，MUST 也可进行筛查，并预测临床结局。该工具是一种容易使用的快速营养风险筛查方法，一般可在 3～5 分钟内完成，适用于所有住院患者。

4. 营养风险筛查 2002（Nutritional Risk Screening 2002，NRS2002）　由丹麦肠外肠内营养协会开发，并为欧洲肠外肠内营养学会（ESPEN）推荐，适用于住院患者营养风险筛查。该方法建立在循证医学基础上，简便易行，可用于住院患者营养不足和营养风险的评估。内容包括 4 个方面：①人体测量；②近期体重变化；③膳食摄入情况；④疾病严重程度。中华医学会肠外肠内营养学分会主持了中国首次大城市大医院住院患者应用 NRS 2002 进行营养风险筛查，对大城市三级甲等医院 15 098 例住院患者进行筛查的报告显示，结合中国人 BMI 正常值，NRS2002 适用于 99% 以上的中国住院患者。NRS2002 的不足之处是当患者卧床时无法测量体重，或者有水肿、腹水等影响体重测量，以及意识不清无法回答评估者的问题时，该工具的使用将受到限制。

5. 营养风险指数（Nutritional Risk Index，NRI）　是由美国退伍军人协会肠外营养研究协作组开发的，可用于临床腹部大手术和胸外科手术术前患者全肠外营养支持效果的评价。研究显示，NRI 的敏感性和特异性很好，可预测患者的并发症，主要不足是其需要根据患者目前和既往体重，如果患者由于疾病原因出现水肿，则会影响测量结果。此外，应激对血清白蛋白浓度的影响，也是 NRI 筛查方法使用受到限制的原因。

Kyle 等分别采用 SGA、NRI、MUST 和 NRS2002 对 995 例新入院患者的营养状况进行评估，结果显示 NRS2002 与 NRI、MUST 相比具有更高的敏感性和特异性。Bauer 等对 MNA、SGA 和 NRS2002 在老年住院患者营养风险筛查中的应用进行了比较，结果发现，在对老年住院患者进行营养风险筛查时，SGA、MNA 和 NRS2002 的适用率分别为 66.1%、99.2% 和 98.3%。上述 3 个工具的评估结果显示老年住院患者的营养状况均与 BMI 显著相关。由于 MNA 的评估结果显示老年住院患者的营养状况与临床转归密切相关，因此，MNA 应作为老年住院患者营养评估的首选工具，对于不能应用 MNA 进行营养评估的患者，建议使用 NRS2002。总之目前营养风险筛查的方法有多种，各种方法均有其特点和不足之处，在临床营养风险筛查时，应根据所需筛查对象的特点和筛查人员情况选择适当的筛查工具。

（赵银彪）

第六节 饥饿和创伤后的代谢改变

理想的临床营养支持应该是既能改善其营养状态、又极少发生代谢性并发症。要达到这个目的，关键是要充分了解并掌握饥饿和创伤后的代谢变化。

一、饥饿的生理反应

在饥饿状态下，机体缺乏能源和其他的营养物质，此时体内代谢会发生一系列适应性变化，以尽量减少重要器官的受损，维持生存。

(一) 内分泌系统

饥饿时血糖浓度下降，胰岛素分泌即减少。为维持血糖水平，胰高糖素、生长激素、儿茶酚胺分泌增加，从而使肝糖原分解加速。这些激素还促使体内脂肪水解，以提供能量。内分泌的变化还促使氨基酸自肌肉动员，肝脏糖异生增加，为中枢神经及其他需糖组织提供葡萄糖。

(二) 能量储备

1. 碳水化合物 体内的储备量很有限，70kg 体重者仅有 100～150g（葡萄糖、肝糖原及肌糖原），所能提供的能量只占机体正常一天需要量的三分之一左右。而且肌糖原只能被肌肉自身所利用。肝糖原转化为葡萄糖的速度非常快，是饥饿早期的主要能量来源。

2. 蛋白质 全身有蛋白质约 6kg。主要是肌肉蛋白，其他还有血浆蛋白、酶、免疫球蛋白等。蛋白质都是以功能性组织的形式存在，体内没有储备的蛋白质。严格而言，蛋白质不应视作为内源性能源，因为蛋白质的消耗必然会伴随某些功能的丧失。但在饥饿时会不可避免地有一定数量的蛋白质被分解以供能（通过糖异生）。

3. 脂肪 体脂是机体最大的内源性能源。体脂的储量约达 15kg，而且其能量密度大，体内每 1g 脂肪可产生约 37.6kJ（9.0kcal）的能量。其消耗与器官功能的关系不大，因此饥饿时脂肪的利用成为能量的主要来源。

(三) 氨基酸代谢及糖异生

饥饿早期，糖是某些重要器官和组织（中枢神经、脊髓、血细胞等）主要或唯一的能源物质。肝糖原在一天内就已被耗尽，因此糖的来源只有通过糖异生而获得。氨基酸则是糖异生的主要底物（其他还有乳酸、丙酮酸、甘油参与），转化为葡萄糖后被组织氧化利用。但如果这种糖异生过程十分活跃而且持续，机体必将消耗大量蛋白质，以致严重损害器官功能，甚至导致死亡。为此，饥饿后期的代谢过程会发生一个特殊的适应性改变：即酮体的血脑屏障通过率大为提高，脑组织开始能氧化酮体而获得能量。由此，体内脂肪分解增加，酮体随之增加，从而减少了蛋白质分解量，氮排出量下降至最低水平，仅有 2～4g/d。

(四) 脂肪代谢

脂肪水解供能是饥饿时主要的适应性改变。肌肉、肾、心脏等都能直接利用游离脂肪酸及酮体。如上所述，在饥饿后期，酮体大量生成，并可被大脑所利用。饥饿的早期和后期，体内消耗脂肪和蛋白质以供能的比例有很大不同：在饥饿早期，该比例是 4.8：1，但在后期则是 17：1，节省了大量蛋白质。

（五）内脏改变

长期饥饿使各内脏发生一系列变化。长期饥饿使肾脏浓缩功能消失，出现多尿和低比重尿；使肝含脂量减少和肝蛋白丢失；胃肠运动减弱、排空时间延长。肠黏膜上皮萎缩、肠屏障功能减退。肺合成蛋白质的能力下降，肺泡对缺氧的反应减弱。心肌代谢乳酸盐的相关酶减少，使其利用乳酸盐的能力下降，出现心功能不全。最终可导致心脏萎缩、血压下降、心动过缓和心输出量减少。此外，饥饿还可引起血液和免疫系统的变化，如进行性贫血、白细胞减少、淋巴细胞萎缩等。体液和细胞免疫的功能都明显减弱。

二、创伤和手术后的代谢变化

创伤、手术后机体代谢发生一系列复杂的变化。早在 20 世纪初，Cuthbertson 就已发现长骨骨折病人有尿氮排出增加的现象。随后的研究表明，创伤等外来刺激先是引起神经内分泌反应，在其作用下，水盐代谢、能量代谢，以及蛋白质、碳水化合物和脂肪代谢都发生明显的变化。

（一）神经内分泌反应

创伤、手术等局部刺激通过神经传导上升至中枢神经，在下丘脑综合后发出反应，下传至自主神经系统和内分泌系统。其中，交感神经兴奋，肾上腺素和去甲肾上腺素分泌增加，成为应激反应的主要执行者。胰岛素分泌受抑制，胰高糖素分泌增加。这些促使蛋白质和脂肪分解增加，糖异生活跃。另外，受下丘脑的影响，垂体促使肾上腺皮质激素、生长激素和抗利尿激素分泌增加，更使氮丢失增加和水钠潴留。交感神经兴奋亦使肾素－血管紧张素·醛固酮系统异常活跃，出现尿少、留钠排钾、水肿等。

（二）水、电解质改变

创伤后，机体为维持其血容量，在抗利尿激素和醛固酮的作用下出现水钠潴留。但是这种现象并不能纠正病人组织的低灌流状态，相反可能导致组织水肿，脏器功能因此而受损。另外，创伤还会影响酸碱平衡。氧交换不足或/和组织灌流障碍可导致代谢性酸中毒，也可能由于过度换气、胃酸丢失、低钾低氯血症和大量输注库血等因素而发生代谢性碱中毒。

（三）能量需要

创伤、手术后机体能量消耗增加。心率及呼吸率加快、肝内物质代谢过程加速和发热等都使能量消耗增加。由于线粒体功能受损，每单位底物氧化所产生的 ATP 绝对值减少，因此需要更多的物质以供能。究竟创伤后机体需要增加多少能量，这有一个认识的过程。早先认为此时所需的能量要比正常需要量多一倍，甚至数倍。但经过近代的研究，发现此时所增加的幅度实际上要小得多。机体的能量需要与其性别、年龄、体表面积和体重等因素有关。一般而言，体重 70kg 正常男性的静息能量消耗（REE）约为 7 444kJ（1 800kcal）/d。择期中等手术无并发症者，术后 REE 值仅增加 10%。只有严重感染和大面积烧伤者的 REE 才有明显增加。对创伤病人提供热量物质不必过量，以免发生不良反应，这个观点已经得到了共识。1987 年 Cerra 提出"代谢支持"（metabolicsupport）的观点就是主张给予病人以低能量，尽量不增加机体的负担。

（四）蛋白质代谢改变

在急性创伤时，体内蛋白质不仅是分解代谢率增加，合成代谢也有增加，但以分解代谢占优势。若同时存在饥饿状态，则分解代谢更为显著。创伤后瘦组织群（lean bodymass，LBM）被动员，骨骼肌释放氨基酸至肝脏供急性相蛋白的合成，例如抗体、纤维蛋白、免疫球蛋白等，以及用于体内蛋白质的转换。创伤后糖异生增加，消耗了大量蛋白质，产生的葡萄糖则供给大脑等重要脏器以氧化产能。此时尿氮（主要是尿素）排出增加，在缺乏外源性能量物质补充的情况下，负氮平衡则将更为明显。针对这种情况，对创伤病人实施营养支持，在补充能量物质的同时还补充较多的含氮物质，就有可能使创伤后的负氮平衡减轻到最低程度。

关于创伤后机体对每一种氨基酸的需要，情况比较复杂，还有待于进一步的研究阐明。血浆氨基酸谱尚难反映体内对氨基酸的需要。目前认识到，支链氨基酸（branch – chain amino acids，BCAA）是唯一能在肝外代谢的氨基酸，因此是创伤时很好的供能物质。BCAA 在肌肉内提供氨基，使丙酮酸形成丙氨酸，后者到达肝脏后又脱去氨基形成丙酮酸，进而转化为葡萄糖（即葡萄糖 – 丙氨酸循环）。谷氨酰胺（gluta – mine，Gln）在体内的含量很大，创伤时可致 Gln 大量消耗，常使体内 Gln 缺乏，继而导致肠屏障功能减退、细菌和毒素移位。

创伤时蛋白质需要量增加的幅度比热量需要量增加的幅度大。一般情况下，非蛋白质热量与氮量之比为 627kJ（150kcal）：1g。而创伤时热氮比为 418kJ（100kcal）：1g。

（五）碳水化合物代谢改变

创伤后均有不同程度高血糖，增加的糖用于脑、脊髓、血细胞等组织功能的修复。创伤时由甘油、乳酸、成糖氨基酸转变成糖的异生过程十分活跃，糖生成增加。糖的利用受胰岛素作用的调节，创伤后胰岛素在周围肌肉组织中的作用减弱，产生所谓"胰岛素抵抗"现象，使糖的利用受到抑制。有鉴于此，若此时输入葡萄糖，很容易发生高血糖、糖尿、个别情况下还可能出现高渗性非酮性昏迷。近十余年来，隐性糖尿病的外科病人日趋增加，这类病人一旦经受手术，很容易发生糖代谢紊乱，应予警惕。

（六）脂肪代谢改变

在激素的影响下，创伤后体内脂肪水解明显增加。分解产物甘油三酯、游离脂肪酸及酮体都是能量物质。游离脂肪酸的含量虽小，但转化率极快，是主要的供能形式之一。与糖代谢不同，创伤后脂肪的氧化利用率不受抑制，输入的脂肪乳剂也能被及时氧化利用。

（赵银彪）

第四章

胃肠道动力的检测方法

胃肠道动力障碍性疾病在临床上很常见，但以往有关这方面的检查手段却很有限。近年来，得益于多学科的发展及融合，包括测压、pH 监测、放射学和核医学等一大批胃肠动力检查项目已被广泛应用于研究和临床诊断中。

第一节　食管动力检测

食管动力障碍在临床上相当常见，有关的检测技术发展较快，诸如测压、pH 检测等方法早已在临床普遍开展，并对临床诊断和评估提供了重要的参考价值。

一、食管测压

食管测压检查是指通过压力传感器，将食管腔内压力变化的机械信号转变为电信号，经多导生理记录仪记录下来的一种技术。该检查已在临床应用 20 余年。

该检查用于评估有食管源性症状的患者，这些症状包括吞咽困难、吞咽疼痛、烧心以及难以解释的胸痛等。该检查也可用于评估反流，并应作为抗反流手术前的常规检查。此外，该检查还有助于明确系统性疾病如硬皮病和慢性特发性假性肠梗阻等是否累积食管。

检查设备包括一根含 3～8 个测压通道的水灌注式测压导管、液压毛细管灌注系统、压力换能器及记录装置。近年来研制带有固态微传感器的测压导管也可用于食管等消化道测压，特别适合于咽部测压或是长时间动态测压。当前有多家国内外厂商可以提供相应的产品及分析软件。

一般经鼻腔插入测压导管至胃内，设置基线。然后通过定点牵拉或快速牵拉使测压通道经过 LES 的。LES 测压指标包括：①LES 上端及末端位置；②LES 总长度；③腹段 LES 长度，即 LES 末端至 RIP 的距离（正常值 0.8～5cm）；④LES 静息压（LESP），即测压通道位于 LES 处测到的相对于胃内压的压力；⑤LES 松弛率测定：将至少一个压力通道置于胃内用以显示胃内压力基线，另将一个压力通道置于 LES 高压区。嘱患者做数次湿咽（5～10ml 温水），检测吞咽后的 LES 残余压。则 LES 松弛率＝（静息压－残余压）/静息压×100%。松弛率大于 90% 表示 LES 完全松弛。在对食管体部测压时，将测压导管继续向外牵拉后使远端测压通道置 LES 上端上方 3cm 处。嘱患者湿咽 7～15 次以检测食管体部压力，两次湿咽间至少停顿 20～30s。检测指标包括食管蠕动波（包括蠕动传播的方式及速度）、收缩幅度、收缩持续间期、每次收缩的波峰数、收缩波的传导性等。

　　如果需要检测咽部及食管上括约肌的压力，最好选用固态测压导管（如 Castell 导管）。主要检测指标包括 UES 静息压、UES 松弛压、咽部收缩与 UES 松弛间的协调性等。

　　食管运动疾病的患者常主诉胸痛、烧心、反食、吞咽困难等，但这些症状的特异性不强，食管静态测压可以显示特异性运动功能异常；可以诊断原发性食管运动疾病；对于全身性疾病有食管症状的患者，也可以发现食管的异常运动。食管静态测压可以评价药，物治疗食管运动性疾病的疗效，指导手术方式并判断手术疗效。常见的食管动力障碍的测压特征归纳如表 4-1。有些疾病，如弥漫性食管痉挛、胡桃夹食管、非特异性食管动力障碍、间歇性吞咽困难等进行静态食管测压，由于时间有限，容易漏诊，可以使用 24h 动态测压降低漏诊率。

表 4-1　食管动力疾病的测压特征

	LES	食管体部
原发性疾病		
贲门失弛缓症	静息压增高（>45mmHg）	基础压增高
	松弛不完全（残余压 >8mmHg）	蠕动缺乏
不协调动力（DES）	可能异常	同步收缩（≥20% 湿咽）
		间断蠕动
		多峰收缩（≥3 峰）
		持续时间延长（>6 秒）
		逆行收缩
高收缩状态		
高压蠕动	可能增高	远段蠕动振幅增高
（胡桃夹）		（>180mmHg）
		远段蠕动持续时间延长（>6 秒）
LES 高压	LES 静息压增高（>45mmHg）	收缩振幅增高
		可能不完全松弛（>8mmHg）
低收缩状态（可能继发于慢性 GERD）		
无效动力（IEM）		≥30% 远端收缩低振幅（<30mmHg）
LES 低压	静息压 <10mmHg	
继发性疾病		
系统性硬化	低压	平滑肌蠕动缺乏
		横纹肌蠕动正常
Chagas' 病	表现同贲门失弛缓症	同贲门失弛缓症
特发性假性肠梗阻		远端动力缺乏
慢性 GERD	LES 低压	无效动力（IEM）

　　注：LES：食管下括约肌；DES：弥漫性食管痉挛；IEM：无效食管动力。

二、24 小时食管 pH 监测

　　pH 监测技术为胃食管反流病（GERD）的诊断提供了一种客观的方法，随着这项技术的发展，我们对反流性疾病的认识也越来越深入。Spencer 最早描述了用玻璃电极进行持续性食道内 pH 监测的技术。目前，24h 食管 pH 监测已日趋成熟，不仅可以发现反流，还可以了解反流程度，反流与体位、进餐、疼痛的关系，药物治疗疗效观察等。

该检查的适应症包括：①内镜检查无食管炎，但有典型胃食管反流症状者；②非典型症状患者（疑耳鼻喉科疾病、非心源性胸痛、肺部疾病）；③抗反流手术前、后评价。

检查的设备包括带有 pH 监测电极的导管、便携式数据记录仪以及相应的电脑分析软件。检测前一般先通过食管测压确定 LES 上缘距鼻孔的距离。校正 pH 导管，经鼻腔插入 pH 导管，使 pH 电极定位于 LES 上缘以上 5cm 处。在鼻部及颊部用胶带固定 pH 导管。如需使用外置参考电极，需涂上电极糊，将外置参考电极置于患者运动时最不易脱落的位置。调节记录仪开始记录数据，嘱患者检查期间的注意事项。次日反拔出导管，将记录仪中数据输入电脑并做有关分析报告。

24h pH 监测的分析指标及常用的参考正常范围见表 4 - 2。pH 监测的敏感性和特异性为 90%。选择 pH 值为 4 作为限制条件是基于下面的理由：蛋白溶解酶胃蛋白酶在 pH4 以上失活，有反流症状的患者只有在 pH < 4 时才会出现烧心。pH < 4 所占的时间叫反流时间或酸暴露时间，是应用最广泛的一个指标。

表 4 - 2　pH 监测的指标和正常值

指标	正常值
pH < 4 的时间（%）	
总时间	< 4.2
平卧时间	< 1.2
直立时间	< 6.3
最长发作时间（分钟）	< 9.2
发作次数	
总次数	< 50.0
长于 5 分钟的次数	< 3.0

食管 pH 监测目的在于了解 GERD 患者的昼夜食管内酸反流的规律及其他生理活动如体位改变、进餐等对反流的影响，分析症状与反流的关系。pH 监测对 GERD 非典型症状患者，尤其是非心源性胸痛、难以控制的哮喘、睡眠呼吸暂停、咽喉炎的诊断很有意义。如和食管压力监测同步进行，能分析症状与反流及动力的相关性可以提供症状发生的病理生理基础，进一步指导治疗。

三、Bravo 胶囊食管 pH 检测

与传统的插管 pH 监测技术相比，近年来研制的 Bravo 胶囊食管 pH 监测技术具有多项优势，因此已普遍在临床开展。其基本原理是通过固定在食管下端的胶囊将其监测到的 pH 数据无线传输至体外的记录仪中。

首先在体外将胶囊分别置于中性和酸性缓冲液中进行校正。然后通过常规内镜检查测量齿状线距门齿的距离，同时观察有无糜烂性食管炎。退出内镜后，将带有胶囊的传送装置通过口腔出入食管，并定位于齿状线上 6cm 处。开启负压吸引系统，使负压达到 510mmHg 以

上，此时食管黏膜被吸入胶囊的小孔中，推开手柄上的保险栓后按下按钮使胶囊孔处的小针扎入孔内的食管黏膜。通过旋转按钮释放胶囊，退出传送装置。嘱患者随身携带接收器，工作、生活如常，但需记录就餐、平卧、反酸烧心等事件的时间。48h 后，患者返回分析数据，5d 左右胶囊便自行脱落。

目前国外许多学者对疑为 GERD 的患者行 Bravo 食管 pH 检测，结果提示 Bravo 胶囊食管 pH 检测安全性好，患者易于接受，无明显不良反应，记录时间长于传统食管 pH 检测（多数患者检测时间可达到 48h），可作为诊断 GERD 有无酸反流的理想检测手段。国内上海瑞金医院也已开展这项检查并取得了较好的临床效果。

四、24h 食管胆汁反流监测

十二指肠胃食管反流在胃炎、胃溃疡、残胃癌、胃食管反流病及食管腺癌发病中的作用日益受到重视。1993 年 Bechi 等根据胆汁内胆红素在 450nm 处存在特异性吸收峰的特点，利用分光光度计原理，设计出胆红素的检测仪 Bilitec 2000，临床用于 24h 连续监测胆汁反流，目前在临床开展较为广泛。

检测前先确定 LES 位置。校正导管，经鼻腔插入导管。检测探头固定于 LES 上端上方 5cm 处一调节记录仪开始记录数据。24h 后将导管与记录仪分开并拔出导管。检测过程中禁食吸收光谱与胆红素近似的食物，否则会影响检查结果。

检测指标包括：①24h 胆红素暴露时间：包括 24h 检测样本吸收值 ≥ 0.14 总时间百分比、立位和卧位时检测样本吸收值 ≥ 0.14 总时间百分比；②胆红素暴露的频率：24h 检测样本吸收值 ≥ 0.14 的总次数；③连续胆红素暴露的持续时间：胆汁反流持续时间 $> 5min$ 的次数和最长反流持续时间。

应用胆汁反流与 pH 联合监测的方法，能发现胃食管反流病患者中除单纯酸反流之外的反流形式，如酸与胆汁混合反流、单纯胆汁反流等。有助于提高 GERD 的诊断率并指导治疗。但目前对胆汁反流的认识仍存在许多问题，需要进一步研究以明确其发病机制和病理意义。

五、多通道腔内阻抗（multichannel intraluminal impedance，MII）

近来有研究报道利用监测食管腔内不同水平的多个记录电极间阻抗的变化评估胃食管反流。这是一项新兴的技术，目前国内尚未开展。

阻抗导管上排列着一组圆柱状金属电极，检查时将导管经鼻插入食管体部。两个相邻电极间的阻抗取决于电极周围物质的电传导性。当液体流经相邻电极时，由于液体的导电性高，因此阻抗下降。相反，当气体流经电极时，由于其导电性差，阻抗增大。液体、气体或气液混合物在导电性上的差异，有助于我们在阻抗变化曲线中辨认出不同的腔内流经物质。根据不同部位阻抗变化的依次顺序可以辨认出腔内流经物质的方向，反流向上而吞咽向下。

腔内阻抗技术的应用可明确反流物的性质（气体、液体或气体液体混合物），其与 24h 食管 pH 监测联合应用可以明确反流物为酸性或非酸性，同时明确反流物与反流症状的关系，可以监测出所有的反流事件，并可对抗反流屏障的功能，做出最合理的判断，比两者单独应用要有优势。如果电极放置位置合适，能检测出 90% 以上的反流事件。阻抗技术是能够检测出所有类型反流事件的最敏感方法。

六、放射性核素检查

食管测压、24h 食管 pH 监测等方法需要插管，为有创性检查。70 年代末 Malmud 等人首先建立了无创性、能反映生理及病理状态的放射性核素测定食管、胃运动功能的方法。这些方法包括：

（一）食管通过闪烁显像检查（esophageal transit scintigraphy，ETS）

患者禁食一夜，或检查前至少禁食 3h。以 ^{99m}Tc 标记药物进行 ETS 检查。固态、半固态和液态食团都可以用于完成和分析 ETS。测定食管动力最简单的方法是测定固态或液态食团通过整个食管的时间。检查前，患者首先做一次吞咽练习，吞咽 15ml 无标记水。然后用吸管吸入 15ml 含 ^{99m}Tc – SC 的水并含在口中，在发出吞咽命令的同时进行图像采集，患者完成一次吞咽动作后放松 30s，用口呼吸以避免出现另一次吞咽动作。计算机采集第 1 个吞咽动作设置为每帧 0.25s，共采集 30s。将食管图像分为上、中、下 3 个感兴趣区段，并分别绘制出各段的时间—放射性曲线，从中计算出各段的放射性峰值、峰时与半排出时间。下段峰时减去上段峰时即为食管通过时间，正常值 <10s，超过此值者为异常。食管上、中段半排出时间 <3s，下段半排出时间 <7s，大于此值为异常。

食管通过闪烁显像是评估食管动力功能的一项无创技术。并可对食管内残留的固体或液体做定量分析。贲门失弛缓症、硬皮病、食管裂孔疝患者食管通过时间及半排出时间明显延长。食管癌病灶所在食管段以上通过时间延长。

（二）放射性核素胃食管反流测定

患者禁食 4h 以上，口服 11.1mBq 的 ^{99m}Tc – 硫胶体或 ^{99m}Tc – DTPA 混以 150ml 橘子汁和 150ml 0.1mol/L 盐酸，嘱患者服下，15min 后开始检查。患者仰卧于检查台，γ 闪烁探头对位于上腹部，下段食管应位于视野中央。先于腹部加压前采集影像 30s，然后腹带充气加压，于 2.7kPa、5.3kPa、8.0kPa、10.7Pa、13.3kPa 时各摄影 30s。用计算机分别取食管下段及胃部感兴趣区，记录各自的放射性记数，按下列公式计算胃食管反流指数。

胃食管反流指数（%）＝（食管下段计数/腹部加压前胃计数）×100%

正常人贲门上方无放射性出现或胃食管反流指数 <4%，若胃食管反流指数 >4% 即提示有胃食管反流存在。

（刘国通）

第二节 胃动力检测

胃是重要的消化器官，其主要的生理功能是容纳食物，然后进行充分的混合与研磨，最后将食物排空。一旦其复杂的神经肌肉功能出现紊乱，会导致各种不适症状。当前胃排空检查与胃电图检查已较广泛地用于临床诊断。

一、核素胃排空检查

正常的胃排空能力是保持良好消化功能的重要环节，无论胃排空速度过快或过慢都会影响消化功能，甚至导致一系列的症状。目前，核素检查是公认的测定胃排空的标准方法。

由于胃对固体和液体食物的排空存在差异，目前常用双重核素扫描技术，分别对试餐中固体成分和液体成分用不同核素进行标记，固体试餐常用^{99m}Tc（2 960μBq）与2个鸡蛋充分搅烂混匀烘制而成，液体试餐常用^{111}In-DTPA（555μBq）加水制成。患者至少禁食6h，于5min内吃完试餐，待食物全部入胃后，仰卧于γ照相机探头下，探头视野包括乳头到脐下，每隔5min采集一帧，每帧采集1min，连续观察90min，并同步或先后进行前、后体位的核素扫描，求其平均值，以纠正仅一面扫描造成的误差。用计算机框出每帧图像中为不感兴趣区，计算其时间－放射性活性曲线，分别求出液体和固体食物胃半排空时间。也有研究者认为最具临床价值的参数是餐后100min或2h和4h已排空的同位素标记固体食物所占的比例。

胃排空检查主要用于有上腹饱胀、早饱、恶心、呕吐等胃排空动力紊乱症状，经上消化道内镜、X线和/或腹部B超检查排除器质性病变，对短期促动力药物治疗无效，或观察其他疾病、某些药物或因子对胃排空功能的影响。该方法检测胃排空目前是评估胃排空的"金标准"，但该方法费用昂贵，不适用于孕妇及儿童。

二、其他胃排空检查方法

（一）X线钡条摄像法

嘱患者进食标准餐后立即含小钡条的胶囊，然后定时摄片观察钡条在胃内的残留及排出情况，可估计胃排空时间。该方法简单易行，结果较可靠。上海瑞金医院在1997年利用此方法进行的研究认为国人中若餐后6h胃内仍有小钡条则疑有胃排空障碍，7h仍有则肯定有胃排空障碍，同时发现70%的非溃疡性消化不良患者胃排空时间延长。

（二）超声胃排空检查

通过相应解剖标志如肠系膜上静脉和动脉水平，用超声方法可评价通过幽门的流量或远端胃的直径可估计胃排空速度。该技术无侵袭性，重复性较好，但其广泛应用受到如下因素的限制：检查操作及结果分析均需专业水平较高者完成，检查过程较短，以及目前尚缺乏足够的疾病状态下的研究结果等。

（三）$^{13}CO_2$呼吸试验

进食含用稳定同位素（如^{13}C）标记底物（如辛酸）的试验餐后，连续3~6h检测呼吸中$^{13}CO_2$的含量是推算胃排空速度的又一新颖的非侵袭性检查技术。该方法的优点是患者无需待在实验室，而只要将呼出的样品储存在密封的容器中，随后送至实验室即可。但该试验原理假设$^{13}CO_2$在最终转运至呼出气体的全过程中，胃排空速度是其限速步骤，故该方法不适合用于有胰腺、肝脏、肺部疾病和内脏血流动力改变的患者。

（四）磁共振影像（MRI）

MRI技术已被用于检测胃排空及观察食物在胃内的分布，目前该方法尚处于研究中，所需费用也很昂贵，仅见个别中心有该方面的经验的报道。

三、胃窦十二指肠测压

消化间期胃及小肠存在一种周期性运动即MMC，进餐后，原有规则的MMC时相消失，变为持续不规则的高振幅相位收缩。通常采用多通道水灌注式测压导管装置，包括一系列骑跨于幽门及胃窦、十二指肠相应位置的紧密排列的压力感受器。在透视下插管及定位后记录空腹和进食标准餐后各若干小时的压力。近来研制的固态测压导管使得测定24h动态压力成为可能，这样便可记录到较多的消化间期移行性运动复合波（MMC）周期和胃对多次进食的反应。

该检查适应症包括：①诊断或除外慢性假性小肠梗阻（CIP）；②研究影响胃肠动力的某些系统性疾病（如糖尿病、进行性系统硬化症），以确定小肠受累情况；③病毒感染后，胃轻瘫及动力异常综合征；④CIP患者小肠移植术前评价；⑤评价无器质性病变，但有严重的特发性消化不良症状（如疼痛、恶心、呕吐等）的患者；⑥预测药物疗效——促动力药（如：西沙必利、胃复安、吗丁啉及红霉素）的即时疗效；⑦确定肠道营养的最佳方法（经口、胃或空肠）。

术前空腹一夜，以防插管时误吸，同时保证能记录到空腹运动模式（MMC）。经鼻腔插管，然后以右侧屈膝卧位，以便测压导管能通过幽门进入十二指肠。在胃窦十二指肠测压时，通常将一个或两个感受器置于胃窦，将末端感受器置于十二指肠近屈氏韧带处。小肠测压时，通常将中间感受器置于屈氏韧带处。使用水灌注式导管静态测压时，患者应保持舒服的卧位。利用固态导管做动态测压时，患者可自由活动，次日按时返回医院拔管即可。进行动态测压时，患者应用记录仪上记事键或日记，记下进食、睡眠姿势变化、症状等起始时间。时间可从记录仪上读取。动态测压应维持24h以上，有助于了解白天空腹、食及消化期间动力改变，以及夜间空腹动力状态。静态测压检测时间应至少维持6h，常检测空腹4h及餐后2h。术中可静注红霉素或皮下注射奥曲肽以进行激发试验。

检测指标包括：①消化间期动力指标。记录MMC的总次数、各时相所占时间、平均MMC周期时间等；②消化期动力指标。胃窦测压可检测到收缩波，主要检测收缩次数、收缩幅度和动力指数。

24h胃窦、十二指肠压力测压现仍主要用于研究，临床可用于诊断或除外慢性假性小肠梗阻；研究某些系统性疾病累及小肠后动力的变化；病毒感染后胃轻瘫及动力异常综合征；慢性假性小肠梗阻患者小肠移植前评价；预测药物疗效等。

四、胃电图（EGG）

胃电图是用体表电极无创记录胃电活动的一种技术。1968年Nelsen和Kohatsu发表了第1篇将EGG与胃动力相联系的文章。与其他电生理测定如心电图、脑电图相比，由于EGG采集数据和分析数据均较困难故而研究进展较为缓慢。随着软硬件的商业化，EGG检查技术的应用越来越标准化，但是对最佳的导联位置以及对特殊频率和波幅参数的分析解释目前仍有争议。

EGG检查的适应症包括：①胃轻瘫；②评估提示有胃动力障碍症状的患者（恶心、呕吐、餐后饱胀、餐后腹痛等）；③检测改变胃肌电活动的药物疗效（止呕药、促胃肠动力药）；④检测有胃肠道其他部位症状的患者，是否也存在胃运动功能异常。

主要分析参数一般包括：①主频。它是指频率起源于胃，同时功率谱上具有峰值功率的频率，可精确地反映胃慢波的频率。无症状正常受试者EGG的主频为2~4周/min。节律紊乱分为增快（胃动过速，>4周/min）、减慢（胃动过缓，<2周/min）和混合方式。任何

方式都可出现于特发性或糖尿病胃轻瘫、妊娠呕吐、晕动病；②正常慢波的百分比。该指标能定量评估 EGG 测量到的胃慢波的规律性。它是指在 EGG 上测到的正常胃慢波所占时间的百分比；③胃电节律紊乱的百分比。它是指 EGG 上观察到的胃节律紊乱所占时间的百分比。它反映了胃慢波的不规律性。如果需要，可将其进一步分为胃动过缓百分比、胃动过速百分比等；④功率。EGG 振幅代表潜在的胃肌电活动的加权总和。信号的绝对振幅（或称功率）可能受到体质和电极安置位置的影响。通常，餐后相对于空腹时的功率比 >1。如果功率比 <1，则可能提示胃对进食后运动反应减弱或进食后胃未扩张。EGG 的主频功率概括了胃动过缓、正常节律、胃动过速范围的绝对信号振幅。

EGG 可显示胃肌电频率，也可反映频率正常或异常时的 EGG 信号的振幅或功率，但是不能仅仅依靠 EGG 诊断特异性的疾病。对存在上消化道症状但诊断不明的患者，EGG 可作为胃排空检查和胃十二指肠测压检查的补充。在恶心、呕吐、早饱、厌食、胃轻瘫消化不良、非溃疡性消化不良、妊娠期等情况下都可能检测到异常的 EGG。发现餐后胃电节律紊乱和缺乏餐后 EGG 信号功率的增高时可认为胃排空延迟。异常 EGG 的阳性预测价值估计在 60% ~90%。胃轻瘫患者中见到的 EGG 异常包括：①空腹或进食后均异常频率；②空腹或进食后高比例时间内的胃动过缓或胃动过速；③进食固体食物后功率比下降。也有人认为对呕吐、早饱等症状，胃节律紊乱是比胃排空速度更好的指标，而且与药物治疗反应更为相关。

EGG 检查具有非侵袭性和相对易操作性，而且当前国内外市场上新开发的越来越多的检查设备和相应的分析软件紧紧地吸引了临床医生的注意力。但是应当认识到目前任何软件都不能代替肉眼对原始 EGG 图谱的观察分析。同时应当认识到，EGG 是对胃肌电活动的检测，而不是对胃动力的直接测定，故不能简单地认为在 EGG 和胃动力两者间有完全的一对一的关系。

五、24h 胃内 pH 监测

检查方法同 24h 食管 pH 监测，但监测时 pH 探头置于 LES 下缘下方 5cm。其检测指标包括胃内平均 pH 值、pH 中位值、pH >3、pH >4、pH >5 及 pH >6 的时间百分比。该检查目前常用于观察各种致病因素对胃内 pH 的影响，评价胃泌酸功能、抑酸药物疗效及药物治疗无效的 GERD 患者。

六、24h 胃内胆汁监测

近年来研究显示，胆汁酸、胰酶和它们的作用产物溶血卵磷脂对胃黏膜会造成非特异性的组织损害。十二指肠胃反流在胃炎、胃溃疡、残胃癌的发病中起重要作用。24h 胃内胆汁监测有助于这方面的辅助诊断。其检查方法同 24h 食管 pH 监测，但监测时 pH 探头置于 LES 下缘下方 5cm。

（刘国通）

第三节 小肠动力检测

一、呼气试验（HBT）与小肠转运

小肠不能分解吸收乳果糖，而大肠中的细菌可代谢乳果糖，并在这一过程中释放出氢气。产生的氢气可吸收入血并被呼出。HBT 的原理就是通过给予受试者含乳果糖的食物，然后测定呼出氢气的浓度，根据摄入乳果糖到呼气中出现持续氢浓度增高的时间推断小肠传输时间。HBT 是一个简便、无创、较可靠的方法，目前已被用于测定小肠吸收功能、小肠细菌过度生长和肠动力学的研究。

检查前 2 周起停用抗生素和肠道微生态制剂，前 1 周起停用胃肠道动力药物。检查前一日饮食控制（不吃奶及奶制品、豆类、麦面食及其他富含粗纤维的食物），检查前 12h 起禁食、禁水。做基础呼气氢水平测试（基线），随后口服乳果糖 10g，并饮水 50ml。采集 0、20、30、40、60、80、100、120 分钟数据，且自第 30min 起，每 10min 采样，直到氢气值比前一次采样上升 3ppm 并至少连续 3 次为止。

如果小肠通过时间减慢，例如小肠假性肠梗阻硬皮病、糖尿病肠病或胃肠道结构异常，小肠因运动障碍或结构异常而发生细菌过度滋生，氢呼气试验会提前出现一个 H_2 峰，称小肠峰。典型的小肠细菌过度滋生可出现双峰或 H_2 峰提前出现且持续升高而与结肠峰合并。

二、核素闪烁扫描与小肠转运

小肠核素闪烁显像测定与胃排空测定或结肠转运测定有很多相同之处。小肠转运的定量测定通常用于评价小肠对药物的反应。临床上小肠转运测定同样也用于评价包括腹部不适、腹胀、腹泻等在内的各种功能性胃肠道症状。

固体和液体通过小肠的时间相似。在测定小肠转运时，无论选用固体标记还是液体标记，都是一种合理的方法。为了减少胃排空对小肠转运时间的影响，核素通常以液体方式（如水）给予。除了胃排空延迟患者外，同位素标记的水一般快速通过胃。受试者口服 300ml 混有 $125\mu Ci^{111}In-DTPA$ 的水。用带有中能准直器的大视野 γ 相机，即刻开始采集前位及后位图像，然后每隔 30 分钟采集 1 帧，共 12 帧。对丁转运减慢的患者，需要采集至同位素在空肠和盲肠的末端积聚为止。可以利用图像中的髂嵴作为分隔图形的标志。图像用标准的感兴趣区计算机程序处理。空肠作为一个有潴留物的空腔在图像上可以见到的。感兴趣区沿着空肠远端勾画。根据前位和后位的计数得到一个几何均数，并且进行同位素衰减校正。以整个腹部的计数减去胃部的计数得到小肠的放射性活度。根据 6h 内到达空肠、盲肠末端至升结肠的放射性百分数可测定小肠转运时间。使用该技术，正常小肠转运时间内大约 40% 以上的放射性在该感兴趣区内聚集。不同的实验室之间小肠转运时间测定结果是不同的，因为感兴趣区的构成不同。

三、肠测压

小肠测压可以被看作前节所述胃窦十二指肠测压的延续。所用的技术包括静态水灌注导管系统进行短时及长时间（包括过夜）的观察，动态固态测压导管系统及最近应用的便携式水灌注多通道微测压系统。对人体小肠运动模式的描述是不断进步的，迄今为止，可以对全小肠内不同位点进行 24h 监测，或对十二指肠及近段空肠的位点进行 72h 的记录，以及评估其他的食物类型及营养构成的反应。一般而言，小肠运动的记录可应用于反映整个肠神经肌肉功能，中枢神经系统对肠神经肌肉调节功能，及肠道对食物的运动反应。但迄今为止，小肠测压尚难以在临床常规开展。

（曹砚杰）

第四节　结肠动力检测

在消化道的各个器官中，人们对结肠运动功能的认识还比较欠缺。由于结肠在解剖结构和功能上的特殊性，无论是应用测压、放射学还是核素等常用的动力检查手段在研究结肠时相对比较困难，有些检查项目至今仍然难以在临床中常规开展。

一、肠测压

结肠测压可以评估整个结肠或部分肠段的动力功能。测压导管可以是水灌注式的，也可以是固态微传感器导管。通常在结肠镜的引导下插入测压导管至所需的部位后记录长时间的压力变化，以检测结肠动力活动的各种变异。在记录的过程中，可以给受试者进食标准餐（比如两次含热量 1 000kcal 的午餐和晚餐，以及一次 450kcal 的固体早餐）以评估结肠对进食的生理性反应。

表 4-3 列出了人体结肠收缩模式，大体上可分为 3 种类型：①单个收缩；②多个部位集体时相性收缩；③推进性收缩。前 2 种属于节段性收缩，第 3 种属于推进性活动。

表 4-3　人体结肠收缩模式

节段性活动
单个收缩
群体收缩
节律性
非节律性
推进性活动
低幅推进性收缩（LAPC）
高幅推进性收缩（HAPC）

节段性活动是人结肠日常动力活动最主要的模式，收缩幅度一般较大，在 5~50mmHg，偶尔能见到单个的高幅收缩波。节段性活动是单个的孤立性收缩或几个小的收缩波的集合。收缩通常是无节律性的，但偶尔能记录到一些节律性的收缩（少于全部日常收缩活动的 6%），特别是在乙状结肠，以 3cpm 的频率为主。在直肠乙状结肠连接处也经常能记录到频率为 3cpm 的规律性收缩。需着重指出的是，直肠乙状结肠处的节律性活动只占其收缩活动全部时间的 50%。

虽然推进性活动在整个结肠动力中具有重要的作用，但这种收缩模式只占一小部分。按照其收缩幅度，可以人为地把推进波分为两类：低幅推进性收缩（low amplitude propagated contractions, LAPCs）和高幅推进性收缩（high amplitude propagated contractions, HAPCs）。

研究发现：④HAPCs 是一种少见的结肠运动形式，其频率平均为 6 次/天/人；②HAPCs 的平均幅度约为 100mmHg，测压记录时很容易与结肠的基础性收缩鉴别开来；③不同结肠节段记录到的 HPACs 参数相对恒定，静止或运动时记录到的 HAPCs 参数也比较恒定；④多数 HPACs 向结肠末端推进；在某些个体，可观察到约 25% 的 HPACs 是逆行推进的（尤其是在末端乙状结肠），并伴向前的推进运动；⑤HPACs 发生时，个体可能会感觉到，如出现肠鸣音和排便感，一般先于排便发生；⑥对同一个体重复性研究表明，HAPCs 是一种稳定的生理现象；⑦HAPCs 在白天和夜间的不同形式与生理事件有直接的关系。

结肠的运动受许多生理因素的影响。比如睡眠时结肠活动较弱，总体上常表现为静止状态，而在清晨醒来时以及餐后，节段性和推进性动力活动会出现显著的增强。食物成分及所含热量的不同可对餐后动力活动有所影响：脂肪和碳水化合物有刺激作用，氨基酸和蛋白质则抑制大肠运动。在排便排气前后，结肠运动也会出现相应的变化。

结肠测压可以帮助我们对结肠功能的生理学以及结肠功能障碍的病理生理学有所认识。比如，慢性便秘患者通常都表现出 HAPCs 数量的显著降低，提示结肠推进性活动受损。而且便秘患者结肠对进食后的结肠动力反应非常迟钝或是缺如，说明结肠总体上对生理性刺激的反应存在机能障碍。尽管在一些特殊情况下，结肠测压检查可以为我们选择治疗方法提供有用的帮助，但是它目前仍非一种可靠的临床诊断方法。

二、透 X 射线标志物与结肠转运时间

Hinton 于 1969 年首先报道了利用放射学技术检查结肠转运时间（colonic transit time, CTT）的方法，为客观评价与诊断便秘提供了一项重要手段。其基本原理是通过口服一定数量的不透 X 射线的标志物后对受试者连续摄片追踪标志物在肠道中的转运和分布情况以推算食物通过结肠所需要的时间。

不同的检查方法对受试者服用标志物的次数、每次服用的数量、摄片的次数、在平片下各节段结肠的划分等的具体要求也有不同。目前大多采用 Metcalf 的简化技术以减少受试者的放射线暴露时间。受试者在检查开始的第 1 天到第 3 天内，每天服用含不透 X 射线标志物的胶囊 1 粒，每粒胶囊含环形标志物 24 枚。在第 4 天与第 7 天各拍摄腹部平片一张，计算未排出的标志物在结肠中残留的数量及相应部位。根据腹部平片中的骨性标志可判断标志物在结肠中的位置。通常在脊柱的右侧，第 5 腰椎与骨盆出口连线以上部位的标志物定位于右半结肠；在脊柱的左侧，第 5 腰椎与左侧髂前上棘连线以上部位的标志物定位于左半结肠；上述两连线以下部位的标志物则定位于直肠乙状结肠。

该检查技术简便、安全、可靠，为临床医生客观评价便秘提供了有效的手段，可以作为便秘评价与诊断的常规方法。试验还可提示转运减慢的相应部位，如直肠乙状结肠转运显著减慢有助于诊断盆底功能紊乱。同时运用其他肛直肠功能试验有助于明确远端结肠转运减慢的原因究竟是盆底功能紊乱抑或故意延期大便等其他原因。

三、素显像与结肠转运时间

除了应用不透 X 射线的标志物外，核素同样可以被用以检测结肠转运时间。早期的核素显像检查需要通过口盲肠导管顺行性灌注放射[111]In – DTPA 或是通过结肠镜逆行性灌注，但这些方法均具有一定的侵袭性，较少用于临床。目前比较常用的方法是将核素装入一种对

pH 敏感的胶囊内，胶囊口服后其外壳在回肠远端的碱性环境中分解，其内的核素释放并随其他肠内容物一起排空到盲肠。

患者在禁食一夜后口服含有 ^{111}In 的 pH 敏感胶囊，同时给予标准早餐，4h 后进午餐，其后 4h 再进食晚餐。用大视野 γ 相机采集图像。临床检查时可在 4h 和 24h 采集前后位图像，60s/帧。若科研需要可以通过增加采集时间点而得到更详细的结果。使用标准的感兴趣区（ROI）分析图像，将结肠分成若干肠段。每一段用一个数字表示：盲肠和升结肠 =1，横结肠 =2，降结肠 =3，直肠和乙状结肠 =4，粪便 =5 通过不同部位内的核素量可以测得平均权重，这些平均权重称为几何中心。通过以下公式可以将测得的各段放射性百分数推算出几何中心：

（% 盲肠和升结肠 ×1 + % 横结肠 ×2 + % 降结肠 ×3 + % 直肠和乙状结肠 ×4 + 粪便 × 5）/100

几何中心值越低表示结肠转运越慢；相反，几何中心值越高则表示结肠转运越快。应用上述方法，国外研究报道在正常人群中，4h 时的几何中心值是 1.14×0.07，而 24h 时的几何中心值是 2.83±0.25。由于试验餐的成分不同以及划分肠段的方法不统一，因此不同研究者所得到的结果并没有直接的可比性。

虽然用 ^{99m}Tc 代替 ^{111}In 更经济、更方便，但因其半衰期短而不适合该检查。最近有研究应用 ^{67}Ga 代替 ^{111}In 取得了较好的结果。由于 pH 敏感的胶囊制备有一定难度，也有医院以双核素显像技术测定结肠转运时间，其中 ^{99m}Tc 硫胶体能清晰显示结肠轮廓，准确判断 Na^{131}I 胶囊在体内的位置。

（曹砚杰）

第五节　肛直肠动力检测

肛门和直肠可以看作是结肠的延续，其重要的生理功能是抑便与排便。当肛门和直肠出现动力障碍时，可能导致大便失禁、排便困难等多种症状。排粪造影、测压、肛管超声是目前临床上常用的动力检测技术。

一、粪造影

排粪造影可显示造影剂在直肠内的影像和利用荧光技术观察排便的过程、速度。此项检查已被广泛应用于临床。对存在排便不尽，尤其是需要手指在直肠或阴道中帮助排便的患者，排粪造影有助于直肠凸出的诊断。排粪造影对便秘，特别是盆底肌功能紊乱或协同失调（dyssynergia）具有一定的诊断价值，如部分便秘患者可显示直肠排空功能差。

嘱患者取侧卧位，用注射器将大约 200ml 浓稠的钡剂注入直肠。一旦直肠得到充盈，在不停止注射的情况下逐渐抽出注射器的头端，使肛门也不能透过 X 射线。然后让患者坐在一塑料环状椅子上。在静息状态下和钡剂排出过程中分别摄取侧位片。在钡剂排出过程中，要求患者尽可能快、尽可能完全地进行。排便被记录在胶片上供以后评估。肛门直肠角被定义为肛门中轴线和直肠后壁线间的夹角，分别在静息状态、自主挤压和紧张时测量。直肠排空被定义为在特定时间内，通常为 60～120s，排出钡剂的百分比。200ml 钡剂的正常排空一般在 40%～100% 之间。

虽然便秘患者的平均排出速度（百分比/秒）较对照组明显减慢，但是两组间的重叠度很大。此外应用球囊肛直肠造影可显示直肠排便时的直肠轮廓，通过不透 X 射线的球囊还可测量肛直肠角。

二、肛管超声

肛管超声具有精确描记括约肌影像的能力，可清晰地显示肛门内外括约肌的结构完整性是否异常。1986 年 Cammarota 首次尝试以低频探头的超声内镜来评价肛门和肛周形态。

目前，应用最广泛的是 Bruel&Kjaer 内探头和 Kretz 的多平面直肠换能器。两者的末端都包覆了透声硬质材料，从而获得直接的声耦合，避免肛管影像的失真。超声探头频率一般为 7MHz 或 10MHz。检查开始时，患者取左侧卧位，髋部和膝盖弯曲呈 90°角。首先将硬质探头插入远端直肠，然后逐步向外抽出，在这一过程中分别观察近端肛管、中段肛管以及末端肛管的超声影像。

超声检查能显示引起大便失禁不同症状的相应括约肌病变。被动大便失禁（passive fecal incontinence）即大便溢出时患者并无知觉，与肛门内括约肌（IAS）功能紊乱有关；急迫大便失禁（urge incontinence）即大便溢出时虽想控制却无法控制，与肛门外括约肌（EAS）功能紊乱有关。与探针肌电图所描记的肛门外括约肌的轮廓相比，肛管超声更精确，患者更易耐受。它也比肛直肠测压，包括辐射状测压（肛管各方向的压力图）的结果更可靠。因此，肛管超声检查对明确肛门内外括约肌的解剖缺损具有简单、可信、侵袭性小等特点。除此之外，肛管超声检查对肛周脓肿、肛门肿瘤和肛周囊肿等疾病也具有较大的临床意义。

三、直肠测压

肛管是静息压高于直肠静息压 5mmHg 以上的部分。顶端或侧面开口的水灌注式导管、固态微传感器及充气或水的球囊均可用于肛直肠的测压。

检查检查内容包括：①肛管静息压：该压力同时反映了 IAS 和 EAS 的张力性活动，其中 75% ~ 85% 来自 IAS。因为肛管压力在各个方向上并不对称，因此肛管静息压应通过各方向上的导管测压结果的平均值表示；②缩榨压：即受试者用力收缩肛管时的压力，同时也可测得最大收缩的持续时间；③直肠肛管抑制反射：正常情况下，无论是直肠扩张抑或当试图排便时都可引起 IAS 的张力受抑制，称直肠肛管抑制反射。向直肠内的球囊注入不同体积的气体或要求受试者模拟排便时均可诱发抑制该反射。注入气体的体积、速度以及直肠的容积、顺应性都能影响抑制反射；④辐射状测压：利用多达 8 个方向的测压导管进行辐射状测压可获得沿肛门括约肌的辐射状压力轮廓。部分学者认为其对肛直肠疾病诊断的敏感性与特异性不高，超声检查是更理想的选择手段。

Felt Bersma 等对 178 例有大便失禁史的患者及 80 名正常对照者进行了肛直肠测压，发现多项测压参数中，最大缩窄压的敏感性与特异性最高。如女性以 60mmHg 作为上限，敏感性为 60%，特异性为 78%；男性以 120mmHg 作为上限，敏感性为 67%，特异性也为 67%。肛管最大静息压的敏感性与特异性均不如最大缩窄压，但好于最大忍受容积。

对慢性便秘患者行测压检查的内容应包括直肠扩张时 IAS 是否存在抑制反射，模拟排便时的 EAS 压力变化等。如果便秘患者缺乏 IAS 的抑制反射，则提示先天性巨结肠，需进一步行组织活检以明确诊断。模拟排便时，若盆底肌协同失调（或称肛门痉挛，anismus）则测压可见 EAS 的压力上升，同时肌电图可发现 EAS 活动增加。因此，肛直肠测压对便秘患者盆底肌协同失调的诊断具有一定的价值。

四、肌电图（EMG）

肛门外括约肌和盆底肌的肌电图检查具有以下 3 项目的：①对括约肌的肌电图图形分析可明确括约肌受损部位；②检查肌肉是收缩或放松；③明确去神经 – 复神经电位以提示神经受损。使用探针电极、肛周皮肤表面电极或是肛栓（anal plug）均可检测肌电图。

肌电图可用作了解大便失禁患者支配 EAS 神经的破坏情况。大便失禁的患者相对于正常对照者存在较高的单纤维密度（single – fiber density）或更长的平均运动电位时间。同样用探针电极获得的多阶段运动单位电位（polyphasic motor unit potentials）也可发现阴部神经受损，但其结果的分析与解释需要专业的训练和实践。

探针肌电图可描绘围绕在 EAS 环浅层的横纹肌存在或消失，对于诊断由创伤造成的 EAS 受损以及肛直肠发育异常（如先天性肛门闭锁）具有临床价值。尽管在这方面由探针肌电图测定的括约肌影像与肛管超声的结果具有较好的一致性，但超声影像的敏感性更佳，而且患者痛苦更少，耐受性更好。

使用体表电极可非侵袭性地提供有关肌肉运动的定性信息，故而可用于检测便秘患者在模拟排便时 EAS 是否相应地松弛，因而还能用于生物反馈训练中提供视觉或听觉信号。

五、感觉试验

（一）直肠感觉

气囊扩张被用来检测 3 项感觉阈值，分别为初始感觉阈值、急迫排便感阈值、疼痛感阈值（或称直肠最大耐受容积）。

缺乏对直肠扩张的感知能力是大便失禁的充分而非必要的条件。研究发现对大便失禁患者生物反馈训练的最主要部分应是提高其对直肠扩张的感觉能力。慢性便秘的患者的急迫排便感阈值可缺失或增高，但尚不清楚这是先于便秘发生的病因还是对便秘的适应结果。直肠最大耐受容积在有些便秘患者中增高，但也不清楚这是便秘的原因还是结果。

许多研究发现在肠易激综合征患者中，直肠疼痛感阈值较正常人低，可能是由于该病患者的内脏痛觉过敏。因此，有学者提出可将由直肠扩张引起的痛觉阈值作为诊断肠易激综合征的指标之一。但肛直肠感觉敏感性改变的机制还未阐明，而且目前尚无统一的检测胃肠道感觉阈值的最佳方法。

（二）肛管感觉

以适当的电流通过肛管上两电极之间，用此方法记录的感觉阈值具有可重复性。有研究认为除了肛裂和直肠炎外，所有的肛直肠疾病中肛管的感觉总是减弱的。但目前其临床价值有限，只能作为辅助检查方法。

（曹砚杰）

第六节　胆道动力检测

胆道系统具有胆汁储存、浓缩、排空和防止十二指肠液反流等生理功能。当胆囊或 Oddi 括约肌功能不协调时，即发生胆道运动功能障碍性疾病。目前临床上常用的检测技术包括胆囊运动功能检查和 Oddi 括约肌测压。

一、B 超胆囊运动功能检查

要测定胆囊动力尤其是胆囊的排空能力，首先必须刺激胆囊。内源性的胆囊收缩素（CCK）就是使胆囊收缩的主要刺激物。临床上，可通过进食一顿标准脂肪餐后使内源性 CCK 水平升高或者静脉内注入低剂量的 CCK 八肽（CCK-8）而使胆囊收缩。然而，胃排空能力的减弱或营养吸收障碍却会使胆囊对脂肪餐产生错误的"异常"的反应；因此，应用外源性的 CCK-8 作为胆囊动力刺激物可使检查结果更为可靠。有研究证明，以 20ng/kg·h 的速度持续静脉内注入 CCK-8 时胆囊排空最佳，因此临床检查中大多采用这一速度。

实时 B 超可用于连续地测定刺激反应后的胆囊容积变化。如 Dodds 等人描述，胆囊容积可以按圆柱体或椭球体的方法来进行计算。前一种方法由于操作耗时繁琐，在临床实践中已少用。后一种方法不但容易计算，而且与前一种方法及胆道闪烁显像术有良好的相关性。在禁食期间评定胆囊绝对容积与排空后评定胆囊剩余容积和再充盈容积是一样的。

检查前一晚患者先禁食。胆囊容积按椭球体的方法来计算：

胆囊容积 = 胆囊最大长径（L）×胆囊最大短径（W）×胆囊最大横径（H）= 0.52 ×（L×W×H）

用静注 CCK-8 或脂肪餐（如脂肪乳剂）来刺激胆囊使胆囊排空。然后间隔 5~10min 重新计算胆囊容积，共测定 45~60min：

胆囊排空指数（GBEF）% = 刺激后的胆囊容积/刺激前的胆囊容积×100%

二、核素胆囊运动功能检查

与 B 超胆囊运动功能检查的方法类似，以闪烁显像术代替 B 超可使检查结果更为精确。二氨基乙酰乙酸（DIDA）在肝脏内完全经胆汁排泄，因此用放射性核素^{99m}锝（^{99m}Tc）标记后，经 γ 照相机显影后就可以显示胆囊的充盈与排空，通过计算机产生的时间一活性曲线测量胆囊受刺激而引起的排空能力。

检查前一晚禁食，次日上午静脉内注射 1.0mCi 的^{99m}Tc-DIDA。让患者采取仰卧位，将带有多目标分辨率平行光管的 γ 照相机置于胆囊兴趣区，进行第 1 次扫描，约 60~90min 几乎全部^{99m}Tc-DIDA 经肝脏排泄，胆囊放射性活性达峰值。在不改变患者体位的情况下，以 20ng/（kg·h）的速度持续静注 CCK-8 共 45min。从开始静注 CCK-8 前 5min 起再次扫描，每 5min 一次进行 7 显像计数直至注射完 CCK-8 后 20min（总扫描时间为 70 分钟）。胆囊排空指数（GBEF）用下列公式计算：

胆囊排空指数（GBEF）% = 胆囊容积变化/空腹胆囊容积×100%

三、Oddi 括约肌（sphincter of Oddi，SO）测压

Oddi 括约肌纤维排列组合较复杂，它是由胆总管括约肌、胰管括约肌及壶腹括约肌（或乳头括约肌）三部分组成。Vondrasek 等于 1974 年首先报道内镜下十二指肠乳头插管 Oddi 括约肌测压，其后该技术经过不断改进已变得日趋成熟。目前 Oddi 括约肌测压临床上主要用于证实患者是否存在 Oddi 括约肌运动功能障碍（sphincter of Oddi dysfunction，SOD）。

以常用的低顺应性毛细管液体灌注系统为例，测压导管通常为 1.7mm 外径 200cm 长的三腔聚乙烯导管，每个腔的侧面各有一个 0.5mm 的开口。最远端开口距导管末端 5mm，3个开口相距 2mm。导管末端从最远端开口开始，其上标有圆形黑标志，相距 2mm 的距离可使操作者在内镜下观察导管在 Oddi 括约肌中的深度。导管的尾部附有一个套管可插入导引钢丝。导管随导引钢丝而从十二指肠镜的活检通道中通过并且插入到十二指肠乳头和胆管中。此外，近来也有采用带吸引通道的测压导管以减少检查引起的并发症，或是采用固态微传感器测压以延长记录时间。

通常在完成常规 ERCP 检查后内镜直视下经 Oddi 括约肌插入测压导管，观察导管头端的刻度直至所有刻度均进入 Oddi 括约肌。静止 2～3min 待图像稳定。然后以每 2mm 的间隔定点牵拉。在每个刻度停留点，记录至少 60～90s 的压力，直至导管完全退出 Oddi 括约肌。测压结果的内容包括十二指肠内压、胆管或胰管内压、Oddi 括约肌基础压、Oddi 括约肌时相性收缩幅度、收缩频率、收缩时限以及收缩传播方式等（如图 4-1）。

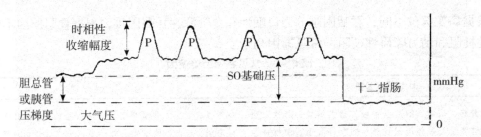

图 4-1　Oddi 括约肌测压中各指标的示意

（曹砚杰）

第五章

消化内科常见症状

第一节　吞咽困难

吞咽困难（Dysphagia）是指患者的正常吞咽功能发生障碍所导致的吞咽食物或饮水时有梗阻感觉或发噎感，它可由口咽部、食管或贲门的功能或器质性病变引起，它是常见的消化道症状之一。常见的原因有食管癌、贲门癌、食管狭窄和食管动力性疾病（如贲门失弛缓症）等。

一、病因

根据病变部位不同，吞咽困难分为口咽性和食管源性吞咽困难，根据梗阻原因不同分为机械性梗阻和动力障碍性梗阻。常见原因列于表 5 - 1。

表 5 - 1　常见吞咽困难病因

口咽性吞咽困难	食管源性吞咽困难
口炎、外伤、咽炎、咽后壁脓肿、咽喉结核、急性化脓性扁桃体炎、扁桃体周围脓肿、咽喉部肿瘤、中枢神经系统疾病（脑血管意外、帕金森病、肌萎缩性侧索硬化症、脑干肿瘤等）、周围神经系统疾病（脊髓灰质炎、周围神经病变等）、肌肉疾病（原发性肌病、代谢性肌病、重症肌无力、皮肌炎、多发性肌炎等）、全身感染中毒性疾病（破伤风、狂犬病等）、环咽肌失弛缓症	急慢性食管炎、食管憩室炎、食管结核、Barrett 食管、食管黏膜下脓肿、食管癌、贲门癌、手术后吻合口狭窄、放疗后、酸碱烧伤瘢痕、食管先天性疾病（食管蹼、先天性食管闭锁、先天性食管狭窄）、食管良性肿瘤、食管内异物、食管裂孔疝、食管受压（纵隔疾病、心血管疾病、甲状腺肿大）、风湿免疫性疾病（皮肌炎、硬皮病等）、贲门失弛缓症、弥漫性食管痉挛

二、发病机制

正常吞咽过程是指食物在口腔内咀嚼后经过口咽部进入食管，再通过食管进入胃内的过程。包括口咽部吞咽、食管上括约肌（Upper esophageal sphincter，UES）松弛、食管原发性蠕动和食管下括约肌（LES）松弛四个阶段，其中任何一个阶段发生障碍，均可引起吞咽困难。

（一）口咽性吞咽困难

是指食团不能或难以从咽部进入食管。主要影响的是吞咽的前两个阶段。当口咽部有炎症或创伤时，患者可因疼痛不敢吞咽。脑血管意外时，由于损伤了吞咽中枢或控制咽下部及食管上段横纹肌的运动神经节而引起吞咽困难。重症肌无力患者由于咽部肌肉、UES 和食管横纹肌运动终板病变，反复吞咽引起横纹肌疲劳，进而导致吞咽困难。皮肌炎、多发性肌炎可累及咽肌和食管横纹肌，导致咽肌收缩减弱或无力，进而引起吞咽困难。

（二）食管源性吞咽困难

是指食团在食管内通过困难，不能顺利达到胃内。主要影响的是吞咽的后两个阶段。食管的梗阻性病变是其主要原因。当食管腔内机械性梗阻或闭塞，如食管癌、贲门癌、食管良性狭窄等；或食管壁外来性压迫，如纵隔肿瘤、主动脉瘤等；以及食管蠕动减弱、消失或异常，如弥漫性食管痉挛、皮肌炎、硬皮病等，均可引起吞咽困难。食管下括约肌（Lower esophageal sphincter，LES）引起吞咽困难的主要机制是食管下括约肌松弛障碍，多见于贲门失弛缓症。

三、诊断

对吞咽困难的患者应仔细询问病史、查体并结合相关检查，首先确定病变部位，是口咽性吞咽困难还是食管源性吞咽困难；对后者应进一步确定其是梗阻性还是动力性；并确定病变性质是良性还是恶性。

（一）病史

1. 年龄　出生后或哺乳期即有频繁反食者，要考虑先天性食管疾病，如先天性食管狭窄、先天性食管闭锁；先天性食管过短等；儿童突然出现吞咽困难，多考虑食管异物可能；青壮年出现吞咽困难，要考虑动力障碍性疾病，如贲门失弛缓症；老年人出现吞咽困难，应考虑有无食管癌等恶性疾病。

2. 前驱病史　患者有反流、反食、胸骨后疼痛等病史应考虑反流性食管炎；既往有食管、胃手术史，应考虑食管胃吻合口狭窄；吞咽困难同情绪有关，应考虑弥漫性食管痉挛或贲门失弛缓症。

3. 与饮食的关系　进行性吞咽困难应考虑食管恶性肿瘤，进干食和流质均有梗阻感则应考虑动力障碍性疾病。

4. 吞咽疼痛　口咽部的炎症、溃疡或外伤，进食时吞咽疼痛；食管源性吞咽困难伴有轻重不一的疼痛，部位亦不确切，涉及胸骨后、剑突下、肩胛区、背部、肩部、颈部等处。如果进食酸性饮食或酒精，即刻引起疼痛，多见于食管炎症和溃疡；如进食过冷或过热饮食诱发疼痛，多为弥漫性食管痉挛。

5. 食物反流　进流质饮食立即反流至鼻腔及呛咳者，应考虑咽部神经肌肉病变；餐后较久才有反流，多为食管梗阻的近段有扩张或食管憩室内有潴留引起；贲门失弛缓反流物量常较多，常在夜间平卧位时出现，并引起呛咳。

6. 声音嘶哑　吞咽困难伴有声音嘶哑，应考虑食管癌引起的纵隔浸润侵及喉返神经；或主动脉瘤、纵隔肿瘤或纵隔淋巴结结核压迫喉返神经。

7. 呛咳　吞咽困难伴发呛咳，应考虑是否患有食管癌、贲门癌、贲门失弛缓症或食管憩室等疾病；呛咳较重者须考虑咽部神经肌肉病变或食管癌并发食管气管瘘。

（二）体格检查

体格检查时应注意患者的营养状况，有无消瘦、贫血，有无浅表淋巴结肿大、甲状腺肿大、颈部包块，有无口咽炎、溃疡或外伤，有无舌和软腭麻痹等，必要时做神经系统检查以确定与吞咽有关的脑神经（第Ⅸ、Ⅹ、Ⅻ对脑神经）功能有无障碍。

（三）辅助检查

1. X 线检查　胸部 X 线片可以了解有无肺部炎症、纵隔增大、主动脉瘤、左心房增大或心包积液。食管钡餐造影有助于鉴别机械性梗阻和动力性梗阻，腔内梗阻或食管外压迫。

2. 内镜检查　内镜检查可直接观察到病变部位、范围、形态，结合病理组织学检查可确定病变的良恶性，确定病变是黏膜内还是黏膜下，对食管癌、食管良性肿瘤、食管良性狭窄、食管异物、食管裂孔疝、食管结核、食管真菌感染等疾病具有鉴别诊断意义。

3. 超声内镜检查　可确定病变来自黏膜下还是食管外，并可确定恶性病变的浸润深度。

4. 食管测压检查　食管测压检查对判断食管的运动功能十分重要。对一些运动功能异常的疾病具有诊断价值。

5. CT 或 MRI 检查　有助于发现有无纵隔占位性病变，以及食管癌或贲门癌的浸润情况和淋巴结转移情况；头颈部 CT 或 MRI 还可发现颅内病变。

四、治疗

引起吞咽困难最常见的原因是各种食管疾病，其次是口咽部疾病、与吞咽有关的神经肌肉病变及某些全身性疾病，由于病因不同，因此治疗的措施也不尽相同，但总的原则是减轻或缓解症状，治疗原发病，预防并发症，提高生活质量。

（一）生活方式指导

有机械性梗阻的患者应进少渣食物或流质食物；有动力障碍性梗阻的患者应进食温热食物，避免不良刺激；有反流的患者应避免睡前进食，睡觉时抬高床头；口咽部吞咽困难，由于易引起气道吸入或鼻咽反流，患者宜进较稠食物，严重者需经胃管鼻饲。

（二）药物治疗

1. 动力药物　对反流性食管炎、系统性硬化病可应用多潘立酮、莫沙必利、伊托必利等促胃肠动力药物促进食管蠕动；对贲门失弛缓症、弥漫性食管痉挛等可选用硝酸异山梨酯（消心痛）10mg，每日 3 次，或硝苯地平（心痛定）10mg，每日 3 次，有助于改善症状；对重症肌无力可以用新斯的明 0.5mg，肌内注射，能迅速缓解症状。

2. 抑酸剂　对反流性食管炎及 Barrett 食管患者应用质子泵抑制剂（Proton pump inhibitor，PPI）或 H_2 受体拮抗剂，可降低反流物的酸度，有助于黏膜修复、症状缓解。

3. 其他　肿瘤患者应用化疗药物，可使部分患者肿瘤缩小，皮肌炎等风湿免疫性疾病应用糖皮质激素治疗可明显减轻吞咽困难等症状，严重贫血导致的吞咽困难应积极纠正贫血，贫血改善后，吞咽困难即可消除。

（三）内镜治疗

1. 食管扩张治疗　分为探条扩张、水囊扩张和气囊扩张等方法。前两者适用于机械性梗阻（如各种炎性狭窄等），后者适用于动力障碍性狭窄（如贲门失弛缓症等）。

2. 肉毒杆菌毒素注射　内镜直视下 LES 注射肉毒杆菌毒素治疗贲门失弛缓，有较好的近期疗效。

3. 食管支架　对失去手术机会的食管贲门恶性病变，置入食管支架可缓解梗阻症状，改善生活质量。对食管炎性狭窄、术后吻合口狭窄反复扩张效果不佳、合并食管、胸腔或气管、支气管瘘的患者以及反复扩张效果不好的贲门失弛缓症患者，置入食管支架，有助于病变的修复及巩固内镜扩张治疗的效果。

4. 内镜下食管息肉、黏膜下良性包块切除术 在内镜下采用氩气刀、高频电刀及激光等器械切除包块，一般适用于 <3cm 的包块，但如果包块未侵及外膜层，内镜下切除的指征不严格限于包块的大小。

（四）营养支持

鼻胃管适于短期（几周内）应用，根据患者的耐受程度，营养液可通过注射器注入，也可用泵持续滴注。经皮内镜下胃造瘘术能减少胃食管反流机会及鼻咽不适，可在家中管饲，操作简单、创伤小，临床应用甚广。

（五）手术治疗

主要用于食管癌或侵及外膜的间质瘤切除，对内镜扩张效果不佳和（或）支架治疗效果不佳的贲门失弛缓症及炎性狭窄的患者以及严重的食管酸碱烧伤患者，也可考虑手术解除梗阻。

（刘江凯）

第二节　恶心与呕吐

一、概述

恶心、呕吐是临床上最常见的症状之一。恶心是一种特殊的主观感觉，表现为胃部不适和胀满感，常为呕吐的前奏，多伴有流涎与反复的吞咽动作。呕吐是一种胃的反射性强力收缩，通过胃、食管、口腔、胸肌和腹肌等部位的协同作用，能迫使胃内容物由胃食管经口腔急速排出体外。恶心、呕吐可由多种迥然不同的疾病和病理生理机制引起。两者可或不相互伴随。

二、病因

引起恶心、呕吐的病因很广泛，包括多方面因素，几乎涉及各个系统。

1. 感染 急性病毒性胃肠炎、急性细菌性胃肠炎、急性病毒性肝炎、急性阑尾炎、胆囊炎、腹膜炎、急性输卵管炎、盆腔炎等。

2. 腹腔其他脏器疾病

（1）脏器疼痛：胰腺炎、胆石症、肾结石、肠缺血、卵巢扭转。

（2）胃肠道梗阻：幽门梗阻（胃溃疡病、胃癌、腔外肿物压迫）；十二指肠梗阻（十二指肠癌、胰腺癌），肠粘连、肠套叠、克罗恩病、肠结核、肠道肿瘤、肠蛔虫、肠扭转、肠系膜上动脉压迫综合征、输出袢综合征；胃肠动力障碍（糖尿病胃轻瘫、非糖尿病胃轻瘫）、假性肠梗阻（结缔组织病、糖尿病性肠神经病、肿瘤性肠神经病、淀粉样变等）。

3. 内分泌代谢性疾病 低钠血症、代谢性酸中毒、营养不良、维生素缺乏症、糖尿病酸中毒、甲状腺功能亢进、甲状腺功能低下、甲状旁腺功能亢进症、垂体功能低下、肾上腺功能低下、各种内分泌危象、尿毒症等。

4. 神经系统疾病　中枢神经系统感染（脑炎、脑膜炎）、脑瘤、脑供血不足、脑出血、颅脑外伤。

5. 药物等理化因素　麻醉剂、洋地黄类、化疗药物、抗生素、多巴胺受体激动剂、非菌体抗炎药、茶碱、酒精、放射线等。

6. 精神性呕吐　神经性多食、神经性厌食。

7. 前庭疾病　晕动症、梅尼埃征、内耳迷路炎。

8. 妊娠呕吐　妊娠剧吐、妊娠期急性脂肪肝。

9. 其他　心肺疾患（心肌梗死、肺梗死、高血压、急性肺部感染、肺心病）、泌尿系疾患（急性肾炎、急性肾盂肾炎、尿毒症）、周期性呕吐、术后恶心呕吐、青光眼等。

三、发病机制

恶心是人体一种神经精神活动，多种因素可引起恶心，如内脏器官疼痛、颅内高压、迷路刺激、某些精神因素等。恶心发生时，胃蠕动减弱或消失、排空延缓、十二指肠及近端空肠紧张性增加，出现逆蠕动，导致十二指肠内容物反流至胃内。恶心常是呕吐的前奏。

呕吐是一种复杂的病理生理反射过程。反射通路包括：

1. 信息传入　由自主神经传导（其中迷走神经纤维较交感神经纤维起的作用大）。

2. 呕吐反射中枢　目前认为中枢神经系统的两个区域与呕吐反射密切相关。一是延髓呕吐中枢；另一是化学感受器触发区（CTZ）。通常把内脏神经末梢传来的冲动引起的呕吐称为反射性呕吐，把 CTZ 受刺激后引起的呕吐称为中枢性呕吐。延髓呕吐中枢位于延髓外侧网状结构背外侧，迷走神经核附近。主要接受来自消化道和内脏神经、大脑皮质、前庭器官、视神经、痛觉感受器和 CTZ 的传入冲动。化学感受器触发区（CTZ）位于第四脑室底部的后极区，为双侧性区域，有密集多巴胺受体。多巴胺受体在 CTZ 对呕吐介导过程中起重要作用，因为应用阿扑吗啡、左旋多巴、溴隐亭等多巴胺受体激动剂可引起呕吐，而其拮抗剂、胃复安、吗丁啉等药物有止呕作用。化学感受器触发区的 5 - 羟色胺、去甲肾上腺素和氨基丁酸等神经递质也可能参与呕吐反射过程。CTZ 主要接受来自血液循环中的化学、药物等方面的呕吐刺激信号，并发出引起呕吐反应的神经冲动。但 CTZ 本身不能直接引起呕吐，必须在延髓呕吐中枢完整及其介导下才能引起呕吐，但两者的关系尚不明了。CTZ 位于血脑屏障之外，许多药物或代谢紊乱均可作用于 CTZ。药物的麻醉剂、化学药物、麦角衍生物类药物、吐根糖浆等及体内某些多肽物质如甲状腺激素释放激素、P 物质、血管紧张素、胃泌素、加压素、血管肠肽等均作用于 CTZ 引起恶心呕吐。此外，某些疾病如尿毒症、低氧血症、酮症酸中毒、放射病、晕动症等引起的恶心呕吐也与 CTZ 有关。

3. 传出神经　包括迷走神经、交感神经、体神经和脑神经。上述传出神经将呕吐信号传至各效应器官，引起恶心呕吐过程，呕吐开始时，幽门口关闭，胃内容物不能排到十二指肠。同时，贲门口松弛，贲门部上升，腹肌、膈肌和肋间肌收缩，胃内压及腹内压增高，下食管括约肌松弛，导致胃内容排出体外。

四、诊断

恶心呕吐的病因广泛，正确的诊断有赖于详尽的病史以及全面的体检和有针对性的实验室检查。

（一）病史

1. 呕吐的伴随症状　呕吐伴发热者，须注意急性感染；呕吐伴有不洁饮食或同食者集体发病者，应考虑食物或药物中毒；呕吐伴胸痛，常见于急性心肌梗死或急性肺梗死等。呕吐伴有腹痛者，常见于膜腔脏器炎症，梗阻和破裂。腹痛于呕吐后暂时缓解者，提示消化性溃疡、急性胃炎及胃肠道梗阻疾病。呕吐后腹痛不能缓解者，常见于胆管疾患、泌尿系统疾患、急性胰腺炎等。呕吐伴头痛，除考虑颅内高压的疾患外，还应考虑偏头痛、鼻炎、青光眼及屈光不正等疾病。呕吐伴眩晕，应考虑前庭、迷路疾病、基底椎动脉供血不足、小脑后下动脉供血不足以及某些药物（如氨基苷类抗生素）引起的颅神经损伤。

2. 呕吐的方式和特征　喷射性呕吐多见于颅内炎症、水肿出血、占位性病变，脑膜炎症粘连等所致颅内压增高，通常不伴有恶心。此外，青光眼和第Ⅷ对颅神经病变也可出现喷射性呕吐。呕吐不费力，餐后即发生，呕吐物量少，见于精神性呕吐。

应注意呕吐物的量、性状和气味等。呕吐物量大，且含有腐烂食物提示幽门梗阻，伴胃潴留、胃轻瘫及小肠上段梗阻等；呕吐物为咖啡样或血性，见于上消化道出血；含有未完全消化的食物则提示食管性呕吐（贲门失弛缓症、食管憩室、食管癌等）和见于神经性呕吐；含有胆汁者，常见于频繁剧烈呕吐，十二指肠乳头以下的十二指肠或小肠梗阻，胆囊炎，胆石症及胃大部切除术后等，有时见于妊娠剧吐、晕动症。呕吐物有酸臭味者，说明为胃内容物。有粪臭味提示小肠低位梗阻、麻痹性肠梗阻、结肠梗阻、回盲瓣关闭不全或胃结肠瘘等。

3. 呕吐和进食的时相关系　进食过程或进食后早期发生呕吐常见于幽门管溃疡或精神性呕吐；进食后期或积数餐后呕吐，见于幽门梗阻、肠梗阻、胃轻瘫或肠系膜上动脉压迫导致十二指肠壅积。晨间呕吐多见于妊娠呕吐，有时亦见于尿毒症、慢性酒精中毒和颅内高压症等。

4. 药物或放射线接触史　易引起呕吐的常用药物有抗生素、洋地黄、茶碱、化疗药物、麻醉剂、酒精等。深部射线治疗，镭照射治疗亦常引起恶心呕吐。

5. 其他　呕吐可为许多系统性疾病的表现之一，包括糖尿病、甲状腺功能亢进或低减，肾上腺功能低减等内分泌疾病；硬皮病等结缔组织病；脑供血不足、脑出血、脑瘤、脑膜炎、脑外伤等中枢神经疾病；尿毒症等肾脏疾病。

（二）体格检查

1. 一般情况　应注意神志、营养状态、脱水、循环衰竭、贫血及发热等。

2. 腹部伴症　应注意胃型、胃蠕动波、振水声等幽门梗阻表现；肠鸣音亢进、肠型等急性肠梗阻表现；腹肌紧张、压痛、反跳痛等急腹症表现，此外，还应注意有无腹部肿块，疝气等。

3. 其他　①眼部检查注意眼球震颤、眼压测定、眼底有无视神经盘水肿等；②有无病理反射及腹膜刺激征等。

（三）辅助检查

主要包括与炎症、内分泌代谢及水盐电解质代谢紊乱等有关的实验室检查。必要时可作CT、核磁共振、B超、胃镜等特殊检查以确定诊断。

五、鉴别诊断

1. 急性感染　急性胃肠炎有许多病因，常见有细菌感染、病毒感染，化学性和物理性刺激，过敏因素和应激因素作用等，其中急性非伤寒性沙门菌感染是呕吐的常见原因。急性胃肠炎所引起的呕吐常伴有发热、头痛、肌痛、腹痛、腹泻等。另外，恶心呕吐也是急性病毒性肝炎的前驱症状。某些病毒感染可引起流行性呕吐。其主要的临床特征有：突然出现频繁的恶心呕吐，多见于早晨发生，常伴有头晕、头痛、肌肉酸痛、出汗等。该病恢复较快，通常10天左右呕吐停止，但3周后有可能复发。

2. 脏器疼痛所致恶心呕吐　属反射性呕吐。如急性肠梗阻、胆管结石、输尿管结石、肠扭转、卵巢囊肿扭转等。急性内脏炎症（阑尾炎、胰腺炎、胆囊炎、憩室炎、腹膜炎、重症克罗恩病及溃疡性结肠炎等）常伴有恶心呕吐。患者多有相应的体征，如腹肌紧张、压痛、反跳痛、肠鸣音变化等。

实验室检查可见白细胞升高，有的患者血清淀粉酶升高（胰腺炎）或胆红素升高（胆石症）。

3. 机械性梗阻

（1）幽门梗阻：急性幽门管或十二指肠球部溃疡可使幽门充血水肿、括约肌痉挛引起幽门梗阻，表现为恶心、呕吐、腹痛。呕吐于进食早期（餐后3~4h后）发生，呕吐后腹痛缓解。经抗溃疡治疗及控制饮食后，恶心、呕吐症状可消失。慢性十二指肠溃疡瘢痕引起的幽门梗阻表现为进食后上腹部饱胀感，迟发性呕吐，呕吐物量大、酸臭、可含隔夜食物。上腹部可见扩张的胃型和蠕动波并可闻及振水声。胃窦幽门区晚期肿瘤也可引起幽门梗阻，表现为恶心呕吐、食欲缺乏、贫血、消瘦、乏力、上腹疼痛等。

（2）十二指肠压迫或狭窄：引起十二指肠狭窄的病变有十二指肠癌、克罗恩病、肠结核等，引起腔外压迫的疾病有胰头、胰体癌及肠系膜上动脉压迫综合征。这类呕吐的特点是餐后迟发性呕吐，伴有上腹部饱胀不适，有时伴有上腹部痉挛性疼痛，呕吐物中常含胆汁，呕吐后腹部症状迅速缓解。肠系膜上动脉压迫综合征，多发生于近期消瘦、卧床、脊柱前凸患者，前倾位或胸膝位时呕吐可消失；胃肠造影示十二指肠水平部中线右侧呈垂直性锐性截断，胃及近端十二指肠扩张，患者有时需作松解或短路手术。

（3）肠梗阻：肠腔的肿瘤、结核及克罗恩病等，或肠外粘连压迫均可引起肠道排空障碍，导致肠梗阻。常表现为：腹痛、腹胀、恶心呕吐和肛门停止排便排气。呕吐反复发作，较剧烈。早期呕吐为食物、胃液或胆汁，之后呕吐物呈棕色或浅绿色，晚期呈粪质样，带恶臭味。呕吐后腹痛常无明显减轻。检查可见肠型，压痛明显，可扪及包块、肠鸣音亢进。结合该部X线平片等检查，可做出诊断。

4. 内分泌或代谢性疾病　许多内分泌疾病可出现恶心呕吐，如胃轻瘫，结缔组织病性甲亢危象、甲低危象、垂体肾上腺危象、糖尿病酸中毒等。低钠血症可反射性地引起恶心呕吐。另外，恶心呕吐常出现于尿毒症的早期，伴有食欲减退、嗳气、腹泻等消化道症状。根据各种疾病的临床特征及辅助检查，可明确恶心呕吐的病因。

5. 药物性呕吐　药物是引起恶心、呕吐的最常见原因之一，药物或及其代谢产物，一方面可通过刺激 CTZ 受体（如多巴胺受体），由此产生冲动并传导至呕吐中枢而引起恶心呕吐。如化疗药物、麻醉药物、洋地黄类药物等；另一方面药物可刺激胃肠道，使胃肠道神经兴奋并发出冲动传入呕吐中枢，引起呕吐中枢兴奋，出现恶心呕吐。如部分化疗药物、非菌体抗炎药及某些抗生素等。

6. 中枢神经系统疾病　脑血管病、颈椎病及各种原因所致的颅内压增高均可引起恶心、呕吐。

（1）脑血管病：常见疾病有偏头痛和椎基底动脉供血不足。偏头痛可能与 5 - 羟色胺，缓激肽等血管活性物质引起血管运动障碍有关。常见的诱因有情绪激动、失眠、饮酒及过量吸烟等。主要临床表现为阵发性单侧头痛，呕吐常呈喷射状，呕吐胃内容物，呕吐后头痛可减轻，还伴有面色苍白、出冷汗、视觉改变及嗜睡等症状，应用麦角衍生物制剂可迅速缓解症状。椎基底动脉供血不足也可出现恶心呕吐，且有眩晕、视力障碍、共济失调、头痛、意识障碍等表现。

（2）颅内压增高：脑血管破裂或阻塞，中枢神经系统感染（如急性脑炎、脑膜炎）和颅内肿瘤均可引起颅内压增高而出现呕吐，其特点为呕吐前常无恶心或仅有轻微恶心、呕吐呈喷射状且与饮食无关，呕吐物多为胃内容物，常伴有剧烈头痛和不同程度的意识障碍，呕吐后头痛减轻不明显。脑血管病变常出现剧烈头痛、呕吐、意识障碍、偏瘫等；颅内感染者除头痛、呕吐外，还伴有畏寒、发热，严重者可出现神志、意识障碍。脑肿瘤的呕吐常在头痛剧烈时发生，呕吐后头痛可暂时减轻，常伴有不同程度颅神经损害的症状。

7. 妊娠呕吐　恶心呕吐是妊娠期最常见的临床表现之一，大约 50% ～ 90% 的妊娠妇女有恶心，25% ～ 55% 的孕妇出现呕吐。恶心呕吐常发生于妊娠的早期，于妊娠 15 周后消失。呕吐多见于早晨空腹时，常因睡眠紊乱、疲劳、情绪激动等情况而诱发。孕妇若为第一次怀孕时，更易出现呕吐。妊娠呕吐一般不引起水电解质平衡或营养障碍，也不危及孕妇和胎儿的安全和健康。约 3% ～ 5% 的妊娠妇女有妊娠剧吐，可引起严重的水电解质紊乱和酮症酸中毒。妊娠剧吐较易发生于多胎妊娠、葡萄胎及年轻而精神状态欠稳定的妇女。关于妊娠呕吐的发生机制目前尚不清楚，可能与内分泌因素和精神因素有关。

（刘江凯）

第三节　腹水

积聚于腹腔内的游离液体称为腹水。腹水达 500ml 时可用叩诊法证实，少量腹水可用超声检查确定。腹腔穿刺液的检查可把腹水的性质区分为漏出液、渗出液。其外观可分为浆液性、脓性、血性、乳糜性等。

一、病因

产生腹水的原因可分为全身性因素与局部因素。

1. 全身性因素　①低蛋白血症：血浆白蛋白低于 25g/L 时则易产生腹水。②水钠潴留：常见于心、肾功能不全，肝硬化伴继发性醛固酮增多症等。③内分泌异常：如肝硬化时抗利尿激素与醛固酮的灭活功能减低，致引起钠水潴留。

2. 局部因素　①门脉高压症：是肝硬化腹水形成的一个重要原因。②肝静脉或下腔静脉阻塞：如肝静脉血栓形成、下腔静脉受肿瘤压迫。③肝淋巴漏出增加：多参与肝硬化、重症肝炎的腹水形成。④腹膜炎症：如结核性腹膜炎、系统性红斑狼疮等引起的腹水。⑤腹膜肿瘤或腹腔内脏器肿瘤：各种腹腔内脏器肿瘤或转移瘤累及腹膜、腹膜间皮瘤等，此类腹水多为血性渗出液；⑥胸导管或乳糜池阻塞：腹水为乳糜，病因多为丝虫病，其次为肿瘤和结核。

引起腹水的原因见表5-2。

表5-2　腹水的原因

漏出性	门脉高压症：肝硬化、门静脉血栓形成、肝内浸润性变（癌、淋巴瘤）；
	低蛋白血症：肾病综合征、蛋白丢失性胃肠病、重度营养不良；
	体循环静脉淤血：右心功能不全、缩窄性心包炎等
	肝静脉或下腔静脉阻塞：Budd-Chiari综合征；下腔静脉阻塞综合征；Meigs综合征
渗出性	腹膜炎：结核性、化脓性、红斑狼疮性、嗜酸粒细胞性、急性胰腺炎性、恶性肿瘤、
	腹膜转移癌、腹膜间皮瘤、恶性淋巴瘤等

二、诊断

综合病史、体格检查及实验室检查诊断腹水的病因。一般来讲，肝硬化腹水、结核性腹膜炎与癌性腹水占腹水病因的95%左右。临床上可先根据腹水的性质（漏出性、渗出性），再结合其他临床表现与辅助检查，做出病因诊断。渗出液呈Rivalta反应阳性，比重>1.018，蛋白定量>25g/L，白细胞数>500×10^6/L。而漏出液则Rivalta反应阴性，比重<1.018，蛋白定量<25g/L，白细胞数<300×10^6/L。

1. 肝硬化　有病毒性肝炎、血吸虫病或长期酗酒史，体检发现黄疸、蜘蛛痣、肝掌、脾大，实验室检查有肝功能异常者支持肝硬化的诊断。当出现发热、腹痛、腹水增加迅速、肝功能损害加重时应注意有无合并原发性腹膜炎。此时腹水检查可介于漏出液与渗水液之间，但分叶核白细胞比例升高，细菌培养可阳性。

2. 结核性腹膜炎　青壮年多见，但不应忽略老年人。患者多有发热、盗汗、消瘦等结核中毒症状，腹部有压痛及柔韧感。腹水量少至中等，为渗出性，呈黄色，偶为血性，白细胞计数超过500×10^6/L，以淋巴细胞或单核细胞为主。腹水浓缩直接涂片找抗酸杆菌阳性率不高，培养或肠鼠接种可提高阳性率，但耗时久，临床价值不大。腹腔镜及腹膜活检有确诊价值。对高度怀疑本病而确诊有困难者，可行试验性抗结核治疗，有效者支持结核性腹膜炎的诊断。

3. 恶性肿瘤腹水　如肝癌、胃癌、肠癌、胰腺癌、卵巢癌、子宫癌、恶性淋巴瘤及腹膜间皮瘤等。腹水多为渗出性，常为血性，白细胞以淋巴或单核细胞为主。腹水离心后部分患者可找到癌细胞。有研究认为腹水中乳酸脱氢酶（LDH）活性较血清LDH活性高，腹水LDH/血清LDH大于1有助于癌性腹水的诊断。利用X线、内镜、超声、CT扫描等手段寻找原发病灶，可提高病因的确诊率。

4. 其他　如腹水伴有心悸、气短、颈静脉怒张、肝颈征阳性等症状体征应注意缩窄性心包炎的可能；腹水伴肝大、压痛、肝功能损害（也可正常）应注意肝静脉阻塞；腹水伴双下肢浮肿及静脉曲张、下腹壁静脉血流方向自下而上，应注意下腔静脉阻塞，下腔静脉造影可显示阻塞部位。年青女性出现少量渗出性腹水伴有发热、皮疹等系统损害，应注意系统性红斑狼疮。腹水伴血嗜酸粒细胞明显升高，同时腹水中也见大量嗜酸性粒细胞，应注意嗜酸粒细胞性腹膜炎。

三、治疗

明确病因、治疗原发病最为关键。在诊断未明确前，如腹水为漏出液，可先用利尿剂。一般不主张腹腔放液，除非大量腹水有明显压迫症状，患者不能忍受或影响心肺功能。每次放液不宜超过 2 000 ~ 3 000ml。

（刘江凯）

第四节 腹部包块

腹部包块（abdominal mass）为腹部常见体征之一，多数来源于腹腔内病变，少数来源于腹膜后器官，仅极少数来源于腹壁结构。

一、病因

腹内包块可分为炎症性、肿瘤性、梗阻性、先天性或其他类型，常见病因列于表 5 - 3，腹腔各部位包块常见疾病列于表 5 - 4。

表 5 - 3 腹部包块的常见病因

炎症性	肿瘤性	梗阻性	先天性	
肝脏	肝炎、肝脓肿、肝囊肿	肝癌	肝淤血	多囊肝、肝血管瘤
胆管	胆囊引液、积脓	胆囊癌	胆管梗阻	胆总管囊肿
胃十二指肠	穿通性溃疡	胃癌、肉瘤	幽门梗阻	
脾	疟疾、血吸虫病、伤寒、黑热病	造血系统恶性增生、白血病等	门静脉高压	游走脾
小肠	Crohn 病	小肠肿瘤	肠套叠、肠蛔虫症	
阑尾	阑尾周围脓肿	阑尾肿瘤、类癌		阑尾黏液囊肿
结肠、直肠	回盲部结核、血吸虫病、阿米巴病、Crohn 病、放线菌病、结肠憩室炎	结肠癌、直肠癌、肠道淋巴结肿大	乙状结肠扭转	乙状结肠囊肿
肠系膜、网膜、腹膜	腹膜结核、肠系膜淋巴结结核、肠系膜脂膜炎、腹腔脓肿（阑尾、盆腔、髂凹）	肠系膜淋巴瘤、转移癌	肠系膜囊肿、大网膜囊肿	
膀胱	膀胱挛缩（结核）	膀胱肿瘤	尿潴留、结石	巨大膀胱
卵巢、输卵管	盆腔结核	卵巢癌	卵巢囊肿	
子宫		子宫肌瘤、子宫癌		
胰腺	假性胰腺囊肿、脓肿	胰腺癌、胰腺腺瘤	胰腺囊肿	

炎症性	肿瘤性	梗阻性	先天性	
肾上腺、肾	肾结核、包虫囊肿	嗜铬细胞瘤、肾母细胞瘤、肾癌	肾盂积水	肾上腺囊肿、马蹄肾、多囊肾、肾下垂、游走肾
其他		脂肪瘤、畸胎瘤、淋巴肉瘤、交感神经母细胞瘤		

表5-4 腹腔各部位常见包块分类

右上腹部包块	肝脏肿大：病毒性肝炎、肝硬化、肝脓肿、肝病、肝囊肿、肝良性肿瘤
	胆囊包块：急性胆囊炎、胆囊结石，胆囊积血、积脓，先天性胆总管囊肿、胆囊癌、胆囊扭转、肝曲部结肠癌等
	胃部包块：胃癌及胃部其他良恶性肿瘤、先天性幽门梗阻
中上腹部包块	胰腺包块：胰腺假性囊肿、胰腺癌、胰岛细胞良恶性肿瘤及囊性肿瘤等
	肝左叶肿大：肿瘤、脓肿等
	肠系膜与网膜、淋巴结包块：网膜囊肿、肉瘤及淋巴结结核等
左上腹部包块	脾大、游走脾、胰腺肿瘤与胰腺囊肿、脾曲部结肠癌
左右侧腹部包块	肾肿大：如多囊肾，肾积水、积脓，肾恶性肿瘤、肾下垂、游走肾、嗜铬细胞瘤，升、降结肠癌
脐部	肠系膜淋巴结结核、肿瘤、横结肠肿瘤、小肠肿痛、腹主动脉瘤
右下腹部包块	阑尾周围脓肿、增生性回盲部结核、克罗恩病、盲肠癌、回盲部阿米巴性肉芽肿、阑尾类癌、阑尾部液囊肿、右侧卵巢肿瘤，右侧输卵管积液、积脓，斯-莱综合征
中下腹部包块	可见于子宫肿瘤、膀胱肿瘤、膀胱憩室
左下腹部包块	直肠、乙状结肠癌，溃疡性结肠炎，直肠、乙状结肠血吸虫病性肉芽肿，左侧卵巢肿瘤，左侧输卵管积液、积脓
广泛性、不定位性包块	结核性腹膜炎、腹膜转移癌、肠套叠、肠扭转、网膜或肠系膜的肿瘤等

二、临床表现

（一）症状

通常可有腹痛、腹胀、腹泻、呕吐、消瘦、消化道出血、贫血等症状，部分患者可无症状，在体检时发现。对腹部包块应了解起病时间、过程等特点和包块形成及变化。如历时一年以上，包块无改变多为良性，包块进行性增大多为恶性肿瘤。

（二）体征

1. 全身检查 应注意全身一般情况改变、发育营养情况，有无贫血、黄疸、出血倾向等。包括检查左锁骨上窝、腋窝淋巴结等浅表淋巴结。

2. 腹部检查 注意观察腹部的轮廓，是否有局限性隆起，对腹部包块的描述应包括位置、大小、数量、轮廓、质地、压痛、搏动及活动度等、边缘及是否有震颤等特征。应特别注意正常情况下充盈的膀胱、乙状结肠、妊娠的子宫或右肾与内脏下垂，可能被触及。

对任何腹部包块的检查，尤其是下腹部包块，都应在膀胱排空的情况下进行，重视直肠指检及腹股沟的检查。

（三）实验室及其他检查

1. 实验室检查　炎性包块时白细胞可升高；大便隐血试验阳性，包块可能为消化道肿瘤；尿中见蛋白、管型及红、白细胞常提示泌尿系统疾病；肝功能异常可提示肝炎、肝硬化或肝肿瘤；血尿胆红素增高提示肝胆胰病变；尿 5 - 羟吲哚乙酸升高提示消化道类癌；寄生虫抗原的免疫实验有助于包虫病及血吸虫病等的诊断。

2. 内镜　可发现来源于胃肠道的腹部包块，同时行活组织检查，从而鉴别包块的性质，对胃肠道肿瘤的分型也有帮助。

3. 影像学检查

（1）X 线：腹部平片可发现包块中有无钙化、结石及气液平面等。

胃肠钡剂造影或钡剂灌肠造影，除能区别包块是位于胃肠腔内还是胃肠腔外以外，尚可发现胃肠受压、移位或浸润等征象，还有助于推测包块的部位和性质。

排泄性或逆行性尿路造影可帮助了解包块与肾脏、输尿管和膀胱的关系。

经皮肝穿刺胆管造影（PTC）或内镜逆行胰胆管造影（ERCP），有助于了解包块的来源及与胆管、胰、十二指肠乳头间的关系。

选择性血管造影或数字减影血管造影（DSA）可明确腹部包块的位置、来源、性质、血管受侵情况等，并有助于腹部包块的定位。

（2）超声：超声检查对肝、胆、胰、脾、肾、盆腔包块和卵巢肿瘤、子宫肌瘤有较大价值。对诊断和区分均质和非均质的包块如囊肿、脓肿、肿瘤、血管瘤等有重要意义。彩色多普勒血流测定尚可以了解包块的血供，有助于对部位做出判断。

（3）超声内镜：有助于判断腹部肿瘤的大小、部位，特别对判定胃肠道恶性肿瘤的浸润深度、有无淋巴结转移等有较高价值，有助于肿瘤的临床分期、对手术切除的可能性及手术方式的选择有较大的帮助。

（4）CT：特别是增强 CT 可以详细、清晰地显示肝、胆、胰、脾、肾脏的形态和实质结构，可检出大部分原发性或转移性、良性或恶性肿瘤，诊断准确率可达到 90%。对囊性与实质性病变的鉴别、积液和钙化病灶的诊断均有重要意义。对胰腺肿瘤，CT 不仅可以直接检出胰腺的肿瘤大小，还可借胆管、胰管梗阻的间接征象予以诊断。CT 因不受含气脏器的干扰，故对胰腺、胆总管下端等病变的诊断较超声检查更优越。CT 对腹膜后肿瘤的定位和定性较普通 X 线摄片和超声有更高的准确性。但 CT 对囊肿、血肿、脓肿有时不易区分。

螺旋 CT 可进行图像的三维重建，质量高，能清楚显示包块和重要血管间的关系，有助于提高腹部包块的检出率、判断肿瘤的检出率及判断肿瘤的可切除性。

（5）MRI：特别是增强 MRI，可清楚显示包块的立体结构与周围脏器的空间关系。通过测量 T_1 值可区分恶性肿瘤与良性囊性包块和血管瘤。磁共振胰胆管造影（MRCP）可以显示胆胰管梗阻的部位、范围及原因。MRCP 在大多数情况下可代替 PTC、ERCP 或 PTC 与 ERCP 相结合的检查。

4. 细针穿刺细胞学检查　可及时获得包块的组织学来源，判断良恶性。

5. 腹腔镜检查　可直接观察腹腔内病变情况，能发现腹膜、肝表面 1 ~ 2mm 的转移灶。

6. 肿瘤标志物　常见的肿瘤标志物及意义见表 5 - 5。

表5-5 常见的肿瘤标志物及其意义

	肿瘤标志物	临床意义
肿瘤胚胎性抗原	甲胎蛋白（AFP）	肝癌、生殖细胞肿瘤
	癌胚抗原（CEA）	消化道肿瘤
	癌抗原125（CA125）	卵巢上皮癌
	糖链抗原19-9（CA19-9）	消化道肿瘤、胰腺癌
	胰腺肿瘤胎儿抗原（POA）	胰腺癌
激素	促肾上腺皮质激素（ACTH）	消化道肿瘤、肺小细胞癌
	绒毛膜促性腺激素（β-HCG）	恶性葡萄胎、睾丸癌
	甲状旁腺素（PHT）	肾腺瘤、肺鳞癌

三、诊断

首先确定有无包块（注意排除器官肿大、粪块、尿潴留等）

↓

确定包块的部位在腹腔内还是腹腔外

↓

了解包块的组织器官来源

↓

判断包块与周围脏器的关系

↓

判断包块的良恶性

（刘江凯）

第五节 黄疸

黄疸是指皮肤、巩膜与黏膜因胆红素沉着而引起的黄染。正常血清总胆红素浓度为1.7~17.1μmol/L，其中直接胆红素低于3.7μmol/L。当总胆红素浓度超过34μmol/L时，临床上即可出现黄疸。如血清胆红素浓度超过正常范围而肉眼看不见黄疸时，称为隐性黄疸。

在黄疸的诊断中，首先应与假性黄疸鉴别。当摄入过量的胡萝卜素（如胡萝卜、柑橘、木瓜、南瓜等）或肝脏有病变致使胡萝卜素转化为维生素A的过程发生障碍，使血中胡萝卜素增高和皮肤发黄，或服用大剂量米帕林也可使皮肤发黄，但均无血清胆红素浓度的增高，可与真性黄疸鉴别。

一、病因分类

可分为溶血性黄疸、肝细胞性黄疸、胆汁淤积性黄疸和先天性黄疸，以前三者多见。

二、诊断步骤

（一）溶血性黄疸、肝细胞性黄疸与胆汁淤积性黄疸的鉴别

分清黄疸的基本类型是黄疸鉴别的首要步骤。三者在实验室检查的鉴别参见表5-6。

表5－6　溶血性、肝细胞性与胆汁淤积性黄疸在实验室检查鉴别

	溶血性黄疸	肝细胞性黄疸	胆汁淤积性黄疸
非结合胆红素	明显增加	中度增加	轻或中度增加
结合胆红素	轻度增加	中度增加	明显增加
结合胆红素/总胆红素	<20%	>35%	>60%
尿胆红素	－ －	＋ ＋	＋ ＋ ＋
尿胆原	明显增加	增加	减少或消失
转氨酶活性	轻度增加	明显增加	增加
血碱性磷酸酶	正常	增加	明显增加
血总胆固醇	正常	正常或减少	明显增加

（二）溶血性黄疸的病因与特点

1. 病因　凡能引起红细胞大量破坏而产生溶血现象的疾病，都能发生溶血性黄疸：①先天性溶血性贫血，如遗传性球形红细胞增多症、血红蛋白病等。②后天性获得性溶血性贫血，如自身免疫性贫血、异型输血后溶血、新生儿溶血症、遗传性葡萄糖－6－磷酸脱氢酶缺乏、恶性疟疾、药物及蛇毒引起的溶血等。

2. 溶血性黄疸的特征　可出现寒战、发热、腰痛部疼痛等急性溶血性的临床表现；①黄疸一般为轻度，呈柠檬色。②皮肤无瘙痒。③血清总胆红素升高，一般不超过85μmol/L，以间接胆红素为主，尿中尿胆原增加，尿胆红素阴性。④有不同程度的贫血表现，周围血网织红细胞增多，骨髓检查可见红细胞系统增生活跃，血清铁及尿内含铁血黄素增加。

3. 溶血性黄疸的病因鉴别诊断　主要依赖血液学检查，如在遗传性球形红细胞增多症，有红细胞脆性增加；地中海贫血时则红细胞脆性减低，血红蛋白电泳出现异常；抗人球蛋白试验（coombs试验）在自体免疫性溶血性贫血及新生儿溶血性贫血时呈阳性反应。

（三）肝细胞性黄疸的病因与特点

1. 病因　各种原因引起的肝细胞破坏，均可因肝细胞摄取、结合和排泄胆红素能力障碍，血中非结合胆红素与结合胆红素浓度升高而发生黄疸。常见病因有急性和慢性病毒性肝炎、肝硬化、肝癌；急性传染病如钩端螺旋体病、伤寒；败血症；化学药品和药物中毒，如乙醇、异烟肼、利福平、6－巯基嘌呤等。

2. 肝细胞性黄疸的特点　①皮肤和黏膜呈浅黄至深金黄色。②血中结合胆红素与非结合胆红素均升高。③尿中胆红素阳性，尿胆原尿中排出量也可增多。④血清转氨酶明显增高。⑤患者的消化道症状明显，如恶心、呕吐、胃纳下降、厌油腻、乏力等，严重者伴有出血倾向。

3. 肝细胞性黄疸的病因鉴别诊断

（1）病史：损害肝功能药物的使用史、长期烈性酒酗酒史、病毒性肝炎史或与现症患者的密切接触史有助于提示病因。

（2）病原学检查：如各型肝炎病毒标记物检测，黄疸型传染性单核细胞增多症的嗜异性凝集反应，钩端螺旋体病的血清凝集溶解试验与补体结合试验均有助于病原学检查。

（3）器械检查：B超检查、CT扫描、磁共振成像等检查有助于肝内占位性病变的诊断；

内镜或 X 线吞钡检查如发现食管或胃底静脉曲张，有助于诊断肝硬化。

（四）胆汁淤积性黄疸的病因和特点

1. 病因　可分为肝外阻塞、肝内阻塞和肝内胆汁淤积性黄疸三种。

（1）肝外阻塞性胆汁淤积：引起胆总管内阻塞的有胆石症、胆管蛔虫、胆管壁炎症、癌肿浸润、手术后胆管狭窄等；胆管外阻塞的有壶腹周围癌、胰头癌、肝癌、肝门或胆总管周围淋巴结因癌肿转移性肿大而压迫胆管。

（2）肝内阻塞性胆汁淤积：包括肝内泥沙样结石、华支睾吸虫病、硬化性胆管炎、原发性肝癌侵犯肝内胆管或形成癌栓等。

（3）肝内胆汁淤积：如病毒性肝炎、药物性肝损害（如氯丙嗪、甲睾酮和口服避孕药等所致）、妊娠期特发性黄疸和原发性胆汁性肝硬化等。

2. 胆汁淤积性黄疸的特点　①皮肤呈暗黄、黄绿或绿褐色，多有瘙痒。②血清胆红素增高，以结合胆红素增高为主。③尿胆红素阳性，尿胆原减少或缺如。④血清胆固醇、碱性磷酸酶、γ – 谷氨酰转肽酶升高。

3. 胆汁淤积性黄疸的病因鉴别诊断

（1）病史：反复的胆绞痛史、疼痛发作时伴寒战、发热、黄疸提示胆管结石合并感染；无痛性进行性黄疸，伴纳差、消瘦提示胰头癌的可能；应用氯丙嗪、甲睾酮、避孕药后出现的淤积性黄疸应注意药物性肝损害；发生于中年妇女的长期持续性黄疸、伴有瘙痒及免疫系统功能紊乱者提示原发性胆汁淤积性肝硬化。

（2）实验室检查：粪或十二指肠引流液发现华支睾吸虫卵提示华支睾吸虫感染；血甲胎蛋白浓度升高提示原发性肝细胞肝癌；血 IgM 增高、线粒体抗体阳性提示原发性胆汁淤积性肝硬化。

（3）器械检查：超声波检查：对肝外胆管阻塞引起的黄疸与肝内胆汁淤积的鉴别有帮助，前者可见胆总管和肝内胆管扩张，而且对肝外胆管阻塞的病变部位与性质也有诊断价值。

X 线检查：胃肠钡餐、十二指肠低张造影对胰头癌有诊断价值，可见十二指肠肠曲增宽或十二指肠降部充盈缺损。逆行胰胆管造影（ERCP）能诊断阻塞部位，对胆管结石胰腺癌等有诊断价值。经皮肝穿刺胆管造影（PTC）能清楚显示肝内、外整个胆管系统，可区分肝外胆管阻塞与肝内胆汁淤积性黄疸。CT 能显示肝脏、胆管与胰腺等脏器的图像，对肝胆和胰腺疾病引起黄疸的鉴别有重要价值。

（五）先天性非溶血性黄疸

指肝细胞对胆红素的摄取、结合及排泄有先天性缺陷所致的黄疸。临床上较少见，可发生于出生至成年期，以青年多见。

1. Gilbert 综合征　多发生于青年男性，系由于肝细胞对胆红素的摄取障碍或肝细胞内葡萄糖醛酸转移酶的活力降低所致。其特点是：血中非结合胆红素增高；慢性间歇性轻度黄疸，可有家族史，全身情况好；肝功能试验正常，胆囊显影良好；肝活组织检查无异常。

2. Dubin – Johnson 综合征　由于肝细胞对结合胆红素的排泄障碍所致。其特点是：多发生于青少年，可有家族史；血中以结合胆红素增高为主；口服胆囊造影不显影；腹腔镜检查肝脏外观呈绿色，肝活组织检查可见肝细胞内有特异的棕褐色颗粒，有确诊价值。

3. Rotor 综合征 系由于肝细胞摄取游离胆红素和排泄结合胆红素先天性缺陷所致。其特点是：血中结合胆红素增高；胆囊显影良好，少数不显影；肝组织无异常色素，小叶结构基本正常。

4. Crigler - Najjar 综合征 病因是肝组织缺乏葡萄糖醛酸转移酶，不能形成结合胆红素。血中非结合胆红素大量增加，常引起新生儿核黄疸，预后很差，较少生存至成年。

三、治疗

根据病因治疗。

（刘国通）

第六节 便秘

健康人排便习惯多为1d 1～2 次或 1～2d 1 次，粪便多为成形或为软便，少数健康人的排便次数可达每日 3 次，或 3d 1 次，粪便可呈半成形或呈腊肠样硬便。便秘（Constipation）是指排大便困难、粪便干结、次数减少或便不尽感。便秘是临床上常见的症状，发病率为 3.6%～12.9%，女性多于男性，男女之比为 1:1.77～1:4.59，随着年龄的增长，发病率明显增高。便秘多长期存在，严重时影响患者的生活质量。由于排便的机制极其复杂，从产生便意到排便的过程中任何一个环节的障碍均可引起便秘，因此便秘的病因多种多样，但临床上以肠道疾病最常见，同时应慎重排除其他病因。

一、病因和发病机制

（一）排便生理

排便生理包括产生便意和排便动作两个过程。随着结肠的运动，粪便被逐渐推向结肠远段，到达直肠。直肠被充盈时，肛门内括约肌松弛，肛门外括约肌收缩，称为直肠肛门抑制反射。直肠壁受压力刺激并超过阈值时产生便意。睡醒及餐后，结肠的动作电位活动增强，更容易引发便意。这种神经冲动沿盆神经传至腰骶部脊髓的排便中枢，再上传到丘脑达大脑皮质。若条件允许排便，则耻骨直肠肌、肛门内括约肌和肛门外括约肌均松弛，两侧肛提肌收缩，盆底下降，腹肌和膈肌也协调收缩，腹压增高，促使粪便排出。

（二）便秘的病因

以上排便生理过程中任何一个环节的障碍均可引起便秘，病因主要包括肠道病变、全身性疾病和神经系统病变（表5－7）。此外，还有些患者便秘原因不清，治疗困难，又称为原发性便秘、慢性特发性或难治性便秘。

表 5－7 便秘的病因

肠道	结肠梗阻：腔外（肿瘤、扭转、疝、直肠脱垂）、腔内（肿瘤、狭窄）
	结肠肌肉功能障碍：肠易激综合征、憩室病
	肛门狭窄/功能障碍
	其他：溃疡病、结肠冗长、纤维摄入及饮水不足

全身性	代谢性：糖尿病酮症、卟啉病、淀粉样变性、尿毒症、低钾血症
	内分泌：全垂体功能减退症、甲状腺功能减退症、甲状腺功能亢进症合并高钙血症、肠源性高血糖素过多、嗜铬细胞瘤
	肌肉：进行性系统性硬化病、皮肌炎、肌强直性营养不良
	药物：止痛剂、麻醉剂、抗胆碱能药、抗抑郁药、降压药等
神经病变	周围神经：Hirschsprung 病、肠壁神经节细胞减少或缺如、神经节瘤病、自主神经病
	中枢神经：肠易激综合征、脑血管意外、大脑肿瘤、帕金森病、脊髓创伤、多发性硬化、马尾肿瘤、脑脊膜膨出、精神/人为性因素

二、诊断

首先明确有无便秘，其次明确便秘的原因。便秘的原因多种多样，首先应除外有无器质性疾病，尤其是有报警症状时，如便血、消瘦、贫血等。因此，采集病史时应详细询问，包括病程的长短、发生的缓急、饮食习惯、食物的质和量、排便习惯、是否服用引起便秘的药物、有无腹部手术史、工作是否过度紧张、个性及情绪，有无腹痛、便血、贫血等伴随症状。体格检查时，常可触及存留在乙状结肠内的粪块，需与结肠肿瘤、结肠痉挛相鉴别。肛门指检可为诊断提供重要线索，如发现直肠肿瘤、肛门狭窄、内痔、肛裂等，根据病史及查体的结果，确定是否需要进行其他诊断性检查。

（一）结肠、直肠的结构检查

1. 内镜　可直观地检查直肠、结肠有无肿瘤、憩室、炎症、狭窄等。必要时取活组织病理检查，可帮助确诊。

2. 钡剂灌肠　可了解直肠、结肠的结构，发现巨结肠和巨直肠。

3. 腹部平片　能显示肠腔扩张、粪便存留和气液平面。

（二）结肠、直肠的功能检查

对肠道解剖结构无异常，病程达 6 个月以上，一般治疗无效的严重便秘患者，可进一步做运动功能检查。

1. 胃肠通过时间（GITT）测定　口服不同形态的不透 X 线标志物，定时摄片，可测算胃肠通过时间和结肠通过时间，有助于判断便秘的部位和机制，将便秘区分为慢通过便秘、排出道阻滞性便秘和通过正常的便秘，对后 2 种情况，可安排有关直肠肛门功能检查。

2. 肛门直肠测压检查　采用灌注或气囊法进行测定，可测定肛门内括约肌和肛门外括约肌的功能。痉挛性盆底综合征患者在排便时，肛门外括约肌、耻骨直肠肌及肛提肌不松弛。Hirschsprung 病时，肛门直肠抑制反射明显减弱或消失。

3. 其他　包括肛门括约肌、直肠壁的感觉检查，肌电记录及直肠排便摄片检查等。

（三）其他相关检查

在询问病史及查体时，还应注意有无可引起便秘的全身性疾病或神经病变的线索，如发现异常，则安排相应的检查以明确诊断。

三、治疗

应采取主动的综合措施和整体治疗，注意引起便秘的病理生理及其可能的环节，合理应用通便药。治疗措施包括：

（1）治疗原发病和伴随疾病。

（2）改变生活方式，使其符合胃肠道通过和排便生理：膳食纤维本身不被吸收，能使粪便膨胀，刺激结肠运动，因此对膳食纤维摄取少的便秘患者，通过增加膳食纤维可能有效缓解便秘。含膳食纤维多的食物有麦麸、水果、蔬菜、大豆等。对有粪便嵌塞的患者，应先排出粪便，再补充膳食纤维。

（3）定时排便，建立正常排便反射：定时排便能防止粪便堆积，这对于有粪便嵌塞的患者尤其重要，需注意训练前先清肠。另外，要及时抓住排便的最佳时机，清晨醒来和餐后，结肠推进性收缩增加，有助于排便。因此，应鼓励、训练患者醒来和餐后排便，使患者逐渐恢复正常的排便习惯。

（4）适当选用通便药，避免滥用造成药物依赖甚至加重便秘：容积性泻剂能起到膳食纤维的作用，使粪便膨胀，刺激结肠运动，以利于排便。高渗性泻剂，包括聚乙烯乙二醇、乳果糖、山梨醇及高渗电解质液等，由于高渗透性，使肠腔内保留足够的水分，软化粪便，并刺激直肠产生便意，以利于排便。刺激性泻剂，如蓖麻油、蒽醌类药物、酚酞等，能刺激肠蠕动，增加肠动力，减少吸收，这些药物多在肝脏代谢，长期服用可引起结肠黑便病，反而加重便秘。润滑性泻剂，如液状石蜡能软化粪便，可口服或灌肠。

（5）尽可能避免药物因素，减少药物引起便秘。

（6）手术治疗：对 Hirschsprung 病，手术治疗可取得显著疗效。对顽固性慢通过性便秘，可考虑手术切除无动力的结肠，但应严格掌握手术适应证，必须具备以下几点：①有明确的结肠无张力的证据；②无出口梗阻的表现，不能以单项检查确诊出口梗阻性便秘；③肛管收缩有足够的张力；④患者无明显焦虑、抑郁及其他精神异常；⑤无肠易激综合征等弥漫性肠道运动的证据；⑥发病时间足够长，对发病时间短的或轻型患者，首选保守治疗，长期保守治疗无效才考虑手术治疗。

四、Hirschsprung 病（先天性巨结肠）

先天性巨结肠是由于胚胎时期肠管肌层副交感神经细胞白头端向尾端迁移过程中出现障碍所致。由于无神经节细胞的肠管无正常的肠蠕动波，因此对扩张反应表现为整体收缩，从而导致功能性肠梗阻。1888 年 Hirschsprung 系统描述该病以"结肠扩张与肥大引起新生儿便秘"为特征，因此国际上命名该病为 Hirschsprung 病，翻译为无神经节性巨结肠、肠无神经节症等。

发病率：性别差异很大，男女比为 3∶1 ~ 4∶1。5% ~ 10% 的病例有家族史，以女性患者为甚。临床分型：神经细胞的缺如总是起始于肛门，而以不同的距离终止于近端肠管。临床上按照无神经节细胞肠管延伸的范围分为五型。①短段型：肠无神经节症仅累及直肠末端，约占该病的 10%；②普通型：病变累及乙状结肠，约占 75%；③长段型：病变累及降结肠以上，约占 10%；④全结肠型：全结肠及部分末段回肠受累，约占 5%；⑤全肠无神经节细胞症：罕见。

病理生理：正常肠管的运动是由肌间神经丛的神经节细胞支配，并与副交感神经纤维即节后胆碱能神经元相连接形成肌间 Auerbach 神经丛，自主地发动和调节肠管蠕动。本病的无神经节细胞肠管的肠壁肌间神经丛和黏膜下神经丛的神经节细胞缺如，丧失了对副交感神经的调节，直肠环肌不断地受副交感神经兴奋影响，经常呈痉挛状态；同时副交感神经纤维增生，释放乙酰胆碱增多，胆碱酯酶活性增强，导致肠管呈持续痉挛状态。临床上表现为功能性肠梗阻症状。

（一）诊断

1. 临床表现

（1）胎粪排出延迟：约90%病例出生后24h内无胎粪排出或仅排出极少量，2～3d后方排出少量胎粪，严重者甚至延迟至生后10d以上，因而出现肠梗阻症状，当胎粪排出后症状多能缓解。

（2）便秘、腹胀：经常出现慢性便秘或间歇性便秘，继之出现进行性腹胀、食欲不振、腹泻、乏力、生长发育不良等。

（3）呕吐：约60%病例出现胆汁性呕吐，其严重程度与便秘和腹胀程度成正比。临床上所见病变肠管越短，腹胀、呕吐等症状越明显。

2. 辅助检查

（1）肛门检查：对短段型，肛门指诊可探及直肠内括约肌痉挛和直肠壶腹部的空虚感；对普通型，食指可达到移行区而感到有一缩窄环。指检同时可激发排便反射，当手指退出时，有大量粪便和气体随手指呈喷射状排出。对长段型，可用肛管检查，当肛管顶端进入扩张肠段后同样有大量稀便和气体由肛管溢出。

（2）影像学检查：①腹部 X 线平片，为新生儿肠梗阻的常规检查，显示广泛的肠腔扩张、胀气，有液平面及呈弧形扩张的肠袢，直肠内多数不充气。②钡剂灌肠 X 线片是目前最常用的方法，可观察到肛管、直肠、乙状结肠及各段结肠的形态及蠕动。通常无神经节肠管呈痉挛状，其结肠袋袋形消失，变平直，无蠕动，有时因不规则异常的肠蠕动波而呈锯齿状；扩张段肠腔扩大，袋形消失，蠕动减弱；移行段多呈猪尾状，蠕动到此消失。在24～48d后重拍腹部正位 X 线片，可见肠道钡剂滞留，这种延迟拍片比最初检查时更能清楚显示移行段及异常的不规则蠕动波。

（3）直肠内测压检查：正常小儿直肠扩张时，内括约肌表现为松弛现象。因此，当安置双腔测压管于齿状线上方5～6cm处扩张气囊时，可看到肛门管的收缩波，2～3s后，即见内括约肌压力下降现象，然后慢慢恢复到基线。巨结肠患儿当直肠扩张时并不出现内括约肌压力下降，反而表现为明显的收缩压力增高。但是由于新生儿的直肠内括约肌反射尚未建立，因此除了年长患儿外，这种检查很少应用。

（4）直肠活检：是最准确的确诊方法。正常的直肠壁内，副交感神经纤维细而少，胆碱酯酶活性低。先天性巨结肠症直肠壁内，无髓的副交感神经纤维释放乙酰胆碱酯酶增多，活性增强，副交感神经纤维增多并变粗，直肠活检表现为黏膜及黏膜下 Meissner 神经丛、肌间 Auerbach 神经丛内特征性的神经节细胞缺如及神经干增生。

（二）鉴别诊断

首先应与先天性肛门、直肠闭锁和狭窄，以及新生儿器质性肠梗阻等相鉴别。此外，尚需与下列疾病进行鉴别：

（1）胎粪塞综合征或胎粪性肠梗阻：多发生在未成熟儿，由于胎粪过于黏稠而填塞直肠下端。表现为胎粪排出延迟、腹胀，但很少呕吐。通过开塞露诱导或温盐水灌肠排出胎粪后，粪便即可自行排泄，不遗留任何后遗症状。

（2）特发性便秘：其症状与先天性巨结肠相似，但较轻缓，并常有污粪表现，而先天性巨结肠患儿的便秘无污粪表现。病理切片检查，肠壁的神经组织完全正常。

（3）内分泌巨结肠：多见于甲状腺功能减退等疾病，应用甲状腺素等治疗可以改善便秘。

（4）高镁血症、低钙血症、低钾血症等。

（三）治疗

婴幼儿先天性巨结肠病情变化很多，如不及时治疗，婴儿期有 80% 的患儿将因并发非细菌性非病毒性小肠结肠炎而死亡。目前建议在新生儿期即开展巨结肠根治手术。

新生儿期便秘首先进行肛门检查，在排除肛门狭窄等导致的器质性便秘后，进行温盐水低压灌肠，严重时留置肛管持续排出结肠内的积气、积液，缓解便秘导致的腹胀。

手术的主要原则：切除大部或全部无神经节肠管，保留其周围支配盆腔器官的神经，在齿状线上 0.5cm 处行有神经节肠管与直肠吻合术。术前必须进行充分的肠道准备，包括至少 2 周的每日温盐水低压灌肠、口服甲硝唑和庆大霉素肠道杀菌、术前 1d 清洁灌肠等。传统的手术均通过下腹部切开进行，近年来，经腹腔镜途径成为一种新的可供选择的方法。单纯经肛门黏膜切除术仅适用于短段型巨结肠，对于全结肠病变的患者，需行回肠造瘘术。

（刘国通）

第七节　消化道出血

消化道出血（Gastrointestinal bleeding）是临床常见的症状。根据出血部位分为上消化道出血和下消化道出血。上消化道出血是指屈氏韧带以上的食管、胃、十二指肠和胰胆等病变引起的出血；胃空肠吻合术后的空肠上段病变所致出血亦属此范围。屈氏韧带以下的肠道出血称为下消化道出血。临床根据失血量与速度将消化道出血分为慢性隐性出血、慢性显性出血和急性出血。80% 的上消化道出血具有自限性，急性大量出血死亡率约占 10%；主要是持续性出血和反复出血者；60 岁以上患者出血死亡率占 30%～50%；而下消化道出血死亡率一般不超过 5%。

一、病因和分类

消化道出血可因消化道本身的炎症、机械性损伤、血管病变、肿瘤等因素引起，也可因邻近器官的病变和全身性疾病累及消化道所致。现按消化道解剖位置分述如下。

（一）上消化道出血的病因

临床上最常见的出血病因是消化性溃疡、食管胃底静脉曲张破裂、急性糜烂出血性胃炎、胃癌，这些病因占上消化道出血的 80%～90%。

（1）食管疾病：食管炎（反流性食管炎、食管憩室炎）、食管溃疡、食管肿瘤、食管贲门黏膜撕裂综合征、食道裂孔疝；器械检查或异物引起的损伤、放射性损伤、强酸和强碱引起的化学性损伤。

（2）胃、十二指肠疾病：消化性溃疡、急慢性胃炎（包括药物性胃炎）、胃黏膜脱垂、胃癌、急性胃扩张、十二指肠炎、残胃炎、残胃溃疡或癌、淋巴瘤、胃肠道间质瘤、息肉、血管瘤、神经纤维瘤、膈疝、胃扭转、憩室炎、钩虫病、杜氏病（Dieulafoy lesion）以及内镜诊断、治疗操作后引起的损伤。

（3）胃肠吻合术后的空肠溃疡和吻合口溃疡。

（4）门静脉高压、食管胃底静脉曲张破裂出血、门脉高压性胃病、门静脉阻塞、肝静脉阻塞（Budd - Chiari 综合征）。

（5）上消化道邻近器官或组织的疾病

1）胆道出血：胆管或胆囊结石、胆道蛔虫症、胆囊或胆管癌、肝癌、肝脓肿或肝血管病变破裂出血，由十二指肠乳头部流入肠道。

2）胰腺疾病累及十二指肠：胰腺脓肿、胰腺囊肿出血破裂、重症胰腺炎、胰腺癌等。

3）胸或腹主动脉瘤破入消化道。

4）纵隔肿瘤或脓肿破入食管。

（6）全身性疾病所致消化道出血

1）血液病：白血病、再生障碍性贫血、血友病、血小板减少性紫癜等。

2）尿毒症。

3）结缔组织病：血管炎、系统性红斑狼疮、结节性多动脉炎等。

4）应激：严重感染、手术、创伤、休克、肾上腺糖皮质激素治疗及某些疾病如脑血管意外、肺源性心脏病、重症心力衰竭等引起的应激性溃疡和急性糜烂出血性胃炎等。

5）急性感染性疾病：流行性出血热、钩端螺旋体病、败血症。

（二）下消化道出血病因

据国内资料分析，引起下消化道出血的最常见病因主要为大肠癌和大肠息肉，其次是肠道炎症性疾病和血管病变，憩室引起的出血少见。近年来，血管病变作为下消化道出血病因的比例在上升。在西方国家，消化道憩室和血管病变是下消化道出血最常见病因，其次是结肠肿瘤和炎症性肠病。

1. 肛管疾病　痔、肛裂、肛瘘。

2. 直肠疾病　直肠的损伤、非特异性直肠炎、直肠肿瘤、邻近恶性肿瘤或脓肿侵入直肠。

3. 结肠疾病　细菌性痢疾、阿米巴痢疾、溃疡性结肠炎、憩室、血管畸形、结肠息肉、结肠肿瘤等。

4. 小肠疾病　40 岁以下的患者以小肠肿瘤，Meckel 憩室，杜氏病、克罗恩病多发。40 岁以上者多见于血管畸形，非甾体类抗炎药物（Non - steroidal anti - inflammatorydrugs，NSAIDs）相关的小肠疾病。急性出血坏死性肠炎、肠套叠、肠扭转也可引起消化道出血。

二、临床表现

消化道出血的临床表现取决于出血病变的性质、部位、失血量与速度，与患者的年龄、心肾功能等全身情况也有关。

（一）呕血、黑便和便血

呕血、黑便和便血是消化道出血特征性临床表现。上消化道急性大量出血多数表现为呕血，如出血后血液在胃内潴留，因经胃酸作用变成酸性血红蛋白而呈咖啡色；如出血速度快而出血量多，呕血的颜色呈鲜红色。小量出血则表现为大便隐血试验阳性。黑便或柏油样便是血红蛋白的铁经肠内硫化物作用形成硫化铁所致，常提示上消化道出血。但如十二指肠部位病变的出血速度过快时，在肠道停留时间短，大便颜色会变成紫红色。右半结肠出血时，大便颜色为暗红色；左半结肠及直肠出血，大便颜色为鲜红色。在空回肠及右半结肠病变引起小量渗血时，也可有黑便。

（二）失血性周围循环衰竭

消化道出血因失血量过大，出血速度过快，出血不止可致急性周围循环衰竭，临床上可出现头昏、乏力、心悸、冷汗、黑蒙或晕厥；皮肤灰白、湿冷；体表静脉瘪陷；脉搏细弱、心率加快、血压下降，甚至休克，同时进一步可出现精神萎靡、烦躁不安，甚至反应迟钝、意识模糊。老年人器官储备功能低下，即使出血量不大，也可引起多器官功能衰竭。

（三）贫血

慢性消化道出血可能仅在常规体检中发现有原因不明的缺铁性贫血。较严重的慢性消化道出血患者可能出现贫血相关临床表现，如：疲乏困倦、活动后心悸头昏、皮肤黏膜、甲床苍白等。急性大出血后早期因有周围血管收缩与红细胞重新分布等生理调节，血红蛋白、红细胞和血细胞比容的数值可无变化。此后，大量组织液渗入血管内以补充失去的血浆容量，血红蛋白和红细胞因稀释而数值降低。这种补偿作用一般在出血后数小时至数日内完成，平均出血后32h，血红蛋白可稀释到最大限度。失血会刺激造血系统，血细胞增殖活跃，外周血网织细胞增多。

（四）氮质血症

可分为肠源性、肾性和肾前性氮质血症三种。肠源性氮质血症指在大量上消化道出血后，血液蛋白的分解产物在肠道被吸收，以致血中氮质升高。肾前性氮质血症是由于失血性周围循环衰竭造成肾血流暂时性减少，肾小球滤过率和肾排泄功能降低，以致氮质潴留。在纠正低血压、休克后，血中尿素氮可迅速降至正常。肾性氮质血症是由于严重而持久的休克造成肾小管坏死（急性肾衰竭），或失血更加重了原有肾病的肾损害，临床上可出现尿少或无尿。

（五）发热

大量出血后，多数患者在24h内常出现低热，可持续数日。可能由于血容量减少、贫血、周围循环衰竭、血分解蛋白的吸收等因素导致体温调节中枢的功能障碍。同时要注意寻找其他因素，如合并其他部位感染。

三、诊断

（一）临床表现

1. 消化道出血的识别　一般情况下呕血和黑便常提示有消化道出血，但在某些特定情况下应注意鉴别。首先应与鼻出血、拔牙或扁桃体切除而咽下血液所致者加以区别。也需与肺结核、支气管扩张、支气管肺癌、二尖瓣狭窄所致的咯血相区别。此外，口服动物血液、骨炭、铋剂和某些中药也可引起大便发黑，应注意鉴别。

少数消化道大出血患者在临床上尚未出现呕血、黑便而首先表现为周围循环衰竭，因此凡患者有急性周围循环衰竭，除排除中毒性休克、过敏性休克、心源性休克或急性出血坏死性胰腺炎，以及子宫异位妊娠破裂、自发性或创伤性肝、脾破裂、动脉瘤破裂、胸腔出血等疾病外，还要考虑急性消化道大出血的可能。直肠指检有助于较早发现尚未排出的血便。有时尚需进行上消化道内镜的检查。

2. 出血严重程度的估计和周围循环状态的判断　临床上对出血量的精确估计比较困难，每日出血量 >5 ~ 10ml 时，大便隐血试验可呈现阳性反应；每日出血量达 50 ~ 100ml 以上，可出现黑便。胃内积血量 250 ~ 300ml 时，可引起呕血。一次出血量不超过 400ml 时，一般无全身症状；出血量超过 500ml，失血又较快时，患者可有头昏、乏力、心动过速和血压过低等表现，严重性出血指 3h 内需输血 1 500ml 才能纠正其休克。持续性的出血指在 24h 之内的 2 次胃镜所见均为活动性出血。对于上消化道出血的估计，主要根据血容量减少所致周围循环衰竭的临床表现，特别是对血压、脉搏的动态观察。根据患者的血红细胞计数、血红蛋白及血细胞比容测定，也可估计失血程度。

3. 出血是否停止的判断　有下列临床表现，应认为有继续出血或再出血，须及时处理：①反复呕血，甚至呕血转为鲜红色，黑便次数增多，大便稀薄，色呈暗红色，伴有腹鸣亢进。②周围循环衰竭的表现经积极补液输血后未见明显改善，或虽有好转而又恶化；中心静脉压仍有波动。③红细胞计数、血红蛋白测定、血细胞比容持续下降，网织红细胞计数持续增高。④补液与尿量足够的情况下，血尿素氮持续或再次增高。

4. 出血病因和部位诊断　消化性溃疡患者 80% ~ 90% 都有慢性、周期性、节律性上腹疼痛或不适史，并在饮食不当、精神疲劳等诱因下并发出血，出血后疼痛可减轻，急诊或早期胃镜检查可发现溃疡出血灶。有服用非甾体类消炎药（NSAID）/肾上腺皮质激素类药物史或处于应激状态（如严重创伤、烧伤、手术、败血症等）者，其出血以急性胃黏膜病变为可能。呕出大量鲜血而有慢性肝炎、血吸虫等病史，伴有肝掌、蜘蛛痣、腹壁静脉曲张、脾大、腹水等体征时，以门脉高压伴食管胃底静脉曲张破裂出血为最大可能。应当指出的是，肝硬化患者有上消化道出血，不一定都是食管胃底静脉曲张破裂出血所致，有一部分患者出血可来自于消化性溃疡、急性糜烂出血性胃炎、门脉高压性胃病、异位静脉曲张破裂出血等。45 岁以上慢性持续性大便隐血试验阳性，伴有缺铁性贫血、持续性上腹痛、厌食、消瘦，应警惕胃癌的可能性。50 岁以上原因不明的肠梗阻及便血，应考虑结肠肿瘤。60 岁以上有冠心病、心房颤动病史的腹痛及便血者，缺血性肠病可能大。突然腹痛、休克、便血者要立即想到动脉瘤破裂。黄疸、发热、腹痛伴消化道出血时，胆源性出血不能除外。

（二）特殊诊断方法

1. 内镜检查　内镜检查是消化道出血定位、定性诊断的首选方法，其诊断正确率达 80% ~ 94%，可解决 90% 以上消化道出血的病因诊断。内镜下诊断活动性出血是指病灶有喷血或渗血（Forrest Ⅰ 型），近期出血是指病灶呈黑褐色基底、粘连血块、血痂或见隆起的小血管（Forrest Ⅱ 型）。仅见到病灶，但无上述表现，如能排除其他出血原因，也考虑为原出血灶（Forrest Ⅲ 型）。内镜检查发现病灶后，应取活组织检查或细胞刷检，以提高病灶性质诊断的正确性。重复内镜检查，注意观察盲区可能有助于发现最初内镜检查遗漏的出血病变。胃镜检查可在直视下观察食管、胃、十二指肠球部直至降部，从而判断出血的部位、病因及出血情况。一般主张在出血24~48h内进行检查，称急诊胃镜。急诊胃镜最好在生命体征平稳后进行，尽可能先纠正休克、补足血容量，改善贫血。侧视镜则利于观察十二指肠乳头的病变；检查时注射纳洛酮有助于发现胃肠道血管扩张症。结肠镜是诊断大肠及回肠末端病变的首选检查方法。超声内镜、色素内镜、放大内镜均有助于提高对病变的检出率和诊断准确性。探条式小肠镜因操作费时，患者痛苦现已很少应用，推进式小肠镜可检测至屈氏韧带以下50~150cm，但对不明原因消化道出血诊断率波动较大。双气囊小肠镜，具有操作相对简便、患者痛苦减少等特点，可经口或结肠插入，如操作人员技术熟练，理论上能检查整个肠道，最大优点在于通过活检进行诊断，并可以在内镜下进行治疗。主要应用于怀疑小肠出血的患者，诊断率43%~80%（平均64%），诊断和治疗的成功率55%~75%；与胶囊内镜诊断的一致率为61%~74%。胶囊内镜是一种全新的消化道图像诊断系统。当常规胃、肠镜检查阴性而疑有小肠疾病时，可作为患者检查方法的第三选择。因其良好的安全性、无创性，已被广泛应用于消化道检查。对小肠腔内溃疡、不明原因消化道出血病因诊断均有较高的敏感性和特异性。胶囊内镜对病灶的探测能力是推进式小肠镜的2倍以上。缺点包括：①肠道检查的不完全性，该比例现已大大降低。②约1%的胶囊发生滞留。

　　小肠检查中应用胶囊内镜还是双气囊小肠镜检查，目前尚有争议。专家一致认为能够满足患者需要的才是最佳选择。但多数人认为，"只要有可能，还是应该首选胶囊内镜"。

　　2. X线钡剂检查　仅适用于出血已停止和病情稳定的患者。食管吞钡检查可发现静脉曲张。钡灌肠检查可发现40%的息肉及结肠癌。小肠分段钡灌造影对不明原因消化道出血的诊断价值远不如胶囊内镜（阳性率分别为6%和42%），除非临床提示有小肠梗阻。

　　3. 放射性核素显像　静脉注射^{99m}Tc标记的自体红细胞后，作腹部放射性核素显像扫描，以探测标记物是否从血管外溢，对不明原因消化道出血的诊断作用有限。但对Mechel憩室合并出血有一定诊断价值。

　　4. 血管造影　选择性血管造影对急性、慢性或复发性消化道出血的诊断及治疗具有重要作用。在活动性出血的情况下，即出血速率>0.5ml/min时，发现出血病灶的阳性率较高。也是发现血管畸形、血管扩张、血管瘤等病变的可靠方法。

　　5. 剖腹探查　各种检查均不能明确原因时应剖腹探查。术中内镜是诊断不明原因消化道出血的重要方法。可在手术中对小肠逐段进行观察和透照检查，肠壁血管网清晰显露，对确定血管畸形、小息肉、肿瘤等具有很大价值，但并发症较明显。

四、治疗

（一）一般治疗

　　卧床休息，严密监测患者生命体征，如心率、血压、呼吸、尿量及神志变化，必要时行中心静脉压测定。观察呕血及黑便情况。定期复查血红蛋白浓度、红细胞计数、血细胞比容与血尿素氮。对老年患者视情况实施心电监护。保持患者呼吸道通畅，必要时吸氧。大量出血者宜禁食，少量出血者可适当进流食。插胃管可帮助确定出血部位，了解出血状况并可通过胃管给药止血；及时吸出胃内容物，预防吸入性肺炎。

（二）补充血容量

　　及时补充和维持血容量，改善周围循环，防止微循环障碍引起脏器功能障碍。防治代谢性酸中毒是抢救失血性休克的关键。但要避免输血输液量过多而引起急性肺水肿，以及对肝硬化门静脉高压的患者门静脉压力增加诱发再出血，肝硬化患者尽量少用库存血。

（三）消化道大出血的止血处理

1. 口服止血剂　消化性溃疡的出血是黏膜病变出血，采用血管收缩剂如8%去甲肾上腺素8mg冰盐水分次口服，可使出血的小动脉收缩而止血。此法不主张在老年人使用。

2. 抑制胃酸分泌　胃酸可降低血小板功能，因此需要强烈抑制胃酸分泌，使胃内pH维持大于6，才能使血小板发挥止血功能。静脉给予质子泵抑制剂对急性胃黏膜病变及消化性溃疡出血具有良好的防治作用。如奥美拉唑40mg，潘妥拉唑40mg，埃索美拉唑40mg，每日1~2次静脉注射。

3. 生长抑素及其类似物（奥曲肽）　这类药物通过收缩内脏血管和减少内脏血流量，来控制急性出血。可用于质子泵抑制剂治疗无效的溃疡病或由于肝硬化食管胃底静脉曲张破裂大出血。对弥漫性肠道血管扩张等病变所致的出血，内镜下治疗或手术治疗有困难，或治疗后仍反复出血，也有一定疗效。

4. 其他药物　雌激素/孕激素联合治疗弥漫性肠道血管扩张疗效不肯定。

5. 内镜直视下止血　可在出血病灶旁注射药物如1%乙氧硬化醇、高渗盐水、1∶10 000肾上腺素。内镜下局部喷洒药物，如5%孟氏液、8mg/dl去甲肾上腺素、凝血酶等，对各种病因引起的出血，均有一定的疗效。内镜下金属钛夹止血治疗，主要适用于血管直径<2~3mm的病灶出血，止血疗效确切可靠。内镜直视下可以对病灶进行高频电灼血管止血，适用于持续性出血者。此外还可在内镜直视下进行激光、热探针、氩气刀及微波、射频等治疗。

6. 介入治疗　选择性动脉造影，在动脉内输注血管加压素可以控制90%的憩室和血管发育不良的出血，但可能有心血管方面的毒副作用。应用高选择性的微球或明胶海绵微体栓塞能够有效止血，并可减少插管引起的风险和血管加压素的全身反应。

7. 三腔二囊管压迫止血　随着医疗技术的发展，药物和内镜治疗都能够有效地控制静脉曲张破裂出血，因而三腔二囊管压迫（balloon tamponade，BT）止血在临床的应用越来越少。然而，在出血迅猛，药物和内镜治疗失败的情况下，BT却可以迅速控制出血，为进一步的处理赢得宝贵的时间。

不同生产厂家的三腔二囊管略有不同，但都包含食管囊和胃囊两个囊，充气后可以分别针对胃底和食管加压，另有三个腔，其中两个分别通向胃囊和食管囊，用以充气和放气，另外一个腔直接通向胃内，可以用来灌洗或引流。

放置BT管的绝对禁忌证包括出血停止和近期胃食管连接部手术史，相对禁忌证有：充血性心力衰竭、心律失常、呼吸衰竭、不能肯定曲张静脉出血的部位（肝硬化患者上消化道大出血例外）。

BT管应由有经验的医师放置，可以经口或经鼻插入，插管方法类似鼻胃管插管法。插入深度约为距门齿45cm，判断头端位于胃内后，给胃囊缓慢充气250~300ml，轻轻牵拉感觉有阻力并且患者没有胸痛或呼吸困难，说明胃囊位置正确，也可以用X线帮助确定位置。胃囊充气后用约1 000g的物体牵拉压迫止血，同时患者床头抬高15~20cm，定期观察引流腔引流出的液体量及其性状，必要时抽吸胃内容物以判断止血效果。胃囊压迫一段时间后如果出血仍然持续，则开始充气食管囊，充气过程中用压力计监测，保持囊内压力在25~

45mmHg，继续观察出血情况。应每隔 6～8h 给食管囊放气 1 次，观察 20min，如有持续出血则再次充气加压，总放置时间不超过 24h，胃囊一般每 12h 放气 1 次，保持时间不超过 48～72h。一旦临床判断出血停止，先将食管囊放气，观察无出血后再松弛胃囊，之后保留三腔二囊管 24h，无活动性出血可以拔管。

BT 的止血率在 30%～94% 之间，止血成功率的差别与患者病情、插管时机选择和操作者的经验有关。常见并发症为食管和胃黏膜坏死乃至溃疡，严重并发症包括胃囊移位导致呼吸窒迫、食管破裂。患者床头应常备剪刀，一旦出现呼吸窒迫考虑到胃囊移位可能，立即剪断并拔除三腔二囊管。食管破裂为致死性并发症，发生率约为 3%，食管裂孔疝患者相当容易发生，需要格外警惕，近期接受硬化剂治疗的患者食管穿孔破裂的危险性很高，不宜采用 BT 压迫止血。

8. 内镜治疗　目前常用于曲张静脉出血的内镜止血方法包括硬化剂注射、曲张静脉结扎和组织胶注射闭塞血管。

（1）硬化剂治疗：Crafoord 和 Freckner 在 1939 年首次将硬化剂注射治疗（Endoscopic inj ection sclerotherapy，EIS）用于控制曲张静脉出血，20 世纪 70 年代以后内镜下 EIS 逐渐受到重视，并被证实为曲张静脉破裂急性出血有效止血手段。EIS 止血的机制为黏膜下注射硬化剂以后引起局部组织炎症和纤维化，最终形成静脉血栓堵塞血管腔，反复多次 EIS 能够闭塞曲张静脉并造成食管壁内层的纤维化，预防再次出血。EIS 价格便宜，使用方便，急诊止血的有效率可达 90% 以上，但在曲张静脉消失前再出血的发生率约为 30%～50%，多次硬化治疗会增加并发症的发生率。另外，现有资料表明 EIS 治疗并不能降低肝硬化患者的死亡率。

常用的硬化剂有十四烷酸钠、5% 鱼肝油酸钠、5% 油酸氨基乙醇、无水乙醇和 1% 乙氧硬化醇等。注射方法包括静脉内注射、静脉旁注射和联合注射，不同内镜中心采用的硬化剂、注射方法和随诊流程可能会有所差异。然而，由于所有的食管静脉曲张都发生于胃食管连接部上方 4～5cm 之内，硬化剂注射也都集中针对这个部位进行。

一般首次内镜检查发现曲张静脉就开始 EIS，没有活动性出血情况下从胃食管连接部上方左侧壁开始，环周依次对每根曲张静脉注射硬化剂，如发现活动性出血，则应先在出血部位远端和近端相邻部位分别注射，待出血控制后再注射其他静脉。每个注射点硬化剂用量一般为 1～2ml，每次治疗的注射总量随硬化剂种类及曲张静脉数量大小而不同。两次 EIS 间隔时间由 4d 至 3 周不等，间隔时间越长，静脉硬化所需时间越长，但食管溃疡发生率随之降低，目前一般认为间隔 7～10d 疗效较好。

不同研究报道 EIS 的并发症发生率大不相同，分布在 10%～33% 之间，这种差异可能与不同的患者入选标准和操作者经验有关。术后即时并发症为胸骨后疼痛、吞咽困难和低热等症状，多在 2～3d 内消失，其余并发症包括出血（注射后针孔渗血和后期溃疡出血）、溃疡（发生率 22%～78%）、穿孔（发生率 1%～2%）和继发食管狭窄（发生率 3%）。EIS 术后应定期监测生命体征和出血症状，禁食 8h 后可以予以流食，同时给予抑酸药和黏膜保护剂口服，适量使用抗生素 2～3d。近来也有报道在 EIS 前后应用非选择性 β - 受体阻滞剂可以增加其疗效及安全性。

（2）曲张静脉结扎治疗：1986 年由美国的 Stiegmann 医师首先开始应用内镜下曲张静脉结扎（endosopic variceal ligation，EVL）治疗，它能够使曲张静脉内形成血栓，继发无菌性炎症、坏死，最终导致血管固缩或消失、局部食管壁内层纤维化，但对固有肌层没有影响。与 EIS 相比，EVL 消除曲张静脉速度更快，急诊控制出血成功率达到 90% 以上，并发症和死亡率较低，尤其产生食管深溃疡乃至穿孔的风险很低。但费用较高，术后曲张静脉复发率仍然高达 35% ~47%，而且对食管壁深层静脉曲张及有交通支形成的患者，单纯 EVL 疗效欠佳，需要联合 EIS。

EVL 需要特殊的设备——结扎器，可以分为单环结扎器和多环连发结扎器两类，临床应用以后者更为方便。多环连发结扎器由透明帽（外套多个橡胶圈）、牵拉线和旋转手柄组成，每个结扎器上备有橡胶圈 4 ~8 个不等，常用为 5 环或 6 环结扎器。

操作时将安装好结扎器的内镜送入曲张静脉附近，确定结扎部位以后，持续负压吸引将曲张静脉吸引至透明帽内，然后通过旋转手柄牵拉橡胶圈使其释放，脱落的橡胶圈将套扎在成球状的曲张静脉根部，然后选择下一个部位重复上述操作。

一般每条静脉需要套扎 1 ~2 个部位，从齿状线附近曲张静脉远端开始，环周逐条静脉结扎，结扎区域为齿状线上方 4 ~7cm 以内，一般每位患者需要 5 ~8 个橡胶圈。活动性出血静脉则应直接套扎出血部位或与之紧邻的远端。

EVL 的应用也有其局限性：①由于透明帽的存在，影响内镜视野。②轻度曲张静脉或细小静脉很难充分吸入透明帽内，不易结扎。③食管壁深层曲张静脉和有交通支形成患者疗效不佳。④伴有重度胃底静脉曲张破裂出血者，EVL 之后会诱发胃底静脉破裂出血，不宜进行单纯 EVL。

与 EVL 相关的并发症包括出血、食管溃疡、术后菌血症等，但发生率较 EIS 为低。应用单环结扎器时需要在食管内插入外套管，而外套管放置不当，可以引起食管损伤，严重者可能出现食管穿孔、大出血乃至食管撕裂等，操作时应格外小心。

（3）组织胶注射闭塞血管：N－丁基－2－氰丙烯酸酯（N－butyl－2－cyanoacrylate），又称为组织胶，是一种液体黏合剂，它在遇到血液等生物介质后能够在 20s 内迅速凝固，因而将之注射入曲张静脉以后可以机械性阻塞血管。1984 年 Gotlib 首先将组织胶注射用于食管静脉曲张的治疗，至今已达 20 余年，临床证实其控制出血的有效率可以达到 93% ~100%，尤其对胃底静脉曲张出血疗效更为显著，另外还可以用于治疗十二指肠和结肠的易位曲张静脉出血。

组织胶也是通过硬化剂注射针直接进行曲张静脉内注射，注射到血管外会引起组织坏死，有继发穿孔的危险。为避免组织胶在注射导管内过早凝固，须用碘化油稀释，比例为 0.5：0.8，加入碘化油还可以保证在 X 线下监测组织胶注射情况。推荐每点注射量为0.5 ~1ml，每次治疗总注射量取决于曲张静脉的大小和分布情况。

组织胶注射引起的并发症相对较少，包括疼痛、一过性发热、菌血症和栓塞等。其中静脉内注射继发的血管栓塞是最严重的并发症，目前陆续有一些相关病例的个案报道，栓塞部位包括肺、脾、脑和盆腔脏器。还有个别医师报道由于血管旁注射引起食管瘘发生，但是非常罕见。严格控制组织胶每点的注射量可以减少栓塞的发生，目前建议对于食管曲张静脉每点最大注射量为 0.5ml，而胃底较大的曲张静脉注射量不超过 1ml。

组织胶与内镜外层接触或被吸引人工作孔道会损伤内镜，因而需要有经验的内镜医师和护士配合操作，在注射后 20s 内医师不能按压吸引按钮。

9. 经颈静脉肝内门腔分流术　经颈静脉肝内门腔分流术（Transjugular intrahepatic porto-

systemic shunt，TIPS）由 Richter 首先用于门脉高压患者治疗，主要操作包括局部麻醉下经右颈静脉穿刺，通过上腔静脉和下腔静脉置管于肝静脉，用穿刺针经肝静脉通过肝实质穿刺入门静脉，球囊导管扩张肝静脉和门静脉之间的肝实质，并置入一个膨胀性金属支架，最终沟通肝静脉和门静脉，达到降低门静脉压力的目的，并且还可以经过这个通道插管到门静脉，对曲张的胃冠状静脉进行栓塞治疗。

TIPS 并不是曲张静脉出血的首选治疗手段，然而，对于药物和内镜治疗失败的患者，TIPS 可以有效止血并挽救患者生命，为进一步治疗争取时间。有经验的放射科医师操作止血成功率为 95%~100%，然而，TIPS 术后 6~12 个月之内有 15%~60% 患者会出现支架狭窄或堵塞，再出血的发生率将近 20%。另外，TIPS 还可以用于改善门脉高压的其他症状，包括难治性腹水、门脉高压性胃病、肝硬化导致的胸腔积液等。

TIPS 的并发症包括肝功能恶化、肝性脑病（25%）、支架堵塞、充血性心衰或肺水肿、肾衰竭、弥散性血管内凝血、溶血性贫血（10%）、感染、胆道出血、腹腔积血和心脏刺伤等，其中危及生命的严重并发症为急性肝缺血、肺水肿、败血症、胆道出血、腹腔积血和心脏刺伤，总发生率为 1%~2%。TIPS 急性期死亡率为 1%~2%，急诊手术的死亡率远远高于择期手术者（升高 10 倍）。术后患者的预后与其肝功能水平显著相关，一年存活率大约在 50%~85% 之间。

（四）手术处理

（1）食管胃底静脉曲张出血经非手术治疗仍不能控制出血者，应考虑做经颈静脉肝内门体分流术（TIPS）。如作急诊门体静脉分流手术或断流术死亡率较高。择期门腔分流术的手术死亡率低，有预防性意义。由严重肝硬化引起者亦可考虑作肝移植术。

（2）溃疡病出血，当上消化道持续出血超过 48h 仍不能停止；24h 内输血 1 500ml 仍不能纠正血容量、血压不稳定；保守治疗期间发生再次出血者；内镜下发现有动脉活动出血而止血无效者，中老年患者原有高血压、动脉硬化，出血不易控制者应尽早行外科手术。

（刘国通）

第八节　腹痛

一、急性腹痛

急性腹痛具有起病急、变化快的特点，内、外、妇、儿临床各科均可引起。

（一）病因

引起急性腹痛的疾病分为腹腔内脏器病变与腹腔外（全身疾病）两大类。

1. 腹膜急性炎症　腹膜有炎症时，可引起相应部位的疼痛，具有以下特点：①疼痛定位明确，一般位于炎症所在部位；②疼痛呈持续性锐痛；③因体位改变、加压、咳嗽或喷嚏而加剧，患者被迫静卧；④局部压痛、反跳痛与肌紧张；⑤肠鸣音消失。

2. 腹腔内脏器急性炎症　如急性胃炎、急性胆囊炎、急性胰腺炎、急性肝炎等。

3. 空腔脏器梗阻或扩张　腹内空腔脏器阻塞引起的典型疼痛为阵发性或绞痛性。在病情加重时空腔脏器扩张也可引起持续性疼痛。

4. 脏器扭转或破裂 腹内有蒂器官（卵巢、胆、脾、妊娠子宫、肠系膜、大网膜等）扭转时，可引起剧烈的绞痛或持续性疼痛，有时并发休克。脏器急性破裂，如肝破裂、脾破裂、异位妊娠破裂等，疼痛急剧并呈持续性，常有内出血征象，严重时发生休克。

5. 腹腔血管阻塞 如肠系膜血管血栓形成或夹层动脉瘤和腹主动脉瘤将要破裂时。

6. 中毒与代谢障碍 中毒与代谢障碍所致的腹痛特点是腹痛剧烈而无明确定位，症状虽剧烈而腹部体征轻微，有原发病的临床表现与实验室证据。可引起急性腹痛的中毒及代谢障碍性疾病有铅中毒、血卟啉病、尿毒症与糖尿病酮症酸中毒等。

7. 变态反应性疾病 如过敏性紫癜、腹型风湿热等。

8. 胸腔疾病牵涉痛 胸腔疾病如下叶肺炎、肺梗死、急性心肌梗死与食管疾病均可引起腹部牵涉痛。症状可类似急腹症，但腹部一般无压痛。胸部体征、X线胸片与心电图的阳性结果有助明确诊断。

（二）诊断

结合问诊、体格检查、实验室与器械检查，必要时还须进行剖腹探查，方能明确诊断。

1. 问诊 重点注意如下几方面：

（1）起病诱因与既往史：急性胃肠炎、急性胰腺炎、消化性溃疡急性穿孔多因暴食而诱发。胆绞痛往往发作于高脂肪餐后。育龄妇女停经后的急性腹痛须注意异位妊娠破裂。既往有腹腔手术史或腹腔结核史者应注意急性机械性肠梗阻。患有高血压动脉硬化者应注意急性心肌梗死与夹层动脉瘤，以及肠血管栓塞。

（2）起病方式：突起疼痛者，常见于胆道蛔虫、胃穿孔及心肌梗死。其他如结石嵌顿、急性梗阻、肠血管栓塞、急性炎症等也呈急性起病，但疼痛开始较轻，在10余分钟到半小时内增剧到高峰，与前者略有不同。

（3）腹痛性质：小肠病变如炎症或梗阻和胆道蛔虫引起的急性腹痛多呈阵发性绞痛；而持续性剧痛伴阵发性加剧者，多为炎症伴有管道痉挛或结石嵌顿，如胰腺炎、胆结石、肾结石等；仅有持续性剧痛者，多为炎症而无管道痉挛，如腹膜炎、肝脓肿、内出血等。

（4）腹痛部位与疾病的关系：一般腹痛部位即为病变部位，但也有不符合者：①痛在腹中线部，而病变在侧腹或胸腔（如阑尾炎的早期或心肌梗死等）。②痛在侧腹部，而病变在胸腔或脊柱（如肺炎、脊神经受压或炎症所致的刺激性疼痛）。

（5）腹痛与其他症状的关系：①发热与腹痛：发热在先，腹痛在后者，多为不需手术的内科疾病所致。反之，先腹痛后发热，多属需手术的外科疾病。②腹泻与腹痛：腹泻伴腹痛者，须注意急性胃肠炎、细菌性食物中毒、急性出血坏死性肠炎等。③腹痛与血尿：多见于泌尿系统疾病。④腹痛伴呕吐：急性腹痛伴呕吐、腹胀、肛门停止排气排便，应注意肠梗阻。

（6）急性腹痛的放射痛：急性胰腺炎的疼痛可向左腰背部放射，胆囊炎、胆石症的疼痛可向右肩背部放射，输尿管结石绞痛常向会阴部或大腿内侧放射。

2. 体格检查 有所侧重而又系统的体格检查有助于急性腹痛的病因诊断。特别注意患者腹痛时的体位，有否黄疸、发热，心肺有否阳性体征。腹部检查是重点，注意腹式呼吸是否存在、有无胃肠型或蠕动波。腹部压痛、肌紧张与反跳痛是腹膜炎的指征。腹部压痛最明显处往往是病变所在，如麦氏点压痛往往提示急性阑尾炎，墨非征阳性提示胆囊疾患。叩诊发现肝浊音界缩小或消失，是急性胃肠穿孔或高度肠胀气的指征。腹移动性浊音阳性则提示腹腔内积液或积血。听诊发现肠鸣音亢进、气过水声、金属音，是肠梗阻的表现；若肠鸣音明显减弱或消失，则提示肠麻痹。对疑有腹腔内出血者，应及早行腹腔穿刺予以确诊。

3. 辅助检查 血、尿常规及淀粉酶、血生化、X线胸腹部透视或摄片、心电图检查是病因未明的急生腹痛患者的必检项目，可以筛选大部分的腹痛常见病因。根据具体病情再选择其他检查，如B超、CT等。

（三）治疗

准确、全面询问病史与体格检查，抓住主要矛盾，进行诊断与治疗。特别注意以下几点：对伴有休克等危重征象者，应先进行抗休克等抢救措施，而不要忙于作有关检查；对有腹腔内出血、肠梗阻或腹膜刺激征等征象者，应紧急处理，并请外科医生进行诊治；先考虑常见病，后考虑少见病。诊断未明确前，特别是未排除外科急腹症时，禁用吗啡、哌替啶等麻醉药；部分患者早期症状、体征不典型，应严密观察，及时做有关检查，以求尽早明确诊断。

二、慢性腹痛

慢性腹痛是指起病缓慢、病程长或急性起病后时发时愈的腹痛。

（一）病因

引起慢性腹痛的原因很多，可为单一因素，也可为多种因素共同参与：①腹腔慢性炎症：如结核性腹膜炎、慢性胰腺炎、慢性盆腔炎等；②化学性刺激：如消化性溃疡；③腹腔或脏器包膜的牵张：各种原因引起的肝大、手术后或炎症后遗的腹膜粘连；④脏器慢性扭转或梗阻：如慢性胃扭转、肠粘连引起的腹痛；⑤中毒与代谢障碍：铅中毒、血卟啉病、尿毒症；⑥肿瘤压迫或浸润；⑦神经精神因素：功能性消化不良、肠易激综合征、胆道运动功能障碍等。

慢性腹痛的部位大多和罹患器官的部位相一致，而中毒与代谢障碍，以及神经精神因素引起的慢性腹痛则部位不固定或范围较广泛。

（二）诊断

需结合病史、体格检查、实验室及器械检查资料，做出正确诊断。

1. 过去史 急性胰腺炎、急性胆囊炎、腹部手术等病史，对提供慢性腹痛的病因诊断有帮助。

2. 腹痛的部位 腹痛的部位与相应部位的器官往往有关系。

3. 腹痛的性质 饥饿或夜间出现的上腹部烧灼样痛是十二指肠溃疡的特征性症状；结肠、直肠疾病常为阵发性痉挛性腹痛，排便后疼痛常可缓解。

4. 腹痛与体位的关系 胃黏膜脱垂症患者左侧卧位可使疼痛减轻或缓解，而右侧卧位则可使疼痛加剧；在胃下垂、肾下垂与游动肾患者，站立过久及运动后疼痛出现或加剧，在前倾坐位或俯卧位时出现。良性十二指肠梗阻餐后仰卧位可使上腹痛加重，而俯卧位时缓解。

5. 腹痛与其他症状的关系

（1）慢性腹痛伴发热：提示有炎症、脓肿或肿瘤的可能性。

（2）慢性腹痛伴呕吐：慢性上腹部疼痛伴呕吐宿食应注意幽门梗阻（溃疡病或胃癌引起）；若呕吐物含胆汁成分，则应注意各种原因引起的十二指肠壅积症。

（3）慢性腹痛伴腹泻：多见于肠道慢性炎症，也可见于肿瘤、肠易激综合征或慢性肝脏或胰腺疾病。若伴腹泻血便，应注意慢性细菌性痢疾、溃疡性结肠炎、克罗恩病，特别注意排除结肠癌。

（4）慢性腹痛伴有包块：可见于腹腔内肿瘤、炎症性包块、慢性脏器扭转。若左下腹包块表面光滑、时有时消，应注意痉挛性结肠或粪块。

根据患者的具体情况，选择恰当的实验室与器械检查，进行全面分析，一般可做出正确的诊断。对经过各项检查仍未发现器质性病变而做出功能性腹痛（如肠易激综合征、功能性消化不良等）的患者，仍应定期追踪复查，以免遗漏器质性疾病的诊断。

（三）治疗

针对病因进行治疗及对症治疗。

（郑薇薇）

第九节　腹泻

一、急性腹泻

急性腹泻的临床表现是排便次数增多，粪质稀薄，病程在两个月之内。

（一）病因

最常见病因是肠道感染与细菌性食物中毒。

1. 食物中毒　细菌性食物中毒如沙门氏菌、金黄色葡萄球菌、嗜盐菌、变形杆菌、致病性大肠杆菌、肉毒杆菌毒素中毒等。非细菌性食物中毒如毒蕈、河豚鱼等。

2. 急性肠道感染　如病毒性肠炎、急性细菌性痢疾、霍乱、副霍乱、急性阿米巴痢疾等。

3. 肠变态反应性病　如进食鱼、虾、乳类、菠萝等致敏原。

4. 药物和化学毒物　如硫酸镁、新斯的明、利血平等药物，以及有机磷中毒等。

5. 饮食不当　如进食过多生冷或油腻食物。

（二）诊断

1. 病史询问　注意以下几点：

（1）共同进餐者同时发病应考虑食物中毒，包括细菌性、化学毒物或其他食物中毒。

（2）以发热起病的腹泻，应注意急性全身性感染。

（3）大手术后，特别是接受长期广谱抗生素治疗的患者，突然发生腹泻，须考虑抗生素相关性肠炎（难辨梭状杆菌引起）。

（4）长期接受广谱抗生素、肾上腺皮质激素或抗癌药物治疗的衰弱患者出现腹泻，尚应注意白色念珠菌性肠炎。

2. 大便性状及有关检查 细菌性食物中毒的粪便常呈糊样或水样，红、白细胞少或无。急性腹泻伴里急后重、大便量少，伴黏液脓血，镜检见较多红、白细胞，提示急性细菌性痢疾，志贺菌培养可呈阳性。急性腹泻量大伴泔水样便而腹痛不明显者，见于霍乱与副霍乱。腹泻腥臭血样便，伴有剧烈腹痛，应注意急性坏死性肠炎。

大便常规检查与培养，对急性腹泻的病因诊断有重要帮助。常规镜检可发现红、白细胞，致病性肠道原虫与寄生虫卵。致病菌培养可对肠道感染做出病原诊断，且可根据药敏试验指导临床合理用药，但应注意在抗生素使用前送检。

（三）治疗

（1）病因治疗。

（2）必要时补充液体与电解质，尤其注意补钾。

（3）对症处理：地芬诺酯（diphenoxylate，止泻宁）2.5～5mg，每日2～4次。氯苯哌酰胺（loperamide，易蒙停）首次口服4mg，以后每腹泻一次再服2mg，至腹泻停止或用量达16mg/d。对中毒症状明显或感染性腹泻者慎用，以免加重中毒症状。

二、慢性腹泻

慢性腹泻指病程在两个月以上的腹泻或间歇期在2～4周内的复发性腹泻。

（一）病因

1. 肠道感染性疾病 慢性阿米巴痢疾；慢性细菌性痢疾；慢性血吸虫病；肠结核；其他寄生虫病：梨形鞭毛虫、肠道滴虫、钩虫、姜片虫和鞭虫感染；肠道真菌病：肠道念珠菌病、胃肠型毛霉菌病。

2. 肿瘤 大肠癌；结肠腺瘤（息肉）；小肠淋巴瘤；胃肠道激素细胞瘤：胃泌素瘤、癌、胰性霍乱综合征。

3. 小肠吸收不良 ①原发性小肠吸收不良（吸收不良综合征）；②继发性小肠吸收不良：如慢性胰腺疾病引起的胰酶缺乏、胆汁排出受阻和结合胆盐不足、小肠内细菌过度生长等引起的消化不良；小肠切除过多、近段小肠-结肠吻合术或瘘道等引起的小肠吸收面积减少；α-重链病、系统性硬化症和Whipple病等小肠浸润性疾病。

4. 非感染性炎症 炎症性肠病：溃疡性结肠炎和克罗恩病；放射性肠炎；缺血性结肠炎；憩室炎；尿毒症性肠炎。

5. 功能性腹泻 肠易激综合征、甲状腺功能亢进、肾上腺皮质功能减退等。

6. 药源性腹泻 各种泻药；抗生素如林可霉素、克林霉素、新霉素等；降压药如利血平、胍乙啶等。

（二）诊断

1. 病史询问

（1）起病与病程：炎症性肠病、肠结核、肠易激综合征多见于青壮年，大肠癌多见于中老年男性患者，而乳糖酶缺乏的腹泻则多从儿童期开始。变态反应性腹泻常因服用某些异种蛋白质而诱发。起病急、伴有发热、腹泻次数频繁者多考虑肠道感染性疾病。炎症性肠病、肠易激综合征、吸收不良综合征等引起的腹泻病程长而症状反复。大肠癌则病情进行性恶化。

（2）排便情况与粪便外观：小肠病变的腹泻量较多、血便较少见，腹痛往往位于脐周，伴肠鸣音亢进。直肠和乙状结肠的病变每次排便量少，常混有黏液或脓血，伴有里急后重感，腹痛多位于左下腹。肠易激综合征的腹泻多于清晨起床后和早餐后发生，进食生冷食物可诱发，粪便含有黏液，但无脓血，常腹泻与便秘交替。

（3）伴随症状：慢性腹泻伴发热时，要考虑溃疡性结肠炎、克罗恩病、肠结核、淋巴瘤、肠道阿米巴病。显著消瘦和营养不良要考虑引起吸收不良的各种疾病。而较短时间内出现的腹泻伴进行性贫血、消瘦则应注意肠道肿瘤。溃疡性结肠炎、克罗恩病等除腹泻等肠道症状外尚可有关节痛、虹膜睫状体炎等肠外表现。肠易激综合征则常伴有头昏、失眠、健忘等自主神经功能紊乱症状。

2. 体格检查　全面、仔细的全身与腹部检查有时可为诊断提供重要线索。腹块常提示肿瘤或炎性病变，恶性肿瘤的腹块常较硬，而克罗恩病或腹腔结核的肿块则常有较明显压痛。对慢性腹泻患者，尚应常规进行直肠指检，以免遗漏直肠癌的诊断。

3. 辅助检查与器械检查

（1）粪便检查：反复多次的粪便常规检查可发现红细胞、白细胞、原虫、寄生虫卵、脂肪滴、未消化食物。隐血试验可检查不显性出血。致病菌培养可发现致病微生物，有时需进行厌氧菌或真菌培养，以发现厌氧菌或真菌等引起的腹泻。

（2）小肠吸收功能试验

1）粪脂测定：粪涂片用苏丹染色在镜下观察脂肪滴，粪脂含量在 15% 以上者多为阳性。其他粪脂测定的方法尚有脂肪平衡试验、^{131}碘 – 甘油三酯和^{131}碘油酸吸收试验等。

2）D – 木糖吸收试验：反映小肠的吸收功能。阳性者提示空肠疾病或小肠细菌过度生长引起的吸收不良。

3）维生素 B_{12} 吸收试验：反映回肠功能的检查方法，在回肠吸收功能不良或切除过多，肠内细菌过度生长，以及恶性贫血时，维生素 B_{12} 吸收试验异常。

4）胰功能试验：常用的方法有胰功肽试验，检查胰腺外分泌功能低下引起的腹泻。

5）呼气试验：①^{14}C – 甘氨酸 – 呼气试验：在回肠功能不良或切除过多或肠内细菌过多时，肺呼出的$^{14}CO_2$ 明显增多；②氢呼气试验：对诊断乳糖或其他双糖吸收不良、小肠内细菌过度生长或小肠传递过速有价值。

（3）影像学检查

1）内镜检查：结肠镜可送达回肠末端，对直肠至回肠末端的器质性病变可作观察并做活检。胶囊内镜及全小肠镜对小肠疾病的诊断有重要价值，前者属无创检查，较易为患者所接受，后者可行黏膜活检做组织学检查或电镜检查，对弥漫性小肠黏膜病变，如热带性口炎性腹泻、乳糜泻、Whipple 病、弥漫性小肠淋巴瘤等有诊断价值。有条件的单位可根据具体情况进行相应检查。

2）X 线检查：X 线钡灌肠对不宜行结肠镜检查或结肠镜检查不能送达回盲部者尤为重要，可显示结肠的病变。逆行胰胆管造影（ERCP）可对胆道和胰腺疾病有诊断价值。若疑有腹腔实质器官肿瘤，可行 CT 扫描或磁共振成像检查。

（三）治疗

（1）病因治疗。

（2）对由于胰酶缺乏而导致消化吸收不良的慢性腹泻者，可使用胰酶制剂如得每通，每次1~2粒，每日3次，餐中服用。

（3）止泻药的应用：鞣酸蛋白每次1~2g，每日3次；碱式碳酸铋每次0.3~0.9g，每日3次；腹泻明显者可试用地芬诺酯或氯苯哌酰胺。

（郑薇薇）

第十节　厌食和体重下降

一、厌食

（一）概述

厌食是指食欲明显减退或消失。食欲是高级神经活动的一种表现，受到中枢神经系统的控制与调节。食欲也受到自主神经系统的支配，丘脑下区是自主神经的皮层下中区，该中枢是联络大脑皮层与自主神经低位中枢的重要中间环节。厌食也可因局部或全身性疾病而引起，多种消化液分泌的减少，胃肠张力的减退等均可影响中枢神经系统而导致厌食。由于精神与消化道之间关系密切，所以精神状态不佳时，可直接影响胃肠黏膜的血流灌注和腺体分泌，并影响肠道的运动，因此也可引起食欲的减退或消失。

（一）病因

引起食欲减退或消失的原因甚多，可将其病因归纳为以下九个方面。

1. 胃肠道疾病　多种胃肠道疾病一般都伴有厌食或食欲减退。急、慢性胃炎，尤其是少数萎缩性胃炎患者，厌食可成为重要的症状之一。厌食常是胃癌患者较为突出的症状，因此，凡中年以上患者有进行性厌食或较顽固的厌食而又找不到病因时，应考虑有胃癌的可能性。多数十二指肠溃疡患者表现为进食次数或量的增多，但如发生幽门梗阻等并发症时，也可表现为厌食。少数胃溃疡患者，因进食后疼痛可加重，故有时也表现为厌食或称之为畏食。有长期腹泻（如克罗恩病，溃疡性结肠炎）或便秘（如习惯性便秘）的患者也可有厌食，尤其是左半结肠癌并发不全性梗阻时，厌食更加突出。胃、十二指肠溃疡患者行胃大部分切除术后，可因残胃炎、残胃溃疡、吻合口炎或胆汁的反流等原因而发生厌食。

2. 肝脏、胆管与胰腺疾病　急、慢性病毒性肝炎、中毒性肝炎，肝硬化，药物性肝损害，中、晚期肝癌等肝病患者均有不同程度的食欲减退，或厌油腻性食物，尤其在肝功能较严重受损时食欲差或厌食更为突出。有症状的胆石症、急、慢性胆管感染或胆管恶性肿瘤患者都有不同程度的食欲减退或厌食，也以厌油腻性食物为重要表现。慢性胰腺炎、胰腺癌患者因胰液、胰酶的分泌不足，可导致食欲减退或厌食，多数表现为厌油腻食物。

3. 心脏疾病　各种心脏病所致的右心功能不全，由于患者胃肠道瘀血，水肿，肝脏瘀血或肝功能损害，都可由于消化、吸收功能的减退而导致厌食。

4. 肾脏疾病　急、慢性肾炎等多种肾脏病变患者可有厌食，尤其是出现高氮质血症或尿毒症时，厌食更为显著。

5. 急性与慢性感染性疾病　各种急、慢性感染性疾病者都伴有轻重不等的厌食症状。例如败血症时，由于细菌释放的毒素或类毒素可直接影响中枢神经系统及胃肠道的消化、吸收功能而导致患者食欲减退或厌食。再例如颅内感染或各型脑膜炎、脑膜脑炎时，除细菌毒素的影响外，还由于颅内压力的增高，患者常有恶心与呕吐等症状，故厌食可进一步加重。

6. 内分泌疾病　多种内分泌疾病患者均有不同程度的厌食。例如甲状腺功能减退症、甲状旁腺功能亢进症、慢性肾上腺皮质功能减退症及垂体性侏儒症、成年人腺脑垂体功能减退症等。

7. 新陈代谢与营养缺乏性疾病　糖尿病患者如并发胃轻瘫时，由于胃的排空障碍，可导致食欲减退或厌食。当发生酮症酸中毒时，则有较明显的食欲减退或厌食。各种原因造成的严重水、电解质代谢紊乱，如血钾过高，血钠过低等均可导致患者食欲减退。酸、碱平衡紊乱时也有不同程度的厌食表现。各种原因造成的维生素严重缺乏，如维生素 B_1、维生素 B_6、维生素 B_{12} 维生素 C 及烟酸的缺乏均可有厌食。多种慢性消耗性疾病患者发生厌食除与疾病本身有关外，还常与严重的维生素缺乏有关。

8. 神经、精神因素　由于食欲受到中枢神经系统的调节，因此，当患者情绪与精神发生了严重的变化，尤其是精神紧张、焦虑，甚至发生忧郁，情感不能控制时常会发生厌食。例如神经性厌食，或某些精神病患者常有的厌食。其中神经性厌食者还可表现为拒食，或者进食后自己又设法将食物吐出来（用筷子或手指刺激舌咽部引起呕吐）。临床上常可见到少数功能性消化不良患者，经多方检查，虽然胃肠、肝胆胰等脏器均未发现有器质性病变，但可有较重的上腹饱胀或早饱、嗳气或反酸等症状存在，所以这些患者也有不同程度的食欲减退或厌食表现。

9. 药物因素　应用于临床的各类药物与日俱增，其中有些药物对胃肠黏膜有直接刺激作用，如非甾体类抗炎药、某些降血压药与镇咳药，较长期服用这些药物可引起患者厌食。某些可损害肝、肾功能的药物，如氯丙嗪、酮康唑、先锋 5 号等应用后有可能导致患者食欲减退或厌食。

（三）诊断与鉴别诊断

由于许多疾病都伴有不同程度的食欲减退或厌食，因此，厌食可以说是普遍存在的症状，与其他症状相比较，厌食更缺乏特异性。诊断引起厌食的疾病时，应密切结合患者的病史，其他伴随的症状与体征，并结合有关实验室检查或特殊检查，以寻找引起厌食的原发疾病。

（1）怀疑厌食是上胃肠道疾病引起时，应作胃肠钡餐检查或胃镜检查，必要时可检测幽门螺杆菌或者对有病变的部位作黏膜活检。有条件时可行胃液分析，食管、胃内 pH 或胆汁酸测定。当高度怀疑空、回肠或结肠、直肠病变时，除系统钡餐外，还应作钡剂灌肠或结肠镜检查以确定是否存在下消化道病变。

（2）考虑厌食是因肝脏、胆管或胰腺病变引起时，应作肝脏功能试验、胰腺外分泌功能试验、B 型超声波检查、CT 或 MRI 检查。或作逆行胰胆管造影（ERCP）检查。以确定诊断。

（3）怀疑肾脏疾病时则可行血尿素氮、肌酐、肾脏 B 超检查或肾分泌性造影或 CT 检查。必要时可行肾活组织病理检查。

（4）怀疑厌食是系心脏疾病引起时，应结合有关心脏病的症状与体征。再选择 X 线胸片、心电图、心脏 B 超检查或心脏导管检查（介入诊断），经以上检查后，是哪一类心脏病一般不难做出判断。

（5）急、慢性感染性疾病的病因诊断应结合患者的伴随症状、体征、有关实验室检查

（如怀疑伤寒时应作肥达试验，怀疑败血症时应做血培养或骨髓培养等）进行综合分析。

（6）内分泌与代谢性疾病可结合其他症状再选择有关的内分泌功能试验或生化检查，例如怀疑甲状腺功能减退症时，应作基础代谢率或甲状腺吸^{131}碘率、FT_3、FT_4等试验。考虑糖尿病时，应作血糖、尿糖及糖耐量试验。还需检查血、尿酮体及血电解质等。

（7）疑为神经与精神因素引起厌食者，应作相关的检查，并需排除多系统器质性病变后始能做出神经、精神性厌食的诊断。

（8）药物所致者，常可发现有引起食欲减退或厌食的服药史，诊断常无困难。但需注意，厌食有时可能是某一疾病与某种药物共同作用的结果。

二、体重下降

体重是反映营养状态的重要客观标准。体重下降是临床上最常见的一种非特异性的症状，患者主观感觉消瘦，客观感觉体重减轻。临床表现通常是渐进性的，多见于各种慢性疾病中，并存在原发疾病的各种临床表现。它与食物的摄入、消化、吸收和代谢等因素密切相关，可作为鉴定和评估疾病程度的标准之一。

（一）病因

由于工作的性质、运动的方式、食物的质量不同，一个人的体重有数千克的增加或减少是正常的。这里所说的体重下降是无明显诱因的体重不断下降，它是很多疾病的表现之一。

体重下降从发病机制上讲，可分为四个原因：①食物摄取减少；②体内能量消耗过剧；③体内能量流失；④其他因素：如药源性或心理行为因素。其中以食物摄取减少所致体重下降为最常见的原因。

严格从发病原因上讲，任何可以引起食物的摄入、消化、吸收和代谢障碍的疾病均可导致体重下降。在临床中引起明显体重下降的最常见疾病有如下几种：

1. 口咽部疾病　如口咽炎、口咽损伤、咽后壁脓肿等口咽部疾病导致患者摄食不足，最终引起体重下降。

2. 消化系统疾病　主要指消化系统慢性疾病，此处不包括消化道恶性肿瘤。本类疾病一般起病比较缓慢，病程持续时间较长，症状复杂，多呈持续性或反复发作性，临床表现以胃肠道症状为主，如食管贲门失弛缓症、慢性胃炎、消化性溃疡、慢性非特异性结肠炎、蛋白丢失性肠病等胃肠道疾病，均可造成不能正常进食、消化，吸收功能差、营养物质丢失及机体消耗过多等，最终导致营养不良而体重下降。

3. 内分泌及代谢性疾病　如甲状腺功能亢进、糖尿病等内分泌及代谢性疾病，均可出现体重下降，甚至部分患者以体重下降为首要症状就诊。

4. 恶性肿瘤　营养不良和进行性体重下降是恶性肿瘤常见的临床症状，而且体重下降是造成恶性肿瘤患者死亡的主要原因之一。大多数恶性肿瘤都会先有体重下降的特征，多与生理及精神因素有关，生理方面多由胃肠道梗阻、恶心、食欲下降、肿瘤消耗营养等所造成，精神方面则是由于情绪低落和疼痛的影响，其他包括放疗、化疗等产生的副作用，也都会造成患者的体重下降。体重下降最常见于消化道恶性肿瘤，如食管癌、胃癌和结肠癌等，均位于人类五大恶性肿瘤之列（五大恶性肿瘤为胃癌、肺癌、肝癌、食管癌和结直肠癌）。其他的肿瘤，如乳癌和恶性血液病，除非到了病程后期，否则较少出现体重下降。

5. 感染性疾病　如结核病、艾滋病晚期等疾病，主要由于体内能量消耗过剧、能量流失等造成体重下降，同时伴有原发疾病的一系列症状，如午后低热、夜间盗汗、间断咳嗽等。

6. 药源性体重下降　某些药物，如甲状腺制剂、苯丙胺等可促使身体代谢明显增加，服用洋地黄、氨茶碱等药物可引起食欲减退、上腹不适，长期服用泻药会影响肠道吸收功能，最终均可导致体重下降。

7. 心理行为因素　如焦虑、过度疲劳、厌食情绪、工作压力大等心理行为常常导致体重下降。青春期少女过度追求身材苗条形成厌食也会导致体重下降。

8. 其他原因所致体重下降　挑食、偏食、长期素食等都可使机体所需各种营养素摄入不足，从而出现体重下降。

（二）诊断

根据患者发病前后体重下降情况，诊断体重下降并不困难。体重下降的诊断无统一标准，在不同的研究中采用了不同的标准，成年人的理想体重为：体重（千克）＝身高（厘米）－105。当体重低于理想体重10%时，为消瘦。

原发病在于完善的相关检查，尽快明确病因。如果在系列检查后无法找出确切原因，应要求患者定期复诊，防止恶性肿瘤的漏诊。

（三）防治

（1）监测体重变化：每周测量体重至少1次，若体重下降每周超过3kg，要求尽快寻找原发病因。

（2）原发病治疗：体重下降是临床上极具挑战性的问题，最有效的治疗是病因治疗。针对不同的病因采取不同的措施。对于恶性肿瘤导致的体重下降最好是从治疗癌症本身开始，但是曾经有试验报道，对正接受化疗的癌症患者可以通过改变代谢反应而使体重得以增加，如类固醇、Serotonin 等药品。

（3）营养治疗：良好的饮食习惯能预防因食物摄取减少、体内能量流失造成的体重下降。注意各种营养的搭配，保证膳食均衡、足够的热量供应。对于存在进食障碍的可以肠道营养方式介入治疗，如胃造瘘、空肠营养管的应用。

（4）药物治疗：目前无特效药物，主要针对病因治疗及静脉营养治疗。

（5）心理行为辅导：心理行为辅导不仅要解除患者心灵困惑，而且要帮助患者形成健康的生活方式。心态健康的人是不会厌食的，他们的饮食量会自动调整到一个正常的范围之内，体重也会变得适中。因此，我们不能忽视对心理行为的关注。

总之，体重下降是临床上极具挑战性的问题，目前无统一诊断标准，若患者出现症状，应尽快明确病因，最有效的治疗是病因治疗，但饮食治疗及支持治疗同样重要。

（郑薇薇）

第六章

食管疾病

第一节　贲门失弛缓症

贲门失弛缓症（achalasia）是一种食管运动障碍性疾病，以食管缺乏蠕动和食管下括约肌（LES）松弛不良为特征。临床上贲门失弛缓症表现为患者对液体和固体食物均有吞咽困难、体重减轻、餐后反食、夜间呛咳以及胸骨后不适或疼痛。本病曾称为贲门痉挛。

一、流行病学

贲门失弛缓症是一种少见疾病。欧美国家较多，发病率每年为 0.5/10 万 ~ 8/10 万，男女发病率接近，约为 1 ∶ 1.15。本病多见于 30 ~ 40 岁的成年人，其他年龄亦可发病。国内尚缺乏流行病学资料。

二、病因和发病机制

病因可能与基因遗传、病毒感染、自身免疫及心理社会因素有关。贲门失弛缓症的发病机制有先天性、肌源性和神经源性学说。先天性学说认为本病是常染色体隐性遗传；肌源性学说认为贲门失弛缓症 LES 压力升高是由 LES 本身病变引起，但最近的研究表明，贲门失弛缓症患者的病理改变主要在神经而不在肌肉，目前人们广泛接受的是神经源性学说。

三、临床表现

主要症状为吞咽困难、反食、胸痛，也可有呼吸道感染、贫血、体重减轻等表现。

1. 吞咽困难　几乎所有的患者均有程度不同的吞咽困难。起病多较缓慢，病初吞咽困难时有时无，时轻时重，后期则转为持续性。吞咽困难多呈间歇性发作，常因与人共餐、情绪波动、发怒、忧虑、惊骇或进食过冷和辛辣等刺激性食物而诱发。大多数患者吞咽固体和液体食物同样困难，少部分患者吞咽液体食物较固体食物更困难，故以此征象与其他食管器质性狭窄所产生的吞咽困难相鉴别。

2. 反食　多数患者合并反食症状。随着咽下困难的加重，食管的进一步扩张，相当量的内容物可潴留在食管内达数小时或数日之久，而在体位改变时反流出来。尤其是在夜间平卧位更易发生。从食管反流出来的内容物因未进入过胃腔，故无胃内呕吐物酸臭的特点，但可混有大量黏液和唾液。

3. 胸痛　是发病早期的主要症状之一，发生率为40%～90%，性质不一，可为闷痛、灼痛或针刺痛。疼痛部位多在胸骨后及中上腹，疼痛发作有时酷似心绞痛，甚至舌下含化硝酸甘油片后可获缓解。疼痛发生的原因可能是食管平滑肌强烈收缩，或食物滞留性食管炎所致。随着吞咽困难的逐渐加剧，梗阻以上食管的进一步扩张，疼痛反而逐渐减轻。

4. 体重减轻　此症与吞咽困难的程度相关，严重吞咽困难可有明显的体重下降，但很少有恶病质样变。

5. 呼吸道症状　由于食物反流，尤其是夜间反流，误入呼吸道引起吸入性感染。出现刺激性咳嗽、咳痰、气喘等症状。

6. 出血和贫血　患者可有贫血表现。偶有出血，多为食管炎所致。

7. 其他　在后期病例，极度扩张的食管可压迫胸腔内器官而产生干咳、气急、发绀和声音嘶哑等。患者很少发生呃逆，为本病的重要特征。

8. 并发症　本病可继发食管炎、食管溃疡、巨食管症、自发性食管破裂、食管癌等。贲门失弛缓症患者患食管癌的风险为正常人的14～140倍。有研究报道，贲门失弛缓症治疗30年后，19%的患者死于食管癌。因其合并食管癌时，临床症状可无任何变化，临床诊断比较困难，容易漏诊。

四、实验室及其他检查

（一）X线检查

X线检查是诊断本病的首选方法。

1. 胸部平片　本病初期，胸片可无异常。随着食管扩张，可在后前位胸片见到纵隔右上边缘膨出。在食管高度扩张、伸延与弯曲时，可见纵隔增宽而超过心脏右缘，有时可被误诊为纵隔肿瘤。当食管内潴留大量食物和气体时，食管内可见液平面。大部分病例可见胃泡消失。

2. 食管钡餐检查　动态造影可见食管的收缩具有紊乱和非蠕动性质，吞咽时LES不松弛，钡餐常难以通过贲门部而潴留于食管下端，并显示远端食管扩张、黏膜光滑，末端变细呈鸟嘴形或漏斗形。

（二）内镜检查

内镜下可见食管体部扩张呈憩室样膨出，无张力，蠕动差。食管内见大量食物和液体潴留，贲门口紧闭，内镜通过有阻力，但均能通过。若不能通过则要考虑有无其他器质性原因所致狭窄。

（三）食管测压

本病最重要的特点是吞咽后LES松弛障碍，食管体部无蠕动收缩，LES压力升高［＞4kPa（30mmHg）］，不能松弛、松弛不完全或短暂松弛（＜6s），食管内压高于胃内压。

（四）放射性核素检查

用^{99m}Tc标记液体后吞服，显示食管通过时间和节段性食管通过时间，同时也显示食管影像。立位时，食管通过时间平均为7s，最长不超过15s。卧位时比立位时要慢。

五、诊断

根据病史有典型的吞咽困难、反食、胸痛等临床表现，结合典型的食管钡餐影像及食管测压结果即可确诊本病。

六、鉴别诊断

1. 反流性食管炎伴食管狭窄　本病反流物有酸臭味，或混有胆汁，胃灼热症状明显，应用 PPI 治疗有效。食管钡餐检查无典型的鸟嘴样改变，LES 压力降低，且低于胃内压力。

2. 恶性肿瘤　恶性肿瘤细胞侵犯肌间神经丛，或肿瘤环绕食管远端压迫食管，可见与贲门失弛缓症相似的临床表现，包括食管钡餐影像。常见的肿瘤有食管癌、贲门胃底癌等，内镜下活检具有重要的鉴别作用。如果内镜不能达到病变处则应行扩张后取活检，或行 CT 检查以明确诊断。

3. 弥漫性食管痉挛　本病亦为食管动力障碍性疾病，与贲门失弛缓症有相同的症状。但食管钡餐显示为强烈的不协调的非推进型收缩，呈现串珠样或螺旋状改变。食管测压显示为吞咽时食管各段同期收缩，重复收缩，LES 压力大部分是正常的。

4. 继发性贲门失弛缓症　锥虫病、淀粉样变性、特发性假性肠梗阻、迷走神经切断术后等也可以引起类似贲门失弛缓症的表现，食管测压无法区别病变是原发性或继发性。但这些疾病均累及食管以外的消化道或其他器官，借此与本病鉴别。

七、治疗

目前尚无有效的方法恢复受损的肌间神经丛功能，主要是针对 LES，不同程度解除 LES 的松弛障碍，降低 LES 压力，预防并发症。主要治疗手段有药物治疗、内镜下治疗和手术治疗。

（一）药物治疗

目前可用的药物有硝酸甘油类和钙离子拮抗剂，如硝酸甘油 0.6mg，每日 3 次，餐前 15min 舌下含化，或硝酸异山梨酯 10mg，每日 3 次，或硝苯地平 10mg，每日 3 次。由于药物治疗的效果并不完全，且作用时间较短，一般仅用于贲门失弛缓症的早期、老年高危患者或拒绝其他治疗的患者。

（二）内镜治疗

1. 内镜下 LES 内注射肉毒毒素　肉毒毒素是肉毒梭状杆菌产生的外毒素，是一种神经肌肉胆碱能阻断剂。它能与神经肌肉接头处突触前胆碱能末梢快速而强烈地结合，阻断神经冲动的传导而使骨骼肌麻痹，还可抑制平滑肌的活动，抑制胃肠道平滑肌的收缩。内镜下注射肉毒毒素是一种简单、安全且有效的治疗手段，但由于肉毒毒素在几天后降解，其对神经肌肉接头处突触前胆碱能末梢的作用减弱或消失，因此，若要维持疗效，需要反复注射。

2. 食管扩张　球囊扩张术是目前治疗贲门失迟缓症最为有效的非手术疗法，它的近期及远期疗效明显优于其他非手术治疗，但并发症发生率较高，尤以穿孔最为严重，发生率为 1%～5%。球囊扩张的原理主要是通过强力作用，使 LES 发生部分撕裂，解除食管远端梗阻，缓解临床症状。

3. **手术治疗** Heller 肌切开术是迄今治疗贲门失弛缓症的标准手术，其目的是降低 LES 压力，缓解吞咽困难，同时保持一定的 LES 压力，防止食管反流的发生。手术方式分为开放性手术和微创性手术两种，开放性手术术后症状缓解率可达 80% ~ 90%，但 10% ~ 46% 的患者可能发生食管反流。因此大多数学者主张加做防反流手术。尽管开放性手术的远期效果是肯定的，但是由于其创伤大、术后恢复时间长、费用昂贵，一般不作为贲门失弛缓症的一线治疗手段，仅在其他治疗方法失败，且患者适合手术时才选用开放性手术。

腔镜技术的迅速发展使贲门失弛缓症的治疗发生了巨大的变化，从开放性手术到经胸腔镜，再到经腹腔镜肌切开术，这种微创性手术的疗效与开放性手术相似，且创伤小，缩短了手术和住院时间，减少了手术并发症，有望成为治疗贲门失弛缓症的首选方法。

（曹砚杰）

第二节　胃食管反流病

一、概述

胃食管反流病（gastroesophageal reflux disease，GERD）是一种内源性化学性炎症。最近在加拿大蒙特利尔就 GERD 的定义和分类提出了全球性的循证共识，将 GERD 定义为：当胃内容物反流造成令人不快的症状和（或）并发症时所发生的状况。事实上，胃内容物可能包括反流到胃腔的十二指肠内容物，当这些含有胃酸 - 胃蛋白酶，或连同胆汁的胃内容物反流入食管，甚至咽、喉、口腔或呼吸道等处时，就可造成局部炎症性病损，并因此而可产生烧心、反酸、胸痛、吞咽困难等食管症状，以及声音嘶哑、咽喉疼痛、呛咳等食管外症状，且可能发生食管狭窄、Barrett 食管和食管腺癌等并发症。

二、流行病学

GERD 是一种临床上十分常见的胃肠道疾病。世界不同地区的患病率不一，在西方国家中该病发病率颇高，国内亦呈升高趋势。据估计，有过 GERD 症状经历者约占总体人群的 1/3 ~ 1/2。在美国，45% 成人群体中每月至少有一次烧心症状，而另 20% 具有间断性的酸反流；50% 烧心症状的患者罹患反流性食管炎（reflux esophagitis，RE）；Barrett 食管发生率约为 0.4%，其癌变率为 0.4%，每年有 2 ~ 4 人转变成食管腺癌。上海地区成人胃食管反流相关症状发生率为 7.68%，GERD 患病率为 3.86%。

GERD 可发生于所有年龄段。男性 RE 的发病率比女性高 1 倍，Barrett 食管高 10 倍以上；白种人 Barrett 食管和食管腺癌的发病率比非白种人高数倍。一些并发症的发生率亦因性别、种族不同而有差异。

三、病因和发病机制

GERD 的发生是多因性的。总的来说是局部保护机制不足以抵御增强的甚至正常的含有胃酸 - 胃蛋白酶或加上胆汁等因素的胃内容物对于食管黏膜或食管之上器官的黏膜化学性侵袭作用，以及防止胃内容物反流的机制障碍的综合结果。

（一）攻击因素的增强

1. 胃内容物的致病性　胃食管反流物中的胃酸－胃蛋白酶、胆汁和胰酶都是侵害、损伤食管等器官黏膜的致病因素，且受损的程度与反流物中上述化学物的质和量、与黏膜接触时间的长短，以及体位等有相关性。pH＜3时，胃蛋白酶活性明显增加，消化黏膜上皮的蛋白质。反流入胃囊的胆盐、胰酶可形成溶血性卵磷脂等"去垢物质"，影响上皮细胞的完整性，其随胃内容物一起反流到食管内时，能增加食管黏膜的通透性，加重对食管黏膜的损害作用。

2. 幽门螺杆菌（HP）感染　对于HP感染与GERD的相关性一直有所争论。有文献称，HP阳性患者在根除后GERD的发病危险增加、加重GERD的症状或降低抑酸治疗的疗效。但也有相反结论者，或称两者无相关性。HP对于抗胃食管反流屏障并无影响，但因其可能与胃酸分泌有关联而间接影响GERD的发病和治疗。

3. 药物的影响　非甾体消炎药（NSAIDs）等若干药物可因削弱黏膜屏障功能或增加胃酸分泌而致病。钙拮抗剂如地尔硫䓬、硝苯地平等可使下食管括约肌（LES）压力下降而利于反流。

（二）防御因素的削弱

1. LES功能减退　虽说LES处的肌层较邻近的食管肌层为厚，且不甚对称，但严格来说，LES是一生理学概念，是指位于食管下端、近贲门处的高压带（high pressure zone，HPZ），长度为3～5cm，一部分位于胸腔，一部分位于腹腔。在绝大多数时间，LES压力（10～30mmHg）超过胃内静息压，起括约肌的作用。该处肌层的厚度与压力呈正相关。其压力受某些胃肠激素和神经介质的调控，而使在正常情况下LES压力稳定在一定范围内。在胃窦的移行性运动复合波（MMC）Ⅲ相时，LES压力明显升高，甚至达80mmHg，这是届时抗反流机制的表现。餐后LES压力明显下降，当接近于0mmHg时，胃与食管腔之间已无压力差，甚易发生反流。此外，在横膈水平的食管外面还有膈脚、膈食管韧带等包裹，吸气时膈肌收缩，膈脚靠拢，使压力增高数倍，在食管外加固LES，犹如在LES外再有一层括约肌，此即"双括约肌"学说。如若膈脚功能良好，则即便LES压力明显低下，也不一定会发生反流。一旦某些因素致使LES功能削弱，如严重GERD者的膈脚作用减弱，LES压力下降，当腹内压急剧上升时，就使胃内容物易于反流而发病。

2. 暂时性下食管括约肌松弛（tLESR）　研究发现，除在进食、吞咽、胃扩张时食管内压力大于LES压力而使之松弛外，在非吞咽期间也可发生LES的自发性松弛，只是发生频率低，每分钟2～6次，持续时间短，每次8～10s，故称为tLESR。膈脚也参与tLESR的发生。可伴食管基础压的轻度上升，但食管体部并无蠕动收缩。因为由此而造成的食管黏膜与胃内容物的接触时间甚短，故无致病作用，属生理性。tLESR系通过胃底、咽喉部的感受器，经迷走神经传入纤维到达脑干的孤束核和迷走神经运动背核，然后经迷走神经的传出纤维而发生。神经递质一氧化氮（NO）和血管活性肠肽（VIP）是重要的促发tLESR的物质。研究表明，tLESR发生频率高、持续时间长者易发生GERD。内镜阴性的GERD患者半数以上缘于频繁发生的tLESR。

3. 食管－胃底角（His角）异常　His角是食管和胃底之间所形成的夹角，成年人呈锐角。该处结构在进食胃膨胀时被推向对侧，犹如一个单向活瓣阀门，起阻止胃内容物反流的作用。His 角异常变大时将失去活瓣作用而易发生胃-食管反流。

4. 存在食管裂孔疝　多数 GERD 患者伴滑动性食管裂孔疝，胃-食管连接处结构和部分胃底疝入胸段食管内。大多学者认为疝囊的存在和 LES 屏障功能的降低与 GERD 发生密切相关。不少疝囊较大的患者常伴有中、重度 RE，但两者间的因果关系尚未阐明。多数认为 His 角的破坏、膈脚张力的降低，加之 tLESR 出现频繁是其原因。食管裂孔疝不仅是反流性食管炎的病因，还可以是 GERD 的结果。

5. 食管廓清能力降低　食管下端具有对反流物的廓清作用。一般而言，这是一种耗能过程，使反流物滞留时间尽可能缩短而不致病。一旦该廓清功能低下，则易发病。

（1）食管的排空能力下降：吞咽所启动的原发性蠕动和通过神经反射所促发的继发性蠕动都有清除反流物的功效。研究发现 GERD 患者的清除功能下降，提示这种功能的减弱利于 GERD 的发生。膈疝的存在也妨碍食管排空。

（2）涎腺和食管腺分泌能力下降：唾液和食管腺所分泌的黏液 pH 接近7，能有效地中和反流物中的化学成分。各种原因导致的这两者的分泌减少，如吸烟、干燥综合征等，都可导致食管与反流物暴露时间延长，罹患食管炎的概率高。

6. 食管黏膜防御能力减弱　食管黏膜的完整性，上皮细胞膜、细胞间的紧密连接，以及表面附着的黏液层、不移动水层等组成食管黏膜的屏障，抵御反流物中化学成分的侵袭。鳞状上皮细胞可以通过 Na^+-H^+ 和 Cl^--HCl 交换机制将进入细胞的 H^+ 排出细胞，进入血液循环；而血液又提供缓冲 H^+ 作用的 HCO_3^-。此外，黏膜下的丰富血液循环有利于上皮免受损害和及时修复，是维持上述屏障功能所必需的保障。上述能力的削弱，黏膜细胞间隙的扩大可招致反流物中化学成分的损害而产生炎症，并因此接触到感觉神经末梢而出现烧心。

（三）其他因素

1. 近端胃扩张及胃的排空功能延缓　餐后近端胃扩张和胃排空延缓见于约半数的 GERD 患者。这不仅有机械因素参与，还可通过迷走神经反射途径而为。这易诱发 LES 松弛，减弱 LES 的屏障作用，胃排空延迟引起胃扩张，可进一步刺激胃酸分泌和增加 tLESR。摄入量大者更易造成餐后 tLESR 频发，从而参与 GERD 的发病。

2. 自主神经功能异常　GERD 患者常出现自主神经功能紊乱，以副交感神经为明显，可导致食管清除功能下降和胃排空功能延缓。其受损程度与反流症状之间呈正相关。

3. 内脏感觉敏感性异常　临床上反流相关性症状的感知与胃内容物的暴露程度并不呈正相关，表明不同个体对胃内容物刺激的感觉敏感性不一，GERD 症状的产生与个体内脏感觉敏感性增高有关。本病患者所出现的非心源性胸痛可能与食管黏膜下的感觉神经末梢的敏感性增高有关。这种敏感性不同的机制，迄今尚不清楚。

4. 心理因素　临床上种种现象表明，上述发病机制不足以完全解释所有 GERD 患者的症状，因此推测在 GERD 发病中有心理因素起一定的作用。与健康者相比，GERD 患者中发生负性生活事件较多，出现焦虑、抑郁、强迫症等表现亦明显为多。

神经-心理异常可能通过影响食管的运动、食管内脏感觉敏感性改变、胃酸分泌以及其他行为特征等，而引发或加重 GERD。同样，在 GERD 的治疗中，精神行为疗法可获得一定疗效。

四、病理

就反流性食管炎本身而言，其基本病理改变为食管下段黏膜的炎症，乃至溃疡形成，但每因程度不同而异。轻者，鳞状上皮的基底细胞增生，基底层占上皮层总厚度的15%以上；黏膜固有层乳头向表面延伸，达上皮层厚度的2/3；此外，尚有有丝分裂相增加、上皮血管化伴血管扩张，或在乳头顶部可见"血管湖"，以及气球样细胞等。后者可能是由于反流损伤致使细胞渗透性增加的结果。重者，上皮严重损伤或破坏，出现糜烂、溃疡形成；黏膜中有中性粒细胞或嗜酸性粒细胞的浸润。主要是限于食管黏膜、固有膜以及黏膜肌层。在上皮的细胞间隙可见淋巴细胞。溃疡修复可导致消化性狭窄、假憩室，以及瘢痕形成等。有时出现假膜、炎性息肉伴肉芽组织形成和（或）纤维化，以及酷似增殖不良的反应性改变。极重者，食管腔内形成隔而出现双桶样征或食管瘘（包括主动脉-食管瘘）。

在 Barrett 食管，食管黏膜由异型增生的柱状上皮取代原有的鳞状上皮，故齿状缘上移，食管下段鳞状上皮黏膜中有呈现为圆片状、柱状上皮的黏膜岛，或在齿状缘处向上呈指样凸出。Barrett 食管有多种细胞类型和组织病理学特征，包括胃、小肠、胰腺和结肠的上皮组分。同一患者可显示一种或多种组织病理学表现，呈镶嵌状或带状分布。绝大多数成人患者有特异的柱状上皮，其特征为有杯状细胞和绒毛状结构。

五、临床表现

随着对本病认识的深入，在加拿大共识会议上将本病的症状按食管综合征和食管外综合征提出。而食管外综合征又被分为肯定的和可能相关的两类。

（一）食管综合征

为各食管症状的不同组合，基本的食管症状主要是下列几项。不过，加拿大会议认为，在临床实践中，患者应断定其症状是否为令其无法忍受，因为有症状但并不令人无法忍受时不应诊断为 GERD。在以人群为基础的研究中，每周发生2d或多日轻微症状，每周发生1次以上中、重度症状时，常被患者认为"无法忍受"。此外，一些患者体育锻炼可能产生无法忍受的症状而平时并无或只有轻微的不适是因为锻炼诱发胃食管反流。

1. 烧心　为 GERD 的最主要症状。烧心是一种胸骨后区域烧灼感，常起源于上腹部，向胸部、背部和咽喉部放射。胃食管反流是烧心的最常见原因。烧心可能有许多非反流相关的原因，其患病率不详。

2. 反胃　是一种反流的胃内容物流到口腔或下咽部的感觉。部分患者有频发、反复和长期的反胃症状，通常发生于夜间。

烧心和反胃是典型反流综合征的特征性症状。

3. 胸痛　是另一项相对特异的症状。本病可能引起酷似缺血性心脏病的胸痛发作，而无烧心或反胃；再者，不能与缺血性心脏病相鉴别的胸痛很可能由 GERD 所致；此外，食管动力性疾病也可引起酷似缺血性心脏病的胸痛，但发生机制有别于胃食管反流者，而后者比前者更常引起胸痛。故对于胸痛患者，应明确排除心源性和其他胸部脏器、结构的病变。诚然，少部分患者食管源性胸痛可以通过神经反射而影响冠状动脉的功能，出现心绞痛发作及（或）心电图改变，对此，诊断 GERD 必须证实其食管内存在较明显的胃酸（或胃酸-胆汁）暴露（24h pH 监测或双倍剂量 PPI 治疗试验等）。

4. 其他　此外，还有反酸、吞咽不适、吞咽不畅甚至吞咽梗阻等症状。

（二）食管外综合征

为各食管外症状的不同组合。食管症状是由含有盐酸或盐酸－胆汁的胃内容物对食管外器官、组织如咽喉部、声带、呼吸道以及口腔等处黏膜的侵蚀，造成局部炎症所致。基本的食管外症状主要是下列几项。

1. 鼻部症状　研究发现，罹患长期或复发性鼻炎的 GERD 患者鼻－咽部 pH 监测有明显异常，提示酸反流在发病中的作用。部分鼻窦炎的发生也与 GERD 有关。DiBaise 等对 19 名难治性鼻窦炎患者进行 24h 的 pH 监测，其中 78% 的结果异常，在积极治疗后有 67% 患者症状得以改善。

2. 耳部症状　有研究表明，渗出性中耳炎患者也可能检测到鼻－咽部 pH 的异常，这可能经耳咽管而致中耳炎。

3. 口腔部症状　本病患者可出现口腔的烧灼感、舌感觉过敏等感觉异常，但口腔软组织甚少受明显损害。有些患者唾液增多，这可能是胃酸反流到食管下端，通过反射而造成。还有报道称酸反流造成牙侵蚀，其发生率远高于总体人群者。

4. 咽喉部和声带症状　GERD 可因胃反流到咽部、声带而造成局部炎症，可见黏膜充血、水肿、上皮细胞增生、增厚，甚至出现胃酸或胃酸－胆汁接触性溃疡、声带炎甚至久之形成肉芽肿等，表现为长期或间歇性声音异常或嘶哑、咽喉部黏液过多、慢性咳嗽等；在儿童所见的反复发作的喉气管炎可能与 GERD 有关。

5. 呼吸道症状　本病常出现慢性咳嗽和哮喘等呼吸道症状，多系吸入反流物或经迷走反射所致。有报道称，约半数慢性咳嗽者出现酸反流，常在夜间平卧时出现呛咳，之后亦可在其他时间出现慢性咳嗽。长期的 GERD 则可造成慢性支气管炎、支气管扩张、反复发作性肺炎及特发性肺纤维化等。GERD 促发的哮喘多在中年发病，往往无过敏病史；反之，哮喘患者也易患 GERD。

6. 其他症状　部分患者可出现癔球症，发生机制不详。有学者将呃逆与 GERD 联系起来，但对两者的因果关系则持不同看法。GERD 常伴睡眠障碍，也可出现睡眠性呼吸暂停。在婴儿，GERD 可致婴儿猝死综合征，多于出生后 4~5 个月内发病。婴儿期食管的酸化可造成反射性喉痉挛而致阻塞性窒息；或是反流物刺激对酸敏感的食管受体导致窒息，终致猝死。加拿大会议还提出，上腹痛可能是 GERD 的主要症状。

六、临床分型

早先认为胃食管反流只造成的食管下端炎症称为反流性食管炎。但现已认识到胃食管的反流还可累及食管之外的脏器和组织，产生食管之外的症状，且临床表现和检查结果的组合各异，临床谱甚广。现在临床上，多数学者认同 GERD 是一个总称，包含了 3 个可能是独立的疾病。

1. 反流性食管炎　这是最为常见的一种。除有临床症状外，内镜检查时可窥见食管下段的黏膜有不同程度的糜烂或破损。活检标本的病理组织学检查可显示典型的局部炎症性改变。

2. 非糜烂性反流病（non - erosive reflux disease，NERD）　虽在临床上存在令人不适的与反流相关的症状，而内镜检查时未能发现食管黏膜明显破损者称 NERD。然而，随着内镜技术的发展，用放大内镜或染色内镜还是可发现部分患者出现甚为轻微的糜烂，而另一部分则依然无此病变，故近有学者特将后部分患者称为内镜阴性反流病（endoscopy – negative reflux disease，ENRD）。

3. Barrett 食管　对 Barrett 食管的解释当前并不完全一致，一般是指食管下段黏膜固有的复层鳞状上皮被胃底的单层柱状上皮所取代，并出现肠上皮化生而言。在此基础上，容易恶变成腺癌。

七、并发症

当前共识认为，除 Barrett 食管已属 GERD 的一部分外，GERD 的并发症主要是消化道出血、食管下段的溃疡和纤维狭窄，以及癌变。

1. 食管溃疡　在食管下端，取代鳞状上皮的单层柱状上皮中含有壁细胞和主细胞，也能在局部分泌胃酸和胃蛋白酶原，故在适合的情况下可以发生消化性溃疡，有学者将之称为 Barrett 溃疡。临床上出现疼痛、反酸等症状。

2. 消化道出血　食管炎症的本身及 Barrett 溃疡的病变可蚀及血管而出血，出血量各人不一，视血管受累的程度而异。量稍大者可出现呕血，色泽鲜红，多不伴胃内容物。

3. 食管下端纤维性狭窄　蒙特利尔共识将反流性狭窄的定义为由 GERD 引起的持续性食管腔变窄。长期炎症及反复修复多在食管下端造成环形的纤维组织增生，终致局部的纤维性狭窄，临床上出现渐进性吞咽困难，乃至继发性营养不良的表现。

4. 癌变　蒙特利尔共识认定食管腺癌是 GERD 的并发症，发生于 Barrett 食管的基础上。据报道称 10%～15% 的 GERD 患者会发生 Barrett 食管，白人中更甚。国外数据表明，Barrett 食管患者发生食管腺癌的危险是总体人群的数十倍到 100 余倍。流行病学资料表明，Barrett 食管患者中腺癌发生率约 0.4%。食管发生腺癌的危险性随烧心的频度和持续时间的增加而增加。研究显示，每周有 1 次以上烧心、反流或 2 种症状的患者，其发生食管腺癌的危险性增加 7.7 倍；症状严重度和频度增加、病程 >20 年的患者发生食管腺癌的危险性增加至 43.5 倍。目前认为，GERD 患者罹患 Barrett 食管的危险因素主要包括白人、男性、酒精、烟草和肥胖等。Barrett 食管发生癌的危险性还随食管柱状上皮的范围而异，癌的发生率随化生范围的增加而上升。蒙特利尔共识认为，长段 Barrett 食管伴肠型化生（病变长度≥3cm）是最重要的致危因子。

八、辅助检查

1. 质子泵抑制剂（PPI）试验　对疑有 GERD 的患者，使用奥美拉唑 20mg，每日 2 次，或相应剂量的其他 PPI，共 7d。如患者症状消失或显著好转，提示为明显的酸相关性疾病，在排除消化性溃疡等疾病后，可考虑 GERD 的诊断。

2. 食管酸滴注试验　本试验用于证实由胃酸造成的食管炎症状。空腹 8h 后，先以食管内测压定位 LES，将滴注管前端口置于 LES 上缘之上 5cm 处，经管滴注 0.1mol/L 盐酸，如在无症状状态下因滴注盐酸而症状再现则为阳性，表明患者原有的症状系由胃酸反流造成。此试验方便、易行，有一定的价值。如若结合体位变化再做此试验，可能会得到更多信息。

3. X 线钡餐检查　通常可借此检查食管黏膜的影像、是否并发膈疝、动态了解食管的运动情形、钡剂通过及被清除的情形，以及按压腹部所导致的反流情况。典型 RE 者可见食管下段痉挛、黏膜粗糙，但食管壁柔软，钡剂通过顺利。偶有食管内少许钡液滞留。按压腹部可能见到钡剂反流至食管内。

4. 消化道内镜检查及组织学检查　临床上常用内镜技术来诊断 GERD。内镜检查可直接观察黏膜病损情况，并取黏膜做组织病理检查以确定病变性质。另外，还可以观察有无胃食管反流征象、食管腔内有无反流物或食物潴留、贲门闭合功能，以及是否存在膈疝等。一般可见到齿状缘不同程度的上移，食管下段黏膜充血、水肿，血管纹模糊等。发现黏膜有糜烂、破损者即称为 RE。Barrett 食管的镜下表现为下段鳞状上皮黏膜中间有色泽不同的圆片状或柱状的，或自齿状缘处向上蔓延的指样凸出黏膜岛，但要确诊还必须有病理证实存在肠化。而部分 GERD 患者在常规内镜下未能发现有糜烂和破损的称非糜烂性反流病。

5. 食管测压　目前较好的测压设备是套袖式多通道压力传感器。本技术可以了解食管各部静态压力和动态收缩、传送功能，并确定上、下食管括约肌的位置、宽度和压力值等。本检查需在空腹时进行，也只能获得检查期间的数据。现已有使用压力监测检查者，所得资料更具生理性。此外，通过干咽和湿吞时测压等，可反映食管的运动情况。

6. 食管腔内动态 pH 监测　上述测定的 LES 压力只是在特定空腹时的数据，代表测定的这一时间点的压力值，难以反映受试者整天随生理活动及病理情况而发生的变化。随着技术的进步，通过置于食管下端的 pH 电极以测定局部的酸度，可以动态地、生理性地明确胃酸反流的形式、频率和持续时间，以及症状、生理活动与食管内酸度的关系。本方法可以明确酸性非糜烂性反流病的诊断，为确诊 GERD 的重要措施之一。

7. 食管内胆汁反流检测　研究结果表明，约 2/3GERD 患者为酸－碱混合反流，如以 pH 监测不足以发现，而前一时期开始应用的 24h 胆汁监测仪（Bilitec－2000）则可测定食管腔内的胆红素而明确碱反流。

8. 阻抗技术　应用阻抗技术可以检出 pH 监测所不能测得的非酸性反流。使用多道腔内阻抗监测仪检测，非酸性液胃食管反流时食管阻抗降低，因为液体（水）对电的传导甚于固体食物或黏膜者；反之，气体反流（嗳气）时食管阻抗增高，因为气体对电的传导劣于固体食物或黏膜者。如在食管内多部位同时测定阻抗，则能判断食团在食管内运动的方向。吞咽液体时产生阻抗减弱的顺行波，而液体反流时则产生阻抗减弱的逆行波。

九、诊断

典型的症状和病史有利于建立诊断。不同的诊断方法对于 GERD 有不同的诊断价值。典型的胃食管反流症状加下列数项中之一项或一项以上者可建立 GERD 的临床诊断：①食管测压或影像学有反流的动力学紊乱基础（LES 压力降低、食管清除功能减弱等）或结构异常（膈疝、食管过短等）；②影像学和（或）内镜发现食管下段黏膜破损，经病理证实存在黏膜损害；③食管下段动态 pH 检测或胆红素检测阳性；④诊断性治疗有效。根据学者的共识，典型的反流综合征可根据特征性症状诊断，而无需诊断检查。对症状不典型或者要进一步了解其严重程度和有关病因，以利于治疗方案选择的患者，需做进一步检查，需有明确的病理学改变和客观胃食管反流的证据。而食管腔内测压连同食管下端腔内 24h 非卧床 pH/胆红素监测依然是诊断本病的金标准。

十、治疗

GERD 的治疗原则应针对上述可能的发病机制，包括改善食管屏障－清除功能、增加 LES 压力、降低胃酸分泌、对抗可能存在的碱反流等。治疗措施依病情选择改进生活方式、药物治疗、内镜下治疗及手术治疗等。

（一）行为治疗

改善生活方式或生活习惯，以期避免 LES 的松弛或增强 LES 张力、减少反流、降低胃酸的分泌、保持胃肠道的正常运动等，在多数患者能起到一定的疗效，有时还可减少药物的使用。宜少食多餐，以减少胃腔的过度充盈。戒烟节酒和低脂、高蛋白饮食可增加 LES 压力、减少反流；不宜摄入辛辣和过甜、过咸饮食，以及巧克力、薄荷、浓茶、碳酸饮料、某些水果汁（橘子汁、番茄汁）等，以避免过多刺激胃酸分泌。睡前避免进食，以减少睡眠期间的胃酸分泌和 tLESR。应尽量避免使用促使反流或黏膜损伤的药物，如抗胆碱能药物、茶碱、地西泮、麻醉药、钙拮抗剂、β 受体激动剂、黄体酮、α 受体激动剂、非甾体消炎药等。鼓励患者适当咀嚼口香糖，通过正常的吞咽动作协调食管的运动功能，并增加唾液分泌以增强食管清除功能，并可一定程度地中和反流物中的胃酸和胆汁。衣着宽松、保持大便通畅都可以减少腹压增高。睡眠时抬高床头 10～15cm（垫枕头无效），利用重力作用改善平卧位时食管的排空功能。建议患者适当控制体重，减少由于腹部脂肪过多引起的腹压增高。

（二）药物治疗

1. 制酸剂

（1）PPI：鉴于目前以 PPI 的制酸作用最强，临床上治疗本病亦以 PPI 最为有效，故为首选药物。无论是最先问世的奥美拉唑，还是相继上市的兰索拉唑、泮托拉唑、雷贝拉唑，和近期应用的埃索镁拉唑，都有佳效。因为这些药物的结构不全一致，临床使用各有优点和欠缺之处，且各人的病情不同，敏感性、耐受性等也不一致，故宜因人施治。临床医生对于 PPI 用药的时间也有不同看法，一般主张初治患者用药 2～3 个月，8～12 周的常规剂量治疗对于轻度和中度的 RE 患者而言，症状多明显缓解或消失，而后再以半剂量维持使用 3～6 个月。鉴于 PPI 并不能制止反流，故大多数患者停药后易复发。因此，有人主张症状消失甚至内镜下明显改善或治愈后逐渐减少剂量，直至停药或者改用作用缓和的其他制剂如 H_2 受体阻滞剂，再逐渐停药，如有复发征兆时提前用药。临床上的长期应用已肯定了 PPI 维持治疗 GERD 的安全性。

（2）H_2 受体阻滞剂（H_2RA）：H_2RA，如西咪替丁、雷尼替丁、法莫替丁、尼扎替丁和罗沙替丁等也是制酸效果比较好的药物。对轻度 GERD 患者，除改进生活方式等措施外，宜应用一种常规剂量的 H_2RA，12 周内可使 $1/3～1/2$ 的患者症状缓解。虽增大 H_2RA 剂量可一定程度提高制酸效果，但在常规剂量 2 倍以上时收益不再增大。H_2RA 也可在 PPI 控制病情后使用，并逐渐减量作为维持治疗用。

（3）碱性药物：理论上碱性药物也可以通过中和作用而减少胃酸的致病作用，对 GERD 有一定治疗作用，但鉴于若干不良反应，加之有其他性价比更佳的药物，故目前甚少使用本类药物。

（4）新型制酸剂：最近又有不少新的制酸剂问世，但尚未正式用于临床。

1）H_3 受体（H_3R）激动剂：在胃肠道肠肌间丛、胃黏膜内分泌细胞和壁细胞胆碱能神经中存在 H_3 受体，调节胃酸分泌。在实验狗中，H_3R 激动剂可呈剂量依赖性抑制五肽胃泌素刺激的酸分泌，这种药物的膜穿透性甚差。

2）钾－竞争性酸阻断剂（potassium－competitive acidblockers，P－CAB）：为可逆性的 H^+－K^+－ATP 酶抑制剂，其与质子泵细胞外部位离子结合，竞争性抑制 K^+ 进入壁细胞与 H^+ 交换，抑制质子泵活化。这类药的主要优点在于起效快，但可能有肝毒性存在。

3）胃泌素受体拮抗剂：胃泌素通过结合 CCK－2 受体，刺激神经内分泌细胞、ECL 细胞分泌组胺，从而刺激胃酸分泌。若干高亲和力的 CCK－2 受体拮抗剂能有效阻断胃泌素的作用，抑制胃酸分泌。此外，还有学者在进行抗胃泌素疫苗的研究。

2. 胆汁吸附剂　对于碱性反流，应该使用吸附胆汁的药物，以减少其对黏膜的损害作用。铝碳酸镁是目前用得比较多的药物，在胃内其有轻度的制酸作用，更是能较理想地与胆汁结合，而在碱性环境下又释出胆汁，不影响胆汁的生理作用。硫糖铝在胃内分解后形成的成分也具有一定的中和胃酸和吸附胆汁的作用，只是逊于铝碳酸镁，且由于药物制剂的崩解度欠佳而需要溶于水或充分咀嚼后服下。考来烯胺吸附胆汁的能力更强，但其在碱性的肠腔内并不释出胆汁，临床应用不多。

3. 藻酸盐　藻酸盐与酸性胃内容物接触即可形成一层泡沫状物，悬浮于胃液上，在坐位或立位时起阻隔作用，减少食管黏膜与胃内容物的接触。临床研究表明，藻酸盐加制酸剂的积极治疗对减轻 GERD 症状如烧心、疼痛，以及预防烧心和愈合食管炎方面优于安慰剂。需快速吞服药物，否则其在口腔内即可形成泡沫，且影响疗效。

4. 促动力药　促动力药可以通过增加 LES 张力、促进胃和食管排空以减少胃食管反流。甲氧氯普胺可有躁动、嗜睡，特别是不可逆的锥体外系症状等不良反应发生，尤多见于老年患者，故已基本上弃用。多潘立酮是一种多巴胺受体阻滞剂，可增加 LES 张力、协调胃－幽门－十二指肠的运动而促进胃排空，对 GERD 有治疗作用，但需维持治疗；少数女性患者使用后可产生高泌乳素血症，发生乳腺增生、泌乳和闭经等不良反应，但停药后数周内即可恢复。西沙比利是选择性 5－HT_4 受体激动剂，促进肠神经元释放乙酰胆碱，也能增加 LES 张力、刺激食管蠕动和胃排空，但因有 Q－T 间期延长和室性心律异常而致死的报道，现几乎在全球范围内遭弃用。莫沙比利也是选择性 5－HT_4 受体激动剂，但只是部分选择性，对全消化道有促动力作用，因临床应用时间尚短，需要进一步积累疗效和安全性资料。新型 5－HT_4 受体兴奋剂替加色罗兼有改善胃肠道运动和协调内脏敏感性的作用，现已开始用于 GERD 的治疗，同样处于疗效和安全性资料的积累中。

除一般治疗外，就制酸剂和促动力药而言，可根据临床特征用药。轻度 GERD 患者可单独选用 PPI、促动力药或 H_2RA；中度者宜采用 PPI 或 H_2RA 和促动力药联用；重度者宜加大 PPI 口服剂量，或 PPI 与促动力药联用。

5. 减少 tLESR 的药物

（1）抗胆碱能制剂：间断应用抗胆碱能制剂阿托品可减少近 60% 健康志愿者的 tLESR。不通过血脑屏障的抗胆碱制剂不能减少 tLESR。但其不良反应限制了临床应用。

（2）吗啡：人类的 LES 存在阿片神经递质，吗啡可抑制吞咽和气囊扩张引起的 LES 松弛。静注吗啡可减少 tLESR，减少反流事件的发生。吗啡作用部位是中枢神经，通过 μ 受体而调节 LES 压力。作用于外周的吗啡类药物无此作用。

（3）CCK 拮抗剂：CCK 可引发 tLESR，缘自胃扩张。CCK-1 受体拮抗剂地伐西匹可阻断之，由此证明 CCK 是通过近处胃组织或近端传入神经发挥调控 tLESR 作用的。CCK-1 受体拮抗剂氯谷胺可减少餐后胃扩张引起 tLESR 的频率。

（4）一氧化氮合酶抑制剂：一氧化氮是一种重要的节后神经抑制性递质，一氧化氮能神经存在于迷走神经背核。已证实一氧化氮合酶抑制剂 L-MNME 可抑制 tLESR 的频率，而 L-精氨酸可抑制这种作用。抑制一氧化氮合酶会引发胃肠运动的复杂变化和心血管、泌尿系、呼吸系统的重要改变。

（5）GABAB 兴奋剂：GABAB 是主要的抑制性中枢神经递质。其受体存在于许多中枢和外周神经中。巴氯芬抑制神经-肌肉接头处神经递质的释放，也是 tLESR 的强烈抑制剂。研究显示巴氯芬（40mg，每日 2 次）可减少健康人和 GERD 患者的酸反流和非酸反流。本品常见的不良反应包括嗜睡、恶心和降低癫痫发作的阈值。

6. 黏膜保护剂　用于胃部疾病的黏膜保护剂均可用于 GERD，如铝制剂、铋剂等。除发挥局部直接的保护黏膜作用外，还可能刺激前列腺素等因子的分泌、增加血液循环等，间接有利于黏膜保护和修复。现已知叶酸、维生素 C、胡萝卜素和维生素 E 等抗氧化维生素和硒、锌等微量元素可以通过稳定上皮细胞 DNA 转录水平、中和氧化黏膜表面有害物质和（或）增强黏膜修复能力等，起到防治 GERD 患者食管下段黏膜破损、化生、异型增生和癌变的作用。

（三）内镜下治疗

1. 内镜下贲门黏膜缝合皱褶成型术　在内镜下将贲门部黏膜及黏膜下层用缝合的方法建成黏膜皱褶，意在局部形成一屏障，起抗反流的作用。国内亦已开展此项技术。短期疗效显著，但因 1~2 个月后缝线易脱落，局部黏膜恢复原状而失效。

2. 氩离子凝固术（APC）　近期有学者称内镜下局部应用 APC 技术处理 Barrett 食管有一定疗效。

3. 内镜下食管扩张术　对于 RE 后期发生的食管纤维性狭窄，多采用内镜下局部的扩张术，以改善吞咽困难。操作较易，也颇为安全，但常在若干时日后需重复进行。迄今所使用的有气囊、金属、塑料及水囊扩张设备等。

（四）手术治疗

据国外资料，10%~15% GERD 患者接受手术治疗。

手术指征包括：①出现严重的症状、镜下可见溃疡等，或有严重食管动力紊乱而积极药物治疗无效者；②药物控制下还经常发生反流性吸入性肺炎等严重并发症者；③不愿接受终身药物治疗或对大量制酸剂长期应用有顾虑而选择手术者；④需要长期大剂量药物维持治疗才能控制症状者，是手术治疗的相对指征；⑤对局部黏膜有重度异型增生或可疑癌变，或是食管严重狭窄而扩张无效者。

Barrett 食管的治疗如前述，迄今无特异措施，只是从防治食管腺癌角度而言，需要严密观察，定期内镜随访，及早发现癌前病变而予以相应措施。

十一、预后

药物治疗可以使大多数患者的症状缓解，预后良好，但据多数学者的观察，完全停药后若干时日易复发，故提出宜长期维持治疗，只是所用的药品及其用量有个体差异。有报道手术治疗失败的患者，或纵然有效，但还有一定的复发率，约为 10%。少数患者可发生食管溃疡、出血、狭窄、Barrett 食管等并发症。一旦并发食管癌，则预后甚差。

（曹砚杰）

第三节　食管动力性疾病

一、分类概述

食管是一个有独立运动形式及神经支配的器官。食物进入下咽部时诱发吞咽反射。吞咽是下咽部、上食管括约肌（upper esophageal sphincter，UES）、食管体部、下食管括约肌（lower esophageal sphincter，LES）松弛或收缩产生的协调运动。食管动力紊乱患者常有咽下困难、食物通过困难、心绞痛样胸骨后疼痛等表现。

研究食管动力性疾病首先要明确系原发性或继发性运动紊乱。继发性食管动力障碍可源于胃食管反流病（gastroesophageal reflux disease，GERD）、肿瘤（如食管癌、贲门癌）、炎症感染［如食管念珠菌病、北美锥虫病（即 Chagas 病）］、结缔组织疾病（如系统性硬化症）、神经肌肉病变（如糖尿病性神经病、肌萎缩侧索硬化、慢性特发性假性小肠梗阻）、代谢紊乱（淀粉样变、酒精中毒）等。原发性食管动力障碍包括贲门失弛缓症、胡桃夹食管、弥漫性食管痉挛、下食管括约肌高压症及非特异性食管动力障碍（nonspecific esophageal motor disorder，NEMD）等。食管动力障碍可表现为动力过强、动力减弱或紊乱。

弥漫性食管痉挛是以高压型食管蠕动异常为动力征的原发性食管运动障碍疾病，病变主要在食管中下段，表现为高幅的、为时甚长的、非推进性的重复性收缩，致使食管呈串珠状或螺旋状狭窄，而上食管及下食管括约肌常不受累。

胡桃夹食管（nutcracker esophagus，NE）是非心源性胸痛中最常见的食管动力异常性疾病，以心绞痛样胸痛发作和吞咽困难为特征。胡桃夹食管的特点为食管具有高振幅（可达 150～200mmHg）、长时间（>60 秒）的蠕动性收缩，但食管 LES 功能正常，进餐时可松弛。

贲门失弛缓症（esophageal achalasia）临床报道较多。主要特征是食管缺乏蠕动，食管下端括约肌（LES）高压和对吞咽动作的松弛反应减弱。临床表现为咽下困难、食物反流和下端胸骨后不适或疼痛。

在有吞咽困难，胸骨后疼痛的患者中，若排除了继发于器质性疾病的可能，同时食管测压显示紊乱的运动波形且这种波形又不是典型的贲门失弛缓症、弥漫性食管痉挛或胡桃夹食管时，就用非特异性食管动力障碍（NEMD）来描述。

二、辅助检查

（一）食管测压

是经鼻将测压导管插入食管，测定 LES、LES 和食管体部动力功能的检查技术。测压方法有定点牵拉法和快速牵拉法。24 小时动态测压能获得大量食管运动的资料，与 pH 检测联合应用，就能更好地研究睡眠、清醒状态及进餐等各种生理情况下食管运动功能的改变。

（二）食管 pH 监测

是将 pH 电极放置在远端食管（通常是 LES 上方 5cm 处），监测昼夜食管内酸反流情况。24 小时食管 pH 监测能详细显示酸反流、昼夜酸反流规律、酸反流与症状的关系以及患者对治疗的反应。另有 Biltec 2000 监测系统可以 24 小时监测食管胆汁反流，目前已能实现食管 pH 与胆汁反流监测同步进行。

（三）食管 X 线钡剂检查

贲门失弛缓症时动态造影可见食管的推进性收缩波消失，其收缩具有紊乱及非蠕动性质；LES 不随吞咽松弛，而呈间断开放，可见少许造影剂从食管漏入胃内。钡剂充盈时，食管体部，尤其是其远端明显扩张，末端变细呈鸟嘴状。弥漫性食管痉挛时钡餐可见食管蠕动波仅达主动脉弓水平，食管下段 2/3 为一种异常强烈的、不协调的、非推进性收缩所取代，因而食管腔出现一系列同轴性狭窄，致使食管呈螺旋状或串珠状，呈开塞钻样。

（四）食管传输时间测定

测定固体、半固态或液体从咽部至胃时通过食管全长的时间。可采用核素法、钡剂法或吞水音图检查等。主要用于估计食管动力障碍的程度，同时也可评判治疗疗效。其中，核素法还能测算节段性食管传输时间。

（五）食管感觉检查

1. Bernstein 酸灌注试验　如酸灌注试验激发心绞痛样胸痛发作，而盐水灌注不诱发胸痛则为试验阳性，提示为食管源性胸痛。

2. 气囊扩张试验　用气囊扩张食管下段，食管源性胸痛患者 60% 诱发胸痛，而正常组只有 20% 有胸痛，同时非心源性胸痛（non–cardiogenic chest pain，NCCP）患者引起胸痛的膨胀容量明显低于正常组。

3. 依酚氯铵（Tenslon）试验　依酚氯铵为胆碱酯酶抑制剂。在 18% ~ 30% 的非心源性胸痛患者中可诱发胸痛，但在正常人中则不诱发。

三、发病机制

既往的研究认为贲门失弛缓症、弥漫性食管痉挛、胡桃夹食管和其他非特异性原发动力紊乱是食管肌肉抑制性和兴奋性失衡所致。一般认为，贲门失弛缓症属神经源性疾病，病变可见食管壁内迷走神经及其背核和食管壁肌间神经丛中神经节细胞减少，甚至完全缺如，但 LES 内的减少比食管体要轻。晚近的研究也显示贲门失弛缓症患者的 LES 肠神经丛抑制性神经缺乏。贲门失弛缓症分为典型型和强力型，前者食管明显扩张且蠕动缺乏；后者食管扩张较轻，有高振幅的同步。药理和生理学的研究证明弥漫性食管痉挛、胡桃夹食管患者有支配食管肌肉抑制性神经的减少或过度的神经兴奋性。尸解也证明弥漫性食管痉挛患者食管肌有过度肥厚。

四、临床表现

1. 胸痛　表现为胸骨后或剑突下挤压性绞痛，如源于反流性食管炎者可呈烧灼样疼痛，也可为钝痛。疼痛可向下颌、颈部、上肢或背部放射，部分患者疼痛发作与进食、体力活动和体位（如卧位和弯腰）有关。部分患者口服抗酸剂和硝酸甘油疼痛可缓解。食管源性胸痛患者胸痛发作可为自发性，如弥漫性食管痉挛。食管裂孔疝患者，胸痛是典型和经常性的，当嵌顿时发生呕吐、腹痛。疼痛机制不很明确，可能与食管平滑肌强烈收缩或食物潴留性食管炎有关。

2. 食管综合征　包括胃灼热、反酸、上腹部灼烧感、吞咽困难或吞咽痛等。其症状的轻重与原发病有关。例如弥漫性食管痉挛，患者多有进食疼痛、哽噎感，进食刺激性食物可诱发。贲门失弛缓时反流物因未进入胃腔，故无胃内呕吐物酸臭的特点，并发食管炎、食管溃疡时反流物可含有血液。

3. 食管外综合征　继发于胃食管反流的食管源性胸痛，当夜间反流严重时，吸入导致慢性肺支气管病变，患者主诉有咳嗽、咳痰和呼吸困难或哮喘。

五、诊断程序

食管动力性疾病必须结合临床表现和各种检查方法，才能作出正确的病因学诊断。对反复发作性胸骨后或胸骨下疼痛的患者，首先应进行心血管方面的检查，以排除心脏疾患。然后进行常规食管钡剂造影、内镜检查，以明确食管是否有功能或结构的异常，必要时进行食管动力学特殊监测。部分患者胸痛与食管异常的因果关系不易确立，因此尚需进行激发试验。为提高阳性检出率，可进行联合检查。

六、治疗

对于继发性食管动力疾病，需首先治疗其原发病。

1. 贲门失弛缓症的治疗　尚无有效方法恢复已损害的肌间神经丛功能。对本病的治疗目的在于解除 LES 的松弛障碍，降低 LES 的压力和预防并发症。目前可用于本病治疗的手段主要有药物治疗（硝酸甘油类和钙离子拮抗剂）、肉毒素注射、扩张和 LES 切开等四种。钙离子拮抗药（硝苯地平和硫氮酮）、平滑肌松弛剂（肼屈嗪等），均可缓解症状。Meta 荟萃分析显示药物治疗疗效最差，维持时间最短，其次是 BTX 注射治疗和球囊扩张，腹腔镜微创手术疗效最持久。但每种疗法都有其各自优缺点，究竟选择何种方法还需取决于当地的临床技术水平及患者的身体及经济耐受条件。

2. 食管蠕动失调和高张性食管动力紊乱的治疗　药物治疗可改善弥漫性食管痉挛、胡桃夹食管、高压性 LES 和非特异性食管运动障碍等的症状，常用药物有硝酸甘油类、抗胆碱能药、钙离子拮抗剂等。整个食管远端的纵行肌切开术可作为缓解症状的最后手段，但罕有施行。

3. 食管动力紊乱者躯体症状的治疗　首先使患者充分了解这是一个良性病变，从而解除其思想顾虑。焦虑、抑郁明显者可进行心理暗示治疗消除患者的精神紧张，同时可给予镇静或安眠类药物如地西泮、曲唑酮、多塞平、选择性 5 – 羟色胺再吸收抑制剂等治疗。

（曹砚杰）

第四节　食管裂孔疝

食管裂孔疝（hiatus hemia）系指部分胃囊经正常横膈上的食管裂孔而凸入胸腔。在西方国家属一种常见病，发病率可高达 10% ~ 13%，好发年龄多在 50 岁以上，女性较多。我国自广泛开展内镜检查及食管 pH 值和压力测定以来，其检出率有所增加。

一、概述

发病原因可为先天性因素如横膈脚的发育不足、食管－横膈韧带薄弱，再加上后天因素如腹压增高、肥胖等，把上部胃推向松弛裂孔所致。

裂孔疝可分为以下三种：①滑动裂孔疝：最常见，约占 80%～90%，易使胃酸反流而引起胃灼热、灼热感；②食管旁疝：通过膈食管裂孔，在食管旁有一小腹膜囊卷入胸腔，胃大弯也跟着卷入，可引起胸内堵塞感和心绞痛样的胸痛，若造成嵌顿易引起食管和胃黏膜糜烂、溃疡、出血；③混合型裂孔疝：以上两型同时存在，若疝囊过大，发生部分或全部阻塞，可出现急性或慢性梗阻症状如上腹痛、呕吐甚至出血，还可伴心律不齐、呼吸困难等心肺功能障碍。

二、临床表现

1. 症状与体征　滑动裂孔疝可完全无症状，而仅在 X 线吞钡检查时才被发现。若出现症状而就诊者，可归纳有以下几组症状：①胸骨后疼痛伴胃灼热、灼热感；②类似肠梗阻的症状如上腹痛、恶心、呕吐、不排便排气；③进食发噎；④上消化道出血；⑤呼吸困难、心悸、心律失常（如房性早搏、室性早搏、窦性心动过缓等）。

2. 辅助检查

（1）X 线检查：①滑动裂孔疝检查时需采取俯卧位，右前斜位进行憋气试验最易于发现，也可在头低位加压的情况下出现。典型 X 线征象为三环征的出现。此种改变的可逆性为其特点，反之是胸腔胃而不是滑动裂孔疝；②食管旁疝的 X 线表现是固定征象，诊断较易，立位时见胃泡位于膈上，贲门多在横膈下方。

（2）内镜检查：①食管下段可见齿状线上移，其下方为胃底黏膜接续（食管旁疝无上移）；②反转法观察可见贲门口宽阔，其内或旁侧可见胃底黏膜构成的疝囊；③判断齿状线上移的高度及疝囊深度，轻度时疝囊深度小于 2cm，中度小于 4cm，重度大于 4cm。

三、诊断

1. 诊断

（1）症状：凡有以下临床表现者应考虑有食管裂孔疝，尤其多见于滑动裂孔疝：①上腹痛伴恶心、呕吐，常与体位有关，如平卧、弯腰、用力、外伤引起腹压增大时为显著；②胸骨后痛伴烧灼感；③上消化道出血无其他原因可寻者；④胸骨后疼痛向左肩放射而心电图检查无心肌梗死表现者。

（2）X 线钡餐检查。

（3）胃镜检查：①贲门部松弛宽大；②齿状线上移 2～3cm；③齿状线胃黏膜显著充血、糜烂、溃疡；④反流性食管炎；⑤进入食管的胃黏膜充血或出血，患者恶心时可见橘红色胃黏膜疝入食管；⑥胃镜插入胃腔把镜头向上抬时可见疝囊。

（4）手术：可确诊。

2. 病情危重指标　出现肠梗阻表现；胃在胸腔可影响心肺，使心肺受压，出现心或肺功能不全，如呼吸困难或心律失常等。

3. 误诊漏诊原因分析 食管裂孔疝症状常涉及心、胸、腹、背、咽等，临床变化多，各种症状交替出现，易误诊，需提高诊断水平。

4. 鉴别诊断 作 X 线吞钡检查即可明确诊断及鉴别其他的疾病。

四、治疗

1. 内科治疗

（1）治疗目的：降低腹压，减少反流，保护黏膜，抑制胃酸，增加排空。

（2）治疗措施：①减少和避免腹压增加，睡卧时将床头抬高，腰带和腹部衣着不宜过紧，食量不宜过大，少量多餐，减轻体重，不饮酒；②服用 H_2 受体阻滞剂或酸泵抑制剂；③吞饮黏膜保护剂；④增加下食管括约肌压力及服用促进胃排空药。

2. 手术治疗 手术的目的除将食管及胃恢复至原解剖位置及缝合食管裂孔外，应注意防止胃食管反流的发生。

（曹砚杰）

第五节 食管癌

食管癌（esophageal carcinoma）指来源于食管上皮（包括黏膜下腺体上皮）的恶性肿瘤。临床上以进行性吞咽困难为其最典型的症状，手术切除仍是主要治疗方法，预后取决于诊断治疗时的分期。

一、概述

全世界每年约 40 万人死于食管癌，几乎所有国家及民族均有发病，我国是食管癌发病大国，占半数以上。食管癌的流行病学有以下几个特点：①地域性分布：不同的地区发病率差别巨大。我国北部是食管癌的高发地区，河南省发病率达 130/10 万；②男性多于女性：低发区平均为 2:1，高发区约为 1.5:1；③年龄因素：食管癌的发病率随年龄增加而增加，35 岁以前极少患食管癌，50 岁后发病可占全部患者的 80% 以上；④种族差别：我国以新疆哈萨克族发病率最高，苗族最低。

食管癌的具体病因目前仍不清楚，但流行病学的研究表明，食管癌有高发区提示这些地区具有其发生的高危因素，如存在强致癌物、促癌物、缺乏一些食管癌的保护因素及该区域居民的遗传易感性等。关于吸烟与饮酒、亚硝胺类化合物、营养与微量元素、真菌感染、环境污染、遗传易感性等与其他肿瘤具有相似之处。

在食管癌的众多病因中，食管上皮的慢性物理损伤应引起重视。过烫、干硬、粗糙食物及进餐速度过快等是食管癌发病的重要危险因素之一。实验表明，70℃ 以上的烫食严重影响食管黏膜上皮细胞的增殖周期，并为细胞在有害代谢产物作用下产生癌变创造有利条件。

二、病理

与其他肿瘤类似，食管癌的发生也常经历一个长期演变过程，是一个漫长的过程，但在吞咽梗阻等临床症状出现后，病情发展即明显加快。研究发现从重度不典型增生发展到原位癌，可能需要 5 年甚至更长的时间，而从原位癌进展到出现明显临床症状，X 线发现明显的食管黏膜中断、充盈缺损、管腔狭窄及溃疡等进展期癌，还需要 3 ~ 5 年的时间，而由进展期食管癌到最终死亡的自然病程一般不超过 1 年。因此认识食管癌的发展规律，及早发现治疗食管癌是提高生存率的关键。尽管癌前病变可以长期稳定不变，但仍应引起病理学家和临床医师的高度重视。

（一）食管癌的癌前病变

1. Barrett 食管及其不典型增生　正常食管下段鳞状上皮（粉红色）与胃黏膜柱状上皮（橘红色）交界形成齿状线。食管下端的鳞状上皮在长期反流性损伤及修复过程中逐渐化生为柱状上皮，称为 Barrett 食管。此时。齿状线形态变化，橘红色柱状上皮化生常向食管侧舌样或岛样伸展，也可在食管下段见孤立的橘红色柱状上皮化生岛。Barrett 食管被公认为是食管腺癌的癌前病变，其患癌的危险性为正常人的 40 ~ 120 倍。在西方国家，近 30 年来食管腺癌的发病率迅速上升，目前已超过鳞癌，其演进过程可概括为：长期胃食管反流→反流性食管炎→Barrett 食管→不典型增生→原位癌→进展期腺癌。

2. 食管鳞状上皮异型增生　对早期食管癌的研究发现，食管中存在着单纯增生→不典型增生→癌多点病变，且各点独立，呈现一连续病变过程，原位癌处于不典型增生的包围中。食管癌的周围组织也常见不同程度的不典型增生的鳞状上皮。

（二）食管癌的大体病理

1. 早期食管癌　早期食管癌指原位癌（肿瘤局限于基底膜内）和无淋巴结转移的早期浸润癌（肿瘤局限于黏膜或黏膜下层），形态上大体分为四型：

（1）隐伏型：此为食管癌的最早期，食管黏膜仅有轻度充血或黏膜粗糙，内镜下不易辨认，需要特殊染色或内镜窄带光成像才能发现。

（2）糜烂型：黏膜可见浅的糜烂，形状大小不一，边界分界清楚，状如地图。原位癌与早期浸润癌约各占一半。

（3）斑块型：表面黏膜稍隆起，高低不平，病变范围大小不一，大约原位癌占 1/3，早期浸润癌占 2/3。

（4）乳头型：肿瘤呈乳头样向腔内突出，癌细胞分化较好，绝大多数是早期浸润癌，是早期癌最晚的类型。

2. 中晚期食管癌的大体病理

（1）肿块型：此型肿瘤最常见，约占 70%，肿瘤呈结节状或菜花状突出管腔，使管腔有不同程度的狭窄。

（2）溃疡型：约占 20%，病变呈大小、形状不一的溃疡，边缘不光滑，呈堤坎状隆起，溃疡底部凹凸不平，常有坏死组织覆盖。

（3）缩窄型：约占 10%，病变食管形成环状狭窄，表面粗糙不平，可有糜烂及结节，触之易出血，严重狭窄可致内镜无法通过。

（三）食管癌的组织病理

食管癌是来源于食管上皮包括黏膜下腺体上皮的恶性肿瘤，主要有以下四种组织学类型：

1. 鳞状细胞癌　简称鳞癌，为来自食管鳞状上皮的实体肿瘤，在我国是最常见的组织类型，占 90% ~ 95%。镜检：分化好或较好，鳞癌镜下常见癌细胞呈不同程度的角化现象，形成癌株，也可见细胞间桥。

2. 腺癌　在我国，食管原发腺癌仅占7%，但在西方国家，腺癌与鳞癌的发病率相当。食管腺癌多来源于Barrett食管的柱状上皮，故食管腺癌大多数（约80%）位于食管下段。

3. 腺鳞癌　指腺癌与鳞癌两种成分共存于一个瘤体内，但其中任意一成分必须占瘤体的20%以上。否则只占瘤体成分＞80%的细胞类型而不能称为腺鳞癌。因鳞状细胞更易化生，腺鳞癌的生物学行为近似于腺癌。

4. 神经内分泌癌　较罕见，分为小细胞癌与非小细胞癌。小细胞癌称为燕麦细胞癌，起源于神经内分泌细胞，可能来自鳞状上皮基底部的嗜银细胞。在结构和特征上与肺的小细胞癌相似，食管是除肺以外发生小细胞癌的最常见器官。

（四）食管癌的扩散

食管癌常见的转移方式包括直接浸润、淋巴和血行转移。

1. 直接浸润　癌肿随病期进展可逐渐侵犯黏膜下、食管肌层及外膜，穿透食管壁后可累及邻近的器官和组织，还可沿食管长轴及周径蔓延。颈段食管癌可累及喉、气管等。胸段食管癌可累及气管、支气管、肺门、胸主动脉、奇静脉、胸导管、下肺静脉、心包、左心房、膈肌等。腹段食管癌可累及贲门、胃、肝脏、胰腺等。

2. 淋巴转移　淋巴转移是食管癌的主要转移方式，手术标本约40%可查到淋巴结转移。主要是沿食管纵轴向上或向下进行，上段者多向上，下段者多向下。向上转移可达纵隔和颈部，向下可至腹部。

3. 血行转移　肿瘤经血行转移较淋巴转移的发生率低，但如果出现，提示为晚期食管癌征象，可转移至肺、胸膜、肝、脑、骨、肾和肾上腺等。

三、临床表现

患者症状的严重程度并不完全反映食管癌的病期，比如缩窄型食管癌很早就可出现吞咽困难症状，而溃疡型食管癌、腔内型食管癌可以在很晚才出现吞咽困难。

（一）早期症状

多数早期食管癌患者可无明显症状，常见的症状有：①进食时，尤其是大口进食或进干硬食物时，出现轻微的哽噎感；②胸骨后不适感，闷胀、疼痛或烧灼感；③吞咽异物感，进食时感觉到食管有异物存留，或进食食物挂在食管上不能咽下；④胸骨后疼痛，吞咽时胸骨后食管内刺痛或隐痛感。上述症状常常间歇出现，持续数年，但总体是缓慢、进行性加重。

（二）进展期症状

1. 进行性吞咽困难　这是进展期食管癌最常见、最典型的临床表现，绝大多数（大于90%）的进展期食管癌患者出现此症状。特点为，短时间（数月）内，患者呈现持续性、进行性加重的吞咽困难，即先咽下干硬食物困难，继之为半流质，最后连进食流质食物也困难，并伴有进食呕吐。值得注意的是，患者的吞咽困难可因肿瘤坏死脱落而一时缓解，也可因食物阻塞食管腔而突然加重到滴水不入。

2. 吞咽疼痛　患者在吞咽困难的同时，可发生咽部、胸骨后、剑突下或上腹部的烧灼痛、刺痛或钝痛等，其发生原因可能与肿瘤和炎症刺激引起食管肌肉的痉挛、食物潴留食管诱发的食管肌肉强力收缩试图将食物推送下行，或食物的物理因素（温度、pH、渗透压、硬度）刺激肿瘤溃疡面或肿瘤邻近食管黏膜的炎症面有关，因此患者服用解痉药、黏膜保护剂，改变饮食习惯等可能缓解。

3. 食物反流　可在吞咽困难早期出现，但最多发生于吞咽困难明显时，原因为食管癌病变引起病理性唾液和食管黏液分泌增多，受食管梗阻所限而滞留于食管内并刺激食管发生逆蠕动而吐出。呕吐成分以黏液和泡沫为主，呈蛋清样，有时混入血迹或食物残渣，偶尔有脱落坏死的肿瘤组织。呕吐量可达每日数百毫升甚至数千毫升，如果在呕吐时发生误吸，可致呛咳和吸入性肺炎。

4. 胸背疼痛　表现为胸骨后、背部持续性隐痛、钝痛、烧灼痛或沉重不适感，尤以溃疡性或髓质型伴有表面溃疡患者多见，为肿瘤溃疡面受刺激或肿瘤生长累及食管及周围感觉神经所致，如出现剧烈疼痛，或伴有呕血、发热者，多为肿瘤侵犯椎体或行将穿孔破溃的表现。

5. 消瘦或体重下降　也是食管癌的一个常见表现，食管癌患者的体重减轻较其他癌症患者更严重，因为食管癌直接影响患者进食，由营养下降及肿瘤消耗双重原因所致。

6. 其他症状　由于肿瘤坏死及表面溃疡破坏血管，可发生呕血；肿瘤明显外侵，压迫喉返神经引起声音嘶哑；肿瘤明显增大压迫纵隔器官，尤其是气管，可引起通气功能障碍，患者出现呼吸困难，如发生肿瘤溃烂穿通气管、支气管，可发生进食饮水呛咳。长期摄食不足导致明显慢性脱水、营养不良、消瘦及恶病质，伴有肝转移出现黄疸、腹水等。

四、诊断与鉴别诊断

（一）食管癌的诊断

40 岁以上、来自食管癌高发区的患者因吞咽困难就诊时，应首先考虑食管癌的可能性，应注意了解吞咽困难的进展情况、体重变化、有无声音嘶哑、呛咳、呕血或黑便，体格检查应注意触诊锁骨上淋巴结。

1. 内镜检查　只要患者没有内镜检查的禁忌，应首选内镜检查，尽早获得病理学依据。内镜是直视食管癌大体病理的最好方法，通过内镜可取组织活检，从而明确组织病理诊断，明显优于食管吞钡造影、CT 等影像学检查。

2. 食管吞钡造影　当患者不适宜行内镜检查时，可选用此方法。中晚期食管癌典型的 X 线表现为管腔狭窄、充盈缺损、龛影，病变段食管僵硬，蠕动中断，近端食管扩张（图 6-1）。

3. 胸部 CT 检查　食管癌的 CT 表现为食管腔内软组织肿块，管壁增厚，管腔呈不规则或偏心性狭窄，并可显示纵隔淋巴结肿大以及有无肺部转移。通过注射造影剂的增强 CT 扫描，有助于判断食管癌对邻近脏器的侵犯情况，了解肿瘤分期，判断肿块能否切除，对合理制订食管癌的治疗方案有一定帮助。

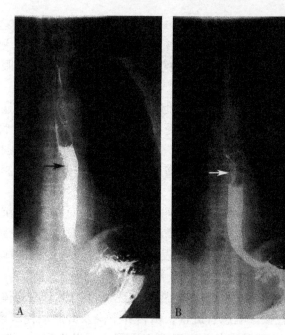

图6-1 食管吞钡造影显示食管癌

(二) 食管癌的鉴别诊断

1. 早期食管癌的鉴别诊断

(1) 慢性咽炎：慢性咽炎为咽部黏膜、黏膜下组织的慢性炎症及淋巴滤泡增生，表现为咽部干燥、异物感、灼痛感等，常伴有咽喉部黏稠分泌物，急性发作时甚至可因咽部组织水肿引起吞咽困难，甚至呼吸困难。一般慢性咽炎症状病程时间长、不会随吞咽动作加重。咽喉镜检查可见咽部黏膜充血、肿胀及淋巴滤泡增生等。但有时仍需行内镜及黏膜染色活检以除外早期食管癌变。

(2) 反流性食管炎。

(3) 食管静脉曲张。

(4) 癔症球：多见于青年女性，时有咽部球样异物感，无吞咽梗阻，症状受心理状态影响较大，内镜检查无器质性食管病变证据。

2. 中晚期食管癌的鉴别诊断

(1) 贲门失弛缓症：贲门失弛缓症是指由于食管下段肌层的神经节细胞变性、减少，妨碍了正常神经冲动的传递，而致食管下端贲门部不能松弛，且食管体部失去正常蠕动功能。贲门管的功能性狭窄常继发狭窄近端食管病理性扩张。本病多见于20～50岁的青壮年，主要症状为间歇性吞咽梗阻，呕吐食物无酸味，胸骨后饱胀不适，症状时轻时重，多数病程较长。发作常与精神紧张有关，过冷或过热的食物可使症状加重。诊断应先行内镜检查，可见食管扩张，贲门部闭合，但胃镜通过无阻力。然后再行食管吞钡造影，特征性表现为食管体部蠕动消失，食管下端及贲门部呈鸟嘴状（图6-2），边缘整齐，上段食管常明显扩张。

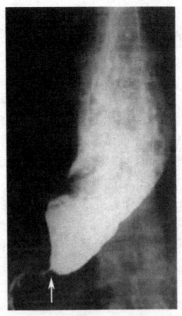

图 6-2 贲门失弛缓症

食管下端及贲门部呈鸟嘴状（箭头所示），边缘整齐，上段食管明显扩张

（2）食管良性肿瘤：较少见，平滑肌瘤是最常见的食管良性肿瘤。其临床表现主要取决于肿瘤的部位和大小，可有不同程度的吞吐困难、呕吐、消瘦、咳嗽和胸骨后压迫感。内镜可见突向食管腔内的肿瘤，表面覆盖正常食管黏膜，发现时多在 2~8cm 大小（图 6-3A）。超声内镜显示肿瘤（图 6-3B，白色箭头所示）起源于食管固有肌层。食管钡餐造影可见食管平滑肌瘤导致的钡剂充盈缺损（图 6-3C，黑色箭头所示）。

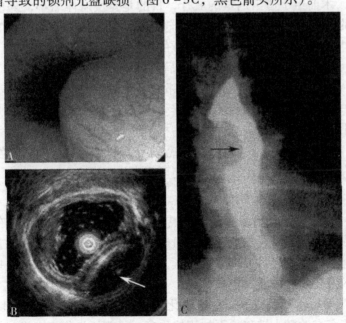

图 6-3 食管平滑肌瘤

（3）食管良性狭窄：一般有吞服强酸、强碱史，或有长期反酸、胃灼热史，吞咽困难病史长，进展缓慢。内镜见食管腔内可有慢性炎症、瘢痕等改变，应行黏膜活检以除外癌变。食管钡餐造影呈食管狭窄、黏膜皱襞消失，管壁僵硬、光滑，管腔狭窄与正常食管逐渐过渡。

（4）食管结核：比较少见，以食管周围淋巴结结核累及食管壁常见，患者可有进食哽噎及吞咽疼痛。患者发病年龄早于食管癌患者，钡餐造影呈食管腔狭窄、管壁僵硬、可有较大溃疡，但充盈缺损及黏膜破坏较轻。确诊需内镜取活检，抗酸染色明确诊断。

（5）食管外压性狭窄：某些疾病如肺癌纵隔、肺门淋巴结转移，纵隔肿瘤、纵隔淋巴结增生以及先天性血管畸形等，均可压迫食管造成管腔狭窄，严重者引起吞咽困难症状，可误诊为食管癌。通过 CT 检查及胃镜检查，可以发现病变在食管腔外，尤其是腔内超声胃镜检查，可见受累部食管管壁结构完整，可排除食管癌诊断。对于异常走行的异位迷走血管，增强 CT 检查可明确血管发出部位、走行情况及与食管的关系。

五、治疗

（一）手术治疗

对 Tis 或 $T_{1～2}N_0$ 期的食管癌，手术切除能达到根治效果，应属首选治疗方法。随着外科、麻醉技术的不断发展，高位食管癌和高龄有并存疾病的食管癌手术切除比例增加，手术范围扩大，近年手术切除率已达90%以上，并发症发生率下降，死亡率降至1%～3%。不幸的是，大部分患者在诊断时已进入中晚期，即使提高手术切除率，远期效果仍不令人满意。

（二）放射治疗

1. 术前放疗　术前给予适当剂量的放疗，目的是要使瘤体缩小，外侵的瘤组织退变软化，与相邻器官的癌性粘连转变为纤维性粘连而便于手术切除。对于术前检查病变位置较高、瘤体较大、外侵较多、估计手术切除困难的患者均可行术前放疗。至于放疗剂量，目前认为以 30～40Gy 为好，手术时间一般以放疗后间隔2～3周为佳。

2. 术后放疗　对术中发现癌组织已侵及邻近器官而不能彻底切除或术中发现食管旁纵隔有淋巴结行清扫可能不彻底者应行术后放疗。一般认为术后放疗可提高局部控制率，但在改善远期生存率上无意义，术后放疗不宜作为根治性食管鳞癌的辅助治疗手段。

3. 单纯放疗　多用于颈段、胸上段食管癌，因手术难度大，手术并发症多，疗效常不满意，也可用于有手术禁忌证而病变不长，尚可耐受放疗者。

（三）化学治疗

1. 术前化疗　对于预防和治疗肿瘤全身转移，化疗是目前唯一确切有效的方法。近年来，化疗已逐步成为食管癌综合治疗的重要组成部分。食管癌术前化疗的目的，首先是控制食管原发灶，使肿瘤体积缩小，临床分期降低，以利于手术切除；第二是提高对微小转移灶的控制，以减少术后复发和播散。

2. 术后化疗　术后辅助性化疗又称保驾化疗，是指食管癌经根治性切除术后，为了进一步消灭体内可能存在的微小转移灶而加用的化疗。目前认为化疗时机越早越好，一般要求在术后2周内进行，最迟不超过4周。

放疗、手术、化疗三者联用，是目前治疗食管癌的流行趋势。目的是更彻底地治疗食管癌，以求得更好的局部控制率、无病生存期和远期生存率。

（四）食管癌的微创治疗

1. 内镜下黏膜切除术及剥离术 内镜下黏膜切除术（endoscopic mucosal resection，EMR）及内镜下黏膜剥离术（endoscopic submucosal dissection，ESD）适合于 0～ⅠA 级黏膜内病灶的治疗，其 T 分期在术前依靠超声内镜明确肿瘤侵犯深度，术后病检再次确定其肿瘤分期，若发现癌症病变超过黏膜肌层时，应追加手术治疗。基于正确肿瘤分期基础上的这种微创治疗，其 5 年生存率可达 91.5%，与外科手术治疗肿瘤的效果相同。由于微创治疗保留了食管的结构，因此，从保护食管功能、减少术后并发症等方面优于传统外科手术。

2. 内镜局部注射化疗药物 是一种微创的姑息治疗，内镜下对肿瘤注射化疗药物可提高肿瘤局部药物浓度，药物可以通过淋巴引流到相应淋巴结起治疗作用，全身毒副作用小。这种治疗方式常与放疗联合应用，具有放射增效作用。

3. 食管支架置入 当患者失去手术机会，吞咽梗阻严重时，可通过内镜在狭窄的食管部位置入记忆合金支架（图 6-4），术后即可解除吞咽困难症状，改善生活质量，这种微创的症状姑息治疗对癌细胞没有杀伤作用，因此必须配合放疗及化疗。近年应用于临床的 ^{125}I-离子支架，由于在支架表面覆有一层 ^{125}I，起到局部放疗作用，具有缓解吞咽梗阻和抑制肿瘤细胞的双重作用。

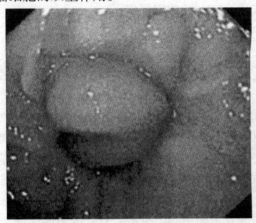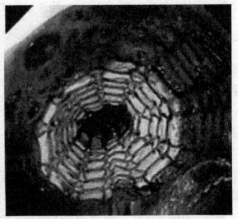

图 6-4 食管癌支架置入术前（左）后（右）

4. 光动力学疗法 是利用光敏剂对肿瘤组织特殊的亲和力，经激光或普通光源照射肿瘤组织后产生生物化学反应，即光敏效应，杀灭肿瘤细胞。食管癌的光动力治疗对晚期患者也只有姑息性疗效。

（王 勇）

第六节 功能性食管疾病

一、概述

功能性食管疾病是指以食管疾病症状为特征，但又无可识别的原因导致该症状的结构和代谢异常的一组疾病。它包括功能性烧心、食管源性功能性胸痛、功能性吞咽困难及癔球症。国外报道，社区人群中约20%~40%的人诉有烧心症状，但在应用内镜检查和食管pH值监测客观地排除胃食管反流病（gastroesophagealreflux disease，GERD）后，功能性烧心占因烧心而求助于消化科医生的患者数的比例不到10%。食管源性功能性胸痛是一种常见疾病，一项社区调查显示15~34岁的不明胸痛患者，比45岁以上患者高出一倍，而且没有性别差异。有关功能性吞咽困难的流行病学资料很少，是这些功能性食管疾病中流行率最低者。吞咽困难与反流事件无关联，但如果两者间有联系，按Rome标准则将其归因于GERD而不是功能性疾病，即使没有其他诊断GERD的客观指标。癔球症常呈发作性，不伴有疼痛并常在进食时得到缓解，与吞咽困难、吞咽疼痛无关。癔球症用食管结构性病变、GERD或其他组织病理学证实的食管动力异常疾病均不能解释。癔球症是常见症状，据报道在健康人群中的患病率是46%，且在中年发病率最高，20岁以下此病比较少见。该病无性别差异，但女性患者更倾向于因该症状求医。正如其他功能性食管疾病一样，若该症状和酸反流事件直接相关，则倾向于诊断GERD，尽管没有其他GERD的客观证据。

二、病因和发病机制

有关功能性食管疾病的病因和发病机制，目前并不太了解，但生理因素和心理因素可能在其症状发生、发展中起到重要的作用。

1. 内脏感觉异常　像其他功能性胃肠病的发病因素一样，内脏感觉异常在功能性食管疾病发病中的作用是被较为认可的，尤其在功能性烧心患者中。内脏感觉异常包括外周感受器感觉、传导异常和中枢感受器处理异常。电刺激、脑诱发电位和心率变异测定研究提示食管的局部刺激伴有胸痛患者的中枢感受器处理异常，但有关中枢感受器处理异常的直接证据很少报道。

2. 食管敏感性增加　食管内pH值的轻微变化可能引起不少患者食管的敏感性增加。酸反流和自发的吞气、嗳气引起的食管扩张可能与胸痛有一定的关系。吞咽过急和频繁吞咽可能使空气滞留在食管近端而导致癔球症症状发作。

3. 食管动力异常　在食管源性功能性胸痛患者中，常可观察到食管动力异常尤其是痉挛性运动功能障碍，但其真正作用并不清楚。食管腔内超声也观察到纵形肌的持久收缩，并与胸痛存在一定的关联性。食管蠕动功能失调在功能性吞咽困难患者起一定作用，不成功的或低幅度收缩顺序影响食管排空功能可致吞咽困难。

4. 精神心理因素　对于食管内酸反流在正常范围和存在异常酸反流的烧心患者，其精神心理因素并无差异；但在pH监测时显示烧心与酸反流完全无关的患者，确实存在明显的焦虑和躯体化症状。慢性胸痛患者存在较为明显的心理障碍性疾病，包括焦虑、抑郁和躯体化症状。96%的癔球症患者诉在精神紧张时症状加重。

三、诊断

（一）病史采集要点

（1）烧心：是指胸骨后烧灼感，并对患者生活质量产生明显负面影响时就称为不适的症状。在临床实践中，要注意询问烧心症状的频率和程度，是否为不适症状应由患者自己来决定。

（2）胸痛：具有内脏痛的特点，疼痛部位和性质与心绞痛不同。

（3）吞咽困难：其特点是咽下的食物不能顺利通过食管。

（4）咽喉部异物感：癔球症患者常有某种说不清楚的东西或团块，在咽底部环状软骨水平处引起胀满、受压或阻塞等不适感。

（5）上述症状常常出现时间较长，可间歇或反复出现。

（6）可能伴有其他功能性胃肠病的症状，如腹痛、腹胀、腹泻及便秘等。

（7）无报警症状，如吞咽痛、声音嘶哑、便血、消瘦等。

（8）需注意患者的心理状态，有无焦虑、抑郁症状，必要时借助精神心理量表衡量或请心理专科医生协助诊断。

（二）体格检查

一般无特殊。

（三）辅助检查

排除性检查，主要是用来排除 GERD 或其他器质性病变。

1. 内镜检查　常规行内镜检查可以排除大部分相关疾病，尤其是对存在报警症状者。对于烧心患者，行内镜检查的目的是排除有无反流性食管炎的存在；对于吞咽困难者，则主要是排除有无食管癌等器质性病变，必要辅以活检排除嗜酸性食管炎等。对于癔球症患者，咽喉镜检查可以排除咽喉部器质性病变。

2. 24 小时食管 pH 监测　对于内镜检查阴性的烧心患者，食管 pH 监测有助于将功能性烧心和非糜烂性反流病鉴别开来。功能性烧心患者 24 小时食管 pH 监测阴性且症状指数阴性，即烧心症状与酸反流无关。食管 pH 监测也有助于将食管源性功能性胸痛、功能性吞咽困难与 GERD 相关的胸痛、吞咽困难等症状区分开，从而排除存在 GERD 的可能。

3. 食管测压　可以了解食管的蠕动功能、食管下括约肌的静息压和短暂性松弛的发生频率。如果内镜等无法明确诊断则建议采用食管测压，食管测压主要用于判断是否有贲门失弛缓症等食管动力性疾病。

4. 质子泵抑制剂诊断性治疗（PPI 试验）　根据罗马Ⅲ标准，对于 24 小时食管 pH 监测阴性且症状指数阴性的烧心患者，若对 PPI 治疗无反应者，则考虑为功能性烧心。PPI 试验也有助于区分功能性吞咽困难与 GERD 相关的吞咽困难。而对尚未接受检查的表现有癔球症的患者可以采用试验性 PP1 治疗，特别对于那些同时伴有典型反流症状的患者。

5. 精神心理量表　虽然有关功能性胃肠疾病的罗马标准并未包括精神心理因素的评估，但对于存在明显焦虑、抑郁症状的患者，必要时可辅以 SAS、SDS 及 SCL－90 等精神心理量表进行评估，判断患者的心理状态，有利于针对性治疗。

四、诊断对策

（一）诊断要点

临床上，若患者以烧心、胸痛、吞咽困难等为主诉，内镜检查阴性，且无心脏病史，24小时食管 pH 监测和 PPI 试验排除了 GERD 等，则诊断可以成立。当确立功能性食管疾病的诊断后，需询问有无其他胃肠症状如腹痛、腹胀等，注意有无症状重叠的问题。功能性食管疾病的诊断标准主要有罗马Ⅲ标准，罗马Ⅲ标准中功能性食管疾病共分四种，分别是功能性烧心、食管源性功能性胸痛、功能性吞咽困难及癔球症。症状更多的是与胃十二指肠功能紊乱相关。删去了罗马Ⅱ标准中非特异性食管功能障碍。

功能性食管疾病的罗马Ⅲ诊断标准及分类如下：

1. 功能性烧心　必须包括以下所有条件：①胸骨后烧灼样不适或疼痛；②无胃食管酸反流导致该症状的证据；③没有以组织病理学为基础的食管运动障碍。诊断前症状出现至少6个月，近3个月满足以上标准。

2. 食管源性功能性胸痛　必须包括以下所有条件：①胸骨后非烧灼样疼痛或不适；②无胃食管酸反流导致该症状的证据；③没有以组织病理学为基础的食管运动障碍。诊断前症状出现至少6个月，近3个月满足以上标准。

3. 功能性吞咽困难　必须包括以下所有条件：①固体和（或）液体食物通过食管有黏附、存留或通过异常的感觉；②无胃食管酸反流导致该症状的证据；③没有以组织病理学为基础的食管运动障碍。诊断前症状出现至少6个月，近3个月满足以上标准。

4. 癔球症　必须包括以下所有条件：①喉部持续或间断的无痛性团块或异物感；②感觉出现在两餐之间；③没有吞咽困难或吞咽痛；④没有胃食管酸反流导致该症状的证据；⑤没有以组织病理学为基础的食管运动障碍。诊断前症状出现至少6个月，近3个月满足以上标准。

（二）鉴别诊断

1. GERD　常有烧心、胸痛等症状，但内镜检查可发现食管炎，或24小时食管 pH 监测提示存在病理性酸反流或症状与酸反流相关。

2. 食管癌　有吞咽困难等症状，但常有消瘦、出血等报警症状，内镜检查结合组织病理学检查可明确诊断。

3. 心绞痛　其胸痛特点是常与进食无关，心电图、平板试验等有助于明确诊断。

4. 贲门失弛缓症　常出现吞咽困难等症状，食管 X 线吞钡检查可见食管与胃交界处呈鸟嘴状征象，上方食管明显扩张。内镜检查可见食管扩张，但无梗阻性病变；食管测压显示蠕动停止。

（三）临床亚型

按罗马Ⅲ标准，将功能性食管疾病分为四大类：

1. 功能性烧心　是指患者有胸骨后烧灼感，但应该除外 GERD 并满足其他诊断功能性食管疾病的先决条件。

2. 食管源性的功能性胸痛　表现为反复发作的无法解释的胸痛，疼痛常位于中间且具有内脏痛的特点。

3. 功能性吞咽困难　特征是有异物通过食管体部的感觉。

4. 癔球症　是指咽喉部有食团残留的感觉或紧缩感。

五、治疗对策

（一）治疗原则

尽管功能性食管疾病的患病率很高，但始终未得到很好的研究，尚未摸索出十分有效的治疗策略。由于功能性食管疾病的病因尚未完全阐明，也难用单一的发病机制来解释其症状的产生，所以目前对功能性食管疾病的处理只能是对症处理，并且遵循综合治疗和个体治疗相结合的原则。

（二）治疗计划

1. 一般治疗　仔细询问病史，寻找促进症状发生的可能因素，并尽可能地避免。在排除 GERD 及其他器质性疾病后，治疗的其中一个重要步骤是建立良好的医患关系，向患者尽量解释疾病的本质及其症状产生的可能原因，让患者消除疑虑、确立信心。改变生活方式可能有一定的帮助，如每餐不宜过饱，睡前也不宜进食，白天进餐后亦不宜立即卧床。

2. 药物治疗

（1）质子泵抑制剂（PPI）：使用 PPI 的目的是排除由胃食管酸反流或食管酸敏感引起的不适症状。使用剂量往往比较大，如奥美拉唑（40mg bid）、雷贝拉唑（20mg bid）及埃索美拉唑（40mg bid）等。若试用 1~2 周后，效果不佳则予以停用。

（2）平滑肌松弛剂：已证明对食管源性的功能性胸痛无效，但可试用于功能性吞咽困难的患者。

（3）肉毒杆菌毒素：在食管下括约肌处和食管体部注入肉毒杆菌毒素，对一些食管痉挛的功能性胸痛和功能性吞咽困难患者可能有效。

3. 心理干预治疗

（1）一般处理：消化内科医生应具备一定的精神心理医学知识，能够识别焦虑、抑郁等常见精神症状，努力寻找其产生的根源，并注意区分这种精神症状是身心反应还是心身反应。身心反应是指患躯体疾病后出现的一系列心理变化，心身反应是指与心理因素密切相关的躯体疾病。注意有无不良生活事件的刺激。可进行心理量表的评估，必要时借助于会诊联络精神医生的帮助。

（2）三环类抗抑郁药：已有一些安慰剂对照的临床试验证实，三环类抗抑郁药是治疗功能性食管疾病比较有前景的药物，而且其作用并不依赖于患者的精神心理特征。常用的有丙咪嗪、阿米替林、多虑平及氯丙咪嗪等。

（3）心理和行为疗法：包括催眠术、生物反馈等治疗方法，均有一定帮助。

4. 手术治疗　抗反流手术治疗功能性烧心的效果虽然没有系统地评估，但应该不如 GERD 那么理想，原则上不主张手术。

（三）治疗方案的选择

（1）经过仔细临床评估及相应检查，排除器质性疾病引起的相应症状。通过耐心的解释，使患者理解疾病性质，寻找并避免可能的诱因，建立战胜疾病的信心。

（2）若患者以烧心、胸痛、吞咽困难等为主诉时，可首先使用 PPI 治疗，但功能性食管疾病常常对 PPI 反应较差。

（3）无论哪种功能性食管疾病，心理干预治疗是比较有前途的，但须注意与精神心理专科医生保持沟通。

六、病程观察及处理

（一）病情观察要点

（1）功能性食管疾病无须反复进行内镜等检查，当患者出现报警症状时，则须重新进行系统评估。

（2）由于功能性食管疾病患者并无客观诊断指标，治疗过程中可使用症状评分，对症状出现的频率和程度进行等级评分。进行相关科研时，可采用日记卡的形式。

（3）功能性食管疾病的危害主要是对患者的生活质量造成负面影响，所以治疗前后可采用 SF-36 等量表进行生活质量的评估。若治疗有效，患者生活质量会有所提高。

（4）对于患者合并存在的精神心理因素，也可进行评估。

（二）疗效判断及处理

1. 疗效判断　功能性食管疾病的疗效主要根据患者的自我感觉，包括主要症状的改善和生活质量的提高。

2. 处理　若使用 PPI 等治疗后有效，则常规治疗 2 个月左右；若效果不佳，则须进行心理干预治疗，必要时重新评估患者病情。

七、预后评估

功能性食管疾病的症状容易反复，但一般呈良性经过。有研究表明，除了对患者生活质量有影响及增加误工、误学次数的可能，一般对患者的寿命并无影响。

（王俊先）

第七节　Barrett 食管

一、概述

Barrett 食管（BE）是指食管下段的正常复层鳞状上皮被化生的单层柱状上皮所取代。以食管与贲门黏膜交界的连接线（齿状线）为界，在齿状线 2cm 以上出现柱状上皮者即为 Barrett 食管。可分为短段 Barrett 食管（<3cm）和长段 Barrett 食管（≥3cm）。据国外资料，在因 GERD 症状而行内镜检查者中，BE 的检出率约为 6%～12%；所有内镜检查者中，检出率为 0.41%～0.89%。由于本病与食管腺癌的关系密切而被普遍认为是一种癌前病变。

二、病因和发病机制

Barrett 食管的发生可分为先天性和继发性，前者极为罕见，是先天性异常所致，即由胚胎期食管上皮发育障碍引起。继发性改变被认为是 BE 的主要类型，与长期胃-食管反流有关，凡可引起胃-食管反流的原因都可以成为 BE 的病因。

其发病机制主要是由于 GERD 者的胃酸和胃蛋白酶反流，胃酸和胃蛋白酶反复刺激，使食管下段复层鳞状上皮受损伤，从而激活黏膜上皮中多潜能干细胞向着柱状细胞分化，在损伤修复过程中定置而形成 Barrett 上皮化生。随着食管内 24 小时 pH 值及胆汁酸水平测定的应用，胆汁反流在 BE 形成的作用正日益受到重视。柱状上皮具有抗酸侵蚀的作用，但长期反流时已经发生的 Barrett 上皮化生仍然有损伤作用，不仅引起相应的并发症，还会促进黏膜发生异型性增生改变。BE 的长度、范围取决于食管与酸接触时间及 LESP 下降程度。Hp 与 BE 的关系也引起人们的重视。

三、临床表现

Barrett 食管常见于中年以上，平均年龄为 40 岁，而确诊的平均年龄为 55～63 岁，男女均可发病，男女之比为 3∶1。由于柱状上皮比鳞状上皮更能抵御酸液的损伤，Barrett 食管本身无症状。大多数患者因为食管炎、溃疡、癌变等，才出现相应的临床症状。主要症状为非心源性胸骨后疼痛、反酸、烧心、嗳气、呕吐、吞咽困难，反流物误入呼吸道发生阵发性呛咳、窒息和肺部感染。还可并发上消化道出血、穿孔、癌变。Barrett 食管是胃食管交界处发生腺癌单一、重要的危险因素，癌变率为 2.5%～41%，平均 10%。

四、诊断方法

1. 内镜检查　内镜直视下齿状线消失或上移，见有橙红、紫红或鲜红色柱状上皮黏膜，与食管鳞状上皮有鲜明的对比，可分为环周型、岛型及不规则舌型。病灶区见充血、水肿、糜烂或溃疡。溃疡较深者，底部覆黄白色苔，周围明显充血、水肿、糜烂。反复溃疡不愈者可因瘢痕化而致食管狭窄。可伴有食管裂孔疝，表现为食管下段黏膜充血、水肿，His 角变钝，食管黏膜色泽灰白色，通常血管网消失，齿状线上移，黏膜粗糙，可有结节样增生或小息肉形成，贲门松弛开放。黏膜染色有助于诊断，喷洒 30% 复方碘溶液（Lugol 液）呈不染区（正常食管黏膜呈棕黄色），0.5% 甲苯胺蓝或 2% 亚甲蓝染色则出现蓝染（正常食管黏膜不着色）。内镜下需记录 BE 的长度及形状，可作为判断 BE 及筛选随诊的临床考虑指标。

Barrett 食管与食管腺癌发生关系密切，因此受到临床的高度重视，有人建议采用内镜检查对 Barrett 食管进行筛查，其意义在于观察异型性增生的发生，并指导临床干预的时机。报道指出，这种追踪监测指导临床干预的结果与无追踪监测的对照组比较，平均生存期延长。总的来说，对 Barrett 食管内镜追踪的临床意义是肯定的，但追踪检测间隔的时间尚无确切的报道。有报道建议：无不典型增生者每 2～3 年 1 次，低度不典型增生者每 6 个月 1 次，至少 1 年，以后为每年 1 次，高度不典型增生者每 3 个月 1 次或手术切除。

2. X 线检查　X 线钡剂造影可显示食管溃疡、狭窄和食管裂孔疝。类似于胃溃疡龛影，食管溃疡位于食管下段，长轴多与食管纵轴一致，有较宽的口部或狭颈。周围黏膜正常或水肿。龛影多为单个，有时可多发，炎症或溃疡愈合可致向心性狭窄，狭窄段较规则，轮廓线清楚。但癌变时可见管壁轮廓线不均匀或略僵硬。

3. 放射性核素扫描　过锝酸盐^{99m}Tc 选择性地浓集于胃的黏膜上皮，利用这一现象，可对异位胃黏膜进行阳性显像。静脉注射^{99m}Tc 后，进行闪烁照相，可发现食管下段明显的放射性浓聚。

4. 组织病理学检查　组织病理学检查是唯一确诊方法。取材部位必须位于齿状线 2cm

以上病灶。多点间隔式内镜下取样可以减少高度异型增生和恶性变的遗漏，对追踪早期癌变十分重要。Reid 等人的报道指出 Barrett 食管的活组织取样应在 2cm 间隔取 4 块组织样本为好。正常黏膜为鳞状上皮，若出现柱状上皮取代的现象，结合内镜所见即可诊断。

按 Barrett 食管上皮病理组织学特点将其分为三种类型：特殊型肠化生（特殊型柱状上皮），移行性上皮（贲门型上皮），胃底腺型上皮。以前者最为常见。

五、诊断标准

BE 的病理学标准：①柱状上皮黏膜下层有食管腺；②食管肌层和上皮无先天性异常；③有特殊型上皮和残余的鳞状上皮岛。BE 癌变特点：①癌全部或大部分位于食管内；②组织类型属胃肠型腺癌；③癌周食管有良性或不典型增生的柱状上皮，癌多发生于特殊型上皮中；④食管黏膜有反流性炎症改变。

六、治疗

Barret 食管的治疗宗旨是长期消除食管反流症状，促进食管黏膜的愈合。其治疗主要分为内科药物治疗、外科手术治疗两方面。内科药物治疗主要采用抑酸药，最常用的是质子泵抑制药（pronton pump inhibitor，PPI）和 H_2 受体拮抗药。治疗成功的指标应是基础胃酸分泌减至 <1mmol/h，同时食物刺激后的酸分泌亦显著减少。奥美拉唑 20mg/d 使用 8 周后，只有 60% 左右的严重消化性食管炎患者痊愈。治疗失败是因奥美拉唑尚未足够抑制酸。用量增至 40mg/d 时，疗效比 20mg/d 稍好。大剂量的疗效尚无随机对照研究。目前临床研究集中于评价维持疗效所需的最低制酸作用。据报道，用奥美拉唑 20mg/d 使消化性食管炎愈合后再用雷尼替丁 150mg 每日 2 次作维持治疗，效果不佳，但持续用奥美拉唑 20mg/d，则疗效满意可长达 12 个月。患者还可调整自身的生活方式，如抬高床头 15~20cm，控制体重，戒烟酒、少食影响食管下端括约肌的食物和药物等。

Barrett 食管的内镜治疗方法包括激光、热探头、氩气刀（APC）、光动力（PDT）、内镜下黏膜切除术等。理想的治疗是彻底破坏化生上皮、不典型增生上皮，但不损伤深层组织，以免发生狭窄和穿孔等严重并发症。APC 治疗的深度一般 <3mm，治疗时氩气流量一般为 1~2L/min，功率 50W 左右，间隔 4~6 周治疗 1 次。联合 PPI 治疗平均 2 次 APC 治疗后化生上皮可被新生的鳞状上皮取代，也会有少许残留 BE 上皮。其缺点是因充入氩气会产生腹胀，或治疗后有短暂胸骨后不适、严重的可持续数天和发生食管狭窄，发病率为 5%。在治疗重度不典型增生和局限于黏膜层的 Barrett 癌时可首选 EMR。此方法不但可达到治疗目的，还可取得组织标本，提供病理诊断依据。但在内镜下对病变的深度及范围不好判断，这给使用 EMR 治疗带来了困难。

Barrett 食管的外科治疗有 Nissen 手术（360°全周胃底折叠术）、Hill 手术（经腹胃后固定术）、Dor 手术（贲门前胃底固定术）、腹腔镜抗反流术等，主要针对抗反流治疗，使用较少。

（王俊先）

第七章

胃部疾病

第一节　胃、十二指肠的解剖与功能

一、胃的解剖

胃是消化系统的重要器官，上连食管，下续十二指肠，有收纳食物、分泌胃液消化食物的作用，而且还具备分泌功能。胃的大小、形态、位置可因其充盈程度、体位、年龄和体型等状况而有不同，成人胃的容量为 1 000~3 000ml，在中等度充盈时，平均长度为 25~30cm。胃大部分位于左季肋区，小部分位于腹上区。胃的位置常因体型、体位、胃内容物的多少及呼吸而改变，有时胃大弯可达脐下甚至盆腔。

胃有上下二口，大小二弯，前后二壁，并分为四部。胃的上口称贲门，即胃的入口，上接食管。下口称幽门，即胃的出口，与十二指肠相接。胃小弯相当于胃的右上缘，凹向右后上方，胃小弯在近幽门处有一凹陷，称角切迹，此角在钡剂造影时为胃小弯的最底处，是胃体与幽门部在胃小弯的分界。胃大弯起始于贲门切迹，此切迹为食管左缘与胃大弯起始处所构成的夹角。胃大弯从起始处呈弧形凸向左上方，形成胃底的上界，其后胃大弯凸向左前下方，形成胃的下缘。胃在空虚时有明确的前后壁，充盈时胃就不存在明显的前后壁。

（一）胃的分区

一般将胃分为 5 个区域（图 7-1）。

1. 贲门　食管与胃交界处，在第 11 胸椎左侧，其近端为食管下端括约肌，位于膈食管裂孔下 2~3cm，与第 7 肋软骨胸骨关节处于同一平面。食管腹段与胃大弯和交角叫贲门切迹，该切迹的胃黏膜面有贲门皱襞，具有防止胃内容物向食管反流的作用。贲门部为贲门周围的部分，与胃的其他部分无明显的分界线。

2. 胃底　胃的最上部分，位于贲门至胃大弯水平连线之上。胃底上界为横膈，其外侧为脾，食管与胃底的左侧为 His 角。胃底指贲门切迹平面以上膨出的部分，其中含有空气，于 X 线片上可见此气泡，在放射学中称胃泡。

3. 胃体　胃底以下部分为胃体，其左界为胃大弯，右界为胃小弯；胃小弯垂直向下突然转向右，其交界处为胃角切迹，胃角切迹到对应的胃大弯连线为其下界。胃体所占面积最大，含大多数壁细胞。

4. 胃窦　胃角切迹向右至幽门的部分称为胃窦部，主要为 G 细胞。

5. 幽门 位于第 1 腰椎右侧，幽门括约肌连接胃窦和十二指肠。幽门为胃的出口，连接十二指肠，相连接处的浆膜表面见一环形浅沟，幽门前静脉沿此沟的腹侧面下行，该静脉是术中区分胃幽门与十二指肠的解剖的标志。幽门部又可分为左侧部较膨大的幽门窦，临床上称此处为胃窦；右侧部近幽门处呈管状的幽门管，幽门管长 2~3cm。胃溃疡和胃癌易发生于幽门窦近胃小弯处。

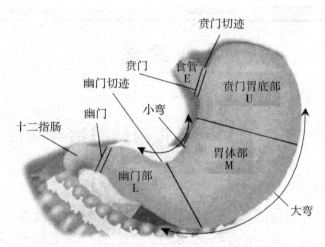

图 7-1 胃的分部图

（二）胃的毗邻与韧带

胃前壁左侧与左半肝邻近，右侧与膈邻近，其后壁隔网膜囊与胰腺、左肾上腺、左肾、脾、横结肠及其系膜相邻，胃的前后壁均有腹膜覆盖，腹膜自胃大、小弯移行到附近器官，即为韧带和网膜（图 7-2）。

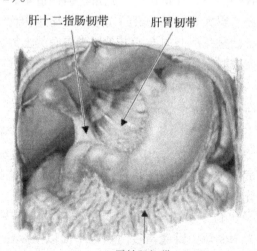

图 7-2 胃的毗邻与韧带

1. 肝胃韧带与肝十二指肠韧带 肝胃韧带连接肝左叶下横沟和胃小弯，肝十二指肠韧带连接肝门与十二指肠，共同构成小网膜，为双层腹膜结构。肝十二指肠韧带中含胆总管，肝动脉和门静脉。

2. 胃结肠韧带　连接胃和横结肠，向下延伸为大网膜，为 4 层腹膜结构。大网膜后层与横结肠系膜的上层相连，在横结肠肝区与脾区处，二者之间相连较松，容易解剖分离；而在中间，两者相连较紧，解剖胃结肠韧带时，注意避免伤及横结肠系膜中的结肠中动脉。

3. 胃脾韧带　连接脾门与胃大弯左侧，内有胃短血管。

4. 胃膈韧带　由胃大弯上部胃底连接膈肌，全胃切除术时，游离胃贲门及食管下段需切断此韧带。

5. 胃胰韧带　胃窦部后壁连接胰头颈部的腹膜皱襞，此外，胃小弯贲门处至胰腺的腹膜皱襞，其内有胃左静脉。在门静脉高压时，血液可经胃左静脉至食管静脉、奇静脉流入上腔静脉，可发生食管胃底静脉曲张。胃的韧带有肝胃韧带、胃膈韧带、胃脾韧带、胃结肠韧带和胃胰韧带。胃胰韧带位于胃后方，小网膜囊的后壁上，循胃左动脉的走行而形成一个半月形的皱襞，从腹腔动脉起始处向上至胃、贲门，是手术时显露胃左动脉和腹腔动脉的标志。

（三）胃的血管

1. 胃的动脉　胃是胃肠道中血供最丰富的器官，来自腹腔动脉及其分支。沿胃大、小弯形成两个动脉弓，再发出许多分支到胃前后壁（图 7 – 3）。

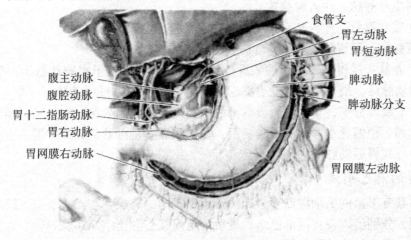

图 7 – 3　胃的动脉

（1）胃左动脉：起于腹腔动脉，是腹腔动脉的最小分支，而是胃的最大动脉。左上方经胃胰腹膜皱襞达贲门，向上发出食管支与贲门支，然后向下沿胃小弯在肝胃韧带中分支到胃前后壁，在胃角切迹处与胃右动脉相吻合，形成胃小弯动脉弓。15% ~ 20% 左肝动脉可起自胃左动脉，与左迷走神经肝支一起，到达肝脏，偶尔这是左肝叶唯一动脉血流。于根部结扎胃左动脉，可导致急性左肝坏死，手术时应注意。

（2）胃右动脉：起源自肝固有动脉或胃十二指肠动脉，行走至幽门上缘，转向左，在肝胃韧带中沿胃小弯，从左向右，沿途分支至胃前、后壁，到胃角切迹处与胃左动脉吻合。

（3）胃网膜左动脉：起于脾动脉末端，从脾门经脾胃韧带进入大网膜前叶两层腹膜间，沿胃大弯左行，有分支到胃前后壁及大网膜，分布于胃体部大弯侧左下部，与胃网膜右动脉吻合，形成胃大弯动脉弓。胃大部切除术常从第一支胃短动脉处在胃大弯侧切断胃壁。

（4）胃网膜右动脉：起自胃十二指肠动脉，在大网膜前叶两层腹膜间沿胃大弯由右向左，沿途分支到胃前后壁及大网膜，与胃网膜左动脉相吻合，分布至胃大弯左半部分。

（5）胃短动脉：脾动脉末端的分支，一般4~5支，经胃脾韧带至胃底前后壁。

（6）胃后动脉：系脾动脉分支，一般1~2支，自胰腺上缘经胃膈韧带，到达胃底部后壁。

（7）左膈下动脉：由腹主动脉分出，沿胃膈韧带，分布于胃底上部和贲门。胃大部切除术后左膈下动脉对残胃血供有一定作用。胃的动脉间有广泛吻合支，如结扎胃左动脉、胃右动脉、胃网膜左动脉及胃网膜右动脉4根动脉中的任何3条，只要胃大弯、胃小弯动脉弓未受损，胃仍能得到良好血供。

2. 胃的静脉　胃的静脉与各同名动脉伴行，均汇入门静脉系统。冠状静脉（即胃左静脉）的血液可直接或经过脾静脉汇入门静脉；胃右静脉直接注入门静脉。胃短静脉、胃网膜左静脉均回流入脾静脉；胃网膜右静脉则回流入肠系膜上静脉。远端脾肾静脉吻合术能有效地为胃食管静脉曲张减压，足以证明胃内广泛的静脉吻合网络。

（1）胃左静脉：即胃冠状静脉，汇入门静脉。

（2）胃右静脉：途中收纳幽门前静脉，位于幽门与十二指肠交界处前面上行进入门静脉，幽门前静脉是辨认幽门的标志。

（3）胃网膜左静脉：注入脾静脉。

（4）胃网膜右静脉：注入肠系膜上静脉，也是有用的解剖标志。

（5）胃短静脉：经胃脾韧带入脾静脉。

（6）胃后静脉：经胃膈韧带，注入脾静脉。胃的动脉来源于腹腔动脉干。沿胃大弯有发自脾大弯的动脉弓。沿胃短动脉发自脾动脉并走行到胃底。胃后动脉可以是一支或两支，发自脾动脉主干或其分支，于小网膜囊后壁的腹膜后面伴同名静脉上行，经胃膈韧带分布于胃体后壁的上部。稍偏胃小弯侧的胃膈韧带，在向腹后壁延续处的腹膜常形成腹膜皱襞，该皱襞是手术中寻找胃后动脉的标志。

（四）胃的淋巴引流

胃壁各层具有丰富的毛细淋巴管，起始于胃黏膜的固有层。在黏膜下层，肌层和浆膜下层内交织成网，分别流入各胃周淋巴结，最后均纳入腹腔淋巴结而达胸导管。淋巴引流一般伴随血管而行，汇入相应的胃周四个淋巴结区（图7-4）。

1. 胃左淋巴结区　贲门部、胃小弯左半和胃底的右半侧前后壁，分别注入贲门旁淋巴结、胃上淋巴结，最后至腹腔淋巴结。

2. 胃右淋巴结区　胃幽门部、胃小弯右半的前后壁，引流入幽门上淋巴结，由此经肝总动脉淋巴结，最后流入腹腔淋巴结。

3. 胃网膜左淋巴结区　胃底左半侧和胃大弯左半分别流入胃左下淋巴结，脾门淋巴结及胰脾淋巴结，然后进入腹腔淋巴结。

4. 胃网膜右淋巴结区　胃大弯右半及幽门部，引流入胃幽门下淋巴结，然后沿肝总动脉淋巴结，进入腹腔淋巴结。

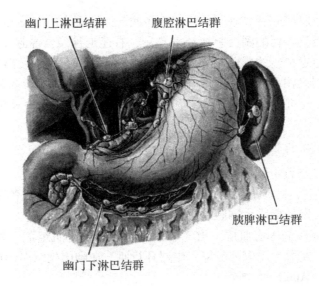

幽门上淋巴结群　　腹腔淋巴结群

胰脾淋巴结群

幽门下淋巴结群

图7-4　胃的淋巴引流

（五）胃的神经

支配胃的神经有副交感神经和交感神经。

1. 副交感神经　胃的副交感神经来自迷走神经，迷走神经核位于第四脑室基底经颈部颈动脉鞘进入纵隔障，形成几个分支围绕食管，到膈食管裂孔上方融合成左右迷走神经，于贲门处左迷走神经位前，约在食管中线附近浆膜深面，手术时需切开此处浆膜，方可显露。右迷走神经位后，于食管右后方下行。前干在贲门前分为肝支和胃前支（前 Latarget 神经），肝支在小网膜内右行入肝，胃前支伴胃左动脉在小网膜内距胃小弯约1cm处右行，一般发出4~6支到胃前壁，于角切迹处形成终末支称为鸦爪支，分布于幽门窦及幽门管前壁。后干在贲门背侧分为腹腔支和胃后支。腹腔支随胃左动脉起始段进入腹腔神经丛。胃后支（后 Latarget 神经）沿胃小弯行走，分支分布于胃后壁，其终末支也呈鸦爪状分布于幽门窦和幽门管后壁。后迷走神经有分支分布于胃底大弯侧称为 Grassi 神经或罪恶神经，壁细胞迷走神经切断术时，应予切断，以减少复发。迷走神经大部分纤维为传入型，将刺激由肠传入脑，胃的牵拉感和饥饿感冲动，则由迷走神经传入延髓，手术过度牵拉，强烈刺激迷走神经可致心搏骤停。迷走神经各胃支在胃壁神经丛内换发节后纤维，支配胃腺和肌层，通过乙酰胆碱作为传递增强胃运动和促进胃酸和胃蛋白酶分泌。选择性迷走神经切断术是保留肝支和腹腔支的迷走神经切断术，壁细胞迷走神经切断术保留肝支、腹腔支和前后鸦爪支，仅切断支配壁细胞的胃前支和胃后支及其全部胃壁分支。减少胃酸分泌，达到治疗溃疡的目的，又可保留胃的排空功能及避免肝、胆、胰肠功能障碍。

2. 交感神经　胃交感神经节前纤维起自脊髓 $T_5 \sim T_{10}$，经交感神经至腹腔神经从内腹腔神经节，节后纤维沿腹腔动脉系统分布于胃壁，其作用为抑制胃的分泌和蠕动，增强幽门括约肌的张力，并使胃的血管收缩。胃的痛感冲动随交感神经，通过腹腔丛交感神经干进入 $T_5 \sim T_{10}$ 封闭腹腔丛神经丛可阻断痛觉传入。包括运动神经、感觉神经以及由它们发出的神经纤维和神经细胞共同构成肌间丛、黏膜下神经丛。胃的运动神经包括交感神经与副交感神经，前者的作用是抑制胃的分泌和运动功能，后者是促进胃的分泌和运动功能。交感神经与副交感神经纤维共同在肌层间和黏膜下层组成神经网，以协调胃的分泌和运动功能。胃的交感受神经来自腹腔神经丛。胃的副交感神经来自左、右迷走神经。左迷走神经在贲门前面，分出肝支和胃前支。迷走神经的胃前、后支都沿胃小弯行埋头，分别发出分支和胃动、后支都沿胃小弯行走，分别发出分支和胃动、静脉分支伴行，分别进入胃前后壁。最后的终末支，在距幽门 5～7cm 处进入胃窦，形似"鸦爪"，可作为高选择性胃迷走神经切断术的标志。

（六）胃壁的细微结构

胃壁组织由外而内分为 4 层，即浆膜层，肌层，黏膜下层和黏膜层。

1. 浆膜层　覆盖于胃表面的腹膜，由结缔组织和间皮组成，形成各种胃的韧带，与邻近器官相连接，于胃大弯处形成大网膜。

2. 肌层　浆膜下较厚的固有肌层，由 3 层不同方向的平滑肌组成。外层纵行肌与食管外层纵行平滑肌相连，在胃大小弯处较厚，中层环行肌，在幽门处增厚形成幽门括约肌。内层斜行肌，胃肌层内有 Auerbach 神经丛。

3. 黏膜下层　肌层与黏膜之间，是胃壁内最富于胶原的结缔组织层，有丰富的血管淋巴网，含有自主神经 Meissner 丛。

4. 黏膜层　胃壁内形成数条较大的皱襞，其表面被浅沟划分成很多形状不规则的黏膜隆起区，称胃小区。胃小区表面分布许多小的凹陷，称胃小凹。整个胃黏膜约有 350 万个胃小凹，每个小凹底部有 3～5 条胃腺开口。黏膜层包括表面上皮、固有层和黏膜肌层。

（1）上皮：黏膜腔面及胃小凹表面均衬以单层柱状上皮，细胞核位于基底部，细胞质染色浅呈透明状。这种细胞分泌特殊的黏液样物质，故又称表面黏液细胞，其分泌的黏液不能被盐酸所溶解。表面黏液细胞不断退化死亡脱落，再由小凹深部和胃腺颈部未成熟的表面黏液细胞不断增殖并向上移动加以补充，每 4～5d 更新 1 次。

（2）固有层：由细密的结缔组织组成。含有较多的淋巴细胞，浆细胞及嗜酸性粒细胞。有时可见孤立淋巴小结。固有层被大量排列紧密的胃腺所占据。根据部位和结构不同，可将胃腺分为胃底腺、贲门腺和幽门腺。

1）胃底腺：分布于胃底和胃体的固有层内，是一种较长的管状腺，故通常把它分为颈部、体部和底部，底部常有 2～3 个分支。胃底腺由壁细胞、主细胞、颈黏液细胞和内分泌细胞组成。壁细胞：分泌盐酸和内因子，主要在胃底和胃体。少量在幽门窦近侧。黏液细胞：分泌黏液。主细胞：分泌胃蛋白酶原，主要在胃底或胃体。内分泌细胞：G 细胞分泌胃泌素，D 细胞分泌生长抑素，EC 细胞释放 5-羟色胺呈嗜银或嗜银染色。

2）贲门腺：位于贲门部固有层内的黏液腺。

3）幽门腺：位于幽门部固有层内，亦为黏液腺。幽门腺有较多的分泌细胞。

（3）黏膜肌层：分内环、外纵两层。黏膜肌层的收缩和弛缓可改变黏膜形态，有助于胃腺分泌物排出。

二、十二指肠的解剖

十二指肠是小肠最上段的部分，始于胃幽门，位于第 1 腰椎右侧，呈 C 字形，包绕胰头部，于十二指肠空肠曲处与空肠相接，位第 2 腰椎左侧，长 25～30cm。与其他小肠不同处：部位较深，紧贴腹后壁 1～3 腰椎的右前方；较固定，除始末两处外，均在腹膜后；肠腔较大；与胰胆管关系密切。

（一）十二指肠的分部

十二指肠据其形态可分成4部分（图7-5）。

1. 球部 幽门向右并向后上，到肝门下胆囊颈处转向下，形成十二指肠上曲，接第二段降部，长5cm，近端一半有大小网膜附着，为十二指肠球部属腹膜内位，能活动，其余部分在腹膜外，无活动性。此段上方为肝方叶、胆囊及肝十二指肠韧带。其下方为胰头，后方为胆总管、胃十二指肠动脉、门静脉通过，与下腔静脉间仅隔一层疏松结缔组织。球部黏膜面平坦无皱襞，钡剂X线检查呈三角形阴影，前壁溃疡易穿孔，涉及结肠上区，后壁溃疡穿孔则累及网膜囊。

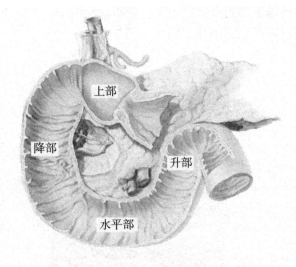

上部
降部
升部
水平部

图7-5 十二指肠的分部

2. 降部 始于十二指肠上曲，沿腰椎右侧垂直下降至第3腰椎转向右形成十二指肠下曲，接第三段水平部，长7~8cm，位腹膜外，横结肠及系膜于其前跨越，后方为右肾及右输尿管，内侧为胰头，胆总管末端降部黏膜多为环状皱襞，其后内侧壁有纵行皱襞，下端为Vater乳头，位于降部中、下1/3交界处。胆总管、胰管开口于此，其左上方1cm处另见一小乳头为体胰管（Santorini）开口处，胃十二指肠动脉的分支胰十二指肠上动脉支行走于胰头与十二指肠降部沟内。

3. 水平部 长12~13cm，十二指肠下曲开始，于输尿管、下腔静脉、腰椎和主动脉前方，水平方向至第3腰椎左侧，位腹膜外，上方为胰头，前方右侧为腹膜，左侧为空回肠系膜根部跨越，肠系膜上动脉于水平部前下降进入肠系膜根部。如肠系膜上动脉起点过低，可引起肠系膜上动脉压迫症（Wilkes综合征）。肠系膜上动脉分支胰十二指肠下动脉位于胰腺及水平部上缘沟内。

4. 升部 水平部向左上斜升，到达第2腰椎左侧折转向下前和左侧形成十二指肠空肠曲，与空肠相连，长2~3cm。十二指肠空肠曲左缘，横结肠系膜下方，为十二指肠悬韧带，即屈氏（Treitz）韧带，韧带较小呈三角形的肌纤维组织带，伸入腹膜后，位于胰腺和脾静脉后，左肾静脉前由左右膈脚在腹膜后附着于末端十二指肠上缘，有时达附近空肠。小肠梗阻探查时或胃空肠吻合时均需以十二指肠空肠曲为标记，由于十二指肠被坚硬的腹膜固定，因此有时在严重的腹部钝性损伤时，易挤压至脊柱而致撕裂。

（二）十二指肠的血管

1. 动脉 十二指肠的血供主要来自胰十二指肠上动脉和胰十二指肠下动脉，胰十二指肠上动脉是胃十二指肠的分支，又分为胰十二指肠上前动脉和胰十二指肠上后动脉，分别沿胰头前后与十二指肠降部间沟内下行。胰十二指肠下动脉是肠系膜上动脉分支，也分为前后两支，沿胰头前后与十二指肠水平部间沟内上行，分别与相应的胰十二指肠上前、后动脉吻合，形成前后两动脉弓，于腹腔动脉和肠系膜上动脉间形成广泛动脉吻合网。由于胰头和十二指肠均由此二动脉供应，因此不可能单独切除胰头或十二指肠，十二指肠周围丰富的动脉吻合网，要靠外科结扎或动脉栓塞 1 ~ 2 支主要血管，达到控制十二指肠后壁溃疡出血是非常困难的。此外十二指肠上部尚有来自胃十二指肠动脉的十二指肠上动脉和十二指肠后动脉以及胃网膜右动脉和胃右动脉的小分支供应（图 7 - 6）。

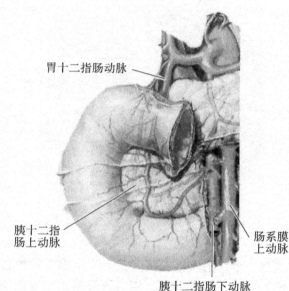

图 7 - 6 十二指肠的动脉

2. 静脉 十二指肠静脉多与相应动脉伴行，除胰十二指肠上后静脉直接汇入门静脉外，其他静脉均汇入肠系膜上静脉。

（三）十二指肠的淋巴引流和神经

十二指肠淋巴引流一般与血管伴行，原发性十二指肠癌可直接侵犯或通过淋巴浸润胰腺，通常首先扩散到十二指肠周围淋巴结和肝脏，胰腺癌转移往往到十二指肠上曲和十二指肠后淋巴结。

十二指肠内部神经支配源自 Auerbach 和 Meissner 神经丛，副交感神经来自迷走神经的前支和腹腔支。交感神经来自腹腔神经节的内脏神经。

（四）十二指肠壁的微细结构

小肠是消化和吸收的重要部位，绒毛和肠腺是与小肠功能相适应的特殊结构。十二指肠作为小肠的一部分，也具有小肠管壁的典型四层结构，包括黏膜、黏膜下层、肌层和浆膜层。在距幽门2~5cm处的小肠壁上开始出现环形皱襞，它是黏膜和黏膜下层共同向肠腔突出所形成的，在十二指肠的远侧部及空肠近侧部最发达。黏膜的表面可见许多细小的突起，称肠绒毛，由上皮和固有层共同向肠腔突出而形成。绒毛根部的上皮向固有层内凹陷形成肠腺。绒毛及肠腺的上皮相连续，肠腺直接开口于肠腔。

1. 肠绒毛　肠绒毛长0.5~1.5mm，形状不一，十二指肠的绒毛呈叶状。上皮覆盖绒毛的表面，为单层柱状上皮，大部分是吸收细胞，少部分是分泌黏液的杯状细胞，作用为分泌黏液，对黏膜有保护和润滑作用。固有层是绒毛的中轴，由细密的结缔组织构成，其中含有较多的淋巴细胞、浆细胞、巨噬细胞、嗜酸性粒细胞等细胞成分，并有丰富的毛细血管，以利于氨基酸和葡萄糖的吸收。在绒毛中央可见中央乳糜管，可收集运送上皮细胞吸收进来的脂肪。

2. 肠腺　肠腺又称肠隐窝，是小肠上皮在绒毛根部下陷至固有层而形成的管状腺，开口于相邻绒毛之间，构成肠腺的细胞有吸收细胞、杯状细胞、未分化细胞、帕内特细胞和内分泌细胞。吸收细胞和杯状细胞与肠绒毛的上皮细胞相同。未分化细胞通过不断分裂增殖，从肠腺下部向绒毛顶端迁移以补充绒毛顶端脱落的吸收细胞和杯状细胞。帕内特细胞则具有合成蛋白质和多糖复合物的功能。十二指肠除含有普通肠腺外，黏膜下层还有分支管泡状的十二指肠腺，又称Brunner腺，开口于普通肠腺的底部，它是一种黏液腺，腺细胞可以产生中性糖蛋白及碳酸氢盐，可保护十二指肠黏膜免受胃酸和胰液的侵蚀。十二指肠腺还分泌尿抑胃素，能强烈抑制胃酸分泌并刺激小肠上皮生长转化过程。

三、胃的生理

胃具有运动和分泌两大功能。从生理观点，胃分为近端胃和远端胃，近端胃包括贲门、胃底部和胃体部，有着接纳、储藏食物和分泌胃酸的功能。远端胃相当于胃窦部，分泌碱性胃液，同时将所进食物磨碎，与胃液混合搅拌，达到初步消化的作用，形成食糜，并逐步分次地自幽门排至十二指肠。

（一）胃的运动

食物由胃进入十二指肠的过程称为胃排空。食物从胃完全排空需4~6h，以往认为幽门及幽门括约肌的自律性是控制胃排空与十二指肠内容物向胃反流的最主要因素，这一传统观点现已被完全更新。实验证明幽门括约肌并不具有充分管制食物通过幽门的作用。幽门窦、幽门括约肌和十二指肠第一部在解剖结构与生理功能上成为一个统一体，三者紧张性改变和对里蠕动波到达时产生的反应具有一致性，由于幽门括约肌收缩持续时间比其他二者长，因此可阻止十二指肠内容物的倒流。胃内液体食物的排空取决于幽门两侧的胃和十二指肠内的压力差。固体食物必须先经胃幽门窦研磨至直径在2mm以下，并经胃内的初步消化，固体食物变为液态食糜后方右排空至十二指肠。胃既有接纳和储存食物的功能，又有泵的功能。胃底和胃体的前部（也称头区）运动较好，主要功能为储存食物。胃体的远端和胃窦（称尾区）有较明显的运动，其功能是研磨食物，使食物与胃液充分混合，逐步排入十二指肠。

1. 容受性舒张　咀嚼和吞咽食物时刺激了口腔、咽和食管的感受器，通过迷走神经反射地使胃底和胃体的胃壁舒张，准备接纳入胃食物，这种现象称为容受性舒张。胃容量由空腹时50ml进食后增加到500~5 000ml而胃腔内的压力变化不大。胃底和胃体的平滑肌纤维具有弹性，其长度较原来增加2~3倍，可容纳数十倍于原来体积食物。胃的容受性舒张是通过迷走神经的传入和传出通路反射实现的，切断两侧迷走神经后，容受性舒张不再出现。这个反射中，迷走神经的传出通路是抑制性纤维，其末梢释放的递质既非乙酰胆碱，也非去甲肾上腺素，而可能是某种肽类物质。此外胃头区有持续缓慢性收缩和胃底波，保持一定压力有利于食物缓慢向尾区移动。

2. 胃的蠕动　食物进入胃后约5min，蠕动即开始。蠕动是从胃的中部开始，有节律地向幽门方向进行。胃饱满时，尾区的运动主要是蠕动。胃的基本电节律起源于胃体大弯侧近端1/3和远端2/3连接处的纵行肌，为起搏点（pacemaker）由此沿胃体和胃窦向幽门方向扩散，节律约3/min，其速度愈近胃窦愈快，大弯侧略快于小弯侧，这样把胃内容物向前推移，蠕动波到达胃窦时，速度加快。蠕动的生理意义是：一方面是食物与胃液充分混合，以利于胃液发挥消化作用；另一方面，则可搅拌和粉碎食物，并推进胃内容物通过幽门向十二指肠移行。

3. 胃的排空　胃的排空是食物由胃排入十二指肠的过程。胃蠕动将食糜送入终末胃窦时，胃窦内压力升高，超过幽门和十二指肠压力，使一部分食糜送入十二指肠，由于终末胃窦持续收缩，幽门闭合，而终末胃窦处压力持续升高，超过胃窦近侧内压力，食糜（颗粒直径>1mm）又被持续收缩送向近侧胃窦，食糜反复推进与后退，食糜与消化液充分混合，反复在胃内研磨，形成很小颗粒，（颗粒直径<0.5cm），待幽门开放，十二指肠松弛时，再使一部分食物进入十二指肠，待下一蠕动波传来时再行重复。

胃的排空率受来自胃和十二指肠两方面因素的控制。

（1）胃内因素促进排空

1）胃内食物量对排空率的影响：胃内容物作为扩张胃的机械刺激，通过壁内神经反射或迷走-迷走神经反射，引起胃运动的加强。一般，食物由胃排空的速率和留在胃内食物量的平方根成正比。食物的渗透压和化学成分也对排空产生影响。糖类的排空时间较蛋白质类为短，脂肪类食物排空时间最长，胃完全排空通常为4~6h。

2）胃泌素对胃排空的影响：扩张刺激以及食物的某些成分，主要是蛋白质消化产物，可引起胃窦黏膜释放胃泌素。胃泌素除了引起胃酸分泌外，对胃的运动也有中等程度的刺激作用，可提高幽门泵的活动，但使幽门舒张，因而对胃排空有重要的促进作用。

（2）十二指肠因素抑制排空

1）肠-胃反射对胃运动的抑制：十二指肠壁上存在多种感受器，酸、脂肪、渗透压及机械扩张，都可刺激这些感受器，反射性的抑制胃运动，引起胃排空减慢，这个反射称为肠-胃反射，其传出冲动可通过迷走神经、壁内神经，甚至还可能通过交感神经等几条途径传到胃。肠-胃反射对酸的刺激特别敏感，当pH降到3.5~4.5时，反射即可引起，它抑制幽门泵的活动，从而阻止酸性食糜进入十二指肠。

2）十二指肠产生的激素对胃排空的抑制：当过量的食糜，特别是酸或脂肪由胃进入十二指肠后，可引起小肠黏膜释放几种不同的激素，抑制胃的运动，延缓胃的排空。促胰液素、抑胃肽等都具有这种作用，统称为肠抑胃素。

上述在十二指肠内具有抑制胃运动的各项因素并不是经常存在的，随着盐酸在肠内被中和，食物消化产物的被吸收，它们对胃的抑制性影响便逐渐消失，胃运动便又逐渐增强，因而又推送另一部分食糜进入十二指肠。

胃运动还受神经调节：①迷走神经为混合性神经，其内脏运动（副交感）纤维主要通过神经递质如乙酰胆碱和刺激平滑肌运动。迷走神经所含的内脏感觉纤维使胃底在进食时产生容受性舒张。②交感神经主要是通过胆碱能神经元释放神经递质或直接作用于平滑肌细胞而抑制胃平滑肌运动。

（二）胃的分泌

胃液分泌分为基础分泌（或称消化间期分泌）和刺激性分泌（即消化期分泌）。基础分泌是指不受食物刺激时的基础胃液分泌，其量甚小。刺激性分泌则可以分为三个时相：①迷走相或称头相；②胃相；③肠相。

1. 胃液的成分

（1）盐酸：胃液中的盐酸称胃酸，为壁细胞分泌，胃分泌盐酸的能力取决于壁细胞的数量和功能状态，胃液中 H^+ 的最大浓度可高至 $150 \sim 170mmol/L$，比血液 H^+ 浓度高百万倍以上。壁细胞内的 H^+ 由水解离而来，依靠分泌小管侧细胞膜上的离子泵或 $H^+ - K^+ - ATP$ 酶，将 H^+ 主动转入小管内，同时将小管内的 K^+ 置换进入细胞，血浆 Cl^- 通过壁细胞进入小管内与 H^+ 结合成 HCl。

壁细胞基底膜上有胆碱能、胃泌素和组胺受体。迷走神经胆碱能兴奋可直接作用于壁细胞胆碱能受体分泌盐酸，也可通过中间神经元刺激胃窦部神经介质胃泌素释放肽（gastrin releasing peptide，GRP）或铃蟾肽（bombesin）分泌胃泌素。胃泌素可通过血液循环直接作用于壁细胞胃泌素受体，促进胃酸分泌。局部刺激胃肥大细胞分泌组胺，直接作用于壁细胞组胺受体分泌胃酸。

盐酸的作用为激活胃蛋白酶原；杀灭胃内细菌，使胃和小肠内呈无菌状态；盐酸到小肠后引起胰泌素释放，促进胰液胆汁和小肠液分泌；盐酸的酸性环境有助于小肠对铁和钙的吸收。

（2）胃蛋白酶原：胃腺的主细胞产生胃蛋白酶原，幽门腺和 Brunner 腺也可分泌胃蛋白酶原，经胃酸的作用，胃腔内 pH 降至 5.0 以下，无活性的胃蛋白酶原能变为活性的胃蛋白酶，pH 为 $1.8 \sim 3.5$ 时酶的活性最强，随着 pH 升高，其活性降低；pH6 以上则被灭活。此外胃蛋白酶原可通过分离出小分子多肽的途径，自我激活为胃蛋白酶，分子量由 42 500 降至 35 000。

胃蛋白酶是一种内肽酶能水解摄入食物中的蛋白质肽键，产生多肽和氨基酸较少，胃泌素、组胺及迷走神经兴奋等刺激胃酸分泌的因素，也能促使胃蛋白酶原分泌，阿托品则抑制其分泌。

（3）内因子：壁细胞分泌的一种糖蛋白，能与维生素 B_{12} 相结合，在回肠远端黏膜吸收，保护维生素 B_{12} 不被小肠水解酶破坏。缺乏内因子时，维生素 B_{12} 吸收不良，影响红细胞生成，产生巨幼红细胞性贫血。增加胃酸蛋白酶原分泌的因素，同样能增加内因子分泌。

（4）黏液：胃黏膜上皮细胞、胃腺体黏液颈细胞以及贲门腺和幽门腺均分泌黏液，无色透明为碱性，黏液中主要为糖蛋白，还有黏多糖、黏蛋白等。黏膜上皮分泌的黏液呈胶冻状，黏稠度甚大，覆盖胃黏膜表面，为不溶性黏液。胃腺体分泌的黏液为透明水样液体，为可溶性黏液。

黏液与胃黏膜分泌的 HCO_3^- 组成"黏液碳酸氢盐屏障"保护胃黏膜，胃腔内 H^+ 向胃壁扩散，通过胶冻黏液层的速度很慢，H^+ 和 HCO_3^- 在此层中和，因此黏液层腔侧的 pH 为 2，呈酸性，而上皮细胞侧 pH 为 7，呈中性或偏碱性，使胃蛋白酶丧失分解蛋白质的作用，有效地防止 H^+ 逆向弥散，使胃黏膜免受 H^+ 侵蚀。

2. 胃液分泌的调节　胃液分泌可分为基础分泌和刺激性分泌。基础分泌调节因素主要是迷走神经张力和胃泌素释放，胃液呈中性或碱性。刺激性分泌有三个时相。

（1）头相：食物的气味、形状和声音对视觉、嗅觉、听觉等刺激通过大脑皮质以条件反射形式引起胃液分泌，食物在口腔咀嚼和吞咽，刺激口腔、咽和食管的感受器，也能引起胃液分泌，由于这些感受器主要集中在头面部位，其传出神经为迷走神经，通过末梢释放乙酰胆碱引起胃酸分泌，称为头相分泌。分泌量大，占餐后泌酸量的 20% ~ 30%，酸度高，胃蛋白酶含量更高，此外，迷走神经兴奋胃窦部释放胃泌素，通过血循环作用于壁细胞使胃酸分泌增加。引起胃泌素释放的迷走神经纤维非胆碱能可能是肽类物质，不能被阿托品阻断，胃迷走神经切断后，头相分泌即消失。

（2）胃相：食物进入胃底和胃体，膨胀对胃壁引起机械性刺激，通过迷走神经兴奋和壁内神经丛的局部反射，增加胃酸分泌，食物特别是蛋白质消化产物，直接作用于胃窦部 G 细胞，大量释放胃泌素特别是肥大细胞释放组胺，促使壁细胞分泌大量增加，这种分泌称为胃相分泌。其特点为胃液量大，酸度高，胃蛋白酶含量较低。胃内盐酸的浓度对胃液分泌呈负反馈调节，pH > 3 时分泌增加，pH 1.2 ~ 1.5 时，胃液分泌明显抑制，盐酸通过刺激 D 细胞释放生长抑素，抑制胃泌素及胃酸分泌，并能直接抑制 G 细胞，减少胃泌素释放。十二指肠溃疡患者胃酸高于正常，但其胃相分泌中，胃泌素值并不降低，可能与反馈机制缺陷有关。

（3）肠相：食物进入十二指肠和空肠近端，十二指肠黏膜释放胃泌素，空肠黏膜释放肠泌酸素（entero – oxyntin），氨基酸在小肠吸收后也能引起胃液分泌，称为肠相分泌。但胃液分泌量较小，占餐后胃酸分泌量的 5% ~ 10%。盐酸对十二指肠黏膜刺激，使其释放促胰液素、胆囊收缩素、脂肪消化产物也能刺激十二指肠黏膜释放抑胃肽，这些肠抑胃素均能抑制胃液分泌。另外这些胃肠激素对胃运动和胃排空也有调节作用，胃排空受神经和体液因素的调控。胃肠激素在这两方面均发挥重要作用，它们以内分泌、神经内分泌或作为肽能神经递质等方式对胃排空进行精细调节。

胃液的分泌还受一些内源性物质的影响，包括乙酰胆碱、胃泌素及组胺。

（1）乙酰胆碱：大部分支配胃的副交感神经节后纤维末梢释放乙酰胆碱。乙酰胆碱直接作用于壁细胞膜上的胆碱能受体，引起盐酸分泌增加。该作用能被胆碱能受体阻断药（如阿托品）阻断。

（2）胃泌素：主要由胃的 G 细胞分泌，释放后通过血液循环作用于壁细胞，刺激其分泌盐酸。

（3）组胺：产生组胺的细胞是存在于固有膜中的肥大细胞，正常情况下，胃黏膜恒定的释放少量组胺，通过局部弥散到邻近的壁细胞，刺激其分泌。

以上三种内源性促分泌物，一方面可通过各自在壁细胞上的特异性受体，独立地发挥刺激胃酸分泌的作用，另一方面，三者又相互影响，具有协同作用。

四、十二指肠的生理

（一）十二指肠的分泌

十二指肠黏膜下层中十二指肠腺（Brunner 腺），分泌碱性液，内含黏蛋白，黏稠度很高，保护十二指肠黏膜上皮，不被胃酸侵蚀。全部小肠黏膜均有肠腺又称 Lieberkuhn 腺，分泌小肠液。十二指肠黏膜上皮还有许多不同的内分泌细胞，分泌各种内分泌素调节消化分泌和运动功能。

1. S 细胞　分泌胰泌素，使胰腺导管上皮细胞分泌大量水分和碳酸氢盐，胰液分泌量大为增加，酶的含量不高。尚能刺激肝胆汁分泌，胆盐不增加，抑制胃酸分泌和胃的运动。胰泌素分泌受十二指肠腔内 pH 调节，当 pH < 4.5 以下，十二指肠黏膜即分泌，否则即反馈抑制，与胆囊收缩素有协同作用。

2. I 细胞　分泌胆囊收缩素，引起胆囊强烈收缩，Oddi 括约肌松弛，促使胆囊胆汁排放，促进胰酶分泌，促进胰组织蛋白质和核糖核酸合成对胰腺组织有营养作用，抑制胃酸分泌延迟胃排空，十二指肠腔内脂肪和蛋白质激起胆囊收缩素分泌。

3. K 细胞　分泌抑胃肽（gastin releasing peptide，GIP），抑制胃酸分泌及胃蠕动，葡萄糖和脂肪可促使其分泌，进食糖类后可加强胰岛素分泌。

4. D 细胞　分泌生长抑素，对胃肠道功能起抑制作用，胃液分泌和动力，胆囊收缩，小肠动力和血流量，胰高血糖素，胰岛素、胰多肽均呈抑制作用，可用以治疗食管静脉曲张出血、肠外瘘及消化性溃疡等。

5. EC 细胞　分泌胃动素，十二指肠及小肠内的肠嗜铬细胞释放胃泌素，可定时调节肠移行性运动综合波（migrating myoelectric complexes，MMC）。

此外尚有 EC 细胞分泌 5－羟色胺以及血管活性肠肽（vasoactive intestinal peptide，VIP）P 物质等，十二指肠黏膜腺体分泌的肠液中含有多种消化酶如脂肪酶、蔗糖酶、乳糖酶、蛋白酶等，对消化起补充作用。

（二）十二指肠的运动

十二指肠和小肠的运动有紧张性收缩、分节运动和蠕动三种形式，使食糜与消化液充分混合，进行化学性消化，并向远端推进，小肠平滑肌的基本电节律起搏点位于十二指肠近胆管入口处的纵行肌细胞，其频率为 11/min，在禁食时或消化间期，小肠的运动形式为移行性运动综合波（MMC），以一定间隔于十二指肠发生，沿着小肠向远端移行，周期性一波又一波进行。

十二指肠运动的调节，除纵行肌和环行肌间内在神经丛起主要作用，一般副交感神经的兴奋加强肠运动，而交感神经兴奋则起抑制作用。但有时要依肠肌当时的状态决定。除神经递质乙酰胆碱和去甲肾上腺素外，肽类激素如脑啡肽、P 物质和 5－羟色胺均有兴奋作用。

五、常用的胃、十二指肠动力研究方法

（一）胃排空的检测

胃排空的监测方法较多，包括：核素法、B 超、X 线及呼气试验等方法。

1. 核素法　核素测定方法是将放射性标记的药物，混均于标准食物内，口服后用伽玛照相机在胃区进行连续照相，不仅可获得胃区的动态图像，同时可经计算机处理获得胃排空时间，因此称为放射性同位素闪烁照相法。由于所用的放射性药物的化学性能稳定，不被胃肠道及胃肠道黏膜所吸收，在胃内的运动过程与食物的运动过程完全一致。常见的适应证包括：①具有持续或反复的上腹不适、疼痛、早饱、腹胀、恶心和呕吐等症状，需明确或除外胃动力异常；②为胃轻瘫和功能性消化不良等胃动力异常疾病提供诊断依据，明确严重程度，以及帮助分析病因；③食管或胃疾病需要手术，手术前帮助确立诊断，手术后了解胃排空的变化；④评价胃动力药物的治疗效果，并协助寻找更好的治疗胃动力异常的药物；⑤胃的生理和病理研究。

2. B超　实时超声对胃运动功能的检查包括：胃窦、幽门的运动频率及强度；十二指肠胃逆蠕动的观察；胃内容物的排空等。超声波胃排空的检查方法目前常用的是 Boloni 法，以胃窦面积和胃窦体积为基础。胃窦面积是根据患者不同体位时胃窦的面积的变化反映胃的排空速度。而胃窦体积法则通过试餐前后胃窦体积的变化反映胃的排空。该方法与核素法有较好的一致性。

超声波检查无创、患者易于接受，可在短期内重复进行。因此，临床上多用于对胃肠动力药物的疗效观察。但是超声波胃排空技术需要经验丰富的操作者且耗时较长，在普通的混合试餐中此技术无法区分液体和固体，仅能用来观察液体和固液体混合食物的排空；另外，超声波图像还受胃肠气体的干扰。

3. ^{13}C 呼气试验　放射性同位素闪烁照相法无论在基础研究还是临床应用上目前均认为是评估胃排空的金标准，尤其是双重标记同位素法的应用不仅能同时观察胃液体及固体的排空状况，还可了解食物在胃内的分布情况。但是该方法的放射性及需要较高的核医学条件而限制了它的应用。^{13}C 是一种稳定的同位素，具有同碳元素相同的化学特性但无放射性。水溶性的醋酸或辛酸不在胃内分解吸收而以原型排入十二指肠，在十二指肠近端迅速被吸收并经肝脏代谢产生 CO_2 呼出体外，根据呼气中^{13}C 丰度变化反映胃对液体食物的排空。因此应用^{13}C 标记的试餐可测定胃排空状况。$^{13}CO_2$ 呼吸试验胃排空检测法由于其操作简便、无放射性，结果稳定、可靠而适用于基础和临床科研，尤其是用于对胃肠动力药物的临床疗效评价。但与闪烁照相法相比，单纯$^{13}CO_2$ 呼吸试验不能同时检测胃液相和固相排空、$^{13}CO_2$ 呼吸试验无法显示食物在胃内的分布。

4. 不透X线标志物法　用不透X线标志物的测定原理是口服一种或一种以上不透X线标志物后定期摄片，计算在一定时间内不透X线标志物通过胃的情况。不透X线标志物可用硫酸钡做成钡条，长度为10mm，直径为1mm。进试餐时，分4～5次吞服不透X线的标志物20个，餐后定期摄腹部平片，直至标志物从胃内全部排出，或摄片至餐后一段时间，在拍片之前，可口服少许钡剂，使之勾画出胃的轮廓，以便于观察。

该方法操作简单，仪器要求不高，只要能进行腹部平片，均可进行该检查。而且该方法目前已经简化成餐后5h照一张腹平片，很容易完成。可用于功能性消化不良、各种病因的胃轻瘫及胃动力紊乱情况的胃排空功能的测定，并用于观察促动力药对胃排空的反应。由于钡条是不消化的标志物，因此从某一种程度上来说，胃钡条排空检查也反映胃消化间期的功能。

（二）胃电图的应用

胃电图（EGG）可检测异常胃电节律，该方法利用皮肤电极从人体腹壁体表记录胃电活动，作为胃功能活动的客观生物电指标。根据胃电图波形及参数的特异性，可对胃的疾病患者作出参考诊断，同时亦可对治疗效果作出判定。该设备包括电极、记录仪及分析软件等。正常胃电主频为 2～4 周/分，餐后应占 75% 以上。临床上用来检查胃轻瘫、评估提示有胃动力障碍症状的患者（恶心、呕吐、餐后饱胀、餐后腹痛等）、检测改变胃肌电活动的药物疗效（止呕药、促胃肠动力药）、检测有胃肠道其他部位症状的患者，是否也存在胃运动功能异常。

该检查的缺点在于检查时间过短，可能会漏诊短暂的胃电节律失常、运动可导致胃电节律失常样误差、记录到结肠电信号、与十二指肠电节律重叠（10～12 周/分）、皮肤准备不足可能会放大运动或其他电波（例如手提电话）干扰所致的误差。

由于胃电图检查结果与临床实际情况存在较多的不确定性，目前认为胃电图检查只用于临床研究，暂不宜用于临床诊断。

（三）顺应性的检测

胃的顺应性与弹性有关，顺应性大小主要由结缔组织和平滑肌决定。胃的顺应性以压力变化和容积变化的比和表示，即在同样的压力状态下容积越大，顺应性越大；同样容积状态下压力越大，顺应性越小。胃顺应性检测与胃内压力、排空及症状发生等均有密切关系，其检测具有重要的临床意义，主要用来检查近端胃压力及容积关系。

顺应性的检测的设备为电子恒压器，由一个应力传感器通过电子转换器连接于一个注气（抽气）系统（气泵）。该检查通过在胃内置入一个双腔气囊，分别外连应力传感器和气泵。电子恒压器通过一个电子反馈机制来改变囊内的气体量以维持气囊内的恒压状态。当囊内压力升高时，气泵开始抽气，当囊内压力降低时，气泵开始注气。因此，在恒压状态下电子恒压器可以根据气囊内体积（缩小或扩大）的变化来测定胃底运动（收缩或舒张）的变化。

（四）胆汁－胃反流的检测

利用放射性核素在胆汁内浓聚，而不被胃肠道黏膜所吸收，并经肠道排出的特点，来观察有无胆汁－胃反流。所用的核素包括^{99m}Tc－二乙基乙酰苯胺基亚氨二醋酸（^{99m}Tc－EHIDA）患者需空腹 12h，检查时患者仰卧于伽马照相机探头下，视野包括上腹部，自肘静脉注入核素，按胆道显像方法照相，待胆囊显影、肠道内出现放射性，即给患者口服另一种核素，以显示胃的轮廓和位置，若有胆汁－胃反流，即可在胃的区域内，出现放射性填充。

（五）胃、十二指肠压力监测

消化道的压力测定是指通过压力传感器，将消化道腔内的压力变化的机械性信号变为电信号，经多导生理仪记录下来的一种技术。该技术是胃肠动力生理和病理生理及临床诊断的重要研究和检查手段。由于消化道各部分有其运动生理特点，因此各部分的压力测定有所不同。而胃和十二指肠的测压要求观察消化间期和消化期的运动模式。

胃和十二指肠压力监测系统包括，微型传感器、监测导管、生理记录仪及灌注系统。压力监测的内容包括，移行性复合运动的参数、胃窦、幽门、十二指肠协调收缩的情况、孤立性幽门收缩波及餐后压力形式等。

测压能提供有关消化间期和消化期的动力信息，有助于确定病理生理改变如肌源性还是神经源性；有助于确定病变的部位，还能监测病程和对治疗的反应。测压可避免一些更具侵入性的检查。胃窦、幽门、十二指肠压力测定主要用于排除代谢、黏膜损害和机械性梗阻后可疑有胃动力异常。下列情况可行胃窦、幽门、十二指肠压力测定：①有消化不良症状，经内镜或 X 线检查排除器质性病变；②有梗阻症状但经内镜或造影排除机械性梗阻；③一些内分泌、代谢、神经性和精神性疾病如有明确胃排空的延缓或小肠通过时间延长。该检查的禁忌证主要与经口插管有关。如有解剖异常、憩室和瘘管、有呼吸道疾病或对窒息反射高敏的患者耐受差。

（刘国通）

第二节　幽门螺杆菌感染的诊治

一、概述

幽门螺杆菌（Helicobacter pylori，H. pylori）是定植于胃黏膜上皮表面的一种微需氧革兰阴性菌。螺旋杆菌属螺菌科，由活动的螺旋形菌体和数根带鞘鞭毛组成。1982 年澳大利亚学者 Marshall 和 Warren 首先从人胃黏膜中分离培养出幽门螺杆菌，并证明其与胃、十二指肠疾病，尤其是慢性胃炎和消化性溃疡的发病相关。此后的 20 多年，全世界范围内大量的研究结果进一步证明了幽门螺杆菌对慢性胃炎和消化性溃疡的致病性，而且这种细菌与胃腺癌和胃黏膜相关淋巴组织淋巴瘤（mucosa‐associated lymphoid tissue lymphoma，MALT）发病也密切相关。澳大利亚学者 Warren 和 Marshall 因为他们对幽门螺杆菌的发现，并证明该细菌感染会导致胃炎和消化性溃疡，赢取了 2005 年诺贝尔生理学及医学奖。

二、流行病学和自然病史

流行病学资料表明，幽门螺杆菌在全球自然人群中的感染率超过 50%，但各地差异甚大，发展中国家幽门螺杆菌感染率明显高于发达国家。在不同人群中，儿童幽门螺杆菌的感染率为 10%～80%。10 岁前，超过 50% 的儿童被感染。我国不同地区、不同民族的人群胃内幽门螺杆菌检出率在 30%～80%。年龄、种族、性别、地理位置和社会经济状况都是影响幽门螺杆菌感染率的因素。其中首要因素为人群之间社会经济状况的差异。基础卫生设施、安全饮用水和基本卫生保健的缺乏以及不良饮食习惯和过于拥挤的居住环境均会增加幽门螺杆菌的感染率。

幽门螺杆菌主要通过口－口或粪－口途径传播。污染的胃镜可造成医源性传播。幽门螺杆菌感染者大多无症状。细菌的自发性清除也很少见。所有幽门螺杆菌感染者最终均会发展成胃炎；15%～20% 的感染者会发展成消化性溃疡；少于 1% 的感染者会发展成胃癌，但存在地区差异。在慢性胃炎、胃溃疡和十二指肠溃疡患者，幽门螺杆菌的检出率显著超过对照组的自然人群，分别为 50%～70%、70%～80% 以及 90%。

三、致病机制

感染幽门螺杆菌后，机体难以自身清除之，往往造成终身感染。幽门螺杆菌通过其独特的螺旋形带鞭毛的形态结构，以及产生的适应性酶和蛋白，可以在胃腔酸性环境定植和生存。定植后的幽门螺杆菌可产生多种毒素和有毒性作用的酶破坏胃、十二指肠黏膜屏障，它的存在还使机体产生炎症和免疫反应，进一步损伤黏膜屏障，最终导致一系列疾病的形成。需要指出的是虽然人群感染幽门螺杆菌相当普遍，但感染后的结局却大相径庭：所有幽门螺杆菌感染者最终均会发展成胃炎，但仅少部分发展为消化性溃疡，极少数发展为胃癌或MALT 淋巴瘤。目前认为引起这种临床结局巨大差异的原因包括：①宿主因素如年龄、遗传背景、炎症和免疫反应的个体差异等；②环境因素如亚硝胺、高胃酸分泌、高盐饮食、吸烟和非甾体抗炎药（non－steroidal antiinflammatory drug，NSAID）等与幽门螺杆菌感染的协同作用；③幽门螺杆菌本身的因素，包括不同菌株的毒力、感染的不同阶段对感染者出现何种临床表现均有影响。

四、与疾病的相关性

（一）慢性胃炎

幽门螺杆菌感染是慢性胃炎的最常见病因。这一结论基于以下事实：①临床上大多数慢性胃炎患者的胃黏膜可检出幽门螺杆菌。②幽门螺杆菌在胃内的定植与胃炎分布基本一致。③健康志愿者的研究发现服幽门螺杆菌菌液后出现上腹不适和胃黏膜急性炎症过程，动物实验进一步证实灌胃幽门螺杆菌后实验动物出现胃黏膜急性炎症到慢性活动性炎症的动态变化；急性炎症以中性粒细胞浸润为主，慢性炎症以淋巴细胞、浆细胞为主，也见散在的单核细胞和嗜酸性粒细胞，淋巴滤泡常见。④根除幽门螺杆菌可使胃黏膜炎症消退。

幽门螺杆菌感染与胃黏膜活动性炎症密切相关，长期感染所致的炎症免疫反应可使部分患者发生胃黏膜萎缩和肠化。幽门螺杆菌相关慢性胃炎有两种主要类型，全胃炎胃窦为主和全胃炎胃体为主。前者常有高胃酸分泌，发生十二指肠溃疡的危险性增加；后者胃酸分泌常减少，胃溃疡和胃癌发生的危险性增加。宿主、环境和细菌因素的协同作用决定了幽门螺杆菌相关慢性胃炎的类型和胃黏膜萎缩及肠化的发生和发展。

多数幽门螺杆菌相关慢性胃炎患者无任何症状，部分患者可有非特异性的功能性消化不良（functional dyspepsia，FD）症状。临床上对这一部分慢性胃炎伴消化不良症状患者进行幽门螺杆菌根除治疗可使其中部分患者的症状得到改善。我国新的慢性胃炎共识意见（2006 年）已将有胃黏膜萎缩、糜烂或有消化不良症状的幽门螺杆菌相关慢性胃炎作为根除幽门螺杆菌的适应证。

（二）消化性溃疡

确定幽门螺杆菌感染是消化性溃疡的主要病因无疑是消化性溃疡病因学和治疗学上的一场重大革命。幽门螺杆菌感染是消化性溃疡主要病因的依据包括：①大多数消化性溃疡患者都存在幽门螺杆菌感染，特别在十二指肠溃疡患者中幽门螺杆菌感染率甚至可高达90% 以上；②根除幽门螺杆菌可显著降低消化性溃疡的复发率。

在此需要指出非甾体抗炎药（NSAID）相关性溃疡与幽门螺杆菌感染的关系。目前认为

NSAID 的应用与幽门螺杆菌感染是消化性溃疡发生的两个重要的独立危险因素。单纯根除幽门螺杆菌本身不足以预防 NSAID 相关溃疡；初次使用 NSAID 前根除幽门螺杆菌可降低 NSAID 相关溃疡的发生率，但在使用 NSAID 过程中根除幽门螺杆菌不能加速 NSAID 相关溃疡的愈合，能否降低溃疡的发生率也有待进一步研究。

（三）胃癌

胃癌的发生是一个多步骤过程，经典的模式是从慢性胃炎经过胃黏膜萎缩、肠化生和不典型增生，最后到胃癌。幽门螺杆菌主要与肠型胃癌的发生有关。胃癌的发生是幽门螺杆菌感染、宿主因素和环境因素共同作用的结果。现有研究结果表明：①幽门螺杆菌可增加胃癌发生的危险性；②幽门螺杆菌根除后可阻断或延缓萎缩性胃炎和肠化的进一步发展，但是否能使这两种病变逆转尚需进一步研究；③幽门螺杆菌根除后可降低早期胃癌术后的复发率；④目前尚未发现明确与胃癌发生相关的幽门螺杆菌毒力基因。

（四）MALT 淋巴瘤

幽门螺杆菌与 MALT 淋巴瘤发生密切相关，表现在：①幽门螺杆菌感染是 MALT 淋巴瘤发生的重要危险因素。幽门螺杆菌感染后，胃黏膜出现淋巴细胞浸润乃至淋巴滤泡，这种获得性的黏膜相关性淋巴样组织的出现，为淋巴瘤发生提供了活跃的组织学背景。幽门螺杆菌感染对局部炎症系统的持续刺激作用，增加了淋巴细胞恶性转化的可能性。②胃 MALT 淋巴瘤在幽门螺杆菌高发区常见、多发。③根除幽门螺杆菌可以治愈早期的低度恶性的胃 MALT 淋巴瘤。

（五）胃食管反流病（gastroesophageal refluxdisease. GERD）

幽门螺杆菌与 GERD 的关系仍未明确。临床流行病学资料表明幽门螺杆菌感染与 GERD 的发生存在某些负相关性，但其本质尚不明确，GERD 患者的幽门螺杆菌感染率低于非反流病患者；幽门螺杆菌感染率高的国家和地区 GERD 的发病率低，与之相应的是在某些发展中国家，随着幽门螺杆菌感染率的降低，与之相关的消化性溃疡，甚至胃癌发病率也相应降低，而 GERD 的发病率却上升了。虽然幽门螺杆菌感染与 GERD 的发生存在一定负相关性，但目前的观点倾向于两者之间不存在因果关系；根除幽门螺杆菌与多数 GERD 发生无关，一般也不加重已存在的 GERD。根除幽门螺杆菌不会影响 GERD 患者应用质子泵抑制药（proton pump inhibitor，PPI）的治疗效果，对于需长期应用 PPI 维持治疗的幽门螺杆菌阳性 GERD 患者，仍应根除幽门螺杆菌。原因在于长期应用 PPI 可升高胃内 pH，影响幽门螺杆菌在胃内的定植范围，由胃窦向胃体扩散，引起全胃炎，并进一步造成胃腺体的萎缩，导致萎缩性胃炎。

（六）胃肠外疾病

流行病学资料表明，定植于胃黏膜的幽门螺杆菌可能与某些胃肠外疾病的发生发展有关。这些报道多数是基于对相关疾病的人群进行幽门螺杆菌感染情况的分析。从目前为数不多的包括根除治疗效果分析的前瞻性研究结果看，对某些疾病根除幽门螺杆菌能不同程度地缓解症状或改善临床指标。目前报道可能与幽门螺杆菌感染有关的疾病涉及范围很广，比较多数的研究报道集中在粥样硬化相关血管疾病、某些血液系统疾病如缺铁性贫血和特发性血小板减少性紫癜，以及皮肤病如慢性荨麻疹等。但幽门螺杆菌感染在这些疾病发生中的机制和地位尚无定论。欧洲的共识意见倾向于认为幽门螺杆菌感染可能与部分缺铁性贫血及特发性血小板减少性紫癜有关；可能的机制涉及细菌感染所导致的交叉免疫反应、所引发的炎症因子激活与释放等。

五、诊断

（一）诊断方法

幽门螺杆菌感染的诊断方法：包括侵入性和非侵入性两类方法。侵入性方法依赖胃镜活检，包括快速尿素酶试验（rapid urease test，RUT）、胃黏膜直接涂片染色镜检、胃黏膜组织切片染色镜检（如 WS 银染、改良 Giemsa 染色、甲苯胺蓝染色、免疫组化染色）、细菌培养、基因检测方法（如聚合酶链反应、寡核苷酸探针杂交等）、免疫快速尿素酶试验。而非侵入性检测方法不依赖内镜检查，包括：^{13}C - 或 ^{14}C - 尿素呼气试验（^{13}C 或 ^{14}C - urea breathtest，UBT）、粪便幽门螺杆菌抗原检测（依检测抗体可分为单抗和多抗两类）、血清和分泌物（唾液、尿液等）抗体检测、基因芯片和蛋白芯片检测等。各种诊断方法均有其应用条件，同时存在各自的局限性，因此在实际应用时应该根据不同的条件和目的，对上述方法作出适当选择。

幽门螺杆菌感染诊断方法的使用说明。

（1）快速尿素酶试验和 ^{13}C 或 ^{14}C - 尿素呼气试验均属于尿素酶依赖性实验，其主要原理都是利用幽门螺杆菌尿素酶对尿素的分解来检测细菌的存在。前者是通过尿素被分解后试剂的 pH 变化引起颜色变化来判断细菌的感染状态；后者则通过让受试者口服被 ^{13}C 或 ^{14}C 标记的尿素，标记的尿素被其胃内的幽门螺杆菌尿素酶分解为 ^{13}C 或 ^{14}C 标记的二氧化碳后从肺呼出，检测呼出气体中 ^{13}C 或 ^{14}C 标记的二氧化碳含量即可诊断幽门螺杆菌感染。

（2）近期应用抗生素、质子泵抑制药、铋剂等药物对幽门螺杆菌可有暂时抑制作用，会使除血清抗体检测以外的检查出现假阴性。因此使用上述药物者应在停药至少 2 周后进行检查，而进行幽门螺杆菌根除治疗者应在治疗结束至少 4 周后进行复查。

（3）消化性溃疡出血、胃 MALT 淋巴瘤、萎缩性胃炎、近期或正在使用 PPI 或抗生素时，有可能使许多检测方法，包括 RUT、细菌培养、组织学以及 UBT 呈现假阴性，此时推荐血清学试验或通过多种检查方法确认现症感染。

（二）诊断标准

幽门螺杆菌感染诊断标准原则上要求可靠、简单，以便于实施和推广。根据我国 2007 年发布的最新的对幽门螺杆菌若干问题的共识意见，以下方法检查结果阳性者可诊断幽门螺杆菌现症感染：①胃黏膜组织 RUT、组织切片染色、幽门螺杆菌培养 3 项中任 1 项阳性；②^{13}C - 或 ^{14}C - UBT 阳性；③粪便幽门螺杆菌抗原检测（单克隆法）阳性；④血清幽门螺杆菌抗体检测阳性提示曾经感染（幽门螺杆菌根除后，抗体滴度在 5~6 个月后降至正常），从未治者可视为现症感染。幽门螺杆菌感染的根除标准：首选非侵入性方法，在根除治疗结束至少 4 周后进行。符合下述 3 项之一者可判断幽门螺杆菌根除：①^{13}C 或 ^{14}C - UBT 阴性；②粪便幽门螺杆菌抗原检测（单克隆法）阴性；③基于胃窦、胃体两个部位取材的 RUT 均阴性。

六、治疗

(一) 治疗的适应证

幽门螺杆菌感染了世界上超过一半的人口，但感染后的结局却大相径庭，仅有少部分发展为消化性溃疡，极少数发展为胃癌或 MALT 淋巴瘤。考虑到治疗药物的不良反应、滥用抗生素可能引起的细菌耐药以及经济－效益比率，对幽门螺杆菌感染的治疗首先需确定适应证。关于幽门螺杆菌根除治疗的适应证，国内外都有大致相似的共识意见。我国 2007 年幽门螺杆菌根除适应证的共识意见见表 7－1。

表 7－1　幽门螺杆菌根除适应证

幽门螺杆菌阳性疾病	必需	支持
消化性溃疡	√	
早期胃癌术后	√	
胃 MALT 淋巴瘤	√	
慢性胃炎伴胃黏膜萎缩、糜烂	√	
慢性胃炎伴消化不良症状		√
计划长期使用 NSAID		√
胃癌家族史		√
不明原因缺铁性贫血		√
特发性血小板减少性紫癜 （ITP）		√
其他幽门螺杆菌相关性胃病 （如淋巴性胃炎、胃增生性息肉、Menetrier 病）		√
个人要求治疗		√

需要说明的是以下几点。

(1) 消化不良患者可伴或不伴有慢性胃炎，根除幽门螺杆菌仅对慢性胃炎伴消化不良症状的部分患者有改善症状的作用；在幽门螺杆菌阳性消化不良的治疗策略中，根除治疗前应对患者说明根除治疗的益处，可能的不良反应及费用，若患者理解及同意，可予根除治疗。

(2) 由于幽门螺杆菌感染与 GERD 之间存在某些负相关性，其本质尚未明确，因此在新的国内外共识中已将 GERD 从根除幽门螺杆菌的适应证中删除。但对于需长期应用 PPI 维持治疗的幽门螺杆菌阳性 GERD 患者，仍应根除幽门螺杆菌，以最大限度预防萎缩性胃炎的发生。

(3) 不明原因的缺铁性贫血、特发性血小板减少性紫癜已作为欧洲 Maastricht Ⅲ 共识推荐的幽门螺杆菌根除适应证。随机对照研究证实根除幽门螺杆菌对淋巴细胞性胃炎、胃增生性息肉的治疗有效。多项报道证实根除幽门螺杆菌对 Menetrier 病的治疗有效。鉴于这些疾病临床上少见，或缺乏其他有效的治疗方法，且根除幽门螺杆菌治疗已显示有效，因此作为支持幽门螺杆菌根除的适应证。

(4) 对个人强烈要求治疗者指年龄 <45 岁，无报警症状者，支持根除幽门螺杆菌；年龄 ≥45 岁或有报警症状者则不主张先行根除幽门螺杆菌，建议先行内镜检查。在治疗前需向受治者解释清楚这一处理策略潜在的风险（漏检胃癌、掩盖病情、药物不良反应等）。

（二）常用治疗幽门螺杆菌感染的药物

多种抗生素，抑酸药和铋剂均用于幽门螺杆菌感染的治疗。现将常用的抗幽门螺杆菌药物介绍如下。

1. 抗生素

（1）阿莫西林（Amoxicillin，A）：为 β - 内酰胺类杀菌性抗生素，在酸性环境中较稳定，但抗菌活性明显降低，当胃内 pH 升至 7.0 时杀菌活性明显增强。药物不良反应主要为胃肠道不适如恶心、呕吐和腹泻等，其次为皮疹。幽门螺杆菌对阿莫西林的耐药比较少见。

（2）克拉霉素（Clarithromycin，C）：为抑菌性大环内酯类抗生素，在胃酸中较稳定，但抗菌活性也会降低。根除治疗方案中凡加用克拉霉素者可使根除率提高 10% 以上。该药有恶心、腹泻、腹痛或消化不良等不良反应。现发现对本药的原发性耐药约 10%，继发耐药率则可高达 40%。

（3）甲硝唑（Metronidazole，M）：为硝基咪唑类药物，在胃酸性环境下可维持高稳定性和高活性。甲硝唑的不良反应有口腔异味、恶心、腹痛、头痛、一过性白细胞降低和神经毒性反应等。随着临床广泛应用，对甲硝唑耐药的幽门螺杆菌株大量出现，我国大部分地区耐药率超过 40%，部分地区已高达 80% 以上。

（4）四环素（Tetracycline，T）：属广谱抗生素，抗幽门螺杆菌效果较好。在补救治疗措施中，四环素是常被选用的抗生素之一。但近年对四环素耐药的幽门螺杆菌株也已经开始出现。

（5）呋喃唑酮（Furazolidone，F）：属硝基呋喃类广谱抗生素，已确认其对幽门螺杆菌有抗菌作用，且不易产生耐药性。长期用药可致末梢神经炎。

（6）其他抗生素：在目前幽门螺杆菌对克拉霉素、甲硝唑等常用抗生素耐药率越来越高的情况下，其他抗生素如大环内酯类抗生素阿奇霉素（Azithromycin）、喹诺酮类抗生素如左氧氟沙星（Levofloxacin，L）、莫西沙星（Moxifloxacin）等也开始用于幽门螺杆菌感染的治疗。

2. 抑酸药　包括组胺 H_2 受体阻滞药（H_2 receptor antagonist，H_2RA）（如雷尼替丁、法莫替丁等）和质子泵抑制药（proton pump inhibitor，PPI）（如奥美拉唑、雷贝拉唑等）。H_2 受体阻滞药由于抑酸强度有限，很少用于根除幽门螺杆菌的组方中。质子泵抑制药通过抑制壁细胞胃酸分泌终末步骤的关键酶 $H^+ - K^+ - ATP$ 酶，发挥强大的抑制胃酸分泌的作用。抑酸药本身并无杀灭幽门螺杆菌的作用，在根除幽门螺杆菌的治疗方案中主要与抗生素合用，以产生协同作用，提高根除率。其作用机制可能为：①提高胃内 pH，增加某些抗生素的抗菌活性；②胃内 pH 提高后影响幽门螺杆菌定植。

3. 铋剂　铋剂（Bismuth，B）如果胶铋、枸橼酸铋钾等，在保护胃黏膜的同时有明显抑制幽门螺杆菌的作用，且不受胃内 pH 影响，不产生耐药性，不会抑制正常肠道菌群，因此常与抗生素合用，根除幽门螺杆菌感染。雷尼替丁枸橼酸铋（ranitidinebismuth citrate，RBC）是雷尼替丁与枸橼酸铋在特定条件下反应生成的络合物，兼有铋剂和 H_2 受体拮抗药的生物活性。

（三）常用治疗方案

由于大多数抗生素在胃内低 pH 环境中活性降低和不能穿透黏液层直接杀灭细菌，因此幽门螺杆菌不易根除。迄今尚无单一药物能有效根除幽门螺杆菌，目前幽门螺杆菌的根除推荐以抑酸药和（或）铋剂为基础加上两种抗生素的联合治疗方案。实施幽门螺杆菌根除治疗时，应选择根除率高的治疗方案。一个理想的治疗方案应该满足如下条件：①根除率≥90%；②病变愈合迅速，症状消失快；③患者依从性好；④不产生耐药性；⑤疗程短，治疗简便；⑥价格便宜。实际上，目前任何一个治疗方案都很难同时达到以上标准。目前国内外大部分共识意见的主要观点如下：①所有共识意见均接受三联疗法 – 1 种 PPI + 2 种抗生素（通常是克拉霉素 + 阿莫西林）作为在没有铋剂的情况下的首选方案；②以铋剂为基础的四联疗法具有最高的效价比（若铋剂可得）；③需根据抗生素的耐药性选择不同抗生素；④疗程持续 7 ~ 14d，但仍有争议。

我国 2007 年的共识意见推荐根除幽门螺杆菌的第一线治疗方案如下。①PPI/RBC（标准剂量）+ C（0.5）+ A（1.0）；②PPI/RBC（标准剂量）+ C（05）/A（10）+ M（0.4）/F（0.1）；③PPI（标准剂量）+ B（标准剂量）+ C（0.5）+ A（1.0）；④PPI（标准剂量）+ B（标准剂量）+ C（0.5）+ M（0.4）/F（0.1）。治疗方法和疗程：各方案均为 1 日 2 次，疗程 7d 或 10d（对于耐药严重的地区，可考虑适当延长至 14d，但不要超过 14d）。服药方法：PPI 早晚餐前服用，抗生素餐后服用。需要说明的是：①PPI 三联 7d 疗法仍为首选（PPl + 2 种抗生素）；②甲硝唑耐药率≤40% 时，首先考虑 PPI + M + C/A；③克拉霉素而药率≤15% 时，首先考虑 PPI + C + A/M；④RB［三联疗法（RBC + 两种抗生素）］仍可作为一线治疗方案；⑤为提高幽门螺杆菌根除率，避免继发耐药，也可以将含铋四联疗法作为一线治疗方案；⑥由于幽门螺杆菌对甲硝唑和克拉霉素耐药，呋喃唑酮，四环素和喹诺酮类（如左氧氟沙星和莫西沙星）因耐药率低、疗效相对较高，因而也可作为初次治疗方案的选择；⑦在幽门螺杆菌根除治疗前至少 2 周，不得使用对幽门螺杆菌有抑制作用的药物如 PPI、H_2 受体阻滞药和铋剂，以免影响疗效。

临床上即便选择最有效的治疗方案也会有 10% ~ 20% 的失败率。对于治疗失败后的患者再次进行治疗称为补救治疗或者再次治疗。补救治疗方案主要包括 PPI + 铋剂 + 2 种抗生素的四联疗法，疗程 7 ~ 14d。补救治疗应视初次治疗的情况而定，尽量避免重复初次治疗时的抗生素。补救治疗中的抗生素建议主要采用 M、T、F 和 L 等。较大剂量甲硝唑（0.4g，3/d）可克服其耐药，四环素耐药率低，两者价格均较便宜，与 PPI 和铋剂组成的四联疗法被推荐为补救治疗的首选方案。对于甲硝唑和克拉霉素耐药者应用喹诺酮类药如左氧氟沙星或莫西沙星作为补救治疗或再次治疗可取得较好的疗效。国内对喹诺酮类抗生素的应用经验甚少，选用时要注意观察药物的不良反应。

（四）根除失败的主要原因及补救措施

幽门螺杆菌根除治疗失败的原因有多方面，包括：①细菌本身的因素，如产生耐药性、不同菌株的毒力因子不同、不同基因型菌株的混合感染等；②宿主因素，如宿主的年龄、性别、基因型和免疫状态，宿主对治疗的依从性等；③医源性因素，包括不规范根除治疗或没有严格按照根除治疗适应证进行治疗。其中细菌对抗生素产生耐药性是导致根除失败最重要的原因。流行病学资料显示幽门螺杆菌对甲硝唑的耐药非常普遍，在我国已普遍达到 40% 以上，对克拉霉素的耐药也在逐年增加，目前约为 10%，但对阿莫西林耐药尚低。

避免根除治疗失败以及失败后的补救措施包括：①严格掌握幽门螺杆根除的适应证，选用正规、有效的治疗方案；②联合用药，避免使用单一抗生素；③加强医生对幽门螺杆菌治疗知识的普及与更新；④提高患者依从性。告知患者治疗的重要性，选择副作用较小的药物治疗，降低治疗费用，均有利于提高患者的依从性；⑤对根除治疗失败的病人，有条件的单位再次治疗前先做药物敏感试验，避免使用幽门螺杆菌已耐药的抗生素；⑥对一线治疗失败者，改用补救疗法时，在甲硝唑耐药高发地区尽量避免使用甲硝唑，应改用其他药物，如呋喃唑酮、四环素等；⑦近年文献报道序贯治疗（PPI + A，5d，接着 PPI + C + 替硝唑 5d，均为 1 日 2 次）对初治者及初治失败者有较高疗效，但我国相关资料尚少，需在这方面进行研究；⑧寻找新的不易产生耐药的抗生素及研究幽门螺杆菌疫苗。

七、预防

作为一种慢性细菌感染，目前临床上广为使用的以质子泵抑制药或铋剂与抗生素联用的药物疗法虽然可以达到 80% 左右的根除率，但存在药物副作用较多、患者的依从性下降、耐药菌株的不断增多以及治疗费用较高等问题。鉴于免疫接种是预防和控制感染性疾病最经济而有效的方法，从 20 世纪 90 年代初开始，各国研究人员就开始了对幽门螺杆菌疫苗及其相关免疫机制的研究，目前已经取得了不少令人鼓舞的成果。然而距离找到一种能够有效应用于人体的预防或者治疗幽门螺杆菌感染的疫苗还有很长的路要走。筛选最佳抗原或抗原组合及无毒高效的佐剂，发展无需佐剂的疫苗如活载体疫苗或核酸疫苗，联合不同类型疫苗进行免疫，确定最佳免疫剂量、时间及接种年龄，确定简便有效的免疫途径；疫苗和药物联合使用治疗幽门螺杆菌感染等都还有大量工作需要去做。幽门螺杆菌与宿主之间复杂的相互作用，免疫接种后的保护性反应机制以及所涉及的不同免疫细胞的功能等都还需深入探讨。

（刘国通）

第三节　急性胃炎

急性胃炎是由多种不同的病因引起的急性胃黏膜炎症，包括急性单纯性胃炎、急性糜烂出血性胃炎（acute erosive and hemorrhagic gastritis）和吞服腐蚀物引起的急性腐蚀性胃炎（acute corrosivegastritis）与胃壁细菌感染所致的急性化脓性胃炎（acute phlegmonous gastritis）。其中，临床意义最大和发病率最高的是以胃黏膜糜烂、出血为主要表现的急性糜烂出血性胃炎。

（一）流行病学
迄今为止，目前国内外尚缺乏有关急性胃炎的流行病学调查。

（二）病因
急性胃炎的病因众多，大致有外源和内源两大类，包括急性应激、化学性损伤（如药物、乙醇、胆汁、胰液）和急性细菌感染等。

1. 外源因素
（1）药物：各种非甾体类抗炎药（NSAIDs），包括阿司匹林、吲哚美辛、吡罗昔康和多种含有该类成分复方药物。另外常见的有糖皮质激素和某些抗生素及氯化钾等均可导致胃黏膜损伤。

（2）乙醇：主要是大量酗酒可致急性胃黏膜胃糜烂甚或出血。

（3）生物性因素：沙门菌、嗜盐菌和葡萄球菌等细菌或其毒素可使胃黏膜充血水肿和糜烂。Hp 感染可引起急、慢性胃炎，致病机制类似，将在慢性胃炎节中叙述。

（4）其他：某些机械性损伤（包括胃内异物或胃柿石等）可损伤胃黏膜。放射疗法可致胃黏膜受损。偶可见因吞服腐蚀性化学物质（强酸或强碱或来苏尔及氯化汞、砷、磷等）引起的腐蚀性胃炎。

2. 内源因素

（1）应激因素：多种严重疾病如严重创伤、烧伤或大手术及颅脑病变和重要脏器功能衰竭等可导致胃黏膜缺血缺氧而损伤。通常称为应激性胃炎（stress – induced gastritis），如果系脑血管病变、头颅部外伤和脑手术后引起的胃、十二指肠急性溃疡谓之 Cushing 溃疡，而大面积烧灼伤所致溃疡称为 Curling 溃疡。

（2）局部血供缺乏：主要是腹腔动脉栓塞治疗后或少数因动脉硬化致胃动脉的血栓形成或栓塞引起供血不足。另外，还可见于肝硬化门静脉高压并发上消化道出血者。

（3）急性蜂窝织炎或化脓性胃炎：甚少见。

（三）病理生理学和病理组织学

1. 病理生理学　胃黏膜防御机制包括黏膜屏障、黏液屏障、黏膜上皮修复、黏膜和黏膜下层丰富的血流、前列腺素和肽类物质（表皮生长因子等）和自由基清除系统。上述结果破坏或保护因素减少，使胃腔中的 H^+ 逆弥散至胃壁，肥大细胞释放组胺，则血管充血甚或出血、黏膜水肿及间质液渗出，同时可刺激壁细胞分泌盐酸、主细胞分泌胃蛋白酶原。若致病因了损及腺颈部细胞，则胃黏膜修复延迟、更新受阻而出现糜烂。

严重创伤、大手术、大面积烧伤、脑血管意外和严重脏器功能衰竭及其休克或者败血症等所致的急性应激的发生机制为，急性应激→皮质 – 垂体前叶 – 肾上腺皮质轴活动亢进、交感 – 副交感神经系统失衡→机体的代偿功能不足→不能维持胃黏膜微循环的正常运行→黏膜缺血、缺氧→黏液和碳酸氢盐分泌减少以及内源性前列腺素合成不足→黏膜屏障破坏和氢离子反弥散→降低黏膜内 pH→进一步损伤血管与黏膜→糜烂和出血。

NSAID 所引起者则为抑制环氧合酶（cycloox ygenase，COX）致使前列腺素产生减少，黏膜缺血缺氧。氯化钾和某些抗生素或抗肿瘤药等则可直接刺激胃黏膜引起浅表损伤。

乙醇可致上皮细胞损伤和破坏，黏膜水肿、糜烂和出血。另外幽门关闭不全、胃切除（主要是 Billroth II 式）术后可引起十二指肠 – 胃反流，则此时由胆汁和胰液等组成的碱性肠液中的胆盐、溶血卵磷脂、磷脂酶 A 和其他胰酶可破坏胃黏膜屏障，引起急性炎症。

门静脉高压可致胃黏膜毛细血管和小静脉扩张及黏膜水肿，组织学表现为只有轻度或无炎症细胞浸润，可有显性或非显性出血。

2. 病理学改变　急性胃炎主要病理和组织学表现以胃黏膜充血水肿，表面有片状渗出物或黏液覆盖为主。黏膜皱襞上可见局限性或弥漫性陈旧性或新鲜出血与糜烂，糜烂加深可累及胃腺体。

显微镜下则可见黏膜固有层多少不等的中性粒细胞、淋巴细胞、浆细胞和少量嗜酸性细胞浸润，可有水肿。表面的单层柱状上皮细胞和固有腺体细胞出现变性与坏死。重者黏膜下层亦有水肿和充血。

对于腐蚀性胃炎若系接触了高浓度的腐蚀物质且长时间，则胃黏膜出现凝固性坏死、糜烂和溃疡，重者穿孔或出血甚至腹膜炎。

另外少见的化脓性胃炎可表现为整个胃壁（主要是黏膜下层）炎性增厚，大量中性粒细胞浸润，黏膜坏死。可有胃壁脓性蜂窝织炎或胃壁脓肿。

（四）临床表现

1. 症状　部分患者可有上腹痛、腹胀、恶心、呕吐和嗳气及食欲缺乏等。如伴胃黏膜糜烂出血，则有呕血和（或）黑粪，大量出血可引起出血性休克。有时上腹胀气明显。细菌感染致者可出现腹泻等。并有疼痛、吞咽困难和呼吸困难（由于喉头水肿）。腐蚀性胃炎可吐出血性黏液，严重者可发生食管或胃穿孔，引起胸膜炎或弥漫性腹膜炎。化脓性胃炎起病常较急，有上腹剧痛、恶心和呕吐、寒战和高热，血压可下降，出现中毒性休克。

2. 体征　上腹部压痛是常见体征，尤其多见于严重疾病引起的急性胃炎出血者。腐蚀性胃炎因口腔黏膜、食管黏膜和胃黏膜都有损害，口腔、咽喉黏膜充血、水肿和糜烂。化脓性胃炎有时体征酷似急腹症。

3. 辅助检查　急性糜烂出血性胃炎的确诊有赖于急诊胃镜检查，一般应在出血后 24 ~ 48h 内进行，可见到以多发性糜烂、浅表溃疡和出血灶为特征的急性胃黏膜病损。黏液湖或者可有新鲜或陈旧血液。一般急性应激所致的胃黏膜病损以胃体、胃底部为主，而 NSAID 或乙醇所致的则以胃窦部为主。注意，X 线钡剂检查并无诊断价值。出血者作呕吐物或大便隐血试验，红细胞计数和血红蛋白测定。感染因素引起者，白细胞计数和分类检查，大便常规和培养。

（五）诊断和鉴别诊断

主要由病史和症状做出拟诊，而经胃镜检查得以确诊。但吞服腐蚀物质者禁忌胃镜检查。有长期服 NSAID、酗酒以及临床重危患者，均应想到急性胃炎可能。对于鉴别诊断，腹痛为主者，应通过反复询问病史而与急性胰腺炎、胆囊炎和急性阑尾炎等急腹症甚至急性心肌梗死相鉴别。

（六）治疗

1. 基础治疗　包括给予安静、禁食、补液、解痉、止吐等对症支持治疗。此后给予流质或半流质饮食。

2. 针对病因治疗　包括根除 Hp、去除 NSAID 或乙醇等诱因。

3. 对症处理　表现为反酸、上腹隐痛、烧灼感和嘈杂者，给予 H_2 - 受体拮抗药或质子泵抑制药。以恶心、呕吐或上腹胀闷为主者可选用甲氧氯普胺、多潘立酮或莫沙必利等促动力药。以痉挛性疼痛为主者，可以莨菪碱等药物进行对症处理。

有胃黏膜糜烂、出血者，可用抑制胃酸分泌的 H_2 - 受体拮抗药或质子泵抑制药外，还可同时应用胃黏膜保护药如硫糖铝或铝碳酸镁等。对于较大量的出血则应采取综合措施进行抢救。当并发大量出血时，可以冰水洗胃或在冰水中加去甲肾上腺素（每 200ml 冰水中加 8ml），或同管内滴注碳酸氢钠，浓度为 1 000mmol/L，24h 滴 1L，使胃内 pH 保持在 5 以上。凝血酶是有效的局部止血药，并有促进创面愈合作用，大剂量时止血作用显著。常规的止血药，如卡巴克络、抗血栓溶芳酸和酚磺乙胺等可静脉应用，但效果一般。内镜下止血往往可收到较好效果。

其他具体的药物请参照慢性胃炎一节和消化性溃疡章节。

（七）并发症的诊断、预防和治疗

急性胃炎的并发症包括穿孔、腹膜炎、水电解质紊乱和酸碱失衡等。为预防之，细菌感染者选用抗生素治疗，因过度呕吐致脱水者及时补充水和电解质，并适时检测血气分析，必要时纠正紊乱。对于穿孔或腹膜炎者，则必要时外科治疗。

（八）预后

病因去除后，急性胃炎多在短期内恢复正常。相反病因长期持续存在，则可转为慢性胃炎。由于绝大多数慢性胃炎的发生与 Hp 感染有关，而 Hp 自发清除少见，故慢性胃炎可持续存在，但多数患者无症状。流行病学研究显示，部分 Hp 相关性胃窦炎（<20%）可发生十二指肠溃疡。

（刘国通）

第四节　慢性胃炎

慢性胃炎（chronic gastritis）是由各种病因引起的胃黏膜慢性炎症。根据新悉尼胃炎系统和我国 2006 年颁布的《中国慢性胃炎共识意见》标准，由内镜及病理组织学变化，将慢性胃炎分为非萎缩性（浅表性）胃炎及萎缩性胃炎两大基本类型和一些特殊类型胃炎。

一、流行病学

因为幽门螺旋杆菌（Hp）感染为慢性非萎缩性胃炎的主要病因。大致上说来，慢性非萎缩性胃炎发病率与 Hp 感染情况相平行，慢性非萎缩性胃炎流行情况因不同国家、不同地区 Hp 感染情况而异。一般 Hp 感染率发展中国家高于发达国家，感染率随年龄增加而升高。我国属 Hp 高感染率国家，估计人群中 Hp 感染率为 40% ~70%。慢性萎缩性胃炎是原因不明的慢性胃炎，在我国是一种常见病、多发病，在慢性胃炎中占 10% ~20%。

二、病因

（一）慢性非萎缩性胃炎的常见病因

1. Hp 感染　Hp 感染是慢性非萎缩性胃炎最主要的病因，二者的关系符合 Koch 提出的确定病原体为感染性疾病病因的 4 项基本要求（Koch's postulates），即该病原体存在于该病的患者中，病原体的分布与体内病变分布一致，清除病原体后疾病可好转，在动物模型中该病原体可诱发与人相似的疾病。研究表明，80% ~95% 的慢性活动性胃炎患者胃黏膜中有 Hp 感染，5% ~20% 的 Hp 阴性率反映了慢性胃炎病因的多样性；Hp 相关胃炎者，Hp 胃内分布与炎症分布一致；根除 Hp 可使胃黏膜炎症消退，一般中性粒细胞消退较快，但淋巴细胞、浆细胞消退需要较长时间；志愿者和动物模型中已证实 Hp 感染可引起胃炎。

Hp 有一般生物学特性和致病性，其感染引起的慢性非萎缩性胃炎中胃窦为主全胃炎患者胃酸分泌可增加，十二指肠溃疡发生的危险度较高；而胃体为主全胃炎患者胃溃疡和胃癌发生的危险性增加。

2. 胆汁和其他碱性肠液反流　幽门括约肌功能不全时含胆汁和胰液的十二指肠液反流入胃，可削弱胃黏膜屏障功能，使胃黏膜遭到消化液作用，产生炎症、糜烂、出血和上皮化生等病变。

3. 其他外源因素　酗酒、服用 NSAID 等药物、某些刺激性食物等均可反复损伤胃黏膜。这类因素均可各自或与 Hp 感染协同作用而引起或加重胃黏膜慢性炎症。

（二）慢性萎缩性胃炎的主要病因

1973 年 Strickland 将慢性萎缩性胃炎分为 A、B 两型，A 型是胃体弥漫萎缩，导致胃酸分泌下降，影响维生素 B_{12} 及内因子的吸收，因此常合并恶性贫血，与自身免疫有关；B 型在胃窦部，少数人可发展成胃癌，与幽门螺杆菌、化学损伤（胆汁反流、非皮质激素消炎药、吸烟、酗酒等）有关，我国 80% 以上的属于第二类。

胃内攻击因子与防御修复因子失衡是慢性萎缩性胃炎发生的根本原因。具体病因与慢性非萎缩性胃炎相似。包括 Hp 感染；长期饮浓茶、烈酒、咖啡、过热、过冷、过于粗糙的食物，可导致胃黏膜的反复损伤；长期大量服用非甾体类消炎药如阿司匹林、吲哚美辛等可抑制胃黏膜前列腺素的合成，破坏黏膜屏障；烟草中的尼古丁不仅影响胃黏膜的血液循环，还可导致幽门括约肌功能紊乱，造成胆汁反流；各种原因的胆汁反流均可破坏黏膜屏障造成胃黏膜慢性炎症改变。比较特殊的是壁细胞抗原和抗体结合形成免疫复合体在补体参与下，破坏壁细胞；胃黏膜营养因子（如胃泌素、表皮生长因子等）缺乏；心力衰竭、动脉硬化、肝硬化合并门脉高压、糖尿病、甲状腺病、慢性肾上腺皮质功能减退、尿毒症、干燥综合征、胃血流量不足以及精神因素等均可导致胃黏膜萎缩。

三、病理生理学和病理学

（一）病理生理学

1. Hp 感染　Hp 感染途径为粪-口或口-口途径，其外壁靠黏附素而紧贴胃上皮细胞。Hp 感染的持续存在，致使腺体破坏，最终发展成为萎缩性胃炎。而感染 Hp 后胃炎的严重程度则除了与细菌本身有关外，还决定与患者机体情况和外界环境。如带有空泡毒素（VacA）和细胞毒相关基因（CagA）者，胃黏膜损伤明显较重。患者的免疫应答反应强弱、其胃酸的分泌情况、血型、民族和年龄差异等也影响胃黏膜炎症程度。此外患者饮食情况也有一定作用。

2. 自身免疫机制　研究早已证明，以胃体萎缩为主的 A 型萎缩性胃炎患者血清中，存在壁细胞抗体（parietal ceii antibody，PCA）和内因子抗体（intrinsic factor antibody，IFA）。前者的抗原是壁细胞分泌小管微绒毛膜上的质子泵 $H^+ - K^+ - ATP$ 酶，它破坏壁细胞而使胃酸分泌减少。而 IFA 则对抗内因子（壁细胞分泌的一种糖蛋白），使食物中的维生素 B_{12} 无法与后者结合被末端回肠吸收，最后引起维生素 B_{12} 吸收不良，甚至导致恶性贫血。IFA 具有特异性，几乎仅见于胃萎缩伴恶性贫血者。

造成胃酸和内因子分泌减少或丧失，恶性贫血是 A 型萎缩性胃炎的终末阶段，是自身免疫性胃炎最严重的标志。当泌酸腺完全萎缩时称为胃萎缩。

另外，近年发现 Hp 感染者中也存在着自身免疫反应，其血清抗体能与宿主胃黏膜上皮以及黏液起交叉反应，如菌体 Lewis X 和 Lewis Y 抗原。

3. 外源损伤因素破坏胃黏膜屏障　碱性十二指肠液反流等，可减弱胃黏膜屏障功能。致使胃腔内 H^+ 通过损害的屏障，反弥散入胃黏膜内，使炎症不易消散。长期慢性炎症，又加重屏障功能的减退，如此恶性循环使慢性胃炎久治不愈。

4. 生理因素和胃黏膜营养因子缺乏　萎缩性变化和肠化生等皆与衰老相关，而炎症细胞浸润程度与年龄关系不大。这主要是老龄者的退行性变－胃黏膜小血管扭曲，小动脉壁玻璃样变性，管腔狭窄导致黏膜营养不良、分泌功能下降。

新近研究证明，某些胃黏膜营养因子（胃泌素、表皮生长因子等）缺乏或胃黏膜感觉神经终器（end－organ）对这些因子不敏感可引起胃黏膜萎缩。如手术后残胃炎原因之一是G细胞数量减少，而引起胃泌素营养作用减弱。

5. 遗传因素　萎缩性胃炎、低酸或无酸、维生素 B_{12} 吸收不良的患病率和 PCA、IFA 的阳性率很高，提示可能有遗传因素的影响。

（二）病理学

慢性胃炎病理变化是由胃黏膜损伤和修复过程所引起。病理组织学的描述包括活动性慢性炎症、萎缩和化生及异型增生等。此外，在慢性炎症过程中，胃黏膜也有反应性增生变化，如胃小凹上皮过形成、黏膜肌增厚、淋巴滤泡形成、纤维组织和腺管增生等。

近几年对于慢性胃炎尤其是慢性萎缩性胃炎的病理组织学，有不少新的进展。以下结合2006年9月中华医学会消化病学分会的《全国第二次慢性胃炎共识会议》中制订的慢性胃炎诊治的共识意见，论述以下关键进展问题。

1. 萎缩的定义　1996年新悉尼系统把萎缩定义为"腺体的丧失"，这是模糊而易歧义的定义，反映了当时肠化是否属于萎缩，病理学家间有不同认识。其后国际上一个病理学家的自由组织——萎缩联谊会（Atrophy Club 2000）进行了3次研讨会，并在2002年发表了对萎缩的新分类，12位作者中有8位也曾是悉尼系统的执笔者，故此意见可认为是悉尼系统的补充和发展，有很高权威性。

萎缩联谊会把萎缩新定义为"萎缩是胃固有腺体的丧失"，将萎缩分为三种情况：无萎缩、未确定萎缩和萎缩，进而将萎缩分两个类型：非化生性萎缩和化生性萎缩。前者特点是腺体丧失伴有黏膜固有层中的纤维化或纤维肌增生；后者是胃黏膜腺体被化生的腺体所替换。这两类萎缩的程度分级仍用最初悉尼系统标准和新悉尼系统的模拟评分图，分为4级，即无、轻度、中度和重度萎缩。国际的萎缩新定义对我国来说不是新的，我国学者早年就认为"肠化或假幽门腺化生不是胃固有腺体，因此尽管胃腺体数量未减少，但也属萎缩"，并在全国第一届慢性胃炎共识会议作了说明。

对于上述第二个问题，答案显然是肯定的。这是因为多灶性萎缩性胃炎的胃黏膜萎缩呈灶状分布，即使活检块数少，只要病理活检发现有萎缩，就可诊断为萎缩性胃炎。在此次全国慢性胃炎共识意见中强调，需注意取材于糜烂或溃疡边缘的组织易存在萎缩，但不能简单地视为萎缩性胃炎。此外，活检组织太浅、组织包埋方向不当等因素均可影响萎缩的判断。

"未确定萎缩"是国际新提出的观点，认为黏膜层炎症很明显时，单核细胞密集浸润造成腺体被取代、移置或隐匿，以致难以判断这些"看来似乎丧失"的腺体是否真正丧失，此时暂先诊断为"未确定萎缩"，最后诊断延期到炎症明显消退（大部分在 Hp 根除治疗3～6个月后），再取活检时作出。对萎缩的诊断采取了比较谨慎的态度。

目前，我国共识意见并未采用此概念。因为：①炎症明显时腺体被破坏、数量减少，在这个时点上，病理按照萎缩的定义可以诊断为萎缩，非病理不能。②一般临床希望活检后有病理结论，病理如不作诊断，会出现临床难出诊断、对治疗效果无法评价的情况。尤其在临床研究上，设立此诊断项会使治疗前或后失去相当一部分统计资料。慢性胃炎是个动态过程，炎症可以有两个结局：完全修复和不完全修复（纤维化和肠化），炎症明显期病理无责任预言今后趋向哪个结局。可以预料对萎缩采用的诊断标准不一，治疗有效率也不一，采用"未确定萎缩"的研究课题，因为事先去除了一部分可逆的萎缩，萎缩的可逆性就低。

2. 肠化分型的临床意义与价值　用 AB－PAS 和 HID－AB 黏液染色能区分肠化亚型，然而，肠化分型的意义并未明了。传统观念认为，肠化亚型中的小肠型和完全型肠化无明显癌前病变意义，而大肠型肠化的胃癌发生危险性增高，从而引起临床的重视。支持肠化分型有意义的学者认为化生是细胞表型的一种非肿瘤性改变，通常在长期不利环境作用下出现。这种表型改变可以是干细胞内出现体细胞突变的结果，或是表观遗传修饰的变化导致后代细胞向不同方向分化的结果。胃内肠化生部位发现很多遗传改变，这些改变甚至可出现在异型增生前。他们认为肠化生中不完全型结肠型者，具有大多数遗传学改变，有发生胃癌的危险性。但近年越来越多的临床资料显示其预测胃癌价值有限而更强调重视肠化范围，肠化分布范围越广，其发生胃癌的危险性越高。10 多年来罕有从大肠型肠化随访发展成癌的报道。另方面，从病理检测的实际情况看，肠化以混合型多见，大肠型肠化的检出率与活检块数有密切关系，即活检块数越多，大肠型肠化检出率越高。客观地讲，该型肠化生的遗传学改变和胃不典型增生（上皮内瘤）的改变相似。因此，对肠化分型的临床意义和价值的争论仍未有定论。

3. 关于异型增生　异型增生（上皮内瘤变）是重要的胃癌癌前病变。分为轻度和重度（或低级别和高级别）两级。异型增生（dysplasia）和上皮内瘤变（intraepithelial neoplasia）是同义词，后者是 WHO 国际癌症研究协会推荐使用的术语。

4. 萎缩和肠化发生过程是否存在不可逆转点　胃黏膜萎缩的产生主要有两种途径：一是干细胞区室（stem cell compartment）和（或）腺体被破坏；二是选择性破坏特定的上皮细胞而保留干细胞。这两种途径在慢性 Hp 感染中均可发生。

萎缩与肠化的逆转报道已经不在少数，但是否所有病患均有逆转可能？是否在萎缩的发生与发展过程中存在某一不可逆转点（the point of no return）。这一转折点是否可能为肠化生？已明确 Hp 感染可诱发慢性胃炎，经历慢性炎症→萎缩→肠化→异型增生等多个步骤最终发展至胃癌（Correa 模式）。可否通过根除 Hp 来降低胃癌发生危险性始终是近年来关注的热点。多数研究表明，根除 Hp 可防止胃黏膜萎缩和肠化的进一步发展，但萎缩、肠化是否能得到逆转尚待更多研究证实。

Mera 和 Correa 等最新报道了一项长达 12 年的大型前瞻性随机对照研究，纳入 795 例具有胃癌前病变的成人患者，随机给予他们抗 Hp 治疗和（或）抗氧化治疗。他们观察到萎缩黏膜在 Hp 根除后持续保持阴性 12 年后可以完全消退，而肠化黏膜也有逐渐消退的趋向，但可能需要随访更为长时间。他们认为通过抗 Hp 治疗来进行胃癌的化学预防是可行的策略。

但是，部分学者认为在考虑萎缩的可逆性时，需区分缺失腺体的恢复和腺体内特定细胞的再生。在后一种情况下，干细胞区室被保留，去除有害因素可使壁细胞和主细胞再生，并完全恢复腺体功能。当腺体及干细胞被完全破坏后，腺体的恢复只能由周围未被破坏的腺窝单元（pit gland units）来完成。

当萎缩伴有肠化生时，逆转机会进一步减小。如果肠化生是对不利因素的适应性反应，而且不利因素可以被确定和去除，此时肠化生有可能逆转。但是，肠化生还有很多其他原因，如胆汁反流、高盐饮食、乙醇。这意味着即使在 Hp 感染个体，感染以外的其他因素，亦可以引发或加速化生的发生。如果肠化生是稳定的干细胞内体细胞突变的结果，则改变黏膜的环境也许不能使肠化生逆转。

1992—2002 年文献 34 篇，根治 Hp 后萎缩可逆和无好转的基本各占一半，主要由于萎缩诊断标准、随访时间和间隔长短、活检取材部位和数量不统一所造成。建议今后制定统一随访方案，联合各医疗单位合作研究，使能得到大宗病例的统计资料。根治 Hp 可以产生某些有益效应，如消除炎症，消除活性氧所致的 DNA 损伤，缩短细胞更新周期，提高低胃酸者的泌酸量，并逐步恢复胃液维生素 C 的分泌。在预防胃癌方面，这些已被证实的结果可能比希望萎缩和肠化生逆转重要得多。

实际上，国际著名学者对有否此不可逆转点也有争论。如美国的 Correa 教授并不认同它的存在，而英国 Aberdeen 大学的 Emad Munir El – Omar 教授则强烈认为在异型增生发展至胃癌的过程中有某个节点，越过此则基本处于不可逆转阶段，但至今为止尚未明确此点的确切位置。

四、临床表现

流行病学研究表明，多数慢性非萎缩性胃炎患者无任何症状。少数患者可有上腹痛或不适、上腹胀、早饱、暖气、恶心等非特异性消化不良症状。某些慢性萎缩性胃炎患者可有上腹部灼痛、胀痛、钝痛或胀闷且以餐后为著，食欲缺乏、恶心、嗳气、便秘或腹泻等症状。内镜检查和胃黏膜组织学检查结果与慢性胃炎患者症状的相关分析表明，患者的症状缺乏特异性，且症状之有无及严重程度与内镜所见及组织学分级并无肯定的相关性。

伴有胃黏膜糜烂者，可有少量或大量上消化道出血，长期少量出血可引起缺铁性贫血。胃体萎缩性胃炎可出现恶性贫血，常有全身衰弱、疲软、神情淡漠、隐性黄疸，消化道症状一般较少。

体征多不明显，有时上腹轻压痛，胃体胃炎严重时可有舌炎和贫血。

慢性萎缩性胃炎的临床表现不仅缺乏特异性，而且与病变程度并不完全一致。

五、辅助检查

（一）胃镜及活组织检查

1. 胃镜检查　随着内镜器械的长足发展，内镜观察更加清晰。内镜下慢性非萎缩性胃炎可见红斑（点状、片状、条状），黏膜粗糙不平，出血点（斑），黏膜水肿及渗出等基本表现，尚可见糜烂及胆汁反流。萎缩性胃炎则主要表现为黏膜色泽白，不同程度的皱襞变平或消失。在不过度充气状态下，可透见血管纹，轻度萎缩时见到模糊的血管，重度时看到明显血管分支。内镜下肠化黏膜呈灰白色颗粒状小隆起，重者贴近观察有绒毛状变化。肠化也可以呈平坦或凹陷外观的。如果喷撒亚甲蓝色素，肠化区可能出现被染上蓝色，非肠化黏膜不着色。

胃黏膜血管脆性增加可致黏膜下出血，谓之壁内出血，表现为水肿或充血胃黏膜上见点状、斑状或线状出血，可多发、新鲜和陈旧性出血相混杂。如观察到黑色附着物常提示糜烂等致出血。

值得注意的是，少数 Hp 感染性胃炎可有胃体部皱襞肥厚，甚至宽度达到 5mm 以上，且在适当充气后皱襞不能展平，用活检钳将黏膜提起时，可见帐篷征（tent sign），这是和恶性浸润性病变鉴别点之一。

2. 病理组织学检查　萎缩的确诊依赖于病理组织学检查。萎缩的肉眼与病理之符合率仅为 38% ~ 78%，这与萎缩或肠化甚至 Hp 的分布都是非均匀的，或者说多灶性萎缩性胃炎的胃黏膜萎缩呈灶状分布有关。当然，只要病理活检发现有萎缩，就可诊断为萎缩性胃炎。但如果未能发现萎缩，却不能轻易排除之。如果不取足够多的标本或者内镜医生并未在病变最重部位（这也需要内镜医生的经验）活检，则势必可能遗漏病灶。反之，当在糜烂或溃疡边缘的组织活检时，即使病理发现了萎缩，却不能简单地视为萎缩性胃炎，这是因为活检组织太浅、组织包埋方向不当等因素均可影响萎缩的判断。还有，根除 Hp 可使胃黏膜活动性炎症消退，慢性炎症程度减轻。一些因素可影响结果的判断，如①活检部位的差异；②Hp 感染时胃黏膜大量炎症细胞浸润，形如萎缩；但根除 Hp 后胃黏膜炎症细胞消退，黏膜萎缩、肠化可望恢复。然而在胃镜活检取材多少问题上，病理学家的要求与内镜医生出现了矛盾。从病理组织学观点来看，5 块或更多则有利于组织学的准确判断；然而，就内镜医生而言，考虑及病家的医疗费用，主张 2 ~ 3 块即可。

（二）Hp 检测

活组织病理学检查时可同时检测 Hp，并可在内镜检查时多取 1 块组织做快速尿素酶检查以增加诊断的可靠性。其他检查 Hp 的方法包括①胃黏膜直接涂片或组织切片，然后以 Gram 或 Giemsa 或 Warthin – Starry 染色（经典方法），甚至 HE 染色；免疫组化染色则有助于检测球形 Hp。②细菌培养，为金标准；需特殊培养基和微需氧环境，培养时间 3 ~ 7d，阳性率可能不高但特异性高，且可做药物敏感试验。③血清 Hp 抗体测定，多在流行病学调查时用。④尿素呼吸试验，是一种非侵入性诊断法，口服 ^{13}C 或 ^{14}C 标记的尿素后，检测患者呼气中的 CO_2 或 CO_2 量，结果准确；⑤多聚酶联反应法（PCR 法），能特异地检出不同来源标本中的 Hp。

根除 Hp 治疗后，可在胃镜复查时重复上述检查，亦可采用非侵入性检查手段，如 ^{13}C 或 ^{14}C 尿素呼气试验、粪便 Hp 抗原检测及血清学检查。应注意，近期使用抗生素、质子泵抑制药、铋剂等药物，因有暂时抑制 Hp 作用，会使上述检查（血清学检查除外）呈假阴性。

（三）X 线钡剂检查

主要是以很好地显示胃黏膜相的气钡双重造影。对于萎缩性胃炎，常常可见胃皱襞相对平坦和减少。但依靠 X 线诊断慢性胃炎价值不如胃镜和病理组织学。

（四）实验室检查

1. 胃酸分泌功能测定　非萎缩性胃炎胃酸分泌常正常，有时可以增高。萎缩性胃炎病变局限于胃窦时，胃酸可正常或低酸，低酸是由于泌酸细胞数量减少和 H^+ 向胃壁反弥散所致。测定基础胃液分泌量（BAO）及注射组胺或五肽胃泌素后测定最大泌酸量（MAO）和高峰泌酸量（PAO）以判断胃泌酸功能，有助于萎缩性胃炎的诊断及指导临床治疗。A 型慢性萎缩性胃炎患者多无酸或低酸，B 型慢性萎缩性胃炎患者可正常或低酸，往往在给予酸分泌刺激药后，亦不见胃液和胃酸分泌。

2. 胃蛋白酶原（pepsinogen，PG）测定　胃体黏膜萎缩时血清 PGI 水平及 PGI/Ⅱ比例下降，严重时可伴餐后血清 G – 17 水平升高；胃窦黏膜萎缩时餐后血清 G – 17 水平下降，严重时可伴 PGI 水平及 PGI/Ⅱ比例下降。然而，这主要是一种统计学上的差异（图 7 – 7）。

日本学者发现无症状胃癌患者，本法 85% 阳性，PGI 或比值降低者，推荐进一步胃镜检查，以检出伴有萎缩性胃炎的胃癌。该试剂盒用于诊断萎缩性胃炎和判断胃癌倾向在欧洲国家应用要多于我国。

3. 血清胃泌素测定　如果以放射免疫法检测血清胃泌素，则正常值应 < 100pg/ml。慢性萎缩性胃炎胃体为主者，因壁细胞分泌胃酸缺乏、反馈性地 G 细胞分泌胃泌素增多，致胃泌素中度升高。特别是当伴有恶性贫血时，该值可达 1 000pg/ml 或更高。注意此时要与胃泌素瘤相鉴别，后者是高胃酸分泌。慢性萎缩性胃炎以胃窦为主时，空腹血清胃泌素正常或降低。

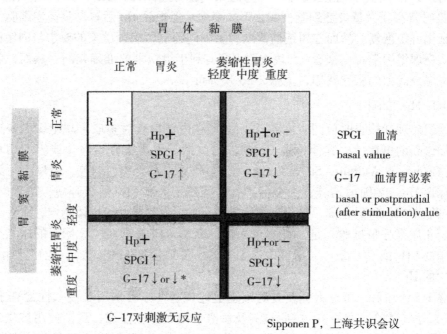

图 7 – 7　胃蛋白酶原测定

4. 自身抗体　血清 PCA 和 IFA 阳性对诊断慢性胃体萎缩性胃炎有帮助，尽管血清 IFA 阳性率较低，但胃液中 IFA 的阳性，则十分有助于恶性贫血的诊断。

5. 血清维生素 B_{12} 浓度和维生素 B_{12} 吸收试验　慢性胃体萎缩性胃炎时，维生素 B_{12} 缺乏，常低于 200ng/L。维生素 B_{12} 吸收试验（Schilling 试验）能检测维生素 B_{12} 在末端回肠吸收情况且可与回盲部疾病和严重肾功能障碍相鉴别。同时服用 ^{58}Co 和 ^{57}Co（加有内因子）标记的氰钴素胶囊。此后收集 24h 尿液。如两者排出率均大于 10% 则正常，若尿中 ^{58}Co 排出率低于 10%，而 ^{57}Co 的排出率正常则提示恶性贫血；而二者均降低的常常是回盲部疾病或者肾功能衰竭者。

六、诊断和鉴别诊断

（一）诊断

鉴于多数慢性胃炎患者无任何症状，或即使有症状也缺乏特异性，且缺乏特异性体征，因此根据症状和体征难以作出慢性胃炎的正确诊断。慢性胃炎的确诊主要依赖于内镜检查和胃黏膜活检组织学检查，尤其是后者的诊断价值更大。

按照悉尼胃炎标准要求，完整的诊断应包括病因、部位和形态学 3 方面。例如诊断为"胃窦为主慢性活动性 Hp 胃炎""NSAIDs 相关性胃炎"。当胃窦和胃体炎症程度相差 2 级或以上时，加上"为主"修饰词，如"慢性（活动性）胃炎，胃窦显著"。当然这些诊断结论最好是在病理报告后给出，实际的临床工作中，胃镜医生可根据胃镜下表现给予初步诊断。病理诊断则主要根据新悉尼胃炎系统如下图（图 7-8）。

对于自身免疫性胃炎诊断，要予以足够的重视。因为胃体活检者甚少，或者很少开展 PCA 和 IFA 的检测，诊断该病者很少。为此，如果遇到以全身衰弱和贫血为主要表现，而上消化道症状往往不明显者，应做血清胃泌素测定和（或）胃液分析，异常者进一步做维生素 B_{12} 吸收试验，血清维生素 B_{12} 浓度测定可获确诊。注意不能仅仅凭活检组织学诊断本病，特别标本数少时，这是因为 Hp 感染性胃炎后期，胃窦肠化，Hp 上移，胃体炎症变得显著，可与自身免疫性胃炎表现相重叠，但后者胃窦黏膜的变化很轻微。另外淋巴细胞性胃炎也可出现类似情况，而其并无泌酸腺萎缩。

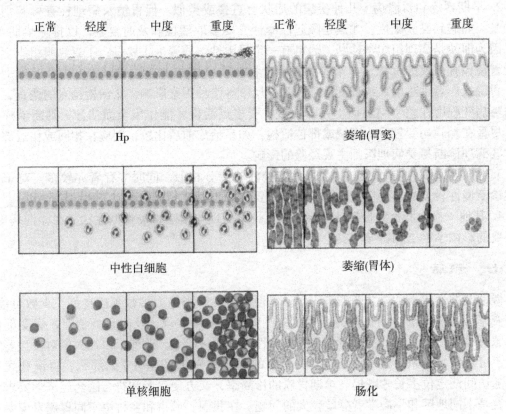

图 7-8　新悉尼胃炎系统

A 型、B 型萎缩性胃炎特点如下表（表 7 - 2）。

表 7 - 2　A 型和 B 型慢性萎缩性胃炎的鉴别

项目	A 型慢性萎缩性胃炎	B 型慢性萎缩性胃炎
部位　胃窦	正常	萎缩
胃体	弥漫性萎缩	多灶性
血清胃泌素	明显升高	不定，可以降低或不变
胃酸分泌	降低	降低或正常
自身免疫抗体（内因子抗体和壁细胞抗体）阳性率	90%	10%
恶性贫血发生率	90%	10%
可能的病因	自身免疫，遗传因素	幽门螺杆菌、化学损伤

（二）鉴别诊断

1. 功能性消化不良　2006 年《我国慢性胃炎共识意见》将消化不良症状与慢性胃炎作了对比，一方面慢性胃炎患者可有消化不良的各种症状，另一方面，一部分有消化不良症状者如果胃镜和病理检查无明显阳性发现，可能仅仅为功能性消化不良。当然，少数功能性消化不良患者可同时伴有慢性胃炎。这样在慢性胃炎－消化不良症状－功能性消化不良之间形成较为错综复杂的关系。但一般说来，消化不良症状的有无和严重程度与慢性胃炎的内镜所见或组织学分级并无明显相关性。

2. 早期胃癌和胃溃疡　几种疾病的症状有重叠或类似，但胃镜及病理检查可鉴别。重要的是，如遇到黏膜糜烂，尤其是隆起性糜烂，要多取活检和及时复查，以排除早期胃癌。这是因为即使是病理组织学诊断，恐也有一定局限性。原因为主要是：①胃黏膜组织学变化易受胃镜检查前夜的食物（如某些刺激性食物加重黏膜充血）性质、被检查者近日是否吸烟、胃镜操作者手法的熟练程度、患者恶心反应等诸种因素影响。②活检是点的调查，而慢性胃炎病变程度在整个黏膜面上并非一致，要多点活检才能作出全面估计，判断治疗效果时，尽量在黏膜病变较重的区域或部位活检。如系治疗前后比较，则应在相同或相近部位活检。③病理诊断易受病理医师主观经验的影响。

3. 慢性胆囊炎与胆石症　其与慢性胃炎症状十分相似，同时并存者亦较多。对于中年女性诊断慢性胃炎时，要仔细询问病史，必要时行胆囊 B 超检查，以了解胆囊情况。

4. 其他　慢性肝炎和慢性胰腺疾病等，也可出现与慢性胃炎类似症状，在详询病史后，行必要的影像学检查和特异的实验室检查。

七、预后

慢性萎缩性胃炎常合并肠上皮化生。慢性萎缩性胃炎绝大多数预后良好，少数可癌变，其癌变率为 1% ~3%。目前认为慢性萎缩性胃炎若早期发现，及时积极治疗，病变部位萎缩的腺体是可以恢复的，其可转化为非萎缩性胃炎或被治愈，改变了以往人们对慢性萎缩性胃炎不可逆转的认识。根据萎缩性胃炎每年的癌变率为 0.5% ~1%，那么，胃镜和病理检查的随访间期定位多长才既提高早期胃癌的诊断率，又方便患者和符合医药经济学要求？这也一直是不同地区和不同学者分歧较大的问题。在我国，城市和乡村由不同胃癌发生率和医疗条件差异。如果纯粹从疾病进展和预防角度考虑，一般认为，不伴有肠化和异型增生的萎缩性胃炎可 1~2 年做内镜和病理随访 1 次；活检有中~重度萎缩伴有肠化的萎缩性胃炎 1 年左右随访 1 次。伴有轻度异型增生并剔除取于癌旁者，根据内镜和临床情况缩短至 6~12 个月随访 1 次；而重度异型增生者需立即复查胃镜和病理，必要时手术治疗或内镜下局部治疗。

八、治疗

慢性非萎缩性胃炎的治疗目的是缓解消化不良症状和改善胃黏膜炎症。治疗应尽可能针对病因，遵循个体化原则。消化不良症状的处理与功能性消化不良相同。无症状、Hp 阴性的非萎缩性胃炎无须特殊治疗。

（一）一般治疗

慢性萎缩性胃炎患者，不论其病因如何，均应戒烟、忌酒，避免使用损害胃黏膜的药物如 NSAID 等，以及避免对胃黏膜有刺激性的食物和饮品，如过于酸、甜、咸、辛辣和过热、过冷食物，浓茶、咖啡等，饮食宜规律，少吃油炸、烟熏、腌制食物，不食腐烂变质的食物，多吃新鲜蔬菜和水果，所食食品要新鲜并富于营养，保证有足够的蛋白质、维生素（如维生素 C 和叶酸等）及铁质摄入，精神上乐观，生活要规律。

（二）针对病因或发病机制的治疗

1. 根除 Hp　具体方法和药物参见有关专门章节，慢性非萎缩性胃炎的主要症状为消化不良，其症状应归属于功能性消化不良范畴。目前国内、外均推荐对 Hp 阳性的功能性消化不良行根除治疗。因此，有消化不良症状的 Hp 阳性慢性非萎缩性胃炎患者均应根除 Hp。另外，如果伴有胃黏膜糜烂，也该根除 Hp。大量研究结果表明，根除 Hp 可使胃黏膜组织学得到改善；对预防消化性溃疡和胃癌等有重要意义；对改善或消除消化不良症状具有费用 - 疗效比优势。

2. 保护胃黏膜　关于胃黏膜屏障功能的研究由来已久。1964 年美国密歇根大学 Horace Willard Davenport 博士首次提出"胃黏膜具有阻止 H^+ 自胃腔向黏膜内扩散的屏障作用"。1975 年，美国密歇根州 Upjohn 公司的 A. Robert 博士发现前列腺素可明显防止或减轻 NSAID 和应激等对胃黏膜的损伤，其效果呈剂量依赖性。从而提出细胞保护（Cytoprotection）的概念。1996 年加拿大的 Wallace 教授较全面阐述胃黏膜屏障，根据解剖和功能将胃黏膜的防御修复分为五个层次：黏液 - HCO_3^- 屏障、单层柱状上皮屏障、胃黏膜血流量、免疫细胞 - 炎症反应和修复重建因子作用等。至关重要的上皮屏障主要包括胃上皮细胞顶膜能抵御高浓度酸、胃上皮细胞之间紧密连接、胃上皮抗原递呈，免疫探及并限制潜在有害物质，并且它们大约每 72h 完全更新一次。这说明它起着关键作用。

近年来，有关前列腺素和胃黏膜血流量等成为胃黏膜保护领域的研究热点。这与 NSAID 药物的广泛应用带来的副作用日益引起学者的重视有关。美国加州大学戴维斯分校的 Tarnawski 教授的研究显示，前列腺素保护胃黏膜抵抗致溃疡及致坏死因素损害的机制不仅是抑制胃酸分泌。当然表皮生长因子（EGF）、成纤维生长因子（bFGF）和血管内皮生长因子（VEGF）及热休克蛋白等都是重要的黏膜保护因子，在抵御黏膜损害中起重要作用。

然而，当机体遇到有害因素强烈攻击时，仅依靠自身的防御修复能力是不够的，强化黏膜防卫能力，促进黏膜的修复是治疗胃黏膜损伤的重要环节之一。具有保护和增强胃黏膜防御功能或者防止胃黏膜屏障受到损害的一类药物统称为胃黏膜保护药。包括铝碳酸镁、硫糖铝、胶体铋剂、地诺前列酮（喜克溃）、替普瑞酮（又名施维舒）、吉法酯（又名惠加强 - G）、谷氨酰胺类（麦滋林 - S）、瑞巴派特（膜固思达）等药物。另外，合欢香叶酯能增加胃黏膜更新，提高细胞再生能力，增强胃黏膜对胃酸的抵抗能力，达到保护胃黏膜作用。

3. 抑制胆汁反流　促动力药如多潘立酮可防止或减少胆汁反流；胃黏膜保护药，特别是有结合胆酸作用的铝碳酸镁制剂，可增强胃黏膜屏障、结合胆酸，从而减轻或消除胆汁反流所致的胃黏膜损害。考来烯胺可络合反流至胃内的胆盐，防止胆汁酸破坏胃黏膜屏障，方法为每次 3~4g，1 日 3~4 次。

（三）对症处理

消化不良症状的治疗由于临床症状与慢性非萎缩性胃炎之间并不存在明确关系，因此症状治疗事实上属于功能性消化不良的经验性治疗。慢性胃炎伴胆汁反流者可应用促动力药（如多潘立酮）和（或）有结合胆酸作用的胃黏膜保护药（如铝碳酸镁制剂）。

（1）有胃黏膜糜烂和（或）以反酸、上腹痛等症状为主者，可根据病情或症状严重程度选用抗酸药、H_2 受体拮抗药或质子泵抑制药（PPI）。

（2）促动力药如多潘立酮、马来酸曲美布汀、莫沙必利、盐酸伊托必利主要用于上腹饱胀、恶心或呕吐等为主要症状者。

（3）胃黏膜保护药如硫糖铝、瑞巴派特、替普瑞酮、吉法酯、依卡倍特适用于有胆汁反流、胃黏膜损害和（或）症状明显者。

（4）抗抑郁药或抗焦虑治疗：可用于有明显精神因素的慢性胃炎伴消化不良症状患者，同时应予耐心解释或心理治疗。

（5）助消化治疗：对于伴有腹胀、食欲缺乏等消化不良症而无明显上述胃灼热、反酸、上腹饥饿痛症状者，可选用含有胃酶、胰酶和肠酶等复合酶制剂治疗。

（6）其他对症治疗：包括解痉止痛、止吐、改善贫血等。

（7）对于贫血，若为缺铁，应补充铁剂。大细胞贫血者根据维生素 B_{12} 或叶酸缺乏分别给予补充。

（四）中药治疗

可拓宽慢性胃炎的治疗途径。常用的中成药有温胃舒胶囊、阴虚胃痛冲剂、养胃舒胶囊、虚寒胃痛冲剂、三九胃泰、猴菇菌片、胃乃安胶囊、胃康灵胶囊、养胃冲剂、复方胃乐舒口服液。上述药物除具对症治疗作用外，对胃黏膜上皮修复及炎症也可能具有一定作用。

（五）治疗慢性萎缩性胃炎而预防其癌变

诚然，迄今为止尚缺乏公认的、十分有效的逆转萎缩、肠化和异型增生的药物，但是一些饮食方法或药物已经显示具有诱人的前景。

1. 根除 Hp 是否可逆转胃黏膜萎缩和肠化根除 Hp 治疗后萎缩可逆性的临床报告结果很不一致，1992—2002 年文献 34 篇，萎缩可逆和无好转的基本各占一半，主要由于萎缩诊断标准、随访时间和间隔长短、活检取材部位和数量不统一所造成。但是，根除 Hp 后炎症的消除、萎缩甚至肠化的好转却是不争的事实。

2. COX - 2 抑制药的化学预防　环氧化酶（cycloo xygenase，COX）是前列腺素（PGs）合成过程中的限速酶，它将花生四烯酸代谢成各种前列腺素产物，后者参与维持机体的各种生理和病理功能。COX 是膜结合蛋白，存在于核膜和微粒体膜。胃上皮壁细胞、肠黏膜细胞、单核/巨噬细胞、平滑肌细胞、血管内皮细胞、滑膜细胞和成纤维细胞可表达 COX－2。COX－2 与炎症及肿瘤的发生、发展有密切关系，并且可作为预防、治疗炎症和肿瘤的靶分子，因而具有重要的临床意义。

3. 生物活性食物成分　除了满足人体必需的营养成分外，同时具有预防疾病、增强体质或延缓衰老等生理功能的食物与膳食成分称之为生物活性食物成分。近年来的研究显示饮食中的一些天然食物成分有一定的预防胃癌作用。

(1) 叶酸：一种 B 族维生素。主要存在于蔬菜和水果，人体自身不能合成叶酸，必须从膳食获取，若蔬菜和水果摄入不足，极易造成叶酸缺乏，而叶酸缺乏将导致 DNA 甲基化紊乱和 DNA 修复机制减弱，并与人类肿瘤的发生有关。具有较高叶酸水平者发生贲门癌和非贲门胃癌的概率是低叶酸含量人群的 27% 和 33%。Mayne 等在美国进行的一项关于饮食营养素摄入与食管癌及胃癌发病风险的研究中发现，叶酸摄入量最低的人群患食管腺癌、食管鳞癌、贲门癌及胃癌的相对危险度比叶酸摄入量最高的人群分别高出 2.08 倍、1.72 倍、1.37 倍和 1.49 倍。萎缩性胃炎和胃癌发生中不仅有叶酸水平的降低，更有总基因组 DNA 和癌基因低甲基化的发生。我们实施的动物实验表明叶酸可预防犬胃癌的发生率。也曾进行了叶酸预防慢性萎缩性胃炎癌变的随机对照的临床研究，显示叶酸具有预防胃癌等消化道肿瘤的作用。也有研究者提出在肿瘤发展的不同阶段，叶酸可能具有双重调节作用：在正常上皮组织，叶酸缺乏可使其向肿瘤发展；适当补充叶酸则抑制其转变为肿瘤；而对进展期的肿瘤，补充叶酸则有可能促进其发展。因此补充叶酸需严格控制其干预剂量及时间，以便提供安全有效的肿瘤预防而不是盲目补充叶酸。

(2) 维生素 C：传统的亚硝胺致癌假说和其他的研究结果提示，维生素 C 具有预防胃癌的作用，机制之一可能与纠正由 Hp 引起的高胺环境有关。维生素 C 是一种较好的抗氧化剂，能清除体内的自由基，提高机体的免疫力，对抗多种致癌物质，此外维生素 C 也具有抗炎和恢复细胞间交通的作用。有人曾给胃癌高发区居民补充足够的维生素 C，一定时间后发现这些居民体内及尿中致癌物亚硝胺类含量明显降低。胃病患者进行血清学检测和胃液分析，发现萎缩性胃炎和胃癌患者的胃液内维生素 C 水平都普遍低于其他胃病患者，并伴有 pH 和亚硝酸盐水平异常升高。当然，该方面也有一些矛盾之处：对 51 例多病灶萎缩性胃炎患者进行抗 Hp 及大剂量维生素 C（1g/d）治疗 3 个月后，发现鸟氨酸脱羧酶（ODC）和 COX－2 的表达明显减弱，并抑制了致炎细胞因子（IL－1beta，IL－8，TNF－alpha）的释放，同时增加了表皮生长因子和转化生长因子的产物，明显改善了胃黏膜内外分泌活性。该研究显示维生素 C 不具备抗 Hp 的作用。但胃液维生素 C 预防胃癌的疗效在 Hp 感染时显著降低。如果 Hp 感染患者的维生素 C 浓度降低，则对胃癌细胞的抑制作用消失。值得注意的是，维生素 C 对胃癌的保护作用主要发生在肿瘤形成的起始阶段，这种保护作用在吸烟或酗酒者中无效。

(3) 维生素 E：预防胃癌的作用目前仍有争议，且多认为无效。

(4) 维生素 A 类衍生物：对胃癌可能有一定预防作用。不同的维生素 A 衍生物对胃癌的影响不同，其最佳剂量与肿瘤抑制的相关性还需进一步实验证明。

(5) 茶多酚：富含茶多酚（如表没食子儿茶素没食子酸酯，又简称 EGCG）的绿茶有降低萎缩性胃炎发展为胃癌的危险性。饮茶可以减缓胃黏膜炎症的发生，从而降低慢性胃炎的发病。目前认为茶叶对胃癌的保护作用主要发生在那些大量饮茶者中。在一项国内的报道中，每年饮茶 3kg 以上者的胃癌发病率呈显著下降趋势。绿茶和红茶中的儿茶素可以诱导胃癌细胞凋亡，而对正常细胞影响较小。其中高分子量成分可以引起 G_2/M 期阻滞，并伴随 P^{21Wafl} 的上调。

（6）大蒜素：可减少 Hp 引起的萎缩性胃炎的胃癌发病率，可能与其影响代谢酶的活性及抑制肿瘤细胞增殖和诱导凋亡有关。研究显示大蒜素具有极强和广泛的杀菌能力，从而阻止 Hp 引起的胃炎，最终降低胃癌的发生。流行病学研究显示种大蒜以及素有吃大蒜习惯的地区和人群，胃癌的发病率较低，并且长期吃生大蒜者胃内亚硝酸盐的含量远低于其他人群。最近研究还发现大蒜的主要成分大蒜素可以抑制胃癌细胞 BGC823 的增殖，诱导其发生分化和凋亡。大蒜素可以在胃癌细胞中激发一系列与细胞凋亡通路相关蛋白质的表达响应，进一步抑制胃癌细胞。

（7）微量元素硒：对胃癌的预防有一定的作用，但过量应用（如 3 200μg/d，1 年）却有一定的肝、肾毒性。其合适的剂量与疗程，尚待研究。

一般认为，无机硒（亚硒酸钠）毒性大，其吸收前必须先与肠道中的有机配体结合才能被机体吸收利用，而肠道中存在着多种元素与硒竞争有限配体，从而大大影响无机硒的吸收。有机硒是以主动运输机制通过肠壁被机体吸收利用，其吸收率高于无机硒；被人体吸收后可迅速地被人体利用，且安全较高。近年，有学者认为纳米硒的生物活性比有机硒、无机硒高且具有更高的安全性。以上问题值得重视和须深入研究。

（六）手术问题

中年以上的慢性萎缩性胃炎患者，如在治疗或随访过程中出现溃疡、息肉、出血，或即使未见明显病灶，但胃镜活检病理中出现中、重度异型增生者，结合患者临床情况可以考虑做部分胃切除，从这类患者的胃切除标本中可能检出早期胃癌。但要严格掌握指征，尤其是年轻患者。胃窦部重度萎缩性胃炎和肠化并不是手术的绝对指征，因为手术后残胃也很容易发生慢性萎缩性胃炎、肠化和癌变。

（史志红）

第五节　疣状胃炎

疣状胃炎（verrucosal gastritis）即痘疮性胃炎（variolifrom gastritis）或慢性糜烂性胃炎。

一、流行病学

有关报道较少，为 1.22% ~ 3.3%。

二、病因学

至今未明，可能与免疫异常和胃酸分泌过高有关，而与 Hp 感染的关系尚无定论。

三、病理学和病理生理学

在该病发生中，存在变态反应异常情形。其胃黏膜中有含有 IgE 的免疫细胞浸润（远高于萎缩性胃炎和正常胃黏膜）。另外与高酸分泌和 H^+ 逆弥散有关。

显微镜下可见糜烂中心覆有渗出物，周围的腺管和胃小凹上皮增生，部分再生腺管常有一定程度异型性。黏膜肌层常增厚。其实，现今不少疣状胃炎同时伴有萎缩性胃炎，或者在萎缩甚至肠上皮化生的基础上有疣状变化。

四、临床表现

多见于中壮年，男性较多。包括腹痛、恶心、呕吐，厌食，少数有消化道出血，体重下降，可有贫血，低蛋白血症。症状与糜烂数目多少无关。体征为上腹部压痛，可有贫血和消瘦。

五、辅助检查

胃镜下可见特征性的疣状糜烂，多分布于幽门腺区域和移行区，少数可见于整个胃，常沿皱襞顶部呈链状排列，圆或椭圆形，直径大小不一但多小于 $0.5 \sim 1.5 cm$。其隆起的中央凹陷糜烂，色淡红或甚或覆有黄色薄膜。有学者根据其隆起之高低和凹陷之深浅分为成熟型和未成熟型。

六、预后

自然病程较长，有的几个月消退，有的持续多年。部分学者认为该病亦可成为胃癌的癌前疾病。

七、治疗

无特效治疗，有症状的可按溃疡病治疗，也有用激素和抗过敏药治疗的报道。

（史志红）

第六节　淋巴细胞性胃炎

淋巴细胞性胃炎（lymphocytic gastritis）为一原因不明的特殊类型胃炎，其病理特征是表面上皮和胃小凹上皮中有大量上皮内淋巴细胞（intraepithelial lymphocyte，IEI）浸润。

一、流行病学

有关报道较少，为 $1.22\% \sim 3.3\%$。

二、病因学

本病原因不明，可能与 Hp 感染有关。一项多中心研究表明，Hp 阳性的淋巴细胞性胃炎在根除 Hp 后绝大多数患者（95.8%）的胃炎得到显著改善，而服用奥美拉唑或安慰剂的对照组仅 53.8% 得到改善，未改善者在根除 Hp 后均得到改善。此外有乳糜泻临床表现和小肠组织学变化患者中，胃黏膜活检 45% 有本病的组织学变化，提示该病可能与乳糜泻有关。

三、病理学和病理生理学

伴有固有膜显著的慢性炎性细胞浸润，有活动性和局灶性糜烂，或者相反只有少量慢性炎细胞浸润。

每100个上皮细胞只有25～40个淋巴细胞。诊断的界限是上皮内淋巴细胞（IEL）数每100个上皮细胞大于25个。IEL几乎都是T淋巴细胞，且90%左右是CD8阳性的T抑制细胞。胃体和胃窦都可累及，但前者明显。

四、辅助检查

诊断主要靠胃镜和病理。通常胃镜下可有痘疹样胃炎、肥厚性淋巴细胞性胃炎（hypertrophiclymphocytic gastritis，HLG）。后者可表现为胃皱襞肥厚，缺乏Menetrier病的组织学改变，仅有小凹轻度增生，胃体腺正常。皱襞增厚是由于黏膜下层水肿致使胶质网变形膨胀引起，可见血管充盈扩张。临床有的病例伴有体重减轻和蛋白丢失性肠病表现。少数并无异常表现。

（曹砚杰）

第七节　巨大胃黏膜肥厚症

巨大胃黏膜肥厚症（giant hypertrophic gastropathy）又称Menetrier病。以胃体底巨大黏膜皱襞和低蛋白血症和水肿为特征，其病因尚不清楚。

一、病因

是否与巨细胞病毒感染尚无定论。另外，已有若干Hp阳性的Menetrier病在根除Hp后得到缓解或痊愈的报道，因此对Hp阳性的Menetrier病应予根除治疗。

二、辅助检查

胃镜下常可见胃底胃体部黏膜皱襞巨大、曲折迂回呈脑回状，有的呈结节状或融合性息肉状隆起，大弯侧较显著，皱襞嵴上可有多发性糜烂或溃疡。组织学特征为胃小凹增生、延长，伴明显腺体囊状扩张。黏膜层增厚而炎细胞浸润并不明显。泌酸腺主细胞和壁细胞相对减少，代之以黏液细胞化生。

实验室检查可发现因血浆蛋白经增生的胃黏膜漏入胃腔后造成的低蛋白血症。高峰酸排量（PAO）低于10mmol/h，但是无酸并不多见。

三、临床表现

中年以后多见，常有上腹痛、体重减轻、水肿和腹泻。体征无特异性，有上腹压痛、水肿、贫血。大便隐血试验常可阳性。

四、诊断和鉴别诊断

根据前述的典型临床表现和实验室检查可诊断本病，但注意由组织学特征鉴别胃恶性淋巴瘤、弥漫浸润性胃癌、Zollinger - Ellison综合征、Cronkhite - Canada综合征和淀粉样变性鉴别。

另外，Hp感染也可以引起反应性胃黏膜肥厚，但后者的黏膜增厚和小凹增生较轻，而炎症却很明显，根除 Hp 后粗大黏膜可恢复正常。

五、治疗

虽本病预后良好，目前尚无有效药物。目前主要是对症治疗。上腹痛或有溃疡用 H_2 受体阻断药，可改善症状和低蛋白血症。出血者予黏膜保护药、止血药。必要时可行胃部分切除，可改善低蛋白血症。有术后在切端再发的报告。

（郑薇薇）

第八节　消化性溃疡

消化性溃疡（peptic ulcer，PU）是最常见的消化疾病之一，主要包括胃溃疡（gastric ulcer，GU）和十二指肠溃疡（duodenal ulcer，DU），此外亦可发生于食管下段、小肠、胃肠吻合口及附近肠襻以及异位胃黏膜。本文中胃溃疡特指胃消化性溃疡，区别于胃溃疡性病灶的总称，后者可包括各种良、恶性病灶。溃疡的黏膜缺损超过黏膜肌层，与糜烂不同。

一、流行病学

消化性溃疡是全球性多发性疾病，但在不同国家、地区的患病率可存在不同差异。通常认为大约10%的个体一生中曾患消化性溃疡。近年来消化性溃疡发病率有逐渐下降趋势，而随着药物与诊断技术的不断发展，严重并发症的发病率亦有降低。

本病好发于男性，十二指肠溃疡常较胃溃疡常见。国内统计资料显示男女消化性溃疡发病率之比在十二指肠溃疡为（4.4~6.8）∶1，胃溃疡为（3.6~4.7）∶1。消化性溃疡可发生于任何年龄，但十二指肠溃疡多见于青壮年，而胃溃疡多见于中老年，两者的发病高峰可相差10岁。统计显示我国南方发病率高于北方，城市高于农村，可能与饮食习惯、工作精神压力有关。自20世纪80年代以来，随着社会老龄化与期望寿命的不断延长，中老年溃疡患者的比率呈增高趋势。溃疡病发作有季节性，秋冬和冬春之交是高发季节。

二、病因和发病机制

消化性溃疡的发生是由于对胃、十二指肠黏膜有损害作用的侵袭因素和黏膜自身防御、修复因素之间失衡的综合结果。具体在某一特例可表现为前者增强，或后者减弱，或兼而有之。十二指肠溃疡与胃溃疡在发病机制上存在不同，表现为前者主要是防御、修复因素减弱所致，而后者常为胃酸、药物、幽门螺杆菌（Helicobacter pylori，Hp）等侵袭因素增强。所以说，消化性溃疡是由多种病因导致相似结果的一类异质性疾病。

关于溃疡病的主导发病机制，经历了一个世纪的变迁。长久以来人们一直认为胃酸是发生溃疡的必需条件，因此1910年 Schwartz 提出的"无酸，无溃疡"的设想，在1971年被 Kirsner 更名为"酸消化性溃疡"的观点曾长期在溃疡的发病机制中占据统治地位。自1983年 Warren 和 Marshall 首先从人胃黏膜中分离出 Hp 后，这一理论逐渐受到挑战。近年来胃肠病学界盛行的溃疡病的病因是 Hp，因此又提出了"无 Hp，无溃疡"的论点，认为溃疡是 Hp 感染的结果。依照以上理论，联合应用抑酸药与根除 Hp，确实到了愈合溃疡、降低复发率的成果，Warren 和 Marshall 亦因此获得了2005年诺贝尔生理学和医学奖。然而进一步研究却发现上述药物虽可使溃疡愈合，但黏膜表层腺体结构排列紊乱，黏膜下结缔组织处于过度增生状态，从而影响细胞的氧合、营养和黏膜的防御功能，是溃疡复发的病理基础。临床工作中亦发现溃疡多在原来的部位或其邻近处复发。据此，1990 年 Tarnawski 提出了溃疡愈合质量（quality of ulcer healing，QOUH）的概念。近年来强化黏膜防御被作为消化性溃疡治疗的新途径，大量临床试验证实多种胃黏膜保护药与抑酸药联合使用，均可有效提高溃疡愈合质量，减少溃疡复发。

1. Hp 感染　大量研究证明 Hp 感染是消化性溃疡的重要病因。规范化试验证实十二指肠患者的 Hp 感染率超过 90%，而 80%～90% 的胃溃疡患者亦存在 Hp 感染。因此，对于 Hp 感染阴性的消化性溃疡，应积极寻找原因，其中以 Hp 感染检测手法不当造成假阴性、非甾体类抗炎药（NSAIDs）应用史为常见，其他原因尚包括胃泌素瘤、特发性高酸分泌、克罗恩病、心境障碍等。反之，在存在 Hp 感染的个体中亦观察到了消化性溃疡发病率的显著上升。Hp 感染可使消化性溃疡出血的危险性增加 1.79 倍。若合并 NSAIDs 应用史，Hp 感染将使罹患溃疡的风险增加 3.53 倍。

Hp 凭借其黏附因子与黏膜表面的黏附因子受体结合，在胃型黏膜（胃黏膜，尤其是幽门腺黏膜和伴有胃上皮化生的十二指肠黏膜）上定植；凭借其毒力因子的作用，诱发局部炎症和免疫反应，损害黏膜的防御修复机制；通过增加胃泌素分泌形成高酸环境，增加了侵袭因素，此两者在十二指肠溃疡和胃溃疡的发生中各有侧重。空泡毒素 A（vacuolating cyto-toxin A，Vac A）和细胞毒相关基因 A（cytotoxin – associated gene A，Cag A）是 Hp 的主要毒力标志，而其黏液酶、尿素酶、脂多糖、脂酶/磷脂酶 A、低分子蛋白及其自身抗原亦在破坏黏膜屏障、介导炎症反应方面各具作用。在 Hp 黏附的上皮细胞可见微绒毛减少、细胞间连接丧失、细胞肿胀、表面不规则、胞内黏液颗粒耗竭、空泡样变、细菌与细胞间形成黏着蒂和浅杯样结构等改变。

幽门螺杆菌致胃、十二指肠黏膜损伤有以下 4 种学说，各学说之间可相互补充。

"漏雨的屋顶"学说 Goodwin 把 Hp 感染引起的炎症胃黏膜比喻为"漏雨的屋顶"，无雨（无胃酸）仅是暂时的干燥（无溃疡）。而根除 Hp 相当于修好屋顶，房屋不易漏雨，则溃疡不易复发。许多研究显示溃疡自然病程复发率超过 70%，而 Hp 根除后溃疡的复发率明显降低。

胃泌素相关学说：指 Hp 尿素酶分解尿素产生氨，在菌体周围形成"氨云"，使胃窦部 pH 增高，胃窦黏膜反馈性释放胃泌素，提高胃酸分泌水平，从而在十二指肠溃疡的形成中起重要作用。临床工作中，十二指肠溃疡几乎总伴有 Hp 感染。若能真正根除 Hp，溃疡几乎均可治愈。

胃上皮化生学说：Hp 一般只定植于胃上皮细胞，但在十二指肠内存在胃上皮化生的情况下，Hp 则能定植于该处并引起黏膜损伤，导致十二指肠溃疡的发生。此外，Hp 释放的毒素及其激发的免疫反应导致十二指肠炎症。炎症黏膜可自身引起或通过对其他致溃疡因子的防御力下降而导致溃疡的发生。在十二指肠内，Hp 仅在胃上皮化生部位附着定植为本学说的一个有力证据。

介质冲洗学说：Hp 感染可导致多种炎性介质的释放，这些炎性介质被胃排空至十二指肠而导致相关黏膜损伤。这个学说亦解释了为什么 Hp 主要存在于胃窦，却可以导致十二指肠溃疡的发生。

根除 Hp 的疗效体现于：Hp 被根除后，溃疡往往无需抑酸治疗亦可自行愈合；联合使用根除 Hp 疗法可有效提高抗溃疡效果，减少溃疡复发；对初次使用 NSAIDs 的患者根除 Hp 有助于预防消化性溃疡发生；反复检查已排除恶性肿瘤、NSAIDs 应用史及胃泌素瘤的难治性溃疡往往均伴 Hp 感染，有效的除菌治疗可收到意外效果。根除 Hp 的长期效果还包括阻断胃黏膜炎症－萎缩－化生的序贯病变，并最终减少胃癌的发生。

2. 非甾体类抗炎药　一些药物对消化道黏膜具有损伤作用，其中以 NSAIDs 为代表。其他药物包括肾上腺皮质激素、治疗骨质疏松的双磷酸盐、氟尿嘧啶、甲氨蝶呤等均有类似作用。一项大型荟萃分析显示，在服用 NSAIDs 的患者中，Hp 感染将使罹患溃疡的风险增加 3.53 倍；反之，在 Hp 感染的患者中，服用 NSAIDs 将使罹患溃疡的风险增加 3.55 倍。Hp 感染和 NSAIDs 可相互独立地显著增加消化性溃疡的出血风险（分别增加 1.79 倍和 4.85 倍）。目前 NSAIDs 和 Hp 已被公认为互相独立的消化性溃疡危险因素，在无 Hp 感染、无 NSAIDs 服用史的个体发生的消化性溃疡终究是少见的。比较公认的 NSAIDs 溃疡风险因素除了与药物的种类、剂量、给药形式和疗程有关外，还与既往溃疡病史、高龄患者、两种以上 NSAIDs 合用、与华法林合用、与糖皮质激素合用、合并 Hp 感染、嗜烟酒和 O 型血有关。

NSAIDs 损伤胃肠黏膜的机制包括局部直接作用和系统作用。NSAIDs 药物具有弱酸性的化学性质，其溶解后释放 H^+ 破坏胃黏膜屏障。环氧合酶（cyclooxygenase，COX）和 5－脂肪加氢酶在花生四烯酸生成前列腺素（PG）和白三烯的过程中起核心催化作用，而 PG 对胃肠道黏膜具有重要的保护作用。传统 NSAIDs 抑制 COX－1 较明显，使内源性前列腺素合成受阻，大量花生四烯酸通过脂肪加氢酶途径合成为白三烯，局部诱导中性粒细胞黏聚和血管收缩。COX－2 选择性/特异性抑制药减轻了对 COX－1 的抑制作用，但近来研究发现 COX－2 与内皮生长因子、转化生长因子的生成关系密切，提示其对胃肠道的细胞屏障亦可能存在一定保护作用。NSAIDs 可促进中性粒细胞释放氧自由基增多，导致胃黏膜微循环障碍，还通过一系列途径引起肠道损伤，导致小肠和结肠的糜烂、溃疡等病变。NSAIDs 溃疡多发生于胃窦部、升结肠和乙状结肠，亦可见于小肠，多为单发，溃疡较表浅，边缘清晰。

3. 胃酸和胃蛋白酶　消化性溃疡被定义为由胃液中的胃酸和胃蛋白酶对胃壁的自身消化而引起，这一论点直到今天仍被广泛认同。尽管 Hp 和 NSAIDs 在溃疡的发病中非常重要，但其最终仍通过自我消化的途径引起溃疡，只是上游机制在不同个体中不尽相同，即消化性溃疡的异质性。胃蛋白酶原由胃黏膜主细胞分泌，经胃酸激活转变为胃蛋白酶而降解蛋白质分子。由于胃蛋白酶的活性收到酸分泌的制约，因而探讨消化性溃疡的发病机制时重点讨论胃酸的作用。无酸的情况下罕见溃疡发生；胃泌素瘤患者好发消化性溃疡；抑酸药物促进溃疡愈合；难治性溃疡经抑酸治疗愈合后，一旦停用药物常很快复发，这些事实均提示胃酸的存在是溃疡发生的重要因素。

高酸环境在十二指肠溃疡的发病机制中占据重要地位，而胃溃疡则更多地表现为正常胃酸分泌或相对低酸。十二指肠溃疡患者对五肽胃泌素、胃泌素、组胺、倍他唑、咖啡因等刺激产生的平均最大胃酸分泌量（maximal acid output，MAO）高于正常个体，但变异范围较广。约 1/3 的患者平均基础胃酸分泌量（basic acid output，BAO）亦较高。消化间期胃酸分泌量反映基础酸分泌能力，该指标通常用 BAO 和 MAO 的比值来反映。十二指肠溃疡患者具有较高的基础酸分泌能力，其原因尚不甚明了。

相比之下，胃溃疡患者的 BAO 和 MAO 均与正常人相似，甚至低于正常；一些胃黏膜保护药虽无减少胃酸的作用，却可以促进溃疡的愈合。研究提示胃溃疡的发生主要起因于胃黏膜的局部。由于胃黏膜保护屏障的破坏，不能有效地对抗胃酸和胃蛋白酶的侵蚀和消化作用，而致溃疡发生。

4. 胃十二指肠运动异常　主要包括胃排空过速、排空延缓和十二指肠液反流。前者可使十二指肠球部酸负荷显著增加而促使十二指肠溃疡发生，而后二者可通过胃窦局部张力增加、胃泌素水平升高、反流的胆汁和胰液对胃黏膜产生损伤而在胃溃疡的发病机制中起重要作用。

5. 环境和生活因素　相同药物治疗条件下，长期吸烟者溃疡愈合率较不吸烟者显著降低。吸烟可刺激胃酸分泌增加，引起血管收缩，抑制胰液和胆汁的分泌而减弱其在十二指肠内中和胃酸的能力；烟草中烟碱可使幽门括约肌张力减低，导致胆汁反流，从而破坏胃黏膜屏障。食物对胃黏膜可引起物理和化学性损害。暴饮暴食或不规则进食可能破坏胃分泌的节律性。咖啡、浓茶、烈酒、高盐饮食、辛辣调料、泡菜等食品，以及偏食、饮食过快、太烫、太凉、不规则等不良饮食习惯，均可能是本病发生的相关因素。

6. 精神因素　根据现代的心理－社会－生物医学模式观点，消化性溃疡属于典型的心身疾病。心理因素如精神紧张、情绪波动、过分焦虑可直接导致胃酸分泌失调、胃黏膜屏障削弱。消化性溃疡病的人格特征表现为顺从依赖、情绪不稳、过分自我克制、内心矛盾重重等。此类性格特点倾向于使患者在面对外来应激时，情绪得不到宣泄，从而迷走神经张力提高，胃酸和胃蛋白酶原水平上调，促进消化性溃疡的发生。

7. 遗传因素　争论较多，早年的认识受到 Hp 感染的巨大挑战而变得缺乏说服力。尽管如此，在同卵双胎同胞中确实发现溃疡发病一致性高于异卵双胎，而消化性溃疡亦为一些遗传性疾病的临床表现之一。

三、病理学

1. 部位　胃溃疡可发生于胃内任何部位，但大多发生于胃窦小弯到胃角附近。年长者则多发生于胃体小弯及后壁，而胃大弯和胃底甚少见。组织学上，胃溃疡大多发生在幽门腺区与胃底腺区移行区域靠幽门腺区一侧。该移行带在年轻人的生理位置位于胃窦近幽门 4 ～ 5cm。随着患者年龄增长，由于半生理性胃底腺萎缩和幽门腺上移 ［假幽门腺化生和（或）肠上皮化生］，幽门腺区黏膜逐渐扩大，此移行带位置亦逐渐上移，伴随胃黏膜退行性变增加，黏膜屏障的防御能力减弱，高位溃疡的发生机会随年龄而增加。老年人消化性溃疡常见于胃体后壁及小弯侧。Billroth Ⅱ 式胃肠吻合术后发生的吻合口溃疡则多见于吻合口的空肠侧。

2. 数目　消化性溃疡大多为单发，少数可为 2 个或更多，称多发性溃疡。

3. 大小　十二指肠溃疡的直径一般 <1cm；胃溃疡的直径一般 <2.5cm。巨大溃疡尤需与胃癌相鉴别。

4. 形态　典型的胃溃疡呈类圆形，深而壁硬，于贲门侧较深作潜掘状，在幽门侧较浅呈阶梯状。切面因此呈斜漏斗状。溃疡边缘常有增厚而充血水肿，溃疡基底光滑、清洁，表面常覆以纤维素膜或纤维脓性膜而呈现灰白或灰黄色。溃疡亦可呈线状或不规则形。

5. 深度　浅者仅超过黏膜肌层，深者可贯穿肌层甚至浆膜层。

6. 并发病变　溃疡穿透浆膜层即引起穿孔。前壁穿孔多引起急性腹膜炎；后壁穿孔若发展较缓慢，往往和邻近器官如肝、胰、横结肠等粘连，称为穿透性溃疡。当溃疡基底的血管特别是动脉受到侵蚀时，会引起大出血。多次复发或肌层破坏过多，愈合后可留有瘢痕，瘢痕组织可深达胃壁各层。瘢痕收缩可成为溃疡病变局部畸形和幽门梗阻的原因。

7. 显微镜下表现　慢性溃疡底部自表层至深层可分为 4 层。①渗出层：最表层有少量炎性渗出（中性粒细胞、纤维素等）覆盖；②坏死层：主要由坏死的细胞碎片组成；③新鲜的肉芽组织层；④陈旧的肉芽组织——瘢痕层。瘢痕层内的中小动脉常呈增殖性动脉内膜炎，管壁增厚，管腔狭窄，常有血栓形成，有防止血管溃破的作用，亦可使局部血供不良，不利于组织修复。溃疡边缘可见黏膜肌和肌层的粘连或愈着，常伴慢性炎症活动。

四、临床表现

本病临床表现不一，部分患者可无症状，或以出血、穿孔为首发症状。

1. 疼痛　慢性、周期性、节律性上腹痛是典型消化性溃疡的主要症状。但无疼痛者亦不在少数，尤其见于老年人溃疡、治疗中溃疡复发以及 NSAIDs 相关性溃疡。典型的十二指肠溃疡疼痛常呈节律性和周期性疼痛，可被进食或服用相关药物所缓解。胃溃疡的症状相对不典型。疼痛产生机制与下列因素有关：①溃疡及周围组织炎症可提高局部内脏感受器的敏感性，使痛阈降低；②局部肌张力增高或痉挛；③胃酸对溃疡面的刺激。

（1）疼痛部位：十二指肠溃疡位于上腹正中或偏右，胃溃疡疼痛多位于剑突下正中或偏左，但高位胃溃疡的疼痛可出现在左上腹或胸骨后。疼痛范围一般较局限，局部有压痛。若溃疡深达浆膜层或为穿透性溃疡时，疼痛因穿透出位不同可放射至胸部、左上腹、右上腹或背部。内脏疼痛定位模糊，不应以疼痛部位确定溃疡部位。

（2）疼痛的性质与程度：溃疡疼痛的程度不一，其性质视患者的痛阈和个体差异而定，可描述为饥饿样不适感、隐痛、钝痛、胀痛、烧灼痛等，亦可诉为嗳气、压迫感、刺痛等。

（3）节律性：与进食相关的节律性疼痛是消化性溃疡的典型特征，但并非见于每个患者。十二指肠溃疡疼痛多在餐后 2~3h 出现，持续至下次进餐或服用抗酸药后完全缓解。胃溃疡疼痛多在餐后半小时出现，持续 1~2h 逐渐消失，直至下次进餐后重复上述规律。十二指肠溃疡可出现夜间疼痛，表现为睡眠中痛醒，而胃溃疡少见。胃溃疡位于幽门管处或同时并存十二指肠溃疡时，其疼痛节律可与十二指肠溃疡相同。当疼痛节律性发生变化时，应考虑病情加剧，或出现并发症。合并较重的慢性胃炎时，疼痛多无节律性。

（4）周期性：周期性疼痛为消化性溃疡的又一特征，尤以十二指肠溃疡为突出。除少数患者在第一次发作后不再复发外，大多数患者反复发作，持续数天至数月后继以较长时间的缓解，病程中出现发作期与缓解期交替。发作频率及发作/缓解期维持时间，因患者个体差异、溃疡发展情况、治疗及巩固效果而异。发作可能与下列诱因有关：季节（尤秋末或冬春）、精神紧张、情绪波动、饮食不调或服用与发病有关的药物等。

2. 其他症状　其他胃肠道症状如嗳气、反酸、胸骨后烧灼感、上腹饱胀、恶心、呕吐、便秘等可单独或伴疼痛出现。恶心、呕吐多反映溃疡活动。频繁呕吐宿食，提示幽门梗阻。部分患者有失眠、多汗等自主神经功能紊乱症状。

3. 体征　消化性溃疡缺乏特异性体征。疾病活动期可有上腹部局限性轻压痛，缓解期无明显体征。幽门梗阻时可及振水音、胃型及胃蠕动波等相应体征。少数患者可出现贫血、体重减轻等体质性症状，多为轻度。部分患者的体质较瘦弱。

五、特殊类型的消化性溃疡

1. 巨大溃疡　指直径 > 2.5cm 的胃溃疡或 > 2cm 的十二指肠溃疡。症状常难以鉴别，但可伴明显的体重减轻及低蛋白血症，大出血及穿孔较常见。临床上需要同胃癌及恶性淋巴瘤相鉴别。随着内科抗溃疡药物的飞速发展，巨大溃疡的预后已大大好转。

2. 复合性溃疡　指胃和十二指肠同时存在溃疡，大多先发生十二指肠溃疡，后发生胃溃疡。男性多见，疼痛多缺乏节律性，出血和幽门梗阻的发生率较高。

3. 对吻溃疡　指在球部的前后壁或胃腔相对称部位同时见有溃疡。胃腔内好发于胃体部和幽门部的前、后壁。当消化腔蠕动收缩时，两处溃疡恰相合，故名。

4. 多发性溃疡　指胃或十二指肠有两个或两个以上的溃疡，疼痛程度较重、无节律性，疼痛部位不典型。

5. 食管溃疡　通常见于食管下段、齿状线附近。多并发于胃食管反流病和食管裂孔疝患者。发生于鳞状上皮的溃疡多同时伴有反流性食管炎表现，亦可发生于化生的柱状上皮（Barrett 食管）。食管 - 胃或食管 - 小肠吻合术后较多见。症状可类似于胃食管反流病或高位胃溃疡。

6. 高位胃溃疡　指胃底、贲门和贲门下区的良性溃疡，疼痛可向背部及剑突下放射，尚可向胸部放射而类似心绞痛。多数患者有消瘦、贫血等体质症状。值得注意的是在老年人，由于半生理性胃底腺萎缩和幽门腺上移，幽门腺与胃底腺交界亦逐渐上移，伴随胃黏膜退行性变增加，黏膜屏障的防御能力减弱，高位溃疡的发生机会随年龄而增大。老年人消化性溃疡常见于胃体后壁及小弯侧，直径常较大，多并发急慢性出血。较小的高位溃疡漏诊率高，若同时伴有胃癌，常进展较快。

7. 幽门管溃疡　指溃疡位于胃窦远端、十二指肠球部前端幽门管处的溃疡。症状极似十二指肠溃疡，表现为进餐后出现腹痛，疼痛剧烈，无节律性，多数患者因进餐后疼痛而畏食，抗酸治疗可缓解症状，但不能彻底，易发生幽门痉挛和幽门梗阻，出现腹胀、恶心、呕吐等症状。疼痛的节律性常不典型，但若合并 DU，疼痛的节律可较典型。常伴高胃酸分泌。内科治疗效果较差。

8. 球后溃疡　发生于十二指肠球部环形皱襞远端的消化性溃疡，多发生在十二指肠降部后内侧壁、乳头近端。具有十二指肠溃疡的症状特征，但疼痛较重而持久，向背部放射，夜间疼痛明显，易伴有出血、穿孔等并发症。漏诊率较高。药物疗效欠佳。

9. 吻合口溃疡　消化腔手术后发生于吻合口或吻合口附近肠黏膜的消化性溃疡。发病率与首次胃切除术式有关，多见于胃空肠吻合术，术后第 2 ~ 3 年为高发期。吻合口溃疡常并发出血，是不明原因消化道出血的重要原因。

10. 无症状性溃疡　亦称沉默性溃疡，约占全部消化性溃疡的 5%，近年来发病率有所增加。多见于老年人，无任何症状。常在体检时甚至尸检时才被发现，或以急性消化道出血、穿孔为首发症状。

11. 应激性溃疡　指由烧伤、严重外伤、心脑血管意外、休克、手术、严重感染等应激因素引起的消化性溃疡。由颅脑外伤、手术、肿瘤、感染及脑血管意外所引起者称 Cushing 溃疡；由重度烧伤所致者称 Curling 溃疡。多发生于应激后 1 ~ 2 周内，以 3 ~ 7d 为高峰期。溃疡通常呈多发性、浅表性不规则形，周围水肿不明显。临床表现多变，多数症状不典型或被原发病掩盖。若应激因素不能及时排除则可持续加重。消化道出血常反复发作，部分患者可发生穿孔等严重并发症，预后差，病死率高。若原发病能有效控制，则溃疡可快速愈合，一般不留瘢痕。

12. 继发于内分泌瘤的溃疡　主要见于胃泌素瘤（Zollinger – Ellison 综合征）。肿瘤分泌大量胃泌素，促使胃酸分泌水平大幅上调，主要表现为顽固性溃疡，以 DU 多见，病程长，症状顽固，常伴有腹泻，易出现出血、穿孔等并发症，药物疗效较差。

13. Dieulafoy 溃疡　发生于胃恒径动脉基础上的溃疡，是引起上消化道致命性大出血的少见病因。男性常见，好发于各种年龄，部位多见于贲门周围 6cm。病理解剖基础是异常发育的胃小动脉在自浆膜层深入黏膜下层时未能逐渐变细，而始终维持较粗的直径。该动脉易纡曲或瘤样扩张，一旦黏膜受损、浅溃疡形成则容易损伤而形成无先兆的动脉性出血。其溃疡面较小，内镜下常见裸露的动脉喷血。若不能及时有效干预，病死率甚高。

14. Meckel 憩室溃疡　Meckel 憩室是最常见的先天性真性憩室，系胚胎期卵黄管之回肠端闭合不全所致。位于末端回肠，呈指状，长 0.5 ~ 13cm，平均距回盲瓣 80 ~ 85cm。半数的憩室含有异位组织，大多为胃黏膜，可分泌胃酸引起局部溃疡。大部分患者无症状，可能的症状包括肠套叠、肠梗阻及溃疡所致出血或穿孔，多见于儿童。一旦出现症状，均应接受手术治疗。

六、辅助检查

1. 内镜检查　电子胃镜不仅可直接观察胃、十二指肠黏膜变化及溃疡数量、大小、形态及周围改变，还可直视下刷取细胞或钳取活组织做病理检查，对消化性溃疡作出准确诊断。此外，还能动态观察溃疡的活动期及愈合过程，明确急性出血的部位、出血速度和病因，观察药物治疗效果等。

临床上通常将消化性溃疡的内镜下表现分为 3 期，每期又可细分为 2 个阶段。

活动期（active stage，A），又称厚苔期。溃疡初发，看不到皱襞的集中。A_1 期：溃疡覆污秽厚苔，底部可见血凝块和裸露的血管，边缘不整，周围黏膜肿胀。A_2 期：溃疡覆清洁厚苔，溃疡边缘变得清晰，周边出现少量再生上皮，周围黏膜肿胀消退，并出现皱襞向溃疡中心集中的倾向。

愈合期（healing stage，H），又称薄苔期。此期可见皱襞向溃疡中心集中。H_1 期：溃疡白苔开始缩小，再生上皮明显，并向溃疡内部长入。溃疡边缘界限清晰，至底部的黏膜倾斜度变缓。H_2 期：溃疡苔进一步缩小，几乎全部为再生上皮所覆盖，毛细血管集中的范围较白苔的面积大。

瘢痕期（scarring stage，S）。白苔消失，溃疡表面继续被再生上皮修复，可见皱襞集中至溃疡中心。S_1 期（红色瘢痕期）：稍有凹陷的溃疡面全部为再生上皮所覆盖，聚集的皱襞集中于一点。当 A 期溃疡较大时，此期可表现为皱襞集中于一定的瘢痕范围。再生上皮起初为栅栏状，逐渐演变为颗粒状。S_2 期（白色瘢痕期）：溃疡面平坦，再生上皮与周围黏膜色泽、结构完全相同。皱襞集中不明显。

2. 上消化道钡剂 X 线检查　上消化道气钡双重对比造影及十二指肠低张造影术是诊断消化性溃疡的重要方法。溃疡的 X 线征象有直接和间接两种。龛影为钡剂填充溃疡的凹陷部分所形成，是诊断溃疡的直接征象。胃溃疡多在小弯侧，侧面观位于胃轮廓以外，正面观呈圆形或椭圆形，边缘整齐，周围可见皱襞呈放射状向溃疡集中。胃溃疡对侧常可见痉挛性胃切迹。十二指肠球部前后壁溃疡的龛影常呈圆形密度增加的钡影，周围环绕月晕样浅影或透明区，有时可见皱襞集中征象。间接征象多系溃疡周围的炎症、痉挛或瘢痕引起，钡剂检查时可见局部变形、激惹、痉挛性切迹及局部压痛点。十二指肠球部变形常表现为三叶草形和花瓣样。间接征象特异性有限，需注意鉴别。钡剂检查受钡剂及产气粉质量、体位和时机、是否服用有效祛泡剂、检查者操作水平、读片能力等影响明显，对小病灶辨别能力不理想。

3. Hp 感染的检测　Hp 感染状态对分析消化性溃疡的病因、治疗方案的选择具有重要意义。检查方法可分为侵入性和非侵入性。前者需在内镜下取胃黏膜活组织，包括组织学涂片、组织病理学切片、快速尿素酶试验（RUT）、细菌培养、聚合酶链反应（PCR）等；非侵入性检测手段无需借助内镜检查，包括^{13}C 或^{14}C 标记的尿素呼气试验（UBT）、血清学试验和粪便抗原试验（多克隆抗体、单克隆抗体）等。检查前应停用质子泵抑制药、铋剂、抗生素等药物至少 2 周，但血清学试验不受此限。

UBT 的诊断准确性＞95%，是一项准确、实用且易开展的检测方法。RUT 阳性患者足以开始根除治疗，阴性患者存在取样偏倚可能，需在不同部位重复取材。病理切片以 Warthin Starry 银染色或改良 Giemsa 染色效果好，细菌清晰可辨，但菌落密度低、分布不均时易漏诊。粪便抗原试验适合多个标本的成批检测，但对标本保存要求高。血清学试验仅宜用于流行病学调查、评估出血性溃疡、因胃黏膜重度萎缩或黏膜相关淋巴样组织（MALT）淋巴瘤导致低细菌密度的患者以及近期使用相关药物的患者。确认 Hp 根除的试验应在治疗结束 4 周后再进行。对于一般的 Hp 感染，根除治疗后复查首选 UBT；但当患者有指证复查内镜时，可选择侵入性检查方式。

4. 胃液分析　胃溃疡患者的胃酸分泌正常或稍低于正常；十二指肠溃疡患者则多增高，以夜间及空腹时更明显。一般胃液分析结果不能真正反映胃黏膜泌酸能力，现多用五肽胃泌素或增大组胺胃酸分泌试验，分别测定 BAO、MAO 和高峰胃酸分泌量（PAO）。胃液分析操作较繁琐，且结果可与正常人群重叠，临床工作中仅用于排除胃泌素瘤所致消化性溃疡。如 BAO 超过 15mmol/h，MAO 超过 60mmol/h，或 BAO/MAO 比值大于 60%，提示胃泌素瘤。

5. 血清胃泌素测定　若疑为胃泌素瘤引起的消化性溃疡，应做此项测定。血清胃泌素水平一般与胃酸分泌呈反比，而胃泌素瘤患者常表现为两者同时升高。

6. 粪便隐血试验　溃疡活动期以及伴有活动性出血的患者可呈阳性。经积极治疗多在 1~2 周内阴转。该试验特异性低，且无法与胃癌、结肠癌等疾病鉴别，临床价值有限。

七、诊断和鉴别诊断

根据患者慢性病程、周期性发作的节律性中上腹疼痛等症状，可作出本病的初步诊断。上消化道钡剂检查、特别是内镜检查可确诊。内镜检查应进镜至十二指肠降段，并做到完整、细致。

本病应与以下疾病相鉴别。

1. 胃癌　典型表现者鉴别并不困难。活动期消化性溃疡尤其是巨大溃疡与胃癌之间有时不易区别。活动期溃疡需要与 0-Ⅲ型或 0-Ⅲ+Ⅱc 型早期胃癌鉴别；愈合期溃疡需要与 0-Ⅱc 型或 0-Ⅱc 型+Ⅲ型早期胃癌鉴别；溃疡瘢痕需要与 0-Ⅱc 型早期胃癌鉴别。

即便是内镜下表现为几乎完全愈合的 S_2 期胃溃疡，亦不能排除早期胃癌可能。对于内镜或钡剂下形态可疑、恶性不能除外的病灶，应特别注意病灶部位、边缘有无蚕食改变、周围黏膜皱襞的变细、中断、杵状膨大的现象。内镜下活检部位应选择溃疡边缘、黏膜糜烂表面、皱襞变化移行处。早期胃癌的内镜下表现可酷似良性溃疡或糜烂，蠕动良好不应作为良性病变的依据。活检提示为上皮内瘤变者须经警惕，低级别上皮内瘤变可消退，或为活检欠理想所致；提示为高级别上皮内瘤变者应警惕常已同时伴有胃癌，甚至已发展至进展期。

2. 胃黏膜相关淋巴样组织（MALT）淋巴瘤　症状多非特异性，内镜下形态多样，典型表现为多发性浅表溃疡，与早期胃癌相比，界限不清，黏膜面可见凹凸颗粒状改变，充血明显。溃疡经抗溃疡治疗后可愈合、再发。早期 MALT 淋巴瘤几乎均伴有 Hp 感染，根除治疗多可有效缓解甚至治愈。进展至晚期可发展为高度恶性淋巴瘤，内镜下表现为多发的巨大溃疡和结节状隆起，缺乏皱襞蚕食状、变尖、中断等癌性所见，但与胃癌相比，胃壁舒展性较好。

3. 胃泌素瘤（Zollinger - Ellison 综合征）　由胰腺非 B 细胞瘤分泌过量胃泌素、导致胃酸过度分泌所致，表现为反复发作的消化性溃疡、腹泻等症状。溃疡大多为单发，多发生于十二指肠或胃窦小弯侧，穿孔、出血等并发症发生率高，按难治性溃疡行手术治疗后易复发。由于胃泌素对胃黏膜具有营养作用，患者胃黏膜过度增生，皱襞肥大。

4. 功能性消化不良　部分患者症状酷似消化性溃疡，但不伴有出血、Hp 感染等器质性改变。内镜检查可明确鉴别。

5. 慢性胆囊炎和胆石症　疼痛与进食油腻食物有关，通常位于右上腹，并发射至肩背部，可伴发热及黄疸。可反复发。对典型表现患者不难鉴别，不典型者需依靠腹部 B 超检查。

八、治疗

消化性溃疡病因复杂，影响因素众多，需要综合性治疗，目的在于缓解临床症状，促进溃疡持久愈合，防止复发和减少并发症，提高生活质量。治疗原则需注意整体治疗与局部治疗、发作期治疗与巩固治疗相结合。

1. 一般治疗　消化性溃疡是临床常见病，普及宣教是治疗本病的重要环节。应让患者了解本病的背景因素、发病诱因及发作规律，帮助患者建立规律的生活制度，增强恢复痊愈的信心，积极配合治疗，从而达到持久愈合的目标。

生活上须避免过度紧张与劳累，缓解精神压力，保持愉快的心态。禁烟戒酒，慎用NSAIDs、肾上腺皮质激素等易致胃黏膜损伤的药物，必须应用时应尽量选用胃肠黏膜损害较小的制剂或选择性 COX - 2 抑制药，或用质子泵抑制药、胃黏膜保护药同服。米索前列醇是被公认能减少 NSAIDs 所致胃肠道并发症的预防性药物。根除 Hp 对预防 NSAIDs 相关溃疡有益。饮食要定时定量，进食不宜太快，避免过饱过饥，避免粗糙、过冷过热和刺激性大的食物如香料、浓茶、咖啡等。急性活动期症状严重的患者可给流质或软食，进食频数适当增加，症状缓解后可逐步过渡至正常饮食。消化性溃疡属心身疾病，对明显伴有焦虑、抑郁等精神症状的患者，应鉴别疾病的因果关系，并给予针对性治疗。

2. Hp 感染的治疗　根除 Hp 可有效治疗消化性溃疡，防止复发，阻遏胃黏膜持续损伤及其引起的一系列萎缩、化生性改变，从而降低胃癌发病的风险。大量证据支持对存在 Hp 感染的溃疡患者，预防溃疡复发和并发症的第一步是给予 Hp 根除治疗。对有溃疡并发症病史，多次复发或顽固性的溃疡病患者，应该持续治疗至证实 Hp 感染确实已被治愈。研究显示单用 Hp 根除疗法可使超过 90% 的十二指肠溃疡愈合。胃食管反流病与根除 Hp 不存在冲突。

一种质子泵抑制药 + 两种抗生素组成的三联疗法是最常用的 Hp 根除方案。质子泵抑制药常用剂量为奥美拉唑 40mg/d、兰索拉唑 60mg/d、泮托拉唑 80mg/d，雷贝拉唑 20mg/d、埃索美拉唑 40mg/d，上述剂量分 2 次，餐前服用。质子泵抑制药可替换为铋剂或 H_2 受体拮抗药，但疗效相应削弱。雷尼替丁铋盐复方制剂（RBC）是可选择的另一种药物。常用抗生素及剂量分别为阿莫西林 2 000mg/d、克拉霉素 1 000mg/d、甲硝唑 800 ~ 1 500mg/d 或替硝唑 1 000mg/d、呋喃唑酮 400mg/d（小儿不宜）、左氧氟沙星 400 ~ 500mg/d（未成年患者不宜）、利福布汀 300mg/d、四环素 1 500 ~ 2 000mg/d，每日分 2 次服用。常用组合如 PPI + 阿莫西林 + 克拉霉素、PPI + 阿莫西林/克拉霉素 + 甲硝唑、PPI + 克拉霉素 + 呋喃唑酮/替硝唑、铋剂 + 甲硝唑 + 四环素等。

由于 Hp 耐药性发展很快，导致在很多国家和地区对甲硝唑、克拉霉素、左氧氟沙星等药物的敏感度显著下降。在三联疗法的基础上，加上含有铋剂的四联疗法已成为一线标准方案。胶体次枸橼酸铋常用量为 480mg/d，每日分 2 次服用。二线、三线抗生素如呋喃唑酮、利福布汀等可根据本地区 Hp 耐药率及患者情况决定是否应用。

Hp 根除治疗至少应持续 7d，亦有推荐 10d 或 14d。研究显示 14d 疗程的疗效较 7d 高 12%。然而较长的疗程对患者依从性要求更高。Maastricht Ⅲ 共识认为，若选择 14d 疗程，四联疗法可能是更好的选择。若 Hp 初治失败，挽救疗法应根据患者的 Hp 药敏试验决定；或暂停所有药物 2 个月以上，待 Hp 敏感性恢复后再选择复治方案。

近年来有报道认为序贯疗法是治疗 Hp 感染的一种有效方法。

3. 药物治疗

（1）制酸药为弱碱或强碱弱酸盐，能结合或中和胃酸，减少氢离子的逆向弥散并降低胃蛋白酶的活性，缓解疼痛，促进溃疡愈合。常用药物种类繁多，有可溶性和不可溶性两类。可溶性抗酸药主要为碳酸氢钠，不溶性抗酸药有碳酸钙、氧化镁、氢氧化镁、氢氧化铝及其凝胶剂、碱式碳酸铋等。中药珍珠粉、乌贼骨主要成分也是碳酸钙类。由于铋、铝、钙制剂可致便秘，而镁制剂可致腹泻，故常将上述元素搭配使用，制成复盐或复方制剂，以抵消各自副作用。中和作用取决于药物颗粒大小及溶解速度，通常以凝胶最佳，粉剂次之，片剂又次之，后者宜嚼碎服用。由于此类药物副作用较大，临床长期应用受限。

（2）H_2 受体拮抗药（H_2RA）：选择性阻断胃黏膜壁细胞上的组胺 H_2 受体，抑制胃酸分泌。由于 H_2 受体拮抗药疗效确切、价格低廉，为临床常用药物。常用的 H_2 受体拮抗药详见表 7 - 3。

表 7 - 3　常用的 H_2 受体拮抗药抑酸作用比较

药物	相对抑酸强度	抑酸等效剂量（mg）	标准剂量（mg）	长期维持剂量（mg）
西咪替丁（甲氰咪胍）	1	600 ~ 800	400bid	400qd
雷尼替丁（呋喃硝胺）	4 ~ 10	150	150bid	150qd
法莫替丁	20 ~ 50	20	20bid	20qd
尼扎替丁	4 ~ 10	150	150bid	150qd

H_2 受体拮抗药口服吸收完全，如与制酸药合用则吸收被轻度抑制。通常认为食物不影响药物吸收。药物半衰期 1～4h 不等，在体内广泛分布，可通过血－脑屏障和胎盘屏障，并分泌到乳汁，故此类药物不适合用于正在哺乳中的妇女。妊娠安全分级为 B 级（无证据显示相关风险）。4 种药物均通过肝脏代谢、肾小球滤过和肾小管分泌而从体内清除。H_2 受体拮抗药治疗消化性溃疡的效果呈时间依赖性，4 周疗程溃疡愈合率 70%～80%，疗程延长至 8 周，则愈合率可达 87%～94%。然而，除非维持治疗，H_2 受体拮抗药治愈的溃疡复发率较高，即溃疡愈合质量欠理想。此外，泌酸反跳现象亦是 H_2 受体拮抗药的主要不足。H_2 受体拮抗药是相当安全的药物，其可能的不良反应包括抗雄激素作用、免疫增强效应、焦虑、头痛等神经系统症状、肝脏及心脏毒性等，发生率低，大多轻微且可耐受。

（3）质子泵抑制药（PPI）：作用于壁细胞分泌面的 $H^+ - K^+ - ATP$ 酶（质子泵）并使其失活，从而显著阻断任何刺激引起的胃酸分泌。仅当新的 $H^+ - K^+ - ATP$ 酶合成后，壁细胞分泌胃酸的功能才得以恢复，因此质子泵抑制剂抑制胃酸分泌的时间较长。质子泵抑制药安全高效，价格亦随着国际专利的到期、国内仿制品的大量推出而明显下调。目前此类药物已成为治疗消化性溃疡和其他一系列酸相关性疾病的首选药物。目前临床上常用的质子泵抑制药包括奥美拉唑、兰索拉唑、雷贝拉唑、泮托拉唑和埃索美拉唑。

奥美拉唑是第一代的质子泵抑制药，于 1987 年在瑞典上市。其本身是一种苯并咪唑硫氧化物。在通常剂量下，可抑制 90% 以上的胃酸分泌。4 周疗程后十二指肠溃疡愈合率 90%，6～8 周几乎完全愈合，复发风险低。治疗消化性溃疡常用剂量 20～40mg/d，餐前服用，DU 和 GU 的疗程分别为 4 周和 6～8 周。

兰索拉唑在其化学结构侧链中导入了氟元素，生物利用度较奥美拉唑提高了 30% 以上，而对幽门螺杆菌的抑菌活性比奥美拉唑提高了 4 倍。十二指肠溃疡患者通常口服 15～30mg/d，连用 4～6 周；胃溃疡和吻合口溃疡患者通常 30mg/d，疗程同奥美拉唑。维持治疗剂量 15mg/d。

泮托拉唑为合成的二烷氧基吡啶化合物，其生物利用度比奥美拉唑提高 7 倍，在弱酸性环境中稳定性较好，对壁细胞的选择性更高。治疗十二指肠溃疡与胃溃疡的常用剂量分别为 40mg/d 和 80mg/d，疗程同奥美拉唑。维持剂量为 40mg/d。

雷贝拉唑与 $H^+ - K^+ - ATP$ 酶可逆性结合，可通过内源性谷胱甘肽分离。其体外抗分泌活性较奥美拉唑强 2～10 倍。研究显示雷贝拉唑缓解溃疡患者疼痛症状优于奥美拉唑。本品可直接攻击 Hp，非竞争性地、不可逆地抑制 Hp 的尿素酶。常用剂量为 20mg/d，疗程同奥美拉唑。维持剂量 10mg/d。

埃索美拉唑是奥美拉唑的（S）－异构体，而奥美拉唑则是（S）－型和（R）－型的外消旋体。其代谢过程具有立体选择性，较奥美拉唑的生物利用度更高，药动学一致性较强，抑酸作用优于奥美拉唑。常用剂量为 40mg/d，疗程同奥美拉唑。维持剂量为 20mg/d。

在药物相互作用方面，研究发现奥美拉唑对细胞色素同工酶 CYP2C19 的亲和力较 CYP3A4 大 10 倍。奥美拉唑对其他药物的代谢影响较大，能降低地西泮、氯胍、苯妥英的血浆清除率，抑制吗氯贝胺的代谢，延缓甲氨蝶呤的清除，提高华法林和苯丙香豆素的抗凝血活性，对环孢素的研究结果不一。埃索美拉唑和外消旋奥美拉唑的生物转化过程相同，总代谢清除率则稍低。大量研究证实泮托拉唑的药物相互作用发生率较低。对兰索拉唑和雷贝拉唑的相关研究不如奥美拉唑和泮托拉唑广泛，但初步研究倾向于此两种药物与临床有关的严重药物相互作用较少。

对于妊娠期间用药，需仔细权衡其治疗益处与可能造成的风险。美国食品和药品管理局将奥美拉唑的妊娠安全分级定为 C 级（风险不能除外），其余质子泵抑制药均为 B 级（无证据显示相关风险）。由于研究指出动物实验中药品会转移到乳汁中，故本药品不适合用于正在哺乳中的妇女。如不得已需服药时，应避免哺乳。

总的说来，质子泵抑制药是非常安全的临床药物，不良反应少见。部分患者服后可出现头晕、口干、恶心、腹胀、腹泻、便秘、皮疹等，大多轻微而无需中断治疗。正因如此，使得其在全球范围的过度使用问题变得越来越突出。有证据显示这种长期过度使用可导致接受治疗者胃内菌群过度生长，导致弯曲菌肠炎和假膜性肠炎的感染风险显著上升，肺炎的发病率亦因此上升。长期应用可能导致胃底腺息肉增生，虽然绝大多数情况下这是无害的。急性间质性肾炎和骨质疏松症虽不常见，亦需给予警惕。质子泵抑制药引起高胃泌素血症，动物研究发现长期大剂量应用可能导致胃黏膜肠嗜铬样细胞的过度增生并诱发胃类癌。此外，研究已提示接受质子泵抑制药治疗后，患者的 Hp 感染部位倾向于由胃窦转移至胃体，由此而致的全胃炎、胃黏膜萎缩是否因此增加，亦已成为临床研究的新热点。

（4）胃黏膜保护药：胃黏膜保护药可保护和增强胃黏膜的防御功能，部分品种尚能促进胃黏膜分泌，促进内源性 PG 合成、增加黏膜血流量等，加速黏膜的自身修复。黏膜保护药一般于餐后 2～3h 服用。

1）米索前列醇（喜克溃）：是前列腺素 E_1 的衍生物，能抑制胃酸和胃蛋白酶分泌，增加胃十二指肠黏膜分泌功能，增加黏膜血流量。临床研究表明米索前列醇对预防 NSAIDs 引起的胃肠道损伤有效。不良反应主要是痉挛性腹痛和腹泻，可引起子宫收缩，孕妇禁用。常用剂量为 200mg 1 次/d，4～8 周为 1 个疗程。

2）铋剂：为经典的消化不良与消化性溃疡药物，常用剂型包括枸橼酸铋钾（CBS，如三钾二枸橼酸铋）和次水杨酸铋（BSS）。在酸性环境下效果佳，胃内 pH 升高可妨碍铋盐激活。铋剂可能通过螯合溃疡面蛋白质、抑制胃蛋白酶活性、促进 PG 合成、刺激黏膜分泌及血供等作用促进溃疡愈合，其本身尚有杀灭 Hp 的作用。CBS 常用剂量 120mg 1 次/d 或 240mg 2 次/d。主要不良反应为长期应用可能致铋中毒，又以 CBS 较 BSS 为突出，故本药适合间断服用。铋盐与结肠内硫化氢反应生成氢化铋盐，可使粪便变为黑色。

3）硫糖铝：是硫酸化多糖的氢氧化铝盐，在酸性环境下可覆盖胃黏膜形成保护层，并可吸附胆汁酸和胃蛋白酶，促进 PG 合成，并吸附表皮生长因子使之在溃疡处浓集。硫糖铝亦有部分抗 Hp 的作用。常用剂量为 1g 1 次/d，餐前口服。便秘较常见。主要临床顾虑为慢性铝中毒，应避免与柠檬酸同服，肾功能不全时应谨慎。铝剂可妨碍食物中磷的吸收，长期应用有导致骨质疏松、骨软化的风险。

4）铝碳酸镁：市售品达喜为层状网络晶格结构，作用包括迅速中和胃酸、可逆而选择性结合胆汁酸、阻止胃蛋白酶对胃的损伤，上调表皮生长因子及其受体表达、上调成纤维细胞生长因子及其受体的表达、促进前列腺素生成等。常用剂量 0.5～1.0g 3 次/d。常见不良反应为腹泻。由于同为铝制剂，应用注意事项同硫糖铝。

5）瑞巴派特（膜固思达）：可促进胃黏膜 PG 合成、增加胃黏膜血流量、促进胃黏膜分泌功能、清除氧自由基等。临床研究证明瑞巴派特可以使 Hp 相关性胃炎和 NSAIDs 引起的胃炎的组织学明显改善。常用剂量 100mg 3 次/d。不良反应轻微，包括皮疹、腹胀、腹痛等，多可耐受。

6）替普瑞酮（施维舒）：萜类化合物，可增加胃黏膜分泌功能、增加内源性 PG 生成、促进胃黏膜再生、增加胃黏膜血流量等，从而减轻多种因子对胃黏膜的损害作用。国内外临床研究表明替普瑞酮可以促进溃疡愈合，提高溃疡愈合质量，并可防治门脉高压性胃病。常用剂量 50mg tid。不良反应轻微。

7）吉法酯：市售品惠加强 - G 为吉法酯和铝硅酸镁的复方制剂，具有促进溃疡修复愈合，增加胃黏膜前列腺素，促进胃黏膜分泌，增加可视黏液层厚度，促进胃黏膜微循环等作用。常用剂量 400~800mg 3 次/d。偶见口干、恶心、心悸、便秘等不良反应。

其他胃黏膜保护药还包括 L - 谷氨酰胺呱仑酸钠、伊索拉定、蒙脱石散剂、表皮生长因子、生长抑素等，对一般患者除后二者外可选择应用。

（5）其他药物：包括促胃肠动力药物和抗胆碱能药物。对于伴有恶心、呕吐、腹胀等症状的患者，排除消化道梗阻后可酌情合用促动力药物，如甲氧氯普胺、多潘立酮、莫沙比利、伊托必利等，宜餐前服用。抗胆碱能药物能抑制胃酸分泌，解除平滑肌和血管痉挛，延缓胃排空作用，可用于十二指肠溃疡，如颠茄、溴丙胺太林等。由于副作用较大，目前已少用。促胃肠动力药物和抗胆碱能药物药理相悖，不宜合用。

4. 药物治疗的选择　对于 Hp 阳性的消化性溃疡患者，应首先根除 Hp 感染，必要时（尤其对于胃溃疡）在根除治疗结束后再续用抗溃疡药物治疗。Hp 阴性患者直接应用抗溃疡药物治疗，主要药物首选标准剂量质子泵抑制药，次选 H_2 受体拮抗药或铋剂。胃黏膜保护药亦是有效的辅助药物，可选择 1~2 种合用。促动力药物等可酌情选用。通常治疗十二指肠溃疡和胃溃疡的疗程为 4 周和 6~8 周。

对消化性溃疡患者符合下列情况者，宜考虑维持治疗：不伴有 Hp 感染者；Hp 未能成功根除者在再次根除 Hp 间期；Hp 已根除但溃疡复发者；不能避免溃疡诱发因素（如烟酒、生活精神压力、非选择性 NSAIDs 药物应用）；有严重并发症而不能手术者。维持治疗方案包括：①正规维持治疗，适合于症状持久、反复发作、部分药物依赖者。可选择维持剂量质子泵抑制药、H_2 受体拮抗药或胃黏膜保护药。长期治疗需充分考虑药物体内蓄积危险、与其他药物相互作用及其他潜在风险。②间歇治疗，即当症状发作或溃疡复发时，按初发溃疡给予全疗程标准治疗。③按需治疗，即当症状发作时给予标准剂量治疗，症状控制后停药，易导致治疗不彻底，甚至可能贻误病情。

5. NSAIDs 溃疡的治疗和预防　首先应尽可能停用 NSAIDs，必须使用时，应选用临床证明对胃肠黏膜损害较小的药物或选择性 COX - 2 抑制药。合理应用外用型 NSAIDs 可有效减少包括胃肠道症状在内的全身不良反应。对于伴有 Hp 感染、长期服用 NSAIDs 的患者，应予根除 Hp 治疗。质子泵抑制药可有效对抗此类溃疡，故为临床首选，H_2 受体拮抗药则疗效欠佳。米索前列醇是唯一能减少 NSAIDs 所致胃肠道并发症的预防性药物，而多种胃黏膜保护药与质子泵抑制药联用均可取得更巩固的疗效。

6. 难治性溃疡的鉴别诊断　随着消化性溃疡的药物治疗的飞速发展，真正的难治性溃疡已罕见。若消化性溃疡经质子泵抑制药正规治疗仍不能痊愈或反复发作者，在排除精神与生活习惯因素、Hp 感染、服用 NSAIDs 药物史后，应警惕是否伴有其他基础疾病，如胃泌素瘤、甲状旁腺功能亢进或克罗恩病；亦应高度疑及溃疡本身性质。早期胃癌在抗溃疡药物的作用下可几乎完全愈合（假性愈合），经验丰富的内镜操作者常可辨别。这种情况下极易发生漏诊或误诊。少见但非常严重的情况是，Borrmann IV 型胃癌（皮革胃）的原发病灶，胃体或胃底部小 0 - II c 型凹陷灶，在抗溃疡药物作用下出现假性愈合。当再次被诊断时，肿瘤往往已进展至非常严重的程度。十二指肠反复不愈的溃疡也可能是恶性淋巴瘤或十二指肠腺癌。

7. 内镜下治疗　溃疡的内镜治疗通常仅限于紧急止血术。消化性溃疡出血是上消化道出血的最常见病因，其风险随着患者年龄增大而急剧增加。尤其合并严重基础疾病、手术的风险较大时，内镜下紧急止血是最核心的处理措施。较常用的方法包括内镜直视下喷洒去甲肾上腺素、5% ~ 10% 孟氏液（碱式硫酸铁溶液）、凝血酶；局部注射肾上腺素、硬化药、黏合剂；使用热探头、热活检钳、氩离子凝固术等电外科设备；使用钛夹钳夹止血等。

8. 手术治疗　外科治疗通常限于：胃泌素瘤患者；大量或反复出血，内科治疗无效者；急性穿孔；慢性穿透性溃疡；器质性幽门梗阻；癌溃疡或高度疑及恶性肿瘤，或伴有高级别上皮内瘤变；顽固性及难治性溃疡。术中应行冷冻切片查明病变性质，避免遗漏恶性肿瘤。

九、并发症

1. 上消化道出血　消化性溃疡所致消化道出血是其最常见并发症，也是上消化道出血的首要病因。发生率 20% ~ 25%。十二指肠溃疡发生几率多于胃溃疡。部分患者可以消化道出血为首发症状。

溃疡出血的临床表现取决于溃疡深度、出血的部位、速度和出血量。出血量大者同时表现为呕血和黑粪，出血量较少时则仅表现为黑粪或粪便隐血试验阳性。短时间内大量出血可引起头晕、心悸、晕厥、血压下降甚至急性失血性休克。发生出血前可因病灶局部充血致疼痛症状加剧，出血后疼痛反可好转。

根据典型病史和出血的临床表现，诊断不难确立。应争取在出血后 24 ~ 48h 内进行急诊内镜检查，既可进行鉴别诊断，又可明确出血情况，还可进行内镜下治疗，详见上文。急诊出血量大、内科及内镜处理无效者应外科手术治疗。出血容易复发，对于反复出血的患者，按难治性溃疡再次进行鉴别诊断。

2. 穿孔　溃疡穿透胃壁浆膜层达游离腹膜腔即导致急性穿孔，好发于十二指肠和胃的前壁。由于胃和十二指肠球部后壁紧贴脏器和组织，故当溃疡穿孔发生时，胃肠内容物不流入腹膜腔而穿透入邻近器官、组织或在局部形成包裹性积液，称为穿透性溃疡，属于溃疡慢性穿孔。穿透性溃疡以男性患者为多，常见于十二指肠球部后壁溃疡；胃溃疡较少发生，一旦发生则多数穿透至胰腺。较少的情况是溃疡穿透至肠腔形成内瘘，此时患者口中可闻及粪臭。部分情况下后壁亦可发生游离性穿孔，若仅引起局限性腹膜炎，称为亚急性穿孔。穿孔可为溃疡的首发症状。

消化性溃疡急性穿孔为外科急腹症，症状表现为突发剧烈上腹痛，可累及全腹并放射至右肩，亦常伴恶心、呕吐。患者极度痛苦面容，取蜷曲位抵抗运动。体格检查可见腹肌强直如板状、腹部明显压痛及反跳痛等急性腹膜炎体征。实验室检查提示外周血白细胞总数及中性粒细胞明显增高，大部分患者腹部 X 线片均可见膈下游离气体。腹膜炎症反应累及胰腺时可出现血清淀粉酶升高。慢性溃疡穿透后原先疼痛性质、频率、对药物的反应出现改变，并出现新的放射痛，疼痛位置可位于左上腹、右上腹或胸、背部。溃疡向胰腺穿透常致放射性腰背痛，重症者伸腰时疼痛加重；溃疡穿透入肝、胆囊时，疼痛放射至右肩背部；穿入脾脏时疼痛放射致左肩背部；与横结肠粘连时，疼痛放射致下腹部。同时可伴粘连性肠梗阻征象。体检往往可有局部压痛，部分患者尚可触到腹块，易误诊为恶性肿瘤。

溃疡穿孔需与急性阑尾炎、急性胰腺炎、急性胆道感染、宫外孕破裂、附件囊肿扭转等外科急腹症鉴别，尚需与心肌梗死相鉴别。急性穿孔一般均需急诊外科手术，慢性穿透性溃疡可试行内科治疗，疗效不佳时应选择外科手术。

3. 幽门梗阻　多由十二指肠球部溃疡引起，幽门管及幽门前区溃疡亦可致。因急性溃疡刺激幽门引起的痉挛性，或由溃疡组织重度炎症反应引起的炎症水肿性幽门梗阻均属暂时性，胃肠减压、内科抗溃疡治疗常有效。由于溃疡愈合瘢痕挛缩引起的瘢痕性，以及周围组织形成粘连或牵拉导致的粘连性幽门梗阻均属器质性幽门梗阻，常需外科治疗。

幽门梗阻可引起明显的胃排空障碍，表现为上腹饱胀、暖气、反酸、呕吐等症状。呕吐物为酸臭的宿食，不含胆汁，量大，常发生于下午或晚上，呕吐后自觉舒适。由于患者惧怕进食，体重可迅速减轻，并出现消耗症状及恶病质。反复呕吐可致胃液中 H^+ 和 K^+ 大量丢失，引起低氯低钾性代谢性碱中毒，出现四肢无力、烦躁不安、呼吸短促、手足搐搦等表现。晨起上腹部饱胀、振水音、胃型及胃蠕动波是幽门梗阻的特征性体征。

幽门梗阻应与食管排空障碍及肠梗阻相鉴别，并需排除恶性肿瘤。禁食、胃肠减压后行胃镜检查或口服水溶性造影剂后行 X 线摄片可确诊。器质性幽门梗阻和内科治疗无效的幽门梗阻应行外科手术。手术目的在于解除梗阻，使食物和胃液能进入小肠，从而改善全身状况。

4. 癌变　既往认为胃溃疡癌变的发生率 1% ~ 3%，目前更倾向于认为消化性溃疡与胃癌是两种不同发展的疾病，真正由慢性溃疡在反复发生 – 修复的过程中癌变的病灶罕见。更多见的情况是癌黏膜表面易于受到破坏而反复发生消化性溃疡。早期胃癌的恶性循环理论较好地解释了这一现象。此外，在明显炎症背景上出现的异型腺体经常会给病理诊断带来困难，这也是癌溃疡经常难以诊断的原因。此类癌溃疡时常被延误诊断。

临床内镜操作中不仅应重视溃疡的形态，更应注重溃疡周边组织的色调、脆性、质地等征象，以及是否存在黏膜皱襞走行异常征象，并在这些部位进行追加活检。对于溃疡患者原发症状的改变，出现体质症状如发热、明显消瘦等，或持续粪便隐血试验阳性，均应引起注意。对于病程较长、反复就诊的患者，宜适当选择常规内镜、上消化道钡剂造影、超声内镜、腹部 CT 等检查方法的有机组合，避免检查方式单一造成的漏诊。

十、预后

随着消化性溃疡发病机制的愈加澄清以及治疗药物的不断发展，消化性溃疡已成为一种可治愈的疾病。部分患者可反复发作，真正的消化性溃疡极少癌变。

（郑薇薇）

第九节　胃癌

胃癌（gastric cancer）系指源于胃黏膜上皮细胞的恶性肿瘤，主要是胃腺癌。占胃部恶性肿瘤的 95%。

一、流行病学

2000 年全世界有 88 万胃癌新发病例，67 万人死亡。近年来我国的胃癌发病率平稳或下降，如上海市区 1972 年的胃癌发病率男性为 62.0/10 万，女性为 23.9/10 万；至 2000 年，男性为 36.8/10 万，女性为 18.111 0 万。但由于人口基数大，胃癌的发病人数仍为数不少。每年约有近 20 万新发胃癌，占全部恶性肿瘤发病的 17.2%，仍居首位。多数国家胃癌病死率下降 40% 以上。我国除局部地区近年来有下降迹象外，就总体而言，尚无明显的下降趋势，胃癌的病死率仍约占全部肿瘤病死率的 1/5。我国胃癌高发区比较集中在辽东半岛、华东沿海以及内陆地区宁夏、甘肃、山西和陕西。南方各省为低发区。

二、分子生物学

有关胃癌的分子生物学研究非常多，尤其集中在胃癌的发生、发展、浸润和转移以及多药耐药等问题中。

（一）癌基因的异常表达

癌基因并非肿瘤所特有的，这类基因广泛存在于生物界中，从酵母到人的细胞里都存在着原癌基因。在正常细胞中癌基因可以有低水平的表达，是细胞生长、分化和信息传递的正常基因。只有在其发生突变或异常表达时，才会导致肿瘤发生。10 多年来的研究表明，胃癌的发生涉及到 ras、c-myc、met、c-erb-2、BCl-2、k-sam 等多种癌基因，而且在不同阶段具有不同基因表达的改变，这些癌基因表达的改变影响着胃癌的生物学和临床特点。

（二）抑癌基因的失活

胃黏膜正常上皮转化成癌是一个多步骤的过程，涉及多种癌基因、抑癌基因、生长因子及其受体、细胞黏附分子及 DNA 修复基因等的异常和积累。而抑癌基因是与癌基因的作用完全相反的一组基因，由于抑癌基因的失活或缺失，正常细胞就向恶性方向发展。因此，可以说肿瘤的形成和发展总是伴随着癌基因的激活和抑癌基因的失活这两种相关但又截然不同的变化。所以对于抑癌基因的研究，对于探索肿瘤的发病机制，寻找预防肿瘤和治疗肿瘤的新措施都具有重要的意义。胃癌是人类常见的肿瘤之一，研究抑癌基因与胃癌的关系已逐渐引起人们的广泛关注。现已发现与胃癌的发生发展有一定关系的抑癌基因有 P53、APC、MCC、DCC、$P21^{WAF1}$、$P16^{INK4A}$ 和 $P15^{INK4B}$ 等。

（三）胃癌相关基因表达的表观遗传修饰异常

表观遗传改变是指在细胞分裂过程中进行、非基因序列改变所致基因表达水平的变化，如 DNA 甲基化、组蛋白修饰以及染色质重建等，在基因表达调控中起重要作用。DNA 甲基化是研究最多最深入的一种表观遗传机制，不仅在胚胎发育和细胞分化过程中起关键作用，而且在癌变过程中扮演重要角色。DNA 甲基化通常发生在胞嘧啶和鸟嘌呤 CpG 二核苷酸的胞嘧啶残基上，多种基因的启动子区和第一外显子富含 CpG，而 CpG 相对集中的区域称为 CpG 岛，生理情况下，CpG 岛多为非甲基化。DNA 甲基化参与细胞基因表达的调控，并与 DNA 构象的稳定、基因突变或缺失有关。基因组整体低甲基化以及特定区域（如启动子区）过甲基化，都将破坏基因组的正常甲基化模式，从而影响基因正常表达，最终导致癌变发生。

虽然有关癌基因低甲基化的研究开始较早，但近年来有关抑癌基因高甲基化的研究却发展更为迅速。而随着在不同肿瘤中发现更多的沉默基因，已认识到许多基因启动子区的 CpG 岛存在甲基化，且只有一部分是抑癌基因。较为极端的例子就是一个胃癌细胞系拥有 421 个沉默基因，其中大多数不是抑癌基因。

1. 癌基因的低甲基化　DNA 甲基化是维持细胞遗传稳定性的重要因素之一，某些癌基因的甲基化水平降低或模式改变与癌基因的激活及细胞恶变有关。近年来关于癌基因低甲基化的研究相对较少。c－myc 是一个多功能的癌基因，有转录因子活性，可启动细胞增殖、抑制细胞分化、调节细胞周期并参与细胞凋亡的调控。我们就胃癌组织中 c－myc 癌基因的甲基化状态进行了分析，结果表明 c－myc 启动子区低甲基化导致该基因过度表达，从而参与胃癌的发生。

2. 抑癌基因的高甲基化　研究表明，CpG 岛甲基化致抑癌基因失活是细胞恶性转化的重要步骤。其机制可能为：①直接干扰特异转录因子和各种启动子识别位点的结合；②甲基化的 DNA 结合转录抑制因子引起基因沉默；③通过影响核小体的位置或与其染色体蛋白质相互作用而改变染色体的结构，介导转录抑制。已经证明胃癌发生和发展中，以下抑癌基因的失活与其启动子区的高甲基化有关：P16 基因、APC 基因、RUNX3 基因、E－cad－herin 基因、hMLH1 基因［导致微卫星不稳定（MSI）］。另外，CpG 岛甲基化表型（CpG islandmethylator phenotype，CIMP）可能是胃癌发展的早期分子事件之一。

（四）细胞凋亡和胃癌

近年来，随着对胃肠上皮细胞凋亡的深入研究，人们发现细胞凋亡是胃肠道上皮细胞丢失的主要途径。胃肠道上皮细胞凋亡异常，便会导致胃肠疾病的发生。在正常状态下，胃黏膜上皮细胞增殖缓慢，凋亡也缓慢，两者保持着动态平衡。胃黏膜上皮细胞的增殖与凋亡之间的动态平衡，维持着胃黏膜的正常生理功能，两者之间的平衡失调在胃癌的发生中起着重要的作用。因此，在研究胃癌的发生与发展时，应综合考虑细胞凋亡与增殖这一并存的矛盾。

三、病因与发病机制

胃癌的病因和发病机制远远未明了，但肯定与多种因素相关。

（一）环境因素

不同种族和民族的胃癌发生率病死率明显不同。在夏威夷，来自日本等胃癌高发区的第一代移民与其本土居民相近，但第二代即有明显下降，第三代甚至与当地居民相差无几，说明胃癌的发病与环境因素密切相关，且其中重要的是饮食因素。

1. 亚硝胺致病说　胃癌的发病学说中最经典和最传统的是亚硝胺致病说。研究证实，胃液中亚硝胺前提物质亚硝酸盐的含量与胃癌的患病率明显相关。流调亦提示饮用水中该物质含量高的地区，胃癌发生率显著高于其他地区。天然存在的亚硝基化合物量甚微，腌制的鱼、肉和蔬菜含有大量硝酸盐和亚硝酸盐。但是，在食品加工过程中往往产生的亚硝基化合物，并非人类暴露于亚硝基化合物的主要来源。人类可以在胃内合成内源性亚硝基化合物。当慢性萎缩性胃炎出现胃酸分泌过低时，胃内细菌繁殖，后者加速硝酸盐还原为亚硝酸盐并催化亚硝化反应，生成较多的亚硝基化合物。

2. 多环芳烃化合物　熏鱼、熏肉等食物中含有较严重的包括 3、4－苯并芘在内的多环芳烃化合物的污染。过去冰岛居民和我国福建沿海一带有食用熏鱼等习惯，其胃癌发病率较高。

3. 其他饮食相关因素　胃癌与高盐饮食、吸烟、低蛋白饮食和较少进食新鲜蔬菜、水果有关。一些抗氧化维生素和叶酸及茶多酚等摄入较少也与胃癌的发生有一定关系。

（二）感染因素

1. 幽门螺杆菌（Hp）感染　Hp 感染与胃癌发生相关，已经被 WHO 列为 I 类致癌物。然而，Hp 致癌的机制较复杂，主要是该菌在慢性非萎缩性胃炎向萎缩性胃炎伴肠上皮化生的起始阶段，使胃壁细胞泌酸减少，利于胃内细菌繁殖和亚硝基化合物形成。另外，Hp 可释放细胞毒素和各种炎症因子和氧自由基及 NO 等，使 DNA 损伤和基因突变。当然，也有学者认为 Hp 可引起胃黏膜上皮细胞凋亡与增殖失衡。cagA$^+$ 菌属感染可能与胃癌的关系更密切。

2. EB 病毒感染　部分胃癌患者的癌细胞中 EB 病毒感染或在癌旁组织中检出 EB 病毒基因组。

（三）遗传因素

胃癌的发生有一定的家族聚集性。胃癌患者一级亲属中胃癌发生率比者高于对照 2.9 倍，尤其是女性亲属竟高达 4 倍，弥漫型胃癌具有更明显的家族聚集性，相对危险度为 7.0，而肠型仅为 1.4。

种族差异也提示了遗传因素在胃癌发生中的重要性。如同是生活在美国洛杉矶地区，1972—1977 年期间，日本人、西班牙语系人、黑人、白人和中国人的胃癌死亡率分别为 38.3/10 万、18.1/10 万、16.2/10 万、9.5/10 万和 9.0/10 万。

关于血型与胃癌发生率关系，有研究称 A 型血胃癌危险度高于其他血型 20% ~30%。

尽管如此，迄今为止尚未发现遗传与胃癌有关的分子学依据。况且，遗传因素与共同生活环境因素相互交错，难以将上述结果完全归咎于遗传因素。

肠型胃癌多伴萎缩性胃炎和肠上皮化生，发病与环境及饮食等因素关系密切。而弥漫型胃癌发病年龄较轻，女性较多见，癌旁黏膜一般没有萎缩性胃炎和肠上皮化生，或程度很轻，术后预后比肠型差。与环境及饮食因素关系不明显，遗传因素可能起主要作用。

（四）胃癌前变化

即指某些具有恶变倾向的病变，又分为临床概念癌前期状态（precancerous conditions，又称癌前疾病）和病理学概念癌前病变（precancerous lesions）。

1. 胃癌前疾病

（1）慢性萎缩性胃炎（chronic atrophic gastritis，CAG）：正如在慢性胃炎一节中谈到的那样，该病是最重要的胃癌前疾病。肠型胃癌的发病与 CAG 进而发展为伴有肠化和异型增生直至胃癌直接相关。Correa 教授在 1988 年总结了胃癌流行病学研究的结果，提出了胃癌发病和预防模式并在 1992 年对这一模式加以完善。

胃黏膜的慢性炎症和固有腺体的萎缩。由于壁细胞萎缩而导致泌酸量减少，患者常有胃酸低下或缺乏，使胃内硝酸盐还原酶阳性菌的检出率较正常人高 2 倍，促进了胃内亚硝胺类化合物的合成。此外，此类患者的胃排空时间延长，增加了胃黏膜与致癌物质的接触时间。

值得注意的是，弥漫型胃癌的发病过程就可能不同于此肠型。从生物学角度上看，这一病变过程也绝非单一方向的循序渐进过程，这取决于致病与拮抗因素的组合以及宿主的易感性。病变可停留在一个阶段甚至逆转，即使出现 DYS 也可在 5~10 年内不进展到癌。从上看出，一些胃慢性疾患，如 CAG，IM 和 DYS 与胃癌有发病学的联系。

（2）胃溃疡：迄今多数学者认为胃溃疡有一定的癌变可能性。有趣的是，动物实验和临床随访提示溃疡恶变危险性不在于胃溃疡本身而在于溃疡周围的慢性萎缩性胃炎、肠上皮化生和异型增生。文献报道胃溃疡癌变率在 0.4%~3.2%，一般不超过 3.0%。

（3）胃息肉：由病理组织学，胃息肉分为增生性息肉和腺瘤性息肉两类。前者发生在胃黏膜慢性炎症基础上，约占胃良性息肉的 80%，癌变率低，约 1%。部分增生性息肉逐渐长大，可发生局部异型增生（腺瘤性变）而恶变。后者是真性肿瘤，占 10%~25%。根据病理形态，可分为腺瘤性（癌变率约 10%）、绒毛状（乳头状）腺瘤性（癌变率可高达 50%~70%）和混合型腺瘤性。结合息肉的病理学及形态学表现，一般认为直径 >2cm、多发性、广基者癌变率高。

（4）残胃：残胃癌是指因良性疾患切除后，于残胃上发生的癌。一般认为残胃癌应是前次良性病变切除术后 5 年以上（有的指 10 年以上）在残胃所发生的原发性癌肿，但也有人将胃恶性肿瘤术后 20 年以上再发生的癌列为残胃癌。残胃癌变的机制尚未完全阐明，目前认为主要与十二指肠液反流、胃内细菌过度生长及 N－亚硝基化合物作用有关。残胃癌的发病率一般为 0.3%~10%。

（5）巨大胃黏膜肥厚症（Menetrier 病）：是一种罕见病，病理学表现为胃表面和小凹的黏液细胞弥漫增生，以至胃小凹明显伸长和纡曲，使胃黏膜皱襞粗大而隆起呈脑回状。病变主要见于胃体部，也可累及胃窦。临床特征是低胃酸和低蛋白血症。本病癌变率为 10%~13%。

（6）疣状胃炎（verrucous gastritis，VG）：与胃癌的发生有一定关系。

2. 胃癌前病变　主要系指异型增生（dysplasia），其也称不典型增生（atypical hyperplasia）或上皮内瘤变（intraepithelial neoplasia），后者是 WHO 国际癌症研究协会推荐使用的术语。病理表现为胃固有腺或化生的肠上皮在不断衰亡和增殖过程中所出现的不正常分化和增殖。根据胃腺上皮细胞的异型程度和累及范围，可分为轻度和重度。

肠上皮化生（简称肠化生）是指胃固有黏膜上皮包括幽门、胃底和贲门腺出现类似小肠黏膜上皮的现象。肠化生有相对不成熟性，具有向胃黏膜和肠黏膜双向分化的特点。

四、病理组织学

（一）发生部位

胃窦癌发生率较高，其次为贲门癌。近几年贲门癌发生率有增长趋势。

（二）大体形态

1. 早期胃癌　病变仅限于黏膜和黏膜下层者为早期胃癌，其中黏膜层者为黏膜内癌，包括未突破固有膜的原位癌。包括隆起型（息肉型，Ⅰ型）、表浅型（胃炎型，Ⅱ型）和凹陷型（溃疡型，Ⅲ型），其中Ⅱ型又分为Ⅱa（隆起表浅型）、Ⅱb（平坦表浅型）及Ⅱc（凹陷表浅型）三亚型。另外，经常存在上述各型的不同组合。

2. 进展期胃癌　胃癌突破黏膜下层累及肌层者即为进展期胃癌，也称为中晚期胃癌。

按照 Borrmann 分类，其可分为以下 4 个类型。

Ⅰ型（息肉样型或蕈伞型）：少见。向胃腔内生长形如菜花样隆起，中央可有糜烂与溃疡，呈息肉状，基底较宽，境界较清楚。

Ⅱ型（溃疡型）：较多见，肿瘤有较大溃疡形成，边缘隆起明显而清楚，向周围浸润不明显。

Ⅲ型（溃疡浸润型）：最多见。中心有较大溃疡，其边缘隆起，部分被浸润破坏，境界不清，癌组织在黏膜下的浸润范围超过肉眼所见的肿瘤边界，较早侵及浆膜或淋巴结转移。

Ⅳ型（弥漫浸润型）：约占 10%。弥漫性浸润生长，边界模糊。因夹杂纤维组织增生，致胃壁增厚而僵硬，又称"皮革胃"。

另外，同时并存 2 种或以上类型者为混合型。

（三）组织病理学

1. 组织学分类　而其中 WHO 分类方法为我国采用。

（1）腺癌：包括乳头状腺癌、管状腺癌（由分化程度分为高分化和中分化两亚类）、低分化腺癌（基本无腺管结构，胞质内含有黏液）。

（2）黏液腺癌：瘤组织含大量细胞外黏液，癌细胞"漂浮"在黏液中。

（3）印戒细胞癌：即黏液癌。

（4）特殊类型癌：包括腺鳞癌、鳞癌和类癌等。

2. Lauren 分型　根据组织结构、生物学行为及流行病等特征，胃癌可大致分为肠型及弥漫型。

肠型胃癌一般具有明显的腺管结构，类似于肠癌结构。产生的黏液与类似于肠型黏液。弥漫型胃癌的癌细胞分化较差，弥漫性生长，缺乏细胞连接，多数低分化腺癌及印戒细胞癌属于此。其实，还有 10%～20% 胃癌兼有肠型和弥漫型的特征，难以归入其中的任何一型。

（四）扩散与转移

1. 直接浸润蔓延　胃窦癌主要是通过浆膜下浸润的癌细胞越过幽门环或黏膜下的癌细胞通过淋巴管蔓延侵及十二指肠。贲门癌等近端癌则可直接扩展侵犯食管下端。胃癌也可直接蔓延至网膜、横结肠及肝和胰腺等。

2. 淋巴结转移　70% 左右的胃癌转移（尤其是弥漫型胃癌更多）由淋巴结途径进行。癌细胞经过胃黏膜和黏膜下淋巴丛，转移至胃周淋巴结、主动脉旁淋巴结及腹腔动脉旁淋巴结。癌细胞也通过胸导管转移至左锁骨上淋巴结。当然，也有所谓"跳跃式"转移。

3. 血行转移　最容易受累的是肝和肺，另外是胰腺和骨骼及脑等。

（五）临床病理分期

胃癌分期的演变。

UICC 于 1997 年对胃癌 TNM 分期进行了第五次修改，具体标准如下

原发肿瘤 T（肿瘤浸润深度）（2002 修改版）：

T_{is}：限于黏膜层而未累及黏膜固有层

T_1：浸润至黏膜或黏膜下层

T_2：浸润至肌层或浆膜下

T_3：穿透浆膜层，但未累及邻近器官

T_4：侵及邻近组织、器官

淋巴结累及情况 N

N_0：切除标本中全部淋巴结（须≥15 个）经病理证实无转移

N_1：区域淋巴结转移达 1~6 个

N_2：区域淋巴结转移达 7~15 个

N_3：区域淋巴结转移≥16 个

M：远处转移状况

M_0：无远处转移

M_1：有远处转移，包括胰腺后、肠系膜或腹主动脉旁淋巴结转移

根据上述的定义，各期的划分如图（图 7–9）。

		M_0				M_1
		N_0	N_1	N_2	N_3	
M_0	T_1	Ⅰa	Ⅰb	Ⅱ	Ⅳ	Ⅳ
	T_2	Ⅰb	Ⅱ	Ⅲa	Ⅳ	Ⅳ
	T_3	Ⅱ	Ⅲa	Ⅲb	Ⅳ	Ⅳ
	T_4	Ⅲa	Ⅳ	Ⅳ	Ⅳ	Ⅳ
M_1		Ⅳ	Ⅳ	Ⅳ	Ⅳ	Ⅳ

图 7–9　TMN 分期（1997）

五、临床表现

（一）症状

胃癌的早期多无症状或无特异性症状。甚至发展至一定时期，则出现的症状亦无特征性，包括上腹不适、暖气、吞酸等。

进展期胃癌可出现如下症状。

1. 上腹疼痛　最常见，但因无特异性也常常被忽视。疼痛性质可有隐痛、钝痛。多与饮食关系不定，有的可有类似消化性溃疡症状，应用抗酸或抑酸治疗有效。当肿瘤发生转移时（尤其是侵及胰腺时），则有后背等放射痛无关。肿瘤穿孔时，则可出现剧烈腹痛等急腹症症状。应当注意，老年人感觉迟钝，不一定出现腹痛而往往以腹胀为主。

2. 食欲缺乏、消瘦及乏力　尽管是非特异症状，但出现率较高且呈进行性加重趋势。可伴有发热、贫血和水肿等全身症状。晚期可出现恶病质。

3. 恶心与呕吐　在较早期即可出现，以餐后饱胀及恶心为主。中晚期则可因肿瘤致梗阻或胃功能紊乱所致。对于贲门癌，则可较早进食时梗阻感乃至进展成吞咽困难和食物反流，或者有反复打嗝和呃逆。胃远端癌引起的幽门梗阻时可致呕吐腐败臭气味的隔夜宿食。

4. 出血和黑便　早癌者约20%有出血或黑粪等上消化道出血征象，中晚期者则比例更高。可仅仅是大便隐血阳性，也可有较大量呕血及黑粪。老年患者有时甚至出现无明显其他

症状的黑粪。

5. 肿瘤转移致症状 包括腹腔积液、肝大、黄疸及其他脏器转移的相应症状。临床上有时遇到首发症状为转移灶的症状，如卵巢肿块、脐部肿块等。

（二）体征

早期胃癌常无明显体征，中晚期者可出现上腹深压痛，或伴轻度肌抵抗感。上腹部肿块约出现在 1/3 进展期胃癌患者，多质地较硬和不规则及压痛。另外，可出现一些肿瘤转移后体征，如肝大、黄疸、腹腔积液、左锁骨上等处淋巴结肿大。其他当有胃癌伴癌综合征时，可有血栓性静脉炎和皮肌炎及黑棘皮病等相应体征。

（三）并发症

胃癌的主要并发症包括出血、穿孔、梗阻、胃肠癌瘘管和周围脓肿及粘连。

（四）伴癌综合征

某些胃癌可分泌激素和具有一定生理功能的物质，而引起一系列临床表现，此机伴癌综合征。表现为皮肤改变、神经综合征和血栓－栓塞、类白血病表现、类癌综合征。

六、辅助检查

（一）内镜检查

内镜结合病理是最重要的辅助检查。

1. 早期胃癌 癌组织浸润深度限于黏膜层或黏膜下层，且无论淋巴结转移与否，也不论癌灶表面积大小。对于癌灶面积为 5.1～10mm 者为小胃癌（small gastric carcinoma，SGC），而＜5mm 者为微小胃癌（micro gastric carcinoma，MGC）。原位癌系指癌灶仅限于腺管内，未突破腺管基底膜者。如内镜活检证实为胃癌无误，但手术切除病理连续切片未发现癌者称为"一点癌"。

Ⅰ型即隆起型（protruded type）表现为局部黏膜隆起呈息肉状，可有蒂或广基，表面粗糙或伴糜烂。

Ⅱ型即表浅型（superficial type）界限不明，可略隆起或略凹陷，表面粗糙。可分为3亚型。Ⅱa 型（浅表隆起型），表面不规则，凹凸不平，伴有出血、糜烂、附有白苔、色泽红或苍白。易与某些局灶性异型增生混淆。Ⅱb 型（浅表平坦型），病灶既无隆起亦无凹陷，仅见黏膜色泽不一或欠光泽，粗糙不平，境界不明。有时与局灶性萎缩或溃疡瘢痕鉴别困难。Ⅱc 型（浅表凹陷型），最常见。黏膜凹陷糜烂，底部细小颗粒，附白苔或发红，可有岛状黏膜残存，边缘不规则。

Ⅲ型即凹陷型（excavated type），病灶明显凹陷或有溃疡，底部可见坏死组织之白苔或污秽苔，间或伴有细小颗粒或小结节，有岛状黏膜残存，易出血。

混合型即以上两种形态共存一个癌灶中者。

2. 进展期胃癌 癌组织已侵入胃壁肌层、浆膜层或浆膜外，不论癌灶大小或有无转移均称为进展期胃癌。内镜下分型多沿用 Borrmann 分类方法。

隆起为主病变较大，不规则可呈菜花或菊花状，表面可有溃疡和出血。凹陷主的病变则以肿块中间溃疡为突出表现，基地粗糙和渗出与坏死。边缘可呈结节样不规则。

（二）病理组织学检查

活组织检查对于胃癌尤其是早期胃癌的诊断至关重要，其确诊率高达90%～95%。注意取材部位是凹陷病变边缘的内侧四周以及凹陷的基底，隆起病变应在顶部与基底部取材。

（三）影像学检查

1. X线检查

（1）早期胃癌：气钡双重对比造影可发现小充盈缺损，提示隆起型早期胃癌可能，其特点是表面不规整、基底部宽。而对于浅表型者，可发现颗粒状增生或部分见小片钡剂积聚胃壁可较僵硬。凹陷型者可见浅龛影，底部毛糙不平。

（2）进行期胃癌

1）Borrmann Ⅰ型：充盈缺损为主，薄层对比法可观察隆起灶基底部的形态和估计隆起的高度方面有较大的作用。

2）Borrmann Ⅱ型：当癌肿较小时，癌性溃疡与环堤都相对较为规则。随着癌肿的生长，环堤增宽，溃疡加深，环堤的内缘呈结节状，龛影的形态变得不规则，形成了所谓的"指压迹"和"裂隙征"。溃疡底多呈不规则的结节状，凹凸不平。环堤的外缘多清晰锐利，与周围胃壁分界清楚。

3）Borrmann Ⅲ型：本型充盈像为主要表现。胃腔狭窄、胃角变形、边缘异常和小弯缩短。胃窦部者显示胃窦僵硬、胃腔狭窄；位于胃体小弯者则表现为大弯侧的切迹、B字形胃或砂钟胃等；位于贲门部的癌，除贲门狭窄变形外，还可表现为胃底穹隆部的缩窄。当癌肿累及胃角部时，可出现胃角的轻度变形、胃角开大甚或胃角消失，常伴有胃壁边缘的不光滑或充盈缺损。小弯与大弯胃壁边缘的异常，可由癌肿直接侵袭或间接牵拉所致，主要表现为胃壁的僵直、边缘不光滑以及充盈缺损。

4）Borrmann Ⅳ型：胃腔狭窄、胃壁僵硬可呈直线状、阶梯状或不规则状、蠕动消失、黏膜异常。

2. CT诊断

（1）胃癌的基本征象：主要表现为胃壁增厚（可为局限性或弥漫性）、腔内肿块［可为孤立隆起、溃疡（胃癌形成腔内溃疡）、环堤（外缘可锐利或不清楚）］和胃腔狭窄。

（2）胃癌的转移征象：观察胃癌腹腔或肺部转移是CT的主要作用之一，可分析淋巴结大小、形态，也可研究浆膜及邻近器官受侵情况。

3. 磁共振成像检查　部分作用类似CT。

4. 实验室检查　常规检查可表现为缺铁性贫血和粪便隐血阳性甚至伴肝转移时可出现肝功能异常。一些肿瘤标志物包括CEA、CA19－9、CA72－4、CA125、CA50、AFP、组织多肽抗原（tissue polypeptide antigen，TPA）及涎酸化Tn抗原（sialyl Tnantigen，STn）等检查可能对于病情进展、复发监测和预后评估有一定帮助，但它们的灵敏度和特异性均有待于提高。

七、诊断

主要是如何早期诊断。

（一）普查与高危人群的筛查

日本自 1968 年起在胃癌高发地区开展气钡双重造影和胃镜检查筛查胃癌，能检出早期胃癌病例，对早期胃癌行手术或内镜黏膜切除术（endoscopic mucosal resection，EMR），是早期胃癌的首选治疗方法。尤其是 EMR 术后患者恢复迅速。在日本，早期胃癌占胃癌的40%～50%，大大改观了胃癌患者的预后。但日本的普查经验很难在其他国家推广。我国曾有在胃癌高发地区应用吞服隐血珠做隐血试验的方法，阳性者进一步以胃镜筛查胃癌。此外，亦有应用问卷计分进行胃癌筛查，计分高者做胃镜检查。上述方法均可检出早期胃癌患者。近来还有取胃液做荧光光谱分析以鉴别良恶性病变。

目前对早期胃癌的诊断仍依靠内镜和组织病理学检查。要提高早期胃癌的诊断率，还需对癌前状态，如胃腺瘤、胃溃疡、残胃、萎缩性胃炎和肠化生等进行定期随访和胃镜检查。对中、重度异型增生病变者，更应密切观察，以免遗漏胃癌的诊断。对有胃癌家族史者，亦应警惕胃癌的发病。现已证实有胃癌家族史和幽门螺杆菌阳性者，如伴有白细胞介素－1（IL－1）基因变异和低胃酸分泌，则为胃癌易感者，应定期做检查和随访。

（二）特殊内镜检查在早期胃癌诊断中的应用

近年来，内镜技术进展较快，弥补了传统内镜检查的一些不足，提高了早期胃癌的检出率。除放大内镜外，还有色素内镜、荧光光谱成像内镜和超声内镜等。

1. 放大内镜（magnifying endoscopy）　放大内镜能使消化道黏膜图像放大 80 倍以上，主要用于观察黏膜腺管开口或小凹和绒毛的改变；与组织学对比，胃黏膜粗糙、不规整见于隆起型早期胃癌，凹陷型早期胃癌的小凹更细，黏膜微细结构破坏或消失，可出现异常毛细血管。与常规内镜检查相比，放大内镜对小胃癌的诊断率明显为高，敏感性和特异性分别为96.0% 和 95.5%。

2. 色素内镜（chromoscopy）　20 世纪 80 年代以来，色素内镜用以诊断浅表型或胃炎样早期胃癌（Ⅱb 型）颇有成效，而常规内镜检查对此常难以确诊。应用 0.1% 靛胭脂喷洒于疑似病变处，可清晰显示黏膜是否不规整，83% 的胃炎样Ⅱb 型早期胃癌可赖以作出诊断。

3. 荧光光谱成像内镜（fluorescence endoscopy）　近年来，蓝光诱发荧光内镜在胃肠道早期恶性肿瘤和癌前病变的诊断中取得了较高的诊断率。蓝光、紫光或紫外光照射胃肠道黏膜，能激发组织产生较激发光波长更长的荧光，即自体荧光。正常组织的荧光波长与癌肿的荧光波长有所不同，在内镜图像中以假彩色显示自体荧光，可鉴别正常组织、癌肿或异型增生（如红色或暗红色提示癌肿，蓝色提示良性病灶）。荧光光谱成像内镜对早期胃癌的诊断具有重要价值。

4. 超声内镜（endoscopic ultrasonography，EUS）　超声内镜可分辨胃壁的 5 层结构及其与肿瘤的关系，从客观图像上判断胃癌的浸润深度，发现胃周淋巴结肿大和周围重要脏器受侵情况。超声内镜能清晰显示各层胃壁，有利于早期胃癌的诊断。

此外，还有其他特殊内镜检查有助于胃癌的诊断，如共聚焦内镜（confocal endoscopy）、反射与散射分光内镜（reflectance and light－scattering spectroscopy）、三维分光镜（trimodal spectroscopy）、红外分光镜（infrared spectrometry）和窄带内镜（narrow band imaging，NBI）等，现仍处于临床应用的初步阶段或实验研究阶段。鉴于其有一定的技术要求和费用较昂贵，恐难以很快地在我国临床普及应用。

（三）组织病理学

一些被日本病理学家认为是癌症的黏膜内新生物，在西方国家却被诊断为异型增生。在欧美国家，部分异型增生甚至分化良好的腺瘤被归类为炎症和再生变化。而实际上随访研究证实，75%的重度异型增生可在8个月内演变为癌症。东西方国家对胃黏膜病变病理学分级标准的差异，部分决定了其对早期胃癌的判断和诊断，同时影响早期治疗。正确地使用Vienna胃肠道上皮性肿瘤分类标准，将有助于减少东西方国家对异型增生和早期胃癌定义的差异。

（四）分子生物学研究

胃癌发生早期的某些分子学事件具有重要意义，如一些生长因子及其受体相关的癌基因的活化或突变（c-myc、c-met、K-sam和cox-2过表达）、抑癌基因的失活（如P53突变，P16INK4A、DAP激酶、THBS1、hMIH1和Runx3以及VHL启动子区的高甲基化）、端粒酶的活化和微卫星不稳定等，但多数均缺乏器官特异性。来自日本的报道认为血清可溶性IL-2R水平升高提示早期胃癌患者有淋巴结转移的可能。新近cDNA和组织芯片的结合，分别针对肠型和弥漫型胃癌揭示了部分新的分子生物学标志物，但未能分析早期胃癌或癌前病变的相应变化。寻找到血清胃癌生物标志物将有助于早期胃癌的诊断，这是今后肿瘤学家肩负的科研重任。

八、鉴别诊断

不同分型的胃癌分别须与胃溃疡、胃息肉、胃的其他恶性肿瘤（淋巴瘤等）、良性肿瘤甚至炎症伴糜烂等相鉴别。这些主要靠胃镜和病理组织学。对于胃癌晚期出现其他脏器转移者，则要与该器官其他疾病鉴别。当出现腹腔积液时，则要与常见的肝硬化腹腔积液等鉴别。

内镜下发现广基息肉<0.5cm、亚蒂息肉<1.0cm和有蒂息肉<2cm者良性情况多见。注意，某些良性溃疡在强力PPI治疗后可能有愈合情况，故一定要反复多次在溃疡边缘或基底部活检较为妥当。

九、治疗

（一）外科治疗

外科手术是治疗胃癌的主要手段。根据肿瘤是否转移、患者自身体质情况决定手术方式。但无论是根治术还是姑息手术，总的手术原则是尽量切除肿瘤组织和解除肿瘤造成的梗阻症状等。

（二）非手术治疗

1. 化学疗法 包括外科手术前的新辅助化疗以缩小原发灶增加根治切除的可能性；术后辅助化疗用于清除隐匿性转移灶以防止复发；对于肿瘤已经播散不能手术者，则由此控制症状延长生存期。另外，腹腔内化疗（IP）效果不能确定，而腹腔内温热灌注化疗（IHCP）对病期较晚已切除的胃癌，可能有提高疗效作用。

有效的化疗药物包括丝裂霉素（MMC）、氟尿嘧啶（FU）、多柔比星（ADM）、表柔比星（Epi－ADM）、顺铂（CDDP）依托泊苷（Vp－16）等为主。近几年，紫杉醇类、草酸铂、羟喜树碱及口服 FU 衍生物替加氟（FT207）、优氟啶（UFD）和去氧氟尿苷（氟铁龙，5′－DFUR）的问世为化疗药行列增加了新的生力军。另外，亚叶酸钙（calcium folinate，CF）又称甲酰四氢叶酸钙（leucovorin calcium，LV）是叶酸在体内的活化形式，为四氢叶酸的甲酰衍生物。具有对抗叶酸拮抗药（如甲氨蝶呤、乙胺嘧啶和甲氧苄氨嘧啶等药）毒性的作用，并可增加 FU 疗效。常常与 FU 配伍应用。

各种常用的胃癌化疗方案很多，两药以上联合的有效率可高于 30%，而三联方案甚至高达 40%。常用的化疗方案包括以下几种。

（1）LV/UFT 方案。UFT 360mg/（m² · d），分 3 次口服；LV 25mg/（m² · d），分 3 次与 UFT 同服。服 21d，休 7d，为 1 个疗程。新一代 TS－1 单药优于 UFT，尚未进入国内 UFTM。

（2）LV/FP 方案。LV 20mg/m² I. V. d1～5；5－FU 1 000mg/m²CIV，12h，d1～5；CDDP 20mg/m² I. V. d1～5。

（3）FAM 方案。FU 600mg/m² I. V. d1，8，29，36；ADM 30mg/m² I. V. d1，29；MMC 10mg/m² I. V. d1。6 周 1 个疗程，重复使用。

（4）EAP 方案。Vp－16 120mg/m² I. V. d4～6；ADM 20mg/m² I. V. d1，7；CDDP 40mg/m² I. V. d2，8。每 4 周重复，3 周期为 1 个疗程。

（5）ELF 方案。LV 200mg/m² I. V. 10min，d1～3；FU 500mg/m² I. V. 10min，d1～3；VP－16 120mg/m² I. V. 50min，d1～3。4 周 1 次。

多数化疗药物有各种毒副作用，包括消化道反应、心血管和造血系统及肝肾功能影响、脱发和皮肤反应等。应采取相应的及时检测。另外，除全身用药外，通过血管介入给药可能有更佳疗效和更小的副作用。

2. 内镜下治疗　胃镜下手术切除早期癌，包括胃黏膜切除术、黏膜下剥离术、激光治疗、光动力治疗、微波治疗、局部注药治疗。

（1）黏膜切除术（EMR）：不超过 2cm 的黏膜内癌可用 EMR 治疗。但在临床实践中胃癌内镜下黏膜切除术存在诸如术前如何区别黏膜内或黏膜下癌、原发病灶切除不完全、淋巴结内残余病灶以及尚缺乏长期随访资料。

（2）黏膜下剥离术（ESD）：是在 EMR 基础上发展而来的新技术，完全切除的标本应每个切片边缘均未见癌细胞；任何一个切片之长度应大于相邻切片中癌肿的长度；癌灶边缘距切除标本断端的水平方向距离：在高分化管状腺癌应＞1.4mm，中分化管状腺癌则应＞2.0mm。

（3）Nd：YAG 激光：主要适应证为早期癌直径小于 2cm，局限于黏膜层的边缘清晰之隆起型；另外，局部进展期胃癌及胃－食管连接部癌发生梗阻者，可以此缓解梗阻狭窄等，改善症状。

（4）光动力治疗：最普遍使用的光敏剂是 HpD（血卟啉衍生物），早期癌是最佳治疗对象，治疗局部进展期胃癌只要光可以照到的范围内均有治疗作用。

（5）微波凝固治疗：早期可达到根治效果，晚期为姑息治疗。本法操作简便，发生并发症少，较为安全。

3. 放射治疗　总之效果欠佳。未分化癌、低分化癌、管状腺癌、乳头状腺癌均对放疗有一定的敏感性；如癌灶小而浅在，无溃疡者可能效果最好。

4. 生物治疗 通过生物制剂的直接作用或调节机体的免疫系统。包括免疫刺激药的应用、肿瘤疫苗、过继性免疫治疗、细胞因子治疗和以抗体为基础的靶向治疗及其基因治疗等。有一定前景，但目前尚缺乏循证医学的依据。

5. 其他治疗 胃癌的治疗还包括中医中药治疗、营养支持治疗和对证处理等。

十、并发症的诊断、治疗和预防

主要是出血、梗阻及转移。依靠病史、体检和大便隐血试验和腹部平片等影像检查可诊断。

出血治疗包括内镜下止血、应用补液止血和支持治疗。当系器质性梗阻，必要时可考虑姑息手术治疗。

十一、预后

未经治疗的进展期胃癌，自出现症状后的平均生存期约 1 年，90% 的患者在 1 年内死亡。国内胃癌根治术后的 5 年生存率一般在 20% ~ 30%。而早期胃癌中黏膜内癌的 5 年生存率为 96.4%，10 年生存率 94.2%，黏膜下癌的 5 年生存率 93.9%，10 年生存率 87.8%。早期胃癌的平均 5 年生存率为 95.2%，10 年生存率为 90.9%。

影响胃癌预后的因素中，60 岁以上的胃癌患者预后也较好，青年患者则因未分化癌多而预后也较差。多因素分析证明，肿瘤的浸润深度（RR：4.76）对胃癌的预后影响最大，其次为淋巴结转移（RR：4.39），后依次为远处转移（RR：2.33）、淋巴清除（RR：2.06）、年龄（RR：1.94）及癌的组织类型（RR：1.55）与肿瘤的大小（RR：1.40）。

（曹砚杰）

第十节　胃肠间质瘤

1983 年 Mazur 和 Clark 首次提出胃肠道间质瘤（gastrointestinal stromal tumors，GIST）概念，它是起源于胃肠道壁内包绕肌丛的间质细胞（intestitial cell of cajal，ICC）的缺乏分化或未定向分化的非上皮性肿瘤，具有多分化潜能的消化道独立的一类间质性肿瘤，亦可发生于肠系膜以及腹膜后组织，以梭形肿瘤细胞 CD117 免疫组化阳性为特征。GIST 不是既往所指的平滑肌肿瘤和神经鞘瘤。

一、流行病学

90% GIST 好发于 40 ~ 79 岁，中位发病年龄 60 岁，发病率男性较女性稍高，也有报道认为性别上无差异。由于既往对该病认识不足，故难有准确的发病率统计，在欧洲（1 ~ 2）/10 万人，据估计美国每年新发病例为 5 000 ~ 6 000 例。多数 GIST 为散发型，其中 95% 的患者为孤立性病灶。偶见家族性 GIST 报道中，其病灶为多发性，且伴有胃肠黏膜及皮肤色素的沉着。GIST 多发生于胃（70%），其次为小肠（20% ~ 25%），较少见于结肠、食管及直肠，偶可见于网膜、肠系膜和腹膜。

二、病因和分子生物学

对 GIST 的较早研究表明，60% ~70% 的 GIST 高表达 CD34。CD34 是细胞分化抗原，编码基因位于人染色体 1q32，编码产物蛋白分子量为 105 ~ 115kD。虽然 CD34 表达谱广，特异性较低，但真正的平滑肌瘤和神经鞘瘤不表达 CD34，以此首先可将消化道平滑肌瘤、神经鞘瘤和 GIST 相鉴别。

1998 年 Hirota 等首次报道 GIST 中存在 c - kit 变异，c - kit 基因位于人染色体 4q11 - 21，编码产物为 CD117，分子量为 145kD，是跨膜酪氨酸激酶受体，其配体为造血干细胞生长因子（SCF），CD117 与配体结合后激活酪氨酸激酶，通过信号转导活化细胞内转录因子从而调节细胞生长、分化、增生。c - kit 基因突变导致酪氨酸激酶非配体激活，使细胞异常生长。目前研究发现 CD117 的功能获得性突变在 GIST 中可达到 90%，最常见的是在 c - kit 基因外显子 11 的突变（57% ~71%）。在 4% ~17% 的 GIST 患者中发现外显子 13 和 9 的突变。亦有报道发现外显子 17 的突变。可见 CD117 信号转导异常是 GIST 发病机制的核心环节。c - kit 基因突变预示肿瘤的恶性程度高，预后不佳。最近发现有部分患者存在 PDGFRα 基因的第 18 和 12 外显子突变。此外，不少研究还发现恶性 GIST 的 DNA 拷贝数和高水平扩增大于良性 GIST，14、15、22 号染色体长臂频繁丢失，提示 GIST 涉及多基因病变。

PDGFRα 基因突变的发现是 GIST 病因和发病机制研究上继 c - kit 基因之后的又一重要研究进展。PDGFRa 基因定位于人染色体 4q11 - 21，与 C - kit 基因紧密连锁、结构相似、功能相近。PDGFRα 基因突变常见于外显子 12 和 9，突变率可达 7.1% ~72%。PDGFRα 基因突变可见于野生型无 c - kit 基因突变的 GIST，对 c - kit 野生型 GIST 的发生和发展起着重要作用。因此，GIST 从分子水平上可分三型：c - kit 基因突变型、PDGFRα 基因突变型和 c - kit/PDGFRα 野生型。

三、病理学

（一）大体标本

大部分肿瘤源于胃肠道壁，表现为膨胀性生长，多显孤立的圆形或椭圆形肿块，境界清楚。其生长方式表现为：①腔内型：肿瘤向消化道腔内突出，显息肉状，表面可有溃疡；②壁内型：在胃肠道壁内显膨胀性生长；③腔外型：肿瘤向消化道腔外突出；④腔内 - 腔外亚铃型，肿瘤既向消化道腔内突出，又向腔外膨胀性生长；⑤胃肠道外肿块型，肿瘤源于肠系膜或大网膜。

（二）组织学

1. 光镜　GIST 有两种基本的组织学结构，梭型（60% ~70%）和上皮样（30% ~40%）细胞型，两种细胞常出现在一个肿瘤中。上皮细胞型瘤细胞圆形或多边形，嗜酸性，部分细胞体积较大，核深染，形态多样，可见糖原沉积或核周空泡样改变。梭型细胞呈梭形或短梭形，胞质红染，核为杆状，两端稍钝圆，漩涡状，呈束状和栅栏状分布。间质可见以淋巴细胞和浆细胞为主的炎性细胞浸润，可见间质黏液变性、透明变性、坏死、出血及钙化。不同部位的 GIST 所含的细胞型不同。胃间质瘤有 70% ~80% 为梭形细胞型，20% ~30% 为上皮样细胞型，即以往诊断的上皮样平滑肌瘤或平滑肌母细胞瘤或肉瘤。小肠间质瘤通常为梭形细胞型。食管和直肠的间质瘤多为梭形细胞型，瘤细胞排列结构多样。肝脏是恶性 GIST 最常见的远处转移部位，肿瘤较少转移至区域淋巴结、骨和肺。

2. 超微结构特征　电镜下，GIST 显示出不同的分化特点：有的呈现平滑肌分化的特点，如灶状胞质密度增加伴有致密小体的胞质内微丝、胞饮小泡、扩张的粗面内质网、丰富的高尔基复合体和细胞外基底膜物质灶状沉积，此类肿瘤占绝大部分。有的呈现神经样分化特点，如复杂的细胞质延伸和神经样突起、微管、神经轴突样结构以及致密核心的神经内分泌颗粒等。还有小部分为无特异性分化特点的间叶细胞。

3. 免疫组织化学特征　作为酪氨酸激酶的跨膜型受体，CD117 存在于造血干细胞、肥大细胞、黑色素细胞、Cajal 细胞（interstitial cells of cajal，ICC 是分布在消化道，自主神经末梢与平滑肌细胞之间一类特殊细胞，目前认为 ICC 是胃肠道运动的起搏细胞），被认为是诊断 GIST 的主要标记物之一，几乎所有的 GIST 均阳性表达 CD117，CD117 阴性需要进行 kit 和 PDGFRα（血小板源生长因子）基因突变的检测。另一主要标记物 CD34 是骨髓造血干细胞抗原，功能不明，但特异性较 CD117 差，恶性 GIST 患者 CD34 表达率略低于良性 GIST。故 CD34 常与 CD117 联合使用。另 SMA（α-平滑肌肌动蛋白）、结蛋白、S-100 和 NSE（神经元特异性烯醇化酶）、神经巢蛋白、波形蛋白等在 GIST 中均有较高阳性率，其中 S-100 和 NSE 有助于神经源性肿瘤的辅助鉴别，SMA 和结蛋白有助于肌源性肿瘤的辅助鉴别，波形蛋白可用于肿瘤良恶性程度的判断。随着免疫组化和电镜技术的发展，可将 GIST 分为 4 种类型：①向平滑肌方向分化；②向神经方向分化；③向平滑肌和神经双向分化；④缺乏分化特征。

四、临床表现

GIST 可发生于消化道自食管至直肠的任何部位，胃 GIST 最多见（60% ~70%），其次为小肠（20% ~30%），较少见于结肠、食管及直肠，偶可见于网膜、肠系膜和腹膜。

GIST 的临床表现与肿瘤大小、部位、生长方式有关。一般症状隐匿，多在体检或腹腔手术中被发现。常见的临床表现为消化道出血、腹痛和腹部肿块。

（一）消化道出血

由于肿瘤表面黏膜缺血和溃疡形成，血管破裂所致；其次为肿瘤中心坏死或囊性变向胃或肠腔内破溃的结果。肿瘤多生长在腔内，临床为间歇性出血，出血量不等，可有导致出血性休克者。

（二）腹痛

出现不同部位的腹痛，为胀痛、隐痛或钝痛性质。由于肿瘤向腔内生长形成溃疡，或腔向外生长并向周围组织浸润，可引起穿孔或破溃而形成急腹症的临床表现，如急性腹膜炎、肠梗阻等，这些并发症的出现往往可为本病的首发症状。

（三）腹部肿块

以肿瘤向腔外生长多见。

（四）发生于不同部位的相应临床表现

原发于食管约半数无症状，主要表现有不同程度的胸骨后钝痛，压迫感和间歇性吞咽困难，而吞咽困难的程度与瘤体大小无明显关系。少数可有恶心、呕吐、呃逆和瘤体表面黏膜糜烂、坏死，形成溃疡出血。

胃 GIST 以消化道出血最为常见，表现为黑粪、呕血。其次为疼痛，腹部包块、消瘦、乏力、恶心、呕吐等，腹痛性质与消化性溃疡相似，如肿瘤位于胃窦、幽门部可出现梗阻症状，不少患者无症状。

小肠 GIST 多数为恶性肿瘤，向腔外生长，无症状者多见。以消化道出血为主要症状，表现为呕血、便血或仅隐血试验阳性，尤其是十二指肠肿瘤易形成溃疡，可发生大出血。也可因肿瘤膨胀性生长或肠套叠导致小肠梗阻。少数患者因肿瘤中心坏死，可引起肠穿孔。

结肠、直肠和肛门 GIST 腹痛、腹部包块为主要症状，可有出血、消瘦、便秘等。直肠和肛门处，以排便习惯改变、扪及包块为主要表现，出血也常见。个别直肠 GIST 患者可见尿频、尿少。

胃肠道外 GIST 多因肿瘤发生于网膜、肠系膜或腹膜，主要表现为腹部肿块，可有消瘦、乏力、腹胀等不适。

（五）其他

可伴有食欲缺乏、发热和体重减轻。有报道称个别病例以肿瘤自发性破裂合并弥漫性腹膜炎为首发表现。

五、辅助检查

（一）内镜检查

随着消化内镜的普及，内镜检查已成为发现和诊断 GIST 的主要方法，特别是对于腔内生长型 GIST。内镜下可见胃肠壁黏膜下肿块呈球形或半球形隆起，边界清晰，表面光滑，表面黏膜色泽正常，可有顶部中心呈溃疡样凹陷，覆白苔及血痂，触之易出血，基底宽，部分可形成桥形皱襞。用活检钳推碰提示肿块质硬，可见肿块在黏膜下移动。肿块表面有正常黏膜覆盖时，普通活检常难以获得肿瘤组织，此时需借助穿刺活检。对于肿块表面顶部中心有溃疡样凹陷的肿瘤，在溃疡边缘取活检测 GIST 检出的阳性率高。

对于小肠 GIST，目前主要可运用推进式小肠镜、双气囊小肠镜、胶囊内镜作出诊断，超声内镜（EUS）可较准确地判断其性质，并可鉴别黏膜下病变，肠外压迫，血管病变及实质肿瘤。GIST 镜下表现为胃肠壁固有肌层的低回声团块，肌层完整。直径 >4cm 的肿瘤，边界不规则，肿瘤内部囊性间隙，引流区见淋巴结肿大等则是恶性和交界性 GIST 的特点；而良性 GIST 的特点为直径 <3cm、边界规则、回声均匀。EUS 对 GIST 敏感，可检测出直径 <2cm 的肿瘤。由于 GIST 为黏膜下肿块，内镜下活检取材不易取到。目前除了通过手术获得标本以外，还可通过超声内镜指导下的细针抽吸活检（EUS - FNA）取得足够的标本，诊断准确。

（二）钡剂或钡灌肠双重造影

内生长表现为球形或卵圆形、轮廓光滑的局限性充盈缺损，周围黏膜正常，如肿瘤表面有溃疡，可见龛影；向腔外生长的 GIST 表现为外压性病变或肿瘤的顶端可见溃疡并有窦道与肿瘤相通。胃间质瘤表现为局部黏膜皱襞变平或消失，小肠间质瘤有不同程度的肠黏膜局限性消失、破坏，仅累及一侧肠壁，并沿肠腔长轴发展，造成肠腔偏侧性狭窄。

（三）CT 和 MRI 检查

影像学技术可发现无症状 GIST，但通常用于对肿瘤的定位、特征、分期和术后监测。无论是原发性还是转移性肿瘤，CT 在检测和描述肿瘤方面较传统的 X 线和钡剂检测更有用。影像学技术通常能在鉴别肿瘤是来自淋巴的间叶细胞组织还是来自胃肠道上皮间叶细胞组织方面提供有价值的信息，但不能用于判断肿瘤的恶性程度。随着针对 GIST 靶向药物治疗的进展，CT 和 MRI 越来越多地用于观察肿瘤对药物的反应和是否复发。PET 也被引进用于检测肿瘤早期肉眼未见改变时的功能性改变。

CT 可直接观察肿瘤的大小、形态、密度、内部结构、边界，对邻近脏器的侵犯也能清楚显示，同时还可以观察其他部位的转移灶。CT 检查可以弥补胃肠造影及内镜对部分小肠肿瘤及向腔外生长的肿瘤诊断的不确定性，无论良恶性均表现为黏膜下、浆膜下或腔内的境界清楚的团块。良性或低度恶性 GIST 主要表现为压迫和推移，偶见钙化，增强扫描为均匀中度或明显强化；恶性或高度恶性 GIST 可表现为浸润和远处转移，可见坏死、囊变形成的多灶性低密度区，与管腔相通后可出现碘水和（或）气体充填影，增强扫描常表现为肿瘤周边实体部分强化明显。肝脏是恶性 GIST 最常见的远处转移部位，肿瘤较少转移至区域淋巴结、骨和肺。

MRI 检查中，GIST 信号表现复杂，良性实体瘤 T_1 加权像的信号与肌肉相似，T_2 加权像呈均匀等信号或稍高信号，这与周围组织分界清晰。恶性者，无论 T_1WI 或 T_2WI 信号表现均不一致，这主要是因瘤体内坏死、囊变和出血。近年来开展的小肠 CT 检查对于 GIST 的诊断具有一定的价值。

PET 检测是运用一种近似葡萄糖的造影剂 PDF，可观测到肿瘤的功能活动，从而可分辨良性肿瘤还是恶性肿瘤；活动性肿瘤组织还是坏死组织；复发肿瘤还是瘢痕组织。其对小肠肿瘤的敏感性较高，多用于观测药物治疗的效果。PET 可提高对治疗反应的判断率，并为这种新药的临床随访和治疗措施提供了依据。

（四）超声

腹部超声可描述出原发和转移肿瘤的内部特征，通常显示与胃肠道紧密相连的均匀低回声团块。在大型肿块中不同程度的不均匀密度可能预示着肿块的坏死、囊状改变和出血。良性间质瘤超声表现为黏膜下、肌壁间或浆膜下低回声肿物，多呈球形，也可呈分叶状不规则形，黏膜面、浆膜面较光滑，伴有不同程度的向腔内或壁外突起。但由于 GIST 肿瘤往往较大，超声视野中不能观其全貌，无法获知肿瘤与周围组织的关系。

（五）选择性血管造影

多数 GIST 具有较丰富的血管，因此，GIST 的血管造影主要表现为血管异常区小血管增粗、纡曲、紊乱，毛细血管相呈结节状、圆形血管团、血管纤细较均匀，中心可见造影剂外溢的出血灶，周围为充盈缺损。瘤内造影剂池明显者常提示恶性。采用肠系膜上动脉造影有助于确定出血部位和早期诊断，故对原因不明消化道出血的患者，X 线钡剂和内镜检查均为阴性者，是腹腔血管造影的适应证。

（六）免疫组织化学检测

绝大多数 GIST 显示弥漫强表达 CD117，CD117 阳性率为 85% ~ 100%，因此，GIST 最终仍有赖于 CD117 染色的确诊。GIST 的 CD117 阳性特点是普遍的高表达，一般为胞质染色为主，可显示斑点样的"高尔基体"形式，上皮型 GIST 有膜染色，其他许多 GIST 则有核旁染色，梭形细胞肿瘤则胞质全染色。但是，不是所有的 GIST 均 CD117 阳性，而 CD117 阳性的肿瘤并非都是 GIST。目前多用 CD117 与 GIST 的另一种抗原 CD34 联合检测。CD34 在 GIST 中的阳性率为 60% ~ 70%，平滑肌瘤和神经鞘瘤不表达 CD34。

六、诊断

1. 症状　一般症状隐匿，多在体检或腹腔手术中被发现。最常见的症状是腹部隐痛不适，浸润到消化道内表现为溃疡或出血。其他症状有：食欲和体重下降、肠梗阻等。

2. 辅助检查　内镜检查是目前发现和诊断 GIST 的主要方法，肿瘤位于黏膜下、肌壁间或浆膜下，内镜下活检如取材表浅，则难以确诊；超声内镜指导下的肿块细针穿刺不失为一种术前提高确诊率的手段，但穿刺的技术水平、组织的多少均影响病理检查结果，同时也存在肿瘤播散的问题。光镜下细胞形态多样，以梭形细胞多见，异型性可大可小。可分为梭形细胞为主型、上皮样细胞为主型以及混合细胞型。电镜下超微结构与 ICC 相似。免疫组化对 GIST 诊断具有重要作用，免疫组化阳性率 CD117（85% ~ 100%）、CD34（50% ~ 80%）、Vim（100%）、S - 100（-/灶性+）。免疫组化 CD117 的意义为大部分 GIST 的 CD117 阳性。但是，不是所有的 GIST 均 CD117 阳性，而 CD117 阳性的肿瘤并非都是 GIST；CD117 阳性的肿瘤适合用酪氨酸激酶抑制药甲磺酸伊马替尼治疗。无论如何，GIST 的确诊仍需组织学与免疫组化检测。

3. 良、恶性判断　主要依据病理学标准：肿瘤的大小、核分裂象数目、肿瘤细胞密集程度、有无邻近器官的侵犯及远处转移、有无出血坏死或黏膜侵犯等。现认为：没有 GIST 是真正良性的，"良性的"和"恶性的"分类应该被描述为"低度恶性"和"高度恶性"更加确切。DNA 复制量的变化是新的基因参数，它也可能提示 GIST 的预后。

GIST 的恶性程度在许多情况下很难评估，目前国际上缺乏共识，众多指标中较经典的是肿瘤大小和有丝分裂指数（MI）。根据这两个指标可将 GIST 恶性度分为四级。①良性：肿瘤直径 <2cm，MI <5/50 高倍镜视野（HPF）；②低度恶性：肿瘤直径 >2 ~ 5cm，MI < 5/50HPF；③中度恶性：肿瘤直径 < 5cm，MI 6 ~ 10/50HPF 或者肿瘤直径 5 ~ 10cm. MI < 5/50HPF；④高度恶性：肿瘤直径 >5cm，MI >5/50HPF。

Jewi 等将 GIST 的恶性指标分为肯定恶性和潜在恶性，进而将 GIST 分为良性、潜在恶性和恶性。肯定恶性指标：①远处转移（需组织学证实）；②浸润邻近器官（大肠肿瘤侵犯肠壁肌层）。潜在恶性指标：①胃间质瘤 >5.5cm，肠间质瘤 >4cm；②胃间质瘤核分裂象 > 5/50HPF，肠间质瘤见核分裂象；③肿瘤坏死明显；④核异型大；⑤细胞密度大；⑥镜下可见黏膜固有层或血管浸润；⑦上皮样间质瘤中出现腺泡状结构或细胞球结构。良性为无恶性指标，潜在恶性为仅具备一项潜在恶性指标，恶性为具备一项肯定恶性指标或 2 项以上潜在恶性指标。

Saul suster 提出 GIST 形态学恶性指标：①肿瘤 >5cm 浸润邻近器官；②瘤体内出现坏死；③核浆比增高；④核分裂象 >1/10HPF；⑤肿瘤浸润被覆盖的黏膜。具有两项以上者为恶性，具有一项者为潜在恶性。

估计 GIST 的复发和转移的危险性高低来代替良恶性，肿瘤 >5cm，核分裂象 >2/10HPF，表明有复发和转移的高危险性；而肿瘤 <5cm，核分裂象 <2/10HPF，表明其复发和

转移的低危险性；大多数致命的 GIST 常常显示核分裂象 >5/10HPF。总的来说，恶性 GIST 表现为肿瘤大、分裂象易见、细胞密度高、侵犯黏膜及邻近组织和结构、肿瘤内坏死、局部复发和远处转移等。GIST 的预后好坏与肿瘤的大小、有丝分裂指数和完全切除率直接相关。

七、鉴别诊断

1. 平滑肌瘤与平滑肌肉瘤　平滑肌肿瘤又分普通型平滑肌瘤、上皮样型、多形性、血管型、黏液型及伴破骨样巨细胞型等多亚型。平滑肌瘤多见于食管、贲门、胃、小肠，结直肠少见。过去诊断为平滑肌肿瘤的，实质上大多数是 GIST。平滑肌瘤组织学形态：瘤细胞稀疏，呈长梭形，胞质明显嗜酸性。平滑肌肉瘤肿瘤细胞形态变化很大，从类似平滑肌细胞的高分化肉瘤到多形性恶性纤维组织细胞瘤的多种形态均可见到。平滑肌瘤及平滑肌肉瘤免疫组化绝大多数都为 CD117、CD34 阴性，SMA、actin、MSA 强阳性，表现为胞质阳性。Desmin 部分阳性。

2. 神经鞘瘤、神经纤维瘤、恶性周围神经鞘瘤　消化道神经源性肿瘤极少见。神经鞘瘤镜下见瘤细胞呈梭形或上皮样，瘤细胞排列成栅栏状，核常有轻度异型，瘤组织内可见一些淋巴细胞、肥大细胞和吞噬脂质细胞，较多的淋巴细胞浸润肿瘤边缘，有时伴生发中心形成。免疫组化 S-100 蛋白、Leu-7 弥漫强阳性，而 CD117、CD34、desmin、SMA 及 actin 均为阴性。

3. 胃肠道自主神经瘤（gastrointestinal autonomic nerve tumor，GANT）　少见。瘤细胞为梭形或上皮样，免疫表型 CD117、CD34、SMA、desmin 和 S-100 均为阴性。

4. 腹腔内纤维瘤病 IAF　该瘤通常发生在肠系膜和腹膜后，偶尔可以从肠壁发生。虽可表现为局部侵袭性，但不发生转移。瘤细胞形态较单一梭形束状排列，不见出血、坏死和黏液样变。免疫表型尽管 CD117 可为阳性，但表现为胞浆阳性、膜阴性。CD34 为阴性。

5. 立性纤维瘤 SFT　起源于表达 CD34 抗原的树突状间质细胞肿瘤，间质细胞具有纤维母/肌纤维母细胞性分化。肿瘤由梭形细胞和不等量的胶原纤维组成，细胞异型不明显。可以有黏液变。很少有出血、坏死、钙化。尽管 CD34、BCl-2 阳性，但 CD117 为阴性或灶状阳性。

6. 其他　与良性肿瘤、胃肠道癌、淋巴瘤、异位胰腺和消化道外肿瘤压迫管腔相鉴别。

总之，在诊断与鉴别诊断时，应重点观察瘤细胞的形态及丰富程度、胞质的染色和细胞的排列方式等方面，特别是当细胞团巢形成时，应首先考虑 GIST，并使用免疫组化试剂证明。CD117、CD34 联合使用效果好。

八、治疗

处理原则：争取手术彻底切除，或姑息切除原发灶。复发转移不能切除采取甲磺酸伊马替尼（imatinib mesylate，glivec，格列卫）治疗，放化疗几乎无效。

（一）手术治疗

目前，手术切除仍是 GIST 的首选治疗方法。过去的放化疗方案对 GIST 肿瘤无效果。对肿块体积较小的倾向为良性的 GIST，可考虑行内镜下或腹腔镜下切除，但须考虑到所有 GIST 均具有恶性潜能，切除不充分有复发和转移的危险。

首次完整彻底地切除肿瘤是提高疗效的关键。GIST 的手术切除方案中整体切除比部分切除的治疗效果好，5 年存活率高。De Matte 等报道 200 例 GIST，完全切除的 80 例中，5 年生存率为 54%，中位生存期 66 个月，而不完全切除者术后中位生存期仅 22 个月。因 GIST 极少有淋巴结转移，故手术一般不进行淋巴结的清扫。对倾向为良性的 GIST，通常的手术切缘距肿瘤边缘 2cm 已足够；但对倾向为高度恶性的 GIST，应行根治性切除术，为避免术中肿瘤破裂和术中播散，应强调术中无瘤操作的重要性。

（二）药物治疗

完整彻底地切除肿瘤并不能彻底治愈倾向为高度恶性的 GIST，因为其复发和转移相当常见。GIST 对常规放、化疗不敏感。近年来甲磺酸伊马替尼，已成为治疗不可切除或转移的 GIST 患者最佳选择。格列卫是一种小分子复合物，具水溶性，可用于口服，口服后吸收迅速，生物利用度高，血液中半衰期 13 ~ 16h，每日口服 1 次。格列卫可作为酪氨酸激酶的选择性抑制药，能明显抑制 c - kit 酪氨酸激酶的活性，阻断 c - kit 向下信号传导，从而抑制 GIST 细胞增生和促进细胞凋亡和（或）细胞死亡。有报道治疗 147 例进展期 GIST，有效率 53.7%，疾病稳定占 27.9%。2003 年 5 月 ASCO 会议报道，格列卫现在不仅用于治疗晚期 GIST，而且还用于 GIST 的术前和术后辅助治疗。2002 年 2 月美国 FDA 批准可用于治疗非手术和（或）转移的 C - kit 突变阳性的 GIST，其最佳剂量为 400 ~ 800mg/d。尽管它能够有效地治疗 GIST，但仍有部分患者对其耐药或者部分患者不能耐受该药的不良反应（包括水肿、体液潴留、恶心、呕吐、腹泻、肌痛、皮疹、骨髓抑制、肝功能异常等），很少有转移性的晚期患者获得完全缓解。而且，部分患者对该药会在服药 6 个月内发生原发性耐药或 6 个月后继发性耐药。

对格列卫产生原发性耐药或继发性耐药的 GIST 患者，可采用二线小分子多靶点作用药物靶向治疗，如舒尼替尼（Sunitinib）、尼罗替尼（Nilotinib）、索拉非尼（Sorafenib）、达沙替尼（Dasatinib）等。

九、预后

GIST 生物学行为难以预测。现已知的与预后有关的因素有：①年龄及性别：年轻患者预后差，男性 GIST 患者预后差；②部位：食管 GIST 预后最好，其次是胃 GIST、肠道 GIST、网膜 GIST、肠系膜 GIST 预后最差；③肿瘤大小与核分裂象：肿瘤越大，核分裂象越多，预后越差；④基因突变：有 c - kit 基因突变的 GIST 比无突变者预后差；⑤免疫组化表达：波形蛋白阳性表达的 GIST 预后较差，血管内皮生长因子、增殖标记 PCNA、IG - 67 表达率高者预后差；⑥恶性度：低度恶性的 GIST 有 50% 复发，60% 转移，高度恶性 GIST 有 83% 复发，全部发生转移；⑦DNA 含量与核异型性密切相关并与预后相关：MF 在 1 ~ 5 个/10HP 的 5 年生存率在非整倍体 DNA 者为 40%，二倍体 DNA 者达 88%；MF > 5 个/10HP 时 5 年生存率在非整倍体 DNA 者为 17%，二倍体 DNA 者达 33%。

（赵银彪）

第十一节　胃息肉

胃息肉属临床常见病，目前随着高分辨率内镜设备的普及应用，微小胃息肉的检出率已有明显增加。国外资料显示胃息肉的发病率较结肠息肉低，占所有胃良性病变的5% ~ 10%。

根据胃息肉的组织学可分为肿瘤性及非肿瘤性，前者即胃腺瘤性息肉，后者包括增生性息肉、炎性息肉、错构瘤性息肉、异位性息肉等。

1. 腺瘤性息肉　即胃腺瘤，是指发生于胃黏膜上皮细胞，大都由增生的胃黏液腺所组成的良性肿瘤，一般均起始于胃腺体小凹部。腺瘤一词在欧美指代上皮内肿瘤增生成为一个外观独立且突出生长的病变，而在日本则包括所有的肉眼类型，即扁平和凹陷的病变亦可称之为腺瘤。腺瘤性息肉约占全部胃息肉的10%，多见于40岁以上男性患者，好发于胃窦或胃体中下部的肠上皮化生区域。病理学可分为管状腺瘤（最常见）、管状绒毛状和绒毛状腺瘤。可根据病变的细胞及结构异型性将其病理学分为低级别上皮内瘤变与高级别上皮内瘤变。80%以上的高级别上皮内瘤变可进展为浸润性癌。

内镜下观察，胃腺瘤多呈广基隆起样，亦可为有蒂、平坦甚至凹陷型。胃管状腺瘤常单发，直径通常<1cm，80%的病灶<2cm。表面多光滑；胃绒毛状腺瘤直径较大，多为广基，典型者直径2~4cm，头端常充血、分叶，并伴有糜烂及浅溃疡等改变。胃绒毛状腺瘤的恶变率较管状腺瘤为高。管状绒毛状腺瘤大多系管状腺瘤生长演进而来，有蒂或亚蒂多见，无蒂较少见，瘤体表面光滑，有许多较绒毛粗大的乳头状突起，可有纵沟呈分叶状，组织学上呈管状腺瘤基础，混有绒毛状腺瘤成分，一般超过息肉成分的20%，但不到80%，直径大都在2cm以上，可发生恶变。

2. 增生性息肉　较常见，以胃窦部及胃体下部居多，好发于慢性萎缩性胃炎及Billroth Ⅱ式术后的残胃背景。组织学上由幽门腺及腺窝上皮的增生而来，由于富含黏液分泌细胞，表面可覆盖黏液条纹及白苔样黏液而酷似糜烂。多为单发且较小（<1cm），小者多为广基或半球状，表面多明显发红而光滑；大者可为亚蒂或有蒂，头端可见充血、糜烂等改变。有时可为半球形簇状。增生性息肉不是癌前病变，但发生此类病变的胃黏膜常伴有萎缩、肠上皮化生及上皮内瘤变等，且部分增生性息肉患者可在胃内其他部位同时发生胃癌，应予以重视。通常认为增生性息肉癌变率较低，但若息肉直径超过2cm应行内镜下完整切除。

3. 炎性息肉　胃黏膜炎症可呈结节状改变，凸出胃腔表面而呈现息肉状外观。病理学表现为肉芽组织，而未见腺体成分。胃炎性纤维性息肉是少见的胃息肉类型，好发于胃窦，隆起病灶的顶部缺乏上皮黏膜，其本质为伴有明显炎性细胞浸润的纤维组织增生。炎性息肉因不含腺体成分，无癌变风险，临床随诊观察为主。

4. 错构瘤性息肉　临床中错构瘤性息肉可单独存在，也可与黏膜皮肤色素沉着和胃肠道息肉病（Peutz-Jeghers综合征、Cowden病）共同存在。单独存在的胃错构瘤性息肉局限于胃底腺区域，无蒂，直径通常小于5mm。在Peutz-Jeghers综合征中，息肉较大，而且可带蒂或呈分叶状。组织学上，错构瘤性息肉表现为正常成熟的黏膜成分呈不规则生长，黏液细胞增生，腺窝呈囊性扩张，平滑肌纤维束从黏膜肌层向表层呈放射状分割正常胃腺体。

5. 异位性息肉　主要为异位胰腺及异位Brunner腺。异位胰腺常见于胃窦大弯侧，亦可见于胃体大弯。多为单发，内镜下表现为一孤立的结节，中央时可见凹陷。组织学上胰腺组织最常见于黏膜下层，深挖活检不易取得阳性结果；有时也可出现在黏膜层或固有肌层。如被平滑肌包围时即成为腺肌瘤。Brunner腺瘤多见于十二指肠球部，亦可见于胃窦，其本质为混合了腺泡、导管、纤维肌束和Paneth细胞的增生Brunner腺。

（薛伟红）

第十二节 胃肠道息肉病

一、分类

胃肠道息肉病是指胃肠道某一部分或大范围的多发性息肉，常多见于结肠。可见于胃的息肉病主要有以下几种。

1. **胃底腺息肉病**（fundic gland polyposis，FGP） 较多见，典型者见于接受激素避孕疗法或家族性腺瘤性息肉病（FAP）的患者，非FAP患者亦可发生但数量较少，多见于中年女性，与Hp感染无关。病变由泌酸性黏膜的深层上皮局限性增生形成。内镜下观察，息肉散在发生于胃底腺区域大弯侧，为3~5mm，呈亚蒂或广基样，色泽与周围黏膜一致。零星存在的胃底腺息肉没有恶变潜能。需注意在那些FAP已经弱化的患者，其胃底腺息肉可发展为上皮内瘤变和胃癌。

2. **家族性腺瘤性息肉病**（familial adenomatous polyposis，FAP） 为遗传性疾病，大多于青年期即发生，息肉多见于结直肠，55%的患者可见胃-十二指肠息肉。90%的胃息肉发生于胃底，为2~8mm，组织学上绝大多数均为错构瘤性，少数为腺瘤性，后者癌变率较高。

3. **黑斑息肉病**（peutz-jeghers综合征，PJS） 为遗传性消化道多发息肉伴皮肤黏膜沉着病。息肉多见于小肠及直肠，亦可见于胃，为错构瘤性，多有蒂。癌变率低。

4. **cronkhite-canada综合征**（CCS） 为弥漫性消化道息肉病伴皮肤色素沉着、指甲萎缩、脱毛、蛋白丢失性肠病及严重体质症状。胃内密集多发直径0.5~1.5cm的山田Ⅰ型、Ⅱ型无蒂息肉，少数可恶变。激素及营养支持疗法对部分病例有效，但总体临床预后差，多死于恶病质及继发感染。

5. **幼年性息肉病**（juvenile polyposis，JPS） 为常染色体显性遗传病，多见于儿童，息肉病可见于全消化道，多有蒂，直径0.5~5cm，表面糜烂或浅溃疡，切面呈囊状。镜下特征性表现为囊性扩张的腺体衬有高柱状上皮，黏膜固有层增生伴多种炎性细胞浸润，上皮细胞多发育良好。本病可合并多种先天畸形。

6. **Cowden病** 为全身多脏器的化生性与错构瘤性病变，部分为常染色体显性遗传，全身表现多样、性质各异。诊断主要依靠：全消化道息肉病、皮肤表面丘疹或口腔黏膜乳头状瘤、肢端角化症或掌角化症确立。

二、临床表现

胃息肉可发生于任何年龄，患者大多无明显临床症状，或可表现为上腹饱胀、疼痛、恶心、呕吐、胃灼热等上消化道非特异性症状。疼痛多位于上腹部，为钝痛，一般无规律性。较大的息肉表面常伴有糜烂或溃疡，可引起呕血、黑粪及慢性失血性贫血。贲门附近的息肉体积较大时偶尔可产生吞咽困难，而幽门周围较大的息肉可一过性阻塞胃流出道引起幽门梗阻症状。很少见的情况是若胃幽门区长蒂息肉脱入十二指肠后发生充血水肿而不能自行复位时，则可能产生胃壁绞窄甚至穿孔。体格检查通常无阳性发现。

三、诊断与鉴别诊断

胃息肉较难通过常规问诊及体格检查所诊断。粪便隐血试验在 1/5 ~ 1/4 的患者可呈阳性结果。上消化道钡剂造影对直径 1cm 以上的息肉诊断阳性率较高，由于该项检查对操作水平要求较高，时可因钡剂涂布不佳、体位及时机不当、未服祛泡剂导致气泡过多等原因导致漏诊误诊。内镜与活组织病理学检查相结合是确诊胃息肉最常用的诊断方法。

胃镜直视下可清晰观察息肉的部位、数量、形态、大小、是否带蒂、表面形态及分叶情况、背景黏膜改变等特征。胃镜检查中使用活检钳试探病灶，可感知病变的质地。观察中需注意冲洗去附着的黏液、泡沫等，适当注气，充分暴露病变。判断息肉是否带蒂时，宜更换观察角度、内镜注气舒展胃壁，反复确认。胃镜下可对息肉的形态进行分类，其中最常用的描述性术语是参照结肠息肉，根据是否带蒂分为广基（无蒂）、亚蒂和带蒂 3 类。山田将胃息肉分为 4 型，其中 II 型和 III 型介于广基与带蒂之间，见表 7 - 4。

中村结合了形态与组织学改变，将胃息肉分为 3 型，见表 7 - 5。

表 7 - 4 胃息肉内镜下形态的山田分型

I 型：息肉的基底部平滑，与周围黏膜无明确分界（即广基息肉）

II 型：息肉的隆起与基底部呈直角，分界明显

III 型：息肉的基底部较顶部略小，与周围黏膜分界明显，形成亚蒂

IV 型：息肉的基底部明显小于底部，形成明显的蒂部（即带蒂息肉）

表 7 - 5 胃息肉的中村分型

I 型：最多见，直径一般小于 2cm，多有蒂，亦可无蒂，胃窦多见。表面光滑或呈细颗粒状、乳头状或绒毛状。色泽与周围黏膜相同或呈暗红。此型多为腺瘤性息肉

II 型：多见于胃窦体交界处。息肉顶部常呈发红，并有凹陷，由反复的黏膜缺损 - 修复而形成。合并早期胃癌的几率较高

III 型：呈盘状隆起，形态类似 0 - IIa 型浅表胃肠肿瘤

由于胃息肉大多为良性，各类息肉的形态学特征又相互重叠，限制了以上分类方法的临床应用价值。

2002 年巴黎食管、胃、结肠浅表肿瘤分型将日本胃癌学会提出的早期胃癌内镜下形态分型扩展到全消化道的上皮性肿瘤，具备上皮内瘤变的癌前病变同样适用该分型。因此，对于病理学伴有上皮内瘤变的胃息肉，按此可分为 0 - I 型、0 - IIa 型、0 - IIa + IIc 型、0 - I + IIa 型等各种类型。

内镜观察后应常规对病灶行组织病理学检查。活检取材部位应选择息肉头端高低不平、色泽改变、糜烂处。若存在溃疡，宜取溃疡边缘。需取得足够组织量以便病理制片，并充分考虑到取材偏倚及病灶内异型腺体不均匀分布。约半数息肉中，活检标本与整体切除标本的组织病理学不一致，故内镜完整切除有助于最终明确诊断。鉴于未经活检而直接切除的息肉可存在癌变风险，切除后可用钛夹标记创面，并密切随访病理结果及切端情况。

胃息肉的其他诊断方法包括变焦扩大内镜、超声内镜及胃增强 CT。变焦扩大内镜可将常规内镜图像放大 200 倍，可清晰观察腺管开口及黏膜细微血管形态。胃病变的变焦扩大内镜分型有多种，其与病理学的相关性不如结肠黏膜凹窝分型。超声内镜在鉴别病变的组织学

起源方面具有重要作用，应用 30MHz 的超声微探头可清晰显示胃壁 9 层不同的层次结构。从超声图像判断，胃上皮性息肉病变通常局限于上皮层与黏膜层，固有肌层总是完整连续。增强 CT 检查可发现较大的胃息肉，一定程度上可与胃壁内肿块、腔外压迫及恶性肿瘤相鉴别。

胃息肉的鉴别诊断主要包括：①与黏膜下肿瘤相鉴别。内镜下观察到广基、境界不甚清晰的隆起灶时，需注意同黏膜下肿瘤相鉴别。表 7-6 列出了一些内镜下胃息肉与黏膜下肿瘤的鉴别要点。桥形皱襞（bridging folds），意指胃黏膜皱襞在胃壁肿瘤顶部与周围正常组织之间的牵引改变，呈放射状，走向肿瘤时变细，是黏膜下肿瘤的典型特征。当鉴别存在困难时，宜行超声内镜检查。此外，可试行活组织检查，黏膜下肿瘤几乎不可能被常规活检取得，而仅表现为一些非特异性改变，如黏膜炎症等。少数情况下，需要同胃腔外压迫相鉴别。②与恶性肿瘤相鉴别。0-Ⅱ型、0-Ⅱa 型早期胃癌可表现为息肉样、扁平隆起型改变，但肠型隆起型早期胃癌通常 >1cm，表面多见凹凸不平、不规则小结节样、糜烂、出血或不规则微血管走行常见，活检钳触碰或内镜注气过程中易出血。弥漫型胃癌极少呈现为0-Ⅰ型和0-Ⅱa 型。若内镜下观察到病灶周围的蚕食像及皱襞杵状膨大等改变，应高度疑及早期胃癌。全面、准确的活检病理是最佳鉴别方法。胃类癌多为 1cm 左右扁平隆起，一般不超过 2cm，可多发，周围缓坡样隆起，中央时可见凹陷伴有发红的薄白苔，深取活检可获阳性结果。③与疣状胃炎相鉴别。疣状胃炎又称隆起糜烂型胃炎，是临床常见病，多发于胃窦及窦体交界，呈中央脐样凹陷的扁平隆起灶，胃窦黏膜背景可见有增生肥厚呈凹凸结节、萎缩、血管透见、壁内出血等炎症改变。较大的疣状灶需要通过活检鉴别。

表 7-6　内镜下胃息肉与黏膜下肿瘤的鉴别要点

	胃息肉	胃黏膜下肿瘤
形态	丘状、半球形、带蒂指状	丘状、半球形、球形。几乎不可能为长蒂、指状。
高度	常较高	一般较低
大小	常较小	常较大
表面	平滑或粗糙	平滑
基底	有蒂或无蒂，境界通常较清	宽广，皱襞缓坡样，境界不甚清
桥形皱襞	有时可见	常见而典型

四、治疗与预后

采取良好的生活方式、积极治疗原发疾病如慢性萎缩、化生性炎症有助于预防胃息肉的发生。散发的、<5mm 的胃底腺息肉通常认为是无害的。胃息肉大多均可通过内镜切除而痊愈。切除方法包括活检钳咬除、热活检钳摘除、热探头灼除、圈套后电外科切除、氩离子凝固术（APC）、激光及微波烧灼、尼龙圈套扎后圈套切除、黏膜切除术（EMR）、黏膜下剥离术（ESD）等多种。较小的息肉可选择前 3 种方法。圈套切除是较大息肉的最常用方法，并可与黏膜下注射、尼龙圈套扎等其他方法合用，切除后创面可用 APC 或热探头修整。EMR 术适用于 <2cm 扁平隆起病灶的完整切除，更大的病变完整切除则需要行 ESD 术，术前需于病变底部行黏膜下注射以便抬举病灶，常用的注射液有 0.9% 氯化钠溶液、1：10 000 肾上腺素、50% 葡萄糖、透明质酸钠、Glyceol（10% 甘油果糖与 5% 果糖的氯化钠溶液）等，

上述溶液中常加入色素以便于观察注射效果。有多种操作器械可进行 EMR 和 ESD，具体使用因不同操作者喜好而定。需要强调的是若病变疑及胃癌，则需一次性完整切除，较大的病变应展平后固定于软木板上，浸于 10% 甲醛溶液中送病理行规范取材、连续切片，尤其是应注意所有切片的切缘情况。若病理学提示病变伴有癌变，则按胃癌根治标准处理。

内镜治疗后应规范服用胃酸抑制药及胃黏膜保护药，并定期随诊。内镜治疗主要并发症为出血、术后病变残余及穿孔。通常切除术后的黏膜缺损能很快愈合，出血通常为暂时性。创面过深、不慎切除肌层、电凝电流过大、时间过长可导致急慢性穿透性损伤而致穿孔。预防性应用尼龙圈及钛夹可减少穿孔风险。切除后当即发生的急性穿孔可试行钛夹夹闭、非手术治疗及密切观察，延迟发生的穿孔几乎均需外科手术治疗。

以下情况可行外科手术：内镜下高度疑及恶性肿瘤；内镜下无法安全、彻底地切除病变；息肉数量过多，恶变风险较高且无法逆转者；创面出血不止，内科治疗无效者；创面穿孔者。外科术式可选择单纯胃部分切除术、胃大部切除术、胃癌根治术、腹腔镜下胃切除术等。

（薛伟红）

第十三节　胃平滑肌瘤

胃平滑肌瘤在过去的大部分时间内均被认为是最常见的胃间叶性肿瘤。随着胃肠间质瘤（GISTs）的发现，绝大多数既往诊断的胃平滑肌瘤均被归入 GISTs 的范畴。尽管如此，胃平滑肌瘤仍是一类确实存在的疾病，但由于经病理证实的例数不多而缺乏人口统计学、临床特点或大体特点方面有意义的大宗资料。

组织病理学方面，胃平滑肌瘤由少量或中等量的温和梭形细胞构成，可能存在灶状的核异型性，核分裂象较少。细胞质嗜酸，呈纤维状及丛状。胃平滑肌瘤患者通常一般情况良好，无特殊不适主诉，或可因并存的上消化道其他疾病而产生相应的非特异性症状。

内镜下胃平滑肌瘤一般多为 2~3mm，大者可达 20mm，多见于胃底及胃体上部，大多为单发，少数可为多发。表面黏膜几乎总是非常光滑地隆起，呈半球形改变。体积较大、黏膜表面出现明显溃疡应疑及恶性 GISTs 或平滑肌肉瘤。内镜检查的重要点在于从多个方向观察肿瘤、注意毛细血管透见的程度、用靛胭脂染色观察黏膜表面以排除上皮来源病变、用活检钳试探肿物的软硬程度及有无活动性，并与胃壁外压迫相鉴别。

超声内镜因可用于明确肿瘤的组织学起源而占有重要地位。超声内镜下肿瘤来源于胃壁 5 层结构中的第 4 层，呈现均匀的低回声团块，其余层次均完整连续。近年来开展的超声内镜引导下细针抽吸活检术（EUS-FNA）和切割针活检术（EUS-TCB）可提供细胞学和组织病理学诊断。肿瘤大小超过 1cm 时易被增强 CT 发现。增强 CT 或 MRI 可用于评价恶性平滑肌瘤（平滑肌肉瘤）的侵犯和转移情况。

胃平滑肌瘤的鉴别诊断主要包括：①与胃肠间质瘤（GISTs）及其他间叶性肿瘤相鉴别：GISTs 是最常见的胃肠道间叶性肿瘤，其特征为免疫组化 KIT 酪氨酸激酶受体（干细胞因子受体）阳性（CD117 阳性），在 70%~80% 的病例中可见 CD34 阳性。而平滑肌瘤仅有结蛋白（desmin）和平滑肌肌动蛋白（smooth muscle action）阳性，CD117 和 CD34 均阴性。其他间叶性肿瘤亦可表现为局限性的隆起病变，超声内镜检查可提供有价值的诊断线索，确诊依赖细胞学或组织病理学。②与平滑肌肉瘤相鉴别：平滑肌肉瘤多发于老年人，为典型的高度恶性肿瘤，其免疫组化指标同平滑肌瘤，但体积通常大于2cm，镜下核分裂象>10个/10HPF，可伴周围组织侵犯、转移等恶性生物学特征。③与胃息肉相鉴别：表面光滑、外形半球状的胃息肉时可表现为形似黏膜下肿瘤，鉴别特征详见表7-7。超声内镜是鉴别此两种疾病最准确的方法。④与胃腔外压迫相鉴别：胃腔外压迫多见于胃底，亦见于胃的其他部位。大多为脾压迫所致，此外胆囊、肝等亦可造成。鉴别要点见表7-7。

表7-7 内镜下胃腔外压迫与黏膜下肿瘤的鉴别

	胃腔外压迫	胃黏膜下肿瘤
隆起形态	坡度相当缓	缓坡
表面黏膜	正常，一般表面可见正常皱襞	平滑，有时可见充血、毛细血管扩张、增生改变
活检钳探试	实性，可动	实性，硬，有时可动
边界	不清	某种程度上可以辨认
桥形皱襞	一般无	常见

胃平滑肌瘤为良性肿瘤，恶变率低。对单发、瘤体直径<2cm者一般无需特殊治疗，临床观察随访大多病情稳定。或可行内镜下挖除治疗，但需注意出血或穿孔风险。对于多发、直径>2cm、肿瘤表面溃疡出血或伴有消化道梗阻症状、细胞病理学疑有恶变者，应予手术切除。手术方式可根据具体情况而定，选择肿瘤局部切除术、胃楔形切除术、胃大部切除术等，术中宜行冷冻切片排除恶性肿瘤。近年来开展的腹腔镜下胃部分切除术，创伤较小，疗效不逊于传统开腹手术。

（薛伟红）

第十四节 其他胃良性肿瘤

（一）胃黄斑瘤

较多见，通常认为是由于慢性黏膜炎症引起胃黏膜局灶性破坏，残留的含脂碎屑被巨噬细胞吞噬并聚集而成的泡沫细胞巢结构。内镜下表现为稍隆起的黄色病变，表面呈细微颗粒状变化，通常直径<10mm。与高脂血症等疾病无特定关系，临床予观察随访。

（二）胃脂肪瘤

是比较少见的黏膜下肿瘤，胃脂肪瘤的发病率低于结肠。多数起源于黏膜下层，呈坡度较缓的隆起性病变，亦可为带蒂息肉样病变，蒂常较粗，头端可伴充血。有时略呈白色或黄色。活检钳触之软，有弹性，即Cushion征阳性。超声内镜下呈均质中等偏高回声，多数来源于胃壁5层结构的第3层。临床通常无需处理，预后良好。

（三）胃神经鞘瘤

多见于老年人，可能来源于神经外胚层的Schwann细胞和中胚层的神经内膜细胞，免疫组化标记为S-100阳性，结蛋白、肌动蛋白及KIT均阴性。组织学上，通常位于胃壁的黏膜肌层或黏膜下层。内镜下观察，肿瘤多发于胃体中部，亦见于胃窦和胃底部，胃小弯侧较大弯侧多见。大多单发，表现为向胃腔内隆起的类圆形黏膜下肿瘤，外形规则，少数以腔外生长为主。肿瘤生长缓慢，平均直径3cm，有完整的包膜。CT检查呈边缘光整的类圆形低密度影，肿瘤较大、发生出血、坏死时中央可呈不规则低密度灶，增强后无强化或边缘轻度强化。环状强化是神经鞘瘤的重要 MRI 征象。该肿瘤无特异性症状，或可因生长较大而产生溃疡、出血、梗阻、腹部包块等症状和体征。由于消化道神经鞘瘤存在一定的恶变概率，故需手术切除，预后佳。

（四）神经纤维瘤

起源于神经纤维母细胞，组织学上可见 Schwann 细胞、成纤维细胞和黏多糖基质。肿瘤通常为实质性、没有包膜，囊性变和黄色瘤变少见，CT 增强扫描常表现为均匀强化。肿瘤一般无特异性症状，常在上消化道钡剂或胃镜检查时偶尔发现，多位于胃体，小弯侧较大弯侧多见。由于肿瘤无包膜，故可侵犯周围邻近组织，但远处播散较少见。恶变率较低。除非肿瘤存在广泛播散，均应积极手术治疗，预后较佳。

（五）胃脉管性肿瘤

包括血管球瘤、淋巴管瘤、血管内皮瘤、血管外皮细胞瘤等，以血管球瘤最常见。该肿瘤由人体正常动静脉吻合处的血管球器结构中各种组织成分增生过度所致，好发于皮肤，发生于胃者少见。多见于胃窦，表现为直径 1～4cm、小而圆的黏膜下层来源肿瘤，由于含有大量平滑肌成分，故质地坚硬，易被误认为恶性肿瘤。临床症状如上腹疼痛不适、黑粪等多为肿瘤压迫胃黏膜所致。外科切除疗效良好，预后佳。

（薛伟红）

第八章

小肠疾病

第一节 小肠吸收不良综合征

吸收不良综合征（malabsorption syndrome）是指一种由各种原因所致的小肠营养物质消化和/或吸收功能障碍所引起的临床综合征。包括对脂肪、蛋白质、碳水化合物、维生素、矿物质及其他微量元素的吸收不足，以脂肪吸收障碍表现明显，各种营养物质缺乏可单一或合并存在。临床表现为腹泻、腹胀、体重减轻、贫血、皮肤色素沉着、关节痛等。

一、Whipple 病

Whipple 病又称肠源性脂肪代谢障碍综合征（intestinal lipodystrophy），是一种由 T. Whipple 杆菌引起的少见的吸收不良综合征。该病特点为在小肠黏膜和肠系膜淋巴结内有含糖蛋白的巨噬细胞浸润，临床表现为腹痛、腹泻、咳嗽、贫血、体重减轻等消化吸收不良综合征。病变可累及全身各脏器。若无有效治疗，患者可死于继发的严重的营养不良。

（一）流行病学

Whipple 于 1907 年首次报道本病，本病极其少见，至今全世界报告仅有 2 000 余例，我国自 1990 年首例报道以来，到目前为止仅报道了 2 例。多见于 30～60 岁男子，多为农民或与农产品贸易有关的商人。尚无人与人之间传播的证据。

（二）病因和发病机制

发病机制尚不清楚。现已明确本病与感染有关，病原体为 Whipple 杆菌，约 2.0μm 宽，1.5～2.5μm 长，具有革兰阳性细菌的特征。病原体经口侵入，通过淋巴系统进入小肠固有层内繁殖，进而侵犯小肠绒毛及毛细血管，并可侵犯全身各个脏器。经长期抗生素治疗后，患者可得以恢复，细菌亦逐渐消失。

Whipple 杆菌侵入人体组织后可导致大量的巨噬细胞集聚，产生临床症状。Whipple 病患者存在持续或暂时性的免疫缺陷，提示可能与免疫反应有关。

（三）临床表现

本病症状无特异性，诊断较困难。多数患者表现为胃肠道症状，以普遍性吸收不良为突出表现，典型症状为腹泻，每日 5～10 次，水样便、量多、色浅，逐渐出现脂肪泻，伴腹痛、腹胀、食欲下降，可引起体重减轻。少数患者出现消化道出血。肠道外症状最常见的是长期的多发的反复发作的关节炎和发热，可先于典型胃肠症状数年发生。还可表现为慢性咳嗽、胸痛、充血性心力衰竭、淋巴结肿大、皮肤色素沉着等，累及中枢神经系统，可出现神经精神症状。

体征主要取决于受累及的器官，腹部可有轻度压痛，可有消瘦、皮肤色素沉着、舌炎、口角炎、杵状指、肢体感觉异常、共济失调、淋巴结肿大等。

（四）实验室检查及特殊检查

（1）实验室检查：主要与严重的小肠吸收不良有关，如贫血、血沉增快、电解质紊乱、凝血酶原时间延长等。木糖吸收试验提示小肠吸收功能减损，脂肪平衡试验提示脂肪吸收不良。

（2）影像学检查：超声、CT、MRI及小肠气钡对比造影可见肠黏膜皱襞增厚。中枢神经系统受累时，CT及MRI可见占位性稀疏区。肺部受累时，胸片可显示肺纤维化、纵隔及肺门淋巴结肿大及胸水等。关节检查多无明显异常。

（3）活组织检查：小肠活组织检查是Whipple病确诊的最可靠依据。小肠黏膜或其他受侵犯部位活组织检查出现PAS染色阳性的巨噬细胞浸润，电镜证实有由Whipple杆菌组成的镰状颗粒的存在即可确诊。

（五）诊断和鉴别诊断

本病症状缺乏特异性。活检发现含有糖蛋白的泡沫状巨噬细胞，PAS染色阳性，便可确立诊断。

Whipple病与肠道淋巴瘤、麦胶等引起的肠道疾病鉴别不难。临床上主要与下列疾病相鉴别：

（1）风湿系统疾病：Whipple病在胃肠道症状出现之前即可有关节症状存在，但多无关节变形，血清学检查阴性，抗生素治疗可能有效，有助于鉴别。

（2）获得性免疫缺陷综合征（AIDS）：伴发鸟型分枝杆菌感染的AIDS临床表现与本病相似，Whipple杆菌抗酸染色阴性是最基本的鉴别方法。

（3）其他疾病：如不明原因的发热、巨球蛋白血症和播散性组织胞浆菌病等。

（六）治疗

（1）一般治疗：加强营养，增强体质，注意营养物质、维生素及矿物质的补充，纠正营养不良和电解质紊乱，必要时可施行全胃肠外营养。

（2）药物治疗：有效的抗生素治疗可挽救患者生命并迅速改善症状。多种抗革兰阳性细菌的抗生素都有疗效，如氯霉素、四环素、青霉素、氨苄西林、柳氮磺氨吡啶等。

目前尚无研究表明什么治疗方案及治疗疗程最好。有一推荐的治疗方案：肌注普鲁卡因青霉素G120万U及链霉素1.0g，每日1次，共10～14天；继之口服四环素0.25g，每日4次，共10～12个月。可显著改善临床症状，降低复发率。

中枢神经系统病变首次治疗宜选用可通过血脑屏障的药物，且疗程应达到1年。有研究发现，脑脊液缺乏溶菌素和调理素活性，可应用抗菌活性高的第3代头孢菌素及喹诺酮类药物清除脑组织中的残存活菌。利福平也可取得满意疗效。

抗生素长期应用不良反应较多，合理的疗程设计非常重要。一般来说，临床症状完全消失，病原菌被彻底清除，即可停药。

（七）其他治疗

伴严重腹泻时，可适当给予止泻药，但减少肠蠕动的止泻药慎用。肾上腺皮质激素仅用于伴发肾上腺皮质功能减退和重症患者。

二、麦胶肠病

麦胶肠病（gluten - induced enteropathy），是由于肠道对麸质不能耐受所致的慢性吸收不良性疾病。又称乳糜泻、非热带脂肪泻。通常以多种营养物质的吸收减损、小肠绒毛萎缩及在食物中除去麸质即有临床和组织学上的改善为特征。

（一）流行病学

麦胶肠病在国外人群发病率为0.03%，主要集中在北美、欧洲、澳大利亚等地，各地发病率存在差异。男女比为1 ：（1.3～2），任何年龄皆可发病，儿童与青少年多见。在我国本病少见。

（二）病因和发病机制

本病与进食面食有关，目前已有大量研究表明麦胶（俗称面筋）可能是本病的致病因素。麦胶可被乙醇分解为麦胶蛋白，后者在致病过程中起主要作用。麦胶蛋白的发病机制尚不清楚，目前存在以下几种学说：

（1）遗传学说：本病有遗传倾向，在亲属中发病率远远高于一般人群，孪生兄弟的发病率为16%，一卵双生达75%，提示可能与遗传有关。

（2）酶缺乏学说：正常小肠黏膜细胞中有一种多肽水解酶，可将麦胶蛋白分解成更小分子而失去毒性。而在活动性麦胶肠病患者的小肠黏膜细胞，因此酶数量减少或活性不足，不能完全分解麦胶蛋白而致病，但经治疗病情稳定后此酶即恢复正常，故两者之间的因果关系尚有待进一步研究。

（3）免疫学说：本病的免疫病理研究发现，患者小肠黏膜层上皮淋巴细胞增多，主要是CD8淋巴细胞，这些细胞可分泌细胞毒素损伤黏膜，使绒毛丧失和隐窝细胞增生。此外，在患者的肠腔分泌物、血浆及粪便中可查出抗麦胶蛋白的IgA、IgG抗体增多，近来又有人检出抗网状纤维、抗肌内膜的IgA抗体。研究发现，患者在禁食麦胶食物一段时间后，再进食麦胶时，血中溶血补体及C_3明显下降，并可测出免疫复合物。

（三）临床表现

本病的临床表现差异很大，常见的症状和体征如下。

（1）腹泻、腹痛：大多数患者表现为腹泻，典型者为脂肪泻，粪便呈油脂状或泡沫样、色淡，常有恶臭。每日从数次到10余次不等。腹泻可引起生长迟缓、身材矮小、疱疹样皮炎或复发性溃疡性口炎。很多成人患者是以贫血、骨质疏松、浮肿、感觉异常等症状出现，并没有典型的消化道表现，常被漏诊。

（2）乏力、消瘦：几乎所有的患者都存在不同程度的体重减轻、乏力、倦怠，严重者可发生恶病质。主要与脂肪、蛋白质等营养物质吸收障碍及电解质紊乱有关。

（3）电解质紊乱与维生素缺乏：其症候群主要表现为舌炎、口角炎、脚气病、角膜干燥、夜盲症、出血倾向、感觉异常、骨质疏松、骨痛、贫血等。

（4）浮肿、发热及夜尿：浮肿主要由严重低蛋白血症发展而来。发热多因继发感染所致。活动期可有夜尿量增多。还可有抑郁、周围神经炎、不育症、自发流产等征象。

（四）体征

腹部可有轻度压痛。还可出现面色苍白、体重下降、杵状指、水肿、皮肤色素沉着、口角炎、湿疹、贫血及毛发稀少、颜色改变等。

（五）实验室检查及特殊检查

（1）实验室检查：可有贫血、低蛋白血症、低钙血症及维生素缺乏。粪便中可见大量脂肪滴。血清中补体 C_3、C_4 降低，IgA 可正常、升高或减少。抗麦胶蛋白抗体、抗肌内膜抗体可阳性，麦胶白细胞移动抑制试验阳性。

（2）D 木糖吸收试验：本试验可测定小肠的吸收功能，阳性者反映小肠吸收不良。

（3）胃肠钡餐检查：肠腔弥漫性扩张；皱襞肿胀或消失，呈"腊管征"；肠曲分节呈雪花样分布现象；钡剂通过小肠时间延缓等可提示诊断。此检查尚有助于除外其他胃肠道器质性病变引起的继发性吸收不良。

（4）小肠黏膜活组织检查：典型改变为小肠绒毛变短、增粗、倒伏或消失，腺窝增生，上皮内可见淋巴细胞增多及固有层内浆细胞、淋巴细胞浸润。

（六）诊断和鉴别诊断

根据长期腹泻、体重下降、贫血等营养不良表现，结合实验室检查、胃肠钡餐检查、小肠黏膜活检可做出初步诊断，而后再经治疗性试验说明与麦胶有关，排除其他吸收不良性疾病，方可做出明确诊断。

（七）鉴别诊断

（1）弥漫性小肠淋巴瘤：本病可有腹泻、腹痛、体重减轻等表现，是由于淋巴回流受阻引起的吸收障碍。如同时伴淋巴组织病，应怀疑本病可能，进一步行胃肠钡餐检查及小肠活检，必要时剖腹探查可明确诊断。

（2）Whipple 病：由 Whipple 杆菌引起的吸收不良综合征，抗生素治疗有效，小肠活组织检查有助于鉴别。

（3）小肠细菌过度生长：多发生于老年人，慢性胰腺炎及有腹部手术史的患者，抗生素治疗可改善症状，小肠 X 线摄片及小肠活检可资鉴别。

（八）治疗

（1）一般治疗：去除病因是关键，避免各种含麦胶的饮食，如大麦、小麦、黑麦、燕麦等。多在 3～6 周症状可改善，维持半年到 1 年。

（2）药物治疗：对于危重患者或对饮食疗法反应欠佳及不能耐受无麦胶饮食者可应用肾上腺皮质激素治疗，改善小肠吸收功能，缓解临床症状。

（3）其他治疗：给予高营养、高热量、富含维生素及易消化饮食。纠正水电解质紊乱，必要时可输注人体白蛋白或输血。

（九）预后

本病经严格饮食治疗后，症状改善明显，预后良好。

三、热带脂肪泻

热带脂肪泻（tropical sprue），又称热带口炎性腹泻，好发于热带地区，以小肠黏膜的结构和功能改变为特征，是小肠的炎症性病变。临床上表现为腹泻及维生素 B_{12} 等多种营养物质缺乏。

（一）流行病学

本病主要好发于热带居民及热带旅游者，南美、印度及东南亚各国尤多。任何年龄均可患病，无明显性别差异，成人多见。

（二）病因和发病机制

病因尚未完全明确，本病具有地区性、流行性、季节性，抗生素治疗有效的特点。现多认为与细菌、病毒或寄生虫感染有关，但粪便、小肠内容物及肠黏膜中均未发现病原体。尚有人认为是大肠杆菌易位所致。

（三）临床表现

本病常见症状为腹泻、舌痛、体重减轻三联征。可出现吸收不良综合征的所有表现，经过 3 个临床演变期：初期为腹泻吸收不良期，出现腹泻、乏力、腹痛及体重下降，脂肪泻常见；中期为营养缺乏期，表现为舌炎、口角炎、唇裂等；晚期为贫血期，巨幼红细胞贫血多见，其他期临床表现加重。以上三期演变需 2～4 年。

（四）实验室检查及特殊检查

右旋木糖吸收试验尿排出量减少可见于 90% 以上的病例。24 小时粪脂测定异常，维生素 B_{12}、维生素 A 吸收试验亦不正常，经抗生素治疗后，可恢复正常。白蛋白、葡萄糖、氨基酸、钙、铁、叶酸吸收均减低。

胃肠钡餐透视早期可出现空肠结构异常，渐累及整个小肠，表现为吸收不良的非特异性改变。小肠黏膜活检及组织学可见腺窝伸长、绒毛变宽、缩短，腺窝细胞核肥大，上皮细胞呈方形或扁平状，固有层可见淋巴细胞、浆细胞等慢性炎细胞浸润。

（五）诊断和鉴别诊断

依据热带地区居住史、临床表现，结合实验室检查及小肠活组织检查异常，可做出热带脂肪泻诊断。需与下列疾病鉴别：

（1）麦胶肠病：二者临床表现相似，但麦胶饮食、地区历史及对广谱抗生素的治疗反应不同，麦胶肠病最关键的是饮食治疗，有助于鉴别。

（2）炎症性肠病：溃疡性结肠炎及克罗恩病亦可有营养物质吸收障碍，但其各有特征性 X 线表现。

（3）肠道寄生虫病：如肠阿米巴病、贾第虫病等，大便虫卵检查及相关寄生虫检查可以鉴别，另外，也可给予米帕林阿的平或甲硝唑进行试验性治疗，或叶酸、维生素 B_{12} 及四环素口服，可资鉴别。

（4）维生素 B_{12} 缺乏：此病也可引起空肠黏膜异常，贫血纠正后吸收功能可恢复。

（六）治疗

（1）一般治疗：症治疗为主，给予富含营养的饮食，辅以补液，纠正水电解质平衡失调，必要时可行胃肠外营养。腹泻次数过多，可应用止泻药。

（2）药物治疗：维生素 B_{12} 及叶酸治疗需达 1 年，同时服用广谱抗生素疗效较好，可使病情明显缓解。如四环素 250～500mg，4 次/日，持续 1 个月，维持量为 250～500mg，3 次/日，持续 5 个月。磺胺药同样有效。

慢性病例对治疗反应很慢，症状改善不明显，治疗应维持半年或更长时间，热带居民在 5 年内可复发，而旅居热带者经治疗离开后一般将不再发生。

（七）预后

本病经积极治疗后预后较好，贫血及舌炎可很快恢复，食欲增强，体重增加。肠道黏膜病变减轻，肠黏膜酶活性增加。持续居住在热带的患者仍可复发。

（王俊先）

第二节　小肠动力障碍性疾病

小肠动力障碍性疾病系指由于小肠动力低下或失调所致的一种综合征。主要表现为类似机械性肠梗阻的症状和体征，如腹痛、腹胀、腹泻和便秘等，但肠腔通畅而无机械性肠梗阻的证据存在，故又称小肠假性梗阻（intestinal pseudo - obstruction，IPO）。IPO 按病程可分为急性和慢性两类；按病因可分为原发性和继发性。原发性又分为家族性和非家族性，病因主要是肠道肌肉神经病变。继发性的病因较多，如血管胶原病、内分泌失调、肌肉浸润性病变、神经系统病变、电解质紊乱等，涉及全身各个系统。

一、急性小肠假性梗阻

急性小肠假性梗阻（acute intestinal pseudo - obstruction，AIP）由小肠动力异常引起的急性广泛的小肠扩张、缺血、坏死和穿孔，出现肠梗阻的临床表现和影像学特征，而缺乏机械性肠梗阻的证据，如存在肠内或肠外病变，或有肠腔狭窄或闭塞等。本病病死率较高。

常见的急性小肠假性梗阻相关性疾病见表 8 - 1。

表 8 - 1　常见的急性小肠假性梗阻相关性疾病

感染	全身脓毒血症、带状疱疹、腹腔或盆腔脓肿
创伤	大面积烧伤、挤压伤、盆腔创伤、腰椎骨折、股骨骨折
手术后	心脏搭桥术、房室隔缺损修补术、肾移植、剖宫产术、颅骨切开术
药物	阿片类或麻醉药、抗抑郁药、抗帕金森病药、滥用泻药
心血管系统	心肌梗塞、充血性心衰、恶性高血压、心脏骤停复苏后
神经系统	脑膜炎、脑膜瘤、脑血管意外、帕金森病、阿尔茨海默病、急性脊髓炎
消化系统	急性胰腺炎、急性胆囊炎、自发性细菌性腹膜炎、消化道出血
呼吸系统	慢性阻塞性肺疾患、发作性睡眠呼吸暂停综合征、急性呼吸窘迫综合征
泌尿系统	急、慢性肾功能衰竭

（一）流行病学

多见于 50 岁以上人群，男多于女。目前尚无详细流行病学资料可查。

（二）病因和发病机制

本病为麻痹性肠梗阻，是一种暂时性或可逆性的综合征。严重的腹腔内感染、手术、创伤，消化系统、呼吸系统、循环系统、泌尿系统、神经系统疾病及药理学、代谢紊乱等均可诱发。本病的发病机制目前尚不清楚。

（三）临床表现

1. 症状　小肠假性梗阻患者多在住院期间发病，起病急，常继发于手术、外伤、应用抗抑郁药或其他系统疾病后。全腹痛常见，呈持续性阵发性加剧，部位不固定，伴进行性腹胀，持续 3~5 天。多数患者可有肛门排便、排气减少或消失。其他症状如恶心、呕吐、腹泻及发热等，多轻于机械性肠梗阻的患者。

2. 体征　多有明显的腹部膨隆，全腹膨隆常见。腹部压痛可见于 64% 无缺血的患者，而有缺血和穿孔的患者上升至 87%，气体及肠内容物进入腹腔，出现腹膜刺激征。肠鸣音多可闻及，变化不定，但金属样高调肠鸣音少见。

（四）实验室检查及特殊检查

（1）实验室检查：可有低钾、低钠、低镁血症、高磷酸盐血症等。血常规一般无明显改变，出现中性粒细胞升高，常提示有穿孔或腹膜炎发生。肌酐、尿素氮亦可有异常。

（2）腹部 X 线平片：小肠假性梗阻显示小肠内有大量气体，十二指肠尤为明显，远端小肠气体较少。可有或无气液平面。

结肠假性梗阻患者可见回盲部明显扩张及节段性升结肠、横结肠、降结肠扩张，但结肠袋存在，在结肠脾曲、直肠和乙状结肠连接处及肝曲等处，可见肠腔内充盈的气体突然中断，出现特征性的"刀切征"，气液平面少见。测量盲肠的直径具有重要的临床意义。当盲肠直径小于 12cm 时，一般不会发生穿孔；盲肠直径大于 14cm 时，穿孔的危险性极大。

出现肠穿孔时，可见横膈下游离气体。若穿孔较小，可迅速闭合，则平片上难以显示。

（3）其他检查：结肠镜检查和泛影葡胺灌肠有助于排除机械性肠梗阻，但在穿孔或腹膜炎已经明确的情况下，这两种检查则不宜进行。当与机械性肠梗阻区分困难时，可考虑剖腹探查。

（五）鉴别诊断

依据典型的病史、症状、体征，结合腹部 X 线检查，排除机械性肠梗阻可以做出诊断。本病主要需与下列疾病相鉴别：

（1）急性机械性肠梗阻：急性机械性肠梗阻与小肠假性梗阻的症状和体征非常相似，但二者的治疗原则不同，故其鉴别诊断十分重要。机械性肠梗阻存在器质性病变，常能找到梗阻的证据，如肠内或肠外病变压迫致肠腔狭窄或闭塞等；起病急，临床表现为腹部剧烈绞痛，呈阵发性，其他症状还有呕吐、腹胀、恶心及肛门排气、排便停止等；腹部膨隆，可见胃肠型及蠕动波，腹部有压痛、反跳痛及肌紧张，可闻及肠鸣音亢进，呈高调金属音；腹部平片可见较多气液平面；保守治疗无效，宜早期手术。

（2）急性血运性肠梗阻：常是由于肠系膜血管栓塞或血栓形成所致的肠壁血运循环障碍，引发肠麻痹而使肠内容物不能正常运行。本病发病急，呈渐进性发展，初期腹部绞痛明显，腹胀、腹泻少见，腹部平片可见肠管明显扩张。选择性动脉造影可以明确栓塞部位，有助于诊断。

（3）急性麻痹性肠梗阻：常由于急性弥漫性腹膜炎、腹膜后血肿或感染、腹部大手术、脓毒血症或全身性代谢紊乱等引起，为肠道运动障碍性疾病。主要表现为高度的肠胀气，腹部绞痛少见。腹部平片可见肠管扩张，肠壁变薄。该病若能去除病因，可较快恢复，预后较好。

（六）治疗

急性小肠假性梗阻的治疗原则是解除梗阻病因，恢复肠道动力，使肠内容物正常运行；积极补液，纠正水电解质失衡；应用抗生素防治各种感染。应根据病情选择具体的治疗方案。

1. 一般治疗　对于诊断明确而无严重并发症者通常采用内科保守治疗，包括胃肠减压、禁饮食、补充有效循环血量、纠正水电解质平衡紊乱、营养支持及治疗原发病。停用能引起或加重本病的药物，如麻醉剂、泻药、三环类抗抑郁药、抗胆碱类药等。可指导患者不断更换体位，定期采取俯卧位，以利于肠内气体排出。

2. 药物治疗　目前应用的治疗小肠假性梗阻的药物疗效尚缺乏循证医学证实。主要的几种药物包括胆碱酯酶抑制剂、5－羟色胺受体激动剂、胃动素受体激动剂、毒蕈碱受体激动剂、亲神经物质、一氧化氮合成酶抑制剂和生长抑素类似物。急性小肠假性梗阻的患者，因长期低营养状态，致机体抵抗力较低，肠内的细菌繁殖过度，发生细菌移位，引起菌群失调。可应用抗生素防治感染。

3. 其他治疗

（1）结肠镜减压治疗：结肠镜减压是一种安全而有效的治疗方法。但应首先排除炎症性肠病所致的中毒性巨结肠，并由有经验的医师进行。治疗前可先用生理盐水谨慎灌肠，以便于肠腔的观察和吸引减压。治疗后应立即行腹部立位和侧卧位平片检查，了解有无肠穿孔发生。

（2）手术治疗：剖腹探查的指征包括：①内科保守及结肠镜减压治疗无效；②临床体征提示即将或已经发生肠穿孔（出现腹膜炎体征或盲肠直径＞12cm或腹腔内出现游离气体）。若术中确诊有肠管坏死或穿孔，可行肠切除术。

（3）硬膜外麻醉：如已有肠穿孔征象，则不宜再使用此法。

（七）预后

本病死亡率为25%～30%，若发生肠穿孔，则死亡率更高。

二、慢性小肠假性梗阻

慢性小肠假性梗阻（chronic intestinal pseudo-obstruction，CIP）系指一组以慢性肠梗阻为主要表现，但无机械性肠梗阻的证据的临床综合征，它是由于胃肠道缺乏有效的推动力所致，属胃肠道神经肌肉病。

（一）流行病学

CIP可出现在任何年龄，女性多于男性。内脏异常可发生于任何年龄，与病因有关。如同时侵犯泌尿系统，出现泌尿道的症状；发育异常多见于婴儿或儿童；而退行性病变则出现较晚。

（二）病因和发病机制

Weiss于1939年首先报告在一个家族内发现了本病。CIP病变可累及整个胃肠道和其他脏器肌肉，如膀胱，但主要是小肠。CIP的病变基础在于肠道平滑肌发育不全或衰退和/或自主神经功能障碍，使小肠动力低下或紊乱，引起慢性肠管扩张而无内分泌系统异常。CIP可分为原发性和继发性两组。

1. 慢性原发性小肠假性梗阻　通常无明显诱因，起病突然，病因尚不明确，常有内脏肌病和内脏神经病变。原发性 CIP 具有明显的遗传倾向，分为家族性和非家族性两类。前者约占 3%，多为常染色体隐性或显性遗传。后者多为散发。

2. 慢性继发性小肠假性梗阻　继发性 CIP 多见，其病因达数十种，常继发于其他疾患。

（1）内脏平滑肌病：进行性系统性硬化、系统性红斑狼疮、皮肌炎、进行性肌萎缩、肌营养不良、线粒体肌病、淀粉样变、弥漫性淋巴滤泡样浸润、放射性损伤、Ehlers – Danlos 综合征等可引发继发性小肠平滑肌病变。其组织学特征为小肠固有层肌肉的退行性变和纤维化，而空泡样变性少见。

（2）神经系统疾病：帕金森病、脊髓横断、脑干肿瘤、神经元核内包涵体病、多发性硬化症等可致肠道及肠外神经系统中的胆碱能神经功能紊乱，引起 CIP。

（3）小肠憩室病：小肠多发、弥漫性憩室常伴有肠道肌肉和神经病变，引起慢性小肠假性梗阻。

（4）其他疾病：内分泌病（甲亢或甲减、糖尿病、嗜铬细胞瘤）、结缔组织病（进行性系统性硬化症早期、淀粉样变性）、药物（抗帕金森病药、酚噻嗪、三环类抗抑郁药、麻醉药、长春新碱等）、恶性肿瘤、手术后等。

（三）临床表现

（1）症状：慢性小肠假性梗阻主要表现为腹痛、腹泻、呕吐、便秘和腹泻等肠梗阻症状，有的表现为腹泻与便秘交替发生，多为反复发作性或持续发作性。腹部疼痛可能与肠腔胀气及平滑肌痉挛或内脏高敏性有关，程度轻重不等。腹胀程度差异很大，主要取决于病变的性质、部位和程度，重度腹胀者常难以忍受，腹部明显膨隆。

CIP 主要在小肠者多发生细菌过度生长及停滞襻综合征，引起脂肪痢和腹泻。侵犯结肠时，则结肠明显扩张，发生顽固性便秘。十二指肠、胃及食管亦可累及，产生胃轻瘫、吞咽困难、胸痛等症状。

由于病程较长，且常反复发作，长期腹胀、便秘等可致水电解质及酸碱平衡紊乱、营养吸收障碍，出现食欲下降、体重减轻、营养不良等。

（2）体征：体检常见有恶病质和腹胀。腹部膨隆，小肠受侵为主者，通常在中腹有振水音，胃受累者则多在左上腹部。叩诊呈高度鼓音。听诊肠鸣音低下或消失，偶有肠鸣音亢进，但无气过水声及金属样高调肠鸣音。

（四）实验室检查及特殊检查

（1）实验室检查：实验室检查异常多反映吸收不良和营养不良的严重程度。腹泻患者可发生脂肪泻，继发小肠细菌过度增殖。有的患者存在维生素 B_{12} 吸收不良，可做小肠活检，明确有无黏膜损害。

（2）影像学检查：本病影像学表现类似麻痹性或机械性肠梗阻。当疑及肠梗阻时，可行全消化道钡餐透视，检查胃肠道有无机械性肠梗阻的证据，如能确认多个部位异常，更有利于本病的诊断。对于便秘的患者，应在清肠后，根据情况选择适当的检查方法，以免导致粪便嵌塞。CIP 的影像学表现与病变受累的部位相关，且可能对病变的性质有提示作用。内脏肌病主要特征是结肠增宽增长，缺少结肠袋；内脏神经病的特点是平滑肌收缩不协调，转运迟缓。

（3）肠道动力学检查：小肠动力学检查显示小肠动力低下或紊乱。

（4）其他检查：内镜检查、病理学检查有助于诊断。

（五）诊断和鉴别诊断

CIP 诊断较困难。对于有肠梗阻的临床表现、辅助检查，并排除机械性肠梗阻者方能诊断。

CIP 主要与机械性肠梗阻相鉴别：

（1）机械性肠梗阻：因 CIP 与机械性肠梗阻两者临床表现及腹部 X 线检查相似，但二者的治疗方法完全不同，故必须排除机械性肠梗阻。机械性肠梗阻多能找到梗阻的病因，如肿瘤、寄生虫、外压等。

（2）麻痹性肠梗阻：根据临床症状、体征、辅助检查及病情变化可以鉴别。

（3）血运性肠梗阻：多是由肠系膜上动脉血栓形成或来自心脏的栓子所致。起病急，发展快，初期腹部绞痛明显，腹部平片及选择性动脉造影有助于诊断。

（六）治疗

CIP 的诊断确定后，应区分原发性和继发性，对于继发性 CIP 应明确病因，治疗原发病。一般以对症支持治疗为主，辅以促胃肠动力药，恢复肠动力。

1. 一般治疗　急性发作期，应禁饮食、静脉输液支持，纠正水电解质失衡；非急性期，可进低糖、低脂、低纤维饮食，此外还需补充维生素、微量元素。对于重症患者，可行胃肠造瘘饲管或全胃肠外营养。

2. 药物治疗

（1）促胃肠动力药：在排除机械性肠梗阻的情况下，可应用促胃肠动力药，改善肠道动力。

西沙必利：其作用机制在于选择性地作用于胃肠道 5 – HT 受体，使肌间神经末梢释放乙酰胆碱，加强肠壁收缩力，提高传输速度。近年发现西沙必利存在心脏副作用，其广泛应用受到限制。

莫沙必利：是新一代 5 – HT 受体激动剂，克服了西沙必利在心血管系统的副作用，且不受进食的影响，目前临床上应用较多。

替加色罗：是 5 – HT 受体部分激动剂，与西沙必利类似，具有促进胃排空和增加消化道动力作用，但没有心脏毒性。对于肠易激综合征亦有效。

红霉素：最新的研究表明，低于抗感染剂量的红霉素具有胃动素样作用，直接作用于胃肠道平滑肌，从而产生收缩效应，促进胃肠蠕动。

（2）抗生素：CIP 多伴有肠道内细菌过度生长，可适当给予抗生素抑制细菌生长，减轻腹胀、腹泻，如环丙沙星，甲硝唑等。但对有严重梗阻症状或便秘的患者抗生素应禁用。调节肠道菌群的制剂亦可应用，如思连康、整肠生等。

（3）生长抑素：大剂量生长抑素类似物可减轻腹泻，而小剂量则能引发 MMC，促进肠蠕动，同时抑制细菌生长。因其抑制胆囊排空，故不宜长期应用。

3. 其他治疗　食管受累患者如症状似贲门失弛缓症，可行球囊扩张治疗；腹胀明显者，可予结肠镜减压治疗，减压后应行腹部立位平位片，防止发生肠穿孔。其他方法还有硬膜外麻醉等。必要时采用手术治疗。

（七）预后

原发性 CIP 因目前缺乏有效的治疗方法，预后差，死亡率较高。继发性 CIP 明确病因后，通过病因治疗及支持对症治疗后，症状可明显减轻或消失，预后较好。儿童 CIP 死亡率高，预后极差。

（王俊先）

第三节　小肠菌群紊乱

一、小肠菌群过度生长综合征

小肠菌群过度生长综合征（enteric bacterial over – growth syndrome，EBOS）系指由于近端小肠内细菌数目增加而引起消化吸收障碍的一种疾病。因本病多发生于空肠憩室、狭窄及外科所致的盲袢，过去亦称盲袢综合征、小肠淤滞综合征或淤积袢综合征。临床主要表现为慢性腹泻和小肠吸收不良。

（一）流行病学

目前本病尚缺乏完整的流行病学资料。

（二）病因和发病机制

正常人的小肠近端常是无菌的，这是因为胃及小肠内存在调控正常菌群分布的机制，如胃酸、胆汁和胰液的杀菌作用、胃肠黏膜的正常保护机制、肠内细菌之间的生存竞争机制及回盲瓣的解剖学作用等均可抑制细菌过度生长。如果上述因素发生改变，则可导致小肠内细菌过度生长。小肠憩室、小肠远端狭窄及小肠结肠瘘等小肠结构异常亦是小肠菌群过度生长的原因之一。某些引起小肠动力障碍的疾病也可引起小肠细菌过度生长，如假性肠梗阻、糖尿病、系统性硬化症、淀粉样变性等。

（三）临床表现

临床上多以腹泻、吸收不良、低蛋白血症为首发症状。腹泻可为脂肪泻或水样泻，多伴腹胀、腹痛。其他症状还有消瘦、水肿、贫血、毛发脱落、夜盲、黏膜出血及低钙血症等。

（四）实验室检查及特殊检查

（1）实验室检查：血常规可有贫血，多为巨细胞性贫血。血清白蛋白、胆固醇、甘油三酯、微量元素及矿物质等均可降低。口服柳氮磺胺吡啶或多巴胺，经肠内细菌分解为磺胺吡啶或间羟苯乙酸，尿中可查见这两种物质增多。

（2）呼气试验：患者口服某种药物后，该物质可在肠道内由细菌分解，其产物由口中呼出。通过测定分解产物的含量可间接判断肠内细菌的数量。

（3）小肠液检查：该检查是小肠菌群过度生长综合征的最直接最可靠的一种诊断方法，可明确细胞内感染的情况，通过小肠插管从肠管中吸出小肠液进行细菌学检查，并可测定间接胆汁酸和挥发性脂肪酸，有助于小肠菌群过度生长的判断。

（4）其他检查：消化道钡餐透视及小肠活组织检查亦有助于诊断。

（五）诊断和鉴别诊断

对于有胃肠手术史、胃酸缺乏、糖尿病、硬皮病等病史的患者，如出现脂肪泻、吸收不良、贫血、低蛋白血症、体重减轻等症状时即应怀疑本病。进一步行相关辅助检查，可做出初步诊断。本病需与菌群失调、小肠吸收不良综合征、短肠综合征等相鉴别。

（六）治疗

小肠细菌过度生长综合征的治疗原则：①积极消除病因，纠正可能存在的结构或生理异常；②纠正营养缺乏；③应用抗生素抑制细菌过度生长。

1. 一般治疗　存在小肠结构异常者，如肠瘘、小肠憩室可行手术治疗，恢复小肠正常功能。饮食上以高蛋白、高热量、低脂肪食物为宜，少量多餐，同时注意维生素、微量元素及矿物质的补充。必要时可行全胃肠外营养（TPN）。

2. 药物治疗

（1）抗菌药物：对小肠内过度生长的细菌，原则上选用敏感性高、不良反应小、抗菌谱广、对需氧菌和厌氧菌都有效的抗生素，如头孢菌素、青霉素、甲硝唑、左氧氟沙星等。疗程为 7～10d。

（2）促胃肠动力药：促胃肠动力药可有助于肠道细菌的清除，如甲氧氯普胺、莫沙必利等。对于常规的促胃肠动力药物效果不明显时，可应用奥曲肽及其类似物，50μg，睡前注射，每天 1 次。

（3）微生态制剂：微生态制剂是一类活的细菌制剂，对肠道菌群失调引起的腹泻有较好疗效，如金双歧、培菲康、整肠生、米雅 BM 等。一般不宜与抗生素同时服用。

（七）预后

本病经有效抗生素治疗后，预后较好。

二、抗生素相关性小肠炎

抗生素相关性小肠炎，亦称假膜性肠炎（pseuc‐omembranous colonitis 或 enteronitis）是一种主要发生于结肠、小肠，也可累及的急性肠黏膜纤维素渗出性炎症，黏膜表面有假膜形成。临床上常发生于应用抗生素治疗之后。现已有证据表明，抗生素相关性小肠炎的病原体是艰难梭菌。

（一）流行病学

本病尚无详细流行病学资料可查。

（二）病因和发病机制

本病的致病菌是艰难梭菌，该菌为革兰阳性菌，其产生的肠毒素是主要的致病因子，引起局部肠黏膜血管通透性增加，炎性细胞浸润、出血和坏死，黏液分泌增加。

随着近年来抗生素应用越来越广泛，抗生素相关性肠炎的发生也相应增加，其机制可能为：①对肠道黏膜的直接刺激和损害，引起肠黏膜充血、水肿、糜烂、出血和坏死，发生的部位主要在十二指肠；②抗生素：如林可霉素、阿莫西林、第 3 代头孢菌素等的不合理应用，使肠道正常微生物的生长受到抑制，而使另一些微生物，特别是艰难梭菌过度增殖，最终导致肠道菌群失调。艰难梭菌产生肠毒素，引起一系列的病理生理改变而致病；③抗生素尚可引起血管和凝血功能的改变，继而造成肠道黏膜异常。

（三）临床表现

一般发生于 50 岁以上人群，女性多于男性。发病急，患者多有胃肠手术或其他严重疾患病史，并有长期或近期应用抗生素史。

本病最主要的症状是腹泻，90%~95%为水样便，程度和次数不等，多者10~20次/日，少者可1~2次/日。轻者可于停用抗生素后自愈，重者粪便中可见斑片状或管状假膜排出。多有下腹部疼痛，可为顿痛、绞痛或胀痛，伴腹胀、恶心等。腹部可有压痛、反跳痛和腹肌紧张，易误诊为急腹症。部分患者可出现毒血症症状，如发热、谵妄、低血压、休克，年老体弱者常常发生脱水、电解质酸碱平衡紊乱等。

（四）实验室检查及特殊检查

（1）实验室检查：血常规显示周围血白细胞升高，多在20×10^9以中性粒细胞为主。大便常规可见脓细胞和白细胞，潜血实验呈阳性，但肉眼血便少见。疑诊病例应至少送两份大便标本，进行艰难梭菌的培养，毒素鉴定为致病菌可确诊。

（2）内镜检查：内镜检查能直接明确病变的性质、范围和程度。急性期内镜检查应注意预防肠黏膜出血和穿孔，动作应轻柔、谨慎小心。抗生素相关性肠炎内镜下表现为肠壁充血水肿、糜烂，黏膜表面坏死、斑点状或地图状假膜形成，不易脱落，部分假膜脱落后可形成浅表溃疡。

（3）活组织检查：可见肠黏膜上黏液附着，炎症区有炎性细胞浸润、出血和坏死。伪膜由纤维素样物质、坏死细胞、多核白细胞及细菌菌落组成。血管腔内可见血栓形成。

（4）影像学检查：腹部平片可见无特殊发现，部分可见肠扩张、积气，由于结肠增厚水肿，可出现广泛而显著的指印征。气钡灌肠双重对比造影有助于诊断，但可加重病情，有发生肠穿孔的危险，故一般不主张施行。

（五）诊断和鉴别诊断

根据胃肠手术及抗生素应用的病史，临床上出现腹泻、腹痛、发热等症状，结合实验室和辅助检查，可做出初步诊断。本病需与溃疡性结肠炎、克罗恩病、艾滋病性肠炎及真菌性肠炎等相鉴别。

（六）治疗

抗生素相关性肠炎的治疗包括停用相关抗生素，给予支持对症治疗，促进肠道正常菌群生长，应用抗艰难梭菌药物治疗。

1. 一般治疗　立即停用相关抗菌药物，同时避免应用抑制肠蠕动的药物，减少毒素的吸收。加强支持对症治疗，给予静脉营养支持，纠正水电解质失衡。

2. 药物治疗　对于中、重度病例，应给予抗艰难梭菌抗生素治疗。本病首选万古霉素或甲硝唑。万古霉素或去甲万古霉素，1.0~2.0g/d，口服。甲硝唑每次0.25~0.5g，每日3~4次，口服，疗程均为7~10d，大多数患者治疗反应良好。杆菌肽，亦可用于本病，25 000U，4次/天，口服7~10d。应用微生态制剂可恢复肠道正常菌群，如金双歧、乳酸杆菌片、培菲康等。

3. 其他治疗　对于内科保守治疗无效或出现严重并发症，如肠梗阻、中毒性巨结肠、肠穿孔时，应考虑行手术治疗。

（七）预后

大多数病例经治疗后可获痊愈，轻症病例在停用相关抗生素后，有的可自愈，个别患者经治疗后仍可再度发生腹泻。重症病例，如出现严重并发症如肠梗阻、肠穿孔时，病死率可达 16% ~22% 。

（荣爱梅）

第四节　急性坏死性小肠炎

急性坏死性小肠炎（acute necrotizing enteritis）是一种病因尚未完全明确的急性节段性肠道炎症，病变主要累及空肠和回肠，病理改变以肠壁出血、坏死为特征，故又被称为急性出血坏死性肠炎。其主要临床表现为腹痛、腹泻、便血、腹胀、呕吐及发热等中毒症状。本病发展快，重者可出现败血症、休克、肠麻痹、肠穿孔等，严重威胁患者生命。

一、流行病学

本病呈散发和流行趋势。急性坏死性小肠炎的爆发常因进食未煮熟或变质的肉类引起，如发生于第 2 次世界大战后的德国和 1963 年巴布亚新几内亚的两次流行。本病曾是巴布亚新几内亚高原儿童生病和死亡的主要原因，乌干达、泰国、印度、新加坡和斯里兰卡等国亦有病例报道。我国四川、云南、贵州、甘肃、湖北、浙江、山东等省有散在报道，而以辽宁和广东两省报道的病例最多。农村发病率显著高于城市。本病全年皆可发生，以夏秋季多见。任何年龄均可发病，但儿童、青少年为主要发病对象，男女之比约为 1.7 ：1。

二、病因和发病机制

病因尚未完全阐明，现多认为其发病与感染产生 B 毒素的 C 型产气荚膜梭状杆菌（Welchii 杆菌）有关，一些不良饮食习惯可为促发因素。

C 型产气荚膜梭状杆菌是专性厌氧耐热细菌，产生的 β 毒素可致肠道组织坏死，产生坏死性肠炎。从患者的肠道组织、粪便和可疑食物中可分离出产气荚膜梭状杆菌，针对 β 毒素的免疫可使急性坏死性小肠炎发病明显减少。β 毒素是一种蛋白质，对蛋白溶解酶极为敏感，一些饮食习惯或疾病可以使肠腔中蛋白酶含量或活性降低，β 毒素破坏减少，机体易于发生急性坏死性小肠炎，例如在发病率颇高的巴布亚新几内亚高原地区，当地居民肠腔内蛋白酶浓度低下，这和低蛋白饮食及当地作为主食的甘薯中所含的耐热性胰蛋白酶抑制因子有关。动物实验证实，给动物口服或胃内灌注 Welchii 杆菌菌液并不致病，但如同时灌注含有蛋白酶抑制因子的甘薯或大豆粉，则可致小肠坏死，而含有胰蛋白酶的胰提取液可防止和减轻本病的发生发展。

急性坏死性小肠炎主要病理改变为肠壁小动脉血管壁纤维素样坏死，血栓形成而致小肠出血、坏死。病变以空肠与回肠多见且严重，其次为十二指肠，偶可累及结肠和胃，甚至全胃肠道。病变常呈节段性，一段或多段，常始于黏膜，表现为肿胀、广泛性出血，可有片状坏死和散在溃疡，坏死黏膜表面覆以假膜，与正常黏膜分界清楚。病变可延伸至黏膜肌层，甚至累及浆膜，腹腔内可见混浊渗液。受累肠壁明显增厚、变硬，严重者可致肠溃疡和穿孔。显微镜下可见黏膜或肠壁的凝固性坏死，肠壁间有大量的炎性细胞浸润和炎性渗出液，黏膜往往与下层组织分离。

除肠道病变外，还可有肠系膜淋巴结肿大、软化；肝脂肪变性、急性脾炎、间质性肺

· 235 ·

炎、肺水肿和出血；个别病例有灶性肾上腺坏死。

三、临床表现

（1）发病情况：起病急，发病前多有摄入变质肉类或暴饮暴食史。受冷、劳累、肠道蛔虫感染及营养不良为诱发因素。可有头痛、乏力、全身痛及食欲不振等前驱症状。

（2）腹痛腹泻：腹痛常是首发症状，病初常表现为逐渐加剧的脐周或中上腹阵发性绞痛，其后逐渐转为全腹持续性痛伴阵发性加剧。儿童常以突然腹痛起病，多为全腹痛。腹痛之后即可有腹泻。腹泻和便血为本病特征之一。粪便初为糊状而带粪质，其后渐为黄水样，1~2日后转为血便，出血量从数毫升至数百毫升不等，根据出血量不同呈棕褐色、赤豆汤样或果酱样粪便，甚至可呈鲜血状或暗红色血块，粪质少而有特殊腥臭味。无里急后重感。腹泻严重者可出现脱水和代谢性酸中毒等。

（3）恶心呕吐：常与腹痛、腹泻同时发生，儿童呕吐发生率较高。呕吐物多为胃内容物，还可含有胆汁或咖啡样物。

（4）全身症状：由于肠壁坏死和毒素吸收，起病即可出现全身不适、软弱和发热等症状。体温一般在38~39℃，少数可达40℃以上。发热多于4~7d渐退，持续2周以上者少见。

（5）腹部体征：相对较少。可有腹部膨隆，有时见肠型，可扪及充血水肿增厚的肠襻所形成的包块。压痛多在脐周和上腹部，腹膜炎时腹肌紧张，压痛、反跳痛明显。肠鸣音早期可亢进，而后可减弱或消失。

（6）病程：一般腹泻便血持续2~6d，长者可达1个月以上，且可呈间歇发作或反复多次发作，腹痛在血便消失后减轻，一般血便停止后3~5d消失，但饮食不当可使腹痛加重，或致病情复发。发热时间与血便时间长短相一致。

临床上可以分为以下几型：

（1）胃肠炎型：见于疾病早期，腹痛、腹泻较轻，可伴恶心、呕吐，大便为水样或糊状，全身症状轻或无。

（2）肠出血型：以血水样或暗红色血便为主，量可多达1~2L，出现明显贫血和脱水。

（3）肠梗阻型：腹痛、呕吐频繁、腹胀、排便排气停止，肠鸣音消失，可见肠型。此型较少见。

（4）腹膜炎型：较为常见，腹痛明显、恶心呕吐、腹胀，呈局限性或弥漫性腹膜炎表现。受累肠壁坏死或穿孔，腹腔内有血性渗出液。

（5）中毒性休克型：小儿多见，起病急，或由其他类型发展而成。以周围循环衰竭为突出症状，死亡率高。

四、实验室检查及特殊检查

（1）血液检查：周围血白细胞中度以上增高，可是核左移及中毒颗粒，甚至出现类白血病样反应。红细胞及血红蛋白不同程度下降。血沉多增快。中重症患者有不同程度的电解质、酸碱紊乱。

（2）粪便检查：外观呈暗红或鲜红色，或潜血试验强阳性，镜下见大量红细胞，可见少量或中等量脓细胞，偶见脱落的肠黏膜。大便培养可能发现C型产气荚膜杆菌。

（3）X 线检查：腹部平片可显示小肠扩张或肠麻痹。钡灌肠检查可见肠壁增厚，显著水肿，结肠袋消失，但急性期禁做钡餐和钡灌肠检查，以免诱发肠穿孔。部分病例可见肠痉挛、狭窄和肠壁囊样积气现象。部分病例尚可见肠壁间积气，为部分肠壁坏死，结肠细菌侵入所致；门静脉周围积气：表现为肝门向肝内呈树枝状的透亮区，提示肠坏死；或可见到溃疡、息肉样病变和僵直。

五、诊断和鉴别诊断

诊断主要根据临床表现，腹部 X 线平片对诊断有一定帮助。患者突然腹痛、腹泻、血便、呕吐及存在中毒症状时，应考虑本病可能。本病误诊率高，需与中毒性菌痢、阿米巴肠病、肠套叠、绞窄性肠梗阻、腹型过敏性紫癜、急性 Crohn 病、急性阑尾炎等鉴别。

六、治疗

本病治疗以非手术疗法为主，约 50% 患者经过内科治疗可获得痊愈。

1. 内科治疗　基本原则为积极支持疗法，纠正水、电解质、酸碱平衡紊乱，解除中毒症状，防治休克等并发症。

（1）一般治疗：休息、禁食，腹痛、便血和发热期应卧床休息和禁食。通常轻症患者禁食 1 周左右，重症者需连续禁食 2~3 周，待腹胀消失、腹痛减轻，腹部体征基本消失，大便潜血转阴，临床一般情况明显好转，可逐渐恢复饮食。禁食期间应静脉输注高营养液。

（2）抗休克：迅速补足有效循环血量。除补充晶体溶液外，应适当输注白蛋白、血浆或新鲜全血等，以保持血压稳定及提高胶体渗透压，在此基础上还可应用血管活性药物。

（3）抗菌药物：控制肠道感染是减轻临床症状的重要环节，常用抗生素有氨苄西林、卡那霉素、甲硝唑、庆大霉素及头孢菌素等，一般选两种联合应用，疗程 7~15 天。

（4）肾上腺糖皮质激素：可减轻中毒症状，抗过敏和抗休克，在高热、中毒性休克时可以使用。成人静脉滴注地塞米松 5~20mg/d 或氢化可的松 200~300mg/d，儿童用氢化可的松 4~8mg/kg·d 或地塞米松 1~2.5mg/d，3~5 天逐渐减量停用，以免肠出血及肠穿孔。

（5）支持治疗：本病失水、失钠、失钾者多见，根据病情酌定输液量及成分。一般儿童补液量约 80~100ml/kg·d，成人 2 000~3 000ml/d，成分以 5%~10% 葡萄糖液为主，约占 2/3~3/4，生理盐水占 1/3~1/4，并注意补充电解质，纠正酸中毒。对重症患者及严重贫血、营养不良者，可施以全胃肠外营养。治疗期间多次少量输血，对改善全身症状、缩短病程十分有利。

（6）对症治疗：一般腹痛可用阿托品、山莨菪碱等解痉剂，此类药物尚能改善肠壁毛细血管痉挛，继而减轻肠壁坏死及出血的发生，腹痛严重者可酌情给予哌替啶。腹胀和呕吐严重者可予胃肠减压。出血者可试用酚磺乙胺、氨甲苯酸、巴曲酶等止血药。高热、烦躁者可给予吸氧、解热药、镇静剂或物理降温甚至冬眠疗法。

（7）其他：蛋白酶可水解 β 毒素，减少其吸收。常用 0.6~0.9g 口服，每日 3 次。有人用 C 型产气荚膜梭菌的抗毒血清静滴，取得良效。肠蛔虫感染者在出血停止、全身状况改善后应施以驱虫治疗。

2. 外科治疗　下列情况可考虑手术治疗：①因肠坏死或穿孔而出现腹膜刺激征象；②反复大量肠出血，内科治疗无法控制；③在内科治疗下，肠梗阻表现逐渐严重或局部体征加重，全身中毒症状明显，有休克倾向；④不能排除其他需手术治疗的急腹症。

七、预后

本病重在预防。注意饮食卫生，避免进食不洁蔬菜水果、变质的肉类及隔夜宿食。加强营养也很重要。

【附】新生儿坏死性肠炎

新生儿坏死性肠炎（neonatal necrotizingenterocolitis，NEC）是常见的新生儿胃肠急症，病理改变与急性坏死性小肠炎相似，表现为小肠和结肠不同范围、程度的溃疡和坏死，主要发生于早产儿和低体重儿。近年来 NEC 发病率明显升高，其严重程度、病死率与患儿出生体重和孕周呈负相关。

一、流行病学

新生儿坏死性肠炎可散发或流行，多发生于卫生和食品条件较差的地区，死亡率可达 20% ~40% 。

二、病因和发病机制

一般认为本病是多因素相互影响、共同作用的结果。新生儿尤其早产儿，特异和非特异免疫防御不足，肠道屏障尚未成熟；新生儿窒息、心肺疾病、低血压和休克、严重败血症、喂养过量等造成肠道缺血，肠黏膜易于损伤；喂养、治疗不当使肠道细菌过度繁殖，人工喂养过浓奶液等均可直接损伤肠黏膜。黏膜损伤后，细菌及其副产品侵入破坏黏膜，触发炎性介质的级联反应，进一步损伤黏膜和肠壁，最终可致全层坏死和肠穿孔。

三、临床表现

婴儿常在出生后 3 天到 3 周开始喂养后得病。但 NEC 很少见于母乳喂养者，可能母乳喂养有利于肠道正常菌群的建立及母乳中含有抗体等成分具肠道保护作用。患儿早期为非特异的表现如呼吸暂停、心动过缓、体温不稳定、昏睡。腹胀常见，多伴有呕吐，呕吐物含有胆汁，不能耐受喂养。腹泻开始为稀水便，数日后出现血便或大便潜血。病情恶化时出现尿量减少、低灌注表现。晚期发生腹膜炎时出现腹壁水肿、红斑、压痛、肌卫，腹腔可有积液。腹部包块提示肠穿孔或梗阻。如发生肠穿孔可有气腹。早产儿临床表现更为严重，病情发展迅速，可出现代谢性酸中毒、中毒性休克和 DIC。

四、实验室检查及特殊检查

（1）实验室检查：血液化验见白细胞升高，疾病进展后如出现中性粒细胞减少提示预后差，常有血小板减少和代谢性酸中毒。粪便镜检可见多量红细胞、白细胞，潜血试验阳性，细菌培养多阳性，以大肠杆菌、克雷伯杆菌、梭形芽孢肠杆菌等多见。

（2）X 线检查：对诊断有重要意义，对可疑患儿应 6~8 小时拍片 1 次。腹部平片可见肠梗阻表现。如患儿出现胃肠出血症状，X 线检查可见典型表现：肠管扩张、肠腔内可见多个液平，呈阶梯样改变；可见肠壁囊样积气症、门静脉积气症及肠管固定、扩张僵直：患儿出现败血症性休克或肠穿孔时，X 线可以发现气腹症。

（3）超声检查：发现门静脉积气症的敏感度比 X 线高，也可用于评价腹水，确定腹腔穿刺点，多普勒超声观察肠系膜上动脉的血流，可能对诊断有一定帮助。

五、诊断和鉴别诊断

诊断根据临床表现、X 线和超声检查。凡新生儿特别是早产儿和低体重儿，有围产期窒息或缺氧史，一旦出现腹胀、腹泻及血便，均应考虑本病的可能；NEC 早期腹部平片表现为小肠大肠普遍胀气应与先天性巨结肠相鉴别，后者以腹胀、排便困难为主，无便血，动态观察腹部平片可以鉴别。出现气腹时应与自发性胃穿孔、肠壁肌肉缺陷、伴有或无旋转不良的肠扭转、地塞米松诱导的肠穿孔相鉴别，NEC 不仅有气腹、还有肠壁积气或肠管积气。NEC 与败血症等有关时，应和中毒性肠麻痹区分开，后者无便血、腹部 X 线片上无肠壁积气。

六、治疗

约 20%～40% 患儿需要外科手术治疗，当诊断可疑或明确，没有肠坏死或穿孔时主要依靠非手术治疗，包括加强护理、监护、禁食、胃肠减压、静脉补液、应用广谱抗生素、防止休克等。禁食时间一般为 10～14 天或更长，待腹胀消失、大便潜血转阴、一般情况好转，可恢复饮食。应先喂开水，逐渐过渡到 5% 糖水、稀释奶、正常新生儿饮食。禁食期间静脉输注高营养液，补液 120～150ml/kg·d，同时必须供给一定电解质。抗生素疗程一般 2 周，针对肠道杆菌可用氨苄西林、羧苄西林或头孢三代药物，或根据药物敏感试验来选择。可输入全血、血浆及白蛋白进行支持疗法。发生休克时应迅速扩容，保持有效循环血量，改善微循环，及时应用血管扩张药物。另外消毒隔离、防止交叉感染也很重要。

患儿出现肠穿孔是绝对手术指征，相对指征是严重的酸中毒或血小板减少、休克、少尿、腹块。有人建议 12 条标准提示肠穿孔：①临床恶化；②持续腹部压痛；③腹壁出现红斑；④腹部肿块；⑤大量的消化道出血；⑥气腹；⑦X 线片上持续的扩张肠曲；⑧摄片证明有腹水；⑨严重的血小板减少；⑩腹腔穿刺阳性；⑪严重的肠壁囊样积气；⑫门静脉积气。最佳指征是气腹、门脉积气、腹穿阳性，其次为固定的肠曲、腹壁红斑、腹部肿块。

七、预后

本病死亡率与败血症、DIC、腹水、极低体重儿有关，一般为 20%～40%。过去认为曾患 NEC 的婴儿进入儿童期后，智能发育不受影响，但是最近的研究显示有可能会出现智力发育落后。

（黄　鹿）

第五节　肠结核

肠结核（intestinal tuberculosis）是结核杆菌引起的肠道慢性特异性炎症。

一、流行病学

可见于任何年龄，而以 20～40 岁最多，女性多于男性。我国属于结核病流行区，因艾滋病病毒的流行及人口流动，近年来肺结核发病有上升趋势，故临床上应对本病加以重视。

二、病因和发病机制

肠结核主要由人型结核杆菌引起，少数系牛型结核杆菌所致。感染结核杆菌仅是致病条件，只有当入侵的结核杆菌数量较多、毒力较强，而人体免疫功能低下、肠道局部抵抗力削弱时，才会发病。肠结核主要经胃肠道传播，绝大多数患者继发于肠外结核灶，尤其是排菌性肺结核，患者常因吞咽含结核菌的痰液而致病。经常和开放性肺结核患者共餐而忽视餐具消毒隔离，或饮用未经消毒的带菌牛奶也可致病。肠外结核病变经血行播散或邻近器官的病灶直接蔓延至肠道，也可引起肠结核。

肠结核的最常见部位是回盲部，其次为升结肠、空肠、横结肠、降结肠、阑尾、十二指肠、乙状结肠和直肠。由于机体对结核杆菌的免疫力和结核菌侵入的数量和毒力有所不同，病理表现为溃疡型、增生型和混合型肠结核。机体免疫力低、菌量多且致病力强，表现为溃疡型；反之，则表现为增生型；兼有这两型病理特点的即称为混合型肠结核。

（1）溃疡型肠结核：占大多数。病变始于肠壁的集合淋巴组织和孤立淋巴滤泡，呈充血、水肿及炎症渗出性病变，进一步发展为干酪样坏死，肠黏膜因坏死脱落形成溃疡。溃疡可逐渐融合增大，边缘不整，深浅不一，可深达肌层或浆膜层，可累及周围腹膜或邻近肠系膜淋巴结，引起局限性结核性腹膜炎或肠系膜淋巴结结核。因溃疡周围血管多有闭塞性动脉内膜炎，故引起大出血者少见。由于溃疡常沿肠壁淋巴管走行呈环形，故病变修复时可形成环形肠腔狭窄。肠结核病变发展缓慢，常与周围组织粘连，故溃疡急性穿孔较少见，但可发生慢性肠穿孔而致局部脓肿或肠瘘。

（2）增生型肠结核：病变多局限于盲肠，有时可累及升结肠近段或回肠远段。病变急性期充血、水肿和淋巴管扩张，慢性期大量结核性肉芽肿和纤维组织增生，使局部肠壁增厚、变硬，肠壁狭窄而致肠梗阻。黏膜层可伴有浅表性小溃疡及炎性息肉形成。

三、临床表现

肠结核大多起病缓慢，缺乏特异性症状和体征，主要临床表现有：

（1）腹痛：疼痛部位因病变所在部位不同而异，多位于右下腹部，反映肠结核好发于回盲部，有时可引起脐周或上腹部牵涉痛。一般为隐痛或钝痛，若合并肠梗阻，急性穿孔或阑尾受侵，则疼痛较剧烈。因进食能引起胃回肠反射或胃结肠反射而使病变肠段痉挛，故可诱发腹痛，排便可使之缓解。

（2）腹泻和便秘：腹泻常见于溃疡型肠结核，粪便每日数次至十数次，呈糊状或水样，一般无黏液或脓血，不伴里急后重感。左半结肠受累时可有黏液脓血便，量多，常有恶臭味。有时患者出现腹泻与便秘交替，这是肠功能紊乱的一种表现。便秘者多见于增生型肠结核。

（3）腹块：多位于右下腹，质地中等，表面不平，有压痛，比较固定。腹块主要见于增生型肠结核，也可见于溃疡型肠结核合并有局限性腹膜炎，肠管与周围组织粘连，或同时有肠系膜淋巴结结核。

（4）全身症状：结核中毒症状多见于溃疡型肠结核，表现为不同热型的发热、盗汗、乏力等。患者逐渐出现消瘦、贫血、维生素缺乏等营养不良表现，可同时有肠外结核特别是活动性肺结核的表现。增生型肠结核病程较长，全身情况一般较好，多不伴肠外结核表现。

（5）并发症：见于晚期患者。肠梗阻最常见，多见于增殖型肠结核，一般为慢性不全性肠梗阻。肠穿孔多为慢性，在腹腔形成局限性脓肿、肠瘘，可有瘘管形成。消化道出血少见，多见于十二指肠结核。尚可合并腹膜炎、肠粘连、肠套叠等。

四、实验室检查及特殊检查

（1）血液检查：白细胞计数多正常或升高，淋巴细胞增高，轻中度贫血多见，血沉多增快，可作为估计结核病活动程度的指标。部分患者可有血白蛋白降低。

（2）粪便检查：一般无肉眼黏液或脓血，但显微镜下可减少量脓细胞和红细胞。粪便浓缩查抗酸杆菌和粪便结核菌培养，阳性率均不高。

（3）结核菌素试验：现用纯结核蛋白衍化物（PPD）试验，若为强阳性有助于本病诊断。

（4）X线检查：腹部平片若发现腹腔淋巴结钙化或胸片有肺结核病变，对诊断有帮助。钡餐造影和钡灌肠检查对肠结核有较高诊断价值，但有肠梗阻表现时，钡餐检查应慎重。常见X线造影征象有：①溃疡型肠结核常见肠激惹征象，又称为跳跃征象（stierlin sign），病变肠段钡剂排空很快，充盈不良，而病变上、下肠段钡剂充盈良好。病变部位黏膜皱襞粗乱，可见肠壁溃疡、边缘不整，有时呈锯齿状。②增殖型肠结核常出现盲肠或附近肠段的肠壁增厚僵硬，肠腔狭窄，黏膜呈结节状改变。③晚期多见肠腔狭窄，可伴有近端肠腔扩张或见肠段缩短变形，肠管移位、回肠盲肠正常角度消失等。

（5）结肠镜检查：肠结核病变主要在回盲部，结肠镜可以对全结肠和回肠末段进行直接观察，有重要诊断价值。内镜下见病变肠黏膜充血、水肿、溃疡形成（常呈环形溃疡，边缘呈鼠咬状），大小及形态各异的炎性息肉、肠腔狭窄等。活检如能找到干酪样坏死性肉芽肿或结核杆菌具有确诊意义。

五、诊断和鉴别诊断

如有下列情况应考虑肠结核：①青壮年患者有肠外结核，尤其是开放性肺结核。②临床表现有腹痛、腹泻、右下腹压痛，也可有腹块，原因不明的肠梗阻，伴有结核毒血症状。③结核菌素试验强阳性。④X线钡餐检查发现回盲部有激惹、肠腔狭窄、肠段缩短变形等征象。

对高度怀疑肠结核的病例，如抗结核治疗2~6周有效，可做出肠结核的临床诊断。如病变在回肠末段及结肠者，结肠镜检查及活检有助诊断和鉴别诊断。对诊断有困难者，主要是增殖型肠结核，有时需剖腹探查才能确诊。

肠结核需与下列疾病相鉴别：

（1）克罗恩病：本病与肠结核鉴别要点有：①无肠外结核证据；②病程一般更长，有缓解和复发趋势；③肠梗阻、瘘管等并发症更为常见，可有肛门直肠周围病变；④X线检查病变以回肠末段为主，可有其他肠段受累，并呈节段性分布；⑤结肠镜下溃疡多为纵行、裂隙状，病变之间黏膜正常；⑥抗结核药物治疗无效；⑦Crohn病为非干酪样肉芽肿。

（2）右侧结肠癌：本病的特点有：①发病年龄较大，常在40岁以上；②病程进行性发展；③一般无发热、盗汗等结核中毒症状；④肠梗阻较常见，且出现较早，粪便潜血试验常持续阳性；⑤X 线检查可见病变范围局限，不累及回肠，主要表现为充盈缺损；⑥结肠镜检查及活检可确定结肠癌诊断。

（3）阿米巴性或血吸虫性肉芽肿：既往有相应感染史。脓血便常见。粪便常规或孵化检查发现致病原体。结肠镜检查多有助于鉴别诊断。相应特效治疗有效。

（4）其他：尚需与肠恶性淋巴瘤、慢性细菌性痢疾、溃疡性结肠炎合并逆行性回肠炎、耶尔森菌肠炎及一些少见的感染性肠病，如非典型分枝杆菌、性病性淋巴肉芽肿、梅毒侵犯肠道等相鉴别。

六、治疗

治疗目的是消除症状，改善全身情况，促使病灶愈合及防治并发症。肠结核早期病变是可逆的，故强调早期治疗。

1. 一般治疗　休息和营养可加强患者的抵抗力，是治疗的基础。活动性肠结核须卧床休息。应给予营养丰富、易消化、少渣、无刺激性饮食，必要时可经静脉高营养治疗。

2. 抗结核化学药物治疗　是本病治疗的关键，与肺结核的治疗方案相同，一般选用三联治疗方案，用药时间 1 年以上。

3. 对症治疗　腹痛可用抗胆碱能药物；摄入不足或腹泻严重者应注意纠正水、电解质与酸碱平衡紊乱；有贫血及营养不良者可输血，静脉补充氨基酸或脂肪乳；有肠梗阻者应禁食及行胃肠减压。

4. 手术治疗　适应证包括：①完全性肠梗阻；②急性肠穿孔，或慢性肠穿孔瘘管形成经内科治疗而未能闭合者；③肠道大量出血，经内科治疗无效；④诊断困难需剖腹探查者。

七、预后

早期诊断和及时治疗对肠结核的预后起决定性作用，另外，合理选用抗结核药物，足剂量和足疗程，也是预后的关键。

（黄　鹿）

第六节　肠梗阻

肠梗阻（intestinal obstruction）指肠内容物在肠道中通过受阻，是常见急腹症，可由多种因素引起。

一、流行病学

目前缺乏完善的流行病学资料。

二、病因和发病机制

肠梗阻有多种病因，发病机制不同，其临床表现及预后相差很大，故肠梗阻依据病因和发病机制的不同进行以下临床分型：

1. 按梗阻原因分

（1）机械性肠梗阻：最常见，由机械因素造成肠腔变狭或闭塞，使肠内容物通过障碍。

原因有：①肠外因素，如粘连、肠扭转、嵌顿疝、肠外肿块压迫等。②肠壁病变，如肠道先天性病变、套叠、炎症、肿瘤等导致狭窄。③肠内因素，如粪块、蛔虫团、异物、胆石等堵塞肠腔。

（2）动力性肠梗阻：肠腔无器质性狭窄，是因肠壁肌肉舒缩紊乱而致肠内容物不能正常运行。分为：①麻痹性肠梗阻，多见，因腹部手术、感染中毒、低血钾、脊髓炎等影响肠道神经功能或平滑肌收缩，使肠蠕动丧失。②痉挛性肠梗阻，少见且多短暂出现，是由于肠肌持续过度收缩所致，可见于慢性铅中毒，急性肠炎等并发的肠梗阻。

（3）血运性肠梗阻：肠系膜血管血栓形成或栓塞，肠管血液循环障碍，导致肠麻痹，而使肠内容物不能运行。

2. 按肠壁血运情况分

（1）单纯性肠梗阻：肠壁血运正常，只是肠内容物通过受阻。

（2）绞窄性肠梗阻：梗阻并伴有肠壁血运障碍者，可因肠扭转、肠套叠、嵌顿疝等使肠系膜血管受压或肠系膜血管血栓形成或栓塞引起。

3. 按梗阻部位分

（1）高位小肠梗阻：主要指发生于十二指肠或空肠的梗阻。

（2）低位小肠梗阻：主要指回肠远段的梗阻。

（3）结肠梗阻：多发生于左侧结肠，尤其在乙状结肠或乙状结肠与直肠交界处。

4. 按梗阻程度分　分为部分性与完全性肠梗阻。

5. 按发病缓急分　分为急性与慢性肠梗阻。

值得指出的是，上述各型肠梗阻既相互关联，又可随病理过程演变而转化。例如：单纯性与慢性肠梗阻多为部分性肠梗阻，而一定条件下，单纯性可变为绞窄性，部分性可转成完全性，慢性亦可变为急性肠梗阻。

肠梗阻的主要病理生理变化包括肠膨胀、体液和电解质丢失、感染和毒素吸收三大方面。

（1）肠膨胀：肠梗阻后梗阻以上的肠腔因积气积液而膨胀，梗阻部位越低，时间越长，则肠膨胀越明显。肠腔积气主要来自咽下的空气，其余是由血液弥散或肠内容物腐败、发酵产生的气体。积聚的液体主要是消化液，正常时绝大部分被小肠黏膜吸收，而梗阻后肠膨胀、肠内压增高，既抑制肠黏膜吸收，又刺激其分泌增多，结果肠内液体越积越多。肠内压增高到一定程度，可使肠壁血运障碍，单纯性肠梗阻变为绞窄性肠梗阻。早期主要是静脉回流障碍，肠壁充血、水肿，呈暗红色；继而动脉血流受阻、血栓形成，肠管因缺血而坏死，呈紫黑色，最后可自行破裂。严重的肠膨胀可使膈肌升高，影响患者的呼吸、循环功能。

（2）水电解质、酸碱平衡紊乱：正常成人每日胃肠道分泌液的总量约为8L，绝大部分被再吸收，以保持体液平衡。高位肠梗阻患者频繁呕吐，大量水分及电解质被排出体外；低位肠梗阻时呕吐虽较少，但梗阻以上肠腔中大量积液，造成体液内丢失。如有肠绞窄存在，更丢失大量血液。这些变化导致机体严重缺水、血液浓缩，以及电解质、酸碱平衡失调。但其变化也因梗阻部位的不同而有差别。如为十二指肠第1段梗阻，可因丢失大量胃酸而产生低氯低钾性碱中毒。一般小肠梗阻，丧失的体液多为碱性或中性，钠、钾离子的丢失较氯离子为多，以及在低血容量和缺氧情况下酸性代谢物剧增，加之缺水，少尿可引起严重的代谢性酸中毒。严重的缺钾可加重肠膨胀，并可引起肌肉无力和心律失常。

（3）感染和中毒：正常人小肠内仅有极少数细菌，肠梗阻时内容物滞留，梗阻以上肠腔内细菌大量繁殖，产生许多毒素及其他毒性产物。肠膨胀、肠壁变薄，黏膜屏障破坏，尤其肠管绞窄时，毒素和细菌可通过肠壁引起腹腔感染，并经腹膜吸收产生全身中毒。

肠梗阻的病理生理变化程度随着梗阻的性质、部位而有所差异。如单纯性肠梗阻，以体液丧失和肠膨胀为主。如发生绞窄性肠梗阻，开始时肠壁静脉回流受阻，小静脉和毛细血管瘀血、通透性增强，大量血浆、血液渗入肠腔和腹腔，同时动脉继续向绞窄肠袢供血，使血容量迅速减少。继而动脉血流被阻断，肠管缺血性坏死，当肠坏死、穿孔，发生腹膜炎时，全身中毒尤为严重。最后可因急性肾功能及循环、呼吸功能衰竭而死亡。

三、临床表现

腹痛、呕吐、腹胀和无肛门排气排便是肠梗阻的典型症状，但在各型肠梗阻中表现并不一致。

（1）腹痛：机械性肠梗阻时肠段的最先反应是梗阻以上部位增强蠕动，导致阵发性绞痛，多位于腹中部，也可偏于梗阻所在部位。绞痛的程度和间歇期的长短与梗阻部位的高低和病情的缓急有关，急性空肠梗阻时绞痛较剧烈，结肠梗阻者腹痛一般不如小肠梗阻明显。麻痹性肠梗阻一般无腹绞痛，但可因肠管高度膨胀引起持续性胀痛。

（2）呕吐：很快即可发生，早期为反射性的，呕吐物多为胃内容物，晚期则为反流性呕吐，梗阻部位越高，呕吐越严重。结肠梗阻时因回盲瓣作用，晚期才出现呕吐，呕吐物可含粪汁。如呕吐物呈棕褐色或血性，应考虑绞窄性梗阻。麻痹性肠梗阻时，呕吐多为溢出性。

（3）腹胀：较迟出现，程度与梗阻部位有关，低位肠梗阻及麻痹性肠梗阻常有显著全腹膨胀。结肠梗阻时如回盲瓣关闭良好，梗阻以上结肠可形成闭袢，则腹周高度膨胀且往往不对称。腹胀不均匀对称，是肠扭转等闭袢性肠梗阻的特点。

（4）停止排便排气：完全性肠梗阻后，患者多停止排便排气，但在早期，尤其高位梗阻者，梗阻以下肠内残留的气体和粪便仍可排出，所以不能因此否定完全性肠梗阻诊断。某些绞窄性肠梗阻尚可排出血性液体或果酱样便。

（5）全身症状：单纯性肠梗阻早期，患者全身情况多无明显变化。梗阻晚期或绞窄性肠梗阻，患者可出现严重脱水，电解质、酸碱紊乱表现及感染、毒血症状和休克征象。

（6）腹部体征：视诊：机械性肠梗阻常可见肠型和蠕动波，在慢性梗阻和腹壁较薄者尤为明显。触诊：单纯性肠梗阻因肠管膨胀，可有轻度压痛。绞窄性肠梗阻，可有固定压痛和腹膜刺激征。蛔虫团、肠套叠或结肠癌等导致的梗阻，可触及相应的腹块。叩诊：腹腔有渗液时，可出现移动性浊音。听诊：机械性肠梗阻早期，肠鸣音亢进，有气过水声或金属音。麻痹性肠梗阻或机械性肠梗阻并发腹膜炎时，肠鸣音则减弱或消失。

四、实验室检查及特殊检查

（1）实验室检查：单纯性肠梗阻早期无明显变化，随着病情发展，因缺水、血液浓缩，血常规可有血红蛋白及血细胞比容升高。白细胞和中性粒细胞计数明显增加。血生化可出现血钾、血氯、血钠降低。代谢性酸中毒时，二氧化碳结合力可降低。

（2）X线平片：一般在肠梗阻发生 4~6h，X 线即可出现变化。取直立位或左侧卧位摄片，可见到阶梯状的液平面和充气的肠袢。由于梗阻部位不同，X线表现不一，如空肠黏膜的环状皱襞呈"鱼骨刺"样。结肠胀气时显示结肠袋形，位于腹部周边。

五、诊断和鉴别诊断

在诊断过程中必须明确以下几个问题：

1. 是否肠梗阻　典型肠梗阻具有以下特点：

（1）有腹痛、呕吐、腹胀、停止自肛门排气排便这四大症状。

（2）腹部检查可见肠型或蠕动波、腹部压痛、肠鸣音亢进或消失等体征。

（3）腹部X线透视或拍片可见气胀肠袢及多个液平面。

但某些病例并不完全具备这些典型表现，特别是某些绞窄性梗阻早期，可能与急性坏死性胰腺炎、输尿管结石、卵巢囊肿蒂扭转等疾病混淆，甚至误诊为一般肠痉挛，尤应注意。肠梗阻的原因需根据年龄、病史、症状、体征、X线检查等综合分析而做出判断，新生儿肠梗阻以先天性肠道畸形多见；3岁以下幼儿，则肠套叠多见；儿童可有蛔虫性肠梗阻；青中年病人的常见原因是肠粘连、嵌顿性疝、肠扭转；老年人则以结肠癌或粪块堵塞多见。临床上粘连性肠梗阻最常见，多发生于有腹部手术、外伤或感染史者；而有心脏病者，应考虑肠系膜血管栓塞。

2. 单纯性肠梗阻和绞窄性肠梗阻的鉴别　绞窄性肠梗阻预后严重，必须及早手术治疗，应首先明确或排除。有下列表现者应怀疑为绞窄性肠梗阻：

（1）腹痛发作急骤，起始即呈持续性剧痛，可有阵发性加重，或由阵发性绞痛转为持续性腹痛，或出现腰背痛。

（2）呕吐出现早且频繁，呕吐物为血性或肛门排出血性液体或腹腔穿刺抽出血性液体。

（3）腹胀不对称，可触及压痛的肠袢或有腹膜刺激征，肠鸣音可不亢进。

（4）全身情况急剧恶化，毒血症表现明显，早期出现休克。

（5）X线检查见孤立、固定胀大的肠袢，可见扩张的肠管充满液体状若肿瘤或显示肠间隙增宽，提示有腹水。

（6）经积极非手术治疗而症状、体征无明显改善。

3. 机械性肠梗阻和动力性肠梗阻的鉴别　前者多须手术，后者常不必手术，故鉴别十分重要。首先分析病史有无机械性肠梗阻因素或引起肠动力紊乱的原发病。机械性肠梗阻的特点是阵发性腹绞痛，腹胀早期可不显著，肠鸣音亢进，X线检查见胀气限于梗阻以上的肠管，即使晚期并发肠麻痹和绞窄，结肠也不会全部胀气。麻痹性肠梗阻特征为无绞痛、肠鸣音减弱或消失、腹胀显著，X线检查见全部小肠和结肠都均匀胀气。痉挛性肠梗阻时腹痛突然发作和消失，间歇不规则，肠鸣音减弱而不消失，无腹胀，X线检查肠亦无明显胀气。

4. 高位肠梗阻和低位肠梗阻的鉴别　高位小肠梗阻，呕吐出现早而频繁，腹胀不明显；低位小肠梗阻和结肠梗阻则反之。后两者可通过X线检查鉴别：低位小肠梗阻，扩张的肠管多在腹中部，液平较多，而结肠内无积气。结肠梗阻时扩张的肠管分布在腹周围，胀气的结肠在梗阻处突然中断，小肠内积气则不明显。

5. 完全性肠梗阻和部分性肠梗阻的鉴别　完全性梗阻多为急性发作，症状体征明显且典型。部分性梗阻多为慢性梗阻，症状不明显，可反复发作，可有排气排便。X线检查完全性梗阻者肠袢充气、扩张明显，梗阻以下结肠内无气体；部分性梗阻则否。

六、治疗

治疗原则是纠正因肠梗阻所引起的全身生理紊乱和解除梗阻，包括非手术和手术治疗两方面。

1. 非手术治疗　是被首先采用的治疗措施，手术治疗必须在此基础上进行。多数动力性肠梗阻只需非手术治疗。对单纯性机械性肠梗阻，尤其早期部分性肠梗阻，如粘连或蛔虫、粪块阻塞所致的肠梗阻，通过非手术治疗可使症状解除；早期肠套叠、肠扭转引起的肠梗阻亦可在严密观察下先行此法使患者免于手术。但在治疗期间必须严密观察，如症状体征不见好转或反有加重，即应手术治疗。非手术治疗具体包括以下措施：

（1）禁食、胃肠减压：怀疑有肠梗阻存在，应严格禁食，超过2天即应给予营养治疗。有效的胃肠减压能减少肠腔内积液积气及细菌和毒素量，减轻腹胀，降低肠腔内压，改善肠壁血液循环及因腹胀引起的循环和呼吸窘迫症状。少数轻型单纯性肠梗阻经有效的减压后可恢复畅通。对需手术治疗者，胃肠减压可减少手术操作困难，增加安全性。

高位小肠梗阻一般采用较短的 Levin 管；低位小肠梗阻和麻痹性肠梗阻，用较长的 Miller – Abbott 管并能放置至梗阻部位，则效果较好；结肠梗阻发生肠膨胀时，插管减压多无效，常需手术减压。

（2）纠正水、电解质和酸碱平衡紊乱：是极重要的措施。输液的种类和量要根据患者呕吐情况、脱水类型及程度、尿量及尿比重、血液浓缩程度、血电解质及肌酐测定、血气分析及中心静脉压监测情况综合分析计算。不但要补充因呕吐、胃肠减压等外丢失量，还要充分考虑到渗至肠腔、腹腔等的内丢失量。要注重酸中毒的纠正及钾的补充。绞窄性肠梗阻和机械性肠梗阻晚期尚应注意血浆或全血等的补给。

（3）防止感染和中毒：适时合理应用抗生素可防止因梗阻时间过长或发生绞窄时继发的多种细菌感染。一般选用以抗革兰阴性杆菌及厌氧菌为主的广谱抗生素。

（4）恢复肠道功能：可试用口服或胃肠灌注油类、中医中药、针灸等方法解除梗阻。麻痹性肠梗阻如无外科情况可用新斯的明注射、腹部芒硝热敷等治疗。肠套叠可用空气钡灌肠法，乙状结肠扭转可用结肠镜，使之复位解除梗阻。

此外，适当应用镇静剂、解痉剂等进行对症处理，麻醉性止痛剂只能在确定手术治疗后使用。

2. 手术治疗　各种类型绞窄性肠梗阻、绝大多数机械性肠梗阻，以及非手术治疗无效的患者，需做手术治疗。由于急性肠梗阻患者的全身情况常较严重，所以手术的原则和目的是：在最短手术时间内，以最简单的方法解除梗阻和恢复肠腔的通畅。具体手术方法要根据梗阻的病因、性质、部位及全身情况而定。手术的主要内容为：①松解粘连或嵌顿性疝，整复套叠或扭转的肠管等，以消除梗阻的局部原因；②切除坏死或有肿瘤的肠段，引流脓肿等，以清除局部病变；③行肠造瘘术以解除肠膨胀，肠吻合术以绕过病变肠段等，恢复肠道功能。

七、预后

绞窄性肠梗阻的预后不良，死亡率高，达10%～20%。而单纯性肠梗阻相对较好，死亡率约3%。

（黄　鹿）

第七节　小肠肿瘤

一、小肠肿瘤

（一）概述

小肠肿瘤（small intestine tumor，SIT）是指发生于小肠的肿物，可发生于小肠各种组织，种类繁多，临床表现缺乏特异性，复杂多样，缺乏有效诊断方法，漏诊或误诊率高，而小肠肿瘤手术切除较容易，早期治愈率较高。因此，早期诊断是提高小肠肿瘤诊治水平的关键。临床医师必须熟悉小肠肿瘤的流行病学及临床表现，对有反复腹痛、腹部包块、不全性肠梗阻及不明原因发热或消化道出血等临床表现的患者应将小肠肿瘤作为主要鉴别诊断之一，对于小肠疾病的各种检查手段宜合理选择、联合应用、互为补充，对于检查阴性而症状反复者须注意定期随访。

（二）流行病学

小肠占胃肠道全长的70%~80%，其黏膜面积逾消化道总面积的90%，但小肠肿瘤少见。目前缺乏详细的流行病学资料，但依据现有的临床资料，认为小肠肿瘤约占全胃肠道肿瘤的1%~5%，小肠原发性恶性肿瘤约占全胃肠道恶性肿瘤的1%~3.6%。好发部位依次为回肠、空肠、十二指肠，以恶性肿瘤居多，约占75%，良性者约占25%。发病年龄多在40岁以上，男性多见，男：女=1.64：1。

（三）病因和发病机制

小肠肿瘤的发病与遗传因素、环境因素、免疫因素、胆盐衍生物及病毒感染等因素有关。

（1）遗传因素：研究表明，某些遗传性综合征的患者患小肠癌的发病率明显高于一般人群，约占1%~5%，家族性腺瘤性息肉病危险性最高。遗传性非息肉病性结肠癌综合征的患者可发生多源发性癌，常见于结肠、胃、子宫及卵巢。发生于小肠的 Peutz – Jegh – ers 综合征常引起肠梗阻。

（2）环境因素：临床研究发现，回肠造瘘术的患者发生造瘘术内腺癌的发生率高，可能由于术后回肠造瘘部的菌群与结肠相似，接触的致癌物多于正常回肠。另外，克罗恩病发生癌变的部位多位于炎症活动的病变区，故考虑与慢性炎症刺激及黏膜的内分泌细胞异常增殖有关。

（3）免疫因素：各种原因引起的免疫功能低下者的小肠肿瘤发病率高于一般人群。艾滋病者以 Kaposi 肉瘤和淋巴瘤较常见。

（4）胆盐及其衍生物：研究发现胆盐在细菌的作用下可转变成致癌物质，后者在小肠肿瘤的形成过程中起一定的作用。脂肪摄入与小肠肿瘤的发生明显相关。

二、小肠良性肿瘤

小肠良性肿瘤（benign tumor of the small intestine）发病年龄以40~60岁多见，男女发病率相近。肿瘤通常根据组织来源分类，其中腺瘤、平滑肌瘤、脂肪瘤、血管瘤相对常见，而纤维瘤、神经纤维瘤、淋巴管瘤较罕见。

（一）临床病理

（1）腺瘤：好发于十二指肠，可以是单个或多个，也可成串累及整个小肠段。由增生的黏膜腺上皮构成，常呈息肉状。根据其组织学结构可分为4种类型，其中管状腺瘤是十二指肠内最常见的良性肿瘤，绒毛状腺瘤和管状绒毛状腺瘤容易发生癌变，Brunner腺瘤罕见、极少恶变。

（2）平滑肌瘤：好发于空肠和回肠，多单发，由梭形平滑肌细胞组成，边界清楚，但无包膜，外观灰色，呈分叶状。肿瘤大小不一，生长方式多种，以腔内生长多见。约15%～20%的平滑肌瘤可发生恶性变。

（3）脂肪瘤：为起源于黏膜下层、界限明显的脂肪组织肿块，好发于回肠末端，多见于老年男性。

（4）血管瘤：多见于空肠，分为毛细血管瘤、海绵状血管瘤、混合型血管瘤3种类型，无被膜，界限不清。

（5）纤维瘤及神经纤维瘤：均少见。纤维瘤由致密的胶原囊及多少不等的成纤维细胞组成，可累及黏膜下、肌层或浆膜层。神经纤维瘤由增生的神经膜细胞和成纤维细胞构成，多发生在终末回肠、盲肠部和升结肠及其相关的肠系膜，常为多发性而称为神经纤维瘤病。

（6）错构瘤样病变：最常见的是Peutz－Jeghers综合征，有家族史。错构瘤不属于癌前病变，是肠道息肉而不是真性肿瘤。典型的临床表现是界限清晰的黑色素斑，直径1～2mm，分布在面部、唇颊黏膜、前臂、手掌、足底、指（趾）和肛周区。息肉数目很多，大小不等，多在空肠和回肠。

（二）临床表现

小肠良性肿瘤多无症状，而在手术、体检或尸检时发现，少数患者以急腹症或腹部肿块就诊。其临床表现与肿瘤类型、瘤体大小、部位、生长方式等有关，一般认为腹痛、消化道出血、腹部肿块、肠梗阻为主要表现，但对确定肿瘤性质无鉴定意义。如腺瘤、平滑肌瘤、脂肪瘤均可使表面黏膜糜烂、溃疡而发生肠道出血，亦都能引起肠套叠、肠腔狭窄、肠扭转导致肠梗阻。血管瘤和错构瘤样病变均主要表现为反复消化道出血。

（三）实验室检查及特殊检查

（1）实验室检查：血常规可有血红蛋白减少，白细胞升高。

（2）X线钡餐检查：应作为常规和首选，主要的X线表现包括充盈缺损、肠袢推移、龛影及肠套叠或梗阻。

（3）内镜检查：胃镜及结肠镜检查可发现十二指肠和回肠末端的肿瘤，对怀疑小肠肿瘤者具有重要的鉴别意义。小肠镜对本病的诊断有重要作用，但因这种方法费时长、技术高，临床尚未普及。胶囊内镜的应用可提高小肠肿瘤的检出率，其缺点是不能取活检。超声内镜对小肠肿瘤的诊断亦有重要价值。

（4）其他：腹部CT、B超、放射性核素扫描及选择性肠系膜上动脉造影有助于小肠肿瘤的诊断。对于疑诊者，必要时可行腹腔镜检或剖腹探查。

（四）诊断和鉴别诊断

小肠肿瘤的诊断较为困难，近年来，随着影像、腹腔镜、小肠镜以及胶囊内镜等诊疗技术的提高和应用，其检出率明显提高。对有以下临床表现者需警惕小肠肿瘤可能性：①原因不明的小肠梗阻，或反复发作的不完全性小肠梗阻，并可以除外术后肠粘连及腹壁疝的患者。②原因不明的多次消化道出血，或伴有贫血表现而无胃及结肠病变的患者。③原因不明的下腹部或脐周肿块患者。宜进一步做 X 线或内镜检查等方法加以明确，必要时可考虑剖腹探查。

（五）治疗

手术是首选方法，由于小肠良性肿瘤可引起严重并发症，并有恶变可能，因此一旦诊断明确即应积极切除。近年来，由于内镜和腹腔镜技术发展，一些病例可采用内镜、腹腔镜治疗。

（六）预后

一般经手术切除或内镜下治疗者预后良好，少数可发生癌变。

三、原发性小肠恶性肿瘤

原发性小肠恶性肿瘤（primary malignant tumorof the small instestine）占全消化道恶性肿瘤的 1% ~3%，60 ~70 岁较多，男性多于女性。小肠恶性肿瘤以腺癌、恶性淋巴瘤多见，平滑肌肉瘤及类癌较少见，其他少见的尚有脂肪肉瘤、纤维肉瘤、血管肉瘤和恶性神经鞘瘤等。

（一）临床病理

（1）腺癌：好发于十二指肠和空肠上段，尤以十二指肠降部最多见。组织学分为腺癌、黏液腺癌及未分化癌，以分化较好的腺癌多见。腺癌呈息肉样肿块或浸润型增生，容易转移至区域淋巴结，晚期穿透浆膜侵犯邻近脏器，并可转移到肝、肺、肾和肾上腺等处。小肠腺癌有时可同时有两个原发病灶，另一个癌灶可位于结肠、乳房、胰腺、肾脏等器官。

（2）平滑肌肉瘤：占各型小肠肉瘤的 90% 以上，可发生于小肠各段，以空肠最多，十二指肠最少。小肠平滑肌肉瘤与平滑肌瘤往往较难区别，肿瘤细胞异型性、凝固性坏死和核分裂象多少对平滑肌肉瘤诊断及其恶性程度判断很重要，一般认为 10 个高倍镜视野下 > 5 个核分裂象是诊断平滑肌肉瘤的依据。肉瘤可直接浸润周围组织或通过血道转移，常见的是肝、肺和骨转移，也可通过腹膜种植转移。

（3）类癌：是一组源于嗜铬细胞，能产生小分子多肽或肽类激素的肿瘤，即 APUD 细胞瘤。90% 以上的类癌发生于胃肠道，主要见于阑尾、小肠和直肠。小肠类癌发病年龄平均60 岁左右，男性较多。多见于末端回肠，常为黏膜下多发性小肿瘤，发生转移者远多于阑尾和直肠类癌，转移主要和肿瘤大小有关。

（4）恶性淋巴瘤。

（二）临床表现

早期常无典型临床表现，甚至无症状，中晚期出现症状亦表现多样复杂且无规律。主要临床表现有：

（1）腹痛：最常见，轻重不一，隐匿无规律，呈慢性过程，也有急性起病呈急腹症。腹痛可因肠梗阻、肿瘤牵拉、肠管蠕动失调及继发肠管炎症、溃疡、穿孔所致。

（2）消化道出血：以腺癌最常见，平滑肌肉瘤和淋巴瘤次之。可表现为间歇性，反复小量出血，亦可表现为急性消化道大出血。

（3）肠梗阻：多为不完全性梗阻，如肿瘤带动肠扭转，可导致绞窄性肠梗阻。

（4）腹块：恶性肿瘤腹部肿块多于良性肿瘤，肉瘤多于腺癌。

（5）肠穿孔：恶性肿瘤穿孔发生率明显高于良性肿瘤，常由于肠壁发生溃疡、坏死、感染引起，可导致腹膜炎，死亡率高。

（6）其他：常可出现腹泻、发热、腹胀、乏力、贫血、消瘦等症状，位于十二指肠的肿瘤，特别是十二指肠乳头及其附近可出现黄疸。肿瘤广泛浸润可压迫淋巴管引起乳糜泻、小肠吸收不良、低蛋白血症、浮肿、恶病质、腹水及远处转移等症状。此外，类癌由于能分泌 5 - 羟色胺、缓激肽、组胺等生物活性因子，可引起血管运动障碍、胃肠症状、心肺病变等，称为类癌综合征。

（三）实验室检查及特殊检查

各种检查手段运用应遵循合理顺序。腹部平片可显示小肠梗阻的典型征象。怀疑患者小肠肿瘤，常先行胃、十二指肠镜和结肠镜检查，能发现十二指肠和回肠末端病变。如无病变，可通过导管插入将稀钡注入小肠行低张气钡双重对比 X 线检查。如已有梗阻，则禁用稀钡灌肠造影，可先插管吸引减压，梗阻缓解后再用 30% 泛影葡胺溶液经管缓注造影，也有助于小肠肿瘤诊断。X 线主要表现为病变部肠管僵硬、黏膜破坏、充盈缺损、龛影或不规则狭窄，伴有近侧的扩张张及组织阴影等。若上述 X 线造影检查阴性，并不能排除肿瘤存在可能性，应进一步采用选择性肠系膜上动脉造影，对血管瘤和血管丰富的平滑肌肿瘤、腺癌等具有较高诊断率。放射性核素扫描能显示胃肠道出血部位，与血管造影联合应用可提高诊断率，并可作为血管造影的预先检查方法。近年来，内镜技术发展，可望提高小肠肿瘤早期检出率：双气囊小肠镜能观察全部小肠的病变并能进行组织活检，超声内镜对十二指肠肿瘤的诊断和鉴别诊断具有重要的价值，胶囊内镜亦应用于临床，患者耐受良好。至于 B 超、CT 及 MRI，对肿瘤早期诊断价值不大，但对中晚期肿瘤性质鉴别、生长和浸润转移情况、指导肿瘤分期、穿刺活检以及治疗方案有意义。总的来说，虽然小肠肿瘤的检查方法很多，但各有其局限性，应注意联合应用。如经各种检查仍不能确诊，应考虑行腹腔镜检查或剖腹探查术。

（四）诊断和鉴别诊断

小肠恶性肿瘤早期症状多缺乏或不典型，极易漏诊误诊，而且从症状出现到明确诊断往往经历较长时间，一经确诊，多属于晚期。因此对出现下列情况应做进一步检查，及早确诊：①近期食欲减退、消瘦、腹痛、不明原因的反复消化道出血或持续大便隐血阳性，而经食管、胃、结肠等部位各种检查未发现病变者；②无痛性黄疸、慢性腹泻或不完全性肠梗阻，成人反复肠套叠或腹部有肿块者；③不明原因的贫血，伴有粪便隐血反复阳性或有慢性小肠穿孔及腹部包块伴压痛者。

（五）治疗

手术仍为首选的治疗方法，应尽可能行根治手术。多数小肠恶性肿瘤对化、放疗不敏感，化疗需根据病理分类选用药物，以联合用药较好，肝转移者还可行供瘤动脉栓塞化疗。但小肠淋巴瘤术后应辅以化疗和/或放疗，能明显减少术后复发和提高治愈率。化疗也可提高腺癌术后疗效，但类癌一般对化疗不敏感，类癌患者还应注意防治类癌综合征。

（六）预后

在小肠恶性肿瘤中，5 年生存率腺癌最低，约 20% ~ 28%，预后最差。

四、小肠恶性淋巴瘤

小肠恶性淋巴瘤（malignant lymphoma of the small instestine）起源于肠道黏膜下淋巴组织，在小肠恶性肿瘤中占较大比例，发病年龄多在 40 ~ 50 岁，男多于女，发病部位以回肠最多，其次为空肠。

（一）临床病理

根据组织病理学，淋巴瘤可分为霍奇金淋巴瘤（Hodgkin lymphoma，HL）和非霍奇金淋巴瘤（non Hodgkin lymphoma，NHL）两大类。2001 年 WHO 的分型方案将淋巴组织肿瘤分为三大类：B 细胞肿瘤、T 和 NK 细胞肿瘤和 HL。NHL 大部分为 B 细胞性，常有侵袭性，发展迅速，早期即易远处扩散。小肠恶性淋巴瘤多为成熟 B 细胞肿瘤，T 细胞淋巴瘤和 HL 很少见。常见的淋巴瘤亚型有：

（1）弥漫性大 B 细胞淋巴瘤：最常见的侵袭性 NHL，呈弥漫生长，常有 BCl - 2 或 BCl - 6 基因过表达。

（2）伯基特淋巴瘤（Burkitt lymphoma，BL）：多见于感染 EB 病毒的儿童和青少年，多累及末端回肠，是严重的侵袭性 NHL。BL 由形态一致的小无裂细胞组成，表达表面 IgM 和泛 B 细胞标志，伴 t（8；14），与 MYC 基因表达有关。

（3）结外边缘区 B 细胞淋巴瘤：是发生在结外淋巴组织淋巴滤泡及滤泡外套之间区域的淋巴瘤，亦称为黏膜相关性淋巴样组织（MAIJT）淋巴瘤。细胞表达分泌型免疫球蛋白，B 细胞相关抗原，常出现 3 号染色体三体，cylin D_1（ - ）。临床预后较好，但也可能向高度恶性转化。

（4）套细胞淋巴瘤：由淋巴小结外套区的 B 淋巴细胞发生，常在肠黏膜下形成多个结节，肉眼观察似息肉，称淋巴瘤息肉病。细胞常同时表达 sIgM、IgD、泛 B 细胞抗原 CD_{19}、CD_{20}、CD_{22} 和 T 细胞相关抗原 CD_5，常有 t（11；14），表达 cylin D_1。本病多见于老年男性，发展迅速，化疗完全缓解率低。

（5）滤泡淋巴瘤：发生于生发中心的淋巴瘤，细胞表达泛 B 细胞标志和 BCl - 2 蛋白，伴 t（14；18）。肿瘤属低度恶性 B 细胞淋巴瘤，但不易治愈，病程长，反复复发或转成侵袭性。

（6）T 细胞淋巴瘤：原发性于肠道者少见，包括肠病型 T 细胞淋巴瘤和无肠病表现的 T 细胞淋巴瘤，以前者常见，来源于肠道黏膜 T 淋巴细胞群。细胞表达全 T 细胞抗原（CD_3^+、CD_7^+），也表达 CD_8 和黏膜淋巴抗原 CD_{103}，常存在 TCRβ 基因的克隆性重排。本病多见于有麸质过敏性肠病病史的成年男性，病变常见于空肠，呈单个或多发的黏膜溃疡，为穿孔性，伴或不伴相关性包块。病情进展快，预后差。

（二）临床表现

小肠恶性淋巴瘤病程较短，症状较明显。主要表现为腹痛，呈隐痛、钝痛或胀痛，当有梗阻时，出现阵发性绞痛。其次为恶心、呕吐、食欲减退、体重下降、乏力、腹泻、便秘、间歇性黑便、吸收不良综合征等。常有发热，易并发肠穿孔，也可发生肠套叠。体检时可扪及腹部包块，质地较硬，呈结节状，有时尚可触及肿大淋巴结。

（三）诊断和鉴别诊断

诊断要排除继发性小肠恶性肿瘤，可参考 Dawson 原发性胃肠淋巴瘤诊断标准：①无浅表淋巴结肿大；②无肝脾肿大；③胸片无纵隔淋巴结肿大；④周围血白细胞总数及分类正常；⑤手术证实病变局限于小肠及引流区域淋巴结。

怀疑小肠恶性淋巴瘤，应进一步做影像、内镜等检查。X 线钡剂造影可显示小肠呈现不规则边缘，多发性结节状隆起或溃疡形成。B 超、CT 可显示肠壁局限或不规则增厚，腹腔淋巴结肿大等，超声内镜有助于判断病变深度和分期，对疑难病例应尽早手术，内镜下活检及术后组织病理学检查是最可靠的确诊方法。在组织学诊断基础上，应尽量采用单克隆抗体、细胞遗传学和分子生物学技术，按 WHO 的淋巴组织肿瘤分型标准进行分类分型诊断。

明确淋巴瘤的诊断后，还需根据其分布范围进行临床分期，可参考表 8-2。

表 8-2 原发性小肠 NHL 分期

分期	分布
I 期	累及小肠局部肠段，无淋巴结转移
II 期	累及小肠局部肠段，伴局部淋巴结转移
III 期	累及小肠和膈上、下淋巴结，脾脏
IV 期	广泛累及器官和组织，无论其有无淋巴结受累

（四）治疗

应采取手术，放、化疗等相结合的综合治疗。手术可以切除病灶，解除肿瘤所致的肠梗阻，还可预防出血和穿孔。对肿瘤局限于某一肠段，无或仅有区域淋巴结转移或肠道梗阻有明显外科体征者，首选手术治疗。但除局限于黏膜层的孤立病灶外，其余术后需辅加放疗或化疗，对有残存病变者可先给予放疗。

如病变广泛则根据肿瘤范围和恶性程度，进行以化疗为主的放、化疗结合的综合治疗。滤泡淋巴瘤、边缘区淋巴瘤等低度恶性 NHL，放、化疗有效，但不易缓解。单药可给予苯丁酸氮芥或环磷酰胺，联合化疗可用 COP 方案（环磷酰胺、长春新碱、泼尼松）。临床资料表明无论单药或联合化疗，强烈化疗效果差，不能改善生存。新药氟达拉宾、2-氯去氧腺苷等有报道能提高缓解率。高度恶性 NHL，如大 B 细胞淋巴瘤、套细胞淋巴瘤、周围性 T 细胞淋巴瘤等，不论分期均应以化疗为主，常用的化疗方案为 CHOP（环磷酰胺、阿霉素、长春新碱、泼尼松），BACOP（博莱霉素、阿霉素、环磷酰胺、长春新碱、泼尼松）等，伯基特淋巴瘤等增生极快，应采用强烈的化疗方案予以治疗。小肠 HL 非常少见，其化疗方案同其他部位的 HL，一般首选 ABVD 方案（阿霉素、博莱霉素、长春碱、达卡巴嗪）。

近年来，生物辅助治疗淋巴瘤取得可喜进展：①单克隆抗体。凡 CD_{20} 阳性的 B 细胞淋巴瘤，均可用 CD_{20} 单抗治疗，与化疗合用疗效更好。②干扰素 α 用作低度恶性淋巴瘤化疗后的维持治疗，可延长患者的无病生存期。③Bcl-2 的反义寡核苷酸可减少 Bcl-2 基因的表达，促使表达 Bcl-2 的淋巴瘤细胞凋亡，靶向治疗淋巴瘤。

中、高度恶性 NHL 患者，如常规治疗只取得部分缓解或复发，应及时做自体骨髓移植治疗。对某些高危型如伯基特淋巴瘤，如不为化疗和放疗所缓解，宜考虑行异基因骨髓移植。

（五）预后

恶性淋巴瘤预后较差，仅次于腺癌，5 年生存率约35%，与年龄、性别、组织病理类型及原发肿瘤大小等因素有关。

（贺庆娟）

第九章

大肠疾病

第一节　溃疡性结肠炎

溃疡性结肠炎（ulcerative colitis，UC）是一种慢性非特异性的结肠炎症性疾病。病变主要累及结肠的黏膜层及黏膜下层。临床表现以腹泻、黏液脓血便、腹痛和里急后重为主，病情轻重不一，呈反复发作的慢性过程。

一、流行病学

该病是世界范围的疾病，但以西方国家更多见，亚洲及非洲相对少见。不过，近年我国本病的发病率呈上升趋势。该病可见于任何年龄，但以 20～30 岁最多见，男性稍多于女性。

二、病因及发病机制

该病病因及发病机制至今仍不清楚，可能与下列因素有关：

1. 环境因素　该病在西方发达国家发病率较高，而亚洲和非洲等不发达地区发病率相对较低；在我国，随着经济的发展，生活水平的提高，该病也呈逐年上升趋势，这一现象提示环境因素的变化在 UC 发病中起着重要作用。其可能的解释是：生活水平的提高及环境条件的改善，使机体暴露于各种致病原的机会减少，致使婴幼儿期肠道免疫系统未受到足够的致病原刺激，以至于成年后针对各种致病原不能产生有效的免疫应答。此外，使用非甾体抗炎药物，口服避孕药等均可促进 UC 的发生；相反，母乳喂养、幼年期寄生虫感染、吸烟和阑尾切除等均能不同程度降低 UC 的发病率。这些均提示环境因素与 UC 的发生发展有关。

2. 遗传因素　本病发病呈明显的种族差异和家庭聚集性。白种人发病率高，黑人、拉丁美洲人及亚洲人发病率相对较低，而犹太人发生 UC 的危险性最高。在家庭聚集性方面，文献报道 29% 的 UC 患者有阳性家族史，且患者一级亲属发病率显著高于普通人群。单卵双胎共患 UC 的一致性也支持遗传因素的发病作用。近年来遗传标记物的研究，如抗中性粒细胞胞质抗体（anti-neutrophil cytoplasmic antibodies，p-ANCA）在 UC 中检出率高达 80% 以上，更进一步说明该病具有遗传倾向。不过该病不属于典型的孟德尔遗传病，而更可能是多基因遗传病。近年对炎症性肠病易感基因位点定位研究证实：位于 16 号染色体上的 CARD 15/NOD$_2$ 基因与克罗恩病的发病有关，而与 UC 的发病关系不大，提示遗传因素对炎症性肠病的影响，在克罗恩病中较 UC 中更为明显。

3. 感染因素　微生物感染在 UC 发病中的作用长期受到人们的关注，但至今并未发现与 UC 发病直接相关的特异性病原微生物的存在。不过，近年动物实验发现大多数实验动物在肠道无菌的条件下不会发生结肠炎，提示肠道细菌是 UC 发病的重要因素。临床上使用抗生素治疗 UC 有一定疗效也提示病原微生物感染可能是 UC 的病因之一。

4. 免疫因素　肠道黏膜免疫反应的异常目前被公认为在 UC 发病中起着十分重要的作用，包括炎症介质、细胞因子及免疫调节等多方面。其中，各种细胞因子参与的免疫反应和炎症过程是目前关于其发病机制的研究热点。人们将细胞因子分为促炎细胞因子（如 IL - 1、IL - 6、TNF - α 等）和抗炎细胞因子（如 IL - 4、IL - 10 等）。这些细胞因子相互作用形成细胞因子网络参与肠黏膜的免疫反应和炎症过程。其中某些关键因子，如 IL - 1、TNF - α 的促炎作用已初步阐明。近年采用抗 TNF - α 单克隆抗体（infliximab）治疗炎症性肠病取得良好疗效更进一步证明细胞因子在 UC 发病中起着重要作用。参与 UC 发病的炎症介质主要包括前列腺素、一氧化氮、组胺等，在肠黏膜损伤时通过环氧化酶和脂氧化酶途径产生，与细胞因子相互影响形成更为复杂的网络，这是导致 UC 肠黏膜多种病理改变的基础。在免疫调节方面，T 细胞亚群的数量和类型的改变也起着重要的作用，Th1/Th2 比例的失衡可能是导致上述促炎因子的增加和抗炎因子下降的关键因素，初步研究已证实 UC 的发生与 Th2 免疫反应的异常密切相关。图 9 - 1 概括了目前对 UC 病因及发病机制的初步认识。

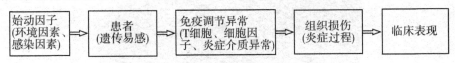

图 9 - 1　UC 病因及发病机制

三、病理

病变可累及全结肠，但多始于直肠和乙状结肠，渐向近端呈连续性、弥漫性发展及分布。

1. 大体病理　活动期 UC 的特点是：①连续性弥漫性的慢性炎症，病变部位黏膜充血、水肿、出血，呈颗粒样改变；②溃疡形成，多为浅溃疡；③假息肉形成，并可形成黏膜桥（图 9 - 2A）。缓解期 UC 的特点为：黏膜明显萎缩变薄，色苍白，黏膜皱襞减少，甚至完全消失（图 9 - 2B）。

2. 组织病理学　活动期 UC 炎症主要位于黏膜层及黏膜下层，较少深达肌层，所以较少发生结肠穿孔、瘘管或腹腔脓肿等。最早的病变见于肠腺基底部的隐窝，有大量炎症细胞浸润，包括淋巴细胞、浆细胞、单核细胞等，形成隐窝脓肿（图 9 - 3）。当数个隐窝脓肿融合破溃时，便形成糜烂及溃疡。在结肠炎症反复发作的慢性过程中，肠黏膜不断破坏和修复，导致肉芽增生及上皮再生，瘢痕形成，后期常形成假息肉。慢性期黏膜多萎缩，黏膜下层瘢痕化，结肠缩短或肠腔狭窄。少数患者可发生结肠癌变。

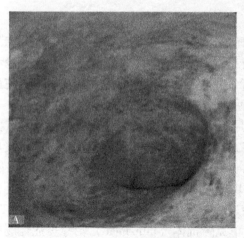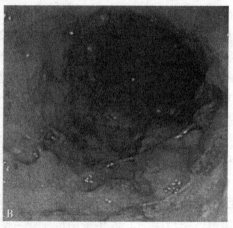

图9-2 溃疡性结肠炎（内镜）

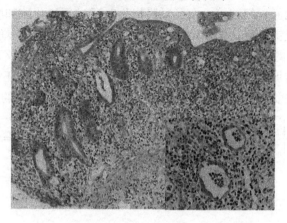

图9-3 溃疡性结肠炎（HE×40及×200）

四、临床表现

（一）症状和体征

多数起病缓慢，少数急性起病，病情轻重不等，病程呈慢性经过，表现为发作期与缓解期交替。

1. 消化系统症状

（1）腹泻：见于大多数患者，为最主要的症状。腹泻程度轻重不一，轻者每天排便3~4次，重者可达10~30次。粪质多呈糊状，含有血、脓和黏液，少数呈血水样便。当直肠受累时，可出现里急后重感。少数患者仅有便秘，或出现便秘、腹泻交替。

（2）腹痛：常有腹痛，一般为轻度至中度，多局限于左下腹或下腹部，亦可涉及全腹，为阵发性绞痛，有疼痛-便意-便后缓解的规律。

（3）其他症状：可有腹胀、厌食、嗳气、恶心和呕吐等。

2. 全身症状 中重型患者活动期常有低热或中度发热，重度患者可出现水、电解质平衡紊乱，贫血、低蛋白血症、体重下降等表现。

3. 体征 轻中型患者或缓解期患者大多无阳性体征，部分患者可有左下腹轻压痛，重型或暴发型患者可有腹部膨隆、腹肌紧张、压痛及反跳痛。此时若同时出现发热、脱水、心动过速及呕吐等应考虑中毒性巨结肠、肠穿孔等并发症。部分患者直肠指检可有触痛及指套带血。

4. 肠外表现　UC 患者可出现肠外表现，常见的有骨关节病变、结节性红斑、皮肤病变、各种眼病、口腔复发性溃疡、原发性硬化性胆管炎、周围血管病变等。有时肠外表现比肠道症状先出现，常导致误诊。国外 UC 的肠外表现的发生率高于国内。

（二）临床分型与分期

1. 临床类型

（1）初发型：指无既往史的首次发作。

（2）慢性复发型：发作期与缓解期交替出现，此型临床上最多见。

（3）慢性持续型：症状持续存在，可有症状加重的急性发作。

（4）暴发型：少见，急性起病，病情重，血便每日 10 次以上，全身中毒症状明显，可伴中毒性巨结肠、肠穿孔、脓毒血症等。

上述各型可互相转化。

2. 严重程度

（1）轻度：腹泻每日 4 次以下，便血轻或无，无发热，脉搏加快或贫血，血沉正常。

（2）中度：介于轻度与重度之间。

（3）重度：腹泻每日 6 次以上，伴明显黏液血便，有发热（体温 >37.5℃），脉速（ >90 次/分），血红蛋白下降（ <100g/L），血沉 >30mm/h。

3. 病情分期　分为活动期及缓解期。

4. 病变范围　分为直肠、乙状结肠、左半结肠（脾曲以远）、广泛结肠（脾曲以近）、全结肠。

（三）并发症

1. 中毒性巨结肠　见于暴发型或重度 UC 患者。病变多累及横结肠或全结肠，常因低钾、钡剂灌肠、使用抗胆碱能药物或阿片类制剂等因素而诱发。病情极为凶险，毒血症明显，常有脱水和电解质平衡紊乱，受累结肠大量充气致腹部膨隆，肠鸣音减弱或消失，常出现溃疡肠穿孔及急性腹膜炎。本并发症预后极差。

2. 结肠癌变　与 UC 病变的范围和时间长短有关，且恶性程度较高，预后较差。随着病程的延长，癌变率增加，其癌变率病程 20 年者为 7%，病程 35 年者高达 30%。

3. 其他并发症　有结肠息肉、肠腔狭窄和肠梗阻、结肠出血等。

五、实验室及其他检查

1. 血液检查　中重度 UC 常有贫血。活动期常有白细胞计数增高，血沉加快和 C 反应蛋白增高，血红蛋白下降多见于严重或病情持续病例。

2. 粪便检查　肉眼检查常见血、脓和黏液，显微镜下可见红细胞和白细胞。

3. 免疫学检查　文献报道，西方人血清抗中性粒细胞胞质抗体（p - ANCA）诊断 UC 的阳性率约为 50% ~70%，是诊断 UC 较特异的指标。不过对中国人的诊断价值尚需进一步证实。

4. 结肠镜检查　结肠镜检查可直接观察肠黏膜变化，取活检组织行病理检查并能确定病变范围，是诊断与鉴别诊断的最重要手段。但对急性期重度患者应暂缓检查，以防穿孔。活动期可见黏膜粗糙呈颗粒状、弥漫性充血、水肿、血管纹理模糊、易脆出血、糜烂或多发性浅溃疡，常覆有黄白色或血性分泌物。慢性病例可见假息肉及桥状黏膜、结肠袋变钝或消失、肠壁增厚，甚至肠腔狭窄。

5. X线检查　在不宜或不能行结肠镜检查时，可考虑行X线钡剂灌肠检查。不过对重度或暴发型病例不宜做钡剂灌肠检查，以免加重病情或诱发中毒性巨结肠。X线钡剂灌肠检查可见结肠黏膜紊乱，溃疡所致的管壁边缘毛刺状或锯齿状阴影，结肠袋形消失，肠壁变硬呈水管状，管腔狭窄，肠管缩短。低张气钡双重结肠造影则可更清晰地显示病变细节，有利于诊断。

六、诊断和鉴别诊断

（一）诊断

由于该病无特异性的改变，各种病因均可引起与该病相似的肠道炎症改变，故该病的诊断思路是：必须首先排除可能的有关疾病，如细菌性痢疾、阿米巴痢疾、慢性血吸虫病、肠结核等感染性结肠炎以及结肠克罗恩病、缺血性肠病、放射性肠炎等，在此基础上才能做出本病的诊断。目前国内多采用2007年中华医学会消化病分会制定的UC诊断标准，具体如下：

1. 临床表现　有持续或反复发作的腹泻、黏液脓血便伴腹痛、里急后重和不同程度的全身症状，病程多在4~6周以上。可有关节、皮肤、眼、口和肝胆等肠外表现。

2. 结肠镜检查　病变多从直肠开始，呈连续性、弥漫性分布，表现为：①黏膜血管纹理模糊、紊乱或消失、充血、水肿、易脆、出血和脓性分泌物附着，亦常见黏膜粗糙，呈细颗粒状。②病变明显处可见弥漫性、多发性糜烂或溃疡。③缓解期患者可见结肠袋囊变浅、变钝或消失以及假息肉和桥形黏膜等。

3. 钡剂灌肠检查　①黏膜粗乱和（或）颗粒样改变。②肠管边缘呈锯齿状或毛刺样，肠壁有多发性小充盈缺损。③肠管短缩，袋囊消失呈铅管样。

4. 黏膜组织学检查　活动期和缓解期的表现不同。活动期：①固有膜内有弥漫性、慢性炎症细胞和中性粒细胞、嗜酸性粒细胞浸润。②隐窝有急性炎症细胞浸润，尤其是上皮细胞间有中性粒细胞浸润和隐窝炎，甚至形成隐窝脓肿，可有脓肿溃入固有膜。③隐窝上皮增生，杯状细胞减少。④可见黏膜表层糜烂、溃疡形成和肉芽组织增生。缓解期：①中性粒细胞消失，慢性炎症细胞减少。②隐窝大小、形态不规则，排列紊乱。③腺上皮与黏膜肌层间隙增宽。④Paneth细胞化生。

可按下列标准诊断：①具有上述典型临床表现者为临床疑诊，安排进一步检查。②同时具备以上条件1和2或3项中任何一项，可拟诊为本病。③如再加上4项中病理检查的特征性表现，可以确诊。④初发病例、临床表现和结肠镜改变均不典型者，暂不诊断为UC，需随访3~6个月，观察发作情况。⑤结肠镜检查发现的轻度慢性直、乙状结肠炎不能等同于UC，应观察病情变化，认真寻找病因。

（二）鉴别诊断

1. 急性感染性结肠炎　包括各种细菌感染，如痢疾杆菌、沙门菌、直肠杆菌、耶尔森菌、空肠弯曲菌等感染引起的结肠炎症。急性发作时发热、腹痛较明显，外周血白细胞增加，粪便检查可分离出致病菌，抗生素治疗有效，通常在 4 周内消散。

2. 阿米巴肠炎 病变主要侵犯右半结肠，也可累及左半结肠，结肠溃疡较深，边缘潜行，溃疡间黏膜多属正常。粪便或结肠镜取溃疡渗出物检查可找到溶组织阿米巴滋养体或包囊。血清抗阿米巴抗体阳性。抗阿米巴治疗有效。

3. 血吸虫病 有疫水接触史，常有肝脾肿大，粪便检查可见血吸虫卵，孵化毛蚴阳性。急性期直肠镜检查可见黏膜黄褐色颗粒，活检黏膜压片或组织病理学检查可见血吸虫卵。免疫学检查亦有助鉴别。

4. 结直肠癌 多见于中年以后，直肠指检常可触及肿块，结肠镜和 X 线钡剂灌肠检查对鉴别诊断有价值，活检可确诊。须注意 UC 也可引起结肠癌变。

5. 肠易激综合征 粪便可有黏液，但无脓血，镜检正常，结肠镜检查无器质性病变的证据。

6. 其他 出血坏死性肠炎、缺血性结肠炎、放射性肠炎、过敏性紫癜、胶原性结肠炎、白塞病、结肠息肉病、结肠憩室炎以及人类免疫缺陷病毒（HIV）感染合并的结肠炎应与本病鉴别。此外，应特别注意因下消化道症状行结肠镜检查发现的轻度直肠、乙状结肠炎，需认真检查病因，密切观察病情变化，不能轻易做出 UC 的诊断。

七、治疗

活动期的治疗目的是尽快控制炎症，缓解症状；缓解期应继续维持治疗，预防复发。

1. 营养治疗 饮食应以柔软、易消化、富营养少渣、足够热量、富含维生素为原则。牛乳和乳制品慎用，因部分患者发病可能与牛乳过敏或不耐受有关。对病情严重者应禁食，并予以完全肠外营养治疗。

2. 心理治疗 部分患者常有焦虑、抑郁等心理问题，积极的心理治疗是必要的。

3. 对症治疗 对腹痛、腹泻患者给予抗胆碱能药物止痛或地芬诺酯止泻时应特别慎重，因有诱发中毒性巨结肠的危险。对重度或暴发型病例，应及时纠正水、电解质平衡紊乱。贫血患者可考虑输血治疗。低蛋白血症患者可补充人血白蛋白。对于合并感染的患者，应给予抗生素治疗。

4. 药物治疗 氨基水杨酸类制剂、糖皮质激素和免疫抑制剂是常用于 IBD 治疗的三大类药物对病变位于直肠或乙状结肠者，可采用 SASP、5 - ASA 及激素保留灌肠或栓剂治疗。

在进行 UC 治疗之前，必须认真排除各种"有因可查"的结肠炎，对 UC 做出正确的诊断是治疗的前提。根据病变部位、疾病的严重性及活动度，按照分级、分期、分段的原则选择治疗方案。活动期 UC 治疗方案的选择见表 9 - 1。

表 9 - 1 活动期 UC 药物治疗的选择

病期、严重程度	部位	药物与给药方式
轻中度	远端结肠炎	口服氨基水杨酸类制剂
		氨基水杨酸类制剂或糖皮质激素灌肠（栓剂）
	近端或广泛结肠炎	口服氨基水杨酸类制剂或糖皮质激素
重度	远端结肠炎	口服/静脉注射糖皮质激素或糖皮质激素灌肠

续　表

病期、严重程度	部位	药物与给药方式
	近端或广泛结肠炎	口服/静脉注射糖皮质激素
暴发型	广泛结肠炎	静脉注射糖皮质激素或免疫抑制剂
糖皮质激素依赖或抵抗型		加用免疫抑制剂

5. 手术治疗　手术治疗的指征为：①大出血。②肠穿孔。③肠梗阻。④明确或高度怀疑癌变。⑤并发中毒性巨结肠经内科治疗无效。⑥长期内科治疗无效，对糖皮质激素抵抗或依赖的顽固性病例。手术方式常采用全结肠切除加回肠造瘘术。

6. 缓解期的治疗　除初发病例，轻度直肠、乙状结肠 UC 患者症状完全缓解后可停药观察外，所有 UC 患者完全缓解后均应继续维持治疗。维持治疗时间目前尚无定论，可能是 3～5 年或终身用药。糖皮质激素无维持治疗的效果，在症状缓解后应逐渐减量，过渡到氨基水杨酸制剂维持治疗。SASP 和 5 - ASA 的维持剂量一般为控制发作剂量的一半，并同时口服叶酸。免疫抑制剂用于 SASP 或 5 - ASA 不能维持或糖皮质激素依赖的患者。

八、预后

初发轻度 UC 预后较好，但大部分患者反复发作，呈慢性过程。急性暴发型，并发结肠穿孔或大出血，或中毒性巨结肠者，预后很差，死亡率高达 20%～50%。病程迁延漫长者有发生癌变的危险，应注意监测。

（史志红）

第二节　结肠息肉

结肠息肉（colonic polyps）是指结肠黏膜隆起性病变。结肠息肉分为有蒂或无蒂息肉。直径小于 5mm 为小息肉，大于 2cm 为大息肉。来源于上皮组织的结肠息肉样病变多见，以腺瘤样息肉最多，来源于非上皮组织的脂肪瘤、平滑肌瘤、神经纤维瘤、纤维瘤、脉管瘤等少见。结肠息肉通常无症状，发展到一定程度可形成溃疡，发生肠道出血、腹痛，甚至肠梗阻。尸检发现 55 岁以上 30%～50% 有腺瘤，其中 10% 大于 1cm。临床表现缺少特征性，并且一部分可以癌变，临床实践中应予以重视。

一、结肠息肉分类（表 9 - 2）

表 9 - 2　结肠息肉的分类

肿瘤性息肉	非肿瘤性息肉	黏膜下病变
良性息肉（腺瘤）	正常上皮息肉	深部囊性结肠炎
管状腺瘤	增生性息肉	肠气囊肿
绒毛状腺瘤	幼年性息肉	淋巴性息肉病（良性和恶性）
管状绒毛状腺瘤	Peutz - Jeghers 息肉	脂肪瘤
家族性腺瘤性息肉病	Cowden 综合征	类癌
Gardner 综合征	炎性息肉	转移性肿瘤
Turcot 综合征	炎症性肠病	

续 表

恶性息肉（癌）	细菌感染或阿米巴
非浸润性癌	血吸虫
原位癌	
黏膜内癌	
浸润性癌（超过黏膜肌层）	

二、病理

结肠炎性息肉，可见被覆的结肠上皮大部分糜烂脱落，黏膜下由大量的炎性肉芽组织组成（图9-4A）。管状腺瘤由大小形态不一的腺管状结构组成，腺上皮增生，细胞核细长笔杆状、呈不同程度的假复层增生（图9-4B）。家族性腺瘤性息肉病，由增生的绒毛状腺体组成，被树枝状分支的血管平滑肌组织分隔成分叶状（图9-4C）。

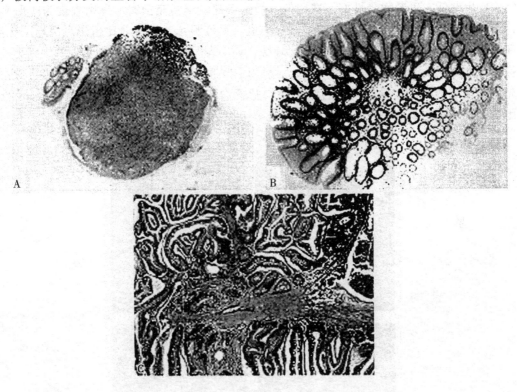

图9-4 结肠息肉（HE，A～C×40、40、100）

三、临床表现与诊断

（一）症状和体征

结肠息肉可无任何临床症状，50%以上患者是在体检中发现。大于1cm的息肉可表现为间断性出血，随着肿瘤体积的增大，症状逐渐明显，表现为不同程度的腹部不适和（或）腹痛、粪便性状或习惯改变，甚至出现消化道大出血、肠套叠和肠梗阻，体检可触及腹部包块。症状与肿瘤组织学类型、发生部位、数目和形态学特征相关，如绒毛状腺瘤易发生便血，较大的有蒂脂肪瘤可致消化道出血，大肠良性肿瘤还可引起肠套叠。幼年性息肉病的发病高峰在 4~5 岁，仅偶见于成年人。30 岁以前结肠多发息肉应考虑为家族性，腺瘤性息肉多见于 40 岁以后，并随年龄增加而增多。黏膜下肿瘤多见于 40 岁以后。胃肠道多发性息肉病多有明显的家族史并伴有典型的肠外表现，如 Peutz - Jeghers 综合征的口周黏膜、指（趾）、皮肤色素沉着具有特征性，对确立诊断极有帮助。

（二）直肠指检和粪便潜血试验

1. 直肠指检　直肠指检为最简便的低位直肠和肛管疾病诊断方法，也最易被忽视。每一例被怀疑结肠息肉的患者，都应进行该项检查。

2. 潜血试验　潜血试验为最早被推广应用的结肠肿瘤筛检试验方法，但对诊断结肠息肉而言价值有限。

3. X 线诊断　钡剂灌肠和双重对比钡剂灌肠造影检查在结肠息肉的诊断上敏感性较高，并发症发生率低，患者耐受性好、费用低，受到青睐。结肠充钡时，息肉表现为团形充盈缺损，光滑整齐。有蒂带息肉可稍活动，加压有利于病变显示。双重对比造影息肉显示更清楚，呈现边缘锐利的高密度影，常有一圈钡影环绕，如果表面有糜烂或溃疡则呈现不规则影。绒毛状腺瘤可见多个线条样钡纹影（图 9-5）。黏膜下肿瘤表现为边缘光滑、黏膜正常的肠腔内圆形充盈缺损或透亮区，质地较软的脂肪瘤、脉管瘤可有"挤压"征。但直径 <1cm 的小息肉比结肠镜检查更易漏诊，对可疑病变不能取组织活检明确诊断也是其不足。

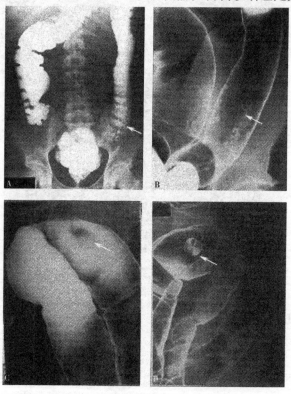

图 9-5　结肠息肉（气钡双重造影）

（三）内镜诊断

内镜检查是结肠息肉的主要诊断手段，包括电子内镜、放大内镜、色素内镜、仿真内镜等，这些技术的应用提高了结肠微小病变的检出率。

1. 结肠镜检查　是结肠息肉确诊的首选方法。上皮来源的大肠良性肿瘤内镜直视下表现为黏膜局限性隆起的息肉样病变，与周围正常黏膜呈锐角或有蒂相连（图9-6A），表面光滑或粗糙，有颗粒感，甚至乳头状突起，呈深红色，可单发或多发。内镜下若病灶无蒂或有宽基的短蒂（图9-6B）、体积较大、形状不规则、顶端溃疡或糜烂、表面明显结节不平、质脆或硬、易出血，应高度怀疑息肉癌变。钳取腺瘤顶部、糜烂及溃疡边缘处的组织活检阳性率较高，全瘤切除组织连续切片检查更可靠。黏膜下的大肠良性肿瘤多呈丘状隆起，表面黏膜正常，常有桥形皱襞，肿瘤的质地与肿瘤的来源有关，活检时常可见黏膜在肿物表面滑动，而肿物不与黏膜一同被提起，提起的黏膜呈天幕状外观，深凿式活检才有可能获取足够的组织标本。

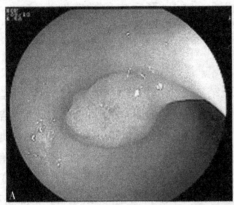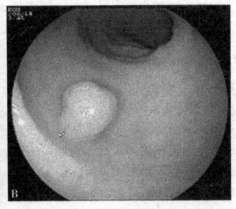

图9-6　结肠息肉（内镜）

2. 染色内镜和放大内镜　染色内镜即在内镜下对病灶喷洒一些染色剂，如靛胭脂，配合放大内镜可发现常规内镜难以识别的微小病灶，提高诊断敏感性，准确估计病变范围（图9-7）。诊断肿瘤性息肉的敏感性为95.1%，特异性为86.8%，诊断准确性为91.9%。

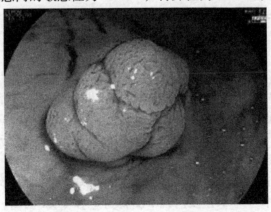

图9-7　结肠息肉（染色内镜）

3. 超声内镜检查 超声内镜（ultrasonic endoscope，EUS）主要用于肿瘤浸润深度和黏膜下肿瘤的诊断。正常情况下，EUS 所显示的大肠壁 5 层结构包括：第 1 层，即大肠黏膜和腔内液体交界面的强回声层；第 2 层，即黏膜层（包括黏膜肌层），呈现低回声层；第 3 层，即黏膜下层与黏膜下固有层界面反射形成的强回声层；第 4 层，即固有肌层呈现的低回声层；第 5 层，即浆膜与其周围组织交界面呈现的强回声层。EUS 可清晰地显示肿瘤浸润深度、来源、肿瘤内部回声和瘤体大小。EUS 对大肠黏膜下肿瘤的诊断价值较大，优于一般内镜和 X 线影像学检查。

4. 仿真结肠镜检查 又称 CT 结肠造影检查，是利用特殊的计算机软件功能，将螺旋 CT、高场 MRI、三维 DSA 或超声成像采集的图像源数据在工作站进行图像处理后，对结肠表面具有相同像素的部分进行立体重建，再利用计算机模拟导航技术进行腔内观察，并赋予人工伪彩和光照效果，连续回放，获得类似结肠镜检查直视观察效果的三维动态影像。该技术可显示全结肠，可发现直径 >0.5mm 的结肠息肉和肿瘤，其敏感性与病变的大小有关，直径越大，敏感性越高。有报道，诊断直径 >0.5mm 的结肠息肉的敏感性为 66% ~100%，特异性为 63% ~90%；而检测直径 <0.5mm 的结肠息肉的敏感性较低（11% ~45%）。

四、结肠息肉恶变

结肠腺瘤息肉与结肠癌关系密切，研究发现结肠息肉患者发生大肠癌的危险度是非息肉人群的 22 倍。大多数（50% ~70%）的大肠癌是在腺瘤基础上发展而来，腺瘤是结肠癌的前驱现象。与结肠腺瘤恶变密切关联的三个主要特征是腺瘤大小、组织学类型和不典型增生程度。多倾向于不典型增生程度与恶性转化关系更为密切。直径 <1cm 的腺瘤中仅有 1.3% 的癌变率，假如其组织主要是由绒毛状成分组成或含有重度不典型增生成分，则癌变率分别增至 10% 和 27%。直径 1 ~2cm 的腺瘤癌变率为 9.5%，直径 >2cm 的腺瘤癌变率为 46.0%。不典型增生中，轻度、中度和重度不典型增生的癌变率分别为 5.7%、18.0% 和 34.5%。有蒂息肉样腺瘤癌变率为 4.5%，广基腺瘤的癌变率为 10.2%。扁平腺瘤的癌变率为 10% ~25%。家族性幼年型息肉癌变率为 10% ~20%；家族性腺瘤性息肉病癌变率为 100%。Peutz – Jeghers 综合征癌变率尚有争议，有报告称可达 10%。

五、结肠息肉治疗

（一）内镜治疗

内镜治疗结肠息肉具有方法简单、创伤小、省时、费用低等优点。

1. 内镜治疗的目的 目地：①全瘤组织检查以明确诊断。②治疗结肠息肉的并发症。③切除腺瘤，预防大肠癌的发生。内镜治疗的适应证有：①有蒂腺瘤样息肉。②直径 <5mm 的无蒂腺瘤样息肉（EPMR 和 ESD 的应用已可切除直径 >10cm 和无蒂息肉）。③分布散在的多发性腺瘤样息肉。

2. 内镜治疗方法 圈套器电凝切除、热活检、分块切除、局部注射息肉切除、双极法切除、内镜下黏膜切除术（EMR）及内镜下黏膜剥离术（ESD）等。

（二）手术治疗

对于内镜下无法切除的良性息肉及恶性息肉应采用腹腔镜或外科手术治疗。

六、治疗后随访

腺瘤切除后易复发，切除后应定期随访。术后第 1 年内再发生息肉的危险性是正常同龄人群的 16 倍，直至 4~6 年后多数患者才与一般人群相似。复发瘤切除后，再次复发者仍占 1/3 左右，尤其是直径 >2cm 的腺瘤、绒毛状腺瘤、重度不典型增生或癌变腺瘤复发率更高。结直肠腺瘤性息肉的息肉切除后监测包括：

（1）腺瘤切除术后第 1 年应做结肠镜或气钡双重对比造影检查 1 次，发现病灶及时处理；如果没有发现病变，改为 3 年检查 1 次，连续 2 次阴性可结束随访。

（2）高危人群随访可半年 1 次，1 年后每年 1 次，连续 2 年阴性后，改为 3 年 1 次，再连续 2 次阴性后可结束随访。

（3）结肠大息肉切除后的随访：这类息肉切除后早期局部复发或腺瘤残余发生率高达 25%，应间隔 3~6 周行内镜检查，以便发现残留的腺瘤组织，并加以切除，直至切除部位呈现光滑的瘢痕。一旦证实病变完全切除，其后应在 3 个月和 6 个月时内镜检查 1 次，如无复发或发现新的病变，以后可每年内镜检查 1 次。

（4）大肠黏膜下肿瘤内镜下切除后，应每年 1 次，随访 3 年，如未见复发则可结束随访。

（黄　鹿）

第三节　肠易激综合征

肠易激综合征（Irritable bowel syndrome，IBS）为一种与胃肠功能改变有关，以慢性或复发性腹痛、腹泻、排便习惯和大便性状异常为主要症状而又缺乏胃肠道结构或生化异常的综合征，常与胃肠道其他功能性疾病如胃食管反流性疾病和功能性消化不良同时存在。临床上根据其症状可分为：①腹泻型；②便秘型；③腹泻 - 腹胀型；④腹泻 - 便秘交替型。以前两种为主。

一、流行病学

IBS 在世界各地的发病率差别很大。据西方统计，IBS 约占成年人群的 14%~22%，男女比例 1：1.1~1：2.6，其中只有 50% 的 IBS 患者就医。另有资料显示欧美人群的患病率约为 7.1%~13.6%。在我国的发病率为 0.8%~5.6%，18~30 岁是高发患者群，目前认为与学习和工作压力过大、生活节奏过快有关，50 岁以上发病率减少。其发病普遍女性多于男性；白种人发病高于有色人种，犹太人高于非犹太人。学生、知识分子和领导干部高于工人、农民，城市患者明显多于农村。

二、病因和发病机制

病因尚不明确，与精神神经因素、肠道刺激因素包括食物、药物、微生物（贺氏杆菌等）等有关。目前认为，IBS 的病理生理学基础主要是胃肠动力学异常和内脏感觉异常，肠道感染后和精神心理障碍是 IBS 发病的重要因素。

（1）胃肠动力学异常：最近一些研究显示 IBS 患者结肠电慢波及小肠电慢波与正常人

无显著差异，结肠电慢波主频率为 3～5 周次/min，小肠电慢波主频率为 9～12 周次/min。但是对 IBS 患者的肛门直肠测压结果显示 IBS 患者的直肠运动和压力有异常改变。腹泻型 IBS（D-IBS）患者的直肠肛管静息压和最大缩榨压升高，便秘型 IBS（G-IBS）患者的最大缩榨压降低，为 IBS 直肠动力异常提供了新的依据。

（2）内脏感知异常：IBS 患者除腹泻便秘症状外同时可伴有腹痛及腹部不适，单纯用胃肠动力异常解释不了。IBS 患者的结肠肌肉在轻微的刺激下就会发生痉挛，结肠敏感性以及反应性均比正常人高。

（3）精神因素：心理应激对胃肠运动有明显影响。大量调查表明，IBS 患者存在个性异常，焦虑、抑郁积分显著高于正常人，应激事件发生频率亦高于正常人。

（4）分泌异常：IBS 患者小肠黏膜对刺激性物质的分泌反应增强，结肠黏膜分泌黏液增多。

（5）感染：愈来愈多的研究提示部分患者 IBS 症状发生于肠道感染治愈之后，其发病与感染的严重性与应用抗生素的时间有一定相关性。

（6）脑-肠作用：近年来，对 IBS 更多的关注在脑肠轴研究方面，IBS 的发病机制是否与肠神经系统或中枢神经系统的生理或生化异常有关有报道 C-IBS 患者肠壁内一氧化氮能神经成分增加，D-IBS 患者减少；最近更发现感染后肠道肌层神经节数量减少，内分泌细胞增多，这种变化持续 1 年以上，并引起 IBS 的一系列症状。精神心理因素在 IBS 发病机制中的作用也被认为是 IBS 脑-肠作用机制的证据之一。

（7）其他：约 1/3 患者对某些食物不耐受而诱发症状加重。

三、临床表现

（一）肠道症状

（1）腹痛、腹部不适：常沿肠管有不适感或腹痛，可发展为绞痛，持续数分钟或数小时，排气排便后可缓解。腹痛可为局限性或弥散性，多位于左侧腹部，以左下腹为重，无反射痛，患者多难以准确定位腹痛部位。腹痛不进行性加重，睡眠时不发作。

（2）腹泻或不成形便：常于餐后，尤其是早餐后多次排便。亦可发生在其余时间，但不发生在夜间。大便最多可达 10 次以上。腹泻或不成形便与正常便或便秘相交替。

（3）便秘：每周排便 1～2 次，偶尔 10 余天 1 次。早期多间断性，后期可持续性而需服用泻药。

（4）排便过程异常：患者常出现排便困难、排便不尽感或便急等症状。

（5）黏液便：大便常常带有少量黏液，偶尔有大量黏液或者黏液管型排出。

（6）腹胀：肠道气体有 3 个可能的来源：①进食或嗳逆时吞入的气体。②肠道细菌产气，IBS 患者特殊的肠道菌群增多。③结肠黏膜吸收减少。腹胀白天明显，夜间睡眠后减轻，一般腹围不增大。

（7）非结肠性胃肠道症状：包括消化不良、上腹烧灼样痛、胃灼热症、恶心呕吐等。

（二）肠外症状

纤维肌痛综合征、非心源性胸痛、腰背痛、慢性疲劳综合征、痛经、尿频或排尿困难、性交困难、偏头痛等，特别是泌尿功能失调表现较突出，可用于支持诊断。以上症状出现或者加重与精神因素和一些应激状态有关。

（三）体征

胃肠和乙状结肠常可触及，盲肠多呈充气肠管样感觉；乙状结肠常呈条样痉挛肠管或触及粪便。所触肠管可有轻度压痛，但压痛不固定，持续压迫时疼痛消失，部分患者肛门指检有痛感，且有括约肌张力增高的感觉。行肠镜检查时，患者对注气反应敏感，肠道极易痉挛而影响操作。在体查时，患者由于迷走神经紧张性增强而有乏力、多汗、失眠、脉快、血压升高等植物神经功能紊乱的表现。

四、辅助检查

（一）实验室检查

粪便呈水样便、软便或硬结，可有黏液，无其他异常。

（二）X线钡剂灌肠检查

常无异常发现，少数病例因肠管痉挛出现"线征"，其他无特异性的表现，也有结肠袋加深或增多等。

（三）乙状结肠镜、纤维结肠镜检查

肉眼观察黏膜无异常，活检也无异常，但在插镜时可引起痉挛、疼痛，或在充气时引起疼痛，如疑有脾区综合征，也可在检查时慢慢注入 100~200ml 气体，然后迅速将镜拔出，嘱患者坐起，在 5~10min 后可出现左上腹痛，向左肩反射，这可作为脾区综合征的指标。

（四）测压检查

（1）肛管直肠测压：常见的方法有气囊法、导管灌注法和固态压力传感器法。目前临床应用较普遍的是 Arndofer 系统导管灌注法。

（2）结肠测压：这是目前应用最多的检测结肠运动功能的方法，可以采用液体灌注导管体外传感器法和腔内微型压力传感器法及气囊法进行检测，以前者最为常用。

（五）其他相关检查

（1）结肠转运试验：这是检验结肠动力异常第 1 线检查方法，通过将不被肠道吸收的物质引入到结肠内，随着结肠的蠕动而向前传送，在体外连续监测整个过程，计算局部或整段结肠通过时间，以评估结肠的运转和排空功能是否异常。

（2）结肠肌电图：这是间接反应结肠运动状况的功能性检查手段。因此在 IBS 患者的应用中需与结肠运转试验、直肠测压等检查方法配合。

（3）功能性脑成像：包括正电子体层扫描术（PET）和功能性磁共振成像技术（fMRI）。

（4）超声检查：由于 IBS 多发于女性，容易产生骨盆痛，可经阴道超声检查乙状结肠支持诊断 IBS，这是新的 IBS 诊断方法。

五、治疗

治疗 IBS 应在以下前提下进行：①确诊；②患者诊疗程序的考虑；③药物与安慰剂均须经过严格的评估；④应用食物纤维；⑤持续照料；⑥分级治疗。

（一）心理治疗

心理学因素在本病发病中十分重要，且常是促使患者就诊的直接原因。亲切询问患者，可使问诊进入患者的生活，而为治疗提供重要线索。瑞典一项研究表明，心理治疗 8 个月后，患者的症状、躯体病态、心理状况的改善较对照组明显，且疗效可持续 1 年以上。而这种心理治疗无需特殊条件和心理医生的参与。可选用地西泮 10mg 3 次/d，或多虑平 25mg 3 次/d。

（二）调整食物中纤维素的含量

使用富含纤维类的食物治疗便秘应予重视。结合我国具体状况，市售燕麦片具有降脂、营养与促进肠蠕动的作用；水果中的香蕉、无花果，特别是猕猴桃富含维生素 C，也有通便作用，亦可食用黑面包，杂粮面包，均应足量方有效。

（三）药物治疗

能治疗本病的药物很多，但总的说来并无过硬的证据证实任何药物在 IBS 总体治疗中有效。根据临床经验，一些药物在缓解患者各种症状、提高生活质量上有所裨益，主要是根据症状来选择药物，并尽量做到个体化。

（1）解痉药品：抗胆碱能药物：如阿托品 0.3mg 3～4 次/d 治疗以腹痛为突出症状者，有时也引起腹胀加重。钙通道阻滞剂：如匹维溴铵 40mg 3 次/d。选择性作用于胃肠道，可解除胃肠道平滑肌的痉挛，减弱结肠张力，对腹痛、腹泻、排便不畅、便急、排便不尽感和由于痉挛引起的便秘有效。吗啡衍生物：如曲美布汀，可松弛平滑肌，解痉止痛。

（2）胃肠动力相关性药物：西沙必利 5～10mg 3 次/d 通过对 5-HT$_4$ 受体的激动增加肌间神经丛后纤维的乙酰胆碱释放，对全胃肠道动力起促进作用，对便秘型 IBS 治疗有效。红霉素强效衍生物，可能有类似西沙必利促动力作用。洛派丁胺又名易蒙停，此药作用于肠壁的阿片受体，阻止乙酰胆碱与前列腺素的释放，故不仅减缓肠蠕动，减少小肠的分泌，还增强肛门括约肌的张力，且不透过血脑屏障，如非假性腹泻，此药不会造成反应性便秘。成人开始剂量为 2 粒，5 岁以上儿童为 1 粒，以后调节维持量至每日解便 1～2 次即可。此药不宜用于 5 岁以下的儿童。一旦发生便秘、腹胀甚至不全性肠梗阻，应立即停药。对腹泻型 IBS 有效。

（3）激素和胃肠肽制剂：如生长抑素、CCK 拮抗剂、5-HT 受体拮抗剂等正在研究中，有报道可减慢运动，减轻疼痛等。

（4）消除胃肠胀气剂：如二甲基硅油和活性炭，可吸收气体，减轻肠胀气，大豆酶可有助于寡糖的吸收，减少某些碳水化合物产气。

（5）泻药：以便秘为主要症状的 IBS 患者，不主张用刺激性泻剂（如酚酞类、大黄、番泻叶等），因刺激肠道运动可加重便前腹痛，久用则肠道自主运动功能减弱，反而使便秘加重。高渗性泻药（如山梨醇、乳果糖）可加重腹胀。可选用液体石蜡等润滑性泻剂以及中药麻仁丸、四物汤治疗。另吸附性止泻药思密达，具有双八面体蒙脱石组成的层状结构，有广阔的吸附面，可以吸附水分及致病菌并能提高肠道黏膜保护力，促进其修复，还能调整结肠运动功能，降低其敏感性，适用于腹泻伴腹胀患者，常用量为 3g，3 次/d。

（6）双歧因子：部分 IBS 患者存在肠道菌群紊乱，补充肠道主菌群的双歧杆菌，有时能收到好的疗效。对于腹泻型有一定疗效。

（7）精神药物：对有抑郁、精神紧张、焦虑等精神因素者，可给予三环类抗抑郁药（tricyclic antidepressant，TCA），即使腹痛不明显，合用此类药物也有好处。如阿密替林25mg，睡前一次，每隔4~5d逐渐增加剂量直至出现疗效，一般很少超过100mg，此药可出现抗胆碱能或镇静的不良反应，严重心脏病、高血压、前列腺肥大、青光眼患者禁用。TCA药物由于不良反应较多，可选择使用选择性5-羟色胺再摄取抑制剂（SSRI），代表药为盐酸氟西丁，商品名为百忧解，不良反应小。

（8）中医治疗：可以选择一些中药辨证治疗。

六、预后

IBS不是致命性疾病，但是会严重降低患者的生活质量，需积极治疗。

（任亚斌）

第四节　结直肠癌

结直肠癌（colorectal cancer）是目前世界上最常见的恶性肿瘤之一，每年大约有40万患者死于结直肠癌。在我国结直肠癌发病呈明显上升趋势，据2001年中国卫生事业发展情况统计公告，结直肠癌的发病率在我国已上升至第3位，死亡率上升至10.25/10万，在所有恶性肿瘤致死原因中居第5位。在经济发展较快的城市和地区，上升趋势尤为明显。我国结直肠癌的发病与西方国家相比有三个特点：①直肠癌比结肠癌的发病率高，直肠癌占60%以上；②低位直肠癌在直肠癌中比例高，达70%左右；③结直肠癌的发病平均年龄轻，发病平均年龄较西方国家提前10年左右。

一、病因

结直肠癌病因尚未明确，但与结直肠癌发生相关的高危因素不断被认识。结直肠癌的发生有明显的家族倾向，约1/3的结肠癌有家族聚集现象［也被称为家族性结肠癌（familialcolorectal cancer）］，结直肠癌患者的一级亲属罹患结直肠癌的概率是正常人群的2~3倍。过多的动物脂肪及动物蛋白饮食，缺乏新鲜蔬菜及纤维素食品，缺乏体力活动是结直肠癌的易患因素。结肠腺瘤、溃疡性结肠炎以及结肠血吸虫病与结直肠癌的发生有密切关系。

结直肠癌分为遗传性（hereditary）、散发性（sporadic）两种。前者主要包括家族性腺瘤性息肉病（familial adenomatous polyposis，FAP）和遗传性非息肉病性结直肠癌（hereditarynonpolyposis colorectal cancer，HNPCC），遗传性结肠癌有家族史明显，发病年龄轻等特点。关于结直肠癌发病机制的研究较为深入，大多数结直肠癌的发生遵循腺瘤—癌的发展过程，结直肠癌由正常上皮细胞到腺瘤到癌的过程涉及一系列的遗传突变，包括癌基因的激活（Kras、EGFR）、抑癌基因的失活（APC、DCC、p53、INGI）、错配修复基因突变、危险修饰基因（COX、CD44）等。

二、病理

（一）结肠癌的癌前疾病与癌前病变

目前，家族性腺瘤性息肉病、炎症性肠病等疾病被认为是结直肠癌的癌前疾病。通常将腺瘤性息肉看做是癌前病变，一般腺瘤越大、形态越不规则、上皮异型增生越重，癌变的机会越大。

（二）结肠癌的大体病理

1. 早期结肠癌　早期结肠癌是指病变仅限于结肠黏膜或黏膜下层的结肠癌。普通结肠镜观察不易发现早期微小病变，由于病灶与周围组织差异不明显，往往容易被忽略。经特殊染色后，能显示出黏膜表面的细小凹凸病变，结合放大内镜更能清楚显示病灶表面的性状及形态学特点。

2. 进展期结直肠癌

（1）隆起型：肿瘤向肠腔内突出生长，多见于相对较早阶段的肿瘤。

（2）溃疡型：此型最常见。隆起型肿瘤体积不断增大，肿瘤中央坏死，可形成深浅不一的溃疡，转为溃疡型。

（3）浸润型：该型肿瘤以在肠壁各层内浸润性生长为特点，容易导致肠腔狭窄。

（三）结肠癌的组织病理

1. 腺癌　是最常见的组织学类型，占所有结直肠癌的75%～85%。根据腺体排列结构分为管状腺癌和乳头状腺癌，以管状腺癌最为常见。根据其分化程度又可分为高分化腺癌、中分化腺癌和低分化腺癌。

2. 黏液腺癌　由分泌黏液的癌细胞构成，约占所有结直肠癌的10%，癌组织中有大片的黏液为其特征。恶性程度高，预后较腺癌差。部分黏液腺癌中存在较多的印戒细胞，又称为印戒细胞癌，预后尤差。

3. 未分化癌　癌细胞较小，成圆形或不规则形，癌细胞排列不规则，不形成腺体样结构。未分化癌易呈浸润性生长，易侵入小血管和淋巴管，预后最差。

4. 鳞癌和腺鳞癌　较少见。主要见于直肠下段或肛管，腺鳞癌由腺癌细胞和鳞癌细胞构成，其分化程度多为中度或低度。

（四）结肠癌的扩散和转移

1. 直接浸润　结直肠癌起源于肠黏膜，可沿着3个方向浸润扩散，沿肠管纵轴向上下、环绕肠管蔓延以及向肠壁深层发展。结直肠癌环向蔓延快于纵向，估计直肠癌绕肠一周所需时间为1年半至2年。结肠癌沿肠管纵轴浸润的距离一般不超过5～8cm。直肠癌向纵向浸润发生较少，大量研究显示，直肠癌向远端肠壁浸润超过2cm的概率约2.5%。手术下切缘无癌的情况下直肠癌的5年生存率、局部复发率与直肠远端切除距离无关。直肠癌很少向远端浸润是目前保肛手术适应证逐步放宽的病理学依据。浆膜有阻止结直肠癌向外浸润的能力，因而结直肠癌侵犯周围器官更常见于无腹膜覆盖部位的癌肿，如直肠癌侵犯前列腺、膀胱、阴道、盆腔侧壁，升结肠癌侵犯十二指肠、胰腺和侧后腹壁的肌肉组织等。

2. 淋巴结转移　是结直肠癌转移的主要途径。结肠的淋巴结可分为四组：①结肠上淋巴结：主要位于脂肪垂内；②结肠旁淋巴结：主要沿结肠的边缘血管弓分布；③中间淋巴结：沿供应结肠的主要分支血管分布，如结肠中动脉、左结肠动脉、右结肠动脉周围淋巴结；④中央淋巴结：主要沿肠系膜上动静脉以及肠系膜下动脉根部分布。结肠癌淋巴结转移有两个方向，一是由①到④，从外周向中央转移，二是沿边缘动脉弓与肠管平行的方向转移，研究发现距肿瘤远侧和近侧7cm的肠旁淋巴结转移的概率仍有10%左右，这是结肠癌近远端肠管切除距离不得低于10cm的理论基础。

直肠的淋巴结转移主要有三个方向：①向上方转移：沿直肠上动脉向肠系膜下动脉根部及腹主动脉前方转移，这是直肠癌转移的主要方向；②向侧方转移：腹膜反折附近及其下方的直肠癌（中低位直肠癌）可向侧方沿直肠下动脉旁淋巴结引流到盆腔侧壁的髂内淋巴结；③向下方转移：向下可沿肛管动脉及阴部内动脉旁淋巴结转移至腹股沟淋巴结。直肠癌以向上和向侧方淋巴结转移为主，向下逆向淋巴结转移的发生率较低，这也是直肠癌保肛手术的又一理论依据。

3. 种植转移　结直肠癌常见的种植方式可理解为三种情况：

（1）腹腔种植：当结直肠癌侵犯浆膜外时，癌细胞可从浆膜面脱落至腹腔内其他器官表面或未经保护的手术切口，引起腹腔或手术切口种植转移。腹腔种植转移是一个复杂的生物过程，好发部位有大网膜、肠系膜、膀胱直肠陷凹、子宫直肠陷凹等，以盆腔Douglas窝附近最为常见；种植于Douglas窝的癌结节可通过阴道或直肠指检触及硬结，此体征是癌症腹腔内广泛转移的表现，阳性时应慎重考虑手术指征。

（2）肠腔种植：由于大便摩擦和癌灶坏死脱落，癌细胞可脱落入肠腔，在黏膜完整时，癌细胞不会种植生长，但若肠黏膜有损伤，癌细胞则可黏附于破损处，发生种植转移，这也可能是大肠癌常有多发病灶的原因之一。

（3）系膜脂肪内的种植转移：研究发现结直肠癌周围的系膜脂肪内可存在与癌肿主体孤立，且不具备淋巴结结构的癌结节或癌巢，这一现象在直肠癌尤为突出，可将这一现象理解为癌细胞在系膜脂肪组织内的种植转移。直肠系膜内的癌巢可出现在距肿瘤下缘4cm处的系膜脂肪组织内，因而直肠癌手术时必须切除距肿瘤5cm以上的系膜或行直肠全系膜切除，并且保证脏层筋膜的完整性，以避免因残留有癌细胞的系膜组织而复发或脏层盆筋膜破裂后癌细胞脱落至盆腔内发生种植转移。

4. 血行转移　结直肠癌晚期常可通过血行转移至肝、肺、骨、脑等器官。这些转移主要通过3条途径：①通过肠系膜上、下静脉沿门静脉转移至肝，结直肠癌肝转移是最常见的远处转移方式，10%～30%的结直肠癌患者初诊时即有肝转移。结直肠癌伴肠梗阻时，肠蠕动的挤压或手术中的挤压也易造成血行转移。②位于腹膜间位和腹膜外位肠段的癌肿发展到一定阶段可与后腹壁的静脉建立侧支循环，癌细胞通过腰静脉汇入奇静脉及副奇静脉系统，由于该系统静脉无静脉瓣且压力低，血流是双向的，因而癌细胞既可转移向肺，也可转移向躯干骨，这是在没有肝转移的情况下出现肺及骨转移的主要转移途径。③直肠中下段的肿瘤可通过肛管静脉、直肠下静脉沿髂内静脉回流转移至肺。

三、临床表现

结直肠癌早期常无明显症状，当肿瘤长到一定大小，出现瘤体感染、破溃及肠腔狭窄时可出现相应的综合征。

（一）肠炎综合征

由瘤体感染刺激肠壁内脏神经引起，表现出类似结肠炎或直肠炎的症状，如腹部隐痛（右半结肠常在中腹部，左半结肠常在下腹部）、排便习惯改变、大便不成形、黏液便。直肠癌表现出直肠刺激症状，如肛门坠胀、便意频繁、里急后重、排便不尽感等。

（二） 肿瘤破溃出血综合征

肿瘤早期受大便摩擦而糜烂，少量出血可不被发现，仅表现为隐血阳性。当肿瘤破溃时，可出现明显便血情况，根据肿瘤部位不同及结肠蠕动速度，可表现为鲜血便、暗红色血便、果酱样血便及黑便等。50%~60%的病例可出现明显的贫血（Hb<100g/L），部分患者可以贫血为首发症状。

（三） 肠腔狭窄综合征

当癌肿侵犯导致肠腔狭窄时，初期可表现为便秘、大便变形、变细，狭窄程度进一步加重可致不全性肠梗阻，表现为腹痛、腹胀、肛门排气减少、肠鸣音亢进等，甚至导致完全性肠梗阻。

结肠癌肿还可出现腹部包块，当癌肿浸出肠壁累及体神经时，可出现明显的定位性疼痛；癌肿侵及前列腺、膀胱时，可出现尿频、尿痛、排尿困难等；侵及十二指肠和胰腺时可表现为上腹饱胀、呕吐及腰背部疼痛。肿瘤晚期还可出现消瘦、乏力、发热、肝大、黄疸、腹水、锁骨上及腹股沟淋巴结肿大等表现。

由于癌肿病理类型和癌肿部位、大小的不同，临床表现各有不同。一般意义上右半结肠癌常以乏力、贫血、腹部包块等症状为首发表现，而左半结肠癌则更多出现便血、便秘、肠梗阻等表现。

四、诊断

结直肠癌的确诊主要依靠内镜及组织活检，进展期结直肠癌从症状到内镜诊断都比较容易。不同部位结直肠癌有各自的诊断要点。右半结肠癌的诊断要点：①不明原因的贫血和乏力；②腹胀、消化不良；③持续性右下腹隐痛不适；④右侧腹部可扪及包块；⑤大便潜血阳性；⑥结肠镜获得病理学依据。左半结肠癌的诊断要点：①排便习惯改变，便次增多或便秘，或便秘与腹泻交替；②血便或黏液便；③结肠梗阻性症状，如排便困难、便秘、肛门排气减少和腹部胀痛；④结肠镜获得病理学依据。

早期诊断是提高结直肠癌治疗水平的关键，但我国目前结直肠癌早期诊断率仅为2%~17%。提高结直肠癌的早期诊断率，应从以下四个方面入手：

（一） 对结直肠癌早期症状保持警觉

结直肠癌的早期症状不明显，且肿瘤部位不同，临床症状各异。对有下列症状或情况的患者，必须给予进一步检查：①原因不明的贫血、乏力、消瘦、骶尾部疼痛；②便血、黏液血便或大便潜血阳性；③排便习惯改变，便次增多、便不成形、便不尽感，或近期出现的便秘；④结肠部位腹部隐痛及压痛不适；⑤结肠部位出现包块。

（二） 对可疑病例进行有步骤的确诊检查

1. 直肠指检　是诊断直肠癌的最简便有效的方法。对凡有大便习惯改变、便血、肛门坠胀、便不尽感、大便变形等症状的患者，均应列为常规检查的首要检查项目，因为我国直肠癌中约75%位于直肠指检可扪及的范围以内。

2. 内镜检查　结肠镜、乙状结肠镜及直肠镜检查可为早癌诊断提供大体及组织病理依据。内镜检查已在我国多数基层医院普遍开展，但内镜及组织病理医师对癌前病变及早癌的认识和处理还有待培训提高。

3. 结肠造影检查　气钡双重对比结肠造影能够显示结肠内较小的病变，是结肠镜广泛应用前诊断结肠癌的主要方法。由于发现病变后仍需结肠镜活检，目前一般不作为诊断结肠癌的首要方法。但当左半结肠癌致完全性或不完全性肠梗阻或高龄患者不宜接受结肠镜检查时，仍是结肠镜的有益补充（图9-8）。

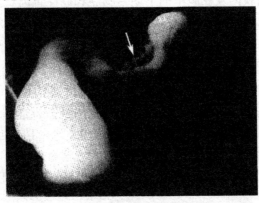

图9-8　结肠气钡双重造影
状结肠轮廓内充盈缺损影（箭头所示），边缘僵硬

（三）有条件的地区可逐步开展对高危险人群的筛查

结直肠癌的高危险人群是指：年龄在40岁以上的人群，并具有以下一项作为复查对象：①免疫法粪便潜血阳性；②一级亲属大肠癌史；③本人有癌症史或肠息肉史。具有以下两项及两项以上者作为复筛对象：①慢性腹泻；②黏液血便；③慢性便秘；④慢性阑尾炎；⑤精神刺激史；⑥胆道疾患史。筛查的标准检查方法仍然是结肠镜。

（四）其他检查

1. 大便潜血　可作为大规模普查或对结直肠癌高危人群的初筛方法，潜血阳性需行进一步肠镜检查或结肠造影。

2. 肿瘤标志物　目前尚无诊断结直肠癌的特异性抗原标志，癌胚抗原（CEA）是较常用的标志物。CEA对诊断早期结直肠癌的价值不大，主要用于术后检测癌症有无复发，术后CEA的持续升高，常常提示复发或转移。

3. 腔内超声（EUS）　通过内镜超声可测定肿瘤部位、范围及深度。EUS对肿瘤浸润深度判定准确率可达80%以上，同时还可测定淋巴结及远处脏器有无转移。

4. CT检查　增强CT检查对于判断肿瘤是否侵犯邻近器官，有无淋巴结转移及肝脏转移具有较大帮助。

5. CT重建结肠镜影像（CTC）　简称CT结肠镜，用CT对结肠各角度即二维、三维所得数据成像。此种检查无痛苦，易为患者接受。

6. MRI检查　这是一种新的检查技术，它可把扫描所得图像用于术前分期，特别是对远端结肠癌的术前分期诊断是一种简便途径。

五、外科治疗

外科手术仍然是治疗结直肠癌的主要方法。外科手术的目的在于切除足够长度的肿瘤受累肠段、区域淋巴结清扫以及消化道重建。结肠癌要求切除距肿瘤边缘不低于10cm的肠段。根治性结直肠癌手术淋巴结清扫的范围不应低于中间淋巴结清除（D_2）。

（一）结肠癌的内镜局部切除治疗

主要适用于局限在黏膜内及黏膜下的早期结肠癌和癌性息肉。主要方法有电凝切除、圈套切除和内镜下黏膜切除术。术后必须对切除的标本进行连续切片病理检查，满足以下条件可不追加外科手术治疗：①肿瘤小于3cm；②T_1；③分化等级为Ⅰ或Ⅱ（高中分化）；④无血管及淋巴管受侵犯；⑤切缘阴性。

（二）右半结肠癌的手术

右半结肠切除术（right hemicolectomy）主要适用于回盲部癌、升结肠癌、结肠肝曲癌。切除范围包括末端10~20cm的回肠、升结肠和右半横结肠。切断回结肠动脉、右结肠动脉及总结肠动脉右支并清扫其根部淋巴结，行回肠与横结肠吻合。对于右半横结肠癌可行扩大的右半结肠切除术，切除范围在前述基础上还包括中结肠动脉主干及周围淋巴结和横结肠大部。

（三）横结肠癌的手术

由于靠近肝曲或脾曲的横结肠癌主要采取右半结肠切除术或左半结肠切除术治疗，因而横结肠切除术（transverse colectomy）主要适用于位于横结肠中部癌，切除范围包括横结肠及其系膜、大网膜，可根据肿瘤部位及吻合张力情况切除部分升结肠或降结肠。

（四）左半结肠癌的手术

左半结肠切除术（left colectomy）主要适用于结肠脾曲癌、降结肠癌和乙状结肠癌。其切除范围包括横结肠左半、降结肠、乙状结肠及其相应系膜和左半大网膜。行横结肠与直肠或乙状结肠的吻合。部分乙状结肠中下段癌，如肿瘤小，乙状结肠足够长，可行单纯乙状结肠切除术。

（五）直肠癌的手术

直肠癌在发病机制、生物学行为及组织形态学方面与结肠癌一致。但由于解剖关系特殊，位于盆腔的狭窄空间、靠近泌尿生殖性器官及自主神经等，直肠癌手术较结肠癌手术复杂。从外科手术的角度，将直肠癌分为低位直肠癌（距齿状线5cm以内）、中位直肠癌（距齿状线5~10cm）和高位直肠癌（距齿状线10~15cm）。直肠癌手术切除的范围包括肿瘤、足够的两端肠段、受侵犯的邻近器官组织以及全直肠系膜或肿瘤下方5cm以内的直肠系膜等。全系膜切除（total mesorectal excision，TME）已成为治疗中低位直肠癌的金标准。直肠周围的血管脂肪组织为盆筋膜的脏层所包裹形成直肠系膜，由于直肠系膜内脂肪组织中可能存在转移的癌结节和淋巴结，直肠系膜的不完整切除有可能导致系膜内癌细胞的残留或脱落种植，这就要求中低位直肠癌手术时在盆筋膜脏层与盆筋膜壁层的无血管间隙游离直肠，保证脏层筋膜的完整性。分离层面的向内或向外偏移均是不利的，脏层筋膜以内的游离将增加局部复发的风险，在无血管间隙外侧游离将导致盆腔自主神经的损伤，从而导致男性患者阳痿或排尿功能障碍。研究表明TME技术的采用使直肠癌的5年生存率由50%上升到75%，术后局部复发率明显下降（由30%降至5%），阳痿和膀胱排尿功能障碍发生率明显下降（由80%降至15%）。

直肠癌根据肿瘤大小、部位、肿瘤浸润深度、组织分化程度的不同，可采取以下手术方式：

1. 局部切除术 直肠癌的局部切除方法包括：①肠镜治疗；②经肛内镜显微外科手术（transanal endoscopic microsurgery，TEM）：适合于距肛门 16cm 以内的早期直肠癌，与肠镜治疗相比，优势在于创面可以缝合，避免了术后出血和穿孔等并发症；③经肛切除术；④经骶后途径，即传统的后切除术，又可分为经骶骨途径和经骶骨旁途径；⑤经前路括约肌途径：即经阴道切开括约肌及直肠前壁，暴露并切除肿瘤。直肠癌局部切除的主要适应证为：①肿瘤位于直肠中下段；②直径小于 3cm；③肿瘤位于黏膜下层以内，未侵及肌层；④组织学分化为高中分化腺癌。

2. 经腹会阴联合直肠癌切除术（abdominoperineal resection） 1908 年由 Emest Miles 首先倡导使用，亦称 Miles 手术。手术切除的范围包括乙状结肠远端、全部直肠、肠系膜下动脉及其区域淋巴结、肛门及括约肌，于左下腹行永久性结肠造口。该术式曾经是治疗中低位直肠癌的主要术式，随着 TME 技术的广泛应用及吻合器的使用，越来越多的中低位直肠癌患者接受保留肛门手术。Miles 手术主要适用于肿瘤距肛门括约肌太近，保留肛门无法获得安全的下端切缘或术前肛门括约肌功能差的低位直肠癌患者。

3. 直肠癌前切除及低位前切除术（anterior resection or low anterior resection） 即 Dixon 手术，是目前使用最多的直肠癌根治术。前切除是指经腹切除腹膜反折以上的直肠和部分乙状结肠，而低位前切除范围还包括腹膜反折以下的直肠。由于大量的临床病理研究认识到直肠癌向远端肠壁浸润的范围小，仅约 2.5% 的病例癌肿向远端播散的距离超过 2cm。对于低位直肠癌是否采用低位前切除术，除了充分考虑肿瘤部位及肿瘤下缘距齿状线的距离外，还应综合考虑浸润转移范围、肿瘤分化程度、患者年龄、术前肛门括约肌功能等因素个体化对待。由于吻合口位于齿状线附近，患者在术后较长的一段时间内存在大便次数增多、排便控制能力差，甚至肛门糜烂、疼痛等情况，通过采用 J 形储袋或结肠成形术可改善术后排便功能。

4. 经腹直肠癌切除、近端造口远端关闭术 即 Hartmann 手术，适合于全身情况很差，不能耐受 Miles 手术或因急性肠梗阻等原因不宜行 Dixon 手术的直肠癌患者。

（六）结直肠癌伴肠梗阻的手术原则

结肠癌伴急性肠梗阻时近端肠管明显扩张、血供相对不足以及近端肠管内细菌过度繁殖，大大增加了一期切除吻合后发生吻合口瘘的风险。传统的处理方法是行近端肠管造口解除梗阻，再二期切除吻合或一期切除肿瘤远端关闭近端造瘘术（Hartmann 手术）。对于右半结肠癌梗阻，由于小肠的血液循环及愈合能力较结肠好，也可考虑一期切除回结肠吻合。

近十余年的临床研究结果显示术中肠灌洗（on table lavage）能有效降低一期吻合后肠瘘的发生率，从而避免了二期手术，其具体方法是自阑尾残端或回肠插入灌洗管，术中用大量的生理盐水将梗阻肠段的内容物灌洗干净，从而降低了术后肠瘘发生的风险。

随着内镜技术的发展，新近在肠镜下将肠道支架放置过狭窄的肿瘤肠段，支架扩张重建肠腔，缓解肠梗阻后按常规术前准备行手术。

（七）结直肠癌肝转移的处理原则

结直肠癌伴肝转移时并非外科手术切除肠道原发病灶的禁忌证，除非肝脏已经是弥漫性转移。切除原发灶不仅能有效控制肠道出血与梗阻，提高患者的生活质量，同时对于可切除的肝脏转移病灶行外科手术切除后的 5 年生存率可高达 35% ~40%。

六、辅助治疗

(一) 放疗

由于结肠癌癌床放疗难以避免照射小肠导致放射性小肠炎，因而放射治疗在结肠癌的治疗中并未常规使用。对于局部晚期结肠癌可考虑术中放疗、术后在银夹指示下放疗。小肠受照射剂量不应超过 45Gy。放射治疗在直肠癌的围术期治疗中占据重要地位，NCCN 指南已将放化疗（chemoradiation）推荐为治疗 T_3 以上中低位直肠癌的标准方案，术前放化疗具有使肿瘤降期、提高保肛率和手术切除率的优点，临床上取得了较满意的效果。

(二) 化疗

对可切除的结肠癌不推荐行术前新辅助化疗。直肠癌的术前化疗或放化疗可使肿瘤缩小和降期，有利于提高手术切除率，降低局部复发率。对 Ⅰ 期结直肠癌术后无须行化疗，对 Ⅱ 期结直肠癌患者是否应行化疗目前尚有不同意见。Ⅲ 期以上应予术后化疗，NCCN 指南推荐对结直肠癌采用含氟尿嘧啶及其衍生物、奥沙利铂（oxaliplatin）及亚叶酸钙（leucovorin）的化疗方案，如卡培他滨（capecitabine）、Folfox4/6（氟尿嘧啶 + 亚叶酸钙 + 奥沙利铂）或氟尿嘧啶 + 亚叶酸钙等。对于晚期结肠癌及合并远处转移的结肠癌也可采用 Folfiri（氟尿嘧啶 + 亚叶酸钙 + 伊立替康）、Capeox（卡培他滨 + 奥沙利铂）等方案。

(三) 其他辅助治疗

术后免疫治疗、导向治疗、基因治疗等治疗措施目前仍处于实验室和临床研究阶段，有良好的临床应用前景。

（任亚斌）

消化内科诊疗与内镜应用

（下）

张　锐等◎主编

吉林科学技术出版社

第十章

腹膜疾病

第一节　腹膜炎

腹膜炎是由感染、化学性物质（如胃液、肠液、胆汁、胰液等）或损伤引起的腹膜炎症，其中以细菌感染引起者最多。

一、病因

产生腹膜炎的病因主要有下列几种：

1. 腹内脏器的急性穿孔与破裂　空腔脏器穿孔往往因溃疡或坏疽性病变进展而突然发生，例如急性阑尾炎、消化性溃疡、急性胆囊炎、肠伤寒、胃肠道肿瘤、溃疡性结肠炎、憩室炎等穿孔而导致急性腹膜炎。实质脏器也可因脓肿或癌肿而发生破裂。

2. 腹腔内脏器急性感染的扩散　例如急性阑尾炎、胆囊炎、憩室炎、女性生殖道上行性感染等，可蔓延至腹膜引起急性炎症。

3. 腹腔内脏器缺血　如肠套叠、肠扭转、嵌顿性疝、肠系膜血管栓塞或血栓形成等引起绞窄性肠梗阻后，肠壁失去正常的屏障作用，肠内细菌可侵入腹腔，产生腹膜炎。

4. 腹部外伤　利器、子弹穿通腹壁时，可穿破空腔脏器或将外界细菌引入腹腔，腹部撞伤有时可使内脏破裂，皆可产生急性腹膜炎。

5. 腹部手术　腹部手术时，由于消毒不严，将外界细菌带至腹腔；也可因手术不慎使局部的感染扩散，或手术缝合口溢漏；也可由于腹腔穿刺放液或腹膜透析时忽视无菌操作，均可导致急性腹膜炎。

6. 播散性感染　病菌由腹外病灶经血行或淋巴播散或肠道内细菌浸透腹腔而感染腹膜，称为原发性腹膜炎。多见于免疫功能低下的肝硬化、肾病综合征及婴幼儿患者中。

二、病理解剖

腹膜炎的病理变化常因感染的来源和方式、病原菌的毒力和数量、患者的免疫力不同而有明显差异。感染一旦进入腹腔，腹膜立即出现炎症反应，表现为充血、水肿、渗液。渗液中含有大量纤维蛋白，可促使肠袢、大网膜和其他内脏在腹膜炎症区粘连，限制炎症的扩展。如果未能去除感染病灶、修补穿孔内脏或进行腹腔引流，或因细菌毒力过强、数量过多，或由于患者免疫功能低下，则感染扩散形成弥漫性腹膜炎。经保守治疗后炎症可逐步吸收，渗出的纤维蛋白可以机化，引起腹膜、肠袢、网膜之间的粘连，可遗有机械性肠梗阻后患，但如能及时经手术引流、冲洗则有可能避免。

三、病理生理

急性腹膜炎形成后，腹腔渗液中大量的细菌与毒素经腹膜吸收或淋巴管进入血液中，产生败血症的一系列症状。腹膜炎初期，肠蠕动增加，不久减弱并发展为肠麻痹，肠腔内大量液体气体积聚，肠壁、腹膜、肠系膜水肿并有大量炎性渗出物进入腹腔，造成大量的水、电解质、蛋白质丢失，血容量锐减。在血容量降低和毒血症的共同作用下，肾上腺皮质分泌大量儿茶酚胺，导致心率加快、血管收缩。抗利尿激素与醛固酮的分泌增加则导致水钠潴留，尤以水潴留更为明显，引起低钠血症。细胞外液的减少和酸中毒使心排出量降低，心脏收缩功能减退。而腹胀、膈肌上抬又使患者通气量降低，呼吸急促，导致组织低氧血症。在低血容量、低心排出量及抗利尿激素与醛固酮增加的共同作用下，肾小球滤过率降低，尿量减少。由于代谢率增高而组织灌流不足、组织进行乏氧代谢，以致产生乳酸血症。以上改变皆可导致水、电解质代谢紊乱和酸碱失衡，心、肺、肾等重要器官功能受损，若无有效治疗可致患者死亡。若患者免疫力较强，并经积极治疗，感染可局限化而成为局限性腹膜炎，日久自愈或形成局限性脓肿。若已形成弥漫性腹膜炎则多需作手术引流及相应的抢救措施，或亦可能康复。

四、分类

（一）原发性腹膜炎

原发性腹膜炎又称自发性腹膜炎，是一种临床上相对少见的急性或亚急性弥漫性细菌性腹膜炎，而腹腔内无明显的感染源。

原发性腹膜炎多见于儿童，成年人以女性相对多见，下列情况易发生：①肾病综合征：引起的腹膜炎占儿童革兰阳性菌腹膜炎的 2/3，3% ~5% 的肾病综合征的患儿发生原发性腹膜炎；②肝硬化腹水：成年人原发性腹膜炎最多见的原因；③免疫缺陷：包括恶性肿瘤及使用免疫抑制剂，或进行器官移植者；④系统性红斑狼疮；⑤其他部位的感染引起的菌血症者。

1. 临床表现　起病突然，有腹痛、发热与呕吐，体温常高达 39℃ 以上，疼痛和压痛为全腹性，但以中下腹为显，腹肌紧张不常见。腹部叩诊有移动性浊音。直肠指检在膀胱直肠陷凹或直肠子宫陷凹有触痛，但无肿块。

2. 实验室及辅助检查　腹水中白细胞计数大于 $0.3 \times 10^9/L$，其中中性粒细胞比例大于 0.8 则认为有感染，但低于此标准也不能除外感染的可能性。临床上可分为 3 个亚型：①细菌培养阳性加腹水中性粒白细胞增加；②细菌培养阴性但中性粒白细胞增加；③细菌性腹水，指腹水培养阳性而中性粒细胞不增加。致病菌多为单一菌种，其中 2/3 为肠道菌。X 线腹部平片常见小肠、结肠均匀充气，双侧腹脂线消失。

3. 诊断与鉴别诊断　原发性腹膜炎一般具有全身中毒症状重而腹部体征相对较轻的特点。临床上对腹水患者、菌血症患者以及免疫功能低下患者，如出现腹膜炎表现，需考虑原发性腹膜炎存在，进行腹腔穿刺液镜检、生化检测及细菌学检查，可有助于诊断。如诊断仍有困难，尤其不能排除继发性腹膜炎可能时，可考虑剖腹探查。

4. 治疗 以非手术治疗为主，一旦临床考虑为原发性腹膜炎，就应给予经验性抗菌治疗，首选头孢菌素类（如头孢噻肟）或第三代喹诺酮类抗生素，再根据腹水细菌涂片及培养结果选择或改用合适的抗生素，同时应积极加强支持治疗。难以与继发性腹膜炎区别时可进行剖腹探查，术中如确定为原发性腹膜炎，可在腹腔灌洗后关闭腹腔而不置引流。对于有明显易患因素，如肝硬化腹水、肾病综合征或腹膜透析患者应积极治疗原发疾病。

5. 预后 由于早期诊断、早期有效处理以及新型抗生素的应用，原发性腹膜炎的死亡率已大大降低。对高危人群除积极治疗原发疾病外，可采用选择性清洁肠道治疗（如口服喹诺酮类抗生素或调节肠道菌群制剂）预防原发性腹膜炎的发生。

（二）继发性腹膜炎

继发性腹膜炎是由腹内脏器炎症、外伤、梗阻、血管栓塞或术后并发症引起。最常见于急性阑尾炎穿孔，其次为胃、十二指肠溃疡穿孔。

1. 临床表现 急性腹痛是最常见的症状，其性质取决于腹膜炎的种类（化学性或细菌性）、炎症的范围和患者的反应。一般起病急，呈持续性剧痛。腹痛多从原发病变处开始，而后涉及邻近部位乃至全腹，但仍以原发病变处最显著。空腔脏器穿孔引起弥漫性腹膜炎时，表现为骤然产生强烈的全腹疼痛。深呼吸、咳嗽及改变体位时可加剧腹痛。几乎所有的患者均有食欲缺乏，并常有恶心和呕吐，常有发热，一般在 38～40℃ 之间，伴间歇性寒战。脉搏细速，呼吸浅快。重症弥漫性腹膜炎有低血压或休克表现。

腹部体检可见腹部饱胀，腹式呼吸变浅，触诊可发现典型的腹膜炎三联征：腹部压痛、腹壁肌肉紧张和反跳痛，局限性腹膜炎时，三者局限于腹部的一处，而在弥漫性腹膜炎，全腹有压痛和反跳痛，有时出现"板样强直"。但在极度衰弱患者，腹膜刺激征可很轻微或缺如。叩诊腹部呈鼓音，肝浊音界有时缩小或消失，腹腔内有多量渗出液时，可查出移动性浊音。听诊肠鸣音减弱或消失。

腹膜炎全身并发症主要有休克、肠麻痹和以肺、肾为主的多脏器功能衰竭，败血症见于30% 患者，常由大肠杆菌和脆弱类杆菌引起。局部并发症主要有腹内脓肿与粘连。

2. 实验室及辅助检查

（1）实验室检查：常见外周血白细胞计数及中性粒细胞比例增加，但在严重的弥漫性腹膜炎，由于大量白细胞渗入腹腔，周围血中白细胞数可能不高，但中性粒细胞比例仍高。酸中毒与电解质紊乱常见。腹腔渗液为脓性，培养常可获得病原菌。

（2）辅助检查

1）X线检查：腹部立、卧位平片示膈下游离气体有助于消化道穿孔的诊断。腹部平片示大小肠广泛充气和多个小液平是肠麻痹的征象。腹脂线模糊、消失为腹膜炎征象。膈肌上抬和胸腔少量积液是急性弥漫性腹膜炎常见的间接征象。

2）腹部实时超声检查和CT检查：有助于检出原发病灶。

3. 诊断与鉴别诊断 根据病史与腹膜刺激征，继发性腹膜炎的诊断一般不难。但在老人与儿童、肥胖者、全身免疫功能低下者、原发感染病灶在盆腔者，术后仍在使用镇痛药者由于症状和体征不明显，故应特别注意以免误诊。

诊断性腹腔穿刺对于腹膜炎诊断极为重要。若为脓性渗液，腹膜炎诊断即可确立，但仍应将其送作细菌学检查，以备作日后治疗之参考。若穿刺液为血性则需考虑有肠坏死、脾破裂、肝癌结节破裂可能。X线腹部平片以及超声、CT检查有助于确定导致腹膜炎的原发病变。

原发性腹膜炎与继发性腹膜炎临床表现相似，但治疗措施迥异，故应注意鉴别。两者的鉴别要点如下：①原发性腹膜炎主要见于肝硬化腹水、肾病综合征等免疫功能减退的患者及婴幼儿，尤其是10岁以下的女童。而继发性腹膜炎则多无此特点；②原发性腹膜炎腹部体征中的"腹膜炎三联征"不及继发性腹膜炎明显；③腹腔内有无原发感染病灶，是原发性腹膜炎与继发性腹膜炎区别的关键。X线检查如发现膈下游离气体则是继发性腹膜炎的证据；④腹腔穿刺，取腹水或腹腔渗液做细菌涂片与培养检查，原发性腹膜炎都为单一细菌感染，而继发性腹膜炎几乎皆是混合性细菌感染。

4. 治疗 一般而言，急性继发性腹膜炎的诊断一旦明确，而又已查明或已推测到原发病灶之所在，若患者情况许可，应尽早施行手术治疗，并同时冲洗、引流腹腔脓性渗出物。对已有局限化或局限化趋势的腹膜炎患者，或年老体衰、中毒症状严重者，则可先行内科支持治疗，并密切观察病情的演变，一旦必要时仍需手术治疗。内科支持治疗包括：

（1）卧床休息：宜前倾30°~45°的半卧位，若休克严重则自当取平卧位。

（2）禁食及鼻胃管减压。

（3）纠正体液、电解质及酸碱平衡的紊乱给予充分的输液，务使每日之尿量在1 500ml左右，若能根据中心静脉压测定结果考虑输液量最好，同时应注意补充适量的氯化钾或钠盐。

（4）静脉内高营养治疗：给予葡萄糖、脂肪乳剂及氨基酸溶液，以改善患者的全身情况及增强免疫力。

（5）抗生素治疗：为急性腹膜炎最重要的内科疗法。继发性腹膜炎常为多种需氧菌与厌氧菌的混合感染，为覆盖可能的病原菌，有推荐采用氨基糖苷类、甲硝唑加氨苄西林钠或头孢菌素的三联用药。氨基糖苷类针对各种需氧的革兰阴性肠杆菌；甲硝唑针对厌氧菌，亦可用克林霉素代替之；而氨苄西林钠主要针对肠球菌。第三代头孢菌素具有广谱和肝、肾毒性低的特点，与甲硝唑合用甚佳。当然，如能获得病原菌、依据药敏试验结果选用抗生素更好。

（6）镇痛：剧烈疼痛或烦躁不安者，如诊断已经明确，可酌用哌替啶、苯巴比妥等药物。

（7）如有休克应积极进行抗休克治疗。

5. 预后 由于诊断和治疗水平的进步，急性腹膜炎的预后已较过去改善，但病死率仍在5%~10%左右。小儿、老人及伴心、肺、肾疾病与糖尿病者预后差。因此，对可能引起腹膜炎的腹腔内炎症性疾病及早进行适当治疗是预防腹膜炎的根本措施。任何腹腔手术甚至包括腹腔穿刺等皆应严格执行无菌操作，肠道手术前给予抗菌药物口服可减少腹膜炎的发生。

（王 勇）

第二节 恶性腹膜间皮瘤

恶性腹膜间皮瘤（malignant peritoneal mesothelioma，MPM）是唯一原发于腹腔浆膜的少见肿瘤。1908年Miller等首先报道了间皮瘤。

一、流行病学与病因

MPM 发生率占所有间皮瘤的10%～20%。发病年龄多在40岁以上，但也见于年轻人及儿童，以男性多见。在一般人群中发病率为1～2人/百万。该病发病隐匿，临床表现无特异性，极易误诊，确诊时多为晚期，死亡率极高。

1960年 Wagner 等首次提出间皮瘤的发生与接触石棉粉尘有关。许多学者也注意到两者间的关系。但国内不少文献报道该病例与石棉接触无关。本病的发生可能与放射性物质、病毒、遗传易感性及慢性炎症刺激有关。总之，腹膜恶性间皮瘤的病因目前尚不完全清楚，该病可能是由多种致病因素所引起。

二、病理

恶性间皮瘤发生于腹腔的浆膜，浆膜来源于中胚层，其表面为单层间皮细胞，间皮细胞内含有高分子量和低分子量的角蛋白和张力丝，在细胞间形成紧密连接的桥粒，细胞表面有微绒毛，深面附着于基底膜。在浆膜下纤维细胞是间皮细胞的储备细胞，形态与其他部位成纤维细胞相同，但功能不同。

三、临床表现

本病无特异性表现，较常见的有腹胀、腹痛、腹部包块、迅速增长的浆液性或血性腹水。常伴有乏力、消瘦、食欲缺乏。少数患者可有慢性肠梗阻、低血糖、血小板增多症、血栓栓塞的表现。

四、诊断

1. 腹水检查　间皮细胞连接松散，易于脱落，但其形态学很不典型，使脱落细胞学诊断较为困难。常规细胞学检查如发现腹水中大量不典型、异形间皮细胞有助诊断。细胞遗传学检查能在克隆水平辨别恶性肿瘤细胞的异常，间皮细胞有较一致的染色体畸形，大部分为特异染色体区域丢失（常见是1、3、9号染色体短臂和22号长臂）且克隆种类改变少，细胞间变异少，是颇有价值的辅助诊断方法。

2. 影像学检查　B超、CT及胃肠造影检查显示腹水、盆腹腔包块，肠管粘连固定、活动差、分布异常，肠管外压性狭窄、肠道内无占位性病变、黏膜无破坏应考虑本病。

3. 腹腔镜检查　是术前诊断唯一可靠方法，尤其有助于鉴别诊断，但因取检组织少，常难断定转移性腺癌或恶性间皮瘤。

五、组织病理学诊断

1. 术中表现　可见腹膜广泛受累，以下腹部或盆腔为重。腹膜脏层可见多数大小不一、边界不清、有或无蒂的肿瘤结节，有的融和成较大包块，色暗红或灰白、质脆、易脱落，但很少向深部浸润。有时可表现浆膜面大片盔甲状增厚，肠管粘连成团。大网膜呈饼状，严重者腹腔被封闭。女性患者可见子宫附件与肿瘤粘连，往往界限不清，子宫附件正常，但表面有肿瘤结节。

2. 光镜　可见间皮细胞具有双向分化性，可向上皮细胞分化形成上皮样肿瘤，亦可向间质细胞分化形成梭形细胞肿瘤。WHO 将其分为上皮型、肉瘤型、混合型。有助于诊断的是：肿瘤发生的部位；肿瘤细胞双向分化的特点；肿瘤细胞移行过渡的现象；多种不同类型肿瘤细胞混合存在；临床表现严重而肿瘤细胞核分裂象较少。

3. 电镜　见超微结构有密集细长蓬发样的微绒毛，胞浆内有丰富糖原颗粒、张力微丝、双层或间断的基底膜，细胞间有较多桥粒。人们将微绒毛、中间丝、细胞质内新腔称为间皮瘤三联征。

4. 免疫组织化学检查　有助于和其他疾病进行鉴别诊断。HBME 是一种从人间皮瘤细胞来源的抗间皮细胞的单抗，在上皮型、混合型间皮瘤的上皮样成分呈阳性，梭形细胞间皮瘤呈阴性反应。HBME 在转移性腺癌可呈阳性反应，但间皮瘤为胞膜阳性，腺癌多胞浆阳性。Calretinin 系纤维蛋白家族中的一种钙结合蛋白，主要表达于神经系统。在正常、增生间皮和间皮瘤有强而稳定的表达。在腺癌无表达或弱表达，故 Calretlnin 对鉴别间皮瘤和腺癌有较高敏感性和特异性。AMAD－2 可表达于间皮细胞、胃肠细胞、胰腺腺泡细胞等，是目前诊断间皮瘤较好标记物。其他在间皮瘤表达阳性的常用标记物还有 Keratin、Vimentin、Fibronectin，它们在腺癌一般呈阴性。

六、治疗

迄今对恶性腹膜间皮瘤尚缺乏规范化治疗。多数学者主张手术切除，术后行放疗及化疗等综合治疗。病变较局限者首选手术切除肿瘤或姑息切除，如有复发可再行手术切除。目前认为腹膜间皮瘤对化疗属中度敏感，传统的化疗药物，如阿霉素、顺铂或联合两者，有效率仅 20% 左右，近年应用吉西他滨联合顺铂的方案有效率范围 16% ~ 48%，还有一项研究有效率为 26%，其地位还有待进一步研究证实，但新一代多靶点抗叶酸类药物培美曲塞（pemetrexed）联合顺铂治疗腹膜间皮瘤的有效率高达 41%，中位生存时间 12.1 个月，故此方案成为不能手术切除的腹膜间皮瘤患者的首选治疗方案，因此有人提出对于这类患者应该在疾病早期就采用综合治疗为治疗手段。近年还有人主张腹腔注射顺铂或卡铂，配合全身联合化疗的方案。

放射治疗包括 ^{60}Co 或加速器外照射，或用腹腔内注射 ^{32}P 进行内照射，适用于手术切除不彻底或无法切除者。一般来说，放射对腹膜间皮瘤疗效不如胸膜间皮瘤，但有一定敏感性。

最近还有一些临床试验研究应用靶向药物，如针对已知与腹膜间皮瘤发生有关的 VEGF、PDGF 和 EGFR 的靶向药物，结果等待中。

七、预后

恶性腹膜间皮瘤一般预后不良，以往报道绝大多数患者 1 年内死亡。不能进行治愈性切除的患者预后差，中位生存时间仅 6 ~ 9 个月。也有报告个别患者生存期可达 7 ~ 15 年，甚至在出现转移后仍可长时间生存。

（王　勇）

第三节　腹膜后疾病

腹膜后区器官主要有肾上腺、肾、输尿管、下腔静脉、腹主动脉及其大分支，此外胰腺、门静脉、胆总管、十二指肠圈和结肠等器官的一部分亦在腹膜后区。腹膜后间隙尚有脂肪、蜂窝结缔组织以及神经、血管和淋巴组织，腹膜后疾病（retroperitoneal diseases）包括许多腹膜后器官和组织的疾病。本章节主要讨论腹膜后脓肿、腹膜后肿瘤及腹膜后纤维化。

一、腹膜后脓肿

腹膜后脓肿（retroperitoneal abscess）常继发于邻近器官的炎症或损伤穿孔，以肾最常见，如肾结石、泌尿科手术、肾盂肾炎、肾损伤、肾动脉瘤破裂或肾癌继发感染；其次为结肠，如结肠癌、克罗恩病、溃疡性结肠炎、结肠憩室炎、结肠损伤及手术等；此外，胃肠穿孔、盲肠癌、腹膜后其他脏器的损伤与手术、腹腔镜下胆囊切除术中胆汁或胆石溢出、内镜下放置塑料胆道支架引起十二指肠瘘、腹膜后肿瘤、脊柱骨髓炎、产后及败血症等均可引起腹膜后脓肿。致病菌以大肠杆菌最常见，其次有金黄色葡萄球菌、变形杆菌、厌氧菌、链球菌，少见分枝杆菌、布氏杆菌及阿米巴，放线菌则罕见，脓肿一般限于病变器官附近，可向上、下及脊柱对侧延伸。

（一）临床表现

1. 常见症状　有发热、寒战、盗汗。多数病例有腰背痛、下背部痛或腹痛。疼痛部位与脓肿位置有关，可向下放射到臀、膝部，并可有腰大肌、髂腰肌刺激征。有时在曲髋或侧卧于脓肿对侧位时疼痛可缓解。其他有食欲缺乏、恶心、呕吐、体重减轻及全身衰竭等。

2. 体检　可发现发热（38～39℃），肋脊角和腰部局部饱满伴压痛，患部可有皮下水肿或阴囊肿胀及触痛。脊柱侧凸较常见。可能扪及腹块。位置低的脓肿直肠指诊可有饱满与触痛。脓肿可穿入腹腔、小肠、结肠、阴道、胸腔、肛门周围皮肤或向上穿入纵隔、气管、心包及血管等出现相应表现。

（二）实验室及辅助检查

1. 血液检查　血白细胞增多，败血症时细菌培养阳性。

2. 尿液检查　尿常规一般正常，如尿检有蛋白、脓细胞及细菌则提示同时有肾盂肾炎、肾周围脓肿。

3. X线检查　腹部X线片可发现软组织肿块影，腰大肌影不清，或脓肿内有气体及液平，脊柱侧凸或肠梗阻表现。肾盂造影可显示肾、输尿管偏移或梗阻以及造影剂外漏等。

4. B超或CT检查　CT检查是最可靠的快速诊断方法。在B超或CT引导下穿刺抽液，做脓液生化学、病理学、细菌培养等检查，或向脓腔内注入造影剂了解脓腔的大小及形态。

5. 放射性核素^{111}In扫描检查　亦有助于诊断。

（三）治疗

对一般情况好，脓肿直径小于3cm的可单用抗生素治疗；大部分病例可采用在B超或CT引导下做经皮穿刺插管引流术，此方法安全、有效；对于部分病情较重、脓肿较大经上述治疗无效的病例，应及时手术切开引流，同时应用抗生素治疗，并对原发病进行治疗。腹膜后引流术主要途径为：①经腰部腹膜后引流术；②经骶前引流术；③经胸膜联合切开引流术；④经腹腔引流术。前三种引流方法比较常用，后者则效果稍差，也易于发生并发症。

二、腹膜后肿瘤

原发性腹膜后肿瘤（primary retroperitoneal tumor）是指腹膜后间隙的肿瘤，是较少见的疾病。可起源于腹膜后间隙的脂肪、平滑肌、结缔组织、血管、筋膜、神经组织、淋巴组织以及胚胎生殖泌尿残留组织等，不包括腹膜后间隙的各器官肿瘤及腹膜后转移肿瘤。据上海市市区居民 1978—1988 年及上海医科大学肿瘤医院 1957—1988 年原发性腹膜后肿瘤资料统计，男女发病基本一致，良、恶性比例亦相近，恶性肿瘤中以淋巴瘤、脂肪肉瘤和纤维肉瘤较多见。良性肿瘤如脂肪瘤、平滑肌瘤及纤维瘤切除后也可复发及恶变。儿童病例则以神经母细胞瘤、神经节瘤、畸胎瘤以及胚胎性肉瘤多见，未分化以及不能定型者也不少见。

（一）临床表现

腹膜后间隙的解剖范围广、部位深，肿瘤生长发展的余地较大，除内分泌性肿瘤如嗜铬细胞瘤能分泌化学介质，产生明显症状外，绝大多数腹膜后肿瘤初起时无症状。当肿瘤逐渐长大，产生压迫症状，或患者就医检查时偶尔发现。腹膜后囊肿多为良性，如淋巴管囊肿、泌尿生殖道囊肿等。腹膜后囊肿可发生于任何年龄，15 岁以下者约占 15%。主要临床表现如下：

1. 压迫性表现　常为患者主诉的首要症状，一般是胀、酸、麻、痛等，是因脏器受压所致。腰背痛、腹痛以及下肢痛较为常见。疼痛的性质和程度与肿瘤侵袭的部位及范围有关。肿瘤增大引起毗邻器官的压迫和移位时，随部位不同，可产生相应的症状。压迫和刺激胃可产生食后上腹饱胀、恶心、呕吐；压迫小肠引起脐周腹痛、腹胀；刺激直肠产生排便次数增多、里急后重，甚至肿瘤向肠腔溃破而引起便血；压迫输尿管引起肾盂积水，双侧受压时间较长后尚可出现尿毒症；压迫和刺激膀胱产生尿频、尿急；压迫静脉和淋巴管引起回流障碍时，尚可引起下肢水肿、腹壁静脉曲张、阴囊水肿、精索静脉曲张等症状；压迫动脉时还可听到血管杂音。

2. 占位性表现　腹块和盆腔肿块是主要的占位表现，常因肿瘤压迫不适而发现，或就诊体检时发现。肿块多为单发，呈球形或橄榄球形，亦可为哑铃形、不规则形及分叶状等。囊性肿瘤常有囊性感。一般无压痛和腹肌紧张。

3. 毒性反应表现　肿瘤细胞和坏死组织所产生的大量毒素被吸收后，引起全身反应，表现为发热、乏力、食欲缺乏、体重减轻等，最终可出现恶病质。

4. 内分泌功能性紊乱表现　主要是一些能产生内分泌功能的肿瘤，如能产生儿茶酚胺的嗜铬细胞瘤及化学感受器瘤，可引起高血压、低血糖等表现。

（二）实验室及辅助检查

1. 血液与尿液检查　主要用于鉴别及诊断内分泌功能性肿瘤。成人的嗜铬细胞瘤和儿童的神经母细胞瘤，能分泌大量的儿茶酚胺，可从患者的尿中测定其代谢物 VMA 的代谢量，如高于正常则有诊断价值。胚胎生殖泌尿残留组织演变成的肿瘤细胞能合成 AFP，测定患者血浆内 AFP 有助于诊断，并对判断手术的彻底性、有无复发及推测预后有价值。血沉增快，尤以恶性肿瘤者明显。

2. 腹部正、侧位 X 线片和腰椎片　可发现肿块阴影、肾轮廓不清或位置异常，或见到局部钙化影。腰椎 X 线片如显示椎间孔扩大甚至骨质破坏，则是源于神经根肿瘤的特征。

3. 静脉或逆行肾盂造影　可显示输尿管、肾移位，局部压迫、浸润等。

4. 内镜检查　胃镜、结肠镜及小肠镜检查可排除消化道肿瘤。

5. 消化道钡餐和钡剂灌肠　可排除消化道肿瘤。有时可发现腹膜后肿瘤挤压、推移胃肠道的现象。

6. 超声检查　超声可能显示腹膜后肿块的部位、大小、数目以及与周围脏器的关系，还可了解肿瘤是囊性或实质性。鉴别腹腔内和腹膜后肿瘤。并可在超声指引下刺活检进行组织学检查。

7. CT 和 MRI 检查　是最有效的检查措施，可显示较小的肿瘤，并能显示肿瘤的部位、范围以及与邻近解剖结构的关系，还可早期发现复发病变，亦可在 CT 指引下穿刺活检进行细胞学检查。

8. 正电子发射体层显像（PET）检查　PET 反映生理功能而非解剖结构，根据示踪剂的摄取水平能将生理过程现象化与数量化，对腹膜后肿瘤有重要价值。可与 CT 和 MRI 互补提高诊断的准确性。

9. 主动脉、静动脉或选择性造影或腹膜后充气造影　不仅有利于确定腹膜后肿块的位置、大小，而且可以发现肿瘤的血供，了解肿瘤的血管分布情况。

本病的早期诊断常较困难，多经剖腹探查术和活组织检查方被确诊。本病应与腹部、盆腔器官的疾病鉴别。

（三）治疗

腹膜后肿瘤可采用手术、化疗、放疗及综合治疗方法，手术切除是较可靠的治疗手段，处理具有内分泌功能的肿瘤时，要注意内分泌的平衡。放射治疗效果不佳，对不能切除及淋巴瘤病例或许能使肿瘤缩小、疼痛缓解。化学疗法对淋巴瘤、低分化脂肪肉瘤、恶性纤维组织病、滑膜细胞肉瘤及原发性神经外胚肿瘤有效。有报道认为术中放疗可提高疗效，但术后化疗或放疗对预后无明显影响。影响预后的因素主要是能否进行根治性切除，其次为肿瘤的病理组织学分级、分期及肿瘤大小。每隔 6 个月随访复查一次 CT，可早期发现肿瘤复发，对提高复发肿瘤的切除率有益。

三、腹膜后纤维化

腹膜后纤维化（retroperitoneal fibrosis）为一少见的胶原性血管疾病，可有原发性和继发性之分。病因迄今不明，原发性腹膜后纤维化可能与机体对某种慢性感染和刺激灶产生的非特异性反应有关，如肾盂肾炎、输尿管炎、炎症性肠病、阑尾炎等；也可能与腹膜后区域的蜂窝织炎、淋巴管炎、血肿、纤维渗出以及放射治疗有关；或继发于腹膜后肿瘤；亦有报道服用麦角衍生物（methysergide）、苯丙胺、可卡因及肾上腺素 β 受体阻滞剂等药后发病；有些病例的发病可能与自身免疫反应和遗传因素有关，如 Wegener 肉芽肿、强直性脊柱炎等。

主要病理改变为腹膜后组织慢性非化脓性炎症，伴纤维组织进行性增生。病变呈扁、硬、灰白色纤维斑，厚薄不一，多位于骶骨岬部，可蔓延至肾蒂、胰周围、十二指肠周围，甚至纵隔或盆腔，分界常很清楚。镜下表现为腹膜后脂肪组织周围有淋巴、单核、中性粒细胞及浆细胞浸润，呈纤维细胞增生，胶原纤维形成，毛细血管增生。随着病情演变、炎症反应减轻，纤维化过程为主。此时纤维增加，呈玻璃样变，形成致密的橡皮样结构，偶可有钙化。增生的纤维组织可包绕下腔静脉和腹膜后腔内的大静脉，引起血栓性静脉炎；包绕输尿管可使之梗阻。

（一）临床表现

本病可发生于任何年龄，但以中年组多见，男性约两倍于女性。起病多隐匿，病程经过缓慢且长，可有自限性。疼痛是最常见也是最早出现的症状，多在下腹外侧、腰骶部或下腹部感到钝性疼痛不适，疼痛偶尔在身体前曲或俯卧时减轻。由于输尿管最易受到病变的影响，可有尿液引流不畅，常有少尿、尿路感染，严重者可有尿毒症与高血压。

可有发热、体重减轻、乏力、食欲缺乏、恶心呕吐、便秘、阴囊单侧或双侧水肿、下肢水肿及疼痛等。曾有报道胆道和胰管狭窄，若累及门静脉或脾静脉，可致门脉高压，出现食管胃底静脉曲张和腹水。由于纤维化使后腹膜或肠系膜淋巴回流受阻，故亦能引起蛋白丢失性肠病或吸收障碍。

腹膜后纤维化时尚可有其他部位相似的慢性炎性纤维化病变；亦可与硬化性胆管炎、慢性纵隔炎、胃肠道淀粉样变、恶性肿瘤等疾病同时存在。

（二）实验室及辅助检查

1. 血液检查　可有贫血、血沉增加、血白细胞轻度增多，血浆 α_2 - 及 γ - 球蛋白、尿素氮、肌酐升高，自身抗体阳性。

2. 尿液检查　尿镜检可见脓细胞，尿细菌培养阳性则提示有继发性尿路感染。

3. 静脉或逆性肾盂造影　对本病有诊断价值，表现为一侧或双侧输尿管移位，有诊断意义表现是输尿管中段逐渐变细伴节段性狭窄，这和肿瘤或结石引起的狭窄有所不同：后者无逐渐变细而仅有不规则狭窄。

4. 肠双重对比造影 X 线检查　消化道受累时 X 线双重对比造影可发现受累肠道如十二指肠有节段性狭窄，骨盆纤维化能致直肠狭窄和变直伴膀胱抬高呈泪滴状。

5. B 型超声波检查　肿块为低回声或无回声，无特征性表现。尚可观察尿路梗阻与肾盂积水的程度。

6. CT 及 MRI 检查　多数可发现纤维性斑或异常软组织包块，增强扫描呈较浓的纤维组织征象。由于纤维化向侧面发展，使主动脉与左腰大肌、下腔静脉与右腰大肌之间角度改变，也能显示近端输尿管扩张。由于磁共振在显示纤维斑块不比 CT 优越，但其可显示血管流速的变化，故首选 CT 检查，需进一步了解血流动力学改变时则选磁共振。CT 及 MRI 检查有助于排除继发因素。

7. 剖腹探查及多部位取活组织病理检查　有确定诊断的价值。

（三）治疗

停止服用麦角类药物、抗生素、氯化奎宁等药物。早期应用糖皮质激素，尤其是当炎性组织占优势时，可在几周内见效，多数报道疗效明显，甚至可使肿块明显缩小或消失。一般认为在细胞浸润早期阶段纤维化过程占优势以前用药效果可能会更好。对有轻 - 中度泌尿道病变、年老体弱或有全身疾病的患者，用泼尼松类药物更为合适。有时亦用来作术前准备或术后预防复发。最初剂量每日 30 ~ 60mg 泼尼松或泼尼松龙，待病情稳定后剂量逐渐减少至最低有效维持量最少 3 个月。当有治疗禁忌或无效时，用其他类型的免疫抑制剂治疗。有人用他莫昔芬治疗，但其疗程、疗效及效果持续时间等有待于进一步研究。有人联合使用激素和硫唑嘌呤取得较好效果。放射治疗尚无肯定疗效。

当脏器受压影响功能时，则需手术。采取一次双侧输尿管松解术，可用大网膜包裹输尿管，并将输尿管移向外侧，可获较好的持续性缓解。单纯松解术复发率高。有时游离输尿管可造成难以修复的损伤。晚期，对于严重尿路梗阻，可行经皮肾造瘘引流术，此方法优于逆行输尿管插管或支撑术，其不仅能及时减轻症状，而且可通过尿电解质测定监测肾功能。使多数患者避免作血液透析。

早期诊断与治疗可保护患者肾功能及改善预后，对所有病例应长期随访。

（王　勇）

第四节　腹腔脓肿

脓液积聚于腹腔内的某些间隙，逐渐被周围的纤维组织或脏器包裹而形成脓肿。脓肿可发生于腹腔内的任何间隙，可分为膈下脓肿、盆腔脓肿、肠间隙脓肿。通常是化脓性腹膜炎的后遗症或者是腹部污染或感染性手术的并发症。腹腔脓肿的病原菌和化脓性腹膜炎一样，多来自胃肠道，以大肠杆菌为主，常有厌氧菌和其他阴性杆菌的混合感染。腹腔脓肿位置隐蔽，诊断和治疗较复杂，病程较长，拖延时日，对患者的消耗和危害很大，是腹部外科中难于处理的一个问题，以下分述几种常见的脓肿。

一、膈下脓肿

（一）概述

凡位于膈肌以下、横结肠及其系膜以上的上部腹腔内脓肿都泛称为膈下脓肿。膈下脓肿均为感染性液体积存而直接形成，病因主要有以下三种：①弥漫性腹膜炎。②手术后并发症。③邻近脏器的化脓性感染。

腹腔感染性液体进入膈下间隙后，经过炎症阶段，一般都可自行吸收，但如果患者抗感染能力差，致病菌毒性强，患者因衰弱或腹痛呼吸变浅，横膈运动减弱，加以体位不当，积存液体不能排除，间隙腹膜的炎症继续发展，若治疗再不得当，则大约 1/3 的患者形成膈下脓肿。脓肿大小不一，可单发也可多发，或脓肿较大而有间隔。脓肿形状复杂，随占据的空间被纤维包裹，与周围的脏器紧密粘连。脓汁的性质因致病菌的不同而异，一般为大肠杆菌为主的混合感染，为有臭味的灰白色黏稠脓汁，有铜绿假单胞菌感染时，脓汁成淡绿色，有特殊臭味，如混有产气菌感染，则脓肿中存在气体。肝上间隙脓肿，膈胸膜可出现反应性渗出，感染也可经淋巴途径蔓延至胸腔或直接破入胸腔。右肝下脓肿偶可破入结肠。小网膜囊脓肿易侵及胰腺或脾门血管而发生出血。膈下区域血循环及淋巴丰富，加之横膈不停地运动，感染易扩散而发生脓毒症。

（二）诊断

1. 病史要点　由于膈下脓肿实际是继发性感染或其他原发疾病的后遗症，一般均在原发疾病的基础上或术后发生。根据原发病或近期手术的历史，患者出现全身感染中毒的症状而又找不到明显的原因，血象白细胞计数显著升高，或分类出现核左移，参考腹部检查所见，应考虑有膈下脓肿的可能，需及时做进一步检查。

2. 查体要点　上腹部有明显压痛及肌紧张者不足50%，可有饱满感，个别患者能触及边界不清的肿块。肝区可以有叩击痛，侧胸部或后腰部有时出现指凹性水肿。听诊患侧呼吸音弱或有湿性啰音。肠蠕动音正常或减弱，感染中毒症状明显时，可出现肠淤胀。

3. 辅助检查

（1）X线检查：透视下可发现患侧横膈运动受限，胸片常有患侧横膈抬高，肋膈角模糊，或有胸腔积液。膈下偶见占位阴影，或有胃外的液气面。左肝下脓肿可显示胃泡移位。约50%患者X线检查有阳性发现。

（2）B超检查：约80%的患者可发现脓肿，逐日做动态观察对诊断很有帮助，可作为首选的检查方法。

（3）CT检查：约95%的患者可显示脓肿，并明确定位，是必要的诊断方法。

（4）脓肿穿刺：脓肿较大时，可在B超引导下穿刺，如抽吸出脓汁即可确诊，但难以准确定位。脓汁应送细菌学和药敏检查。如穿刺未能抽吸出脓汁，并不能排除脓肿的诊断，为脓肿不规则或脓汁过于黏稠之故。

4. 诊断流程（图10-1）

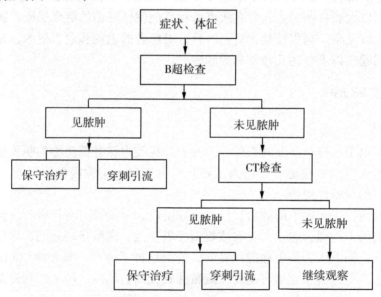

图10-1　膈下脓肿诊断流程

（三）治疗

1. 一般治疗　患者因不能进食，输液、维持水电平衡是必要的。消耗严重者应给予全胃肠道外营养。有肠淤胀的患者行胃肠减压。静脉滴注给予抗生素是重要的治疗方法，宜选用有效的广谱抗生素，并给予抗厌氧菌药物，如甲硝唑。如曾穿刺获取细菌学资料，应根据药敏结果调整抗生素的应用。

2. 脓肿穿刺　如脓肿形成，脓腔较大，可在B超引导下穿刺，将脓肿尽可能吸净，并注入抗生素，可间隔数日反复进行。如脓肿位置较浅，估计不致损伤空腔脏器时，可试行经导丝插管留置引流，并经导管注入抗生素。

3. 手术引流 多数患者需手术引流。术前应再次用 B 超定位，选择合适的切口，原则上采用腹膜外入路，以免污染游离腹腔或损伤肠管。胸膜损伤也应避免。

（1）腹壁前入路：适用于右肝上、右肝下位置较靠前的脓肿及左膈下位置较靠前的脓肿。做左或右侧肋缘下切口，逐层切开，至腹膜后将腹膜向横膈方向分离。如腹膜下粘连成块，层次不清，也切开腹膜，小心剥离，切勿损伤粘连的肠管，在膈肌与粘连的胃、结肠或小肠之间分离至脓腔，穿刺吸出脓汁证实后，即可切开脓腔，吸净脓汁，放置引流管。

（2）后腰入路：适合于右肝下、右膈下靠后的脓肿。沿第 12 肋做切口，显露并切除第 12 肋，平第 1 腰椎平面横行切开肋骨床，注意不可顺肋骨床斜形切开，以免切除肋膈角的胸膜隐窝而进入游离的胸膜腔。切开肋骨床后即进入腹膜后，可触及较硬的脓腔后壁，将肾脏向下推移，试验穿刺，抽吸出脓汁后，切开脓肿，吸尽脓汁，放置引流管。

（3）胸壁入路：适合于右肝上间隙的高位脓肿。为了避免进入胸膜腔，手术分两期进行。第一期可在右胸侧壁第 8 或第 9 肋处沿肋骨做切口，切除部分肋骨，直达胸膜外，然后用碘纺纱布填塞伤口，使胸膜和膈肌形成粘连，5～7d 后行二期手术，将充填的纱布取出，在基底创面试行穿刺，切开引流，切口部分缝合。

无论经何入路切开脓腔，引流必须充分，可酌情放置 1 根或 2～3 根引流管，以带侧孔的双套管为佳，引流管要妥善固定于皮肤，术后可虹吸引流或负压吸引，可定时冲洗脓腔。随着引流量的减少，逐渐分次拔出引流管。必要时在拔管前做窦道造影，以了解有无残腔。

膈下脓肿即或治疗得法，至今仍有 5% 左右的死亡率，故应注意预防。腹膜炎患者宜采取半坐位，避免腹腔内渗出液上流。选用抗生素要有效。腹部手术关腹前，根据腹腔污染情况，充分吸净腹腔渗出液或脓液，需要冲洗时应大量等渗盐水冲洗后洗净。腹腔内如遗有创面或有吻合口瘘的可能时，应放置引流管，麻醉恢复后尽早行半坐位。

二、盆腔脓肿

（一）概述

盆腔指腹腔最下方直肠上端前壁腹膜反折以上及直肠乙状结肠交界处两侧的间隙，腹膜反折处构成直肠膀胱凹，在女性因子宫存在于直肠和膀胱之间，又分隔为前后两个间隙，有临床意义的是直肠子宫凹。下腹部及盆腔脏器的化脓性感染，如急性阑尾炎、急性输卵管炎以及弥漫性腹膜炎或腹部手术后腹腔内有渗出，因体位原因，感染的液体易于向下流至盆腔各间隙，形成盆腔脓肿，是腹腔脓肿较为常见的一种。由于盆腔腹膜吸收毒素能力较小，炎症范围也较局限，全身感染中毒症状较轻。

（二）诊断

根据急性腹膜炎治疗过程中，特别是下腹部脏器的化脓性感染以及近期腹部手术史，患者有全身感染症状及直肠受刺激的表现，应想到盆腔脓肿的可能。腹部检查多无阳性发现，直肠指诊触及压痛包块，则基本上可肯定诊断。已婚女性应做盆腔检查，以除外妇科疾病引起的炎性包块，必要时经阴道做后穹隆穿刺，如吸出脓汁即可确诊，B 型超声和 CT 检查有助于明确诊断，并可显示脓肿的具体位置和大小。

诊断流程见图 10 - 2。

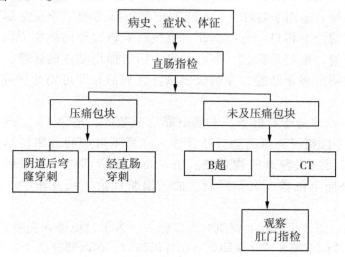

图 10 - 2　盆腔脓肿诊断流程

（三）治疗

盆腔脓肿较小或尚未形成时，可采用非手术治疗，给予有效抗生素，辅以湿热盐水灌肠和物理透热疗法，多可自行吸收消散。如脓肿较大，临床症状较重，经一段抗感染治疗后收效不显著，需手术治疗。如直肠指诊触及包块，可经直肠先做局部穿刺，吸出脓液，然后即可在直肠内穿刺的进针部位切开，有脓液流出后，用止血钳扩大切口，吸净脓液，放入引流管引流。盆腔脓肿经引流后，由于小肠的下沉和体位引流的通畅，脓肿容易闭合。数日后患者如有便意，即可将引流管拔除，必要时指诊探查一下引流口及脓腔，并可结合 B 超检查，如脓腔已消失，可行高锰酸钾热水坐浴，并日后再行直肠指诊复查。

三、腹腔内其他脓肿

腹腔内感染性液体有时也可积聚在其他间隙形成脓肿。胃十二指肠溃疡急性穿孔，消化液沿右结肠旁沟下流，有可能形成右结肠旁脓肿或再向下行形成右下腹脓肿。化脓性阑尾炎的渗出液在平卧时也可流向盲肠外下方形成右下腹脓肿。弥漫性腹膜炎的渗出液可以在肠管之间和肠管肠系膜之间形成肠间脓肿，这种脓肿一般较小，常多发。

上述的几种脓肿同样有全身感染症状或有腹痛，但除非脓肿较大，一般症状都不很严重。肠间脓肿偶可因粘连而发生不完全性或完全性肠梗阻。腹部检查在脓肿部位有压痛，可以摸到包块，但肠间脓肿很少能触及肿物。B 超有助于诊断及定位。

关于治疗，非手术治疗如给予抗生素、腹部理疗等，脓肿多可自行吸收，或包裹局限，症状逐渐消失，无须特殊处理。如脓肿较大，伴有感染症状，非手术治疗无效，或出现急性肠梗阻时则需要手术治疗。

手术的原则是切开引流。在脓肿部位做切口。右下腹脓肿多采用麦氏切口，结肠旁脓肿可在右或左侧腹壁做直切口，切开至腹膜后，如已和腹膜发生粘连，在穿刺证实有脓后，直接切开引流，注意勿伤及肠管。如尚未与腹膜粘连，可于腹膜外剥离至脓肿部位穿刺后切开。肠间脓肿合并急性肠梗阻时需进入腹腔，分离粘连，常有脓汁溢出，解除梗阻后，将脓汁吸净，敞开脓腔，可用稀释碘伏液局部冲洗，一般不放置引流，术后继续抗感染治疗。

（王　勇）

第十一章

肝脏疾病

第一节　甲型病毒性肝炎

甲型病毒性肝炎（甲型肝炎）是由甲型肝炎病毒（hepatitis A virus，HAV）感染引起的、主要通过粪－口途径传染的自限性急性肠道传染病。我国是甲型肝炎的高发区，自 20世纪 80 年代在上海暴发流行后，近年呈现散发和小规模流行的特点。大部分 HAV 感染表现为隐性或亚临床性感染，少部分感染者在临床上表现为急性黄疸/无黄疸型肝炎。一般而言，甲型肝炎不会转为慢性，发展为重型肝炎者也十分少见，大部分预后良好。

一、病原学

HAV 属微小 RNA 病毒科（picornavirus），1973 年 Feinston　应用免疫电镜在急性肝炎患者的大便中发现，1987 年获得 HAV 全长核苷酸序列。HAV 基因组由 7 478 个核苷酸组成，包括 3 个部分：①5'－非编码区；②结构与非结构编码区，单一开放读码框架（ORF）可编码一个大的聚合蛋白和蛋白酶，后者将前者水解为至少 3～4 个结构蛋白和 7 个非结构蛋白；③3'－非编码区。目前 HAV 只有一个血清型和一个抗原－抗体系统，感染 HAV 早期产生 IgM 抗体，一般持续 8～12 周，少数持续 6 月以上。

HAV 对外界抵抗力较强，耐酸碱，能耐受 60℃至少 30min，室温下可生存 1 周；于粪便中在 25℃时能存活 30d，在贝壳类动物、污水、淡水、海水、泥土中能存活数月。采用紫外线（1.1W，0.9cm）1min、85℃加热 1min、甲醛（8%，25℃）1min、碘（3mg/L）5min或氯（游离氯浓度为 2.0～2.5mg/L）15min 可将其灭活。

二、流行病学

（一）传染源

急性期患者和隐性感染者为主要传染源，后者多于前者。粪便排毒期在起病前 2 周至血清 ALT 高峰期前后 1 周；黄疸型患者在黄疸前期传染性最强；少数患者可延长至其病后 30d。一般认为甲型肝炎病毒无携带状态，近年有报道部分病例表现为病程迁延或愈后 1～3 个月再复发，但比例极小，传染源的意义不大。

（二）传染途径

HAV 主要由粪－口途径传播。粪便污染水源、食物、蔬菜、玩具等可引起流行。水源或食物污染可致暴发流行，如 1988 年上海市由于食用受粪便污染的未煮熟的毛蚶而引起的甲型肝炎暴发流行，4 个月内发生 30 余万例，死亡 47 人。日常生活接触多为散发病例，输血感染或母婴垂直传播极为罕见。

（三）易感人群

人群普遍易感。在我国，大多在儿童、青少年时期受到隐性感染，人群抗 HAV - IgG 阳性率可达 80%。感染 HAV 后可获持久免疫力，但与其他型肝炎病毒无交叉免疫性。

三、发病机制及病理组织学

甲型肝炎的发病机制尚未完全阐明。经口感染 HAV 后，由肠道进入血液，引起短暂病毒血症。目前认为，其发病机制倾向于以宿主免疫反应为主。发病早期，可能由于 HAV 在肝细胞中大量复制及 CD_8^+ 细胞毒性 T 细胞杀伤作用共同造成肝细胞损害；在疾病后期，体液免疫产生的抗 HAV，可能通过免疫复合物机制破坏肝细胞。

其组织病理学特点包括：以急性炎症病变为主，淋巴细胞浸润，小叶内可见肝细胞点状坏死；也可引起胆汁淤积（淤胆型肝炎）和大块或亚大块坏死（重型肝炎）。

四、临床表现

感染 HAV 后，不一定都出现典型的临床症状，大部分患者感染后没有任何症状，甚至肝功能也正常，而到恢复期却产生抗 HAV - IgG，为亚临床型感染。经过 2 ~ 6 周的潜伏期（平均为 30d），少部分患者可出现临床症状，主要表现为急性肝炎，少数患者可表现为淤胆型肝炎（可参见"戊型肝炎"部分）和急性或亚急性重型肝炎（肝衰竭）（可参见"乙型肝炎"部分）。

（一）急性黄疸型肝炎

80% 患者以发热起病，伴乏力，四肢酸痛，似"感冒"。热退后患者出现食欲缺乏，伴恶心或呕吐，腹胀等消化道症状，临床似"急性胃肠炎"。皮肤及巩膜出现黄染，尿颜色深，似浓茶色。极少数患者临床症状重，可出现腹水、肝性脑病及出血倾向等肝功能衰竭的表现。总病程为 2 ~ 4 个月。

（二）急性无黄疸型肝炎

占 50% ~ 90%，尤以儿童多见。起病较缓，症状较轻，恢复较快，病程大多在 2 个月内。

（三）HAV 双重或多重感染

按与其他肝炎病毒感染的时间顺序，可分为混合感染、重叠感染。例如，甲肝病毒感染和乙肝病毒感染同时发生，称混合感染。在慢性乙型肝炎或乙肝表面抗原携带者基础上又发生甲肝病毒感染，称重叠感染。无论 HAV 是同时感染或重叠感染所引起的临床症状，少部分患者与单纯 HAV 感染所致的急性肝炎相似。大部分 HAV 与其他肝炎病毒同时感染或重叠感染患者的临床症状严重，病情也较复杂。重叠感染的预后取决于原有肝脏病变的严重程度，大多数患者预后良好。

五、辅助检查

（一）肝功能及凝血象检查

丙氨酸转氨酶（ALT）、天冬氨酸转氨酶（AST）明显升高，AST/ALT 比值常 < 10 如果患者可出现 ALT 快速下降，而胆红素不断升高（即所谓酶、胆分离现象）或 AST/ALT > 1，常提示肝细胞大量坏死。如果直接胆红素/总胆红素 > 10%，且伴血清谷氨酰转肽酶（γ-GT）、碱性磷酸酶（ALP）升高，则提示肝内胆汁淤积。绝大部分患者血清白蛋白及 γ 球蛋白、凝血酶原活动度（PTA）均在正常范围。PTA < 40% 是诊断重型肝炎（肝衰竭）的重要依据之一，亦是判断其预后的重要指标。

（二）病原学检查

1. 抗 HAV - IgM 在病程早期即为阳性，3～6 个月后转阴，极少部分患者的抗 HAV - IgM 在 6 个月后才转阴，因而是早期诊断甲型肝炎最简便而可靠的血清学标志。但应注意，接种甲型肝炎疫苗后 2～3 周，有 8%～20% 接种者可呈抗 HAV - IgM 阳性。

2. 抗 HAV - IgG 于 2～3 个月达高峰，持续多年或终身。因此，它只能提示感染 HAV，而不能作为诊断急性甲型肝炎的指标。

3. HAV - RNA PCR 检测血液或粪便中 HAV - RNA，阳性率低，临床很少采用。HAV - RNA 载量与轻 - 中度甲型肝炎患者血清 ALT、PTA 正相关，而与严重甲型肝炎患者血清 ALT、PTA 水平无明显相关。但是，HAV - RNA 载量与血清 C - 反应蛋白呈正相关，与外周血血小板计数呈负相关。

六、诊断及鉴别诊断

（一）诊断依据

1. 流行病学资料 发病前是否到过甲型肝炎流行区，有无进食未煮熟海产品如毛蚶、蛤蜊等不洁饮食及饮用可能被污染的水等病史。

2. 临床特点 起病较急，以"感冒"样症状起病，常伴乏力、食欲差、恶心、呕吐、尿颜色深似浓茶色等症状。

3. 病原学诊断 血清抗 HAV - IgM 阳性，是临床确诊甲型肝炎的依据。

4. 临床要注意的特殊情况

（1）HAV 混合感染/重叠感染：患者原有慢性 HBV 感染或其他慢性肝脏疾病，出现上述临床症状；或原有慢性性肝炎、肝硬化病情恶化，均应考虑重叠感染甲型病毒肝炎的可能，应及时进行有关病原学指标检测。

（2）甲型肝炎所致重型肝炎（急性肝衰竭）：占 0.5%～1.5%。早期表现极度疲乏；严重消化道症状如腹胀、频繁呕吐、呃逆；黄疸迅速加深，出现胆酶分离现象；中晚期表现出血倾向、肝性脑病、腹水等严重并发症，PTA < 40%。

（二）鉴别诊断

1. 其他原因引起的黄疸

（1）溶血性黄疸：常有药物或感染等诱因，表现为贫血、腰痛、发热、血红蛋白尿、网织红细胞升高，黄疸大都较轻，主要为间接胆红素升高，ALT、AST 无明显升高。

（2）梗阻性黄疸：常见病因有胆石症，壶腹周围癌等。有原发病症状、体征，肝功能损害轻，以直接胆红素为主，B超等影像学检查显示肝内外胆管扩张。

2. 其他原因引起的肝炎

（1）急性戊型肝炎：老年人多见，临床表现与甲型肝炎相似。根据病原学检查可资鉴别。

（2）药物性肝损害：有使用肝损害药物的明确病史，临床常表现为发热伴皮疹、关节痛等症状。部分患者外周血嗜酸性粒细胞增高，肝炎病毒标志物阴性。

（3）感染中毒性肝炎：如流行性出血热，伤寒，钩端螺旋体病等所导致的肝功能试验异常。主要根据原发病的临床特点和相关实验室检查加以鉴别。

七、并发症

甲型肝炎的并发症较少，一般多见于婴幼儿、老年人等免疫功能较低者。临床常见的有胆囊炎、胰腺炎、病毒性心肌炎等。少见并发症如皮疹、关节炎、吉兰-巴雷综合征等，可能与 HAV 感染后血清中有短暂的免疫复合物形成有关。严重并发症还包括再生障碍性贫血，发病率为 0.06% ~0.4%，机制尚未明确。

八、治疗

甲型肝炎一般预后良好，在急性期注意休息及给予适当的保肝药物治疗，如甘草酸制剂、还原型谷胱甘肽制剂等，1~2 周临床症状完全消失，2~4 个月肝脏功能恢复正常。HAV 感染，由于病毒血症短，不需要抗病病毒治疗。对于有明显胆汁淤积或发生急性重型肝炎（急性肝衰竭者），则应给予相应的治疗。

九、预防

养成良好的卫生习惯，防止环境污染，加强粪便、水源管理是预防甲型肝炎的主要方法。在儿童及高危人群中注射甲型肝炎疫苗是预防甲型肝炎的有效方法。甲型肝炎减毒活疫苗在我国人群中广泛应用，其价格相对较便宜，但其抗体水平保持时间相对较短，而且必须在冷链条件下运输和保存。灭活疫苗在国内外人群中广泛使用，其抗体水平较高且持续时间较长（至少 20 年）、无需冷链条件下运输和保存，但其价格相对较贵。

十、预后

多在 2~4 个月临床康复，病理康复稍晚。病死率约为 0.01%。妊娠后期合并甲型肝炎病死率 10% ~40%。极少数患者的病程迁延超过 6 个月或临床病程出现"复发"，但至今尚未确认真正的慢性甲型肝炎病例。

（曹砚杰）

第二节　乙型病毒性肝炎

一、病原学

乙型肝炎病毒（hepatitis B virus，HBV）属于嗜肝 DNA 病毒科（hepadnavirus）正嗜肝

DNA 病毒属（orthohepadnavirus）。1965 年 Blumberg 等报道在研究血清蛋白多样性中发现澳大利亚抗原，1967 年 Krugman 等发现其与肝炎有关，故称其为肝炎相关抗原（hepatitis associated antigen，HAA），1972 年世界卫生组织将其正式命名为乙型肝炎表面抗原（hepatitis B surface antigen，HBsAg）。1970 年 Dane 等在电镜下发现 HBV 完整颗粒，称为 Dane 颗粒。HBV 基因组由不完全的环状双链 DNA 组成，长链（负链）约含 3 200 个碱基（bp），短链（正链）的长度可变化，为长链的 50% ~80%。HBV 基因组长链中有 4 个开放读码框（open reading frame，ORF）即 S 区、C 区、P 区和 X 区，它们可分别编码 HBsAg、HBeAg/HBcAg、DNA 聚合酶及 HBxAg。

二、流行病学

全世界 HBsAg 携带者约 3.5 亿，其中我国约 9 000 万，约占全国总人口的 7.18%（2006 年调查数据）。按流行的严重程度分为低、中、高度三种流行地区。低度流行区 HBsAg 携带率 0.2% ~0.5%，以北美、西欧、澳大利亚为代表。中度流行区 HBsAg 携带率 2% ~7%，以东欧、地中海、日本、俄罗斯为代表。高度流行区 HBsAg 携带率 8% ~20%，以热带非洲、东南亚和中国部分地区为代表。本病婴幼儿感染多见；发病男性高于女性；以散发为主，可有家庭聚集现象。

1. 传染源　乙型肝炎患者和携带者血液和体液（特别是组织液、精液和月经）的 HBV 都可以成为传染源。

2. 传播途径　HBV 通过输血、血液制品或经破损的皮肤、黏膜进入机体而导致感染，主要的传播途径下列几种。

（1）母婴传播：由带有 HBV 的母亲传给胎儿和婴幼儿，是我国乙型肝炎病毒传播的最重要途径。真正的宫内感染的发生只占 HBsAg 阳性母亲的 5% 左右，可能与妊娠期胎盘轻微剥离等因素有关。围生期传播或分娩过程传播是母婴传播的主要方式，系婴儿因破损的皮肤、黏膜接触母血、羊水或阴道分泌物而传染。分娩后传播主要由于母婴间密切接触导致。虽然母乳中可检测到 HBV，但有报道显示母乳喂养并不增加婴儿 HBV 的感染率。HBV 经精子或卵子传播未被证实。

（2）血液、体液传播：血液中 HBV 含量很高，微量的污染血进入人体即可造成感染，如输血及血制品、注射、手术、针刺、血液透析、器官移植等均可传播。

（3）日常生活接触传播：HBV 可以通过日常生活密切接触传播给家庭成员。主要通过隐蔽的胃肠道外传播途径，如共用剃须刀、牙刷等可引起 HBV 的传播；易感者的皮肤、黏膜微小破损接触带有 HBV 的微量血液及体液等，是家庭内水平传播的重要途径。

（4）性接触传播：无防护的性接触可以传播 HBV。因此，婚前应做 HBsAg 检查，若一方为 HBsAg 阳性，另一方为乙型肝炎易感者，则应在婚前应进行乙肝疫苗接种。

（5）其他传播途径：经破损的消化道、呼吸道黏膜或昆虫叮咬等只是理论推测，作为传播途径未被证实。

3. 易感人群　抗 HBs 阴性者均为易感人群，婴幼儿是获得 HBV 感染的最危险时期。高危人群包括 HBsAg 阳性母亲的新生儿、HBsAg 阳性者的家属、反复输血及血制品者（如血友病患者）、血液透析患者、多个性伴侣者、静脉药瘾者、经常有血液暴露的医务工作者等。

三、发病机制与病理学

(一) 发病机制

乙型肝炎的发病机制非常复杂，目前尚不完全清楚。HBV 侵入人体后，未被单核 – 巨噬细胞系统清除的病毒到达肝脏或肝外组织（如胰腺、胆管、脾、肾、淋巴结、骨髓等）。病毒包膜与肝细胞膜融合，导致病毒侵入。HBV 在肝细胞内的复制过程非常特殊，其中包括一个逆转录步骤，同时细胞核内有稳定的 cDNA 作为 HBV 持续存在的来源。

乙型肝炎慢性化的发生机制亦是研究关注的热点和难点。HBeAg 是一种可溶性抗原，其大量产生可能导致免疫耐受。非特异性免疫应答方面的功能障碍亦可能与慢性化有明显关系，慢性化还可能与遗传因素有关。在围生期和婴幼儿时期感染 HBV 者，分别有 90% 和 25% ~ 30% 发展成慢性感染；在青少年和成人期感染 HBV 者，仅 5% ~ 10% 发展成慢性。

慢性 HBV 感染的自然病程一般可分为 4 个时期：

第一时期为免疫耐受期，其特点是 HBV 复制活跃，血清 HBsAg 和 HBeAg 阳性，HBV – DNA 滴度较高，但血清丙氨酸氨基转移酶（ALT）水平正常或轻度升高，肝组织学亦无明显异常，患者无临床症状。与围生期感染 HBV 者多有较长的免疫耐受期，此期可持续存在数十年。

第二时期为免疫清除期，随年龄增长及免疫系统功能成熟，免疫耐受被打破而进入免疫清除期，表现为 HBV – DNA 滴度有所下降，但 ALT 升高和肝组织学有明显坏死炎症表现，本期可以持续数月到数年。成年期感染 HBV 者可直接进入本期。

第三时期为非活动或低（非）复制期，这一阶段表现为 HBeAg 阴性，抗 – HBe 阳性，HBV – DNA 检测不到（PCR 法）或低于检测下限，ALT/AST 水平正常，肝细胞坏死炎症缓解，此期也称非活动性 HBsAg 携带状态。进入此期的感染者有少数可以自发清除 HBsAg，一般认为每年有 1% 左右的 HB – sAg 可以自发转阴。

第四时期为再活动期，非活动性抗原携带状态可以持续终身，但也有部分患者可能随后出现自发的或免疫抑制等导致 HBV – DNA 再活动，出现 HBV – DNA 滴度升高（血清 HBeAg 可逆转为阳性或仍保持阴性）和 ALT 升高，肝脏病变再次活动。HBV 发生前 C 区和 C 区变异者，可以通过阻止和下调 HBeAg 表达而引起 HBeAg 阴性慢性乙型肝炎。

在 6 岁以前感染的人群，最终约 25% 在成年时发展成肝硬化和 HCC，但有少部分患者可以不经过肝硬化阶段而直接发生 HCC。慢性乙型肝炎患者中，肝硬化失代偿的年发生率约 3%，5 年累计发生率约 16%。

(二) 病理学

慢性乙型肝炎的肝组织病理学特点是：汇管区炎症，浸润的炎症细胞主要为淋巴细胞，少数为浆细胞和巨噬细胞；炎症细胞聚集常引起汇管区扩大，并可破坏界板引起界面肝炎（interface hepatltis）。小叶内可见肝细胞变性、坏死，包括融合性坏死和桥形坏死等，随病变加重而日趋显著。肝细胞炎症坏死、汇管区及界面肝炎可导致肝内胶原过度沉积，肝纤维化及纤维间隔形成。如病变进一步加重，可引起肝小叶结构紊乱、假小叶形成最终进展为肝硬化。

目前国内外均主张将慢性肝炎进行肝组织炎症坏死分级（G）及纤维化程度分期（S）。目前国际上常用 Knodell HAI 评分系统，亦可采用 Ishak、Scheuer 和 Chevallier 等评分系统或半定量计分方案，了解肝脏炎症坏死和纤维化程度，以及评价药物疗效。

四、临床表现

乙型肝炎潜伏期 1~6 个月，平均 3 个月。临床上，乙型肝炎可表现为急性肝炎、慢性肝炎及重型肝炎（肝衰竭）。

（一）急性肝炎

急性肝炎包括急性黄疸型肝炎和急性无黄疸型肝炎。具体表现可参见"戊型肝炎"部分。5 岁以上儿童、少年及成人期感染 HBV 导致急性乙型肝炎者，90%~95% 可自发性清除 HBsAg 而临床痊愈；仅少数患者可转为慢性。

（二）慢性肝炎

成年急性乙型肝炎有 5%~10% 转慢性。急性乙肝病程超过半年，或原有 HBsAg 携带史而再次出现肝炎症状、体征及肝功能异常者；发病日期不明确或虽无肝炎病史，但根据肝组织病理学或症状、体征、化验及 B 超检查综合分析符合慢性肝炎表现者。慢性乙型肝炎依据 HBeAg 阳性与否可分为 HBeAg 阳性或阴性慢性乙型肝炎。

（三）淤胆型肝炎

淤胆型肝炎（cholestatic viral hepatitis），是一种特定类型的病毒性肝炎，可参见"戊型肝炎"部分。

（四）重型肝炎

又称肝衰竭（liver failure），是指由于大范围的肝细胞坏死，导致严重的肝功能破坏所致的临床症候群；可由多种病因引起、诱因复杂，是一切肝脏疾病重症化的共同表现。在我国，由病毒性肝炎及其发展的慢性肝病所引起的肝衰竭亦称"重型肝炎"。临床表现为从肝病开始的多脏器损害症候群：极度乏力，严重腹胀、食欲低下等消化道症状；神经、精神症状（嗜睡、性格改变、烦躁不安、昏迷等）；有明显出血倾向，凝血酶原时间显著延长及凝血酶原活动度（PTA）<40%；黄疸进行性加深，胆红素每天上升≥17.1μmol/L 或大于正常值 10 倍；可出现中毒性巨结肠、肝肾综合征等。

根据病理组织学特征和病情发展速度，可将肝衰竭分为四类：

1. 急性肝衰竭（acute liver failure，ALF）　又称暴发型肝炎（fulminant hepatitis），特点是起病急骤，常在发病 2 周内出现Ⅱ度以上肝性脑病的肝衰竭症候群。发病多有诱因。本型病死率高，病程不超过 3 周；但肝脏病变可逆，一旦好转常可完全恢复。

2. 亚急性肝衰竭（subacute liver failure，SALF）　又称亚急性肝坏死。起病较急，发病 15 日~26 周出现肝衰竭症候群。晚期可有难治性并发症，如脑水肿、消化道大出血、严重感染、电解质紊乱及酸碱平衡失调。白细胞升高、血红蛋白下降、低血糖、低胆固醇、低胆碱酯酶。一旦出现肝肾综合征，预后极差。本型病程较长，常超过 3 周至数月。容易转化为慢性肝炎或肝硬化。

3. 慢加急性（亚急性）肝衰竭（acute-on-chronic liver failure，ACLF）　是在慢性肝病基础上出现的急性肝功能失代偿。

4. 慢性肝衰竭（chronic liver failure，CLF）　是在肝硬化基础上，肝功能进行性减退导致的以腹水或门脉高压、凝血功能障碍和肝性脑病等为主要表现的慢性肝功能失代偿。

（五）肝炎肝硬化

由于病毒持续复制、肝炎反复活动而发展为肝硬化，其主要表现为肝细胞功能障碍和门脉高压症。

五、实验室检查

（一）血常规

急性肝炎初期白细胞总数正常或略高，黄疸期白细胞总数正常或稍低，淋巴细胞相对增多，偶可见异型淋巴细胞。重型肝炎时白细胞可升高，红细胞及血红蛋白可下降。

（二）尿常规

尿胆红素和尿胆原的检测有助于黄疸的鉴别诊断。肝细胞性黄疸时两者均阳性，溶血性黄疸以尿胆原为主，梗阻性黄疸以尿胆红素为主。深度黄疸或发热患者，尿中除胆红素阳性外，还可出现少量蛋白质、红、白细胞或管型。

（三）病原学检查

1. 乙肝抗原抗体系统的检测意义

（1）HBsAg 与抗 HBs：成人感染 HBV 后最早 1～2 周，最迟 11～12 周血中首先出现 HBsAg。急性自限性 HBV 感染时血中 HBsAg 大多持续 1～6 周，最长可达 20 周。无症状携带者和慢性患者 HBsAg 可持续存在多年，甚至终身。抗 HBs 是一种保护性抗体，在急性感染后期，HBsAg 转阴后一段时间开始出现，在 6～12 个月逐步上升至高峰，可持续多年。抗 HBs 阳性表示对 HBV 有免疫力，见于乙型肝炎恢复期、既往感染及乙肝疫苗接种后。

（2）HBeAg 与抗 HBe：急性 HBV 感染时 HBeAg 的出现时间略晚于 HBsAg，在病变极期后消失，如果 HBeAg 持续存在预示转向慢性。HBeAg 消失而抗 HBe 产生称为血清转换（HBeAgSeroconversion）。一般来说，抗 HBe 阳转阴后，病毒复制多处于静止状态，传染性降低；但在部分患者由于 HBV 前 – C 区及 BCP 区发生了突变，仍有病毒复制和肝炎活动，称为 HBeAg 阴性慢性肝炎。

HBcAg 与抗 HBc 血液中 HBcAg 主要存在于 Dane 颗粒的核心，故一般不用于临床常规检测。抗 HBc – IgM 是 HBV 感染后较早出现的抗体，绝大多数出现在发病第一周，多数在 6 个月内消失，抗 HBc – IgM 阳性提示急性期或慢性肝炎急性活动。抗 HBc IgG 出现较迟，但可保持多年甚至终身。

2. HBV – DNA 测定　HBV – DNA 是病毒复制和传染性的直接标志。目前常用聚合酶链反应（PCR）的实时荧光定量技术测定 HBV，对于判断病毒复制水平、抗病毒药物疗效等有重要意义。

3. HBV – DNA 基因耐药变异位点检测　对核苷类似物抗病毒治疗有重要指导意义。

（四）甲胎蛋白（AFP）

AFP 含量的检测是筛选和早期诊断 HCC 的常规方法。但在肝炎活动和肝细胞修复时 AFP 有不同程度的升高，应动态观察。急性重型肝炎 AFP 升高时，提示有肝细胞再生，对判断预后有帮助。

（五）肝纤维化指标

透明质酸（HA）、Ⅲ型前胶原肽（PⅢP）、Ⅳ型胶原（C-Ⅳ）、层连蛋白（LN）、脯氨酰羟化酶等，对肝纤维化的诊断有一定参考价值。

（六）影像学检查

B 型超声有助于鉴别阻塞性黄疸、脂肪肝及肝内占位性病变。对肝硬化有较高的诊断价值，能反映肝脏表面变化、门静脉、脾静脉直径，脾脏大小、胆囊异常变化，腹水等。在重型肝炎中可动态观察肝脏大小变化等。彩色超声尚可观察到血流变化。CT、MRI 的临床意义基本同 B 超，但更准确。

（七）肝组织病理检查

对明确诊断、衡量炎症活动度、纤维化程度及评估疗效具有重要价值。还可在肝组织中原位检测病毒抗原或核酸，有助于确定诊断。

六、并发症

慢性肝炎时可出现多个器官损害。肝内并发症主要有肝硬化，肝细胞癌，脂肪肝。肝外并发症包括胆道炎症、胰腺炎、糖尿病、甲状腺功能亢进、再生障碍性贫血、溶血性贫血、心肌炎、肾小球肾炎、肾小管性酸中毒等。

各型病毒型肝炎所致肝衰竭时可发生严重并发症，主要有：

（一）肝性脑病

肝功能不全所引起的神经精神症候群，可发生于重型肝炎和肝硬化。常见诱因有上消化道出血、高蛋白饮食、感染、大量排钾利尿、大量放腹水、使用镇静剂等，其发生可能是多因素综合作用的结果。

（二）上消化道出血

病因主要有：①凝血因子、血小板减少；②胃黏膜广泛糜烂和溃疡；③门脉高压。上消化道出血可诱发肝性脑病、腹水、感染、肝肾综合征等。

（三）腹水、自发性腹膜炎及肝肾综合征

腹水往往是严重肝病的表现，而自发性细菌性腹膜炎是严重肝病时最常见的临床感染类型之一。发生肝肾综合征者约半数病例有出血、放腹水、大量利尿、严重感染等诱因，其主要表现为少尿或无尿、氮质血症、电解质平衡失调。

（四）感染

肝衰竭时易发生难于控制的感染，以胆道、腹膜、肺多见，革兰阴性杆菌感染为主，细菌主要来源于肠道，且肠道中微生态失衡与内源性感染的出现密切相关，应用广谱抗生素后，也可出现真菌感染。

七、诊断

病毒性肝炎的诊断主要依靠临床表现和实验室检查，流行病学资料具有参考意义。

（一）流行病学资料

不安全的输血或血制品、不洁注射史等医疗操作，与 HBV 感染者体液、血液及无防护的性接触史，婴儿母亲是 HBsAg 阳性等有助于乙型肝炎的诊断。

（二）临床诊断

1. 急性肝炎　起病较急，常有畏寒、发热、乏力、纳差、恶心、呕吐等急性感染症状。肝大、质偏软，ALT 显著升高，既往无肝炎病史或病毒携带史。黄疸型肝炎血清胆红素 > 17.1μmol/L，尿胆红素阳性。

2. 慢性肝炎　病程超过半年或发病日期不明确而有慢性肝炎症状、体征、实验室检查改变者。常有乏力、厌油、肝区不适等症状，可有肝病面容、肝掌、蜘蛛痣、胸前毛细血管扩张、肝大质偏硬、脾大等体征。根据病情轻重，实验室指标改变等综合评定轻、中、重三度。

3. 肝衰竭　急性黄疸型肝炎病情迅速恶化，2 周内出现Ⅱ度以上肝性脑病或其他重型肝炎表现者，为急性肝衰竭；15d 至 26 周出现上述表现者为亚急性肝衰竭；在慢性肝病基础上出现的急性肝功能失代偿为慢加急性（亚急性）肝衰竭。在慢性肝炎或肝硬化基础上出现的渐进性肝功能衰竭为慢性肝衰竭。

4. 淤胆型肝炎　起病类似急性黄疸型肝炎，黄疸持续时间长，症状轻，有肝内胆汁淤积的临床和生化表现。

5. 肝炎肝硬化　多有慢性肝炎病史。可有乏力、腹胀、肝掌、蜘蛛痣、脾大、白蛋白下降、PTA 降低、血小板和白细胞减少、食管胃底静脉曲张等肝功能受损和门脉高压表现。一旦出现腹水、肝性脑病或食管胃底静脉曲张破裂出血则可诊断为失代偿期肝硬化。

（三）病原学诊断

1. 慢性乙型肝炎

（1）HBeAg 阳性慢性乙型肝炎：血清 HBsAg、HBV - DNA 和 HBeAg 阳性，抗 HBe 阴性，血清 ALT 持续或反复升高，或肝组织学检查有肝炎病变。

（2）HBeAg 阴性慢性乙型肝炎：血清 HBsAg 和 HBV - DNA 阳性，HBeAg 持续阴性，抗 HBe 阳性或阴性，血清 ALT 持续或反复异常，或肝组织学检查有肝炎病变。

2. 病原携带者

（1）慢性 HBV 携带（免疫耐受状态）：血清 HBsAg 和 HBV - DNA 阳性，HBeAg 阳性，但 1 年内连续随访 3 次以上，血清 ALT 和 AST 均在正常范围，肝组织学检查一般无明显异常。

（2）非活动性 HBsAg 携带者：血清 HBsAg 阳性、HBeAg 阴性、抗 HBe 阳性或阴性，HBV - DNA 检测不到（PCR 法）或低于最低检测限，1 年内连续随访 3 次以上，ALT 均在正常范围。肝组织学检查显示：Knodell 肝炎活动指数（HAI）<4 或其他的半定量计分系统病变轻微。

八、鉴别诊断

（一）其他原因引起的黄疸

1. 溶血性黄疸　常有药物或感染等诱因，表现为贫血、腰痛、发热、血红蛋白尿、网织红细胞升高，黄疸大多较轻，主要为间接胆红素升高。治疗后（如应用肾上腺皮质激素）黄疸消退快。

2. 肝外梗阻性黄疸　常见病因有胆囊炎、胆石症、胰头癌、壶腹周围癌、肝癌、胆管癌、阿米巴脓肿等。有原发病症状、体征，肝功能损害轻，以直接胆红素为主。肝内外胆管扩张。

（二）其他原因引起的肝炎

1. 其他病毒所致的肝炎　巨细胞病毒感染、EB 病毒等均可引起肝脏炎症损害。可根据原发病的临床特点和病原学、血清学检查结果进行鉴别。

2. 感染中毒性肝炎　如流行性出血热、恙虫病、伤寒、钩端螺旋体病、阿米巴肝病、急性血吸虫病、华支睾吸虫病等。主要根据原发病的临床特点和实验室检查加以鉴别。

3. 药物性肝损害　有使用肝损害药物的病史，停药后肝功能可逐渐恢复。如为中毒性药物，肝损害与药物剂量或使用时间有关；如为变态反应性药物，可伴有发热、皮疹、关节疼痛等表现。

4. 酒精性肝病　有长期大量饮酒的病史，可根据个人史和血清学检查综合判断。

5. 自身免疫性肝病　主要有原发性胆汁性肝硬化（PBC）和自身免疫性肝炎（AIH）。鉴别诊断主要依靠自身抗体的检测和病理组织检查。

6. 肝豆状核变性（Wilson 病）　先天性铜代谢障碍性疾病。血清铜及铜蓝蛋白降低，眼角膜边沿可发现凯 – 弗环（Kayser – Fleischer rlng）。

九、预后

（一）急性肝炎

多数患者在 3 个月内临床康复。成人急性乙型肝炎 60%～90% 可完全康复，10%～40% 转为慢性或病毒携带。

（二）慢性肝炎

慢性肝炎患者一般预后良好，小部分慢性肝炎发展成肝硬化和 HCC。

（三）肝衰竭

预后不良，病死率 50%～70%。年龄较小、治疗及时、无并发症者病死率较低。急性重型肝炎（肝衰竭）存活者，远期预后较好，多不发展为慢性肝炎和肝硬化；亚急性重型肝炎（肝衰竭）存活者多数转为慢性肝炎或肝炎后肝硬化；慢性重型肝炎（肝衰竭）病死率最高，可达 80% 以上，存活者病情可多次反复。

（四）淤胆型肝炎

急性者预后较好，一般都能康复。慢性者预后较差，容易发展成胆汁性肝硬化。

（五）肝炎肝硬化

静止性肝硬化可较长时间维持生命。乙型肝炎活动性肝硬化者一旦发生肝功能失代偿，5 年生存率低于 20%。

十、治疗

(一) 急性肝炎

急性乙型肝炎一般为自限性，多可完全康复。以一般对症支持治疗为主，急性期症状明显及有黄疸者应卧床休息，恢复期可逐渐增加活动量，但要避免过劳。饮食宜清淡易消化，适当补充维生素，热量不足者应静脉补充葡萄糖。避免饮酒和应用损害肝脏药物，辅以药物对症及恢复肝功能，药物不宜太多，以免加重肝脏负担。急性乙型肝炎一般不采用抗病毒治疗，但症状重或病程迁延者可考虑给予核苷（酸）类抗病毒治疗。

(二) 慢性乙型肝炎

根据患者具体情况采用综合性治疗方案，包括合理的休息和营养，心理疏导，改善和恢复肝功能，系统有效的抗病毒治疗是慢性乙型肝炎的重要治疗手段。

1. 一般治疗　包括适当休息（活动量已不感疲劳为度）、合理饮食（适当的高蛋白、高热量、高维生素）及心理疏导（耐心、信心，切勿乱投医）。

2. 常规护肝药物治疗

（1）抗炎保肝治疗只是综合治疗的一部分，并不能取代抗病毒治疗。对于 ALT 明显升高者或肝组织学有明显炎症坏死者，在抗病毒治疗的基础上可适当选用抗炎保肝药物。但不宜同时应用多种抗炎保肝药物，以免加重肝脏负担及因药物间相互作用而引起不良反应。

（2）甘草酸制剂、水飞蓟宾制剂、多不饱和卵磷脂制剂及还原型谷胱甘肽：他们有不同程度的抗炎、抗氧化、保护肝细胞膜及细胞器等作用，临床应用这些制剂可改善肝脏生化学指标。联苯双酯和双环醇等也可降低血清氨基转移酶的水平。

（3）腺苷蛋氨酸注射液、茵栀黄口服液：有一定的利胆退黄作用，对于胆红素明显升高者可酌情应用。对于肝内胆汁淤积明显者亦可口服熊去氧胆酸制剂。

3. 抗病毒治疗　对于慢性乙型肝炎，抗病毒治疗是目前最重要的治疗手段。目的是抑制病毒复制改善肝功能；减轻肝组织病变；提高生活质量；减少或延缓肝硬化、肝衰竭和HCC 的发生，延长存活时间。符合适应证者应尽可能积极进行抗病毒治疗。

抗病毒治疗的一般适应证包括：①HBV – DNA ≥ 10^5 拷贝/ml（HBeAg 阴性肝炎者为≥ 10^4 拷贝/ml）；②ALT≥2×ULN；③如 ALT < 2×ULN，则需肝组织学显示有明显炎症坏死或纤维化。

（1）普通 α–干扰素（IFN – α）和聚乙二醇化干扰素：它通过诱导宿主产生细胞因子，在多个环节抑制病毒复制。以下预测其疗效较好的因素：ALT 升高、病程短、女性、HBV – DNA 滴度较低、肝组织活动性炎症等。

有下列情况者不宜用 IFN – α：①血清胆红素 > 正常值上限 2 倍；②失代偿性肝硬化；③有自身免疫性疾病；④有重要器官病变（严重心、肾疾患、糖尿病、甲状腺功能亢进或低下以及神经精神异常等）。

IFN – α 治疗慢性乙型肝炎：普通干扰素 α 推荐剂量为每次 5MU，每周 3 次，皮下或肌内注射，对于 HBeAg 阳性者疗程 6 个月至 1 年，对于 HBeAg 阴性慢性乙肝疗程至少 1 年。聚乙二醇化干扰素 α 每周 1 次，HBeAg 阳性者疗程 1 年，对于 HBeAg 阴性慢性乙肝疗程至少 1 年；多数认为其抗病毒效果优于普通干扰素。

干扰素者治疗过程中应监测：①使用开始治疗后的第 1 个月，应每 1~2 周检查 1 次血常规，以后每月检查 1 次，直至治疗结束；②生化学指标，包括 ALT、AST 等，治疗开始后每月检测 1 次，连续 3 次，以后随病情改善可每 3 个月 1 次；③病毒学标志，治疗开始后每 3 个月检测 1 次 HBsAg、HBeAg、抗 - HBe 和 HBV - DNA；④其他，如 3 个月检测 1 次甲状腺功能、血糖和尿常规等指标，如治疗前就已存在甲状腺功能异常，则应每月检查甲状腺功能；⑤定期评估精神状态，尤其是对有明显抑郁症和有自杀倾向的患者，应立即停药并密切监护。

IFN - α 的不良反应与处理：①流感样综合征，通常在注射后 2~4h 发生，可给予解热镇痛剂等对症处理，不必停药。②骨髓抑制，表现为粒细胞及血小板计数减少，一般停药后可自行恢复。当白细胞计数 $<3.0 \times 10^9/L$ 或中性粒细胞 $<1.5 \times 10^9/L$，或血小板 $<40 \times 10^9/L$ 时，应停药。血象恢复后可重新恢复治疗，但须密切观察。③神经精神症状，如焦虑、抑郁、兴奋、易怒、精神病。出现抑郁及精神症状应停药。④失眠、轻度皮疹、脱发，视情况可不停药。出现少见的不良反应如癫痫、肾病综合征、间质性肺炎和心律失常等时，应停药观察。⑤诱发自身免疫性疾病，如甲状腺炎、血小板减少性紫癜、溶血性贫血、风湿性关节炎、1 型糖尿病等，亦应停药。

（2）核苷（酸）类似物：核苷（酸）类似物作用于 HBV 的聚合酶区，抑制病毒复制。本类药物口服方便、抗病毒活性较强、直接毒副作用很少，但是治疗过程可产生耐药及停药后复发。

1）拉米夫定（lamivudine）：剂量为每日 100mg，顿服。其抗病毒作用较强，耐受性良好。随着其广泛使用，近年来耐药现象逐渐增多。

2）阿德福韦酯（adefovir dipivoxil）：剂量为每日 10mg，顿服。在较大剂量时有一定肾毒性，应定期监测血清肌酐和血磷。本药对初治和已发生拉米夫定、恩替卡韦、替比夫定耐药变异者均有效。目前主张对已发生拉米夫定、恩替卡韦、替比夫定耐药变异者加用阿德福韦酯联合治疗；反之，对于已发生阿德福韦酯耐药变异者，加用另外的三种药物之一治疗仍有效。

3）恩替卡韦（entecavir）：初治患者每日口服 0.5mg 能迅速降低患者 HBV 病毒载量。其耐药发生率很低。本药须空腹服用。

4）替比夫定（telbivudine）：为 600mg，每天 1 次口服。抗病毒活性很强，耐药性较低。

5）特诺福韦（tenofovir）对初治和拉米夫定耐药变异的 HBV 均有效。在美国和欧洲国家已上市。

核苷（酸）类似物的疗程：HBeAg 阳性慢性肝炎患者使用口服抗病毒药治疗时，如 HBV - DNA 和 ALT 复常，直至 HBeAg 血清学转换后至少再继续用药 6~12 个月，经监测 2 次（每次至少间隔 6 个月）证实 HBeAg 血清学转换且 HBV - DNA（PCR 法）仍为阴性时可以停药，最短疗程不少于 2 年。

对于 HBeAg 阴性慢性肝炎患者如 HBV - DNA（定量 PCR 法）检测不出，肝功能正常，经连续监测 3 次（每次至少间隔 6 个月），最短疗程不少于 3 年可以停药观察。

核苷（酸）类似物治疗过程中的监测：一般每 3 个月测定一次 HBV - DNA、肝功能（如用阿德福韦酯还应测定肾功能），根据具体情况每 3~6 个月测定一次乙肝 HBsAg、HBeAg/抗 HBe。

治疗结束后的监测：不论有无应答，停药后 6 个月内每 2 个月检测 1 次，以后每 3～6 个月检测 1 次 ALT、AST、HBV 血清标志和 HBV－DNA。如随访中有病情变化，应缩短检测间隔。

（3）抗肝纤维化：有研究表明，经 IFN－α 或核苷（酸）类似物抗病毒治疗后，肝组织病理学可见纤维化甚至肝硬化有所减轻，因此，抗病毒治疗是抗纤维化治疗的基础。

根据中医学理论和临床经验，肝纤维化和肝硬化属正虚血瘀证范畴，因此，对慢性乙型肝炎肝纤维化及早期肝硬化的治疗，多以益气养阴、活血化瘀为主，兼以养血柔肝或滋补肝肾。据报道，国内多家单位所拟定的多个抗肝纤维化中药方剂均有一定疗效。今后应根据循证医学原理，按照新药临床研究管理规范（GCP）进行大样本、随机、双盲临床试验，并重视肝组织学检查结果，以进一步验证各种中药方剂的抗肝纤维化疗效。

十一、预防

（一）对患者和携带者的管理

对于慢性乙肝患者、慢性 HBV 携带者及 HBsAg 携带者，应注意避免其血液、月经、精液及皮肤黏膜伤口污染别人及其他物品。这些人除不能献血及从事有可能发生血液暴露的特殊职业外，在身体条件允许的情况下，可照常工作和学习，但要加强随访。

（二）注射乙型肝炎疫苗

接种乙型肝炎疫苗是预防 HBV 感染的最有效方法。乙型肝炎疫苗的接种对象主要是新生儿，其次为婴幼儿和高危人群。乙型肝炎疫苗全程接种共 3 针，按照 0、1、6 个月程序，即接种第 1 针疫苗后，间隔 1 及 6 个月注射第 2 及第 3 针疫苗。新生儿接种乙型肝炎疫苗越早越好，要求在出生后 24h 内接种。接种部位新生儿为大腿前部外侧肌肉内，儿童和成人为上臂三角肌中部肌内注射。

对 HBsAg 阳性母亲的新生儿，应在出生后 24h 内尽早注射乙型肝炎免疫球蛋白（HBIG），最好在出生后 12h 内，剂量应 ≥100IU，同时在不同部位接种 10μg 重组酵母乙型肝炎疫苗，可显著提高阻断母婴传播的效果。新生儿在出生 12h 内注射 HBIG 和乙型肝炎疫苗后，可接受 HBsAg 阳性母亲的哺乳。

（三）切断传播途径

大力推广安全注射（包括针刺的针具），对牙科器械、内镜等医疗器具应严格消毒。医务人员应按照医院感染管理中标准预防的原则，在接触人的血液、体液、分泌物、排泄物时，均应戴手套，严格防止医源性传播。服务行业中的理发、刮脸、修脚、穿刺和文身等用具也应严格消毒。注意个人卫生，不共用剃须刀和牙具等用品。

（刘国通）

第三节　丙型病毒性肝炎

丙型病毒性肝炎（丙型肝炎）是一种主要经血液传播的由丙型肝炎病毒（hepatitis C virus，HCV）感染引起的急、慢性肝脏疾病。急性丙型肝炎部分患者可痊愈，但转变为慢性丙型肝炎的比例相当高。HCV 感染除可引起肝炎、肝硬化、肝细胞癌等肝脏疾病之外，还可能产生一系列的肝脏外病变。聚乙二醇化干扰素（PEG - IFN）联合利巴韦林是目前治疗慢性丙型肝炎的标准方案。未来的发展趋势是，在此基础上与小分子蛋白酶和 RNA 聚合酶抑制剂的联合应用，有望进一步提高慢性丙型肝炎的抗病毒疗效，使得大部分患者临床治愈。

一、丙型肝炎的病原学

（一）HCV 的特点

HCV 属于黄病毒科（flaviviridae），其基因组为单股正链 RNA，易变异。目前国际广泛采用的 Simmonds 基因分型系统，将 HCV 分为 6 个基因型及不同亚型，以阿拉伯数字表示基因型，以小写英文字母表示基因亚型（如 1a、2b、3c 等）。HCV 基因型和疗效有密切关系。基因 1 型呈全球性分布，占所有 HCV 感染的 70% 以上，对干扰素疗效较差。

（二）HCV 基因组结构

HCV 基因组含有一个开放读码框（ORF），长度约 10kb，编码一种多聚蛋白，然后在其蛋白酶和宿主细胞信号肽酶的作用下，水解成为 10 余种结构和非结构（NS）蛋白。非结构蛋白 NS3 是一种多功能蛋白，其氨基端具有蛋白酶活性，羧基端具有螺旋酶/三磷酸核苷酶活性；NS5B 蛋白是 RNA 依赖的 RNA 聚合酶。针对 NS3 的丝氨酸蛋白酶、针对 RNA 依赖性 RNA 聚合酶的小分子抑制剂，目前已进入新药三期临床的研究阶段。

（三）HCV 的灭活方法

HCV 对一般化学消毒剂敏感，100℃ 5min 或 60℃ 10h、高压蒸汽和甲醛熏蒸等均可灭活 HCV 病毒。

二、丙型肝炎的流行病学

（一）世界丙型肝炎流行状况

丙型肝炎呈全球性流行，在欧美及日本等乙型肝炎流行率较低的国家，它是终末期肝病以及肝移植的最主要原因。据世界卫生组织统计，全球 HCV 的感染率约为 3%，估计约 1.7 亿人感染 HCV，每年新发丙型肝炎病例约 3.5 万例。

（二）我国丙型肝炎流行状况

1992—1995 年全国病毒性肝炎血清流行病学调查结果显示，我国一般人群抗 - HCV 阳性率为 3.2%。各地抗 - HCV 阳性率有一定差异，以长江为界，北方（3.6%）高于南方（2.9%）。普通人群中抗 - HCV 阳性率随年龄增长而逐渐上升，男女间无明显差异。近年的小样本调查显示目前我国的 HCV 感染率可能低于上述数字，但全国丙型肝炎血清流行病学测定尚未完成。

HCV 1b 基因型在我国最为常见，约占 80% 以上，是难治的基因型。某些地区有 1a、2b 和 3b 型报道；6 型主要见于香港和澳门地区，在南方边境省份也可见到此基因型。

（三）丙型肝炎传播途径

1. 血液传播　主要有：①经输血和血制品传播。我国自 1993 年开始对献血员筛查抗 - HCV 后，该途径得到了有效控制。但由于抗 - HCV 存在窗口期及检测试剂的质量问题及少

数感染者不产生抗 – HCV 的原因，目前尚无法完全筛除 HCV – RNA 阳性者，大量输血和血液透析仍有可能感染 HCV。②经破损的皮肤和黏膜传播。这是目前最主要的传播方式，在某些地区，因静脉注射毒品导致的 HCV 传播占 60% ~90%。使用非一次性注射器和针头、未经严格消毒的牙科器械、内镜、侵袭性操作和针刺等也是经皮肤和黏膜传播的重要途径。一些可能导致皮肤破损和血液暴露的传统医疗方法也与 HCV 传播有关；共用剃须刀、牙刷、文身和穿耳环孔等也是 HCV 潜在的经血传播方式。

2. 性传播　性伴侣为 HCV 感染者及多个性伙伴者发生 HCV 感染的危险性较高。同时伴有其他性传播疾病者，特别是感染人类免疫缺陷病毒（HIV）者，感染 HCV 的危险性更高。

3. 母婴传播　抗 – HCV 阳性母亲将 HCV 传播给新生儿的危险性为 2%，若母亲在分娩时 HCV – RNA 阳性，则传播的危险性可达 4% ~7%；合并 HIV 感染时，传播的危险性增至 20%。母体血液中 HCV 病毒水平高也会增加 HCV 传播的危险性。

4. 其他　部分 HCV 感染者的传播途径不明。接吻、拥抱、喷嚏、咳嗽、食物、饮水、共用餐具和水杯、无皮肤破损及其他无血液暴露的接触一般不会传播 HCV。

（四）HCV 传播的预防

因目前尚无可预防丙型肝炎的有效疫苗，主要靠严格筛选献血人员、医院、诊所、美容机构等场所严格按照标准防护（standard precaution）的规定进行消毒、灭菌和无菌操作，通过宣传教育避免共用剃须刀、牙刷及注射针具，减少性伙伴和不安全性活动。

三、丙型肝炎的自然史

暴露于 HCV 感染后 1 ~3 周，在外周血可检测到 HCV RNA。但在急性 HCV 感染者出现临床症状时，仅 50% ~70% 患者抗 – HCV 阳性，3 个月后约 90% 患者抗 – HCV 阳转。

感染 HCV 后，病毒血症持续 6 个月仍未清除者为慢性感染，丙型肝炎慢性转化率为 50% ~85%。40 岁以下人群及女性感染 HCV 后自发清除病毒率较高；感染 HCV 时年龄在 40 岁以上、男性及合并感染 HIV 并导致免疫功能低下者可促进疾病的进展。合并 HBV 感染、嗜酒（50g/d 以上）、非酒精性脂肪肝（NASH）、肝脏铁含量高、血吸虫感染、肝毒性药物和环境污染所致的有毒物质等，均可促进疾病进展。

儿童和年轻女性感染 HCV 后 20 年，肝硬化发生率为 2% ~4%；中年因输血感染者 20 年后肝硬化发生率为 20% ~30%；一般人群为 10% ~15%。

HCV 相关的 HCC 发生率在感染 30 年后为 1% ~3%，主要见于肝硬化和进展性肝纤维化患者；一旦发展成为肝硬化，HCC 的年发生率为 1% ~7%。上述促进丙型肝炎进展的因素以及糖尿病等均可促进 HCC 的发生。

发生肝硬化和 HCC 患者的生活质量均有所下降，也是慢性丙型肝炎患者的主要死因，其中失代偿期肝硬化最为主要。有报道，代偿期肝硬化患者的 10 年生存率约为 80%，而失代偿期肝硬化患者的 10 年生存率仅为 25%。

四、丙型肝炎的实验诊断

（一）血清生化学检测

急性丙型肝炎患者的 ALT 和 AST 水平一般较低，但也有较高者。发生血清白蛋白、凝血酶原活动度和胆碱酯酶活性降低者较少，但在病程较长的慢性肝炎、肝硬化或重型肝炎时可明显降低，其降低程度与疾病的严重程度成正比。

慢性丙型肝炎患者中，约30%的患者ALT水平正常，约40%的患者ALT水平低于2倍正常值上限（ULN）。虽然大多数此类患者只有轻度肝损伤，但部分患者可发展为肝硬化。

（二）抗-HCV检测

用第三代ELSIA法检测丙型肝炎患者，其敏感度和特异度可达99%。抗-HCV不是保护性抗体，也不代表病毒血症，其阳性只说明人体感染了HCV；一些血液透析、免疫功能缺陷或自身免疫性疾病患者可出现抗-HCV假阴性或假阳性。

（三）HCV RNA检测

在HCV急性感染期，血浆或血清中的病毒基因组水平可达到$10^5 \sim 10^7$拷贝/ml（实时荧光定量PCR检测技术）。最新的TaqMan技术可以检测到更低水平的HCV RNA的复制。临床上决定是否应该抗病毒治疗及评价抗病毒治疗的疗效，都依赖于HCV RNA病毒载量的检测结果。

五、丙型肝炎的病理学

急性丙型肝炎可有与甲型和乙型肝炎相似的小叶内炎症及汇管区各种病变。但也有其特点：①汇管区大量淋巴细胞浸润、甚至有淋巴滤泡形成；胆管损伤伴叶间胆管数量减少，类似于自身免疫性肝炎。②常见以淋巴细胞浸润为主的界面性炎症。③肝细胞大泡性脂肪变性。④单核细胞增多症样病变，即单个核细胞浸润于肝窦中呈串珠状；病理组织学检查对丙型肝炎的诊断、衡量炎症和纤维化程度、评估药物疗效以及预后判断等方面至关重要。

六、丙型肝炎的临床诊断

（一）急性丙型肝炎的诊断

急性丙型肝炎可参考流行病学史、临床表现、实验室检查，特别是病原学检查结果进行诊断。

1. 流行病学史　有输血史、应用血液制品或有明确的HCV暴露史。输血后急性丙型肝炎的潜伏期为2~16周（平均7周），散发性急性丙型肝炎的潜伏期目前缺乏可靠的研究数据，尚待研究。

2. 临床表现　可有全身乏力、食欲减退、恶心和右季肋部疼痛等，少数伴低热，轻度肝大，部分患者可出现脾大，少数患者可出现黄疸。部分患者无明显症状，表现为隐匿性感染。

3. 实验室检查　ALT多呈轻度和中度升高，抗-HCV和HCV RNA阳性。HCV RNA常在ALT恢复正常前转阴，但也有ALT恢复正常而HCV RNA持续阳性者。

（二）慢性丙型肝炎的诊断

1. 诊断依据　HCV感染超过6个月，或发病日期不明、无肝炎史，但肝脏组织病理学检查符合慢性肝炎，或根据症状、体征、实验室及影像学检查结果综合分析，亦可诊断。

2. 重型肝炎　HCV单独感染极少引起重型肝炎，HCV重叠HBV、HIV等病毒感染、过量饮酒或应用肝毒性药物时，可发展为重型肝炎。HCV 感染所致重型肝炎的临床表现与其他嗜肝病毒所致重型肝炎基本相同，可表现为急性、亚急性病程。

3. 肝外表现　肝外临床表现或综合征可能是机体异常免疫反应所致，包括类风湿关节炎、眼口干燥综合征（Sjogren's syndrome）、扁平苔藓、肾小球肾炎、混合型冷球蛋白血症、B 细胞淋巴瘤和迟发性皮肤卟啉症等。

4. 混合感染　HCV 与其他病毒的重叠、合并感染统称为混合感染。我国 HCV 与 HBV 或 HIV 混合感染较为多见。

5. 肝硬化与 HCC　慢性 HCV 感染的最严重结果是进行性肝纤维化所致的肝硬化和 HCC。

6. 肝脏移植后 HCV 感染的复发　丙型肝炎常在肝移植后复发，且其病程的进展速度明显快于免疫功能正常的丙型肝炎患者。一旦移植的肝脏发生肝硬化，出现并发症的危险性将高于免疫功能正常的肝硬化患者。肝移植后丙型肝炎复发与移植时 HCV RNA 水平与移植后免疫抑制程度有关。

七、丙型肝炎的抗病毒治疗

（一）抗病毒治疗的目的

抗病毒治疗的目的是清除或持续抑制体内的 HCV 复制，以改善或减轻肝损害，阻止进展为肝硬化、肝功能衰竭或 HCC，并提高患者的生活质量，延长生存期。

（二）抗病毒治疗的有效药物

干扰素（IFN）特别是聚乙二醇化干扰素（PEG – IFN）联合利巴韦林是目前慢性丙型肝炎抗病毒治疗的标准方法。国内外研究结果表明，最好根据 HCV 基因分型结果决定抗病毒治疗的疗程和利巴韦林的用药剂量。

（三）抗病毒治疗的适应证

只有确诊为血清 HCV RNA 阳性的丙型肝炎患者才需要抗病毒治疗。单纯抗 – HCV 阳性而 HCV RNA 阴性者，可判断为既往 HCV 感染者，不需要抗病毒治疗。

（四）一般丙型肝炎患者的治疗

1. 急性丙型肝炎　急性丙型肝炎患者是否需要进行积极的抗病毒治疗，目前尚存在争议。有研究表明，IFN – α 治疗能显著降低急性丙型肝炎的慢性转化率，因此，如检测到 HCV RNA 阳性，即应开始抗病毒治疗。目前对急性丙型肝炎治疗尚无统一方案，建议给予普通 IFN – α 3MU，隔日 1 次肌内或皮下注射，疗程为 24 周，应同时服用利巴韦林 800 ~ 1 000mg/d。也可考虑使用 PEG – IFN 联合利巴韦林的治疗方案。

2. 慢性丙型肝炎　①ALT 或 AST 持续或反复升高，或肝组织学有明显炎症坏死（G≥2）或中度以上纤维化（S≥2）者，应给予积极治疗。②ALT 持续正常者大多数肝脏病变较轻，应根据肝活检病理学结果决定是否治疗。对已有明显肝纤维化（S_2、S_3）者，无论炎症坏死程度如何，均应给予抗病毒治疗；对轻微炎症坏死且无明显肝纤维化（S_0、S_1）者，可暂不治疗，但每隔 3 ~ 6 个月应检测肝功能。③ALT 水平并不是预测患者对 IFNα 应答的重要指标。最近有研究发现，用 PEG – IFNα 与利巴韦林联合治疗 ALT 正常的丙型肝炎患者，其病毒学应答率与 ALT 升高的丙型肝炎患者相似。因此，对于 ALT 正常或轻度升高的丙型肝炎患者，只要 HCV RNA 阳性，也可进行治疗。

3. 丙型肝炎肝硬化 ①代偿期肝硬化（Child – Pugh A 级）患者，尽管对治疗的耐受性和效果有所降低，但为使病情稳定、延缓或阻止肝功能衰竭和 HCC 等并发症的发生，目前有干扰素以外的治疗方案，建议在严密观察下，从小剂量的 IFN 开始，给予抗病毒治疗。②失代偿期肝硬化患者，多难以耐受 IFNα 治疗的不良反应，使用 IFN 的抗病毒治疗部分患者导致肝衰竭等使病情加重，应该慎用，有条件者应考虑行肝脏移植术。

4. 肝移植后丙型肝炎复发 HCV 相关的肝硬化或 HCC 患者经肝移植后，HCV 感染复发率很高。IFNα 治疗对此类患者有一定效果，但有促进对移植肝排斥反应的可能，可在有经验的专科医生指导和严密观察下进行抗病毒治疗。

（五）特殊丙型肝炎患者的治疗

1. 儿童和老年人 有关儿童慢性丙型肝炎的治疗经验尚不充分。初步临床研究结果显示，IFNα 单一治疗的 SVR 率似高于成人，对药物的耐受性也较好。65 ~ 70 岁以上的老年患者原则上也应进行抗病毒治疗，但一般对治疗的耐受性较差。因此，应根据患者的年龄、对药物的耐受性、并发症（如高血压、冠心病等）及患者的意愿等因素全面衡量，以决定是否给予抗病毒治疗。

2. 酗酒及吸毒者 慢性酒精中毒及吸毒可能促进 HCV 复制，加剧肝损害，从而加速发展为肝硬化甚至 HCC 的进程。由于酗酒及吸毒患者对于抗病毒治疗的依从性、耐受性和SVR 率均较低，因此，治疗丙型肝炎必须同时戒酒及戒毒。

3. 合并 HBV 或 HIV 感染者 合并 HBV 感染会加速慢性丙型肝炎向肝硬化或 HCC 的进展。对于 HCV – RNA 阳性、HBV – DNA 阴性者，先给予抗 – HCV 治疗；对于两种病毒均呈活动性复制者，建议首先以 IFNα 加利巴韦林清除 HCV，对于治疗后 HBV – DNA 仍持续阳性者可再给予抗 – HBV 治疗。

合并 HIV 感染也可加速慢性丙型肝炎的进展，抗 – HCV 治疗主要取决于患者的 CD_4^+ 细胞计数和肝组织的纤维化分期。免疫功能正常、尚无立即进行高活性抗逆转录病毒治疗（HAART）指征者，应首先治疗 HCV 感染；正在接受 HAART 治疗、肝纤维化呈 S2 或 S3 的患者，需同时给予抗 – HCV 治疗；但要特别注意观察利巴韦林与抗 – HIV 核苷类似物相互作用的可能性，包括乳酸酸中毒等。对于严重免疫抑制者（CD_4^+ 淋巴细胞 $< 2 \times 10^8/L$），应首先给予抗 – HIV 治疗，待免疫功能重建后，再考虑抗 – HCV 治疗。

4. 慢性肾衰竭 对于慢性丙型肝炎伴有肾衰竭且未接受透析者，不应进行抗病毒治疗。已接受透析且组织病理学上尚无肝硬化的患者（特别是准备行肾移植的患者），可单用IFNα 治疗（应注意在透析后给药）。由于肾功能不全的患者可发生严重溶血，因此，一般不应用利巴韦林联合治疗。

（六）慢性丙型肝炎治疗方案

治疗前应进行 HCV RNA 基因分型（1 型和非 1 型）和血中 HCV RNA 定量，以决定抗病毒治疗的疗程和利巴韦林的剂量。目前临床上有 PEG – IFN – α2a 和 PEG – IFN – α2b 两种，IDEAL 临床研究 3 000 多例患者直接比较两种 PEG – IFN 的临床研究结果表明，两者的持续病毒学应答（SVR）的比率没有显著差别。

HCV RNA 基因为 1 型和（或）HCV RNA 定量 $\geq 2 \times 10^6$ 拷贝/ml 者，可选用下列方案之一：

PEG – IFNα 联合利巴韦林治疗方案；普通 IFNα 联合利巴韦林治疗方案；一般疗程为 12 个月。

HCV RNA 基因为 2、3 型和（或）HCV RNA 定量 $< 2 \times 10^6$ 拷贝/ml 者，可选用下列方案之一：PEG – IFNα 联合利巴韦林治疗方案；普通 IFNα 联合利巴韦林治疗方案；一般疗程为 6 ~ 12 个月。

（七）抗病毒治疗应答预测及个体化治疗方案的调整

抗病毒治疗过程中，在不同时间点上的 HCV RNA 检测结果对于最终的持续病毒性应答（即停药后 24 周时的应答，SVR）具有很好的预测价值。慢性丙型肝炎抗病毒治疗第 4 周 HCV RNA 低于检测限，称之为快速病毒学应答（RVR）。抗病毒治疗第 12 周 HCV RNA 低于检测限，称之为完全早期病毒学应答（cEVR）；如果 HCV RNA 下降 2log10 以上但仍然阳性，称之为部分早期病毒学应答（pEVR）；如果 HCV RNA 下降不足 2log10，则称之为无早期病毒学应答（nEVR）。

获得 RVR 或 cEVR 的患者，完成整个疗程后其疗效较好，取得较高的 SVR；但对于只获得 pEVR 的患者，需要提高用药剂量或延长抗病毒治疗的疗程方能提高 SVR。对于 nEVR 的患者，即使完成全部疗程，获得 SVR 的概率一般不超过 3%，因此，为避免承受不必要的副作用和经济花费，应及时停止治疗。

（八）对于治疗后复发或无应答患者的治疗

对于初次单用 IFNα 治疗后复发的患者，采用 PEG – IFNα 或普通 IFNα 联合利巴韦林再次治疗，可获得较高 SVR 率（47%，60%）；对于初次单用 IFNα 无应答的患者，采用普通 IFNα 或 PEG – IFNα 联合利巴韦林再次治疗，其 SVR 率仍较低（分别为 12% ~ 15% 和 34% ~ 40%）。对于初次应用普通 IFNα 和利巴韦林联合疗法无应答或复发的患者，可试用 PEG – IFNα 与利巴韦林联合疗法。

八、丙型肝炎患者的监测和随访

对接受抗病毒治疗患者的随访监测

1. 治疗前监测项目　治疗前应检测肝肾功能、血常规、甲状腺功能、血糖及尿常规。开始治疗后的第 1 个月应每周检查 1 次血常规，以后每个月检查 1 次直至 6 个月，然后每 3 个月检查 1 次。

2. 生化学检测　治疗期间每个月检查 ALT，治疗结束后 6 个月内每 2 个月检测 1 次。即使患者 HCV 未能清除，也应定期复查 ALT。

3. 病毒学检查　治疗 3 个月时测定 HCV – RNA；在治疗结束时及结束后 6 个月也应检测 HCV – RNA。

4. 不良反应的监测　所有患者在治疗过程中每 6 个月、治疗结束后每 3 ~ 6 个月检测甲状腺功能，如治疗前就已存在甲状腺功能异常，则应每月检查甲状腺功能。对于老年患者，治疗前应做心电图检查和心功能判断。应定期评估精神状态，尤其是对有明显抑郁症和有自杀倾向的患者，应停药并密切防护。

5. 提高丙型肝炎患者对治疗的依从性　患者的依从性是影响疗效的一个重要因素。医生应在治疗开始前向患者详细解释本病的自然病程，并说明抗病毒治疗的必要性、现有抗病毒治疗的疗程、疗效及所需的费用等。还应向患者详细介绍药物的不良反应及其预防和减轻的方法，以及定期来医院检查的重要性，并多给患者关心、安慰和鼓励，以取得患者的积极配合，从而提高疗效。

（荣爱梅）

第四节　丁型病毒性肝炎

一、病原学

1977 年 Rezzetto 在 HBsAg 阳性肝组织标本中发现 δ 因子，它呈球形，直径 35 ~ 37nm，1983 年命名为丁型肝炎病毒（hepatitis D virus，HDV）。HDV 是一种缺陷病毒，在血液中由 HBsAg 包被，其复制、抗原表达及引起肝损害须有 HBV 辅佐；但细胞核内的 HDV RNA 无需 HBV 的辅助即可自行复制。HDV 基因组为单股环状闭合负链 RNA，长 1 679bp，其二级结构具有核酶（ribozyme）活性，能进行自身切割和连接。黑猩猩和美洲土拨鼠为易感动物。HDV 可与 HBV 同时感染人体，但大部分情况下是在 HBV 感染的基础上引起重叠感染。当 HBV 感染结束时，HDV 感染亦随之结束。

二、流行病学

丁型肝炎在世界范围内均有流行，丁型肝炎人群流行率约 1%。急、慢性丁型肝炎患者和 HDV 携带者是主要的传染源。

其传播途径与乙型肝炎相似。HDV 可与 HBV 以重叠感染或同时感染形式存在，以前者为主。

人类对 HDV 普遍易感，抗 HDV 不是保护性抗体。HBV 感染者，包括无症状慢性 HBsAg 携带者是 HDV 感染的高危人群；另外，多次输血者、静脉药瘾者、同性恋者发生 HDV 感染的机会亦较高。

我国由于 HBsAg 携带率较高，故有引起 HDV 感染传播的基础。我国西南地区感染率较高，在 HBsAg 阳性人群中超过 3%；但 HDV 感染也存在于中原及北方地区。

三、发病机制

同乙型病毒性肝炎一样，丁型肝炎的发病机制还未完全阐明。目前的研究认为 HDV 的复制对肝细胞有直接的致病作用。体外实验表明，高水平表达的 HDAg 对体外培养中的肝癌细胞有直接的细胞毒作用。且 HDV 与 HBV 重叠感染时，使得肝细胞损害加重，并向慢性化发展，免疫抑制剂对丁型肝炎肝细胞病变并无明显缓解作用。但最近研究提示，免疫应答可能也是 HDV 导致肝细胞损害的重要原因。因此，在丁型肝炎的发病机制中可能既有 HDV 的直接致病作用，又有宿主免疫应答介导的损伤。

四、临床表现

丁型肝炎的潜伏期 4 ~ 20 周。急性丁型肝炎可与 HBV 感染同时发生（同时感染，concurrent infection）或继发于 HBV 感染（重叠感染，superinfection），这两种感染形式的临床表现有所不同。临床上，乙型及丁型肝炎均可转化为慢性肝炎。

同时感染者临床表现与急性乙型肝炎相似，大多数表现为黄疸型，有时可见双峰型 ALT 升高，分别代表 HBV 和 HDV 感染所致的肝损害，一般预后良好，极少数可发展为重型肝炎。

重叠感染者可发生与慢性乙肝患者或无症状 HBsAg 携带者，其病情常较重，ALT 升高可达数月之久，部分可进展为急性重型肝炎（急性肝衰竭），此种类型大多会向慢性化转化。

五、实验室检查

HDV 的血清学标记如下。

1. HDVAg　是 HDV 唯一的抗原成分，因此 HDV 仅有一个血清型。HDVAg 最早出现，然后分别是抗 HDV – IgM 和抗 HDV – IgG，一般三者不会同时存在。抗 – HDV 不是保护性抗体。

2. HDV – RNA　血清或肝组织中 HDV – RNA 是诊断 HDV 感染最直接的依据。

（1）HDVAg、抗 HDV – IgM 及抗 HDV – IgG：HDVAg 是 HDV 的唯一抗原成分，HDVAg 阳性是诊断急性 HDV 感染的直接证据。抗 HDV – IgM 阳性也是现症感染的标志，当感染处于 HDVAg 和 HDV – IgG 之间的窗口期时，可仅有抗 HDV – IgM 阳性。在慢性 HDV 感染中，由于有高滴度的抗 HDV，故 HDVAg 多为阴性。抗 HDV – IgG 不是保护性抗体，高滴度抗 HDV – IgG 提示感染的持续存在，低滴度提示感染静止或终止。

（2）HDV – RNA：血清或肝组织中 HDV – RNA 是诊断 HDV 感染最直接的依据。可采用分子杂交和定量 RT – PCR 方法检测。

六、诊断

病毒性肝炎的诊断主要依靠临床表现和实验室检查，流行病学资料具有参考意义。

（一）流行病学资料

输血、不洁注射史，有与 HDV 感染者接触史，家庭成员有 HDV 感染者以及我国西南地区感染率较高。

（二）临床诊断

包括急性和慢性丁型肝炎，临床诊断同乙型病毒性肝炎。

（三）病原学诊断

在现症 HBV 感染者，如果血清抗 HDVAg 或抗 HDV – IgM 阳性，或高滴度抗 HDV – IgG 或 HDV – RNA 阳性，或肝内 HDVAg 或 HDV – RNA 阳性，可诊断为丁型肝炎。低滴度抗 HDV – IgG 有可能为过去感染。对于不具备临床表现、仅血清 HBsAg 和 HDV 血清标记物阳性时，可诊断为无症状 HDV 携带者。

七、鉴别诊断

同乙型病毒性肝炎。

八、预后

（一）急性肝炎

多数患者在 3 个月内临床康复。急性丁型肝炎重叠 HBV 感染时约 70% 转为慢性。

（二）慢性肝炎

慢性肝炎患者一般预后良好，小部分发展成肝硬化和 HCC。

九、治疗

（一）急性肝炎

急性肝炎一般为自限性，多可完全康复。以一般治疗及对症支持治疗为主，急性期应进行隔离，症状明显及有黄疸者应卧床休息，恢复期可逐渐增加活动量，但要避免过劳。饮食宜清淡易消化，适当补充维生素，热量不足者应静脉补充葡萄糖。避免饮酒和应用肝脏损害药物，辅以药物对症及恢复肝功能，药物不宜太多，以免加重肝脏负担。急性肝炎一般不采用抗病毒治疗。

（二）慢性肝炎

同乙型病毒性肝炎，对于慢性丁型肝炎，目前无特殊专门针对 HDV 的抗病毒药物。

十、预防

（一）控制传染源

急性患者应隔离至病毒消失。慢性患者和携带者可根据病毒复制指标评估传染性大小。现症感染者不能从事有可能导致血液暴露从而传播本病的工作。应对献血人员进行严格筛选 HBsAg，不合格者不得献血。

（二）切断传播途径

在医院内应严格执行标准防护（standard precaution）措施。提倡使用一次性注射用具，各种医疗器械及用具实行一用一消毒措施；对被血液及体液污染的物品应按规定严格消毒处理。加强血制品管理，每一个献血人员和每一个单元血液都要经过最敏感方法检测 HBsAg。

（三）保护易感人群

对丁型肝炎尚缺乏特异性免疫预防措施，目前只能通过乙肝疫苗接种来预防 HBV 感染从而预防 HDV 感染。

（荣爱梅）

第五节　戊型病毒性肝炎

一、概述

戊型病毒性肝炎（viral hepatitis E，戊型肝炎），是由戊型肝炎病毒（hepatitis E virus，HEV）引起的急性消化道传染病，既往称为肠道传播的非甲非乙型肝炎。本病主要经粪 -

口途径传播，可因粪便污染水源或食物引起暴发流行，多发生于青壮年，儿童多为亚临床型；主要发生在亚洲、非洲和中美洲等发展中国家。临床表现为急性起病，可有发热、食欲减退、恶心、疲乏、肝大及肝生化检查异常，部分病例可出现黄疸，孕妇患病常病情较重，病死率高。

二、流行病学

1. 传染源 主要是潜伏期末期和急性期早期的患者，其粪便排病毒主要出现在起病后3周内。最近文献报道，从猪、羊和大鼠等动物血清中也检测到HEV，因此这些动物有可能作为戊型肝炎的传染源。

2. 传播途径 本病主要是经过消化道传播，包括水、食物和日常接触传播；有报道静脉应用毒品者，抗HEV阳性率明显增高，提示可能存在血液传播。水源传播常常是暴发流行的原因，如1986年9月至1988年4月我国新疆南部发生的粪便污染水源导致的大流行，总计发病近12万例，死亡700人。食物传播可以造成小规模的暴发。

3. 人群易感性 人群普遍易感，但以青壮年发病率高，儿童和老年人发病率较低。儿童感染HEV后，多表现为亚临床型感染，成人则多为临床型感染。孕妇感染HEV后病情较重，病死率较高。我国一般人群的抗HEV阳性率为18%。戊型肝炎流行多发生在农村人群。

4. 流行特征 本病主要发生在亚洲、非洲和中美洲等一些发展中国家，其中印度、尼泊尔、孟加拉国、巴基斯坦和缅甸等国为高流行区，我国和印度尼西亚等为中流行区。我国各省市自治区均有本病发生，其中吉林、辽宁、河北、山东、内蒙古、新疆和北京曾有本病暴发或流行。本病发生有季节性，流行多见于雨季或洪水后。男性发病率一般高于女性，男女发病率之比为（1.3~3）：1。

三、病原学

1989年在日本东京举行的国际非甲非乙型肝炎学术会议上，正式将其命名为戊型肝炎（hepatitisE）和戊型肝炎病毒（hepatitis E virus，HEV），确定戊型肝炎是HEV通过消化道传播引起的急性肠道传染病。

戊型肝炎病毒（HEV）属于嵌杯病毒科，为RNA病毒，呈圆球状颗粒，直径27~38nm，平均33~34nm，无包膜。HEV抵抗力弱，4℃保存易裂解，对高盐、氯化铯、氯仿敏感，其在碱性环境中较稳定，在镁或锰离子存在下可保持其完整性。HEV基因组为单股正链RNA，全长7.2~7.6kb，编码2 400~2 533个氨基酸，由3个开放读码框架（ORF）组成。HEV有8个基因型，1型分布于我国及东南亚和非洲，2型见于墨西哥，3型见于美国，4型见于我国和越南，6~8型分别见于意大利、希腊和阿根廷。

四、发病机制

和甲型肝炎相似，HEV感染所导致的细胞免疫是引起肝细胞损伤的主要原因。HEV病毒血症持续时间在不同个体差异较大，可以是一过性感染，也可持续至发病后100d。HEV可引起急性肝炎、重型肝炎和淤胆型肝炎，其具体发病机制尚不完全清楚。

五、病理学

急性戊型肝炎的组织病理学改变有其特点，主要表现为汇管区炎症、库普弗细胞增生、肝细胞气球样变、形成双核，常有毛细胆管内胆汁淤积。可有灶状或小片状肝细胞坏死，重者甚至大面积坏死，尤以门脉周围区严重。

六、临床表现

（一）潜伏期

本病的潜伏期为 10~60d，平均 40d。我国曾对 3 次同源性戊型肝炎流行进行调查，结果潜伏期为 19~75d，平均 42d。

（二）临床类型

人感染 HEV 后，可表现为临床型或亚临床型感染。临床戊型肝炎可表现为急性肝炎、重型肝炎（肝衰竭）和淤胆型肝炎，无慢性肝炎发生。

1. 急性肝炎

（1）急性黄疸型肝炎：总病程 2~4 个月，可分为三期。黄疸前期：持续 1~21d，平均 5~7d；起病较急，有畏寒、发热和头痛等上呼吸道感染的症状，伴有全身乏力、食欲减退、恶心、呕吐、厌油、腹胀、肝区痛、尿色加深等。黄疸期：持续 2~6 周；发热消退，自觉症状好转，但尿黄加深，出现眼黄和皮肤黄疸，肝脏肿大，可有压痛和叩击痛，部分患者可有脾大。部分患者可有一过性灰白色大便、皮肤瘙痒等梗阻性黄疸表现。恢复期：本期持续 2 周至 4 个月，平均 1 个月；表现为症状逐渐消失，黄疸消退。

（2）急性无黄疸型肝炎：除无黄疸外，其他临床表现与黄疸型相似，但较黄疸型轻，恢复较快，病程大多在 3 个月内。部分患者无临床症状，呈亚临床型，易被忽视。

2. 重型肝炎（肝衰竭）　在急性黄疸型基础上发生，多见于孕妇和既往有 HBV 感染者，以及老年患者等。孕妇感染 HEV 后易发展成急性或亚急性重型肝炎（肝衰竭），尤其是妊娠晚期的孕妇，其病死率可达 20%。其他诱因如过度疲劳、精神刺激、饮酒、应用肝损药物、合并细菌感染等。具体可参见"乙型肝炎"部分。

3. 急性淤胆型肝炎　曾称为"毛细胆管肝炎"、"胆汁淤积性肝炎"。起病类似急性黄疸型肝炎，但自觉症状较轻。黄疸较深，持续 3 周以上，甚至持续数月或更长。有皮肤瘙痒，大便颜色变浅，肝大。肝生化检查血清胆红素明显升高，以直接胆红素为主，常伴 γ - 谷氨酰转肽酶（GGT）、碱性磷酸酶（ALP）、总胆汁酸及胆固醇等升高，而自觉症状常相对较轻。血清转氨酶常轻度至中度增高。大多数患者可恢复。

七、实验室检查

1. 肝生化检查　主要表现为丙氨酸氨基转移酶（ALT）和天冬氨酸氨基转移酶（AST）明显升高；重型肝炎时常表现为酶胆分离；淤胆型肝炎时则表现为肝内胆汁淤积，即除 ALT 和 AST 升高外，可伴有 GGT 和 ALP 明显升高。在重型肝炎时常有血清白蛋白明显下降、凝血酶原时间延长和凝血酶原活动度下降至 40% 以下。

2. 病原学检查

（1）抗 HEV－IgM 和抗 HEV－IgG：抗 HEV－IgM 阳性是近期 HEV 感染的标志。急性肝炎患者抗 HEV－IgM 阳性，可诊断为戊型肝炎。抗 HEV－IgG 在急性期滴度较高，恢复期则明显下降。如果抗 HEV－IgG 滴度较高，或由阴性转为阳性，或由低滴度升为高滴度，或由高滴度降至低滴度甚至阴转，亦可诊断为 HEV 感染。少数戊型肝炎患者始终不产生抗 HEV－IgM 和抗 HEV－IgG，故两者均阴性时不能完全排除戊型肝炎，需结合详细的流行病学暴露史进行诊断。

（2）HEV－RNA：采用 RT－PCR 法在粪便和血液标本中检测到 HEV－RNA，可明确诊断。但本方法尚未作为临床常规检测手段应用。

八、诊断

应根据患者的流行病学史、临床表现、实验室检测和病原学检查综合诊断。

1. 流行病学史　HEV 主要经粪－口途径传播，戊型肝炎患者多有饮生水史、进食海鲜史、生食史、外出用餐史、接触戊型肝炎患者史或到戊型肝炎地方性流行地区出差及旅游史。

2. 临床表现　戊型肝炎为自限性疾病，一般仅根据临床表现很难与其他型肝炎区分，尤其是甲型肝炎。但一般而言，急性黄疸型戊型肝炎的黄疸前期持续时间较长，病情较重，黄疸较深；孕妇常发生重型肝炎，在中、轻度黄疸期即可出现肝性脑病，常发生流产和死胎，产后可导致大出血，出血后常使病情恶化并导致多脏器功能衰竭而死亡。

3. 实验室诊断　急性戊型肝炎患者血清抗－HEV 阳转阴或滴度由低到高，或抗 HEV 阳性滴度 >1：20，或逆转录聚合酶链反应法（RT－PCR）检测血清和（或）粪便 HEV－RNA 阳性。

九、鉴别诊断

需要和其他肝炎病毒所导致的肝炎及药物等其他原因所致的肝损害相鉴别，请参见甲型肝炎。

十、治疗

戊型病毒性肝炎目前无特效治疗方法，主要是休息、支持和对症治疗，以及抗炎、抗氧化等保肝治疗，可以参考甲型肝炎的治疗。

十一、预防

本病的主要预防策略是以切断传播途径为主的综合性预防措施，包括保护水源，防止水源被粪便污染，保证安全用水；加强食品卫生和个人卫生；改善卫生设施，提高环境卫生水平。

目前尚无批准的戊型肝炎疫苗可用于预防。

十二、预后

戊型肝炎为自限性疾病，一般预后良好，总的病死率为 1%～2%。

（荣爱梅）

第六节　肝硬化

肝硬化（Cirrhosis of liver）是一种常见的由一种或多种病因长期或反复作用引起的肝脏慢性、进行性、弥漫性病变。其特点是在肝细胞坏死基础上发生纤维化，并形成异常的再生结节和假小叶。临床早期可无症状，晚期可累及多系统，以肝功能损害和门静脉高压为主要表现，常出现消化道出血、肝性脑病和继发感染等严重并发症。

一、流行病学

肝硬化是消化系统的常见疾病，2002 年肝硬化在美国最常见死亡原因中排第 12 位，导致 27 257 名患者死亡（9.5/10 万），主要累及男性。大约 40% 的肝硬化患者无症状，经常是在常规体检或尸检中发现。2000 年美国有 360 000 位出院患者与肝硬化相关。在美国酒精性肝病导致的肝硬化，其死亡率明显高于其他原因所致肝硬化。在我国，肝硬化更为常见，但是目前尚无准确的统计数字。我国是乙肝高发区，约有 1.2 亿慢性 HBV 感染者。在肝硬化患者中有 40% ~ 80% HBsAg 阳性。部分肝硬化患者血清 HBsAg 阴性，但仍可有 HBV 低水平复制（血清 HBVDNA 常 $< 10^4$ 拷贝/ml），这是由于 HBV 的 S 基因变异导致的隐匿性 HBV 感染，提示由 HBV 感染引起的肝硬化所占的比例可能会更高。

二、病因

引起肝硬化的病因很多，且具有地区差异性。亚洲和非洲以乙肝后肝硬化为多见，而美国、欧洲以酒精性肝硬化多见。部分肝硬化可能是多种致病因素共同作用的结果。

（一）病毒性肝炎

在我国，病毒性肝炎是导致肝硬化的主要原因，可以由乙型、丙型、丁型肝炎病毒重叠感染后演变而来，甲型和戊型肝炎不发展成肝硬化。多数表现为大结节或大小结节混合性肝硬化。

（二）慢性酒精中毒

为西方国家及地区肝硬化的常见病因，我国近年来有上升趋势。其发病机制主要是长期大量饮酒（每日摄入乙醇量男性 40g，女性 20g，>5 年）时，乙醇及其中间代谢产物乙醛对肝脏直接损害，形成脂肪肝、酒精性肝炎，严重时发展为酒精性肝硬化。乙醇量换算公式为：乙醇量（g）＝饮酒量（ml）×乙醇含量（%）×0.8。

（三）长期胆汁淤积

长期胆汁淤积由于胆酸及胆红素的作用引起肝细胞变性、坏死及纤维组织增生，最终可以发展为胆汁性肝硬化。与自身免疫有关者称为原发性胆汁性肝硬化；继发于肝外胆管阻塞者称为继发性胆汁性肝硬化。

（四）遗传和代谢疾病

由遗传性和代谢性疾病导致某些物质因代谢障碍而沉积于肝脏，引起肝细胞变性坏死、结缔组织增生而逐渐发展成的肝硬化称为代谢性肝硬化。主要有以下几种：①血色病：铁代谢障碍，肝组织中铁沉积过多引起的肝硬化；②肝豆状核变性（又称 wilson 病）：由于先天性铜代谢异常，导致铜过量沉积于肝脏、脑基底节及角膜，临床上表现为肝硬化、铜蓝蛋白降低、精神障碍等；③半乳糖血症：半乳糖代谢缺陷以致大量半乳糖和半乳糖 $-1-$ 磷酸堆积在肝细胞，在数月和数年后可发展为肝硬化；④α_1 抗胰蛋白酶缺乏症：α_1 抗胰蛋白酶基因异常导致 α_1 抗胰蛋白酶缺乏引起的先天性代谢病。婴幼儿 $15\% \sim 20\%$ 的肝脏疾病可由 α_1 抗胰蛋白酶缺乏所致，成人 α_1 抗胰蛋白酶缺乏常表现为无症状性肝硬化，可伴肝癌；⑤糖原贮积症 Ⅳ 型（又称 Anderson 病）。因分支酶缺陷导致糖原在肝细胞内聚集引起进行性肝脏肿大，肝功能损害逐渐加重引起肝硬化；⑥肝脏淀粉样变性：由于淀粉样物质浸润于肝细胞之间或沉积于网状纤维支架所致，常伴其他脏器淀粉样变。临床表现多样，最突出表现为巨肝，肝功能轻度异常；⑦遗传性果糖不耐受症：由于缺乏磷酸果糖醛缩酶，使机体不能使用果糖，果糖的副产物果糖 $-1-$ 磷酸半乳糖在体内累积，可引起肝硬化；⑧其他。如纤维性囊肿病、先天性酪氨酸血症，也可引起肝硬化。

（五）肝静脉回流受阻

长期肝静脉回流受阻，导致肝脏被动充血。病理特点为肝细胞肿胀、肝脏肿大、肝小叶中心性坏死及纤维化；外观为槟榔肝。常见病因有：①慢性充血性心力衰竭和慢性缩窄性心包炎：病程较长，往往 >10 年，肝脏肿大且质地中等硬度，也称为心源性肝硬化。②Budd - Chiari 综合征：原发性肝静脉狭窄，多见于日本女性，其病理特点为肝静脉内膜下微血栓形成、血管壁增厚。目前认为其可能与口服避孕药及抗肿瘤药、X 线放射治疗有关。另外，本症有先天性的痕迹，如血管蹼、膜状闭锁、狭窄两端对位不良等。但由于本病发病多在 $20 \sim 40$ 岁，所以推测多由先天性的胚胎遗迹，在生长发育过程中不断增长所致；③肝静脉或下腔静脉血栓：临床多见。常见病因有骨髓增生异常疾病，如真性红细胞增多症、镰状细胞贫血、阵发性血红蛋白尿症、正常凝血抑制物（如抗血栓素、蛋白 C、蛋白 S、FV-Leidin）的遗传缺陷、腹部外伤、化脓性肝内病灶、肝静脉内肿瘤特别是原发性肝癌和肾细胞癌等。

（六）化学毒物或药物

由于吸入、摄入或静脉给予许多药物及化学制剂，如甲基多巴、双醋酚酊、四环素、磷、砷、四氯化碳等引起的中毒性肝炎，最后可演变为肝硬化。

（七）免疫紊乱

自身免疫性肝炎可进展为肝硬化。其病因和发病机制仍不十分清楚，临床上以女性多见，肝功能损害较轻。伴有其他系统自身免疫病如系统性红斑狼疮，可出现多种自身抗体及异常免疫球蛋白血症等。

（八）隐源性肝硬化

并不是一种特殊类型的肝硬化，而是限于诊断技术一时难以确定发病原因的肝硬化。病毒性肝炎和儿童脂肪性肝炎可能是隐源性肝硬化的重要原因。随着诊断技术的进步，隐源性肝硬化所占的比例将逐渐减少。

（九）其他

长期食物中缺乏蛋白质、维生素等可降低肝细胞对其他致病因素的抵抗力，成为肝硬化的间接病因。长期或反复感染血吸虫病者，虫卵在门静脉分支中沉积引起纤维组织增生，导致窦前性门静脉高压，在此基础上发展为血吸虫性肝硬化。

有的患者可同时具有以上几种病因，由混合病因引起者病程进展较快。

三、病理

在大体形态上，由于肝脏硬化失去原有的形态，体积变小，重量减轻，边缘变薄、变锐，外观由暗红色变为棕黄或灰褐色，肝左、右叶间裂隙增大，表面有大小不等的结节形成，肝包膜变厚。切面可见肝正常小叶被散在的圆形或不规则状大小不等的岛屿状再生结节取代，结节周围有灰白色结缔组织包绕。

病理特点是在肝细胞炎症坏死的基础上，小叶结构塌陷，发生弥漫性纤维化，再生肝细胞结节形成，由纤维组织包绕形成假小叶。以肝再生结节形态和大小作为分类标准，可分为3类。

（一）小结节性肝硬化

酒精性肝硬化常属此型。结节大小均匀，直径<3mm，结节间有纤细的灰白色纤维组织间隔。中央静脉位置和数目不规则，可有两三个中央静脉或一个偏在一边的中央静脉，或无中央静脉。

（二）大结节性肝硬化

病毒性肝炎导致的肝硬化常属此型。结节粗大，大小不均，直径>3mm，也可达5cm甚至更大，结节间的纤维组织间隔一般较宽。结缔组织增生导致汇管区显著增宽，常见程度不等的炎症细胞浸润和假胆管增生。

（三）大小结节混合性肝硬化

以上两型的混合，肝内同时存在大、小结节两种病理形态。肝炎后肝硬化也可属此型。

值得注意的是，肝硬化再生结节的大小与病因并非绝对相关。慢性持续的少量肝细胞坏死，其再生结节往往是小结节；而较大范围的肝细胞大量坏死，其再生结节一般是大结节。即一种病因可导致不同病理类型的肝硬化，不同的病因也可发展为同一种类型的肝硬化。

四、发病机制

肝脏内细胞-细胞、细胞-基质、基质-介质之间的相互作用构成了复杂的网络系统，参与肝纤维化的发生、发展。肝星状细胞激活并转化为肌成纤维细胞是肝纤维化发生、发展的核心环节，也是进一步向肝硬化发展的主要中间环节。在正常情况下，肝星状细胞是位于肝细胞和肝窦内皮细胞之间窦周隙内的贮脂细胞，当各种致肝硬化因素持续作用于肝脏时，通过复杂的机制激活肝星状细胞。肝星状细胞激活后，通过自分泌作用不断刺激自身的分裂增殖，凋亡减少，使细胞因子及其受体表达增强，对化学因子刺激的敏感性增加，释放胶原酶及其抑制物并大量合成分泌胶原、透明质酸、层粘连蛋白等各种细胞外基质，减慢新生胶原的降解，最终导致细胞外基质的过度沉积。同时肝星状细胞还可通过旁分泌作用激活其他尚处于"静止"状态的肝星状细胞，这导致即使原发的刺激因素解除，肝纤维化仍能继续发展。除肝星状细胞外，窦周的肝细胞、Kupffer细胞、肝窦内皮细胞均参与肝纤维化的发生、发展。

肝硬化的形成发展过程主要包括：①肝星状细胞活化，细胞外基质合成增加、降解减少，肝窦周围胶原沉积，内皮下基底膜形成（即肝窦毛细血管化）；②正常肝窦不存在基底膜，由于肝窦毛细血管化，减少了肝细胞与血液的物质交换，造成肝细胞缺氧和养料供应障碍，加重了肝细胞的损伤；③肝星状细胞活化表达 ET－1 受体，接受 ET－1 等缩血管物质的刺激而发生收缩，使肝窦和纤维隔收缩，与门静脉高压的发生有密切关系；④纤维隔的血管交通支使高压的肝动脉血进入低压的门静脉，还能使进出肝脏的血供相交通，导致肝脏微循环紊乱，同时结缔组织增生牵拉血管分支及再生结节的压迫造成血管扭曲、闭塞，使肝内血液循环进一步障碍；⑤胆管周围纤维化和胆汁淤积加重了小叶周围的机械压力，小叶中心纤维化阻碍血流进入肝静脉，促使肝功能障碍和肝内循环紊乱；⑥增生的结缔组织包绕再生结节，分隔肝小叶，形成假小叶，而假小叶的肝细胞没有正常的血液供应，可再次发生纤维化和坏死。以上改变是肝硬化的发生及造成肝功能不全、门静脉高压的基础。

五、临床表现

起病常隐匿，早期可无明显的症状、体征，当病程进展至超过肝脏的代偿范围时，将出现明显的临床表现和并发症。据此，将肝硬化分为代偿期和失代偿期。

（一）代偿期肝硬化

全身症状一般无异常，少部分患者可表现为轻度乏力和食欲不振等非特异性消化道症状，部分患者面色灰暗，亦可见肝掌和（或）蜘蛛痣。肝功能正常或轻度异常，肝脏不肿大或轻度肿大，脾脏轻、中度肿大。人血白蛋白常在正常下限，球蛋白可偏高。此阶段肝硬化的确诊需肝穿刺组织学诊断。

（二）失代偿期肝硬化

症状显著且突出，可分为肝功能减退和门静脉高压症两大类。

1. 肝功能减退的临床表现

（1）全身症状：患者一般情况较差，体重减轻，面色灰暗，皮肤干枯，可有不同程度的色素沉着，部分患者可有口角炎、水肿。主要症状包括：①不同程度的乏力感，可由轻度乏力发展为卧床不起，常与肝病严重程度相一致，可能由于食欲减退、电解质紊乱、营养物质代谢障碍等；②不规则低热，主要原因为肝细胞炎症反应、内毒素血症、肝脏对某些致热物质的灭活减少等，少部分患者可因合并肝癌而导致癌性发热。持续高热常提示感染；③体重下降，这与胃肠道功能障碍、组织分解代谢增强有关。水肿和腹水有时会使体重减轻不明显。

（2）消化道症状：为较早出现且较为突出的症状，包括食欲不振甚至厌食，伴有恶心、呕吐、腹胀、腹痛、腹泻等症状。主要原因有：①肝硬化门静脉高压性胃病，肝硬化门静脉高压引起消化道黏膜充血、水肿，导致胃肠功能障碍，影响对食物的消化、吸收；②肠道菌群失调，肝硬化患者肠道球/杆菌比值异常，细菌毒素刺激胃肠蠕动，引起腹泻；③肝脏对激素代谢异常导致胃肠激素分泌障碍，影响胃肠蠕动及消化功能；④胰腺外分泌功能减退，胰酶分泌减少；⑤电解质紊乱，尤其是低钾、低钠均可加重胃肠道症状；⑥腹水量 >200ml 可出现腹胀。

呕血和便血也是肝硬化较常见且特异的消化道症状，其主要原因为：①食管胃底静脉曲张破裂出血，为最多见，也最为凶险，出血量大且不易止，是肝硬化患者死亡的主要原因，胃镜检查是唯一可靠的诊断方法；②消化性溃疡出血，在肝硬化患者较正常人更为常见，可能原因为肝脏解毒功能下降，一些促胃液分泌的物质如组胺、5-羟色胺等不经肝脏灭活直接进入体循环，刺激胃酸分泌增加引起溃疡；③门静脉高压性胃病出血，门静脉高压性胃炎多为浅表性，伴有糜烂时可引起上消化道出血，出血量较少；④肝硬化患者合并反流性食管炎、胆系感染、食管癌、胃癌等亦可引起出血。

（3）血液系统表现：出血倾向及贫血是其重要的临床表现之一，有时是肝硬化患者就诊的首发症状。临床常表现为头晕、乏力、牙龈出血、鼻出血、皮肤黏膜出血点或瘀斑、女性月经过多等。主要为脾亢、凝血因子合成减少、毛细血管脆性增加、肠道吸收障碍、胃肠失血等因素引起。

（4）内分泌系统表现：患者面部、颈部、上胸部、肩背等上腔静脉引流区出现蜘蛛痣。手掌大、小鱼际部位有红斑，称为开掌。男性患者常有性欲减退、睾丸萎缩、毛发脱落、乳房发育等女性化特征。女性患者有月经失调甚至闭经、不孕等。主要原因是肝功能减退对雌激素灭活作用减弱，致使雌激素在体内堆积，通过负反馈抑制腺垂体的分泌功能，影响垂体-性腺轴、垂体-肾上腺皮质轴的功能，致使雄激素和糖皮质激素减少，雌激素有扩张血管作用，形成蜘蛛痣和肝掌。近年来有研究认为这种表现可能还与肝硬化患者血循环中舒血管因子增加有关。肝功能减退对醛固酮和抗利尿激素灭活减少导致水钠潴留，对腹水的形成起到重要的促进作用。

2. 门静脉高压症的临床表现　门静脉压力由肝静脉楔嵌压和游离肝静脉压的差异估计而得。肝硬化时门静脉阻力增加是发生门静脉高压的始动因素，而门静脉血流量的增加是促进门静脉高压发展的重要因素。肝硬化引起的门静脉高压是窦性的。脾大、侧支循环形成、腹水是门静脉高压的三大临床表现。

（1）脾大：脾脏因被动充血而肿大，上消化道出血时脾脏可暂时缩小。脾脏肿大伴红细胞、白细胞、血小板减少称为脾亢；血吸虫性肝硬化可表现为巨脾，肝功能损害程度反而较轻。

（2）侧支循环形成：当门静脉压力增高到 $10 \sim 12mmHg$，门静脉与体循环之间的侧支循环建立和开放，主要有：①腹壁静脉曲张，为脐静脉开放与副脐静脉、腹壁静脉相连接而形成。血流方向为脐以上向上，脐以下向下。腹壁静脉曲张显著者可呈海蛇头状改变；②食管胃底静脉曲张，被认为是反映肝硬化门静脉高压症最客观的指标，由胃冠状静脉与食管静脉丛吻合形成。食管静脉曲张是肝硬化患者发生上消化道大出血的主要原因；③痔静脉丛扩张，是由直肠上静脉与直肠中、下静脉沟通而形成，可扩张形成痔核。极少部分肝硬化患者以痔破裂出血为首发症状。

（3）腹水：肝硬化出现门静脉高压症时，腹腔内液体的形成速度超过重吸收速度，常导致腹水的发生。腹水发生的机制复杂，主要与门静脉压力升高、低蛋白血症、淋巴液生成过多、继发性醛固酮和抗利尿激素生成增多等因素有关。总的来说，腹水主要来自细胞外液的渗出。腹水可突然或逐渐发生。前者常有诱因，如上消化道大出血、感染、酗酒等，导致肝功能迅速恶化，去除诱因后腹水较易消除；后者常无明显诱因，腹水发生前往往先有腹胀，腹水量呈持续增加且不易消除。少量腹水仅有轻微腹胀，随腹水量的增多出现腹壁膨隆、腹胀加重、行走困难、呼吸困难甚至心功能障碍。部分患者伴有右侧胸腔积液，是腹水通过膈淋巴管进入胸腔所致。

六、并发症

肝硬化失代偿期常出现许多严重的并发症，危及患者生命。

（一）上消化道出血

为肝硬化最常见的并发症，但是与门静脉压力升高的程度无直接关系。出血量较大可有呕血和黑便，如出血量超过循环血量的 20% 会出现低血容量性休克；出血量较少时可仅有黑便。出血原因除食管胃底静脉曲张破裂出血外，还应考虑到消化性溃疡、门静脉高压性胃炎出血及反流性食管炎等。出现上消化道出血可使肝功能进一步受损，并且极易引发肝性脑病和继发感染。

（二）感染

由于机体免疫力低下且长期存在内毒素血症，肝硬化患者易并发各种感染，较常见的为肺部感染，以革兰阴性杆菌和真菌感染为多见。自发性细菌性腹膜炎指腹腔内无脏器穿孔而发生的急性腹膜炎症，常发生于有大量腹水的患者，以革兰阴性杆菌感染为多，其原因为肠道细菌繁殖过多且移位进入腹腔引起感染。可表现为发热、腹胀、腹水增多、血压降低，严重者可有休克表现。

（三）肝性脑病

为肝硬化最严重的并发症，由有毒物质进入大脑引起中枢神经系统功能失调的综合征，病死率很高。临床上可表现为行为异常、意识错乱、昏睡甚至昏迷，检查可发现血氨升高、脑电图异常。

（四）肝肾综合征

失代偿期肝硬化出现大量腹水时，由于有效血容量不足引起肾皮质血流量减少、肝脏合成舒张血管物质减少而缩血管物质增多，以及高胆红素对肝脏的损害等因素，可引起肝肾综合征。其特征为少尿或无尿、低血钠和低尿钠，而肾脏本身无器质性病变，因而又称为功能性肾衰竭。多在大量放腹水、大量应用利尿剂和上消化道大出血后发生。

（五）原发性肝癌

多数原发性肝癌发生在肝硬化的基础上。临床上出现肝区疼痛、肝脏进行性肿大，或迅速出现大量腹水，出现黄疸、不规则发热等要警惕原发性肝癌。AFP 是最重要的血清学指标，同时需结合超声波、CT，必要时行肝活检。

七、诊断

肝活检是证明肝硬化，鉴别病因和评估瘢痕形成程度的金标准。活检标本要足够大，并应包括汇管区和中央静脉区。超声和 CT 可描述硬化肝脏的特征性改变，如肝结节、体积缩小、肝左叶突起物，以及门静脉高压的存在，如脾大、静脉曲张等，但不能用于确诊。非侵入性肝纤维化的血清学标记物发展较快但不宜广泛应用。

肝脏具有重要的合成、解毒、排泄和生物转化等生理功能。临床工作中，常通过各种生化试验方法检测与肝脏功能有关的各项指标，以评估肝脏的基本功能状况。

（一）蛋白质合成功能

1. 血清总蛋白和白蛋白、球蛋白比值　90% 以上的血清总蛋白和全部的人血白蛋白由肝脏合成，因此血清总蛋白和白蛋白含量是反映肝脏功能的重要指标。白蛋白是正常人体血清中的主要蛋白质组分，半衰期为 15～19d，在维持血浆胶体渗透压，体内代谢物质转运及营养等方面起着重要作用。总蛋白减去白蛋白含量，即为球蛋白含量。球蛋白是多种蛋白质的混合物，与机体免疫功能及血浆黏度密切相关。根据白蛋白与球蛋白的量，可计算出白蛋白与球蛋白的比值（A/G）。正常成人血清总蛋白 60～80g/L，白蛋白 35～55g/L，球蛋白 20～30g/L，A/G 为 1.5：1～2.5：1。

临床意义：在肝损伤时，白蛋白合成、细胞内运输和释放发生障碍，引起人血白蛋白减少。白蛋白含量与有功能的肝细胞数量成正比，白蛋白持续下降，提示肝细胞坏死进行性加重，预后不良。急性轻型肝炎患者人血白蛋白正常或轻度减少，亚急性重型肝炎、中度以上慢性肝炎、肝硬化及肝癌患者，人血白蛋白可明显降低，并且减少程度与疾病严重程度成正比。慢性肝病患者在白蛋白降低的同时，往往伴有球蛋白增高，甚至出现 A/G 倒置。

2. 血清蛋白电泳　若将血清做蛋白电泳，蛋白分子量小者电泳速度快，依次可分为：前白蛋白、白蛋白、α_1 球蛋白、α_2 球蛋白、β 球蛋白和 γ 球蛋白 6 条区带。

临床意义：

（1）血清前白蛋白（Prealbumin，PA）：分子量最小，为 61kD，在肝脏合成，半衰期为 1.9d，正常值为 280～350mg/L。PA 更能敏感地反映肝实质的损害，故对急性重型肝炎有特殊的诊断价值。PA 下降与肝细胞损害程度一致，重型肝炎可处于低值，甚至接近零。随着病情恢复，PA 也迅速恢复。

（2）α_1 球蛋白：为糖蛋白，其中一部分为黏蛋白，在肝实质细胞病变时，其浓度下降，与血浆白蛋白浓度平行。在急性细菌性感染和广泛癌肿转移时增高。

（3）α_2 和 β 球蛋白：在肝内或肝外胆汁淤积，特别是慢性胆汁淤积伴高脂血症时，可有明显增高。急性肝衰竭时，α_2 和 β 球蛋白可能降得很低。

（4）γ 球蛋白：由免疫球蛋白、抗体、补体、血型球蛋白及冷球蛋白等构成。在慢性肝病，尤其是失代偿肝硬化时，γ 球蛋白多增高。在急性肝炎时，γ 球蛋白正常或暂时性轻度增高，如持续性增高，提示向慢性发展。

3. 血浆凝血因子测定　人体绝大部分凝血因子都在肝脏合成，其半衰期比白蛋白短得多，尤其是维生素 K 依赖因子（Ⅱ、Ⅶ、Ⅸ、Ⅹ）。因此在肝功能受损的早期，白蛋白尚在正常水平，维生素 K 依赖的凝血因子即有显著降低。在肝脏疾患时，通常进行以下过筛试验。

（1）凝血酶原时间测定（Prothrombin time，PT）：PT 和凝血因子Ⅱ、Ⅴ、Ⅶ和Ⅹ有关，这些因子均在肝脏合成，因而急慢性肝脏疾病时，PT 延长。PT 一般用秒或活动度（%）表示，现采用国际标准化比值（International normal ratio，INR），即通过校正系统计算患者与正常人 PT 的比值，INR＞1.2 为异常。

（2）部分活化凝血酶原时间测定（Activated partial thromboplastin time，APTT）：在受检血浆中加入接触因子激活剂、部分磷脂和 Ca^{2+} 后，观察其凝血时间。正常参考值：30～42s。严重肝病时，凝血因子Ⅸ、Ⅹ、Ⅺ、Ⅻ合成减少，致使 APTT 延长。

（3）凝血酶时间测定（Thrombin time，TT）：正常参考值：16～18s。TT 延长主要反映血浆纤维蛋白原含量减少或结构异常。肝硬化和（或）急性暴发性肝衰竭合并 DIC 时，TT 是一个常用的检测指标。

（二）血清酶学

1. 血清氨基转移酶 是反映肝细胞损伤的最重要指标，主要指丙氨酸氨基转移酶（alanine aminotransferase，ALT）和天门冬氨酸氨基转移酶（aspartate aminotransferase，AST）。ALT 主要存在于肝细胞胞质中，其次是骨骼肌、肾、心肌等组织中。AST 主要存在于心肌，其次是肝脏、骨骼肌和肾脏。肝源性 AST 有 ASTS 和 ASTM 两种同工酶，ASTS 位于肝细胞胞质中，ASTM 位于线粒体中，ASTM 约占 80%。因此，正常血清中主要为 ASTS。ALT 及 AST 的正常参考值均为 10~40U/L。

临床意义：急性病毒性肝炎时，ALT 与 AST 均显著升高，可达正常上限的 20~50 倍，甚至上百倍。ALT 升高更明显，因此 ALT/AST > 1。ALT、AST 下降多是肝细胞损害恢复的标志，但也可能是肝细胞严重坏死的结果。此时转氨酶下降而胆红素升高，称为"酶胆分离"现象，是肝细胞坏死殆尽的表现，常为临终前表现，病死率高达 90%。

慢性病毒性肝炎时，ALT 及 AST 仅轻度上升或正常；肝硬化患者转氨酶水平取决于肝细胞进行性坏死的程度。酒精性肝病时，AST 显著升高，AST/ALT > 2.0。

2. 碱性磷酸酶（Alkaline phosphatase，ALP） ALP 主要分布在肝、骨骼、肾、小肠、胎盘中，血清中 ALP 以游离形式存在。由于大部分 ALP 来源于肝脏与骨骼，因此常作为肝脏疾病的检查指标之一。成人正常参考值：35~130U/L。

临床意义：ALP 随胆汁排泄，故在肝内外梗阻时 ALP 返流入血，血中 ALP 增高且其升高程度往往与梗阻程度、持续时间成正比，且与血清胆红素升高相平行。在升高幅度上，肝外梗阻 > 肝内梗阻，完全梗阻 > 不完全梗阻，恶性肿瘤引起的梗阻 > 结石引起的梗阻。当患者黄疸日趋严重，胆红素逐渐升高而 ALP 反而下降时，则提示肝脏损害严重而且不断发展；反之黄疸逐渐减退，胆红素下降而 ALP 上升，则说明肝细胞逐步再生，一般认为，ALP 持续低水平升高，胆汁淤积性黄疸可能性不大，多为肝细胞性黄疸。

由于血液内的 ALP 有相当一部分来自骨骼，因此各种骨病，如佝偻病、甲状旁腺功能亢进症、恶性骨肿瘤、畸形性骨炎等，酶活力亦常增高，应注意鉴别。

3. γ-谷氨酰转移酶（γ-glutamyl transferase，GGT） GGT 在体内主要分布于肾、肝、胰腺、肠、脑等组织，但血清中的 GGT 主要来自肝胆系统，因此具有较强的特异性。GGT 在肝脏广泛分布于肝细胞的毛细胆管一侧和整个胆管系统，亚细胞定位于细胞膜及微粒体。正常参考值：<50U/L。在多数情况下与 ALP 的变化一致，临床意义类似于 ALP，但骨病时 GGT 正常。

（三）胆红素代谢

胆红素（Bilirubin）是血液循环中衰老的红细胞在肝、脾及骨髓的单核-巨噬细胞系统中分解和破坏的产物。总胆红素（Total bilirubin，TB）包括非结合胆红素（Unconjugatedbilirubin，UCB）和结合胆红素（Conjugated bilirubin，CB）两种形式。非结合胆红素是血红蛋白的代谢产物，肝细胞摄取后经与葡萄糖醛酸结合成水溶性的结合胆红素，从胆管排出。上述任何一个环节出现障碍，均可出现血清胆红素浓度增高，发生黄疸。成人正常参照值范围，总胆红素：3.4~17.1μmol/L，结合胆红素：0~6.8μmol/L，非结合胆红素：1.7~10.2μmol/L。

临床意义：

（1）血清总胆红素：①判断有无黄疸及程度，总胆红素 >17.1μmol/L 而 <34.2μmol/L 为隐性黄疸。34.1 ~ 171μmol/L 为轻度黄疸。171 ~ 342μmol/L 为中度黄疸。>342μmol/L 为重度黄疸；②初步判断黄疸病因，溶血性黄疸通常 <85.5μmol/L。肝细胞性黄疸多在 17.1 ~ 171μmol/L。>171μmol/L 多提示胆汁淤积性黄疸。

（2）结合胆红素与非结合胆红素：根据 CB 与 TB 比值，可协助鉴别黄疸类型，如 CB/TB <20%，提示溶血性黄疸；CB/TB 在 20% ~ 50%，常为肝细胞性黄疸；CB/TB >50%，为胆汁淤积性黄疸。

（3）尿胆红素：正常人为阴性，尿胆红素阳性提示各种梗阻因素导致的胆汁排泄受阻。病毒性肝炎、酒精或药物性肝损害时也可为阳性。

（4）尿中尿胆原：正常人为阴性或弱阳性，尿胆原增多见于肝细胞受损或溶血等；尿胆原减少或缺如见于胆管梗阻。

（四）脂类代谢功能

血清脂类包括胆固醇、胆固醇酯、磷脂、甘油三酯及游离脂肪酸。体内的胆固醇除少数来自于肠道吸收外，主要由肝组织合成。肝脏是合成和贮存胆固醇的主要器官。血清总胆固醇为游离胆固醇和胆固醇酯的总和。当肝细胞损伤时，脂肪代谢发生异常，因此测定血浆脂蛋白及脂类成分，尤其是胆固醇及胆固醇酯的改变，是评价肝脏脂肪代谢功能的重要手段。血浆总胆固醇正常参考值为 2.9 ~ 6.0mmol/L，胆固醇酯正常参考值为 2.34 ~ 3.38mmol/L。

临床意义：肝细胞受损时，血中胆固醇酯减少；肝细胞严重损害时，血中总胆固醇也降低。胆汁淤积时，血中总胆固醇增加，如原发性胆汁性肝硬化患者常有高胆固醇血症。

（五）摄取、排泄功能

肝脏有两条输出通路，即肝静脉与体循环之间联系、胆管系统与肠道之间联系。体内代谢产物及外界进入体内的药物、染料及毒物等均可经肝脏摄取、代谢、转运，最后随胆汁的分泌而排出体外。当肝功能受损及肝血流减少时，对上述物质的排泄功能降低，外源性给予人工染料（吲哚氰绿等）可用来了解肝脏的摄取与排泄功能。

吲哚氰绿（indocyanine green，ICG）试验是一种定量肝功能试验，其原理是：ICG 注入人体后，迅速与血浆白蛋白、α_1 脂蛋白结合，由肝细胞选择性摄取，以游离形式排泄到胆管，汇入胆汁排入肠道，不存在肠肝循环，也不经肾脏排出，单位时间内测定其滞留率或分析其在血浆的浓度 - 时间曲线，可以定量评估肝脏的储备功能。目前，ICG 15min 滞留率（ICG - R15）是国际上较为公认的评估肝脏功能的指标。剂量为 0.5mg/kg，静脉注射 15min 后测定其滞留率，正常参考值为 0% ~ 10%。用脉搏光度分析法通过色素密度测定 ICG - R15 是一种无创性检查方法。

临床意义：慢性肝炎时 ICG - R15 多为 15% ~ 20%，慢性活动性肝炎则更高，肝硬化失代偿期平均为 35% 左右。另外，ICG - R15 对于肝癌患者外科术式的选择也具有一定意义。

（六）胆汁酸代谢

胆汁的主要成分是胆汁酸盐、胆红素和胆固醇，其中以胆汁酸盐含量最多。肝细胞以胆固醇为原料直接合成的胆汁酸称为初级胆汁酸，包括胆酸和鹅去氧胆酸。初级胆汁酸在肝微粒体内与甘氨酸和牛磺胆酸结合，形成结合胆汁酸，然后进入小肠。在末段回肠，绝大部分初级胆汁酸被重吸收，经门静脉到肝脏，完成胆汁酸的肠肝循环。未被吸收的胆汁酸进入结肠，在肠道细菌的作用下形成次级胆汁酸，约50%被重吸收进入肝脏。由于肝脏在胆汁酸盐合成、排泄和肠肝循环中起重要作用，肝脏疾病时必然影响到胆汁酸盐的代谢。胆汁酸的正常参考值为 $0 \sim 10 \mu mol/L$。

临床意义：胆汁酸增高见于各种原因引起的肝脏损害，胆管梗阻、门静脉分流等也可引起胆汁酸盐增高。

（七）血氨

肝脏是体内利用氨合成尿素的唯一器官。在严重肝细胞损害或有广泛性门－体分流时，血氨水平可以增高。正常人血氨浓度为 $12 \sim 59 \mu mol/L$。

临床意义：

（1）血氨浓度，特别是动脉血氨浓度，与肝病患者的神经精神症状有一定的联系。但在急性重型肝炎有大面积肝细胞坏死时，血氨浓度可能增高，但不显著。

（2）门静脉高压患者做门静脉－腔静脉吻合术后（特别在进食蛋白质、服利尿剂后），血氨浓度往往增高，并且可造成慢性门－体分流性脑病，经适当治疗后，血氨浓度可下降，脑病症状改善。

肝功能试验尚不能全面反映肝功能的真实状况，在轻度或局限性肝病时，由于肝脏强大的储备能力和代偿能力，肝功能试验可正常，造成假阴性。此外，很多肝功能试验都是非特异性的，肝外疾病或生理因素（如妊娠等）等均可致肝功能异常，而造成假阳性。肝脏具有多方面功能，而一种试验只能反映某一侧面，只有结合多项肝功能检查、临床症状及影像学信息，才能对肝功能做出较为真实的估计。

八、治疗

肝硬化目前尚无特效治疗，主要是一般支持治疗及预防、治疗各种并发症。

（一）一般治疗

1. 休息 在肝硬化代偿期应动静结合，可参加轻体力活动，但均以不引起疲乏感为原则。肝功能明显异常，合并有肝硬化并发症时，则应以卧床休息为主。

2. 饮食治疗 肝硬化患者以高热量、高蛋白、高维生素及适量脂肪饮食为原则。出现肝性脑病前兆的患者应少用甚至不用蛋白质。出现腹水时应严格控制水分和盐的摄入量。禁用损害肝功能的药物。

3. 支持治疗 失代偿期患者可静脉补充葡萄糖、维生素和氯化钾等营养物质，补液应特别注意维持水、电解质和酸碱平衡，白蛋白严重降低时可静脉补充白蛋白。

（二）药物治疗

病毒复制活跃的患者应根据情况选择干扰素或核苷类似物，给予抗病毒治疗。秋水仙碱有分解胶原和抗炎症作用，剂量为 $1mg/d$，分2次服用，每周5d。水飞蓟宾可保护肝细胞膜，促进肝细胞再生，每次2片，每日3次。可适量补充维生素，维生素C有促进代谢和解毒作用，维生素E有抗氧化和保护肝细胞作用，有凝血障碍者可注射维生素 K_1，B族维生素有防止脂肪肝和保护肝细胞作用。

（三）腹水的治疗

1. 钠、水的摄入　腹水患者必须限钠，给予低盐饮食，每日钠摄入量应控制在 < 90mmol/d（5.2g/d）。对于有低钠血症的患者，血钠在 126～135mmol/L 且血清肌酐正常者，可继续利尿疗法，无需限水；血钠在 121～125mmol/L 且血清肌酐正常者应停止利尿；血钠在 121～125mmol/L 且血清肌酐升高 >150μmol/L 者，应停止利尿，给予扩容疗法；血钠 ≤120mmol/L 者应停止利尿，用胶体物质或盐类给予扩容，但应控制血钠升高速度，避免每 24h 血钠升高 >12mmol/L。

2. 应用利尿剂　首选螺内酯，剂量可由 100mg/d 增加至 400mg/d。如效果不佳，可加用呋塞米，最大可用 160mg/d。使用螺内酯和呋塞米的剂量比例为 100mg∶40mg，同时密切检测临床和生化指标。

3. 治疗性腹腔穿刺术　是治疗大量腹水或顽固性腹水的首选治疗方法。抽吸腹水量 < 5L 时，应补充血浆扩容剂，如 150～200ml 琥珀酰明胶（佳乐施）或尿素交联明胶，不需要用白蛋白扩容。抽吸大量腹水时应补充白蛋白 8g/L 扩容，即 20% 白蛋白 100ml/3L 腹水。

4. 经颈静脉肝内门 - 体分流术（TIPS）　TIPS 是一种治疗难治性腹水很有效的方法，在很大程度上代替了门 - 腔分流术。TIPS 可使肾素 - 血管紧张素 - 醛固酮系统功能继发性降低，从而增加钠和水的排出。行 TIPS 后有大约 25% 患者发生肝性脑病，60 岁以上患者发生率更高。需要频繁行穿刺术的患者（一般在每月 3 次以上）可考虑 TIPS 治疗。还有研究表明，TIPS 可使 60%～70% 患者的胸腔积液消退。

5. 肝移植　所有肝硬化腹水患者都应考虑肝移植。

（四）并发症的治疗

1. 上消化道出血　根据症状及体征估计出血量，迅速恢复血容量（静脉补液或输血），并密切检测生命体征，采取有效止血措施并预防肝性脑病、肝肾综合征等严重并发症。止血措施可根据实际情况，采用内镜下注硬化剂至曲张的静脉或用皮圈套扎曲张静脉，或两种方法同时使用。药物止血治疗，如食管胃底静脉曲张破裂出血，可使用垂体后叶素、血管加压素等降低门静脉压力的药物；如消化性溃疡所致出血，可使用抑制胃酸分泌的药物。

2. 自发性细菌性腹膜炎　腹水中性粒细胞计数 $>250 \times 10^6$/L 的患者可经验性地使用抗生素治疗。无症状、有肠鸣音的患者可使用口服抗生素治疗，第三代头孢菌素已被证明为有效。如抗生素治疗 2d 后腹水中性粒细胞计数比治疗前降低不到 25%，应考虑治疗失败，应高度怀疑继发性腹膜炎。SBP 患者如出现肾功能不全的体征，应输注白蛋白，前 6h 为 1.5g/kg，然后 1g/kg，用 3d。所有 SBP 患者都应考虑肝移植。

3. 肝性脑病　目前尚无特效疗法，需采取综合措施。去除诱发肝性脑病的诱因如上消化道出血、感染等，纠正低钾低氯性碱中毒等代谢紊乱，促进氨等毒性物质的清除，清洁肠道、控制肠道菌群及降低肠道 pH。

4. 肝肾综合征　无有效治疗方法。可采取以下措施：去除诱因，如上消化道出血、感染等；限制水、钠摄入，保持水、电解质平衡；输注右旋糖酐 40、白蛋白或腹水回输等方法，对低排高阻型肝肾综合征有疗效；使用八肽加压素、多巴胺舒张肾血管，增加肾皮质血流量，提高肾小球滤过率。

（五）肝移植

肝移植是目前治疗肝硬化及其并发症最有效的方法。

（荣爱梅）

第七节 自身免疫性肝炎

自身免疫性肝炎（Auto immune hepatitis，AIH）是由于自身免疫所引起的一组慢性肝炎综合征，呈慢性活动性肝炎表现，检查可见高球蛋白血症和肝脏相关自身抗体出现，可以发展为肝硬化。该病是一类以自身免疫反应为基础，以高丙种球蛋白血症、高血清自身抗体为特征的肝脏炎症性病变。汇管区大量浆细胞浸润并向周围肝实质侵入形成界板炎症是其典型病理组织学特征。此病最早于1950年由Waldenstren提出，由于本病与系统性红斑狼疮存在某些相似的临床表现和自身抗体，最初被称为"狼疮样肝炎"。以后发现本病与系统性红斑狼疮患者在临床表现和自身抗体上有明显差别。1992年，国际会议将"自身免疫性肝病"和"自身免疫性慢性活动性肝炎"统称为"自身免疫性肝炎"，并取消了病程6个月以上的限制，确定本病为非病毒感染性的自身免疫性疾病。

自身免疫性肝炎分3型：Ⅰ型（经典自身免疫性肝炎）以女性多见，有抗核抗体及抗平滑肌抗体（抗肌动蛋白）；Ⅱ型则以儿童多见，以存在抗肝、肾微粒体型抗原的抗体为特征；Ⅲ型以存在抗肝脏可溶性抗原的抗体为特征。Ⅱ、Ⅲ型较少见。

AIH的流行率约为170/10万左右，本病女性多见，男性与女性比例为1：3.6。年龄一般在15~40岁之间，青少年期是发病高峰期，女性绝经期为另一小高峰。该病有明显的种族倾向和遗传背景，在北欧、英格兰、爱尔兰和犹太等白种民族中发病率高，而在亚洲黄种民族中相对少见。该病任何年龄均可发病。如不治疗易发展为肝硬化，AIH的病死率很高，超过50%的严重AIH患者大约5年左右死亡，自行缓解比例很低。

一、病因和发病机制

本病为遗传倾向疾病，具备易患基因的人群可在环境、药物、感染等因素激发下起病。患者由于免疫调控功能缺陷，导致机体对自身肝细胞抗原产生反应，表现为以细胞介导的细胞毒性作用和肝细胞表面特异性抗原与自身抗体结合而产生的免疫反应，并以后者为主。自身免疫性肝炎反映了诱发因素、自身抗原、基因易感性和免疫调节网络之间的综合作用结果。

AIH的病因和发病机制至今尚未完全清楚，可能涉及遗传、病毒感染、药物和毒素、免疫等多种因素。

（一）病毒感染

所有主要的嗜肝病毒都可能引起AIH，包括麻疹病毒、甲型肝炎病毒（HAV）、乙型肝炎病毒（HBV）、丙型肝炎病毒（HCV）、丁型肝炎病毒（HDV）、单纯疱疹病毒Ⅰ型和EB病毒。一些观察提示，甲型肝炎后可能发展为AIH，也有报道乙型肝炎有类似现象。HCV感染不引起AIH，但常伴有AIH时可见的自身免疫标记阳性。HDV感染也可伴有大量的自身免疫反应，特别是出现一些自身抗体，然而，尚无证据说明HDV感染可以引起AIH。

AIH 患者中约有 9%～15% 的根据血清学检查可见庚型肝炎病毒 RNA（HGV RNA），但此比例也见于隐源性慢性肝炎，并低于其他肝脏疾病，如慢性病毒性肝炎。

（二）遗传学机制

抗原必须由抗原呈递细胞（APC）呈递给 T 细胞。在此过程中，抗原首先与表达在 APC 表面的 MHC Ⅱ类分子的抗原结合区结合，形成抗原复合物，APC 再将此复合物呈递给 CD_4^+ T 辅助细胞。MHC Ⅱ类分子的抗原结合区由 DRβ 链构成，该区域内的氨基酸种类、空间结构影响 APC 呈递抗原的能力。β 链的序列有多态性，这种多态性影响了抗原的结合、影响了 CD_4^+ T 细胞的激活。人类的 MHC 分子（即 HLA），目前已基本明确 HLA - DRB130301，- DRB130401 是北欧白人 Ⅰ型 AIH 的易感基因。上述等位基因 β 链的 67272 短肽氨基酸组成相同，均为 LLEQKR，其中 DRβ71 位的赖氨酸（K）是影响抗原结合和呈递的关键氨基酸残基。赖氨酸位于 HLA Ⅱ类分子抗原结合区边缘上，能够影响 HLA Ⅱ类分子 - 抗原复合物的空间构型，从而影响免疫细胞的激活。日本、阿根廷、比利时及墨西哥人 Ⅰ型 AIH 的易感基因与北欧白人不同（- DRB130404，- DRB130405），原因是不同人种 HLA Ⅱ类分子结合区内的氨基酸序列略有差异。日本和墨西哥人的 HLA - DRβ71 位赖氨酸由精氨酸（R）替代。由于赖氨酸与精氨酸均为极性氨基酸，因而这种多态性对 APC 的抗原结合和呈递功能影响不大。但是如果 DRβ71 位被一个中性氨基酸取代，将大大降低其抗原结合和呈递能力，因而北欧白种人 HLA - DRB131501 等位基因是抗 Ⅰ型 AIH 的基因。HLA - DRB130301 及 30401 位点还与疾病的严重程度相关。其影响机制尚未阐明，推测可能在 HLA - DR3 或 DR4 区内还存在另一个影响病情的相关基因和/ 或在 HLA2DR 分子中存在其他的决定免疫反应的关键氨基酸。

（三）免疫学机制

目前有关机体对自身抗原免疫耐受丧失的机制尚未阐明，相关的假设、理论较多，其中最令人感兴趣的机制是分子模拟机制，即病原体感染机体后，由于病原体上的某些抗原表位与人体组织蛋白的抗原表位相同或相似，导致病原体刺激机体产生的激活淋巴细胞或抗体与组织抗原发生交叉反应，导致组织器官的损伤。如病毒（HCV、麻疹病毒等）和药物（酚酊、呋喃妥因、苯妥英钠、肼苯达嗪等）等通过分子模拟机制导致肝脏自身免疫性损伤。

其他辅助因素女性激素和环境因子，它们可以上调或下调免疫系统的介质或成分，甚或自身抗原。环境因素，例如尼古丁、酒精和营养，可以上调或下调药物代谢酶而后变成自身抗原。

二、临床表现

AIH 约有 30% 的患者的表现是急性的。AIH 也可以表现为暴发性肝衰竭。其余的患者发病隐匿，直到疾病进展到肝脏严重受损时才被确诊。相当比例的患者会出现黄疸、纳减、乏力，女性患者月经紊乱常见。约 10%～40% 的患者由于肝脏胀痛而引起腹痛，超过 20% 的患者有发热，大多数患者有肝脏肿大，约半数患者可触及脾脏，患者常出现蜘蛛痣，30%～80% 的患者在发病时已出现肝硬化，10%～20% 的患者已经出现失代偿性肝硬化，伴有腹水、甚至肝性脑病。约 20% 的患者出现食管静脉曲张。

AIH 的肝外表现很常见，约 63% 的患者至少有肝脏以外的一个脏器疾病证据。6%～

36%的患者有关节病变和关节肿胀，影响到双侧的大、小关节，这些通常是短暂的，但可反映病变活动，偶尔也会发生侵蚀性关节炎。约20%的患者出现皮疹，表现为多形性、丘疹样或痤疮样皮疹，常见过敏性毛细血管炎、扁平苔藓和下肢溃疡。

AIH还可伴有其他疾病，特别是溃疡性结肠炎，甚至严重的原发性硬化性胆管炎。特别是儿童，原发性硬化性胆管炎最初可表现为慢性肝炎。AIH患者也有其他自身免疫性疾病和其他疾病发病率的增高，包括自身免疫性甲状腺炎、干燥综合征、肾小管性酸中毒、纤维化性齿槽炎、周围神经炎和肾小球肾炎。

自身免疫性肝炎大多数隐匿或缓慢起病，起先可有关节酸痛、低热、乏力、皮疹、闭经等。易被误诊为关节炎、结缔组织病或月经不调，直到出现黄疸时才被诊断是自身免疫性肝炎。约20%～25%患者的起病类似急性病毒性肝炎，常表现为乏力、恶心、食欲不振、腹胀、黄疸、肝脾肿大、皮肤瘙痒和体重下降不明显等症状，体格检查时常发现患者肝脏呈进行性肿大，有肝掌、黄疸、脾肿大，面、颈、前胸可见蜘蛛痣。病情发展至肝硬化后，可出现腹水、肝性脑病、食管静脉曲张出血。血清ALT和AST增高，伴AKP和γ-GT正常或轻度增高。有些患者表现为轻度的肝功异常，有些表现为严重的肝功异常。

自身免疫性肝炎的肝外表现：

（1）对称性、游走性关节炎，多侵犯大关节，可反复发作，伴疼痛及僵直，无关节畸形。

（2）低热、皮疹、皮肤血管炎和皮下出血。

（3）内分泌失调，有类柯氏面容，紫纹，痤疮，多毛，女性闭经；男性乳房发育，桥本甲状腺炎，甲状腺功能亢进，糖尿病等。

（4）肾小管酸性中毒，肾小球肾炎（常为轻型），肾活检示肾小管有结节状免疫球蛋白淤积。

（5）胸膜炎，间质性肺炎、肺不张、纤维性肺泡炎和肺间质纤维化。偶有肺动-静脉瘘形成、肺动脉高压症。

（6）血液学改变有轻度贫血，白细胞和血小板减少，后两者由于脾功能亢进或免疫性自身抗白细胞或抗血小板抗体所致。

（7）偶见溃疡性结肠炎，干燥综合征可见于半数病例。

三、实验室检查

（1）肝功能试验：转氨酶持续或反复增高，常为正常的3～5倍以上，一般为ALT > AST，有时AST > ALT；γ-GT和腺苷脱氨酶常增高，白蛋白多正常，γ-球蛋白增高更为突出，以IgG增高最明显，其次为IgM和IgA，血清胆红素常明显升高。

（2）免疫血清学检查：多种自身抗体阳性为本病特征。

1）抗核抗体阳性，见60%～80%患者，滴度一般低于1：160。

2）平滑肌抗体，约30%病例阳性，且为高滴度。

3）线粒体抗体，约30%病例阳性，一般为低或中等滴度。

4）肝细胞膜抗体（LSP抗体和LMA），对诊断本病有相对特异性，但亦可见于其他肝病。

四、诊断与分型

（一）AIH 的临床诊断

AIH 患者可能表现为与肝炎、慢性肝病和暴发性肝衰竭（偶然情况下）等有关的非特异性症状。其生化特点为慢性肝酶水平升高，而缺乏诸如乙型肝炎、丙型肝炎、血色病、酒精性肝炎、药物性肝炎、脂肪肝、肝豆状核变性以及 α_2 胰蛋白酶缺乏性肝病等的证据。

对 AIH 的诊断而言，排除包括丙型肝炎等在内的常见病毒性肝炎是十分重要的。对非典型肝病或具有 HCV 感染危险因素的患者而言，为排除可能相伴的 HCV 感染，有必要应用多聚酶链反应（PCR）进行有关 HCV RNA 的检测。另外，应用干扰素 2α 进行治疗的 HCV 感染者和具有 HCV 感染的原发性胆汁性肝硬化（PBC）也可能具有 AIH 的某些特点。

（二）分型和亚型的血清学诊断

AIH 的分型主要依靠自身抗体的检测来进行。随着血清学试验研究的进展，一些新的自身抗体得到证实，AIH 分型取得发展。

经典（Ⅰ型）AIH 的诊断包括血清免疫球蛋白水平升高，ANA 或抗平滑肌抗体（SMA）阳性以及肝活检显示门脉区内浆细胞浸润。针对细胞色素 P450 - D6 的抗肝肾微粒体（LKM）抗体的发现可以确诊Ⅱ型 AIH。当存在高滴度 LKM 抗体而不伴有病毒性肝病时，则可诊断为Ⅱa 型 AIH。慢性 HCV 感染也可能产生低滴度 LKM 抗体，此谓之Ⅱb 型 AIH，但此类 AIH 不应视为典型的 AIH，其一线治疗应为抗病毒治疗；丁型肝炎也可能产生 LKM 抗体；LKM 阳性的其他罕见疾病包括苯妥英钠、肼苯达嗪等引起的慢性肝病。

可溶性肝抗原（SLA）抗体阳性为Ⅲ型 AIH。其他较新发现的自身抗体还有肝膜脂蛋白抗体、抗中性粒细胞胞浆蛋白抗体（ANCA）、无唾液酸糖蛋白受体抗体和肝胰抗体等。虽然这些自身抗体在 AIH 分型中的意义尚不清楚，但其存在（一种或多种）有助于判断预后。当 SMA 和 ANA 阴性而肝活检强烈提示 AIH 时，上述自身抗体进行检测甚至有助于 AIH 的诊断。由于大约三分之二的Ⅰ型 AIH 和原发性硬化性胆管炎（PSC）患者 ANCA 可能阳性，部分 PBC 患者也可能阳性，因而其对 AIH 不具特异性。

AIH 主要发生于青年女性，常导致严重的肝炎表现，并可快速进展至肝硬化。血清转氨酶水平升高、界面性肝炎伴或不伴小叶性肝炎或中央 - 汇管区桥接样坏死以及存在自身抗体是主要的诊断依据。

任何年轻的肝病患者，尤其是没有酒精、药物、病毒病原学的变化的危险因素的患者，都应考虑是否是自身免疫性肝炎。血清蛋白电泳和自身抗体的检测对自身免疫性肝炎的诊断是非常重要的。一部分自身免疫性肝炎的患者血清丙种球蛋白是正常值的两倍，且有抗核抗体或抗平滑肌（抗肌动蛋白）抗体。

交界性肝炎和门脉浆细胞浸润是本病的组织学特征，然而，上述组织学发现并非 AIH 必须具备的，没有门脉浆细胞浸润并不能除外 AIH 的诊断。所有拟诊 AIH 的患者必须彻底除外遗传性疾病（wilson 病、α_1 - 胰蛋白酶缺乏症和遗传性血色病）、感染性疾病（甲型肝炎、乙型肝炎及丙型肝炎等）和药物性肝脏损害（米诺霉素、呋喃坦啶、异烟肼、丙硫氧嘧啶和 α 甲基多巴等所致）。这些疾病中有些会伴有自身免疫现象，最易与 AIH 相混淆，如 Wilson 病、药物性肝脏损害和慢性病毒性肝炎特别是慢性丙型肝炎，自身免疫性肝炎的病毒性肝炎血清学标志阴性，而有多种自身抗体存在。肝活检能够较好地予以确诊。

五、治疗

自身免疫性肝炎的治疗原则主要是抑制异常的自身免疫反应，治疗指征主要根据炎症活动程度，而非肝功能受损程度。

（一）一般治疗

活动期要求卧床休息，限制体力活动，禁酒，进食富含维生素饮食。寻找和去除感染灶，忌用对肝脏有损害的药物。

（二）药物治疗

一般治疗同慢性肝炎，肾上腺皮质激素、硫唑嘌呤可使病情缓解，但这些免疫抑制剂长期服用不良反应大，常常影响治疗能否进行下去，如若患者出现症状明显，病情进展快或 γ 球蛋白≥正常值的 2 倍，以及谷草转氨酶≥正常值 5 倍、谷丙转氨酶≥正常值 10 倍等情况时，可考虑使用皮质类固醇治疗。经使用免疫抑制剂治疗后，65% 的患者可获得临床、生化和组织学缓解。有肝硬化和无肝硬化患者 10 年生存率分别为 89% 和 90%，因此，有必要严格规范用药。其他新药疗法包括环孢霉素、FK506，也取得一定成效。中医中药辨证施治也有一定疗效。

1. **免疫抑制剂** AIH 的首选治疗方法是免疫抑制剂。标准的治疗方法是单用强的松龙或合用硫唑嘌呤，两种疗法均可起到缓解症状的作用。单用强的松龙适用于儿童和有白细胞减少、恶液质、妊娠、准备妊娠的年轻妇女，以及硫唑嘌呤不能耐受者。如果没有应用硫唑嘌呤的禁忌证，成年人均应合用硫唑嘌呤，绝经妇女、骨痛、肥胖、脆性糖尿病、不稳定性高血压、情绪不稳和痤疮患者，应该使用强的松龙和硫唑嘌呤联合治疗。联合治疗比单用强的松龙的药物相关性不良反应要少得多。强的松和强的松龙均可使用，但强的松在体内要经肝脏转化为强的松龙，肝脏功能损害严重的患者不应使用。标准的治疗剂量已在全世界广泛应用多年，免疫抑制剂能够提高严重 AIH 患者的存活率。轻到中度炎症活动的患者无需治疗，临床缓解在生化和组织学缓解后出现。大概有 65% 的患者可在治疗后有 18 个月的临床、生化和组织学缓解，从治疗开始到缓解的时间约为 22 个月（6 个月～4 年）。20 年存活率超过 80%，预期寿命与年龄、性别无关。如果治疗 24 个月未得完全缓解，继续治疗似无必要。超过 80% 的治疗有反应者会在 2 年治疗期结束后复发，如果这样，长程、小剂量的免疫抑制剂维持治疗直到缓解。

超过 10% 的 AIH 患者经用常规免疫抑制剂治疗失败，这些患者再用大剂量的强的松并不能导致组织学缓解，反而会引起严重的药物不良反应。

2. **其他免疫抑制剂** 如单用强的松龙或联合应用硫唑嘌呤治疗失败，则可试用其他免疫抑制剂，包括环孢素 A、FK506、霉酚酸和环磷酰胺，然而，这些对强的松龙和/或硫唑嘌呤无效的患者仅有一小部分对此治疗有较好反应。

3. **局部类固醇治疗** 丁地去炎松是一种具有糖皮质激素受体的高效亲和力的第二代皮质类固醇药物（比强的松龙强 15 倍），代谢产物无糖皮质激素活性，药物在被代谢前到达相应的淋巴细胞。肝脏代谢可出现严重的副反应，如骨病等。丁地去炎松可以降低 AIH 患者的 ALT 水平至正常。

4. 辅助性治疗 患 AIH 的中年妇女，维生素 D（50 000U/d）和钙制剂（1 000mg/d）应与免疫抑制剂联合应用以预防或治疗骨病。

5. 肝移植 肝移植被确定作为伴有肝硬化的终末期 AIH 的非常有效的治疗方法。虽经长程免疫抑制剂治疗获得完全的生化指标缓解，AIH 患者仍会进展到肝硬化。AIH 是肝移植最好的适应证之一，5 年长期存活率比例超过 90%。有报道肝移植后 AIH 会复发，因此，肝移植后立即应用免疫抑制剂既可以预防排异，又能预防或治疗 AIH 的复发。

6. 中医药治疗 自身免疫性肝炎属中医学黄疸范畴。黄疸的发病，主要是湿浊之邪为患。故《金匮要略·黄疸病脉证并治》有"黄疸所得，从湿得之"的论断。外表湿浊，湿热疫毒等时邪自口而入，蕴结中焦，脾胃运化失常，湿热熏蒸于脾胃，累及肝胆，以致肝失疏泄，胆液不循肠道，随血泛溢，外溢肌肤，上注于目，下流膀胱，使身目小便俱黄，而成黄疸。茵陈蒿汤加减方中茵陈清热利湿，疏肝利胆退黄；大黄通腑化瘀、泄热解毒；虎杖、栀子清泄三焦湿热，利胆退黄；郁金、金钱草、牡丹皮、白芍药疏肝利胆化瘀；砂仁、苍术、木香化湿柔肝利胆；泽泻、猪苓、茯苓渗利湿邪，使湿热分消，从二便而去。中西药物相互配合，中药则清热利湿退黄，西药则消炎、利胆、保肝，两者协同作用，故取得良好的疗效。

六、预后

自身免疫性肝炎的预后与炎症活动严重程度及宿主遗传因素有关，重型病型可突然起病，发热，黄疸持续不消失或反复出现，肝脏功能有明显损伤，严重时可出现肝性腹水、肝性昏迷。因是慢性经过，病情可时好时坏，反复发作，每发作一次，病情就加重一次，最后可发展成肝硬化或肝功能衰竭而死亡。重症患者不经治疗 10 年后死亡率为 90%。

自身免疫性肝病的病因尚未十分明确，主要是积极预防肝炎病毒（甲、乙、丙型）的感染，以及避免化学物品或某些药物（替尼酸、双肼屈嗪、氟烷、米诺环素、呋喃妥因）的诱发因素。

点特异性干预能对自身免疫反应的关键环节起作用，但尚处于研究阶段。用合成的多肽与自身抗原竞争结合 MHC Ⅱ 类分子的位点可阻断免疫细胞激活的一级信号途径，已被用于风湿性关节炎的治疗，在相关抗原特征明确后可用于 AIH。细胞毒性 T 淋巴细胞抗原 24（CTLA24）可干扰二级共刺激信号途径，可溶性 CTLA24 已被用于错配的骨髓受体的免疫抑制。口服自身抗原以产生免疫耐受的疗法已被用于多发性硬化症和风湿性关节炎等。此种疗法可能对 AIH 特别有效，因为摄入的抗原首先经过门脉循环直接释放入肝脏。动物实验表明，通过 T 细胞疫苗可能对激活的细胞毒 T 细胞行克隆性摧毁，在人类运用的关键是找到靶向的 T 细胞克隆。其他有药物破坏细胞内的信号传导途径或调控细胞因子表达，以及基因疗法抗衡调节性细胞因子的过度表达等。

（郑薇薇）

第八节 原发性肝癌

原发性肝癌（Primary carcinoma of the liver，以下简称肝癌）是我国常见的恶性肿瘤之一。据 20 世纪 90 年代统计，肝癌的死亡率为 20.37/10 万，在恶性肿瘤死亡顺位中占第 2 位，在城市中仅次于肺癌；农村中仅次于胃癌。由于血清甲胎蛋白（alpha - fetoprotcin，

AFP）的临床应用和各种影像学技术的进步，特别是 AFP 和超声显像用于肝癌高危人群的监测，使肝癌能够在无症状和体征的"亚临床期"做出诊断，加之外科手术技术的成熟，以及各种局部治疗等非手术治疗方法的发展，使肝癌的预后较过去有了明显提高。

原发性肝癌的发病率以东南亚及非洲撒哈拉沙漠以南地区为最高，而欧美、大洋洲较低。国内沿海高于内地，东南和东北高于西北和西南。广西的扶绥和江苏的启东等高发区，其肝癌的年死亡率可达 40/10 万。男女性别之比在肝癌高发区中约（3~4）：1，低发区为（1~2）：1。高发区发病以 40~49 岁年龄组最高，低发区多见于中老年。

一、病因和发病机制

根据高发区流行病学的调查及分子生物学研究的进展，以下因素和肝癌的发病有关。

（一）病毒性肝炎和肝硬化

在我国，特别是东南沿海的肝癌高发区，乙型肝炎慢性携带者占人群的 10%~15%，而在原发性肝癌的患者中，有乙型肝炎感染背景者占 90% 以上。乙型肝炎病毒引起肝癌的可能机制包括：①肝炎引起的反复的肝细胞损伤和肝细胞的再生，增加了肝细胞对其他的致癌因素如黄曲霉毒素的敏感性；②乙型肝炎病毒 DNA 整合人肝细胞的基因组中，病毒的启动子或增强子可能激活癌基因；③乙型肝炎病毒转录翻译产物如 X 蛋白具有反式激活作用，可能具有致癌作用，而且 X 蛋白还可干扰体细胞 DNA 的修复，增加发生癌变的机会。在日本、欧洲的肝癌患者中丙型肝炎抗体阳性率显著高于普通人群，如在西班牙，肝癌患者中抗 HCV 的阳性率为 75%，而无肝炎对照人群只有 7.3%；在意大利，肝癌患者中抗 HCV 的阳性率为 65%，在日本，肝癌患者中抗 HCV 的阳性率为 70.3%。不过，在中国，肝癌患者中抗 HCV 的阳性率在 10% 以下。丙型肝炎的致癌机制还不够明确，HCV 可能通过非特异的机制，例如 HCV 引起肝细胞反复的损害和增生与肝癌的发生有关。在我国的 500 例肝癌的尸检材料中，肝癌和肝硬化的合并率为 83.6%，显示肝硬化和肝癌的密切关系。在我国，肝硬化的主要病因为病毒性肝炎，特别是乙型病毒性肝炎，而在西方国家，酒精是引起肝硬化的主要病因。例如，在德国，93% 的肝癌患者有肝硬化，其中只有 9.3% 的患者是乙型肝炎表面抗原阳性。肝硬化是肝细胞受到肝炎病毒、酒精等因素长期损害的结果，在这些病理因素的长期损害下，肝细胞反复损害、增生，甚至不典型增生，从而对各种致癌因素敏感，经多病因、多阶段的损害，多基因突变的事件而发生癌变。

（二）黄曲霉毒素

在流行病学上，黄曲霉毒素（aflatoxin B1，AFB1）与肝癌有密切的关系，在我国的东南沿海，气候温暖、潮湿，适宜于黄曲霉的生长，在谷物中黄曲霉毒素的污染较为普遍，这些地区也是肝癌的高发地区。研究表明，AFB1 的摄入量与肝癌的死亡率呈正相关。迄今为止，AFB1 是已知为自然界最强的致癌物，可使多种动物发生肝癌，但尚缺乏导致人患肝癌的直接证据。

（三）饮用水污染

我国的流行病调查材料显示，饮用水污染和肝癌的发生有密切关系。如上世纪 70 年代调查江苏启东饮用沟塘水者肝癌的发病率为（60~101）/10 万，饮用井水者仅（0~19）/10 万。饮用沟塘水发生肝癌的相对危险度为 3.0。沟塘水中的致癌物质至今尚未能完全了解，近年来由于水质分析技术的进步，发现在沟塘水中有百余种有机物有致癌、促癌或具有致突变作用，如六氯苯、苯丙芘、多氯联苯、氯仿等。近年来的研究发现，沟塘水中滋生的蓝绿藻可产生藻类毒素，具有促癌、甚至致癌作用。

（四）其他因素

长期饮酒和抽烟增加患肝癌的危险性，特别是增加乙肝病毒感染者患肝癌的危险性，例如，在台湾进行的一项前瞻性的研究中，HBsAg 阳性患者发生肝癌的相对危险性为 13.1 ~ 19.2，而 HBsAg 阳性患者有长期饮酒和抽烟习惯的患者患肝癌的相对危险性为 17.9 ~ 26.9。在我国的肝癌高发区，可发现肝癌的家族聚集现象，多提示为乙肝病毒的垂直传递，肝癌似亦具有遗传的倾向，尚待进一步的证实。

二、病理

原发性肝癌主要有三种类型，即肝细胞性肝癌、胆管细胞性肝癌和混合型肝癌。约 4/5 为肝细胞性肝癌，1/5 为胆管细胞性肝癌和混合型肝癌。

（一）具体分型

国内肝癌协作组在 Eggel 经典分类的基础上对 500 例肝细胞性肝癌尸检材料进行分析，提出以下分类：

1. 块状型 占 74%（370/500），癌块直径在 5cm 以上，超过 10cm 者为巨块型。此型又可区分为单块、多块和融合块状三个亚型。肿块边缘可有小的、散在的卫星结节。

2. 结节型 占 22.2%（111/500），癌结节最大直径不超过 5cm。此型又可分为单结节、多结节和融合结节三个亚型。有时结节旁有细小的癌结节。

3. 弥漫型 占 2.6%（13/500），癌结节较小，弥漫分布于整个肝而与肝硬化不易区别。

4. 小癌型 占 1.2%（6/500），单结节肿瘤直径 ≤3cm，或相邻两个癌结节直径之和 ≤3cm。多无临床症状。

胆管细胞性肝癌的癌肿多为单个肿块，因有较多结缔组织间质，色泽灰白，质坚实，且趋向于向四周不规则浸润。

（二）组织学分型

1. 肝细胞型 大多伴有肝硬化。癌细胞呈多角形，核大，核仁明显，胞质丰富。癌细胞排列成巢状或索状，癌巢之间有丰富的血窦。癌细胞有向血窦内生长的趋势。肿瘤分化程度按 Edmondson 标准分四级，Ⅰ 级分化最好，癌细胞形态和正常肝细胞相似，Ⅳ 级分化最差，癌细胞核大，形态变异大，Ⅱ、Ⅲ 级介于两者之间。肝细胞癌中以 Ⅱ、Ⅲ 级为多见，同一病例的癌组织可呈现不同的分化程度。透明细胞癌属肝细胞癌，在肝细胞癌中约占 10%，胞浆中因富含糖原物质而在 HE 染色上呈透明状，属分化较好的肝细胞性肝癌。纤维板层肝癌是肝细胞癌的一种特殊类型，以癌细胞巢间出现大量平行排列的板层状纤维组织为特点，多见于年轻人，常不伴有 HBV 感染和肝硬化，甲胎蛋白可呈阳性，但多为低浓度阳性，预后较好。

2. 胆管细胞型 癌细胞呈柱状或立方状，胞质呈嗜碱性，无胆汁小滴，偶有黏液分泌；排列成腺泡、囊或乳头状；间质组织多。

3. 混合型 癌组织中部分似肝细胞，部分似胆管细胞，或细胞形态介于两者之间。

电镜下，分化较好的肝细胞肝癌的癌细胞结构与肝细胞相似，胞质中有较多线粒体，粗面内质网和核糖体颗粒增多,尚可见糖原颗粒和毛细胆管。细胞核体积增大,核质比例增大,核膜丧失平滑性,皱褶增多至陷窝形成,核质不均匀,核仁增大不规则。分化较差者膜上微绒毛和毛细胆管减少或消失,线粒体数减少,可出现平行的长嵴,内质网也少,糖原颗粒消失,核不规则,反映细胞未分化状态。

（三） 转移

转移约占尸检病例的占66.2%。

1. 肝内转移　肝内血行转移发生最早,也最常见,是肝癌切除术后早期复发的主要原因。肝癌容易侵犯门静脉而形成癌栓。门静脉主干癌栓形成可导致肝功能的恶化、门静脉高压和顽固性腹水。肝静脉也可发生癌栓后,进一步侵犯下腔静脉,甚至达右心腔。

2. 肝外转移　占尸检病例的50%。有以下几种类型:①血行转移:以肺转移最高,在207例中占46.7%。其他常见的转移部位有骨、肾上腺、肾、脑和软组织;②淋巴转移:肝门淋巴结转移最常见（占12.6%）,也可转移至主动脉旁、胰周、锁骨上淋巴结;③种植或直接浸润:腹腔种植可形成腹腔肿块,种植于腹膜可形成血性腹水。肝癌也可直接浸润邻近的器官如膈肌、胃、十二指肠和结肠等。

三、临床表现

（一） 亚临床肝癌或小肝癌

肝癌起病常隐匿,不少肝癌是在体检或普查中发现,这些肝癌患者既无症状也无体征,只表现为甲胎蛋白升高和影像学上的肿块,这些患者称之为亚临床肝癌。在这些亚临床肝癌中,相当一部分肝癌直径小于5cm,称之为"小肝癌"。故多数小肝癌为亚临床肝癌,但也有不少肿瘤直径大于5cm,没有症状和体征,故亚临床肝癌也包括了一部分直径大于5cm的肝癌。

（二） 症状

肝痛、乏力、食欲缺乏、消瘦是最具有特征的临床症状:一旦出现症状而来就诊者则大多已处于中晚期。不同阶段的肝癌,其临床表现有明显的差别。

1. 肝区疼痛　最常见,多为肝区的间歇或持续性的钝痛或胀痛,由癌肿迅速生长使包膜绷紧所致。如肿瘤侵犯膈肌,疼痛可放射至右肩而被误诊为肩周炎;左叶肝癌可出现上腹疼痛,而被误诊为溃疡病、胃炎等。向右生长的肿瘤可致右腰疼痛。突然发生的剧烈的肝区疼痛或腹痛提示有癌结节的破裂出血,可有腹水、腹膜刺激征和休克的体征。

2. 消化道症状　胃纳减退、消化不良、恶心、呕吐,因缺乏特异性而易被忽视。腹水或门静脉癌栓可导致腹胀、腹泻等症状。

3. 消耗表现　乏力、消瘦、全身衰弱,晚期患者可呈恶病质状。

4. 发热　一般为低热,偶达39℃以上,呈持续性或午后低热或弛张型高热。

5. 转移灶症状　肿瘤转移之处有相应的症状,有时成为肝癌的首发症状。如转移至肺可引起咳嗽咯血,胸膜转移可引起胸痛和血性胸水。癌栓栓塞肺动脉及其分支可引起肺栓塞,可突然发生严重的呼吸困难、低氧血症和胸痛。癌栓阻塞下腔静脉,可出现下肢严重水肿,甚至血压下降;阻塞肝静脉可出现 Budd-chiari 综合征,亦可出现下肢水肿。转移至骨可引起局部疼痛,或病理性骨折。转移至脊柱或压迫脊髓神经可引起局部疼痛和截瘫。颅内转移可出现相应的症状和体征，颅内高压亦可导致脑疝而突然死亡。

6. 其他全身症状　癌肿本身代谢异常或癌组织对机体发生各种影响引起的内分泌或代谢方面的综合征称之为伴癌综合征，有时可先于肝癌本身的症状，提示肝癌的诊断，应予重视。常见的有：①自发性低血糖：10%~30%的患者可出现，系因肝癌细胞的异位分泌胰岛素或胰岛素样物质；或肿瘤抑制胰岛素酶或分泌一种胰岛 β 细胞刺激因子或糖原贮存过多；亦可因肝癌组织过多消耗葡萄糖所致。此症严重者可引起昏迷、休克而导致死亡，正确判断和及时对症处理可避免患者死亡；②红细胞增多症：2%~10%患者可发生，可能系循环中红细胞生成素增多引起；③其他：罕见的有红细胞增多症、高钙血症、类癌综合征、性早熟和促性腺激素分泌综合征、皮肤卟啉症和异常纤维蛋白原血症等，可能与肝癌组织的异常蛋白合成，异位内分泌及卟啉代谢紊乱有关。

（三）体征

1. 肝大　进行性肝大为最常见的特征性体征之一。肝质地坚硬，表面及边缘不规则，常呈结节状，少数肿瘤深埋于肝实质内者则肝表面光滑，伴或不伴明显的压痛。肝右叶膈面癌肿可使右侧膈肌明显抬高。

2. 脾大　多见于合并肝硬化与门静脉高压的病例。门静脉或下腔静脉癌栓形成或肝癌压迫门静脉或下腔静脉也能引起充血性脾大。

3. 腹水　草黄色或血性，多因为合并肝硬化、门静脉高压、门静脉或下腔静脉癌栓所致。腹腔内种植可引起血性腹水，肝癌破裂可从腹腔内抽出不凝血。

4. 黄疸　当癌肿广泛浸润可引起肝细胞性黄疸；如侵犯或压迫肝内胆管或肝门淋巴结压迫肝管可引起梗阻性黄疸。

5. 转移灶相应的体征　可有锁骨上淋巴结肿大，胸膜转移可出现胸腔积液或血胸。骨转移可见骨骼表面向外突出，有时可出现病理性骨折。脊髓转移压迫脊髓神经可表现截瘫，颅内转移可出现偏瘫等神经病理性体征。

四、并发症

并发症可由肝癌本身或并存的肝硬化引起，常见于病程的晚期，故常是致死的原因。

（一）肝性脑病

常为终末期的并发症，占死亡原因的34.9%。消化道出血、大量利尿或高蛋白饮食等是常见的诱因。

（二）消化道出血

占死亡原因的15.1%。合并肝硬化或门静脉、肝静脉癌栓者可因门静脉高压而引起食管或胃底静脉曲张破裂出血。也可因胃肠黏膜糜烂、凝血机制障碍等出血。

（三）肝癌结节破裂出血

发生率约9%~14%。肝癌组织坏死、液化可致自发破裂或因外力而破裂。如限于包膜下可有急骤疼痛，若破入腹腔可引起急腹痛，腹膜刺激征，严重者可致出血性休克或死亡。轻者经数天出血停止，疼痛减轻。

（四）血性胸腹水

膈面肝癌可直接浸润或经血流或淋巴转移引起血性胸水，常见于右侧。血性腹水可因腹腔种植转移或肝硬化凝血障碍而致。

（五）继发感染

因癌肿长期消耗，机体抵抗力减弱，尤其在放射或化学治疗后血白细胞下降者，易并发各种感染，如肺炎、肠道感染、自发性腹膜炎、真菌感染等。

五、诊断

早期的肝癌多无临床症状，待出现临床症状则多属于晚期，因此，肝癌的早期诊断应该是亚临床期肝癌的诊断，主要依赖 AFP 和超声显像的检查，特别是在肝癌高危人群的定期筛查。年龄在 35 岁以上，有慢性肝炎、肝硬化或 HBV 慢性携带者每年至少 2 次的筛查可有效检出早期肝癌。对于筛查发现的 AFP 升高或肝占位性病变，尚需进一步给予增强 CT 或MRI 的检查，进一步明确诊断。

肝癌的临床诊断有赖于：

（一）临床表现

凡遇有不明原因肝区不适或疼痛，或原有肝病症状加重伴全身不适、胃纳减退、乏力、发热、体重减轻均应纳入检查范围。肝进行性肿大、压痛、质地坚硬和表面有结节隆起为有诊断价值的体征，但此时已属晚期。

（二）实验室和辅助检查

1. 血清学检查

（1）AFP：AFP 是诊断肝细胞肝癌特异的标志物。AFP 是胎儿时期肝合成的一种胚胎蛋白，出生后消除，但当肝细胞恶变后又可重新获得这一功能。由于孕妇、新生儿及睾丸或卵巢的生殖腺胚胎癌亦可出现 AFP。故 AFP 用于诊断肝细胞肝癌时应先除外此类情况。因检测方法灵敏度的提高，在一部分肝炎、肝硬化及少数消化道癌如胃癌、结肠癌、胰腺癌等转移性肝癌亦可测得低浓度 AFP。故 AFP 检测结果，必须结合临床情况才有诊断意义。

正常人血清中可测出微量 AFP，正常值小于 $20\mu g/L$。肝细胞癌 AFP 升高者占 70% ~90%。通常血清 AFP 水平与肿瘤大小相关，但个体差异较大。对于 AFP 升高者，因为肝癌发生在慢性肝病的基础上，在确立肝癌的临床诊断时，需和慢性肝病引起的 AFP 升高相鉴别。慢性肝炎、肝硬化有 19.9% ~44.6% 的患者，AFP 升高，水平多在 $25 ~400\mu g/L$ 之间，良性肝病活动常先有谷丙转氨酶明显升高，AFP 呈相随或同步关系，一般在 1 ~2 个月内随病情好转，转氨酶下降，AFP 随之下降呈"一过性"，有时良性肝病活动 AFP 亦可呈反复波动、持续低浓度等动态变化，但必须警惕肝病活动的同时可能有早期癌存在。同时肝癌根治术后定期复查 AFP 亦是判断肝癌治疗效果及监测是否复发的重要指标之一。

（2）AFP 异质体（FucAFP）：原发性肝癌、继发性肝癌、胚胎细胞癌和良性活动性肝病均可合成 AFP，但其糖链结构不同，通过对植物凝集素反应时呈现亲和性的不同，可分出不同异质群。常用的植物凝集素有小扁豆凝集素（LCA）和刀豆凝集素（Con A），前者更能反映肝组织处于再生或癌变时 AFP 分子糖基化的差异。应用亲和层析和电泳技术可将人血清 AFP 分成 LCA（或 Con A）结合型（AFP – R – L）和非结合型 AFP（AFPN – L）。在肝占位性病变尚不明确的情况下，有助于鉴别良性肝病或肝癌引起的 AFP 升高。

（3）其他肝癌标志物的检测：由于 AFP 的阳性率和特异性有一定的局限，其他肝癌标志物的研究便有了一定的临床意义。由于基因组学和蛋白组学技术的成熟，其他的肝癌标志物探索研究也受到重视，不过，迄今为止，AFP 以外的肝癌标志物的研究进展不大，相对而言，下述标志物有一定的应用价值。

1）γ-谷氨酰转肽酶及其同工酶（γ-GT）：γ-GT 是一种糖蛋白，它是 γ-氨基酸循环中的关键酶之一，血清中 γ-GT 主要来自肝，是细胞分泌酶。其活性在正常成人中极低，而在胎肝和肝细胞癌中明显升高，慢性活动性肝炎、肝内外胆道梗阻、急性胰腺炎、继发性肝癌及心肌梗死后期均可引起升高。故对肝癌诊断的特异性较差，但在临床反应肝功能慢性受损伤，估计手术根治性及肝癌预后等方面有一定应用价值。

γ-GT 同工酶（γ-GTⅡ）：用聚丙烯酰胺凝胶电泳可将血清 γ-谷氨酰转肽酶分出 9～13 条区带，其中Ⅰ、Ⅱ、Ⅲ带是原发性肝癌的特异条带，阳性率为 27%～63%，经改良用聚丙烯酰胺凝胶梯度垂直平板电泳可提高阳性率至 90%，特异性达 97.1%，非癌肝病和肝外疾病假阳性小于 5%，γ-GTⅡ与 AFP 浓度无关，在 AFP 低浓度和假阴性肝癌中的阳性率亦较高。在 14 例小肝癌中 γ-GTⅡ阳性率达 78.6%，可先于超声或 CT 显示异常前出现阳性，具有一定的早期诊断价值。

2）异常凝血酶原（DCP 或 AP）：不同于正常凝血酶原，在于其氨基酸特定位置上的亮氨酸残基未经羧基化。肝合成凝血酶原无活性前体，经维生素 K，γ 羧化为活性形式，肝癌时，肝癌细胞的微粒体内维生素 K 依赖性羧化体系功能障碍，羧化酶活力下降，导致谷氨酸羧化不全，从而形成异常凝血酶原。异常凝血酶原以 ≥250μg/L 为诊断标准，肝癌阳性率为 69.4%，AFP 低浓度和 AFP 阴性肝癌的阳性率分别为 68.3% 和 65.5%，小肝癌符合率为 62.2%，多数资料表明异常凝血酶原对原发性肝癌有一定的特异性，各种非癌性肝病、继发性肝癌及良性肝肿瘤的假阳性较低，可能成为有价值的肝癌标志物。

3）血清岩藻糖苷酶（AFu）：AFu 属溶酶体酸性水解酶类，主要生理功能是参与含岩藻糖基的糖蛋白、糖脂等生物活性大分子的分解代谢。近年来 AFu 作为诊断肝癌新的标志物引起人们的重视，国内报道 AFu 诊断原发性肝癌的阳性率为 70%～80%，与 AFP 浓度及肿瘤大小无关，对 AFP 阴性肝癌和小肝癌阳性率分别为 76.1% 和 70.8%，继发性肝癌、良性肝占位病变均阴性，但肝硬化、慢性肝炎的假阳性较高。

肝癌标志物对原发性肝癌诊断价值的评估，国内外学者的看法大致相似。对肝癌有诊断价值的是 AFP、γ-GTⅡ、DCP 等，普查中确认有早期诊断价值。尤其是 AFP 不仅诊断的特异性较强且作为提示疗效及预示复发的指标。γ-GTⅡ与 DCP 虽不及 AFP，但若与 AFP 联合检测，则诊断价值将显著提高。对肝癌有一定的诊断价值，但特异性不高，如 AFu 等。但与 AFP 联合检测可用作 AFP 阴性肝癌病例的辅助诊断。

临床分析中尚应结合病史、影像诊断学或组织学资料综合判断，才能得出准确结论。

2. 肝癌影像诊断学检查

（1）实时超声显像（US）：超声显像以其显示实质软组织脏器病变的灵敏度高和对人体组织无损伤两大特点以及费用低廉而广泛用于临床，与 AFP 结合超声检查是早期诊断的主要方法。声像图中随小肝癌逐渐增大超声显像显示内部回声由低回声向高回声、混合回声变化。直径小于 2cm 的肿瘤常见低回声结节型；2～3cm 者显示低回声与周围低回声频率相同；3～5cm 者多为等回声或混合回声，周围低回声；而 5cm 以上者多为高回声或混合回声。

彩色多普勒血流成像（DCFI）已广泛用于肝内结节的鉴别诊断优于普通超声。除了可显示占位性病变外尚可测量肿瘤内部的血流，根据占位病灶的血供情况，鉴别肿瘤性质。肝癌结节内血流丰富，多为高阻力动脉频谱，借此可鉴别肝内的良性结节如硬化结节等。此外，尚可根据肿瘤内部血流的情况判断治疗效果，如经过瘤内无水酒精注射后，如血流信号消失，则肝癌多已完全坏死。

近年来，利用超声造影诊断和鉴别肝癌使超声诊断的灵敏性、准确性进一步提高。通过外周静脉注射超声造影剂后，可观察肝癌结节内动态的增强，如肝癌结节表现为快进快出，动脉期较周围肝组织显著增强，门静脉期显示较周围肝组织更低回声。超声造影也可用于肝癌局部治疗如射频毁损的随访，根据肿瘤结节内有无增强而判定肿瘤的坏死是否完全。

在手术术中采用高分辨率的术中超声显像可精确定位，还可避免超声衰减和腹壁肋骨的干扰及避免部分体外检查的盲区，对发现小肝癌病灶大有裨益，通常可发现肿瘤直径5cm的微小肝癌，从而大大提高手术切除的根治率。

（2）CT：为了进一步了解肿瘤的侵犯范围，通常需要在超声检查的基础上做CT扫描。

肝癌的CT平扫表现为：病灶一般多为低密度，低于周围肝实质密度，部分病灶周围有一层更低密度的环影（晕圈征）。结节型边缘较清楚，巨块型和混合型边缘多模糊或部分清楚。肝癌CT增强表现：采用团注法动态扫描或螺旋CT快速扫描，早期（肝动脉期）病灶呈高密度增强，高于周围正常肝组织时间10~30s，随后病灶密度迅速下降，接近正常肝组织为等密度，此期易遗漏；病灶密度继续下降，在门静脉期表现为低于肝组织的低密度灶，此期可持续数分钟，动态扫描早期增强图易于发现肿块直径小于1cm或1~2cm的卫星灶，亦有助于小病灶的发现。

门脉癌栓和肝静脉癌栓的表现：在CT平扫上表现为门静脉增宽，门静脉内显示低密度占位，增强扫描显示强化不明显的癌栓与明显强化的血液间差异大，表现条状充盈缺损致门脉主干或分支血管不规则或不显影。少数患者可肝静脉和下腔静脉癌栓形成。肝门侵犯可造成肝内胆管扩张，偶见腹膜后淋巴结肿大，腹水等。肺部转移在胸部CT检查时呈现结节样改变，比常规X线胸片敏感。

近年来多排螺旋CT机器的应用，使CT检查肝癌的敏感性进一步提高，甚至可以发现直径在1cm以下的肝癌。

也可在肝动脉内插管直接注射造影剂作CT增强的血管造影（CT-angiography，CTA）、于肠系膜上动脉或脾动脉注射造影剂于门静脉期行CT体层扫描（CTAP），以及血管造影时肝动脉内注入碘化油后间隔2~3周行CT平扫的Lipiodol CT（Lp-CT）等方法，对小肝癌特别是1cm以下的微小肝癌的检出率进一步提高。但上述多种方法中仍以CT平扫加增强列为常规，可疑病灶或微小肝癌选用CTA和CTAP等更敏感的方法。

（3）磁共振成像（MRI）：肝癌时的。MRI检查方法可分为平扫（包括SET_1、T_2和质子加权图等常规序列）和增强扫描（常规增强扫描为SET_1加权图+Gd-DTPA增强；动态增强扫描为梯度回波快速序列扫描+Gd-DTPA增强。而以后者效果较好）。平扫SET_1和T_2加权图所见肝癌的表现为：T_1加权图显示为低信号，T_2加权图显示为高信号。这是由于肝癌的水分增加，T_1和T_2弛豫时间延长所致。肝癌时T_1和T_2弛豫时间延长，半数以上病例T_1加权图肿瘤表现为较周围肝组织低信号强度或等信号强度，而在T_2加权图上均显示高信号强度，肝癌MRI的特征性表现：①癌结节内有脂肪变性时，T_1弛豫时间短，T_1加权图产生等或高信号，T_2加权图示不均匀的高信号强度，病灶边缘不清楚，而肝癌伴纤维化者

T_1 弛豫时间长则产生低信号强度；②肿瘤包膜存在，T_1 加权图表现为肿瘤周围呈低信号强度环，T_2 加权图显示包膜不满意；③肿瘤侵犯血管，MRI 优点是不用注射造影剂即可显示门静脉肝静脉分支、血管的受压推移，癌栓时 T_1 加权图为中等信号强度，T_2 加权图呈高信号强度；④子结节在 T_2 加权图为较正常肝实质高的信号强度。常规 SE 平扫辅以梯度回波快速和超快速序列与 Gd – DT – PA 动态增强扫描的联合应用进一步提高了 MRI 对肝癌病灶的检出率和诊断正确性。Gd – DTPA 用量一般为 0.1～0.15mmol/kg，以团注法注入，比较增强前后病灶的动态变化。HCC 在增强 10s 后病灶强度达高峰者占 55%，在增强高峰为轻到中度增强者占 73%。5min 延迟扫描 HCC 病灶无增强或极少增强。

一般来说，通过 CT 检查即能满足诊断和疾病评估的要求。但对于临床怀疑肝癌而 CT 未能发现病灶，或病灶性质不能确定时，可应用磁共振检查。

（4）血管造影：非侵入性方法如超声、CT、MRI 已能发现很多小肝癌，但血管造影在肝癌的诊断中仍占重要地位，对 1～2cm 的小肝癌造影术往往能更精确地做出诊断。正确诊断率为 74%～94%，如合并低压灌注法造影确诊率可高达 97%。目前国内外仍沿用 Seldinger 经皮穿刺股动脉插管法行肝血管造影。数字减影血管造影（DSA）逐渐普及，即利用电子计算机把图像的视频信号转换成数字信号，再将相减后的数据信号放大转换成视频信号，重建模拟图像输出，显示背景清晰，对比度增强的造影图像。为诊断肝癌，了解肝动脉走向和解剖关系，导管插入肝总动脉或肝固有动脉即可达到目的，如疑血管变异可加选择性肠系膜上动脉、胃左动脉、右膈动脉等造影。

肝癌的血管造影表现有：①肿瘤血管和肿瘤染色，是小肝癌的特征性表现，动脉期显示肿瘤血管增生紊乱，毛细血管期示肿瘤染色，小肝癌有时仅呈现肿瘤染色而明显的肿瘤血管。治疗后肿瘤血管减少或消失和肿瘤染色变化是判断治疗反应的重要指标；②较大肿瘤可显示以下恶性特征如动脉拉直、扭曲和移位；肿瘤湖，动脉期造影剂积聚在肿瘤内排空延迟；肿瘤包绕动脉征，肿瘤生长浸润使被包绕的动脉受压不规则或僵直；动静脉瘘，即动脉期显示门静脉影；门静脉癌栓形成，静脉期见到门静脉内有与其平行走向的条索状"线纹征"提示门静脉已受肿瘤侵犯，有动静脉瘘同时存在时此征可见于动脉期。血管造影对肝癌检测能力取决于病灶新生血管多少，多血管型肝癌即使 1cm 以下或更小亦易显示。肝血管造影检查意义不仅在诊断和鉴别诊断，在术前或治疗前可用于估计病变范围，特别是了解肝内播散的子结节情况为血管解剖变异和重要血管的解剖关系以及门静脉浸润可提供正确客观的信息。对判断手术切除可能性和彻底性以及决定合理的治疗方案有重要价值。

由于肝动脉造影属于侵入性检查，不作常规检查之用。通常用于临床怀疑肝癌存在，而普通的影像学检查如超声、CT、MRI 未能发现肝癌病灶的情况下。

（5）放射性核素显像：肝胆放射性核素显像采用单光子发射计算机体层仪（SPECT），因分辨率低而应用价值不大。正电子发射计算机体层成像技术（positronemission computerized tomography，PET）的应用，为肝癌的诊断提供了一种全新的显像技术。PET 的产生是核医学发展的一个新的里程碑，PET 与 SPEICT 比较，灵敏度高且能作精确定位。它所使用的放射性核素，如 ^{11}C、^{15}O、^{13}N、^{18}F 等均是人体组织的重要组成成分。这些元素标记的化合物并不改变生命大分子的代谢特性，如 ^{18}F – FDG 用于失踪剂用于全身扫描，有较高的灵敏性。由于 PET 检查价格昂贵，目前不作为常规检查。仅用于搜寻临床上可能存在的隐匿病灶。

3. 肝组织活检或细胞学检查　近年来在实时超声或 CT 导引下细针活检性行组织学检

查，其准确性和安全性得以提高。对于影像学检查难以确定性质的肝占位性病变，或需要确定肿瘤的组织学类型，可行活检检查。但近边缘的肝癌易引起肝癌破裂，此外，并有针道转移的危险。

综上所述，若 AFP 明显升高，加上典型超声图像可初步诊断原发性肝癌；对 AFP 阴性或低浓度者可适当选择 AFP 以外的肝癌标志物联合检测。影像诊断亦有定性、定位诊断价值，CT 检查造影剂增强或动态增强扫描，有助于肝癌诊断。磁共振的特征性表现可助肝癌的诊断和鉴别诊断。肝血管造影、Lp－CT、CTA、CTAP、PET 等技术用于检查微小肝癌病灶。

六、鉴别诊断

原发性肝癌有时需与下列疾病相鉴别。

（一）继发性肝癌

继发性肝癌大多为多发性结节，临床上大多无肝病背景，如临床上考虑继发性肝癌的可能，则需要检查胸部 CT、胃镜、肠镜等，多可发现原发癌。少数可仅有继发性肝癌的征象如肝大、肝结节、肝区痛、黄疸等，但不能明确原发癌。除少数来源于胃、胰腺、结肠的继发性肝癌病例外，血清 AFP 多呈阴性，但其他血清标志物如癌胚抗原、CA19－9 糖抗原可阳性。肝穿刺活检有助于鉴别原发性肝癌和继发性肝癌。

（二）肝硬化、肝炎

需要鉴别的主要有两种情况：一是 AFP 升高。肝炎活动可引起 AFP 升高，但多伴有血清转氨酶升高，随着肝炎活动的恢复，转氨酶恢复正常，AFP 可逐渐下降，并恢复正常；而肝癌引起的 AFP 升高，血清 AFP 水平会逐步升高，不随肝功能的恢复而下降。通过同期检测 AFP 和肝功能多可鉴别。不过，需要注意的是，即便 AFP 的升高是肝炎活动引起的，这些患者以后发生肝癌的发生率较高，相当一部分患者后来还是出现了肝癌，因此，对这些患者更应密切随访。二是肝硬化结节。肝硬化结节有时和小肝癌难以鉴别，如超声检查可表现肝内低回声结节或高回声结节；CT 表现为低密度占位。但通过增强 CT 或 MRI，以及超声造影，多可以鉴别。

（三）肝脓肿

临床表现发热、肝区疼痛和压痛明显，白细胞总数及中性粒细胞增高，反复多次超声检查常可发现脓肿的液性暗区，四周多有较厚的炎症反应区，增强 CT 可见到肿块周边的炎症反应带。在超声导引下诊断性肝穿刺或药物试验性治疗有助于确诊。

（四）其他肝良恶性肿瘤或病变

如肝海绵状血管瘤、肝细胞腺瘤、炎性假瘤、局灶性结节样增生等良性病变，或邻近部位的肿瘤如病、胆囊癌、结肠肝曲癌、胃癌、肾上腺肿瘤等需和肝癌相鉴别。鉴别主要依赖影像学，如超声造影、增强 CT 或 MRI 检查。有时需要穿刺活检或剖腹探查方能确诊。

1. 肝海绵状血管瘤　多无肝病背景，AFP 阴性。超声表现为高回声，呈网格状结构，彩色多普勒超声显示内部血流为静脉血流。CT 或 MRI 增强扫描在动脉增强期呈边缘部点状或结节状的增强，在门静脉期或延迟期仍为增强的高密度或高信号。在各种影像学检查中，MRI 的准确性最高。

2. 肝细胞腺瘤　多无肝病背景，部分患者有避孕药服用史，超声显示病灶边缘清楚且规则，彩色多普勒超声可见动脉频谱，但阻力指数多较低。CT 平扫为低密度，增强后在动脉期呈明显的强化，强化程度类似于主动脉，而在门静脉期呈等密度或稍高密度，可与肝癌相鉴别。

3. 炎性假瘤　多无肝病背景，AFP 阴性。超声显示形态不规则，呈哑铃或葫芦状，内部多无彩色血流信号。CT 平扫为低密度，增强后几乎无增强。

4. 局灶性结节样增生　多无肝病背景，AFP 阴性。超声显示多为低回声，有时可在内部见低回声的条状或星状瘢痕。CT 平扫为低密度，可在结节的内部见有更低密度的星状区域，增强后在动脉期明显强化，强化程度类似于主动脉。

5. 肝邻近的肿瘤的鉴别　多依赖超声、CT 分析肿块和肝的关系，有时较难鉴别，需剖腹探查方能确诊。

七、预后

肝癌的预后主要和肝癌的病期有关。早期肝癌多能接受根治性治疗，如手术切除、局部消融等。由于肝癌多发生在乙型肝炎或丙型肝炎的基础上，肝癌合并的肝硬化程度和肝癌的预后有密切关系，因此，我国的肝癌分期以及巴塞罗那肝癌分期将肝功能的状态作为分期的主要因素之一，对于肝功能为 Child - Pugh C 级的肝癌，即便是小肝癌，其预后也很差。

近年来，随着基因组学和蛋白组学的应用，对肝癌患者预后的估计已经不再满足于肿瘤的大小、血管侵犯等病理学水平的特征，而从分子水平估计患者的预后。例如，对于预防肝癌切除术后的复发，可以在分子水平预测患者术后复发的危险性，从而估计患者的预后，在临床发现复发前即采取适当的措施进行干预。

八、治疗

早期发现和早期治疗是改善肝癌预后的最主要因素，早期肝癌应尽量采取手术切除。对于不能切除的肝癌，可根据肿瘤的分期、肝功能的代偿情况，应用多模式的综合治疗。

（一）常用的治疗方法

1. 手术治疗　肝癌的治疗方案以手术切除为首选，早期发现而行手术切除是提高生存率的关键，肿瘤越小，5 年生存率越高。手术切除的指征主要根据：①肿瘤的累及范围：通常病变局限于一叶或半肝者，无远处转移，估计能根治性切除；②肝功能状态。患者的肝功能状态应能够耐受手术切除；③全身状况。无严重的心、肺、肾功能障碍。

肝癌切除术后，复发率较高，术后 5 年累计复发率可达 61.5% ~ 79.9%。故应该密切随访，以便能够早期发现复发，及时治疗。好在术后复发超过 80% 发生在肝内，如能及时发现，再手术切除后五年生存率仍可达 38.7%。射频毁损治疗或瘤内无水酒精注射治疗术后复发也可获得较好的效果。

2. 肝移植治疗　肝癌除了可完全切除肝癌外，还可治疗肝癌合并的肝硬化，特别适用于合并严重肝硬化的小肝癌，治疗小肝癌可获得较好的效果。但是，由于肝癌容易发生肝内和远处转移，移植术后应用免疫抑制剂，如适应证选择不严格，术后容易复发。因此肝移植治疗肝癌应该严格掌握适应证。目前肝癌肝移植的适应证有 Milan 标准（即单个肿瘤直径≤5cm 或多发肿瘤数目≤3 个，且最大直径≤3cm）和 UCSF 标准（单个肿瘤直径≤6.5cm，或多发肿瘤数目≤3 个且每个肿瘤直径均≤4.5cm、所有肿瘤直径总和≤8cm）。有研究显示，以 Milan 标准，肝癌肝移植后 4 年总的生存率为 75%。不过，虽然 UCSF 标准较 Milan 标准宽，但术后生存率不低于 Milan 标准，术后 5 年生存率可达到 75.2%。我国肝癌发病率甚高，而供肝紧缺，故肝移植当不可能作为常规治疗手段加以考虑。

3. 肝动脉化疗栓塞（TACE） 主要适用于手术不能切除的肝癌。如大肝癌伴肝内转移，或多发肝癌不能根治性手术。其理论基础主要基于肝动脉局部给药的药理学优势和肝癌主要由肝动脉供血的特点。常用的化疗药物有 5 - 氟尿嘧啶（5 - FU）、顺铂（DDP）、丝裂霉素（MMC）、阿霉素等。常用的栓塞剂有碘化油（Lipoidol）或明胶海绵（Gelfoam）。在数字减影血管造影后明确肿瘤的供血动脉，经动脉灌注栓塞剂，可合并应用化疗药物灌注或和碘化油混合成混悬剂。对于体积较大、血供丰富的肿瘤，可加用明胶海面栓塞。一般需要隔 1~2 个月需重复治疗。

肝功能失代偿的患者不适合用肝动脉栓塞化疗，因可加重功能损害，且不能延长患者的生存期。

由于肝动脉栓塞对肝功能有损害，且肝癌患者多合并有肝硬化，因此，对于肝动脉栓塞化疗是否能延长患者的生存有争议。早期的随机对照研究未能得到阳性的结果，但近年来的随机对照研究和荟萃分析结果显示，对于 Child - Pugh A 级或 B 级的患者，无论是以支持治疗或全身化疗作对照，肝动脉栓塞化疗均能显著地延长肝癌患者的生存期，从而肯定了肝动脉栓塞化疗的疗效。

经过肝动脉栓塞化疗后病灶缩小，如有可能根治性切除，宜不失时机地手术切除。较小的病灶也可合并应用局部毁损治疗如瘤内无水酒精注射或射频毁损治疗等。

4. 无水酒精瘤内注射（PEI） 可在超声导引下经皮穿刺至肿瘤内，注射适量的无水酒精，导致肿瘤坏死。该方法主要适用于肿瘤直径在 3cm 以下，结节数量在三个以下的患者。因无水酒精局部注射对肝损害较小，特别适用于合并肝硬化、而肿瘤体积较小的患者。

在适应证的范围内，有报道显示瘤内无水酒精注射的远期疗效类似于手术切除。如日本的研究显示，PEI 治疗小于 3cm 的小肝癌，5 年生存率达到 60.3%，其中单结节，直径小于 2cm，肝功能为 Child - Pugh A 级的小肝癌，5 年生存率可达到 78.3%。

PEI 治疗小肝癌安全有效，但对于凝血功能障碍或肝功能为 Child - Pugh C 级的患者不适合。

5. 射频毁损治疗（RFA） 射频技术的发展和射频电极的改进，使该技术成功地应用于肝癌的局部治疗。射频治疗可在超声导引下经皮治疗，也可经腹腔镜或开腹治疗。其主要适用于肿瘤直径在 5cm 以下，结节数量在 3 个以下的患者。有严重肝功能失代偿和凝血功能障碍的患者不适合该方法。该方法通常一次治疗可达到肿瘤的完全坏死，术后可利用动态增强 CT 或 MRI 检查判断肿瘤的坏死情况。

随机对照研究的结果显示射频毁损治疗小肝癌的远期总的生存率类似于手术切除，例如国内研究报道的随机对照研究结果显示：射频毁损治疗后 1 年，2 年，3 年和 4 年总的生存率为 95.8%、82.1%、71.4%、67.9%，而手术切除为 93.3%、82.3%、73.4%、64.0%，两者无显著差异。但一般认为，对于小肝癌仍应该首选手术切除。不过，对于位于肝实质内的小肝癌，特别是 Child - Pugh B 级的小肝癌，则更适合射频毁损治疗。

射频毁损治疗的主要并发症是术后出血或邻近器官的损伤。对于经皮超声观察困难或部位邻近腹腔脏器部位的肝癌，如采用经腹腔镜或开腹射频毁损则更安全有效。

6. 氩氦刀靶向冷冻损毁术（targeted cryoablation therapy） 是近年来开展的冷冻治疗新技术。利用常温高压的氩气在超导刀尖释放产生低温的原理治疗肿瘤。可在超声导引下经皮穿刺治疗，也可开腹术中治疗。经皮穿刺治疗主要适用于肿瘤直径在 5cm 以下，结节数量在 3 个以内的患者，对于较大体积的肿瘤，可在术中多刀组合治疗。

7. 经皮微波凝固治疗（MCT） 在超声导引下将微波电极刺入肿瘤内，利用微波的能量使肿瘤发生凝固性坏死。其适应证类似于射频毁损治疗。有临床对照研究显示其安全性和远期疗效类似于射频毁损治疗。

8. 放射治疗 由于放射源、放射设备和技术的进步，各种影像学检查的准确定位以及三维适形放疗技术的应用使放射治疗的效果进一步提高。

放射治疗主要适用于肝门区肝癌的局部放射治疗，也可用于门静脉癌癌栓、下腔静脉癌栓、肝门淋巴结或腹腔淋巴结转移、远处转移病灶的姑息性治疗。严重的肝功能失代偿（Child C）或全身情况差（如 Karnofsky 评分，即 KPS 评分，在 40 以下）不宜放射治疗。

局部放射治疗的剂量应根据病灶的大小、部位及患者的一般情况而定，常用的剂量为 40～60Gy/5～6 周。放射治疗过程中应随访肝功能，也可辅助健脾、理气的中药治疗，可提高缓解率和减轻放射治疗的不良反应。

9. 全身化疗 全身化疗传统的肝癌治疗方法。然而，由于肝癌不属于对化疗敏感的肿瘤，全身化疗的效果较差，无论是单个化疗药物的应用或是联合化疗，几乎没有可重复的达到 20% 以上的化疗药物或化疗方案。常用的化疗药物有 5－氟尿嘧啶（5－fluorouracil，5－FU）、替加氟（tegafur）、去氧氟尿苷（doxifluridine）、卡培他滨（eapecitabine）、顺铂（Cisplatin，PDD）、奥沙利铂（oxaliplatin）、丝裂霉素 C（mitomycin C，MMC）、阿霉素（doxorubicin，ADM）、表柔比星（epirubicin）等。一般常用这些药物组成联合化疗方案。

全身化疗主要用于有远处转移的肝癌，并且患者一般情况好，KPS 评分在 80 分以上。一般情况差，或者肝功能失代偿的患者不适合全身化疗。

近年来的研究显示，干扰素和化疗药物（如 5－FU、顺铂）有协同作用。临床试验表明，包含干扰素的化疗方案治疗肝癌，疗效似有提高。如持续静脉灌注 5－FU $[200mg/(m^2 \cdot d) \times 21d$，28d 为一循环$]$，合并皮下注射干扰素 a2b（$4MU/m^2$，每周 3 次），25% 的肝细胞癌患者和 62.5% 的纤维板层肝癌患者获客观缓解。

10. 生物治疗 生物治疗在理论上不仅起配合手术、化疗、放疗以减轻对免疫的抑制，也有消灭残余肿瘤细胞的作用。目前临床已普遍应用干扰素（IFN）进行治疗，随机对照研究结果显示：如在肝癌切除术后大剂量应用 α－干扰素有降低术后复发率的作用。也有研究提示与化疗合用，可提高化疗的缓解率。此外，淋巴因子激活的杀伤细胞（LAK）、肿瘤浸润淋巴细胞（TIL）等过继细胞免疫治疗在肝癌切除术后应用，可降低术后的复发率。生物治疗往往比较昂贵，在应用时，应掌握适应证，一般多与其他有效的抗肿瘤方法合用，才可发挥其优势，但如用于肝癌的晚期，多无价值。

11. 分子靶向治疗 近年来，针对和癌细胞增殖有关分子的靶向药物应用于恶性肿瘤的治疗，取得了较好的效果。一种针对血管内皮生长因子受体以及 Raf 激酶的多靶点药物索拉菲尼开始应用于肝癌的治疗。在欧洲和亚太地区进行的随机对照研究结果显示能显著延长肝癌患者的生存期，联合其他治疗方法，进一步提高效果的探索正在进行中。不过，目前分子靶向药物多较昂贵，尚难以广泛应用。

12. 中药 中医通过调整机体的抗肿瘤能力方面而发挥作用，如果和手术治疗、放射治疗配合可促进患者恢复、减轻治疗的不良反应。此外，对于晚期的肝癌患者，亦可用以缓解症状。

（二）综合治疗

近年来临床肝癌治疗的方法颇多，多学科综合治疗代替了传统的单一治疗，提高了肿瘤的治疗效果。

1. 不能切除肝癌综合治疗方案 肝动脉栓塞化疗或肝动脉结扎加插管化疗或导管内灌注化疗药物。肿瘤缩小后，如有根治性切除的可能，应手术切除，如不能切除，尚可应用瘤内无水酒精注射、射频毁损治疗，力求使肿瘤完全坏死。

2. 肝癌切除术的辅助性治疗 肝癌切除前如估计能获根治性切除，一般不主张进行辅助性的化疗或肝动脉栓塞化疗。但对于怀疑有肝内转移灶的患者，可在术前给予肝动脉造影和或肝动脉栓塞化疗。对于根治性切除术后的辅助性化疗的利弊，目前尚无定论，尚无证据表明辅助行全身化疗或肝动脉化疗栓塞有减低复发率或延长生存期的作用。但对于存在复发危险因素（如肿瘤体积大、多发结节、有血管侵犯）的患者，术后辅助性动脉栓塞化疗则有助于控制微小的残癌。有随机对照的研究表明，术后应用干扰素治疗可降低肝癌切除术后的复发率。

3. 姑息性手术切除后的综合治疗方案 切除术中可在肝动脉留置动脉导管，术后给予动脉灌注化疗，或术后给予经皮肝动脉化疗栓塞。如残癌为孤立性，直径在5cm以内，亦可结合射频毁损、瘤内无水酒精注射等治疗。

九、预防

积极防治病毒性肝炎，对降低肝癌发病率有重要意义。乙肝疫苗预防注射不仅起防治肝炎效果，对肝癌预防必将起一定作用。避免不必要的输血和应用血制品。预防粮食霉变、改进饮水水质、戒除饮酒嗜好亦是预防肝癌的重要措施。

对于有应用抗病毒药治疗指征的患者，应积极给予抗病毒治疗，对于减少肝癌的发病有重要的意义。对乙肝、丙肝病毒慢性感染状态的育龄妇女，准备生育时应进行医学咨询，对病毒复制活跃者可能需先考虑抗病毒治疗，再择机受孕，以减少乙肝、丙肝病毒的垂直传递而减少今后子代发生肝癌的机会。

在肝癌的预防尚未完善之际，肝癌的早期发现、早期诊断、早期治疗在肿瘤学上被称之为"二级预防"则显得十分重要，自实施肝癌普查以来，原发性肝癌的诊断进入了亚临床水平，早期肝癌比例不断增高，5年生存率亦明显提高。对高危人群（肝癌高发区35岁以上、非高发区40岁以上有乙肝、丙肝病毒感染史者）每6个月一次采用检测AFP与超声进行筛查，可检出早期肝癌，经过早期诊断、早期手术切除，能有效地降低肝癌的死亡率。

（郑薇薇）

第九节 急性肝功能衰竭

急性肝功能衰竭（Acute liver failure，ALF）是指平时肝功能正常的人出现肝功能快速恶化，导致意识和凝血功能障碍的一种少见状态。在美国，每年大约2 000人次发生ALF。

最主要的原因是药物诱发性肝损伤，病毒性肝炎，自身免疫疾病和休克或低灌注状态，约有20%的患者无明确原因。年轻人发病率高于其他人群，病死者年轻人更多；儿童发病者少，但病死率可达70%。开展肝移植前，ALF 的存活率不足15%，近年来，由于肝移植的广泛开展，目前移植后短期存活率可达65%以上。

一、病因

寻找 ALF 的病因对诊断、处理和预后评估均有重要作用。ALF 病因中，我国以病毒性肝炎（乙、丙型）最为多见，欧美国家40%~54%是由对乙酰胺基酚中毒所致，其次是血清阴性肝炎和病毒性肝炎；感染性原因包括细菌感染如脓毒症、败血症，寄生虫病感染如血吸虫病，病毒性感染如巨细胞病毒（CMV）、EB 病毒、肠道病毒等；中毒性原因包括毒蘑菇中毒，药物诱发性肝毒性如抗结核药、化疗药、乙醇等；代谢异常如肝豆状核变性（Wilson 病）、遗传性代谢障碍等；自身免疫性肝炎；肝损伤如休克，急性缺血性肝损伤，充血性心衰致肝淤血性损伤，创伤性肝损伤，辐射性肝损伤；急性妊娠脂肪肝综合征；Budd - Chiari 综合征；恶性肿瘤肝浸润；肝移植、外科手术后等；不明原因性肝功能衰竭。

二、临床表现

急性肝衰竭早期可表现为极度乏力，明显厌食或食欲减退，恶心、呕吐、腹胀等严重消化道症状。皮肤巩膜黄染，并进行性加深。出血倾向，随着病情加重或病程延长可有出血性瘀斑，上消化道出血等。重者合并精神、定向力障碍，嗜睡、昏睡甚至昏迷等肝性脑病表现。体检可见精神不振或萎靡不振，黄疸，出血点、瘀斑。心动过速。如合并感染可出现肺部啰音等。腹水征阳性，叩诊有肠胀气表现，早期肝脏可有肿大，但不一定能触及，暴发性肝衰竭者肝脏可缩小，肝浊音界变小等，肠鸣音减少或消失。注意，虽可有黄疸，但并非所有患者均有肉眼黄疸。右上腹压痛变化较大。由于大面积肝细胞坏死，肝浊音界可能无法叩清，肝脏大小触诊不清。早期病毒性肝炎、恶性肿瘤肝浸润、充血性心衰或急性 Budd - Chiari 综合征史患者可能肝脏增大。

三、辅助检查

（1）初始实验室检查：血常规，血型；生化检查如血钠、血钾、血氯、碳酸氢盐、血钙、血镁、血磷、血糖等；肝功能检查如 AST、ALT、ALP、GGT、胆红素（结合/游离），白蛋白/球蛋白；肾功能如 Cr、BUN；凝血功能如凝血酶原时间（PT）/国际标准化比率（INR）；动脉血气分析；动脉血乳酸；血淀粉酶和脂肪酶。

（2）病毒性肝炎血清学检查：如抗 HAV IgM，HBsAg，抗 HBc IgM，抗 HEV，抗 HCV；血氨水平检测；自身抗原如抗核抗体（ANA）、抗中性粒细胞抗体、抗线粒体抗体，以及免疫球蛋白水平等；疑为中毒性肝衰竭者应在病史询问基础上，选择性进行毒物检测；育龄妇女应做妊娠试验检查；疑有 AIDS 者应监测 HIV。

（3）其他检查：如心肌酶谱变化，大小便常规等。

（4）影像学检查：肝脏 B 超，必要时行 CT 扫描，以了解肝脏大小、结构变化，以及胆道系统、脾脏、胰腺情况，有无腹水等。胸片检查有助于排除肺部病变，胸腔积液情况。ECG 检查了解心电变化，特别是有无心肌缺血性改变等。

四、诊断评估与鉴别

1. 分期　根据病程，肝功能衰竭分为 4 类：超急性期、急性期、亚急性期和慢性期。超急性期是指病程少于 7d 者，急性期指病程 7~21d 者，亚急性期指病程多于 21d 而少于 26 周者，慢性期指病程超过 26 周者。但这种诊断的区分对预后意义不大，除非是对乙酰胺基酚中毒者。

所有临床或实验室提示中到重度急性肝炎的患者均应立即检测凝血酶原时间（PT），并认真检查、评估意识状态。如果 PT 延长约 4~6s 或以上（INR≥1.5），并有感觉异常的证据者，可诊断为急性肝功能衰竭，并应入院治疗。因为 ALF 进展迅速，数小时内会发生意识变化，一旦诊断确立，便应转入 ICU 治疗。

2. 各期肝衰竭命名及鉴别

（1）急性肝衰竭：是指急性起病，2 周内出现以 Ⅱ 度以上肝性脑病（四度划分法）为特征的肝衰竭，表现为极度乏力，伴有明显厌食、腹胀、恶心呕吐等消化道症状，数天内黄疸进行性加深，出血倾向明显，凝血酶原活动度（PTA）低于 40%，肝脏进行性缩小；病理表现为肝细胞呈一次性坏死，坏死面积大于肝实质的 2/3，或亚大块坏死，或桥接坏死，伴存活肝细胞严重变性，肝窦网状支架不塌陷或非完全性塌陷。

（2）亚急性肝衰竭：是指起病较急，15d 至 26 周出现肝衰竭的临床表现，如极度乏力，明显消化道症状，黄疸迅速加深，血清总胆红素大于正常值上限 10 倍或每日上升 ≥ 17.1μmol/L，PT 明显延长，PTA≤40%，排除其他原因者；病理表现为肝组织呈新旧不等的亚大块坏死或桥接坏死，较陈旧的坏死区网状纤维塌陷，或有胶原纤维沉积，残留肝细胞有程度不等的再生，并可见细、小胆管增生和胆汁淤积。

（3）慢加急性（亚急性）肝衰竭：是指在慢性肝病基础上，出现急性肝功能失代偿；病理表现为在慢性肝病损害的基础上，发生新的程度不等的肝细胞坏死性病变。

（4）慢性肝衰竭：是指在肝硬化基础上，出现慢性肝功能失代偿，如出现腹水或其他门静脉高压表现，可有肝性脑病，血清总胆红素升高，白蛋白明显下降，有凝血功能障碍，PTA≤40%；病理表现为弥漫性肝脏纤维化以及异常结节形成，可伴有分布不均的肝细胞坏死。

五、治疗

肝衰竭尚无特异药物和手段，主要强调早期诊断、早期治疗，针对不同病因采取个体化的综合治疗措施，防治并发症。

（一）支持治疗

卧床休息，抬高床头 20°~30°有助于减轻脑水肿，减少能量消耗，减轻肝脏负担，加强生命体征监护和生化指标监测。充分补给热量，以高碳水化合物、低脂、适量蛋白质饮食为主，维持水、电解质和酸碱平衡。60kg 成人总热卡约 1 500~2 000kcal/d，或 35~50kcal/kg，如无法经口补充，应考虑静脉补足。纠正低白蛋白血症和凝血功能障碍。维生素 E、还原型谷胱甘肽等抗氧化剂可能对肝脏有一定保护作用。

ALT 易合并脑水肿和（或）颅内高压、肝性脑病，约 80% 的暴发性肝衰竭伴Ⅳ级肝性脑病患者发生脑水肿，通常 q4~6h 检查和评估神经功能。Ⅰ/Ⅱ级肝性脑病者应做头颅 CT

扫描，以排除其他引起意识改变的疾病，但对脑水肿诊断价值不大；避免刺激，必要时给予镇静；预防性使用抗生素。血氨水平 $>200\mu g/dl$ 与脑疝有高度相关性，口服乳果糖（无法口服者可用乳果糖灌肠）有助于降低肠道产氨，防止氨的吸收，一般 $30\sim60ml/d$，口服，或 $60\sim120ml$ 灌肠，保持大便 $2\sim4$ 次/d 即可。III/IV 级肝性脑病者在上述处理基础上，大多数需气管插管保持气道通畅，适当镇静，抬高床头约 $30°$ 左右，有条件者可作颅内压监测。

（二）控制抽搐

抽搐会升高颅内高压，引起脑缺氧，加重脑水肿，应积极控制抽搐或惊厥。最好选用苯妥英钠，因镇静剂对意识评估不便，且肝衰竭时地西泮（安定）清除减慢，使用苯二氮䓬类时宜小剂量给药。

（三）防治脑水肿

（1）甘露醇是最有效的脱颅压药，一般 $0.5\sim1g/d$，iv drip，$q6\sim8h$，注意避免血浆渗透压过高（一般 $\leqslant320mOsm/L$），但不必预防性使用甘露醇。

（2）过度通气能收缩脑血管，降低脑血流，可迅速降低颅内压，一般控制 $PaCO_2$ 于 $25\sim30mmHg$，但这种效应不能持久。

（3）最近随机对对照研究发现，30% 的高渗氯化钠可起到降低颅内高压的作用，维持血清钠在 $145\sim155mmol/L$，但需更多研究证实。

（4）对严重颅内高压且对上述措施效差的患者，可考虑使用短效巴比妥类如硫喷妥钠或戊巴比妥，可起到降低颅内压的作用，但易引起低血压，限制了其使用。用法：戊巴比妥 $100\sim150mg$，iv，$q15min\times4$ 次，而后 $1\sim3mg/（kg\cdot h）$ 可有效控制脑水肿；或硫喷妥钠 $250\sim500mg$，$iv\times15min$，继之 $50\sim250mg/h$。

（5）激素对肿瘤和颅内感染引起的颅内高压有预防和治疗作用，但对 ALF 患者的脑水肿防治和提高存活率均无益处。

（6）低体温可预防脑充血，改变脑氨水平和（或）糖代谢，$32\sim34℃$ 的中度低体温可起到预防或控制 ALF 颅内高压作用，但低体温有增加感染、引起或加重凝血障碍和心律失常的风险。

（四）感染

所有 ALF 患者均有感染（细菌或真菌）的风险，严重者引起脓毒症，感染和（或）全身炎症反应综合征（SIRS）与肝性脑病深度有相关性，肝性脑病增加脑水肿概率，发热也会增加颅内压，预防细菌和真菌感染可减少感染风险，降低脑水肿和颅内高压的风险。入院前 3 天感染的主要致病菌是金黄色葡萄球菌、表皮葡萄球菌或革兰阴性肠杆菌（如大肠杆菌），可考虑口服肠道不吸收抗生素如多西环素等。一旦有发热、白细胞升高等感染征象，应积极寻找感染部位，可定期（一般 $3\sim5d$）复查胸片和送血、尿、痰标本作细菌和真菌培养，寻找感染源和致病菌。经验性使用肝素毒性较小的抗生素，可选用三代头孢菌素如头孢噻肟 $2\sim6g/d$，iv，哌拉西林－他唑巴坦和万古霉素等。常见的真菌感染是念珠菌或曲菌，多是在广谱抗生素使用 1 周后出现。

（五）凝血障碍

肝衰竭导致凝血因子合成减少，可能发生凝血因子和血小板消耗增多，因此，不少患者血小板≤100×10^9/L（10万/mm³）。常规使用维生素 K_1 5～10mg 皮下注射，或 10～30mg，静脉滴注，qd。明显凝血功能障碍（PT 延长 4s 或以上、INR≥1.5）伴出血者，应考虑输注新鲜冷冻血浆（FFP），如无出血，不必使用新鲜血浆。冷沉淀物同样有助于改善凝血功能。血小板一般以 100×10^9/L（10万/mm³）界线。不过，如能维持在（50～70）×10^9/L（5万～7万/mm³），常规有创操作如注射、抽血等可能不会产生较多出血，但如 50×10^9/L（<5万/mm³），应考虑输注血小板。如有条件，ALF 伴凝血障碍者可考虑输注重组活化Ⅶ因子（rFⅦa），有研究表明 FFP + rFⅦa 效果更佳。

（六）胃肠道出血预防

胃肠道出血是 ALF 公认的并发症，机械通气 >48h 和凝血功能障碍是危重患者胃肠道出血的最主要危险因素，其他危险因素包括肝、肾衰竭、脓毒症（sepsis）、休克等。H_2 受体拮抗剂如雷尼替丁［3mg/（kg·d）］和硫糖铝（2～4g/d）均可有效预防和减少此类出血的发生，前者的有效性更大，后者只作为二线用药，但两者在预防肺炎方面的作用相当。质子泵抑制剂也有效，但研究资料更少。维持胃液 pH >5.0 可有效减少胃肠道出血。

（七）血流动力学

ALF 生理机制与肝硬化和肝肾综合征相似。由于意识变化导致摄入不足、液体渗出至血管外和可能有的消化道失血等原因，可能患者入院时就有血管内容量不足。因此，大多数患者需要液体复苏，而放置肺动脉导管对液体控制和监测指导补液有定一作用。对 ALF 患者，胶体液如白蛋白较晶体液如生理盐水更为重要，应首先考虑，输入液中应含葡萄糖，以维持能量需求和血糖水平。充分的液体复苏和控制潜在感染和脓毒症对纠正低血压起着重要作用，必要时加用升压药，以维持平均动脉压≥50～60mmHg，肺毛细血管楔压 8～14mmHg。为维持血压水平，可选用多巴胺、肾上腺素、去甲肾上腺素，但多巴胺对增加氧输送似乎更有效；但一般不选用加压素类，否则会增加脑血流，促进颅内高压。

（八）肾功能保护

ALF 患者常合并急性肾衰竭，大多是肾前性或低血容量，其他原因包括肝肾综合征、急性肾小管坏死，药物或毒素中毒等。对乙酰氨基酚中毒导致 ALF 者，约占肾衰竭的 70%，而其他原因约 30%。ALF 患者合并肾衰竭是预后恶劣的重要预测因素，因此，避免使用肾毒性药如氨基糖苷类、非甾体抗炎药（NSAID）、对比造影剂和积极控制感染显得极为重要。如有透析指征，首选持续静脉－静脉替代（CVVHD）而非间断透析疗法，这对改善心血管功能稳定和控制颅内压很有帮助。

（九）代谢问题

ALF 患者最常出现四低（4H），即低血糖（Hypoglycaemia）、低血钠（Hyponatraemia）、低血钾（Hypokalaemia）、低血磷（Hypophosphataemia）和代谢性碱中毒。因此，需密切监测血糖，血气分析和血清钾、钠、镁、磷等。低血糖可能因肝性脑病而掩盖，尤应反复监测血糖水平，防止或及早发现低血糖，以便即时处理，一般最好维持血糖 >4mmol/L。电解质和酸碱平衡对保持正常代谢极为重要，严格限制蛋白摄入，每日蛋白量控制在 60g（1g/kg）即可，支链氨基酸并未优于其他制剂。原则上只要有能力，应首选胃肠道营养，但肝性脑病者忌经肠内给予蛋白，以防增加血氨产量，加重病情。

（十）肝移植

原位肝移植是 ALF 维持生命的最后希望。但因条件所限，不少患者无法获得此机会。主要适应证包括各种原因所致的中晚期肝衰竭，经积极内科和人工肝治疗疗效欠佳；各种类型的终末期肝硬化。

（十一）人工肝支持

人工肝是指通过体外的机械、物理化学或生物装置，清除各种有害物质，补充必须物质，改善内环境，暂时替代衰竭肝脏部分功能的治疗方法，能为肝细胞再生及肝功能恢复创造条件或等待机会进行肝移植。有条件者可试用，但其确切有效性尚待进一步论证，最近的初步研究显示体外全肝灌注（Extracorporeal whole liver perfusion，EWLP）可有效清除血氨。目前人工肝主要包括血浆置换、血液灌流、血浆胆红素吸附、血液滤过、血液透析、白蛋白透析、血浆滤过透析和持续性血液净化疗法。主要适于：①各种原因引起的肝衰竭早、中期，PTA 在 20% ~40% 之间和血小板大于 5 万/mm。为宜；晚期肝衰竭患者也可进行治疗，但并发症明显增多；对未达到肝衰竭诊断标准者而有肝衰竭倾向者，也可考虑早期干预；②晚期肝衰竭肝移植术前等待供体、肝移植术后排异反应、移植肝无功能期。其禁忌证包括：严重活动性出血或弥漫性血管内凝血者；对治疗过程中所用血制品或药品如血浆、肝素和钱精蛋白等高度过敏者；循环功能衰竭者；心脑梗死非稳定者；妊娠晚期等。

（史志红）

第十节　药物性及中毒性肝病

药物性肝病是指在治疗过程中，药物或其代谢产物引起的肝脏损害。已知约有近千种药物包括中草药，可引起肝脏损害。据统计，约 10% 的肝脏疾病与药物有关，约 5% 因黄疸住院的患者可能由药物引起，50 岁以上的患者，因为可能接触的药品较多，药物性肝病发生率更高，达 20% 以上。药物引起的肝脏损害的类型繁多，可以具有肝胆疾病的所有表现，严重程度也有很大差异。大多数药物性肝病为一过性，仅表现为肝血清酶学异常的亚临床肝损害，停药后迅速恢复，少数会发生暴发性肝衰竭。

一、发病机制与病理

药物在肝脏内的生物转化主要通过肝微粒体药物代谢酶（如细胞色素 P-450、细胞色素 C 还原酶等）以及非微粒体代谢酶来实现，通过氧化还原或水解反应（Ⅰ相反应），使药物加上极性基团（如 -OH、-COOH、-SH 等），水溶性增强，溶解度增加，后与葡萄糖醛酸或其他氨基酸结合（Ⅱ相反应），形成水溶性的产物，经肠道与肾脏排出。

各种药物的生物转化过程不尽相同，多数需要经过上述两相反应过程，其中Ⅰ相反应可能产生更具化学活性的代谢产物，可能引起肝细胞损害。

药物对肝脏毒性的发病机制归纳为药物或其代谢产物直接对肝脏产生损害和个体对药物的特异质反应两方面，后者再分为代谢异常和变态反应两类。直接肝毒性引起的药物性肝病与药物剂量相关，临床上大多可预测，而特异质反应引起的药物性肝病的发生与剂量无明显相关，临床上多不可预测。

药物产生肝损害的机制：在肝脏内经过药酶作用后，转化为毒性代谢产物，如亲电子体或自由基等，这些代谢后的物质和肝细胞内大分子物质包括蛋白质和核酸形成共价化合物，或造成脂质过氧化，破坏膜的完整性和膜 Ca^{2+} – ATP 酶系，使细胞内外钙离子失衡，激活磷脂酶、核酸酶等，导致肝细胞损害和死亡。部分药物则是作用于某些代谢环节，引起肝细胞变性坏死、胆汁淤积等。

某些药物如四环素、氯丙嗪，对肝脏毒性作用的机制则是干扰肝细胞正常代谢的某些环节，抑制酶的活性或阻碍正常合成、分泌环节，表现为不同程度的肝细胞变性、胆汁淤积，少数也可造成严重肝细胞坏死。甲睾酮类同化激素和口服避孕药、氯丙嗪等药物或是通过干扰微粒体酶的羟化作用，或是与胆盐形成不溶性复合物，改变肝细胞的超微结构，使肝细胞对胆盐摄取和排泄减少，非胆盐依赖性胆汁流等作用，从而引起毛细胆管型胆汁淤积。苯妥英钠、异烟肼等影响胆红素代谢的多个环节，引起黄疸。

特异质反应引起的肝损伤机制：代谢异常，由于遗传基因的变异，不同个体肝脏药物代谢酶功能存在不同，甚至缺陷，从而造成肝毒性；变态反应，药物为半抗原，在代谢过程中，与肝内某些特异蛋白质结合形成特异性抗原，引起特异性免疫应答，引起肝脏损害，此机制包括体液免疫和细胞免疫。

药物性肝病的临床病理表现：急性药物性肝病可有区带肝细胞坏死，部分进展为亚大块或大块性坏死，急性脂肪肝可有小泡性脂肪肝及大泡性脂肪肝，肝内胆汁淤积可有毛细胆管型、肝毛细胆管型及胆管型等淤胆表现，慢性药物性肝病病理变化与自身免疫性肝炎及慢性病毒性肝炎相近。

二、临床表现

药物性肝病临床表现十分繁杂，程度不同，主要与药物的种类与发生机制不同有关。临床上根据病情分为急性和慢性药物性肝病两类。

根据临床表现，急性药物性肝病可分为肝细胞损害型、肝内胆汁淤积型和混合型三型。

急性肝细胞损害型与急性病毒性肝炎相似，常有乏力、食欲减退、恶心、呕吐等胃肠道症状并有黄疸，肝脏肿大，重者可发展为急性重型肝炎，出现凝血功能障碍和肝性脑病，导致死亡、靛青绿（ICG）滞留率及 PT 等的变化与病变程度相关。

肝内胆汁淤积型药物性肝病，临床上消化道症状较轻，主要有皮肤瘙痒、尿黄、大便色淡或白陶土样、肝大、黄疸，血清 AKP、γ – 谷氨酰转肽酶（γ – GT）、结合胆红素明显升高，胆盐、脂蛋白 X、胆固醇也常升高，黄疸持续数周，但预后较好，少数向慢性化发展可形成继发性胆汁性肝硬化。

肝细胞损害与肝内胆汁淤积有时区别困难，可根据 ALT、AKP 升高程度及两者的比值（R）来鉴别，AKT 大于正常上限的 2 倍且 R ≥ 5 为急性肝炎型，ALP 大于正常上限的 2 倍且 R ≤ 2 为肝内胆汁淤积，ALT 和 AKP 均高于正常上限 2 倍而 2 < R < 5 为混合型。

过敏性药物性肝病常在接触药物 4 周内发生，可有皮疹、淋巴结肿大、嗜酸细胞增高等表现，再次接触后，发病更快，病情更重。

慢性药物性肝病相对少见，但种类繁多，表现不一。慢性药物性肝炎起病缓慢，往往有长期服药史，症状与慢性病毒性肝炎或自身免疫性肝炎相似，有乏力、纳差、腹胀、肝区隐痛、黄疸，部分患者伴有关节炎等肝外表现，血清转氨酶、胆红素升高，凝血酶原时间延长，肝脏排泄功能试验异常，部分自身抗体如抗核抗体、抗平滑肌抗体等可阳性，预后一般较好，停药后可恢复，少数患者肝脏损伤呈慢性进行性过程，并发展至肝硬化。某些药物尚可引起肝血管性疾病如长期口服避孕药、抗肿瘤药可引起肝静脉栓塞，临床表现与 Budd – Chiari 综合征类似，有肝区隐痛、肝脾大、腹水等症状，肝功能损害相对较轻，影像学上 B 超可见门静脉、脾静脉增宽，肝静脉消失，MRI、CT 肝静脉成像可提示肝静脉闭塞。此外，少数药物可引起肝肉芽肿、肝腺瘤、肝细胞癌等病变。

三、诊断

临床明确诊断药物性肝病有一定难度，容易误诊或漏诊，其原因在于药物性肝损害的临床表现、实验室检查和病理变化无特异性，部分药物性肝病，临床表现轻，难以发现，在原有急慢性肝脏疾患基础上并发药物性肝病时，药物性肝损害往往被原有疾病掩盖，不能及时诊断。

药物性肝病的诊断最重要的是应用药物的病史，应了解近 3 个月内所用药品种类、时间、剂量、合并用药、停药时间及过敏史等，并排除其他疾病如病毒性肝炎、自身免疫性肝炎、原发性胆汁性肝硬化等。病理检查对诊断有一定帮助，同时尚可通过组化检查排除 HBV 感染等。变态反应性药物性肝病诊断标准：①用药开始后 3 个月内，及离最后 1 次用药 15d 内，出现肝损害；②初发时可有发热、皮疹、黄疸、皮肤瘙痒等表现；③外周血嗜酸性粒细胞 >6%；④药物敏感试验：淋巴细胞转化试验或巨噬细胞移动抑制试验阳性；⑤停药后肝损害多数恢复，偶然再次给药又诱发肝损害。具①、④或①、⑤者可诊断，具①、②或①、③者拟诊。

四、预防

药物性肝病最重要的在于预防，安全用药、定期监测是有效的预防措施，一旦发现，应停用可疑药物，将药物性肝病控制在发病之初，并积极治疗，阻断病情的进一步发展。

（1）针对病情，不滥用药物，对可能引起肝损害的药物应严格注意使用剂量、时间，及时停药。

（2）了解患者的药物过敏史，有无过敏体质，避免使用过敏药物。

（3）用药期间注意观察患者有无和药物相关的不适症状和体征，定期监测血象、肝肾功能等变化，一旦有药物性肝损害表现，立即停药。

（4）对于儿童、妊娠、营养障碍、肿瘤消耗严重及肝肾功能已经有损害的患者，更应该注意选择药物的种类，适当降低剂量，避免加重肝肾功能损害。

（5）对于既往有药物性肝损害病史患者，应避免再次给予相同或化学结构类似的药物。

五、治疗

（一）停药

轻症的药物性肝病，停用药物后，病变可自行消退。严重的药物性肝病，停用药物是减少药物对肝脏的持续性损害的重要措施。

（二）支持疗法

对于重症者应积极支持治疗，维持内环境稳定，保护重要脏器功能。

1. 饮食和休息　应以清淡、易消化、富含维生素和蛋白质饮食为主，病情严重者应该卧床休息。

2. 维持正氮平衡　提供足够热能 6 300 ~ 8 400kJ，支链氨基酸如 15 - 氨基酸 250 ~ 500ml/d。新型脂肪乳剂是由中链三酰甘油（MCT）与长链三酰甘油（LCT）按照一定比例组成，如 10% ~ 20% 的力保肪宁，它主要在外周组织线粒体内由脂蛋白脂肪酶水解，可补充必须脂肪酸及热能，250 ~ 500ml，缓慢静脉滴注，1 次/d。

3. 维持水电解质、酸碱平衡　注意出入量及有无电解质、血气等变化，并及时纠正。

4. 血液制品　重症者可适当补充新鲜全血、血浆，低白蛋白患者应补充人血白蛋白 10 ~ 20g/d，凝血时间延长应补充凝血酶原复合物 300U/d。

（三）清除胃肠道残留药物

短期内口服摄入药物，在药物未完全吸收之前，如没有禁忌证，可以通过洗胃清除尚未吸收的残余药物。

硫酸镁导泻（50% 硫酸镁 30 ~ 50ml，口服或鼻饲）促进残留药物由粪便中排出，口服药用炭（成人 60 ~ 100g，小儿 30 ~ 60g，每 4h 口服 1 次，持续 48h）也可以吸附肠道内的药物，阻断肝肠循环，促进排泄。

（四）清除体内残留药物

对于水溶性高，经肾脏排泄的药物，可适当给予渗透性利尿药如甘露醇 100 ~ 250ml 静脉滴注，利尿药如呋塞米 20 ~ 80mg 静脉推注等促进药物从尿中排出。

（五）特效解毒药

对乙酰氨基酚引起的肝坏死可用 N - 乙酰半胱氨酸解毒。N - 乙酰半胱氨酸：初次口服 140mg/kg，以后每小时 70mg/kg，共 72h。或首剂静脉滴注 150mg/kg（500ml/4h），最后 100mg/kg（1 000ml/16h）。

还原型谷胱甘肽：为三肽化合物，促进肝脏解毒，减少氧化反应，促进还原，减少自由基的生成，用于治疗多数的药物性肝损害，为基本用药。还原型谷胱甘肽 1 200mg 静脉滴注 1 次/d。

（六）常用护肝解毒药物

1. 水飞蓟宾　从菊科水飞蓟属植物水飞蓟果实中分离而得，具有保护肝细胞膜作用，帮助代谢和解毒作用等。77mg，口服 3 次/d。

2. 葡醛内酯　促进肝糖原增加，和药物、毒物结合成无毒的葡萄糖醛酸结合物排出体外。0.1 ~ 0.2g，口服 3 次/d。0.1 ~ 0.2g，肌内注射，1 次/d。0.2 ~ 0.4g 加入 5% ~ 10% 葡萄糖注射液 500 ~ 1 000ml 中静脉滴注。

3. 齐墩果酸　减轻肝细胞炎症坏死，减轻纤维化，促进肝细胞再生，稳定肝细胞膜。30 ~ 50mg，口服，3 次/d。

4. 甘利欣　主要成分为甘草酸，具类固醇样作用，可减轻肝细胞炎症，减轻肝纤维化。甘草酸片 75 ~ 150mg，口服，2 次/d，甘利欣注射液 30 ~ 60ml 加入葡萄糖注射液，静脉滴注，1 次/d。

门冬氨酸钾镁：使钾、镁离子易于进入肝细胞内，增强肝细胞代谢药物及毒物的能力。2 片，口服，3 次/d。每日 20 ~ 60ml 加入生理盐水或葡萄糖注射液 250 ~ 500ml 中静脉滴注。

前列地尔：具有扩张微血管，改善肝脏血液供应，保护肝细胞膜等作用。10～20μg 加入 5% 葡萄糖注射液 100～250ml 中静脉滴注 1 次/d。

易善复：含有重要的磷脂－C 活性成分、不饱和脂肪酸、多种维生素，可以和肝细胞膜相结合，修复肝细胞的生理性结构，促进肝细胞功能恢复，增强各种磷脂依赖性酶的活性。456mg，口服 3 次/d。465～930mg，加入 100～250ml 葡萄糖注射液中静脉滴注 1～2 次/d。

（七）利胆药物

药物常常引起肝内胆汁淤积，可适当应用利胆药物。

茴三硫：能增加胆酸、胆色素及胆固醇等固体成分的分泌，特别是增加胆色素分泌，直接兴奋肝细胞，改善肝脏解毒功能，并具有一定的利尿作用。

熊去氧胆酸：能增加胆汁酸的分泌，增加胆汁流，促进药物的胆管排泄，减少药物在肠道内的重吸收，同时具有保护肝功能及免疫调节作用。250mg，口服 3 次/d。

蛋氨酸：有促进肝内脂肪代谢及保肝、解毒作用，肝性脑病忌用。0.5～1.0g 静脉滴注 1 次/d 或 0.5～1.0g，口服 3 次/d。

考来烯胺：为不吸收阴离子交换树脂，口服不吸收，在肠道内和胆汁酸结合成稳定的络合物后排出，阻断胆汁酸的肠肝循环，用量：3～5g，口服 3～4 次/d，临床已不常用。

苯巴比妥：有诱导肝微粒体葡萄糖醛酸转移酶活性，有利于肝细胞内的运载蛋白 Y 和 Z 的生成，促进胆红素与葡萄糖醛酸结合，降低血胆红素浓度，改善胆红素代谢。15～30mg 口服 3 次/d。

皮质类固醇及类似药物：胆汁淤滞者可试用泼尼松，泼尼松可减轻毛细胆管的炎症，增加胆汁流量，对过敏性药物性肝病则有抗过敏作用。泼尼松：根据病情可短期应用。急性肝损害、轻中度药物性肝病患者不适宜激素治疗，激素对于慢性肝病表现患者，可能会改善症状，但不能缩短病程及降低病死率。

（八）促进肝细胞再生

当有明显肝细胞破坏时应用，尤其是发生急性肝衰竭时。可选择应用促肝细胞生长素、高血糖素、常规胰岛素和生长激素等。

（九）维生素类药物

维生素 C：在体内发挥递氢功能，在生物氧化及细胞呼吸过程中起重要的作用，参与解毒，消除氧自由基。0.2～0.3g，口服 3 次/d。2～4g 加入 5% 葡萄糖注射液或生理盐水中静脉滴注。

维生素 E：可增强肝细胞的抗氧化作用，为自由基的清除药，参与多种酶的活动，维持血管正常通透性等。10～100mg，口服 2～3 次/d 或 5～10mg 肌内注射 1～3 次/d。

（十）免疫调节药物

1. 核糖核酸（RNA） 从猪肝细胞中提取，能促进肝细胞蛋白质合成，降低转氨酶，调节机体免疫。6mg 肌内注射 1 次/d 和（或）隔日或 30mg 静脉滴注 1 次/d 或 50mg 静脉滴注隔日 1 次。

2. 云芝多糖 云芝多糖胶囊，2 粒，口服 3 次/d。云芝多糖溶液，2.5ml，口服 2 次/d。云芝肝泰冲剂，1 袋，冲服，3 次/d。

3. 胸腺素 为动物（猪、牛）胸腺提取多种蛋白组分混合物，增强细胞免疫。胸腺素

1.6mg 皮下或肌内注射 2 次/周。

六、药物性肝病的预后

对于药物性肝病的预后，急性患者如果能及时诊断，停药治疗，预后较好，一般 1～3 个月左右肝功能可逐渐恢复，若未及时诊治，病死率可高达 10％。肝细胞损害型预后相对较差，并发暴发性肝衰竭、肾衰竭患者预后极差。慢性药物性肝病由于临床症状相对隐匿，如未能及时发现停药治疗，预后欠佳，进展到细胞坏死后性肝硬化及胆汁淤积性肝硬化的患者，预后不良。

（王俊先）

第十一节　酒精性肝病

酒精性肝病（alcoholic liver disease，ALD）是由乙醇及其代谢产物对肝细胞的破坏与毒性作用所引的，以肝脏代谢紊乱为基础的急、慢性肝损伤。临床上表现为脂肪肝、酒精性肝炎和肝硬化。这三类病变可以代表酒精性肝损伤的三个不同发展阶段，但是经常前后二种甚至三种病变合并存在，也可以单独出现一种。病变不仅与饮酒量、时间及频度有关，还常与性别、遗传因素、免疫机制及营养状况等有密切的关系。此病多见于欧美，然而近年来，随着我国酒精消耗量的增多，其发病率有逐年增多的趋势，已成为常见多发病。ALD 的预后直接与戒酒密切相关，与其他原因引起的肝病相比预后较好，但如不戒酒，上消化道出血、黄疸、腹水的发生率亦高，从而增加病死率。

一、酒精对肝脏的损害与毒性作用

肝脏是酒精代谢的主要器官。然而，乙醇本身对肝细胞有直接损伤作用，且其衍生物乙醛的毒副作用导致肝脏的代谢紊乱，分述如下。

（一）乙醇的肝损害作用

ALD 患者的肝细胞线粒体常有肿胀和嵴的异常改变，并且这些线粒体内含有颗粒样沉积及包涵体等，以致肝细胞结构及功能异常。酒精可改变微细胞器浆膜理化性质，同时影响糖蛋白的装配，致使细胞表面无涎酸糖蛋白与胰高血糖素受体数目减少。乙醇可通过增强羟自由基的损坏作用或降低氧自由基的正常保护机制，使两者之间失去平衡。长期饮酒者肝细胞谷胱甘肽水平降低，产生线粒体过氧化变化。ALD 患者的小叶中央区肝细胞氧含量很低，大量饮酒增加氧的消耗可使中央肝细胞缺氧，造成肝细胞坏死，亦可发生星群样透明样细胞坏死。乙醇抑制中链脂肪酸的氧化，改变乙酰辅酶 A 的氧化功能，从而抑制多种三羧酸循环酶的活性。另外，乙醇促使脂肪酸的合成，并增加脂肪的储存。乙醇还可以增加脂肪酸的分解率，从而来自不同组织的脂肪酸又被肝脏摄取，肝内甘油三酯的合成率增加并堆积，又因缺乏极低密度脂蛋白而载脂蛋白减少，导致脂肪分泌障碍造成脂肪肝。由于乙醇的氧化作用抑制葡萄糖合成的谷氨酸盐脱氢酶使三羧酸循环运转发生障碍，可减少肝内葡萄糖的合成。酒精诱导 P450 生物转换系统，这一系统对多种致癌前体有激活作用，这是酒精中毒患者肿瘤发病率增高的原因。长期饮酒也增加部分药物的肝毒性作用，微粒体内 P450 系统影响肝微粒体的药物转化酶，使某些药物作用增强，但另一些药物的清除率增加而减低其作用。乙醇还可改变巨噬细胞功能，正常人给予试验剂量的乙醇，血清中出现细胞毒因子。

（二）乙醛的肝毒性作用

80%的乙醛脱氢酶活性位于线粒体，乙醇所造成线粒体结构与功能的改变，降低乙醛的清除率，血内乙醛水平增高又进一步降低线粒体转运与呼吸功能，抑制其氧化磷酸化及脂肪酸的氧化。乙醛与肝微粒体蛋白共价结合，可选择性的与某种P450结合形成稳定的复合物，还与半胱氨酸和谷胱甘肽结合，影响氧自由基的清除，造成膜的过氧化损伤。还可取代奥古蛋白内的磷酸吡哆醛，限制维生素 B_6 的活性。乙醛蛋白复合物作为一种新抗原，在人体可引起免疫应答反应而加重肝损伤。乙醛显著降低肝内聚合的微管蛋白含量，使微管减少，影响细胞间蛋白质的转运及分泌。乙醛可增加胶原合成及 mRNA 的合成，促进肝纤维化的形成。乙醛诱导姐妹染色体互换，降低 DNA 的修复，亦有利于癌症的发生。

二、酒精在肝脏的代谢转化

乙醇80%～95%在人体内转化为乙醛，再转化为乙酸，5%～10%不变从肺、肾、皮肤排出。肝脏是酒精代谢的主要器官，小量在肾脏、肌肉、肠道及肺组织内氧化。在肝脏其氧化位于肝细胞的胞质液及光面内质网，从被氧化量的角度来看，前者更为主要。人类乙醇脱氢酶（ALDH）有20种同工酶，从分子生物学的催化性能可分为Ⅰ、Ⅱ、Ⅲ型，不同型酶的作用底物不同，其生物学功能也异。亚洲人有半数缺乏活性ALDH2，其肝内存在一种针对ALDH2的抗体。致使血内乙醛浓度较高，饮酒后易致面红，因此，酒精中毒频率较欧美人为高。微粒体乙醇氧化系统（MEOS）主要依赖细胞色素P450系，乙醇与P450结合干扰经P450的药物转化。MEOS仅占肝内乙醇氧化的10%，大部分仍经可溶性乙醇脱氢酶途径，但当后者达到饱和时，由MEOS发挥更大作用。

乙醛在肝脏被乙醛脱氢酶氧化为乙酸，主要发生于线粒体。肝线粒体的乙醛氧化与呼吸链上 NAD^+ 依赖的脱氢酶密切相关。肝病患者饮酒后，乙醛水平为正常人数倍高。饮酒后外周静脉血可测出的乙醛浓度为 $2\mu mol$，正常人乙醛99%在肝内氧化，另外红细胞也能氧化乙醛，这两个因素构成外周血乙醛的低水平，但酒精性肝病及无肝病的饮酒者血内乙醛的浓度仍高，可能是肝和红细胞内乙醛脱氢酶浓度较低之故。

三、发病机制

乙醇经过肝细胞质内的乙醇脱氢酶的催化，氧化为乙醛，再经乙醛脱氢酶催化转化为乙酸，最终形成二氧化碳。在乙醇氧化过程中脱下的大量氢离子与辅酶Ⅰ结合。辅酶Ⅰ被还原成还原型辅酶Ⅰ，则使其与辅酶Ⅰ的比值上升，以致细胞的氧化、还原反应发生变化，成为代谢紊乱和致病的基础。乙醛为高活性化合物，能干扰肝细胞多方面的功能，如影响线粒体对ATP的产生、蛋白质的生物合成和排泌、损害微管使蛋白、脂肪排泌障碍而在肝细胞内蓄积，引起细胞渗透性膨胀乃至崩溃。由于酒精被氧化时，产生大量的还原型辅酶Ⅰ，而成为合成脂肪酸的原料，从而促进脂肪的合成。乙醛和大量还原型辅酶Ⅰ可以抑制线粒体的功能使脂肪酸氧化发生障碍，导致脂肪肝的形成。

酒精引起高乳酸血症，通过刺激脯氨酸羟化酶的活性和抑制脯氨酸的氧化，而使脯氨酸增加，从而使肝内胶原形成增加，加速肝硬化过程。并认为高乳酸血症和高脯氨酸血症，可作为酒精性肝病肝纤维化生成的标志。

近年证明酒精性脂肪肝与以下有关：游离脂酸进入血中过多；肝内脂肪酸的新合成增加；肝内脂肪酸的氧化减少；甘油三酯合成过多；肝细胞内脂蛋白释出障碍。目前认为酒精对肝细胞的直接毒性作用是脂肪肝的主要原因。

酒精性肝炎有免疫因素的参与，且有重要意义。目前认为肿大的肝细胞不能排出微丝且在肝细胞内聚积形成酒精性透明小体，并引起透明小体的抗体产生。自身肝抗原和分离的酒精性透明小体可以刺激患者淋巴细胞转化和抑制游走移动因子的活力。在酒精性肝硬化可查出自身免疫性特征的天然 DNA 抗体，和肝细胞膜产生 IgG 和 IgA 抗体。这些抗体能被肝浸液吸附。酒精和乙醛还可以改变肝细胞的膜抗原。

四、病理解剖

（一）酒精性脂肪肝

脂肪肝在酒精性肝病中最为常见，它可表现为部分肝细胞脂肪浸润或波及所有肝细胞，受累的肝细胞约20%～75%时，使肝重量增加了2～3倍，肝细胞内有甘油三酯呈泡状，迫使细胞核偏边呈"印戒状"。充满脂肪的细胞可破裂、融合而形成"脂囊"，但很少引起炎症反应。戒酒后，病变可消失。

（二）酒精性肝炎

可有脂肪浸润、肝细胞变性坏死，常伴有透明小体，可见多核粒细胞浸润，小叶内结缔组织增加。透明小体在伊红染色时，细胞内可见嗜酸性丝状聚集的致密蛋白质物质，直径 2～3μm，PAS 阴性。急性酒精性肝炎发作数周至数月，透明小体渐丢失。脂肪变性及气球样变性、炎症的消失早于透明小体，透明小体起初分布于中央区，随其他变化退失转而分布于汇管区。小叶内中性粒细胞浸润为急性酒精性肝炎典型特点，它包围在貌似健康与脂肪变性及气球样变性的肝细胞、甚至在坏死的肝细胞或含透明小体的肝细胞周围。酒精性肝炎反复急性发作可导致小叶结构变形，网状纤维和胶原使肝窦闭塞并包围肝细胞群，进行性病变导致小叶内纤维化，中央区和汇管区的纤维分隔伸展并相互连接。

（三）酒精性肝硬化

是 ALD 终末期病变，酒精性肝硬化初起时常为小结节性肝硬化，但由于酒精性肝炎的反复发作，门脉高压并发胃肠道出血及低血压，肝窦血流量的减少，可转变为混合结节性肝硬化，最后也有发展为大结节性肝硬化，其肝小叶结节可大至5cm。

五、临床表现

ALD 的发生与饮酒时间长短、饮酒量多少及营养状态呈正相关。遗传因素对酒精有不同的敏感性，酒精性肝炎和肝硬化，以 HLA－B8、B40 者多见。

（一）脂肪肝

酒精性脂肪肝常无临床症状或生化变化，症状隐袭，有轻度上腹不适、肝区痛，偶见黄疸、水肿及维生素缺乏。肝、脾肿大不常见。重者有门脉高压表现，常有腹水，但无硬化，甚至可因低血糖、脂肪栓塞而死亡。

（二）酒精性肝炎

消化道症状较重，可有恶心、呕吐、食欲减退、乏力、消瘦、肝区疼痛等。严重者可呈爆发性肝炎或急性肝功衰竭。

（三）肝硬化

除一般肝硬化症状外，营养不良、贫血、蜘蛛痣、肝掌、男乳女性化、神经炎、肌萎缩等症状比肝炎肝硬化多见。白指甲、Dupuytren 掌挛缩、腮腺增大也可见到。肝大常见，伴有压痛，表明酒精性肝炎并存，但也可不肿大反见萎缩。脾肿大常见，腹水及侧支静脉明显，表明有门脉高压。继发性营养不良及反复的内毒素血症患者，可导致恶病质及高丙种球蛋白血症。

六、诊断

（1）有饮酒病史，严重的肝硬化可伴大细胞性贫血。

（2）丙氨酸氨基转移酶（ALT）及天门冬氨酸氨基转移酶（AST）：是检测 ALD 的最敏感的检查方法。43% ~100% 患者的 AST 增高，但增高的程度并不明确提示病变严重程度。在酒精性肝病，ALT 水平多低于 AST，AST/ALT 应 >1。ALT 若超过 30.0KarmenU，则可认为肝病非酒精引起。酒精性肝损害时 ALT 为何正常而 AST 却增高的机制尚不明了，可能与乙醇中毒影响吡哆醇的代谢使其缺乏有关。

（3）γ-谷氨酰胺转肽酶（GGT）：血清 γ-谷氨酰胺转肽酶是诊断酒精中毒与酒精性肝损害的敏感指标，但缺乏特异性。目前认为，慢性酒精饮入过量者多有增高，但增高程度不反映酒精消耗量。其活性变化是一种很敏感的酶学变化，在各种肝病都可增高，但此酶活性恢复也快，有些酒精中毒患者含量正常可能与此有关。

（4）谷氨酸脱氢酶（Glutamate dehydrogenase）：是 ALD 小叶损伤最严重的 Rappaport 第三区带肝细胞线粒体酶。血清谷氨酸脱氢酶含量与肝细胞坏死量呈比例，比天门冬氨酸转移酶更能提示组织损伤程度。

（5）血浆 α-氨基 N-丁酸与亮氨酸比例：在酒精中毒时敏感而有特异性，但此种比例改变是肝细胞功能异常的非特异表现，因此仅供参考。

（6）线粒体天冬氨酸氨基转移酶（mAST）：正常人及病毒性肝炎患者线粒体天冬氨酸氨基转移酶仅占血清中总天冬氨酸氨基转移酶活性的3%，而酒精中毒时，线粒体天冬氨酸氨基转移酶活性可高达11% ~13%。线粒体天冬氨酸氨基转移酶是比血清总天冬氨酸氨基转移酶、γ-谷氨酰胺转肽酶、谷氨酸脱氢酶更为敏感的检查项目。

（7）碱性磷酸酶（AKP）：ALD 患者碱性磷酸酶常增高 1~2.5 倍，个别者可达 5 倍。对此酶异常增高同时伴有胆红素增高时，需与其他病因引起的黄疸鉴别。

（8）血清胆红素含量与凝血酶原时间测定：能预测 ALD 预后，根据酒精性肝炎的临床表现可分为轻、中、重组。凡胆红素少于 85.5μmol/L 为轻病组，胆红素大于 85.5μmol/L 且凝血酶原时间延长达 4 秒为中度严重组，胆红素超过 85.5μmol/L 且凝血酶原时间延长超过 4 秒者为重病组。此二项检查有参考价值。

（9）血尿素氮及肌酐含量：血清尿素氮及肌酐含量可随酒精性肝炎严重程度不同而呈相应地增高。轻病组血尿素氮为 3.57mmol/L，肌酐为 88μmol/L。重病组血尿素氮为 10.4mmol/L，肌酐为 202μmoL/L。死亡组患者血尿素氮为 13.5mmol/L，肌酐 238μmol/L。

（10）糖分子缺少转铁蛋白（carbohydrate deficient transferin，CDT）：酒精中毒特异的标志物。转铁蛋白为具有微异质性的糖蛋白，其中有末端缺少三糖分子的一种同类物。末端缺少糖分子转铁蛋白是乙醛有抑制糖基转移酶活性所致。敏感性达80%，特异性97%，假阳性少。

（11）血液葡萄糖及甘油三酯水平：酒精中毒者葡萄糖及脂质代谢异常，有些酒精性脂肪肝患者血液葡萄糖及甘油三酯水平增高。

（12）血液胰岛素样生长因子-1（IGF-1）。酒精性肝硬化患者血液IGF-1含量降低，低至3.1nmol/L者预后不佳。

（13）肝活检对诊断具有重要的意义，然而20%的酗酒者可有其他疾病。

（14）超声、CT检查可见脂肪肝或明亮肝。

（15）血清IgA及IgG等免疫球蛋白含量均增高，尤其是IgA增高更为明显。抗核抗体或平滑肌抗体部分患者呈阳性。抗肝特异蛋白（liver-specific protein）抗体阳性。酒精性透明小体（alcoholic hyaline）抗原抗体重症时均阳性，恢复期抗原阴性，抗体仍在短时间内呈阳性。若抗原抗体持续阳性表明病情正在处于进展阶段。

七、治疗

治疗的主要目的为减轻酒精性肝炎的严重程度和防止与逆转肝纤维化，并改善已存在的继发性营养不良。

（一）戒酒

及时戒酒可使病死率明显下降，戒酒后几周或几月内临床和病理表现可以改善，伴有凝血酶原活动度降低和腹水时，病程可有反复，但最终可取得缓解。脂肪肝可望于数周至数月内消退，同时补充蛋白质或氨基酸对肝细胞恢复也很重要。

（二）去脂药

腺苷酸可减少肝内甘油三酯的增加，刺激线粒体氧化脂肪酸的作用。ATP有同样的作用。氯贝丁酯可减少甘油三酯的合成，诱导氧化长链脂肪酸。卵磷脂亦有效。

（三）抗纤维化

秋水仙碱和青霉胺能抑制胶原与前胶原合成，并增加胶原酶的产生。但因疗程长，药物可影响肝细胞的正常生理功能。抑制肝纤维化的中药桃仁、丹参、当归、川芎、赤勺、粉防己碱等，分别有改善肝脏微循环，防止肝细胞变性坏死，减少胶原纤维的产生或增强胶原酶的活性等作用，有助于酒精性肝炎纤维化的治疗。最近还发现多烯非饱和性磷脂酰胆碱可防止乙醛介导的肝胶原堆积，并能刺激胶原酶活性增加，对酒精性肝纤维化有用。

（四）氧自由基清除剂

谷胱甘肽、超氧化物歧化酶、丹参，均有清除引起炎症的氧自由基的作用，对酒精性肝炎还可减轻甚至避免激活肝内巨噬细胞、库普弗细胞及贮脂细胞所致病变。

（五）辅酶I

可使γ-GT升高已半年者，经1~2周治疗明显下降或恢复正常，改善肝细胞氧化还原作用。

（六）丙基硫尿嘧啶

基于酒精性肝炎代谢率高及肝细胞相对缺氧的情况，用药后发现可改善酒精性肝病的临床症状，但不延长生存期，同时有严重的药物副反应。

（七）胰岛素与胰高血糖素

每日静滴胰岛素及胰高血糖素 12h，治疗 3 周，肝功能可有改善，但需防低血糖反应。如先给予上皮生长因子，然后再给胰岛素及胰高血糖素，效果可望更好。

（八）营养支持

酒精性肝炎的患者可有继发性蛋白质热量不足性营养不良，与疾病的严重度和病死率有关。可改善患者的营养状态，免疫功能，可加速病情恢复。

至于酒精性肝硬化后期伴有的并发症如：肝性脑病、肝肾综合征、大量腹水、门脉高压、食管静脉曲张破裂出血，其治疗与肝硬化类同。

八、预后

戒酒后脂肪肝可完全恢复，急性酒精性肝炎约 50% 转为非活动性肝炎，少部分可发展为肝硬化。肝硬化者约 25% 可完全恢复，比其他原因的肝硬化预后好。但不戒酒急性酒精性肝炎、酒精性肝硬化的死亡率分别占 50% 和 70%。值得注意的是戒酒者的肝癌发生率增高，其原因认为戒酒后患者的生命得到延长外，酒精对肝细胞再生抑制被解除，肝细胞再生过程中细胞凋亡发生异常所致。

（王俊先）

第十二节　代谢性肝病

一、糖原累积病

糖原累积病（glycogen storage disease，GSD）是一种遗传性疾病，主要病因为先天性糖代谢酶缺陷所造成的糖原代谢障碍，导致糖原在肝脏、肌肉和肾脏贮积量增加，少数类型糖原贮积量正常，而糖原分子的结构异常。由于酶缺陷的种类不同，临床表现多种多样，根据临床表现和生化特征，共分为 13 型，其中以 I 型 GSD 最为多见。

（一）I 型糖原累积病（Von Gierke 病）

1. 病因和发病机制　I 型糖原累积病是由于肝、肾等组织中葡萄糖－6－磷酸酶系统活力缺陷所造成，是糖原累积病中最为多见者，约占总数的 25%。在正常人体中，由糖原分解或糖原异生过程所产生的 6－磷酸葡萄糖必须经葡萄糖－6－磷酸酶系统水解以获得所需的葡萄糖，该酶系统可提供由肝糖原分解所得的 90% 葡萄糖，在维持血糖稳定方面起主导作用。葡萄糖－6－磷酸酶缺乏可致葡萄糖生成障碍，引起低血糖症；由于葡萄糖生成不足，致蛋白质分解代谢增加，引起小儿生长发育障碍。糖代谢异常同时还造成了脂肪代谢紊乱，亢进的葡萄糖异生和糖酵解过程不仅使血中丙酮酸和乳酸含量增高导致代谢性酸中毒，还生成了大量乙酰辅酶 A，为脂肪酸和胆固醇的合成提供了原料，低血糖还使胰岛素水平降低，促进外周脂肪组织分解，使游离脂肪酸水平增高，临床表现为高脂血症和肝脂肪变性。6－磷酸葡萄糖的累积促进了戊糖旁路代谢，促进嘌呤代谢并使其终末代谢产物尿酸增加，导致高尿酸血症。

2. 临床表现　出生后患儿可出现肝大、反复发作低血糖、软弱无力、出汗、恶心呕吐、惊厥、昏迷和酮症酸中毒症状。如果未经治疗，患儿生长发育延缓，智力无障碍，体型矮小肥胖，肤色淡黄。腹部膨隆，肝脏显著肿大，质地坚硬，有时肾脏可触及。肌肉发育差，无力，尤其下肢为甚，致行走困难。由于血小板功能不良，患儿有出血倾向。可发生感染。

3. 实验室检查　常见空腹低血糖、高脂血症和乳酸增高。胰高血糖素或肾上腺素负荷试验结果，血糖不升高或反应差，在注射胰高血糖素后，血乳酸明显升高。半乳糖或果糖耐量试验中血葡萄糖水平不升高。常有慢性代谢性酸中毒，有时可见高尿酸血症。X 线检查可见骨质疏松及骨骺延迟出现。肝穿刺活组织检查及组织化学检查，可见肝组织糖原累积并发现葡萄糖－6－磷酸酶缺乏，肠黏膜和血小板内糖原增加。

4. 诊断　根据病史、体征和血生化检测可做出初步临床诊断。糖代谢功能试验有助于诊断，确诊根据肝穿刺活组织检查及组织化学检查。

5. 治疗　治疗一般采用多餐饮食，每 2～3h 进食 1 次，以高糖、低脂和高蛋白饮食为主，维持血糖水平在 4～5mmol/L 水平，可以消除临床症状，并且还可使患儿获得正常的生长发育。其他治疗包括防止感染，纠正酸中毒。高尿酸血症如采用饮食疗法不能控制时，可用别嘌呤醇 5～10mg/kg·d。激素治疗有益于维持正常血糖水平，提高食欲。

6. 预后　未经正确治疗的本病患儿因低血糖和酸中毒发作频繁常有体格和智能发育障碍。患者在成年期的心血管疾病、胰腺炎和肝脏腺瘤（或腺癌）的发生率高于正常人群。

（二）Ⅱ型糖原累积病（Pompe 病）

1. 病因和发病机制　Ⅱ型糖原累积病系溶酶体 α－1，4－葡萄糖苷酶缺乏所致的糖原累积病，属常染色体隐性遗传。糖原不能在溶酶体内分解为麦芽糖和葡萄糖，溶酶体内充满糖原颗粒，致心、肝、舌肿大和骨骼肌无力。

2. 临床表现　本病可分为婴儿型、青少年型及成年型。婴儿型表现为吮吸及咽下困难，四肢肌肉萎缩无力，呼吸浅；心脏肥大，早期出现心力衰竭。肝脏中度肿大，并有巨舌，EKG 可表现为 QRS 波增宽，PR 间期缩短，一般在出生 2～4 年内死于心衰或呼吸困难。青少年型表现为进行性肌营养不良，患者有步态异常，但无心脏表现。成年患者主要表现为慢性肌病。

3. 诊断　患者多有典型的临床表现。肌酶如肌酸磷酸酶和醛缩酶常增高，肌肉、皮肤或肝脏活检缺乏 α－1，4－葡萄糖苷酶，可确诊本病。

4. 治疗　本病尚无有效治疗手段，控制饮食无效。

（三）Ⅲ型糖原累积病（Cori 病）

1. 病因和发病机制　Ⅲ型糖原累积病系缺乏淀粉－1，6－葡萄糖苷酶（脱支链酶）所致，属常染色体隐性遗传。病变主要累及肝、肌肉和心脏。由于淀粉－1，6－葡萄糖苷酶缺乏，糖原中1，6糖苷键水解有困难，仅能经磷酸化酶分解糖原分子中1，4－糖苷键，直至糖原分子脱落而成极限糊精，使受累组织出现糖原及极限糊精积聚，导致相应的损害。

2. 临床表现　在婴儿和儿童期，可出现肝脏肿大，肌肉容易疲劳，生长发育延缓，随年龄增长而好转，有的可发展为肝硬化。生化检查有低血糖、高脂血症，高脂血症不显著。乳酸和尿酸不增高，饥饿时对胰高血糖素和肾上腺素反应差。成人可表现为进行性肌无力，可出现心肌病，如左室肥大、心律失常等。

3. 诊断　患者有典型的临床表现。极限糊精试验有助于诊断，即作肝或肌肉活检，可用碘测定有无糊精存在（呈紫色反应），还可用血红、白细胞试验，证实有极限糊精存在。依靠穿刺活检及酶学检查，发现结构异常的糖原累积于肝、骨骼肌、心肌、白细胞和红细胞内，上述组织皆缺乏淀粉-1，6-葡萄糖苷酶。

4. 治疗　防治方法同Ⅰ型相似，饮食上需给予高蛋白饮食，补充足够量的葡萄糖。

（四）Ⅳ型糖原累积病（Anderson 病）

1. 病因和发病机制　Ⅳ型糖原累积病系淀粉-1，4-1，6-葡萄糖苷酶（枝化酶）缺乏所致，属常染色体隐性遗传，为支链淀粉型糖原累积病，糖原结构异常，呈少分支具长外侧链结构。所积贮的异常糖原溶解度远低于正常糖原。

2. 临床表现　患儿可出现非特异性消化道症状，有肝、脾肿大，肝功能不全表现。生长迟缓，肌肉张力低、萎缩。随病情发展可出现肝硬化失代偿期的表现如腹壁静脉曲张、腹水、出血倾向等。血清转氨酶和碱性磷酸酶升高，晚期胆固醇轻度升高，在肝功能衰竭发生后，可有一系列变化如低蛋白血症、胆红素升高、球蛋白升高及血氨变化。口服葡萄糖和蔗糖耐量试验都正常。血清乳酸和丙酮酸正常。

3. 诊断　根据典型的临床表现和相关的实验室检查可以初步诊断。确诊依靠肝组织、红细胞、骨骼肌、单核巨噬系统细胞内发现结构异常的支链淀粉样糖原颗粒，白细胞和肝细胞证实缺乏枝化酶。

4. 治疗　本病无特效治疗。

（五）Ⅵ型糖原累积病（Hers 病）

1. 病因和发病机制　Ⅵ型糖原累积病系肝和白细胞缺乏磷酸化酶引起，属常染色体隐性遗传，又称肝磷酸化酶缺乏症。具体发病机制不详。

2. 临床表现　临床上与Ⅰ型糖原累积病轻型相似，可出现肝大和低血糖，生长发育延迟，但智力正常。代谢性酸中毒少见，可有高三酰甘油血症、高胆固醇血症和血清转氨酶升高。成年患者多无症状。

3. 诊断　根据病史和相关实验室检查可以拟诊。检测白细胞、红细胞发现磷酸化酶缺乏，肝脏活检进行磷酸化酶研究可以确诊。

4. 治疗　治疗应少吃多餐，以进高蛋白、中等量碳水化合物为宜。应避免长时间饥饿。

二、肝豆状核变性（Wilson's 病）

肝豆状核变性，又称 Wilson's 病，是一种累及肝脏和神经系统的铜代谢紊乱性疾病，为常染色体隐性遗传病。其临床特点为肝硬化、大脑基底节软化和变性、角膜色素环（kayser - fleischer 环），伴有血浆铜蓝蛋白缺少和氨基酸尿症。

本病散见于世界各地不同的民族。其发病率约为1/（50万～100万）。大多数在少年或青年期发病，以10～25岁最多，男女发病率相等。幼儿发病多呈急性，在数月或数年内死亡，30岁以后发病多属慢性型。

（一）病因和发病机制

本病的基本病因是铜在体内各个组织尤其是肝、脑、肾、角膜等沉积过多，导致病变和损害。

本病的发病机制迄今未明，其基本代谢缺陷是肝不能合成铜蓝蛋白和自胆汁中排泄铜量减少。可能有以下几种原因：①肝脏的溶酶体参与了铜的代谢，肝细胞溶酶体缺陷干扰了铜由溶酶体分泌到胆汁中去的过程，从而导致了 Wilson 病患者肝脏含铜量的增加；②胆汁中与铜结合的正常物质缺陷，可能是鹅脱氧胆酸与牛磺酸结合缺陷，导致胆汁分泌铜功能障碍。但也有人认为与此无关；③可能是肝脏铜结合蛋白合成异常，导致蛋白对铜的亲和力增加。

（二）临床表现

本病可以累及多个脏器，主要为肝病和神经系统损害症状。早期可以无任何症状，随着肝脏细胞中铜沉积量的增加，逐渐出现肝脏受损的表现，即反复出现疲乏，食欲不振、呕吐、黄疸、浮肿或腹水等。神经系统的早期症状主要是构语困难（讷吃）、动作笨拙或不自主运动、表情呆板、吞咽困难、肌张力改变等，发展到晚期时精神症状更为明显，常见行为异常和智能障碍。眼部出现 Kayser－Fleischer 角膜色素环。病程中常出现急性血管内溶血；肾病症状包括肾结石、蛋白尿；可有膝关节或其他大关节疼痛和僵硬；心律失常、心肌病和自主神经功能异常；年轻女性有闭经，男性发育迟缓，乳房发育；胰腺受损有胰功能不全和糖尿病，指甲弧呈蓝色，含铜量增加。

（三）实验室检查及特殊检查

（1）血清铜蓝蛋白：正常值 $1.3 \sim 2.6 \mu mol/L$（$20 \sim 40 mg/dl$），在肝豆状核变性时可以出现血清铜蓝蛋白降低，但不具有特异性。

（2）非铜蓝蛋白血清铜：正常人与白蛋白和氨基酸结合的铜为 $15 \sim 20 \mu g/L$，在肝豆状核变性时可明显升高，达到 $500 \mu g/L$，不具有特异性。

（3）尿铜：正常人 $< 40 \mu g/24h$，在肝豆状核变性时可明显升高，不具有特异性。

（4）肝铜：正常人含量为 $15 \sim 55 \mu g/g$ 干重，在肝豆状核变性时可明显升高，不具有特异性。

（5）放射性核素铜渗入试验：口服 Cu 2mg，于 1h、2h、4h、24h、48h，测血清核素活力，正常人口服后 $1 \sim 2h$ 出现高数，以后下降，随后用 ^{64}Cu 参与铜蓝蛋白合成而释放至血液，在 48d 内缓慢上升，肝豆状核变性时，起始 $1 \sim 2h$ 出现高峰，但下降后，^{64}Cu 很少或根本不能参与铜蓝蛋白合成，因而血清放射活性不再升高。

（四）诊断和鉴别诊断

主要根据临床症状、铜测定和 K－F 环的出现进行诊断。应注意排除其他原因所致的肝硬化、慢性肝炎和爆发性肝炎。

（五）治疗

本病是可治性的，治疗开始愈早，预后愈好，治疗的原则是减少铜的摄入和增加铜的排出，以改善其症状。

1. 低铜饮食　每日食物中含铜量应低于 1mg，不宜进食动物内脏、鱼虾海鲜、巧克力和坚果等含铜量高的食物。

2. 铜络合剂　①青霉胺：首选药，用法为初始剂量每日 $1 \sim 2g$，分 4 次餐前服用，病情缓解程度有个体差异，可加大用量至每日 4g，症状明显改善，病情稳定后可减至每日 1g，终身服药。副反应有过敏反应、白细胞和血小板减少、再生障碍性贫血、蛋白尿和红斑狼疮样综合征；②盐酸三乙撑四胺：剂量为每日 $0.5 \sim 2g$；③连四硫代钼酸铵（TTM）：可与铜络合成 Cu（MoS$_4$）$_2$，自尿液排出，短期内即可改善症状。

3. 锌剂　硫酸锌或醋酸锌，每日口服量以相当于 50mg 锌为宜，分 2～3 次餐间服用，可减少肠道铜吸收。

4. 支持治疗　肝功能受损、高铜血症时可输白蛋白、左旋多巴，可改善精神症状。

5. 肝移植术　经上述各种治疗无效者可考虑进行肝移植。

三、遗传性血色病

遗传性血色病（hereditary hemochromatosis，HH）是先天性铁代谢障碍导致铁在组织中进行性沉积，形成肝硬化、糖尿病、皮肤色素沉着等多系统表现的遗传性疾病。HH 系 HLA 相关遗传性疾病，主要与 6 号染色体上的一种基因，即血色病基因（HFE）突变有关。HFE 基因的突变造成体内铁代谢路径的改变，造成肝脏等多脏器的损害。

HH 发病遍及全球，以白种人发病居多，北欧人群发病率可高达 1/200，大约 1/10 的白种人是 HFE 突变基因的携带者。国内 HH 发病率无确切的统计数据，只有零星的报道。

（一）病因和发病机制

HH 最多见的原因是 HFE 变异引起其功能的异常所致，大多数 HH 患者都携带有两个拷贝的缺陷 HFE 基因，这个缺陷基因导致从饮食中吸收过剩的铁，使机体内的铁含量过多，引起一系列器官损伤。HFE 调节铁流量的精确作用还不明确。体内铁沉积过多导致肝损害和肝硬化，可能与以下因素有关：①含铁血黄素在溶酶体的酸性环境中，将铁释放出来，使溶酶体膜不稳定，其中的水解酶类进入胞质内，造成破坏；②过多的游离铁使细胞器的类脂发生脂质过氧化，线粒体和细胞膜进一步破坏，使细胞死亡；③肝内铁过多，直接刺激胶原纤维的合成，导致肝纤维化和肝硬化。

（二）临床表现

HH 患者只有当体内铁贮积量达到 25～50g 时才出现症状，出现症状的常常发生在 40～60 岁，男性多见，男女比例为 8：1。患者常出现以下症状：乏力、嗜睡、肝大、腹痛、皮肤色素沉着、糖尿病症状、体毛稀少、关节痛、性欲减退、心功能衰竭等症状。

（1）肝脏表现：肝大常见，肝硬化形成后多出现肝功能减退和门脉高压的表现。

（2）皮肤色素沉着：几乎所有患者均有皮肤色素沉着，尤其是裸露部位。

（3）糖尿病：有糖尿病的临床表现，也可出现糖尿病的并发症如视网膜病变、神经病变、肾脏病变和周围血管病变。

（4）心脏表现：可表现为心律失常如左室异位节律、室上和室性心动过速、室颤以及不同程度的心跳停顿。也可表现为心力衰竭。

（5）关节病变：可出现关节痛，检查可见关节病变，X 线可发现有病变，如囊性变和关节边缘硬化改变，多见于第二、三掌指关节，膝、髋关节也可受累。关节病变可作为首发表现或唯一表现。

（6）内分泌腺异常：男性患者可出现性欲减退和阳痿，并伴有第二性征的改变，女性可出现闭经。

（三）实验室检查及特殊检查

HH 的实验室检查可以血清铁、血清铁饱和度、血清铁蛋白增高，血液检测可发现 HFE

基因的变异。血清转氨酶、血糖、心电图，关节和骨 X 线检查可以协助诊断。见表 11 – 1。

表 11 – 1　血色病的实验室检查

指标	血色病	正常
血清铁（mg/ml）	1.8 ~ 3.0	0.5 ~ 1.5
总铁结合力（mg/L）	2.0 ~ 3.0	2.5 ~ 3.7
转铁蛋白饱和度（%）	80 ~ 100	20 ~ 50
血清铁蛋白（μg/L）		
男性	500 ~ 6 000	20 ~ 300
女性	500 ~ 6 000	15 ~ 250
肝含铁量（mg/g）	10 ~ 30	0.3 ~ 1.8

（四）诊断和鉴别诊断

根据患者典型的临床表现，包括肝硬化、皮肤色素沉着、糖尿病等，临床诊断不困难，可以结合实验室检查，必要时行肝活检。

应排除其他类型的肝硬化，如酒精性肝硬化、肝炎后肝硬化，也需要与 Addison 病、糖尿病、肝豆状核变性、黑病变等进行鉴别。

（五）治疗

本病应早期诊断，早期治疗，最根本的治疗方法是驱除体内过多的铁。

（1）低铁饮食：减少铁的吸收。

（2）铁螯合剂：肌注去铁胺 0.5g，每日 2 次，可排铁 10 ~ 20mg。睡前静脉缓慢滴注去铁胺 200mg，每晚可从尿中排出铁 50mg 以上。

（3）静脉放血：每周可放血 400mg，至少坚持两年以上，以使血清铁降至 150μg/dl 左右，血红蛋白不低于 11g/dl 为度。正常后，可将时间间隔改为 3 ~ 4 个月放血一次。一般患者能承受而不会产生不良影响。不适合贫血的患者。

（4）对症治疗：针对肝硬化、心功能不全、糖尿病等进行相应的治疗。

四、半乳糖血症

半乳糖血症（galactosemia）是由于半乳糖代谢途径中酶的遗传性缺陷，导致 1 – 磷酸半乳糖和半乳糖醇在组织中沉积，从而引起肝、肾、眼晶体及脑组织等主要受累器官受损的代谢性疾病，为常染色体隐性遗传病。依据酶的缺陷可以分为半乳糖 – 1 – 磷酸尿苷酰转移酶缺乏症、半乳糖激酶缺乏性半乳糖血症和尿苷二磷酸半乳糖 – 4 – 表异构酶缺乏症。

（一）病因和发病机制

半乳糖（Gal）是乳糖的一种成分，在半乳糖激酶的催化下经磷酸化生成半乳糖 – 1 – 磷酸，后在半乳糖 – 1 – 磷酸尿苷酰转移酶作用下，与尿苷二磷酸葡萄糖发生糖基交换，使半乳糖 – 1 – 磷酸变为葡萄糖 – 1 – 磷酸，再经差向异构酶作用生成葡萄糖 – 6 – 磷酸，参与进一步代谢。参与半乳糖代谢的任何一种酶的缺乏都可导致半乳糖、半乳糖 – 1 – 磷酸和半乳糖代谢旁路生成的半乳糖醇在各种组织中积累。1 – 磷酸半乳糖具细胞毒性，对糖代谢途径中的多种酶有抑制作用，可阻断糖原分解过程；高浓度的 1 – 磷酸半乳糖还抑制葡萄糖异生过程，半乳糖进入晶体后即被醛糖还原酶还原成为半乳糖醇，沉积在晶体中，形成白内障。肝、肾、眼晶体及脑组织是主要受累器官。

（二）临床表现

出生患儿在喂食母乳或牛乳后出现呕吐、厌食、腹泻、倦怠、体重不增等。肝脏受损害后出现肝大、黄疸，可因低血糖引起惊厥，易患白内障。重型者起病早，若未及时停止乳食，症状将迅速发展，出现肝硬化、脾大、腹水及出血倾向。较轻型可无其他症状，仅表现为智能障碍、生长迟缓。

（三）实验室检查

可检测尿中是否有还原糖。尿液中可能排出的还原糖种类较多，如葡萄糖、半乳糖、乳糖、果糖和戊糖等，故在定性试验阳性时，应进一步采用滤纸或薄层层析方法进行鉴定。尿班氏试验阳性，可出现半乳糖尿，蛋白尿及氨基酸尿。肝功能有异常。血中半乳糖浓度增高，Beutler 荧光法测定红细胞中半乳糖 – I – 磷酸尿苷酰转移酶（GPUT）活性可确定诊断。对新生儿进行群体筛查可以达到早期诊断和治疗的目的。

（四）诊断和鉴别诊断

初生婴儿出现胃肠道症状、肝大和白内障等，应警惕此病。对新生儿行常规尿筛查（有无还原糖）。血糖水平低、凝血酶原含量少和蛋白尿等也有助于拟诊，直接检测红细胞中 GPUT 活性的 Beutler 试验。

本病与婴儿肝炎综合征的鉴别，后者在于肝功能损害明显，黄疸以直接胆红素升高为主。

（五）治疗

限制患儿乳类食物的摄入，改用豆浆、米粉等，开始摄食辅助食物以后，必须避免半乳糖和乳糖制品，这样可使病情得到明显的改善和恢复。

（王俊先）

第十三节　肝性脑病

肝性脑病（hepatic encephalopathy，HE）是由肝功能严重失调或障碍所致、以代谢紊乱为主要特征的中枢神经系统功能失调综合征。有肝功能失调或障碍（病史、临床表现和生化异常）的患者，出现神经、精神方面的异常，如意识障碍、行为失常和昏迷以及神经系统体征，在排除其他大脑或精神疾病后，即可诊断为肝性脑病。HE 的这些异常临床表现的程度和范围很广。过去采用"肝昏迷（hepatic coma）"，现在认为是 HE 程度相当严重的第四期，并不代表 HE 的全部。

一、发病机制

目前关于肝性脑病的一个共同概念是：在肝功能不正常和（或）存在门体静脉分流时，一些能对神经功能起重要作用、主要来自肠道的、正常情况下能被肝有效代谢的物质，未被肝解毒和清除，经侧支进入体循环，透过通透性改变了的血脑屏障而至脑部，在脑组织内增多，多层面地引起神经生化的改变，影响相应神经递质系统，从而导致神经功能紊乱。因此肝性脑病的病因可归结为各种原因导致的肝功能异常（代谢或分流），其发病是多种因素共同作用的结果，但确切的发病机制仍未完全清楚。

迄今对于解释肝性脑病发病机制提出的学说，大都集中在肝功能损害及分流、循环毒素和受到不同影响的脑内靶"器官"此3个环节。经典的氨中毒学说依然占有重要的位置，除了公认的干扰脑的能量代谢、影响神经递质以外，晚近对氨影响星形胶质细胞的功能等有了更多的研究，而且还发现，氨与其他假说或理论之间有密切的联系，如 γ - 氨基丁酸/苯二氮䓬（GABA/Bz）复合受体学说等。

1. 氨中毒学说　氨代谢紊乱引起的氨中毒是 HE、特别是门体分流性脑病的重要发病机制。在严重肝疾病时，主要从肠道来源的氨生成和吸收增加，而过多的氨由于肝实质的严重损害不能充分通过鸟氨酸循环合成尿素来清除，且存在门体分流时，肠道的氨未经肝解毒而直接进入体循环，导致血氨增高，高含量的血氨能通过血脑屏障进入脑组织，产生对中枢神经系统的毒性。大脑对氨的去毒作用是通过与 α - 酮戊二酸结合成谷氨酸、谷氨酸与氨结合成谷氨酰胺，在大量三磷腺苷（ATP）的供能条件下，消耗大量的辅酶等重要的代谢物质而实现的。过量消耗三羧酸循环中的重要中间产物——α 酮戊二酸则使大脑细胞的能量供应不足，不能维持正常功能。而大脑的重要兴奋性神经递质——谷氨酸的缺少则使大脑抑制增加。新近研究认为，氨的毒性还体现在它能直接作用于神经膜，干扰神经细胞的功能及其电活动，并干扰谷氨酸能神经途径。晚近认为，星形胶质细胞是氨神经毒性的主要靶细胞，形成了"星形细胞学说"。另外，通过 PET 研究发现 PSE 患者脑氨代谢率升高，氨从血中极易转移到脑中，因此即使血氨正常也会发生脑功能障碍，这可以部分解释血氨不高情况下发生 HE 以及降氨治疗不一定能完全达到预期目的的原因。还必须重视的是，血氨及其代谢的异常与其他发病机制有协同作用。

2. 星形细胞异常学说　该假说的提出是基于实验和病理学证据。星形细胞是肝性脑病中主要受影响的细胞，特征性变化是呈阿尔茨海默（Alzheimer）Ⅱ 型改变，即体积增大，核变小且淡染，染色质向核膜周边分布，这种变化缘于细胞的肿胀。由于脑内缺乏鸟氨酸循环的酶，故脑内清除氨的主要途径依靠谷氨酰胺合成，而谷氨酰胺合成酶存在于星形细胞中，故谷氨酸氨基化生成谷氨酰胺的"解氨毒"作用完成于星形细胞。谷氨酸是脑内重要的兴奋性神经递质。谷氨酰胺是一种很强的细胞内渗透剂，其增加可导致脑细胞肿胀。研究发现脑脊液和脑中谷氨酰胺的含量和肝性脑病的程度有较好相关性。HE 时，超量的氨经谷氨酰胺合成酶的作用，不仅使具有活性的谷氨酸形成减少，还耗费了大量能量，并可导致谷氨酰胺的蓄积使胞内渗透压增加使细胞肿胀，肿胀的星形细胞的功能受损进一步影响氨的代谢，并可影响神经元有效摄入或释放细胞外离子和神经递质的能力，出现 HE 的表现。

3. GABA/Bz 受体学说　γ - 氨基丁酸（gamma - aminobutyric acid，GABA）是哺乳动物大脑的主要抑制性神经递质。血浆中的 GABA 由谷氨酸经肠道细菌谷氨酸脱羧酶作用衍生而来，肝功能衰竭和门体分流时，一方面肝对 GABA 的清除明显降低，另一方面 GABA 可绕过肝直接进入体循环，导致血中 GABA 浓度增高。随着 GA - BA 穿过异常的血脑屏障摄取增加，脑脊液和脑组织的浓度也增加。另外还在部分患者或动物模型的血中和脑脊液中发现内源性苯二氮䓬类（benzodiazepines，Bz，弱安定类）物质，大脑突触后神经元膜面的GABA 受体显著增多。这种受体不仅能与 GABA 结合，在受体表面的不同部位也能与巴比妥类（BARB）和 Bz 物质结合，故称为 GABA/Bz 复合受体或超级受体复合物。在肝功能严重受损时，这一复合受体与其三种配位体的结合位点的亲和性亦增高。无论 GABA、BARB 或 Bz 中任何一种与复合受体结合后，都能促进氯离子由神经元胞膜的离子通道进入突触后神经元的细胞质，使膜超极化，引起神经传导抑制。部分患者经 GABA 受体拮抗剂或 Bz 受体拮抗剂治疗后，症状有所减轻。有学者提出 GABA/Bz 与氨可协同引起 HE，晚近还有对于不同于中枢 GABA 相关的外周型 Bz 受体的作用的研究。未阐明的问题依然存在，包括内源性 Bz 类物质的来源、增加的 GABA 或 Bz 的程度与疾病的相关性等。因此，降低 HE 患者血氨浓度并显著减少已增加的 GABA 能神经张力为手段，来促使患者的中枢神经功能恢复到正常生理水平为目的的治疗方法有一定的依据，但也非完全有效。多种已知或未知的因素之间的相互作用可产生 HE 患者氨水平的不同、对 Bz 受体拮抗剂反应的不同、降氨处理效果的不同等现象。

4. 假性神经递质和氨基酸代谢失衡学说　主要与作为真性神经递质（包括去甲肾上腺素多巴胺等）前体的芳香族氨基酸代谢有关。由于肝解毒功能降低或门 - 体分流形成，肠道产生的胺类（苯乙胺和酪胺），在肝内清除发生障碍，致使两者在体循环中的浓度增高，大量的苯乙胺和酪胺透过血脑屏障进入脑内，在 β - 羟化酶的作用下分别生成苯乙醇胺和鳝胺（β - 多巴胺）。这两种物质在化学结构上与去甲肾上腺素和多巴胺十分相似，可被脑干网状结构中的肾上腺素能神经元摄取、贮存和释放，但其对突触后膜的生理效应很低，仅相当于去甲肾上腺素 1/10 左右，所以两者被称为假性神经递质，当其神经突触堆积至一定程度时，则排挤或取代正常神经递质，致使神经传导发生障碍。研究还发现，肝硬化失代偿患者血浆芳香族氨基酸（AAA，如苯丙氨酸、酪氨酸、色氨酸）增多而支链氨基酸（BCAA，如缬氨酸、亮氨酸、异亮氨酸）减少，两组氨基酸代谢呈不平衡现象。前组在肝中代谢分解，肝功能衰竭时分解减少，故血浓度增高。后组在骨骼肌而不在肝代谢分解，胰岛素有促使这类氨基酸进入肌肉的作用。肝功能衰竭时由于胰岛素在肝内的灭活作用降低，血浓度升高，因而促使支链氨基酸大量进入肌肉组织，故血浓度降低。最后使 BCAA/AAA 由正常的（3~3.5）：1 降至 1：1 或更低。上述两组氨基酸是在互相竞争和排斥中通过血脑屏障进入大脑的支链氨基酸减少，而芳香族氨基酸增多，使脑内假性神经递质增多而正常神经递质的合成减少，最终导致肝性脑病的发生。

5. 锰沉积或锰中毒假说　流行病学资料提示锰中毒和肝性脑病的锥体外系症状相似。肝是锰排泄的重要器官，当其功能受到影响或存在门体分流及胆汁排泄减少时均可使血锰浓度升高。通过 MRI 的 T_1 加权发现 80% 以上急性肝炎和肝硬化患者血浆中锰含量急剧增高，HE 患者大脑基底神经节中苍白球密度增高（部分高 2~7 倍），组织学证实为锰沉积而致，提示可能引起多巴胺功能紊乱。锰沉积除直接对脑组织造成损伤外，还影响 5 - HT、去甲肾上腺素和 GABA 等神经递质的功能，也造成星形细胞功能障碍，且与氨有协同作用。但血锰含量和肝性脑病的严重程度还没有持续可靠的相关性，这可能与锰的慢性沉积有关。磁共振成像改变是否为锰沉积的特异性表现，还有待更多的研究证实。清除锰对改善肝性脑病患者的症状和神经系统征象是否有效还未确定，需要进一步验证。

6. 其他学说　氨及硫醇等毒素和短链脂肪酸的协同毒性作用、5 - 羟色胺假说（氨基酸代谢失衡特殊类型）、最近 10 年有学者提出的幽门螺杆菌尿素酶作用的学说、阿片类物质、内毒素及肿瘤坏死因子、褪黑素、乙型肝炎病毒本身等，在 HE 发病机制中有所研究并可能与其他学说有协同作用。

二、诱因

HE 特别是 PSE，多有明显的诱因，它们通过促进毒素（主要为含氮物，如氨）的生成和进入体循环和脑组织加重肝功能的损伤；或改变脑组织对毒素的敏感性，增强毒素对神经系统的损伤，诱发肝性脑病的发生。这些因素实际也是 HE 预防及治疗中最重要的可控制因素。

1. 摄入过多的含氮物质　如含氮食物或药物，或上消化道出血（每 100ml 血液约含 20g 蛋白质）时，肠内产氨增多。

2. 低钾性碱中毒　进食少、呕吐、腹泻、利尿排钾、放腹水、继发性醛固酮增多症等均可导致低钾血症，H^+ 交换进入细胞且尿排出增加，导致代谢性碱中毒，使细胞外液中 NH_4^+ 减少，有利于 NH_3 透过血脑屏障进入脑细胞产生毒性作用。

3. 低血容量与缺氧　见于上消化道出血、大量放腹水、利尿等情况。休克与缺氧可导致肾前性氮质血症，使血氨增高。脑细胞缺氧可降低脑对氨毒的耐受性。

4. 便秘　使含氨类等有毒衍生物与结肠黏膜接触的时间延长，有利于毒物的吸收。

5. 感染　增加组织分解代谢从而增加产氨，缺氧和高热增加氨的毒性；感染和内毒素导致血清 $TNF-\alpha$ 水平增加，后者增加中枢神经系统内皮细胞中氨的弥散作用，增加脑中氨浓度。

6. 低血糖　低血糖时能量减少，脑内去氨活动停滞，毒性增加。

7. 药物　镇静、安眠药可直接抑制大脑和呼吸中枢，造成缺氧；且 Bz 类及巴比妥类药物均可激活 GABA/Bz 受体复合物而诱发 HE。

8. 其他　应激，如麻醉和手术增加肝、脑、肾的负担。

三、病理

急性肝衰竭所致的 HE 患者的脑部常无明显的解剖异常，但 38%～50% 有脑水肿，可能是本症的继发性改变。慢性 HE 患者可能出现大脑和小脑灰质以及皮质下组织的原浆性星形细胞肥大和增多，病程较长者则大脑皮质变薄，神经元及神经纤维消失，皮质深部有片状坏死，甚至小脑和基底部也可累及。

四、临床表现

HE 的临床表现往往因原有肝病的性质、肝细胞损害的轻重缓急以及诱因的不同而很不一致。A 型 HE 与急性肝功能衰竭相关，可无明显诱因，患者在起病数日内即进入昏迷直至死亡，昏迷前可无前驱症状。C 型 HE 与慢性肝衰竭和大量门体侧支循环所致，多见于肝硬化患者和（或）门腔分流手术后，以慢性反复发作性木僵与昏迷为突出表现，常有诱因，如进大量蛋白食物、上消化道出血、感染、放腹水、大量排钾利尿等。在肝硬化终末期所见的 HE 起病缓慢，昏迷逐渐加深，最后死亡。最常见的 C 型 HE 时，除了患者有性格、行为改变外，还常有肝功能严重受损的表现，如明显黄疸、出血倾向、肝臭和扑翼样震颤等，随着疾病的进展，有些患者可并发各种感染、肝肾综合征、脑水肿和心、肾、肺等主要脏器损害，导致低血压、少尿、呼吸衰竭、DIC、昏迷等相应的复杂临床表现。

为了观察脑病的动态变化，有利于早期诊断和处理及分析疗效，一般根据意识障碍程度、神经系统表现和脑电图改变，采用 West Haven 分法，将 HE 自轻度的精神改变到深昏迷分为四期：一期（前驱期）：轻度性格改变和行为失常，例如欣快激动或淡漠少言，衣冠不整或随地便溺。应答尚准确，但吐词不清且较缓慢。可见睡眠改变，多为昼夜倒错。扑翼样震颤（亦称肝震颤）（flappingtremor 或 asterixis）可引出。检查方法：嘱患者两臂平伸，肘关节固定，手掌向背侧伸展，手指分开，可见患者手向外侧偏斜，掌指关节、腕关节，甚至肘与肩关节的急促而不规则的扑翼样震颤。另外，嘱患者手紧握医生的手一分钟，医生能感到患者抖动。病理反射多阴性。患者脑电图多数正常。此期历时数日或数周，有时症状不明显，易被忽视。二期（昏迷前期）：以意识错乱、睡眠障碍、行为失常为主。前一期的症状加重，定向力和理解力均减退，对时间、地、人的概念混乱，不能完成简单的计算和智力构图（如搭积木、用火柴梗摆五角星等）。言语不清、书写障碍、举止反常也很常见。睡眠时间倒错明显，昼睡夜醒，甚至有幻觉、恐惧、狂躁，而被看成一般精神病。此期患者有明显神经体征，如腱反射亢进、肌张力增高、踝痉挛及阳性 Babinski 征等。此期扑翼样震颤存在，脑电图有特征性改变 θ 波。患者可出现不随意运动及运动失调，并有肝臭。三期（昏睡期）：以昏睡和精神错乱为主，各种神经体征持续或加重，大部分时间，患者呈昏睡状态，但可以被唤醒。醒时尚可应答问话，但常有神志不清和幻觉。扑翼样震颤仍可引出。肌张力增加，四肢被动运动常有抗力。锥体束征常呈阳性，脑电图有异常波形（θ 波）。四期（昏迷期）：神志完全丧失，不能被唤醒。浅昏迷时，对痛刺激和不适体位尚有反应，腱反射和肌张力仍亢进；由于患者不能合作，扑翼样震颤无法引出。深昏迷时，各种反射消失，肌张力降低，瞳孔常散大，可出现阵发性咀嚼、踝阵挛和换气过度。脑电图明显异常（极慢的 δ 波）。以上各期的分界不很清楚，前后期临床表现可有重叠，病情发展或治疗好转时，程度可进级或退级。少数慢性 HE 患者由于中枢神经不同部位有器质性损害而出现智能减退、共济失调、锥体束征阳性或截瘫，这些表现可能暂时存在，也有可能成为永久性的。B 型 HE 少见，其临床症状的产生源自门体分流，故类似与 C 型，但无肝病的表现，或由其导致门体分流的本身疾病的特征。

轻微 HE 患者缺乏临床常规手段可检测的大脑功能失调，但具有可计量的智力检测和脑诱发电位的异常。

五、实验室和辅助检查

除了常规的肝功能损害、肾功能、电解质等的指标外，目前对肝性脑病常用的辅助检查方法包括氨的测定、脑电图、心理智能测验、神经生理测试和神经影像学检查等。

1. 血氨　正常人空腹静脉血氨为血清 $6 \sim 35 \mu mol/L$，全血 $40 \sim 70 \mu g/dl$，动脉血氨含量为静脉血氨的 $0.5 \sim 2$ 倍。B 型和 C 型的症状性 HE 多半有血氨升高，但在急性肝衰竭所致的 A 型脑病，血氨多正常。曾有报道动脉血氨浓度和动脉血氨分压与 HE 的相关性更好，但进一步的研究显示，从临床角度来说这三者在的诊断和指导治疗方面的作用类似，而静脉血氨浓度的测定可操作性更强。

2. 脑电图（EEG）检查　早在生化异常或精神异常出现前，脑电图即已有异常。脑电图不仅有诊断价值，且有一定的预后意义。典型的改变为节律变慢，可采用电脑分析，主要出现散在的或普遍性每秒 $4 \sim 7$ 次的 θ 波，有的也出现每秒 $1 \sim 3$ 次的 α 波。随着意识障碍加深两侧同时出现对称的高波幅的 δ 波及三相波。对于 MHE 和 I 级 HE 脑电图改变特异性变化不强，但在排除其他可能原因，如低血糖、尿毒症、呼吸衰竭、维生素 B_{12} 缺乏等之后仍具有一定的诊断意义和鉴别意义。

3. 神经生理测试　主要是各种诱发电位（EP）的测定。根据刺激的感官不同分为视觉诱发电位（VEP）、脑干听觉诱发电位（BAEP）、躯体感觉诱发电位（SSEP）和事件相关电位（ERPs）P300，被认为对 MHE 的筛选、诊断、疗效观察等方面优于常规 EEG 检查，其中以 BAEP、SSEP、P300 价值较大。与心理智能测试相比，神经生理检查更客观，且不受年龄和教育的影响，但其缺点是检测需要复杂仪器。最近研究认为，VEP 检查在不同人、不同时期变化太大，缺乏特异性和敏感性，不如简单的心理或智力测试有效。

4. 心理智能测试　使用各种心理智能测验以测试患者在认知或精确运动方面的细微改变，如 Weschsler 成人智力量表。WCOG 工作小组推荐的主要有 4 种：数字连接试验 NCT - A、NCT - B、数字 - 符号试验和木块图试验，另外还有线追踪试验（LTT）和系列打点试验（SDT）。这几种方法相对简便、易行、价廉，但单独应用时敏感性低，应至少采用两种或以上的方法。在分析结果时还要注意年龄、性别、职业、教育和文化程度差异的影响。其他的测试方法还有计算机辅助神经心理测试等，后者不受上述因素的影响。智力测验对于诊断早期 HE 包括 MHE 最有用，对 II 级以上 HE 不适用。

5. 影像学检查　除了有助于排除其他原因的脑病以外，近年在开发相伴的功能性检查方面有很大进步。CT 检查可发现急性 HE 患者有脑水肿，慢性 HE 患者多有不同程度的脑萎缩。MRI 研究表明 80% 以上的 PSE 有不同程度的脑萎缩，45.5% MHE 亦有脑萎缩。大多数肝硬化患者可出现双侧苍白球及壳核对称的 T_1 加权信号增强，提示可能与顺磁性物质锰在基底神经节的沉积有关。使用质子（H1）磁共振波谱分析（MRS）检测慢性肝病患者发现脑部的代谢改变，包括谷氨酸或谷氨酰胺增加、肌醇与胆碱减少。谷氨酰胺可作为光谱分析的标志信号，这种改变比神经心理学检查更敏感，但 MRS 与 HE 的分级的相关性仍有待进一步研究。正电子发射断层摄影（PET）能采用不同的示踪剂可反映脑内不同的生理生化过程，但其价格昂贵，且花费时间，不宜作为首选检查。

6. 其他　脑脊液检查可示谷氨酰胺、谷氨酸和氨的浓度升高，目前少做；血浆氨基酸分析也因较烦琐而在临床应用得不多。临界视觉闪烁频率（CFF）检测测定患者视觉功能的变化、判定视网膜胶质细胞的病变，间接反映大脑胶质星形细胞肿胀（Alzheimer II 型）和神经传导功能障碍，初步研究结果发现是发现和监测 HE 的一项敏感、简单而可靠的指标，可对症状性 HE 进行定量诊断，可用于发现 MHE 及监测。CFF 不受受试者文化程度、年龄、职业等因素的影响，但易受兴奋剂或镇静剂及疲劳等因素的干扰。

六、诊断与鉴别诊断

根据 HE 的定义，症状性 HE 的主要诊断依据为：①有严重肝病史和（或）广泛门体侧支循环分流；②出现精神紊乱、昏睡或昏迷；③有常见的诱因；④存在明显肝功能损害或血氨增高。扑翼样震颤和典型的脑电图或诱发电位的改变有重要参考价值。并可根据患者意识障碍程度、神经系统表现和脑电图改变将 HE 作 I ~ IV 期的严重程度区别。以精神症状为唯一突出表现的 HE 易被误诊为精神病，因此凡遇精神错乱患者，应警惕 HE 的可能性。肝性昏迷还应与可引起昏迷的其他疾病，如代谢性（糖尿病、低血糖、糖尿病酸中毒、Wilson病）、缺氧、高/低钠血症、尿毒症、颅内损伤/创伤、脑血管意外（颅内出血、硬膜下和硬膜外血肿）、脑部肿瘤或感染、癫痫、中毒、酒精相关性、某些药物（镇静剂、催眠药、麻醉剂等）、特殊的营养缺乏（维生素 B_1）等相鉴别。进一步追问肝病病史，检查肝脾大小、肝功能、血氨、相关影像学、脑电图等项有助于诊断和鉴别诊断。

诊断 MHE 的前提是除外症状性 HE。对于高危人群，WCOG 工作小组推荐至少采用 NCT－A、NCT－B、数字－符号试验和木块图试验中的 2 种，标准试验组合包括 NCT（A 和 B）、线追踪试验（LTT）和系列打点试验（SDT）。对上述神经智能测试筛选正常者可进一步进行神经生理测试，如 P300 听觉诱发电位、EEG 平均优势频率等。两种测试或之一异常者可诊断为 MHE。有条件的，还可尝试磁共振波谱（MRS）和临界视觉闪烁频率（CFF）等检查。

七、治疗

HE 目前尚无特效疗法，针对其发病机制和相关的学说，治疗应采取综合措施，一般包括以下几方面：支持治疗，维持内环境稳定；病因治疗；鉴别并去除诱因；减少肠源性毒物生成及吸收；促进体内毒物尤其是氨的清除；调节神经递质的平衡。

1. 病因治疗　对 A 型 HE 患者，采取综合治疗措施（如抗病毒治疗、促进肝细胞再生等）治疗急性肝衰竭；对 B 型 HE 患者或 C 型某些与门体分流相关的自发型 HE 患者，临床上可用介入治疗技术或手术阻断门－体侧支循环，以降低 HE 的复发率；C 型 HE 患者，病因治疗的重点是肝移植，包括原位肝移植和肝细胞移植，目前的外科和免疫抑制技术的发展使肝移植得以广泛开展。因此，对于有适应证的患者，肝移植是 HE 的最理想和最根本的治疗。如何选择手术适应证和把握手术时机对移植后的长期存活甚为重要。肝移植后一年生存率为 65%。

2. 消除诱因　必须及时控制感染和上消化道出血并清除积血，避免快速和大量的排钾利尿和放腹水。注意纠正水、电解质和酸碱平衡失调。缓解便秘，并控制使用麻醉、止痛、安眠、镇静等药物。当患者狂躁不安或有抽搐时，禁用吗啡及其衍生物、水合氯醛、哌替啶及速效巴比妥类。必要时可减量使用（常量的 1/2 或 1/3）地西泮（安定）、东莨菪碱，并减少给药次数。异丙嗪、氯苯那敏（扑尔敏）等抗组胺药有时可作为安定药代用。

3. 支持治疗　维持内环境稳定。

（1）营养治疗：重点不在于限制蛋白质的摄入，其主要目的在于促进机体的合成代谢，抑制分解代谢，保持正氮平衡。为减少氨的来源，传统上建议肝性脑病患者应限制蛋白质的摄入，尤其是重症患者，应停止所有蛋白质的摄入，应随病情好转逐渐增加蛋白质的摄入量直至临床耐受的最大限度。目前这个建议已受到质疑。因为大多数肝硬化患者存在营养不良，长时间限制蛋白饮食会加重营养不良的严重程度。且负氮平衡会增加骨骼肌的动员，反而可能使血氨含量增高。最近的研究显示，与限制蛋白质的摄入相比，正常摄入蛋白 1.2g/（kg·d）是安全的，对血氨和肝性脑病的恢复没有负面影响。在摄入蛋白质的问题上应把握以下原则：①急性期首日患者禁蛋白饮食，给以葡萄糖保证供应能量，昏迷不能进食者可经鼻胃管供食，但短期（4d）禁食不必要；②慢性肝性脑病患者无禁食必要；③蛋白质摄入量为 1~1.5g/（kg·d）；④口服或静脉使用支链氨基酸制剂，可调整 AAA/BCAA 比值；⑤蛋白质加双糖饮食可增强机体对蛋白质的耐受；⑥植物和奶制品蛋白优于动物蛋白，前者含甲硫氨酸、芳香族氨基酸较少，含支链氨基酸较多，还可提供纤维素，有利于维护结肠的正常菌群及酸化肠道。以上观点值得进一步验证。

（2）其他支持治疗：维持水电解质及酸碱平衡，保证每日进出水量的平衡，保证糖类和维生素的供应；积极纠正低钾血症、高钾血症、低钠血症、低钙血症、低镁血症及代谢性碱中毒；加强基础治疗，控制并发症、酌情输注鲜血血浆或白蛋白，提高血浆胶体渗透压；积极治疗低氧血症和脑水肿；预防和治疗出血和细菌感染。

4. 减少肠内毒物的生成和吸收

（1）灌肠或导泻：清除肠内积食、积血或其他含氮物质，可用生理盐水或弱酸性溶液（如稀醋酸液）灌肠，或口服或鼻饲25%硫酸镁30~60ml导泻。对急性门体分流性脑病昏迷者用乳果糖500ml加水500ml灌肠作为首选治疗，已为国内外公认。其他可用的药物包括乳梨醇、甘露醇、大黄等。

（2）抑制肠道细菌生长：可使用一些不吸收的口服抗生素，如新霉素、卡那霉素、甲硝唑或替硝唑、氟喹诺酮类等，但长期使用必须注意它们的不良反应。近年来对利福昔明治疗肝性脑病做了多项研究，利福昔明是1种口服后肠道吸收极少的广谱抗生素（利福平的衍生物），多中心随机双盲对照临床研究结果显示其对肝性脑病有良好的疗效，具有耐受性好、起效快等优点。可作为Ⅰ~Ⅲ度肝性脑病的辅助治疗，推荐剂量是1 200mg/d。

（3）乳果糖：等双糖乳果糖在结肠内被乳酸菌、厌氧菌等分解为乳酸和醋酸，降低结肠pH，使肠腔呈酸性，从而减少氨的形成与吸收；其轻泻作用有助于肠内含氮毒性物质的排出；肠道酸化后，促进乳酸杆菌等有益菌大量繁殖，抑制产氨细菌生长，氨生成减少。日剂量30~100ml，每日3~4次口服，也可鼻饲。从小剂量开始，以调节到每日排粪2~3次，粪pH5~6为宜。乳果糖无毒性，常见副作用为饱胀，有时出现腹痛、恶心、呕吐等。乳梨醇（β-半乳糖山梨醇）也是一种类似的双糖，其作用与乳果糖相同。对改善HE的效果与乳果糖相同，但乳梨醇甜度低、口感好，腹胀、腹痛等不良反应也比乳果糖少，甜味较轻，更易接受，可制成片剂或糖浆剂，易保存，剂量为30~45g/d，分3次口服。对忌用新霉素或需长期治疗的患者，乳果糖或乳山梨醇为首进药物。

（4）含有双歧杆菌、乳酸杆菌等的微生态制剂：可起到维护肠道正常菌群，抑制有害菌群、减少毒素吸收的作用。

（5）根除幽门螺杆菌（Hp）：治疗以及尿素酶抑制剂（乙酰羟酰胺、辛酰羟酰胺或烟酰羟酰胺等）可特异地抑制肠内各种尿素酶，包括Hp的尿素酶，减少氨的形成，但Hp对HE发生的贡献及根除治疗的价值仍需进一步研究。

5. 促进氨的转化和代谢　临床上常用的有谷氨酸钠、谷氨酸钾、门冬氨酸钾镁及盐酸精氨酸，但均为经验用药，其确切疗效仍有争议。目前有效的降氨药物有：①L-鸟氨酸-L-天门冬氨酸（OA），近年来用于临床处理的有效、安全的药物。OA中的鸟氨酸能增加氨基甲酰磷酸合成酶和鸟氨酸氨基甲酰转移酶活性，其本身也是鸟氨酸循环的重要素质，可促进尿素合成。天门冬氨酸可促进谷氨酰胺合成酶的活性，促进脑、肝肾的利用和消耗氨以合成谷氨酸和谷氨酰胺而降低血氨，减轻脑水肿。每日静脉滴注20g，能显著降低HE患者血氨；②L-卡尼汀（L-carnitine），是广泛存在于机体内的1种特殊氨基酸，是人体长链脂肪酸代谢产生能量必需的一种物质，近几年临床试验证实有降低肝硬化患者血氨和改善肝性脑病的作用，可试用。

6. 调节神经递质、改善神经传导

（1）GABA/Bz 复合受体拮抗剂：中枢性 Bz 受体拮抗剂氟马西尼（flumazenil），已试验性用于临床，临床和脑电图反应率不同。国内对 7 个和国外对 13 个临床试验的 meta 分析发现，氟马西尼治疗的有效性集中在肝硬化合并急性肝性脑病的患者，可一过性的改善临床症状并使脑电图趋向正常。但各组报道的应用剂量有较大的幅度，用药方法也不尽相同，加之氟马西尼的半衰期很短，不能降低 HE 的病死率，临床工作中也不作推荐。

（2）支链氨基酸：口服或静脉输注以支链氨基酸为主的氨基酸混合液，在理论上可纠正氨基酸代谢的不平衡，减少大脑中假性神经递质的形成，但对门体分流性脑病的疗效尚有争议，现在已经不提倡作为此目的的使用。另外，供给肌肉支链氨基酸也减少了肌蛋白分解，有利于氨的代谢。支链氨基酸比一般食用蛋白质的致昏迷作用较小，如患者不能耐受蛋白食物，摄入足量富含支链氨基酸的混合液对恢复患者的正氮平衡是有效和安全的。

（3）其他：如多巴胺能物质，包括溴隐亭和左旋多巴，阿片类受体纳洛酮等，试验性疗效不肯定，也不作临床推荐。

7. 人工肝支持治疗　主要用于 A 型患者，也可用于临床表现较重急的 C 型患者，目的在于清除血液中的氨和其他毒性物质，提供正常的由肝合成的物质（如蛋白质及凝血因子），纠正水电解质紊乱及酸碱平衡失调，它还能提供肝细胞再生的条件和时间，也是等待肝移植患者的过渡疗法。临床上有多种方式可供选择，如血浆置换、血液透析、血液灌流、分子吸附再循环系统（MARS）以及生物人工肝等。MARS 是一种新的人工肝支持系统，其可以清除血浆白蛋白结合毒素。不同情况下的肝性脑病患者都可以使用，是一种有效的肝性脑病治疗措施，尤其是对于那些经传统治疗效果不佳的患者。生物型人工肝是含有猪肝细胞、人肝细胞等的人工肝，已经运用于肝性脑病的治疗，尤其是急性肝衰竭，可有效降低颅内压，减轻脑水肿，并可作为肝移植的过渡疗法。

8. 其他治疗

（1）促使肝细胞再生：如使用从幼年动物肝提取的促肝细胞生长素（PHGF）治疗急性重症肝炎及其引起的 HE。

（2）抗病毒治疗：主要适用于肝炎病毒感染导致肝功能衰竭的早期。

（3）介入疗法或直接手术：永久性地或暂时地堵塞门体分流管道或缩小管径以减少分流。

（4）其他：高压氧治疗、锰螯合剂依地酸钙二钠等尚无明确依据。

9. 对 MHE 的预防和治疗　关键要增强对 MHE 重要性的认识，对高危人群及早进行筛查，早期预防和治疗。对从事潜在危险性工作的 MHE 患者要进行教育。

八、预后

HE 的预后主要取决于肝细胞衰竭的程度。诱因明确且容易消除者（如出血、缺钾等）的预后较好。肝功能较好，作过分流手术，由于进食高蛋白而引起的门体分流性脑病预后较好。有腹水、黄疸、出血倾向的患者提示肝功能很差，其预后也差。暴发性肝衰竭所致的 HE 预后最差。

九、预防

积极防治肝病。肝病患者应避免一切诱发 HE 的因素。临床医生应重视指导肝硬化患者合理饮食，严密观察肝病患者，及时发现 HE 的前驱期和昏迷前期的表现并进行适当的治疗。对已发生的 HE，在去除诱因的基础上首先选用药物治疗。存在门体分流的患者，若对所有药物均无效，反复发生 HE，可根据患者情况及医院条件选用门体分流栓塞术。对于符合肝移植指征，且无手术禁忌证的 HE 患者，可行肝移植。

（张　锐）

第十四节　门脉高压症

门脉系统血流受阻和（或）血流量增加，导致门脉及其属支静水压升高，称为门脉高压症（portal hypertenstion，PHT）。正常门静脉压力一般为 0.67 ~ 1.33kPa，门静脉压超过 1.33 ~ 1.60kPa 称为门静脉高压症。

一、诊断

（一）病史采集

1. 起病情况　多数起病缓慢，也有以上消化道出血和肝性脑病等并发症表现急性起病。

2. 主要临床表现

（1）门 – 体侧支循环：最主要的是食管胃底静脉曲张，是肝硬化上消化道出血的主要原因；其次是直肠静脉丛形成痔核，痔核破裂可导致便血和慢性失血性贫血。

（2）脾肿大和脾功能亢进：脾大是本病的主要临床表现之一，有时是临床最早发现的体征。但脾大小与门静脉高压的高低无明显的关系。由于脾内大量储血，脾内血流减慢，血细胞被单核 – 巨噬细胞吞噬，可出现血细胞减少。

（3）腹水：是门脉高压常见的表现，有些患者可出现肝性胸水。

（4）门静脉高压性胃肠血管病：是长期门脉高压所致胃肠黏膜血管病变，其发病部位依次为胃、小肠、大肠和直肠。病理改变为胃肠道微循环障碍、黏膜缺血。诊断主要依靠内镜。

（5）肝性脑病：门体侧支循环可使血氨增高，产生慢性肝性脑病。

3. 既往病史　有病毒性肝炎、血吸虫病、酒精性、药物性肝病、代谢性肝病，以及腹水、黄疸，肝性脑病史常可有助诊断。

（二）体格检查要点

可有脾大和腹水的体征，如有腹壁静脉曲张，应注意血流回流方向，正常为脐上往上，脐下往下。如脐下往上说明下腔静脉阻塞。

（三）继续检查项目

1. 实验室检查　血常规检查可呈全血细胞减少。肝功能检查白蛋白下降，球蛋白增高，白/球比例倒置。肝硬化活动期，转氨酶和胆红素常增高，凝血酶原时间延长。

2. 超声扫描　可发现脾大及扩大的门静脉、脾静脉、胃底静脉及其他侧支循环，以及腹水、门静脉海绵样变、门静脉血栓等。

3. 内镜和 X 线钡剂检查　内镜诊断食管胃底静脉曲张优于食管吞钡，可判断范围、大小、有无红色征。

4. CT 检查 可显示肝大小、形态、边缘，脾大小及侧支循环情况，特别是孤立性胃底静脉曲张。

5. 门静脉造影 有经脾门静脉造影、经皮肝穿刺门脉造影，可显示门静脉高压的血流动力学变化。

6. 门脉血流动力学测定 肝静脉嵌入压及其静脉血流量测定，以及经胃镜测定食管曲张静脉压力。

（四）诊断要点

1. 门静脉高压症的确立 门静脉高压症的三大临床表现：脾大、腹水、侧支循环的建立和开放，特别是侧支循环开放的证据。

2. 门静脉高压症的病因 应根据患者的病史及临床表现，进行必要的实验室及辅助检查。80% 的门静脉高压是由肝硬化引起，在我国多为乙型病毒性肝炎肝硬化，但也应注意门脉高压症的其他原因。按门静脉高压发生部位可分为肝前型、肝内型和肝后型。

3. 门静脉高压症的程度及食管静脉曲张出血的危险性 可通过为胃镜检查、肝静脉压力梯度测量、门静脉系统血流动力学及彩色多普勒检查，以及肝功能检查来评估。

（五）鉴别诊断要点

1. 与脾大疾病鉴别 如慢性血吸虫病、疟疾、溶血性贫血、淋巴瘤、白血病、特发性血小板减少性紫癜、风湿性疾病等。

2. 与腹水为主要表现疾病鉴别 须与心源性、肾性、营养不良性、癌性及腹膜、妇科疾病等所致腹水鉴别，除腹水检查外，还需根据病史体征作其他相关检查。

3. 与上消化道出血疾病鉴别 如消化道溃疡、胃癌、食管癌等鉴别。

二、治疗

（一）治疗原则

门脉高压症病治疗大多相当困难，急性出血时止血及预防食管静脉曲张首次及再次出血以及针对其他并发症治疗是治疗主要目的。

（二）治疗计划

1. 急性出血期治疗

（1）非手术治疗：根据出血情况积极补充血容量，但注意避免输血和输液量过多或速度过快，以免短期内门脉压增高引起复发出血。尽早行急诊胃镜检查明确出血原因及部位，门脉高压急性上消化道出血的主要原因是食管静脉曲张破裂，但也可来自消化性溃疡、门脉高压性胃病，均应给予降门脉压治疗。此外静脉应用抑制胃酸分泌的药物，如 H_2 受体阻滞剂、质子泵抑制剂等，以控制胃黏膜糜烂及出血。

1）药物治疗：a. 生长抑素：可减少内脏血流量、降低门脉压，不良反应少。天然生长抑素（思他宁）首先缓慢静注 250μg，然后以每小时 250μg 持续静滴，维持 5d。人工合成生长抑素（善宁）首先缓慢静注 0.1mg，然后以每小时 25～50μg 速度持续静滴，维持 5d。b. 垂体后叶素：直接收缩内脏血管床的小动脉和毛细血管前括约肌，使内脏循环血容量减少，门脉血流量减少，减少侧支循环血流量。用法 0.2～0.4 单位/分钟持续静滴，与硝酸甘油联用，可有效克服相互不良反应，加强降门脉压作用。三甘氨酰赖氨酸加压素效果优于垂体后叶素，不良反应少，但价格昂贵。

2）内镜下硬化剂注射或套扎治疗：此方法相对简单、安全，肝功能不良的患者也能用此法治疗，应作为食管静脉曲张出血治疗的首选方法。注射方法有静脉旁、静脉内注射及上述两者混合法，常用硬化剂有鱼肝油酸钠、乙氧硬化醇。硬化治疗的主要并发症有食管狭窄、溃疡形成、发热和胸腔积液，有时尚可发生异位栓塞如肺、肾栓塞。内镜下曲张静脉套扎术技术和设备要求高，但更加方便和安全，目前已广泛应用。

3）三腔二囊管：一般不作为首选措施，往往作为手术和内镜治疗前的一种临时止血措施。

4）经颈静脉肝内门体分流术：本方法技术要求高，价格昂贵，且存在肝性脑病及支架易堵塞等问题，目前已较少开展。

（2）手术治疗：大出血时有效循环血量减少，肝血流量减少，可导致肝功能进一步损害，患者对急症手术的耐受性低，应尽量选用非手术治疗法，如仍不能止血可作食管胃底静脉缝扎术或门奇静脉断流术，术后择期行脾切除加门奇静脉断流或分流术。

2. 非止血期的治疗

（1）降门脉压药物：主要有两类：血管收缩药和血管扩张药。缩血管药可减少门脉血流量，常用的非选择性β-受体阻滞剂普萘洛尔；从小剂量开始，要求心率不低于60次/分，切忌突然停药。扩血管药可降低门脉系统血管阻力，常用的有哌唑嗪、可乐定、硝酸酯类、钙通道拮抗剂等。普萘洛尔加单硝酸异山梨酯可预防食管静脉曲张首次及再次出血，并可减少彼此不良反应。利尿药可通过降低有效血容量，反射性引起内脏血管收缩，从而降低门静脉压。

（2）内镜治疗：对重度食管静脉曲张并有红色征者可选择内镜下套扎和（或）硬化剂注射以预防首次出血。

（3）手术治疗：对肝功能良好，存在脾功能亢进及食管静脉曲张严重者可考虑行脾切除加门奇断流术。

（4）介入治疗：如脾功能亢进明显，还可考虑经股动脉插管脾动脉栓塞治疗，也可行经皮经肝胃左静脉栓塞术（PTO）。

三、介入治疗

（一）经颈静脉肝内门体静脉分流术

经颈静脉肝内门体静脉分流术（transjugular intrahepatic portal - systemicstenting shunt，TIPSS）是近十余年来逐步成熟的用于治疗肝硬化门脉高压症的一项介入治疗技术。它集穿刺、血管成形、支架植入等多项介入技术为一体。是最具代表性的综合介入放射学技术。TIPSS的发明源于一个偶然的机会，美国学者 Rosch 在经颈门静脉行胆管造影时，误刺入门静脉而想到这是一种治疗门静脉高压的方法。而球囊导管和金属支架的出现为这项技术的临床应用和推广，提供了方便条件。

TIPSS 的基本原理：采用特殊介入治疗器材，在 X 线透视导引下，经颈静脉入路，在肝内建立一个肝静脉与门静脉之间的人工分流通道，使部分门静脉血流直接分流入下腔静脉，从而使门静脉压力降低，控制和预防食管胃底静脉曲张破裂出血，促进腹水吸收。TIPSS 技术在 20 世纪 80 年代初应用于临床，至 90 年代技术日臻完善，疗效肯定，但至今尚未根本性地解决分流道再狭窄的问题。

1. 适应证与禁忌证

（1）适应证

1）难以控制的食管、胃底静脉曲张破裂出血。

2）食管、胃底静脉曲张破裂出血经内镜治疗后复发。

3）门脉高压性胃病。

4）顽固性腹水。

5）肝性胸水。

6）布–加氏综合征（Budd – chiari's Syndrome）。

（2）禁忌证

TIPSS 技术无绝对禁忌证，但下述情况因易引起并发症而作为相对禁忌证。

1）右心或左心压力升高。

2）心功能衰竭或心脏瓣膜功能衰竭。

3）肝功能进行性衰竭。

4）重度或难以纠正的肝性脑病。

5）难以控制的全身感染或败血症。

6）难以解除的胆道梗阻。

7）肝脏多囊性病变。

8）肝原发或转移性恶性肿瘤范围巨大。

9）重度或难以纠正的凝血功能障碍。

2. 治疗方法

（1）择期患者术前准备

1）心肺肝肾功能检查，功能不全者予以纠正。

2）凝血时间检查，不良者予以纠正。

3）血常规检查，失血性贫血者予以纠正。

4）肝脏彩色超声检查，增强 CT 及三维重建，或 MRI 检查，必要时可先行间接门脉造影。重点了解肝静脉与门静脉是否闭塞，两者空间关系以及拟建分流道路径情况。门脉分支的拟穿刺部位如无肝实质包裹则不能行该手术。

5）术前 3d 预防性应用抗生素及做肠道清洁准备。

6）术前 2d 低蛋白饮食，避免应用含氨浓度高的血制品。

7）穿刺部位备皮。

8）术前 1d 做好碘过敏试验。

9）术前 6h 禁食水。

10）向患者本人及家属说明手术目的、方法和可能出现的各种并发症并签署患者知情同意书。同时强调术后长期保肝、抗凝治疗的必要性，以及随访和分流道再次介入手术修正的重要性。

11）术前给予镇静，必要时可给予止痛处理。

（2）急诊患者术前准备：急诊患者应尽可能完成择期患者的术前准备，尤应行急诊 CT 以明确肝脏及门脉血管情况可否行 TIPSS，并于术中行间接门脉造影，以确定穿刺角度、方位。

（3）器材及药品准备

1）门脉穿刺系统：如 RUPS 100（Cook 公司）和 RTPS 100（Cook 公司）肝穿装置。

2）球囊导管：如直径 8 ~ 12mm。

3）管腔内支架：如目前主张选择直径 8 ~ 10mm 的激光切割或编织式钛合金自膨式支架。

4）造影导管等：0.035 英寸（1 英寸 = 2.54cm）的超滑导丝，超硬导丝，穿刺针，导管鞘等常规器材。

5）术中用药：局麻药，常用 1% 普鲁卡因或 2% 利多卡因。抗凝剂，常用肝素。对比剂，离子型或非离子型对比剂。止痛镇静剂。

（4）主要操作步骤与方法

1）颈内静脉穿刺术：患者仰卧，头偏向左侧或右侧。以右或左侧胸锁乳突肌中点的外缘即胸锁乳突肌三角区的头侧角为中心，行常规皮肤的消毒和局部麻醉。在拟穿刺点皮肤横切口 3mm 后，充分扩张皮下通道，采用静脉穿刺针呈负压状态进针，行颈内静脉穿刺术。穿刺针成 45° 角进针，针尖指向同侧乳头方向，进针深度约 3 ~ 5cm。穿刺成功后，将导丝送入下腔静脉，并用 10 ~ 12F 扩张鞘扩张局部穿刺通道；引入静脉长鞘，通过导丝及肝静脉管选择性插入肝静脉，一般选择右肝静脉进行测压、造影，在少数情况下，选择左或中肝静脉具有优势。

2）经肝静脉门静脉穿刺术：当静脉长鞘送入靶肝静脉后，根据造影确定门脉穿刺点，一般选择距肝静脉开口 2cm 左右的静脉点，此点向前距门脉右干约 1.5cm，向下距门脉右干 2 ~ 3cm；少数肝硬化后严重肝萎缩或大量腹水的患者，应适时选择更高或更低的位置。根据门静脉穿刺针柄部方向调节器的指引穿刺针方向和深浅度进行门脉穿刺。当穿入肝内门脉 1 级或 2 级分支后，将导丝引入门脉主干，将 5F 穿刺针外套管沿导丝送入门脉，置换超硬导丝，沿导丝将肝穿刺装置插入门脉主干后，保留带标记长鞘导管，经此导管插入带侧孔造影导管行门脉造影及压力测定。

3）肝内分流道开通术：门脉造影后，将超硬导丝送入肠系膜上静脉或脾静脉，沿该导丝置换球囊导管行分流道开通术，分别充分扩张门静脉入口、肝实质段、肝静脉出口。

4）管腔内支架植入术：分流遭并通后，沿导丝将装有管腔内支架的输送器送入分流道，精确定位后释放，一般推荐选用直径 8 ~ 10mm，长度 60 ~ 80mm 的自扩式金属内支架。

5）食管下段胃底静脉硬化栓塞术：肝内分流道建立后，对胃冠状静脉、胃短静脉及所属食管、胃底静脉血流仍然较明显或有活动性出血患者，可同时行此项治疗。其步骤为：经 TIPSS 入路送入单弯导管，根据门脉造影情况，将导管插入胃冠状静脉等侧支血管，经导管注入硬化栓塞剂。常用硬化剂推荐 5% 鱼肝油酸钠和（或）无水乙醇；栓塞剂推荐钢圈、明胶海绵或聚乙烯醇颗粒。

3. 并发症的预防与处理

（1）心包填塞：为 TIPSS 操作时器械损伤右心房所致。术中应谨慎操作，避免动作粗暴。如发生应紧急做心包引流或心包修补术。

（2）腹腔内出血：术前充分研究肝静脉、门脉立体关系，减少盲穿次数。有条件者在超声指引下穿刺，推荐术中经肝静脉 CO_2 造影显示门脉系统的方法。若术中患者出现急性失血性休克表现，应及时行肝动脉造影，明确有无肝动脉损伤，必要时应行肝动脉栓塞术止血。若为门脉损伤导致的腹腔内出血，往往比较凶险，患者可很快出现失血性休克表现，在抗休克的同时行外科门脉修补术。

（3）胆系损伤：穿刺损伤肝内胆管或分流道阻塞了肝内胆管，术后可出现胆系出血或梗阻性黄疸，发生率较低，对症处理多可缓解。

（4）术后感染：以胆系及肺部感染多，强调围手术期抗生素的应用。

（5）肝性脑病：术前肝功能储备的评估是预防肝性脑病的关键，分流量的控制和充分的肠道准备是围手术期的重要环节，辅以保肝降氨治疗。

4. 疗效判定

（1）TIPSS 技术成功的标准：一般认为 TIPSS 建立以后门脉压力与肝静脉压力梯度低于 2.66kPa，静脉曲张消失，是 TIPSS 成功的客观标准。

（2）临床成功的标准：包括：出血立即停止和随访未发生出血。技术成功标准肝内分流道成功建立，管腔内支架释放准确，展开程度达到目的要求，分流道通畅。

5. 随访与预后　TIPSS 近期止血效果虽确切，但中远期效果并不理想。TIPSS 主要存在以下两个方面的问题：①肝性脑病；②分流道狭窄；术后半年狭窄率为 20%～30%，1 年为 40.5%～55%，再狭窄的发生率随时间延长呈增加趋势，但主要发生在术后 1 年内。其分流道狭窄或闭塞的机理不完全清楚，一般认为，早期（3 个月内）与内支架留置不当和术后抗凝不足有关，中、远期主要与支架内的假性内膜过度增生有关。尽管早、中期分流道再狭窄发生率较高，但本项技术可重复性操作较强，90% 左右的患者可通过溶栓、球囊扩张或内支架置入获得再通，能保持中长期的有效分流，从一定程度上解决了 TIPSS 中远期疗效不佳的问题。因此，TIPSS 仍是食管胃底静脉脉曲张破裂大出血的有效止血方法，随着技术的不断进步和研究的深入，相信 TIPSS 有着更加光明的前景。

6. 注意事项

（1）术中注意事项

1）颈内静脉穿刺：应选择三角区的顶角或颈动脉搏动外侧 2～5mm 处作为穿刺点，并负压进针。注意回血颜色以区别于动脉；穿刺不宜过低，以免引起气胸；有条件者可在超声指引下穿刺，必要时也可术中经股静脉植入导丝于颈内静脉内作为穿刺指引。

2）肝内穿刺：入门脉后，试推对比剂"冒烟"，观察有无门脉显示及显示哪些结构，以判断入门脉的部位。一般选择门静脉分叉部偏右侧主干 1～2cm 处，若门脉左右干均显影，可疑穿刺入分叉部或分叉下门脉，应特别小心肝外分流所致的出血；注意与肝静脉和肝动脉的鉴别，密切注意有无对比剂外溢。

3）球囊：其有效长度以 4～6cm 为宜，推荐选用长度在 4cm 以下的超薄高压球囊；球囊的直径可根据门脉的自然分流量（侧支循环的多少）确定，一般选择 8～12mm，必要时选用 6mm 直径的小球囊作预扩张。球囊扩张完成后，抽空球囊但勿急于撤出，密切观察患者血压和脉搏变化；如发生肝外门脉撕裂引起大出血，则可充盈球囊止血以争取手术时间。

4）管腔内支架：所选管腔内支架的管径应与扩张分流道所用的球囊导管直径一致或略大 1～2mm；支架应伸入门脉内 1～2mm；伸入肝静脉内可略长或覆盖肝静脉。

5）硬化栓塞剂：导管插入胃冠状静脉后，应先行造影观察，并充分了解血流状态和方向再注入硬化栓塞剂。注入硬化剂的量一般为 10～15ml，若发现有反流或血管"铸型"应立即停止注射，以防止硬化剂反流入门脉导致门脉系统栓塞。

（2）术后注意事项

1）注意患者生命体征，发现异常及时对症处理。

2）常规应用广谱抗生素以预防感染。

3）注意肝肾功能变化，加强保肝及水化保肾治疗。

4）抗凝治疗。

5）降氨、促代谢治疗。

6）分流道通畅性的监测，推荐术后分流道留置管早期干预策略。

（二）经球囊闭塞法逆行性静脉栓塞术

近年来，Kanagawa 采用经球囊闭塞法逆行性静脉栓塞术（balloon – ocdudedretrograde transvenolls obliteration，BRTO）治疗存在较大门体通道的胃静脉曲张。此法与以往其他方法比较，创伤小，疗效肯定，几乎无并发症，重复性好。B – RTO 技术采用经股静脉进入下腔静脉，通过门体侧支或交通进入门脉，其解剖基础是胃静脉曲张主要由胃短静脉和胃后静脉出血，部分有胃冠状静脉参与。在门脉高压症时，食管胃静脉形成广泛的门体侧支循环，其中主要有脾 – 胃、胃 – 肾分流和经左膈下静脉的胃 – 下腔分流。Watanabe 对一组 230 例食管胃静脉曲张的分析，发现 39% 的胃静脉曲张伴有胃 – 肾分流。曲张的胃静脉多通过左。肾静脉与下腔静脉相通，并可同时经胃 – 肾和胃 – 下腔途径分流。

1. 适应证与禁忌证　在影像学资料显示存在经自发性脾 – 肾或胃 – 肾分流道的前提下，下列各项为

（1）适应证

1）确诊为食管胃底静脉曲张破裂出血、而以胃底静脉曲张为主者。

2）有出血既往史，经血管造影或内镜检查有再出血的危险者。

3）门脉高压症食管胃底静脉曲张破裂出血，经血管加压素或垂体后叶素治疗、三腔气囊压迫等常规内科治疗失败者。

4）手术后或内镜硬化剂注射止血治疗后再出血者。

5）不能耐受紧急手术治疗的出血者。

6）TIPSS 术中同时以球囊闭塞分流道远端后对胃冠状静脉、胃短静脉进行栓塞，避免了栓塞物质经自发分流道进入肾静脉造成误栓，可使栓塞更为彻底。

（2）禁忌证

1）肝功能严重损害。

2）大量腹水。

3）有出血倾向。

4）败血症或肝脓肿。

2. 治疗方法

（1）BRTO 术前，患者需进行内镜检查，腹部增强 CT 扫描或动脉性门脉造影（经脾动脉、肠系膜上动脉或胃左动脉），以确定曲张静脉和门体侧支的存在及形态。

采用 Seldinger 技术穿刺股静脉，选用 5F 或 6F 导管，确定流出道，若流出道为左肾静脉，则导管经下腔静脉、左肾静脉及胃 – 肾通道进入曲张静脉流出道远端，若流出道为胃 – 下腔静脉通道，导管则经下腔静脉左侧壁进入其流出道。经球囊导管注入对比剂扩张球囊，

使之阻断流出道远端血流后造影。显示流入道、流出道及曲张静脉的形态，以估计栓塞硬化剂的用量。球囊充分阻断远端血流，向靶血管注入栓塞硬化剂，并留置30min，注射结束后开始逐渐抽出部分药物，直至治疗结束，将剩余药物全部回抽。栓塞硬化过程中，其量要用足，以保证栓塞效果。当门－体侧支显示为胃－肾通道和胃－下腔静脉通道共存时，可经双侧股静脉穿刺，球囊闭塞导管分别进入两条门－体侧支，同时栓塞硬化。最近，有报道通过采用经颈静脉途径，行球囊导管闭塞法逆行栓塞静脉曲张，认为更易操作且有效。

（2）栓塞材料：选用5%乙醇胺碘乐混合物（ethanolamine oleate iopamidol，EOI），其用量需通过曲张胃静脉的造影表现而定，通常一般为20~60ml（平均30ml）。也有报道可同时加入无水乙醇。EOI能有效地凝集血小板，破坏血管内皮细胞，激活凝血因子，从而形成血栓，逐渐使曲张静脉消失。通常产生的血小板凝集活动作用迅速，因此，即便是流向靶血管外，也不会产生血栓。

3. 并发症　BRTO最常见的并发症是血红蛋白尿和发热。EOI能引起血管内溶血，导致血浆游离血红蛋白，促成肾小管功能失调和肾功能不全。其处理通常可在经球囊导管注射EOI的同时给予输注结合珠蛋白，以阻止血管内溶血的发生。Koito通过对30例胃静脉曲张行BRTO术，同时输注结合珠蛋白后，追踪观察肝、肾功能有无进一步损害，并认为血红蛋白尿和发热呈短暂发生，一般多在5d内消失。最严重的并发症是使食管静脉曲张恶化，对于同时合并食管静脉曲张的患者在BRTO后可能有恶化倾向，通过内镜硬化可有效阻止破裂出血。Koito认为BRTO后食管静脉曲张是否恶化取决于门脉血流方向，假如术前通过胃静脉曲张的血流流入食管静脉，其食管静脉曲张加重，恶化；若BRTO后经胃－肾的血流仍存在，就不会出现进一步加重。

4. 疗效分析　BRTO治疗胃静脉曲张疗效满意，技术操作容易，且可重复进行治疗。Koito对一组30例胃静脉曲张的BRTO治疗，平均追踪17个月（10~30个月），全部显示胃静脉曲张消失。3例先前伴有的食管静脉曲张显示加重，通过内镜硬化治疗后消失，并未见新的食管静脉曲张出现。30例中仅有3例分别在12、15、16个月后复发，通过再次BRTO后消失。此法不仅适合于治疗代偿期肝硬化门脉高压症胃静脉曲张患者，对于失代偿期亦可施行，同时伴有食管静脉曲张的患者，辅经内镜硬化治疗，可进一步有效提高食管胃静脉曲张的治疗效果。

BRTO对门脉高压症胃静脉曲张的治疗，创伤小，技术操作简单，安全可靠，且可重复治疗，故可作为孤立性胃－静脉曲张的治疗方法之一。对伴有食管静脉曲张，同时辅以内镜硬化治疗，可望提高治疗效果。进一步的研究是BRTO后离肝血流的血流动力学改变及长期疗效。

（三）经皮经肝食管胃底静脉曲张栓塞术

经皮经肝食管胃底静脉曲张栓塞术（percutaneous transhepatic obliteration，PTO）是一种经皮经肝穿刺途径将导管植入门静脉并超选择地插入胃冠状静脉和胃短静脉，然后经导管注入造影剂及栓塞剂，从而阻断门脉血流达到止血目的的一种介入治疗方法。1972年Rosch等报道用栓塞出血部位供血动脉的方法治疗消化道出血获得成功。1974年Lunderquist等首创经皮经肝穿刺门静脉插管至食管静脉的侧支胃冠状静脉内，然后注入各种不同的栓塞剂，栓塞胃冠状静脉以达到治疗食管胃底静脉曲张破裂出血的目的，其近期止血率为50%。1982年由Yune等系统报道了本疗法的主要操作步骤，并建议其主要适用于常用治疗方法无效而又不能紧急作外科分流手术的患者。Viamonte 报告 32 例急性出血和 35 例非急性出血患者栓塞后全部止血。Keller（1985）报告的 32 例中，30 例（93.7%）成功。

胃冠状静脉和（或）胃短静脉栓塞后，门静脉压力进一步增高，联合部分脾动脉栓塞术可以降低门脉压力，同是缓解脾功能亢进。胃冠状静脉和（或）胃短静脉栓塞后，增加了门静脉血的向肝灌注，解决了单纯部分脾动脉栓塞后，门脉压力下降，门静脉血向肝的灌注减少，肝功能损害的问题，有利于肝细胞的再生和其功能的改善。

1. 适应证和禁忌证

（1）适应证：食管胃冠状静脉栓塞术主要用于临床保守治疗或内镜下治疗无效的食管胃底静脉曲张破裂出血，治疗主要在出血期进行。

（2）禁忌证：有明显出血倾向者或终末期患者。

2. 治疗方法　在 DSA 电视监视下，取右腋中线肋膈角下方 2cm 或剑突下偏右侧穿刺，采用 22G 千叶针对准肝门方向进针，进针深度 5~7cm。边退针边用注射器回抽，见血后注入对比剂观察是否进入门静脉分支。如进入门静脉分支则经穿刺针插入 0.018 英寸（1 英寸 =2.54cm）导丝，导丝头端进入门静脉主干，经导丝插入 4F 导管鞘，建立表皮到门静脉系统的通道。经导管鞘插入 4F 单弯导管或 cobra 导管，导管头端分别置于脾静脉近脾门处，肠系膜上静脉主干，以 5ml/s，总量 15~20ml 注入对比剂，观察门静脉血流方向和胃冠状静脉、胃短静脉、食管静脉及门静脉体静脉交通等。将导管尾端连接测压玻璃管，导管头端置于门静脉主干、脾静脉测压。用导丝配合将导管分别插入胃冠状静脉、胃短静脉逐一造影，判断血流速度和方向，然后分别给予栓塞。对于血流速度快，曲张静脉增粗明显的分支，先用 5~10mm 直径的钢圈栓塞以减慢血流，部分患者加用明胶海绵颗粒，然后缓慢注射无水乙醇。每注入 3~5ml，等待 3min 后即手推对比剂观察栓塞程度，直至曲张的血管团不再显示。栓塞完毕后再次行门静脉测压、造影。栓塞完毕撤出导管，将导管鞘退出门静脉，保留在肝实质内，经此鞘送入 1~3 枚弹簧钢圈栓塞穿刺通道。介入治疗术后给予护肝、营养支持治疗，用抗生素 3d，继续给予抑酸药物及消化道黏膜保护剂 3~5d。

3. 并发症

（1）腹腔内出血：其主要原因为患者凝血功能差及操作损伤所致，一般采用内科保守治疗，若大量出血则急症手术。

（2）血胸及气胸：主要因穿刺点过于偏高或偏向头侧进入胸腔所致。少量可自行吸收，大量则需胸腔引流、排气。

（3）门静脉血栓形成：较少见。

（4）其他：肺动脉栓塞、脑动脉栓塞、不锈钢圈移位等，多与栓塞剂应用不当及操作不熟练有关。

4. 疗效评价　胃冠状静脉栓塞术既能使曲张血管广泛形成血栓，又能使其主干血流完全阻断，急性出血止血率可达 100%，联合部分脾动脉栓塞术或 TIPSS，可明显降低远期再出血率；部分脾动脉栓塞面积应在 60%~70%，既保留了部分脾脏功能，又缓解了脾功能亢进，降低了门静脉压力，手术成功率 80%~90%。不成功的原因有：肝内门静脉相对较细，门静脉与食管胃底静脉丛间侧支较多，胃冠状静脉和（或）胃短静脉起始段与门静脉角度、方向、扭曲程度使导管导丝不易进入，胃短静脉距穿刺点较远，导管导丝不易调节等。与分流手术比较，栓塞术后肝性脑病的发生率较低；与断流手术比较，不会使胃黏膜病变加重；适应证相对较广，创伤小；与内镜下治疗比较，不仅对食管曲张静脉破裂出血有效，对贲门胃底曲张静脉破裂出血也有效。

5. 注意事项 由于肝硬化患者肝脏缩小，且伴有腹水，应在透视下选择穿刺点，避免穿入胸膜腔形成血气胸。腹水较多的患者可于术前先放腹水 2 000 ~ 3 000ml，以提高门静脉穿刺成功率。导管进入胃冠状静脉或胃短静脉后，注入无水乙醇前应先造影，证实造影剂无反流方可进行栓塞。注入无水乙醇时要分次缓慢，注入 10min 左右才能观察是否有血流停滞。切忌急于复查和追加栓塞剂，注入过量的栓塞剂可造成门静脉系统血栓形成。也可与造影剂混合在透视下注入。如数次注入无水乙醇仍未完全闭塞时，可与明胶海绵颗粒混合使用；或用不锈钢圈栓塞粗大的静脉后，再将导管头越过钢圈，追加少量无水乙醇。注入无水乙醇时患者可出现疼痛，可于栓塞前先注入利多卡因。不锈钢圈的直径应与要栓塞的血管直径一致。为防止穿刺道出血，可于穿刺道内放置明胶海绵或不锈钢圈。

（四）部分性脾栓塞术

门静脉高压伴脾功能亢进者，采用脾切除术改善脾功能亢进所致的血液学改变是多年来传统治疗方法。但由于对脾生理和病理生理的进一步认识，脾切除不再被认为是无关紧要的了。因为脾脏是产生抗体和非特异性免疫球蛋白的器官，它在全身防卫体制中起重要作用，脾切除后发生严重感染的机会明显增多。1973 年 Maddison 首次报道门脉高压伴脾功能亢进患者用自体血凝块进行脾动脉栓塞获得成功，1980 年 Spigos 对脾动脉栓塞术进行改进，采用部分性脾栓塞术（portional splenk embolization，PSE）获得成功，并认为部分性脾栓塞能够保留部分脾脏以完成其免疫功能，同时有效地改善患者的外周血象，以此来替代脾切除术。这就是后来被称作的"内科脾切除"。

1. 适应证与禁忌证

（1）适应证

1）各种原因所致的脾肿大并有脾功能亢进，具有外科手术指征者。

2）脾功能亢进导致全血细胞显著减少者。

3）门静脉高压，充血性脾肿大并有脾功能亢进，具有上消化道出血史及出血倾向者。

4）门静脉高压，经颈静脉肝内分流术失败者。

（2）禁忌证

1）继发性脾功能亢进，其原发疾病已达终末期者，有恶液质及脏器功能衰竭者。

2）严重感染及脓毒血症，脾栓塞有发生脾脓肿的高危患者。

3）凝血酶原时间低于正常 70% 者，需纠正凝血功能后再行介入治疗。

4）巨脾症，严重黄疸，大量腹水者为相对的禁忌证。

5）其他常规介入操作的不适应者。

2. 治疗方法

（1）术前准备

1）常规检查血象、凝血三项、肝功能等。

2）穿刺部位备皮。

3）术前抗生素应用以预防感染：一般方案为青霉素 80 万单位，庆大霉素 16 万单位，静脉滴注，必要时可加用甲硝唑 0.2g，术前两天开始。也有报道应用喹诺酮类抗生素。

（2）栓塞步骤和方法

1）步骤：常规消毒铺巾，局麻下以 Seldinger 技术穿刺股动脉。小儿可由麻醉医师施以静脉麻醉和镇静，以保证不影响操作。小儿可应用 18G 穿刺针和 4F 动脉鞘，较大的穿刺针成功率会减低，现有新型的多重交换的小穿刺套件较适合小儿股动脉的穿刺。穿刺成功及保留血管鞘后，引入 4~5F 的导管做腹腔动脉甚至脾动脉的插管造影，并将导管借助导丝超选择插管至脾动脉干的末段或者不同的脾支内，要求导管前端越过胰尾动脉，然后经导管注入栓塞剂进行栓塞。

2）栓塞方法：采用适当大小的明胶海绵条使一定大小的脾内分支栓塞，由于脾的解剖决定了脾小梁之间没有血管互相吻合，因此引起栓塞动脉远端的脾梗死，栓塞过程通过造影证实形成脾梗死范围在 40%~60%，可达到"部分性脾切除"的效果，既改善了临床症状，又保留脾的免疫功能。该方法较安全，并发症较少。但由于末梢脾窦未能栓塞，仍有充血空间，当动脉压力减低后，带细菌的肠系膜静脉血和门静脉血倒流入脾，易引起梗死区的感染形成脓肿，而且脾功能亢进较易复发。

3）栓塞部位的控制：其一是超选择脾下极的动脉分支，认为优点是脾下极有大网膜相邻包裹，即使产生坏死，很快能被周围的大网膜包裹，不易弥散引起全腹膜炎，同时左下胸膜腔和肺的反应较轻，另外栓塞范围也易控制。其二是在脾动脉远端以低压流控法注入栓塞剂，利用血液的流动分布栓塞末端脾组织，通过反复造影与栓塞前比较，控制栓塞范围大小。或根据血流的速度的改变来估计，如脾内造影药剂流速减慢约 50%~60%，造影药剂停滞时超过 80%。

4）栓塞程度的控制：采用全脾周围性栓塞，将导管置于脾动脉主干远端（避开胰背动脉和胃短动脉）利用低压流控技术注入栓塞剂，栓子顺血流随机均匀阻塞相应口径脾动脉分支。过去常根据脾动脉主干血流速度来估计栓塞程度。但因目测者的经验以及血管痉挛等因素影响，栓塞不足或过度栓塞难以避免。有研究表明在欲栓塞脾脏体积一定的条件下，脾脏内 1mm 的动脉分支数与 $2mm \times 2mm \times 2mm$ 大小新鲜明胶海绵颗粒数呈正相关，与脾脏大小无关，并总结出经验公式：$G = (E - 11.5) A/50.5$。E 表示新鲜的大小约 $2mm \times 2mm \times 2mm$ 或经高压消毒后 $1mm \times 1mm \times 1mm$ 的明胶海绵颗粒数，式中 G 为预期栓塞程度 $\times 100\%$，A 表示直径约 1mm 左右的脾内动脉分支数。

3. 并发症及处理原则

（1）脾脓肿：可由导管导丝及栓塞剂污染引起，体内其他感染灶的带菌血逆流进脾静脉也是一个原因。较小的脓肿可经保守治疗而愈。较大的脓肿可经皮穿刺引流辅助治疗。如果脓肿破裂并引起腹膜炎，应及早行外科手术治疗。

（2）误栓：导管前端位置过近或注入栓塞剂的压力过大，栓塞剂反流误栓塞胃、胰的动脉，严重者可导致急性胰腺炎。因此，栓塞剂应伴造影剂在透视下进行缓慢推注，压力应小，确保无反流，可减少意外栓塞非靶器官的机会，轻度胰腺炎用抗生素对症处理，一般可痊愈。

（3）左下胸腔积液及左下肺炎发生率约 18%：脾上部栓塞后局部反应可刺激左膈及左下胸膜而引起炎症及疼痛，左下肺呼吸受限易诱发肺炎及胸腔积液。对此，可应用抗生素、镇痛及局部理疗等方法，多能恢复正常。

（4）栓塞后综合征：发生率几乎 100%，但程度不同，可有一过性发热、左上腹不适、食欲不振、腹痛等，经用抗生素消炎、止痛、退热的治疗可逐渐缓解，多在1周左右消失。

4. 疗效评价

（1）脾动脉栓塞术后的影像学改变：脾动脉属终末动脉，栓塞后可引起局部梗死性坏死，其典型的超声声像图表现为尖端朝向脾门的楔形或不规则形回声区，边界清楚，未液化坏死或局部钙化后形成强回声区或有声影的强回声斑。栓塞后1周内在CT上难以显示，2周时在CT上呈低密度区。2周后，在CT上表现为明显的低密度区，有的类似于囊性病灶，边缘多较清楚。1个月以后，在CT上因瘢痕收缩，脾包膜向内凹陷，表现为脾内的低密度区。术后远期复发常意味着脾功能亢进复发。

（2）脾动脉栓塞术后外周血象的变化：脾动脉栓塞术后1d即可见白细胞升高，并在1周内达峰值，血小板可在1周内明显升高，甚至超过正常值。红细胞的增长速度较缓慢，一般在1个月左右可以达峰值。对于特发性血小板减少性紫癜，一次性栓塞治愈率约80%，但有一定的复发率。对脾功能亢进引起的白细胞、血小板和红细胞减少，近期疗效达90%以上，半年复发率约20%～30%，可以再次栓塞治疗。

5. 注意事项

（1）栓塞范围的控制：文献报道脾栓塞范围应控制在40%～70%，绝对不能过度栓塞，但是栓塞范围过小临床症状改善效果不明显，应视患者的全身情况及耐受程度而定。代谢旺盛的小儿患者、全身情况好或血液病所致的脾功能亢进者栓塞范围略放宽，较差的患者采用分期多次栓塞的方法达到治疗目的又减少并发症的出现。

（2）术后处理：股动脉穿刺部位要彻底压迫止血加压包扎，由于脾功能亢进者血小板明显减少，凝血功能较差，注意有无穿刺点再出血是必要的。术后卧床，为保持穿刺点的加压包扎，禁屈穿刺侧髋关节24h。严密观察生命体征、神智、腹部的症状、体征等。使用有效的抗生素和皮质激素3d以上，预防感染和减轻术后并发症。连续观察血象变化，必要时做B超或CT检查以了解脾内的变化或腹腔的情况。

四、预后

与门脉高压的病因、肝功能及并发症有关，肝功能越差，并发症越多，其预后也越差。如有条件行肝移植手术，可改善门脉高压患者预后。

（张　锐）

第十五节　肝肾综合征

肝肾综合征（hepatorenal syndrome，HRS）是慢性肝病患者出现进行性肝功能衰竭和门静脉高压时，以肾功能不全、内源性血管活性物质异常和动脉循环血流动力学改变为特征的一组临床综合征。

一、流行病学

HRS是终末期肝硬化的常见并发症。目前对肝硬化患者的HRS发生率尚不明了。有学者报道肝硬化合并腹水患者5年内HRS的发生率为40%。

二、病因

HRS 常发生于各种病因引起的肝硬化、重症肝炎患者，尚可发生于妊娠特发性脂肪肝、肝脏恶性肿瘤和肝切除术后等患者。一些患者在 HRS 发生前无明显诱因，另一些患者可有循环障碍及继发性肾衰竭的诱发因素。已知的诱发因素包括消化道出血、强力利尿、腹腔穿刺放液、特发性细菌性腹膜炎，以及肾毒性、非甾体消炎药（NSAIDs）应用等。

三、发病机制

HRS 患者的肾脏并无解剖和组织学方面的病变，而完全是由于肝脏病变后代谢产物、血流动力学及血流量的异常，导致肾脏血流量的减少和滤过率降低所致。这和肾炎后期引起的肾衰竭完全不同，因后者是属于器质性的，是不可逆转的。HRS 的发病机制尚不完全明了，血管扩张理论是目前最广为接受的解释 HRS 发病的理论（图 11-1）。根据这个理论，门静脉高压是导致 HRS 发生的初始事件，其机制可能与血管扩张物质有关，如一氧化氮（NO）、一氧化碳（CO）、细胞因子和其他血管扩张物质。这些血管扩张物质主要存在于内脏循环中，导致有效动脉血容量下降及继发性血管收缩系统活性升高。在疾病的早期阶段，血管收缩物的活性增高能代偿动脉的扩张，但随着疾病的进展，血管收缩系统的激活则导致水钠潴留和腹水形成，肾血管的收缩最终发生 HRS（图 11-1）。

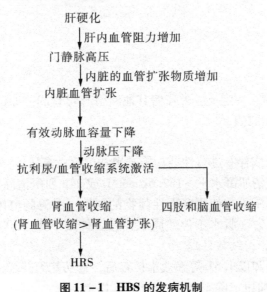

图 11-1　HBS 的发病机制

四、临床表现

HRS 临床表现包括肝硬化失代偿期及功能性肾衰竭两方面的症状和体征。患者常有脾大、门静脉高压；黄疸、腹水、各种肝功能障碍、氮质血症、少尿、低钠血症等。其肾脏无原发和特有的器质性改变。

（1）突然出现的少尿、无尿，这是 HRS 患者重要的标志。但也有少数患者可无上述表现。

（2）HRS 时绝大部分患者都有腹水和程度不同的黄疸，黄疸可波动，最终出现重度腹水。

（3）常合并血压降低、乏力、恶心、呕吐、嗜睡、胃肠道出血、抽搐等。

（4）有 HRS 的肝硬化患者约 50% 以上可出现肝性脑病。

五、辅助检查

（1）尿液检查

1）尿常规：尿常规可正常，尿液 pH 常呈酸性，尿中无蛋白、管型、红细胞、白细胞。此项检验结果与肾炎所致的尿毒症完全不同。

2）尿渗透压：尿渗透压常大于血浆渗透压的 1.5~3 倍，尿比重 >1.020。

3）尿钠：尿钠常 <10mmol/L，甚至可降至 1mmol/L。

（2）血液生化检测

1）血钠：血钠常降低 <130mmol/L，在氮质血症晚期血钠 <120mmol/L。

2）血钾：早期常低血钾，至 HRS 晚期可出现高血钾。

3）血清尿素氮、肌酐均见增高：因肝硬化患者常有营养不良、低蛋白血症，其升高程度不如原发性肾疾患明显。

（3）肾小球滤过率（GFR）、肾血浆流量（RPF）均下降，滤过分数（GFR/RPF）稍低或正常。

六、诊断

（一）诊断标准

在做出 HRS 诊断前，一定要除外任何其他能引起肾衰竭的原因。1996 年国际腹水研究小组推荐的 HRS 诊断标准如下。

1. 主要标准

（1）慢性或急性肝病伴有进行性肝功能衰竭和门静脉高压。

（2）GFR 下降，血清肌酐水平 >132.6μmol/L 或 24h 肌酐清除率 <40ml/min。

（3）无休克、细菌感染和使用肾毒性药物的证据。无胃肠道体液丢失（反复呕吐或剧烈腹泻）或肾性体液丢失（腹水不伴外周水肿患者体重下降 >500g/d，或伴外周水肿的患者体重减轻 >1 000g/d，持续数日）。

（4）在停用利尿剂和以 1.5L 等渗盐水扩容后，肾功能无持续性改善（血清肌酐下降至 132.6μmol/L 以下，或肌酐清除率升至 40ml/min 以上）。

（5）尿蛋白 <500mg/d。

（6）无尿路梗阻或肾实质病变的超声检查证据。

2. 附加标准　这些情况往往见于 HRS 患者，但并非诊断 HRS 所必须。

（1）尿量 <500ml/d。

（2）尿钠 <10mmol/L。

（3）尿渗透压大于血浆渗透压。

（4）尿红细胞数 <50/HPF。

（5）血清钠浓度＜130mmol/L。

（二）临床分型

HRS 按发病情况和预后可分为两型。

1. Ⅰ型　为 HRS 的急性型。肾衰竭自发地发生于严重的肝脏疾病患者，并迅速进展。肾功能急剧恶化为其主要临床特征，其标准为 2 周内血清肌酐超过原水平 2 倍至 ＞221μmol/L（2.5mg/L），或肌酐清除率下降 ＞50% 以上或肌酐清除率 ＜20ml/min。HRS Ⅰ型预后差，平均存活时间仅为 2 周。若肝功能得以恢复，肾功能则也可能自发恢复。HRS Ⅰ型常见于急性肝功能衰竭或酒精性肝炎及肝硬化肝功能急性失代偿患者。死亡原因多由于肝功能衰竭合并肾衰竭或肝功能衰竭合并内脏出血所致。

2. Ⅱ型　通常见于肝硬化肝功能相对稳定、利尿剂无效的难治性腹水患者。肾衰竭相对缓慢，GFR 逐渐下降，可能在持续数周或几个月内逐步发生肾衰竭。与Ⅰ型比较，其肾功能损害相对较轻，进展较慢。HRS Ⅱ型患者平均存活时间为 6～12 个月。

（三）临床分期

1. 氮质血症前期　一般为期数日至月余。此期表现为少尿，少数患者早期可无此现象，经使用利尿剂治疗无效。此期测定血清尿素氮可正常或呈短暂偏高，但测定内生肌酐清除率、对氨马尿酸清除率、自由水清除率均减少。

2. 氮质血症期　一般为期 3～7d，此时患者有明显尿毒症的症状表现，有恶心、呕吐、烦躁、乏力、嗜睡、尿量进行性减少，经使用利尿剂治疗，尿量仍 ＜400ml/d，测定血清尿素氮常 ＞9mmol/L，血清肌酐 ＞178μmol/L，血钠 ＜125mmol/L。

3. 终末期　此时患者出现无尿、低血压、扑翼样震颤、深昏迷，终致死亡。测血清尿素氮、肌酐显著升高，血钠显著降低，常 ＜120mmol/L。

七、鉴别诊断

（一）肾前性氮质血症

常有急性消化道出血、大量放腹水等导致血容量不足等诱因。一般经扩容治疗后有明显疗效。

（二）急性肾小管坏死

常有中毒性休克及肾毒性抗生素应用等诱因，有肾小管功能损害的表现，尿比重降低常 ＜1.015，尿钠 ＞40mmol/L，尿溶菌酶阳性，尿渗透压降低 ＜350mmol/L，尿常规有多量蛋白尿和管型尿，肾衰指数 ＞2。

（三）肝硬化合并慢性肾小球肾炎

乙肝或丙肝相关性膜性或膜增殖性肾小球肾炎，或肝硬化合并慢性肾小球肾炎，病程均较长，常先有高血压、水肿、尿比重固定低，尿纳显著增高。

（四）假性肝肾综合征

指累及多脏器的许多全身性疾病，如败血症、中毒、肿瘤、多动脉炎、结缔组织病、淀粉样变性等，也可出现肝肾衰竭，应注意鉴别。

（五）肾后因素致氮质血症

如各种原因引起的尿路梗阻。

八、治疗

失代偿期肝硬化患者一旦发生了 HRS，治疗上十分困难。最根本的治疗是治疗原发病，促进肝细胞功能的尽快恢复；对于终末期肝病，肝移植是治疗 HRS 最有效的方法。同时，针对 HRS 发病机制各个环节的治疗，以及消除、及时治疗引起肾衰竭的一切诱因仍是最基本的，常见诱因如消化道出血、过量利尿、大量且多次放腹水、严重感染等。对有过量利尿、大量或多次放腹水及出血、脱水等引起血容量减少因素的患者，或血流动力学呈低排高阻型（心排血量及血容量降低，外周末梢血管阻力增加）的患者可试用扩容治疗，如采用右旋糖酐、白蛋白、血浆、全血及自身腹水回输等，但每日液体的输入量应严格控制在 1 000ml 以内。如在血容量补足的同时给予大量利尿剂，可消除组织水肿、腹水，减轻心脏负荷，对心、肝、肾等脏器都有积极作用。要纠正不合适的利尿措施，治疗腹泻与脱水，维持水与电解质的平衡，同时保证足够的热量供给，供给优质蛋白质每日 0.5g/kg，减少组织蛋白质分解。积极消除体内存在的感染灶，禁用肾毒性药物如氨基糖苷类抗生素、新霉素及前列腺素合成酶抑制剂如吲哚美辛等。

由于 HRS Ⅰ型和Ⅱ型的临床进展与预后不同，故应结合分型采用不同的治疗。

（一）Ⅰ型治疗

1. 一般治疗　被怀疑Ⅰ型的患者应收治入院，密切随访患者的生命体征、尿量和血清生化指标。由于大多数患者有稀释性低钠血症，因此应该限制入液量。大多数情况下，总液体的摄入量应控制在每日 1 000ml。勿给予盐水，以免增加腹水和水肿。由于同样的原因，除非患者有严重的代谢性酸中毒，也不推荐给予碳酸氢钠。停用保钾利尿剂，以免造成严重的高钾血症。早期识别感染，并给予广谱抗生素治疗。

2. 肝移植　肝硬化伴有 HRS Ⅰ型患者的治疗首选是肝移植。因为 HRS 患者的肾脏病变是属于功能性的，是可以逆转的，如将这种患者的肾脏移植给肝脏正常的尿毒症患者，移植肾功能也恢复正常，组织解剖学也证实此种肾脏是正常的。因此，肝移植能治愈肝脏疾病和并发的肾衰竭。肝移植通常的禁忌证是：高龄、酒精中毒和感染。HRS Ⅰ型患者接受肝移植最大的问题是许多患者在等待肝移植的过程中即死亡。据文献报道，在肝移植前接受血管收缩药物如特利加压素治疗的 HRS 患者，与无 HRS 的患者移植后结果相似，因此认为 HRS 患者应在移植前给予此药改善肾功能，从而获得较好的移植后的临床结果。

3. 血管收缩药物　血管收缩药物是目前治疗 HRS 的唯一有效的药物治疗。目前血管收缩药物有 2 类：抗利尿激素的类似物（鸟氨酸加压素和特利加压素）及 α 受体激动剂（去甲肾上腺素和米多君），分别作用于 V_1 血管加压素受体和 α_1 肾上腺素能受体。血管加压素的类似物与白蛋白联合用药能显著改善绝大多数 HRS 患者的肾功能，这种改善发生在开始用药数日后。鸟氨酸加压素因其严重的缺血并发症，故不推荐使用。特利加压素是使用最多的治疗 HRS 的血管收缩药物。使用方法是：0.5～2mg，每 4～6h 1 次静脉输注，至血清肌酐降低至 132.6μmol/L（1.5mg/dl）以下（有反应者）或最多使用 15d。其作用机制是使内脏循环血管收缩，改善系统血流动力学，降低血管收缩系统的活性，从而改善肾脏的血流动力学。50% ~75% HRS 患者对特利加压素的治疗有反应。无反应的预测因子包括高龄、严重肝功能衰竭（Child - Pugh 分级 >13）以及未与白蛋白联合用药。对特利加压素有反应的患者较无反应的患者存活率高，提示特利加压素不仅可以改善患者肾功能，还可以提高其存活率。

4. 经颈肝内门体分流术（TIPS）　只有少数研究报道 TIPS 对 HRS 型患者的治疗有效。该方法的主要局限是 TIPS 被认为禁用于严重肝功能衰竭的患者（Child - Pugh 评分 >12）或有严重肝性脑病的患者，因为 TIPS 有导致不可逆的肝功能衰竭或慢性肝性脑病的风险。而许多 HRS 患者往往已有严重的肝功能衰竭。TIPS 应推荐给无严重肝功能衰竭且缩血管药物治疗失败的患者。

5. 血液透析　对治疗 HRS 无效，不能增加 HRS 患者的存活率。透析治疗本身是一种暂时的支持治疗，只应用于特殊的临床适应证，如对药物治疗无效的严重肺水肿、代谢性酸中毒和高钾血症。可选择性地应用于部分急性肝功能衰竭或慢性肝病并发 HRS 准备肝移植的患者。

6. 分子吸附再循环系统（MARS）　最近报道 MARS 能改善一些 HRS Ⅰ 型患者的肾功能，该结果有待于进一步研究的证实。

（二）Ⅱ型治疗

1. 一般治疗　对这类患者的治疗主要是针对难治性腹水。只有当尿钠排泄 >30mmol/d 时才考虑用利尿剂治疗腹水。慎用保钾利尿剂，以免引起高钾血症。限制钠的摄入（40 ~ 80mmol/d）非常重要。反复放腹水及静脉输注白蛋白可能是治疗这类患者大量腹水的一个选择。如果存在稀释性低钠血症，应控制入液量在 1 000ml/d。如有细菌感染，应早期抗感染治疗，以免进展为 HRS Ⅰ 型。

2. 肝移植　肝移植是对合适患者的治疗选择。移植前治疗 HRS 可能改善移植后的短期和长期结局。

3. 血管收缩药物　有文献报道，与Ⅰ型患者相似，对Ⅱ型患者予血管收缩药物治疗，同样能改善这些患者的肾脏功能。

4. TIPS　TIPS 应用于Ⅱ型患者能改善肾功能、控制腹水，并降低Ⅱ型进展至Ⅰ型的风险。但有报道，TIPS 治疗与反复放腹水加静脉输注白蛋白相比，前者并不能提高患者的存活率，反而增加了肝性脑病的发生率，并且价格昂贵。

九、预防

近年有 2 项随机对照研究报道了 HRS 在一些特殊的临床背景下是可预防的。第一项随机对照研究提示，伴有自发性腹膜炎的肝硬化患者予白蛋白及头孢噻肟联合治疗与单用头孢噻肟相比，前者明显降低发生循环功能受损率（10% vs. 33%）、住院死亡率（10% vs. 29%）以及 3 个月的死亡率（22% vs. 41%）。第二项研究对象为严重的急性酒精性肝炎患者，肿瘤坏死因子抑制剂治疗组与对照组相比，HRS 发生率明显降低（8% vs. 35%），住院死亡率明显降低（24% vs. 46%）。由于感染和急性酒精性肝炎是 HRS Ⅰ 型的两项重要的促发因素，因此这些预防措施可能降低 HRS 的发生率。

十、预后

在所有肝硬化的并发症中，HRS 的预后最差，存活率极低，自发恢复极其少见。存活率的主要决定因子是 HRS 的类型。HRS I 型患者住院存活率 <10%，平均存活时间仅为 2 周。相反，II 型患者存活时间相对较长（6 个月）。第二个存活率的决定因子是肝脏疾病的严重程度。Child - Pugh C 级的患者预后较 B 级者明显为差。多年来，HRS 预后差被认为仅取决于肝脏疾病，肾衰竭不起作用。然而，近期的研究发现，肾衰竭本身是重要的预后的决定因子，治疗后肾功能改善的患者比无改善的患者存活时间更长。

（任亚斌）

第十六节 脂肪肝

脂肪肝是常见的弥散性肝病，表现为肝内蓄积脂肪量的异常。正常肝组织内脂质含量占肝湿重的 3%~5%，包括甘油三酯（TG）、脂肪酸（FA）、磷脂、胆固醇和胆固醇酯。由于疾病或药物等因素导致肝细胞组织内脂质超过肝湿重的 5%，或组织学上每单位面积见 1/3 以上肝细胞脂变时，称之为脂肪肝。大多数脂肪肝属于甘油三酯（TG）含量异常增高，脂肪肝轻者无症状，实验室检查常缺乏特异性，常需肝穿刺活检确诊。脂肪肝多属可逆性疾病，及早诊断和治疗常可恢复正常。脂肪肝继续发展可出现脂肪性肝炎，肝纤维化，肝硬化。

一、流行病学

五十年代流行病学调查显示脂肪肝检出率 3.2%，随后检出率逐渐增加，最近我国学者用 B 超普查发现脂肪肝的发生率高达 12.9%。脂肪肝检出率的增高，与人们生活方式改变有很大关系，而且由于影像学诊断技术的发展，尤其是超声显像在集体筛查中的应用，脂肪肝的报道日渐增多。脂肪肝的病因也发生了变化，欧美国家酗酒所致的脂肪肝仍占首位（45%），其次为肥胖（25%）、非胰岛素依赖性糖尿病（10%）和其他因素如药物、蛋白质 - 热量营养不良等所致的脂肪肝（20%），我国过去以营养缺乏为常见病因，80 年代后，营养过剩所造成的肥胖引起的脂肪肝日见增多，另外酒精，糖尿病也为常见的因素。脂肪肝的发生与年龄、性别、血脂、血糖、血压、肥胖有密切关系，嗜酒、高脂高蛋白饮食、睡前加餐、睡眠过多均是脂肪肝的危险因素，因此脂肪肝发生的流行病学因素是多方面的。高甘油三酯血症在脂肪肝中的作用较为复杂，很难与肥胖和饮食习惯分割开来。

二、病因

脂肪肝病因复杂，依病因不同可做如下分类。

（一）营养性脂肪肝

（1）营养不良：蛋白质、胆碱缺乏、维生素缺乏。

（2）肥胖。

（3）高脂高糖摄入：包括静脉输注过多。

（4）小肠旁路术、胃成形术、胃分隔术、小肠大面积切除等。

（5）Kwashiorkor 病。

（6）全胃肠外营养（TPN）。

（二）中毒性脂肪肝

1. 酒精　嗜酒。

2. 药物与毒物　药物有四环素、糖皮质激素、阿司匹林、胺碘酮、氨甲蝶呤、雌激素、异烟肼、环己胺、哌克昔林、心舒灵（Perhexiline maleate）等。毒物有氯仿、黄磷、四氯化碳、蓖麻碱、依米丁、银、汞、砷、铅、Jamaican 呕吐病。

（三）妊娠期急性脂肪肝

又称产科急性假性黄色肝萎缩。

（四）内分泌及代谢性脂肪肝

（1）糖尿病。

（2）Cushing 综合征。

（3）甲亢或甲减。

（4）高脂血症。

（5）遗传性脂质贮积病。如遗传性胆固醇贮积病（Wolman 病）、Farber 病、Taysach 病、Gaucher 病。

（6）性腺异常。

（7）低 β 脂蛋白血症或异常 β 脂蛋白血症。

（8）Reye 综合征。

（9）半乳糖或果糖不耐受症。

（10）Wilson 病。

（11）高酪氨酸血症。

（12）结节性非化脓性脂膜炎（Weber – Christica 病）。

（13）乙酰辅酶 A 脱氢酶缺乏。

（五）化疗及放射性肝炎性脂肪肝

也有人将其病因归为两大类。

1. 酒精性肝病（ALD）

（1）酒精性脂肪肝。

（2）酒精性肝炎。

（3）酒精性肝纤维化。

（4）酒精性肝硬化。

2. 非酒精性肝病

（1）肥胖。

（2）糖尿病。

（3）药物及毒物。

（4）内分泌及代谢。

（5）其他。

三、发生机制

(一) 肝脏与脂肪代谢

脂类包括脂肪和类脂，脂肪 (即甘油三酯，TG) 主要作用是贮能和供能，类脂包括磷脂，胆固醇及胆固醇酯等。肝脏是脂类代谢的主要器官，包括脂类的摄取、转化、运输、分解及合成等代谢。体内脂肪来源于肠道吸收的乳糜微粒 (CM) 和体内脂肪组织，经肝脏代谢后氧化供能，组成结构脂肪或重新形成极低密度脂蛋白 (VLDL) 进入脂肪组织重新贮存起来。

人体每日从膳食中摄入的脂质，95% 为 TG，即外源性脂肪，其余为磷脂，胆固醇 (酯)。脂质在小肠腔内经胆盐乳化，胰脂酶水解，生成游离脂肪酸 (FA)，β - 甘油一酯，溶血磷脂酰胆碱及胆固醇，并形成混合胶粒，在抵达小肠黏膜细胞后，已消化的脂质分解产物被吸收，并在内质网重新合成 TG 及磷脂等，在细胞内载脂蛋白作用下，装配成 CM，经淋巴进入血循环。乳糜微粒进入肝脏后先被库普弗细胞分解成甘油和脂肪酸。肝脏主要摄取来自血中和 CM 水解生成的脂肪酸，还摄取血中糖代谢的三碳化合物转化的脂肪酸。FA 进入肝细胞后，部分在线粒体内进行 β 氧化提供能量，部分重新合成甘油三酯，磷脂和胆固醇酯 (CE)，大部分甘油与载脂蛋白合成 VLDL，释放入血。

肝细胞内内质网和高尔基参与 VLDL 的合成与分泌。粗面内质网合成载质蛋白 (Apoprotein，Apo)，尤其是 Apo - B。脂质不溶于水，必须以可溶性形式才能在血液中转运，这种可溶性形式即脂蛋白。载脂蛋白 B 和光面内质网合成的 TG、磷脂、胆固醇等在粗面内质网和光面内质网连接处共同装配成脂蛋白，进入高尔基体糖化最后形成 VLDL，在微管运动的帮助下，经胞吐作用分泌入 Disse 腔。CM 是外源性脂肪的一种转运形式，VLDL 是内源性脂肪的一种转运形式。另外肝细胞内也有脂蛋白的分解系统：高尔基体 - 内质网 - 溶酶体复合物 (GERL)。

机体的脂肪代谢受神经 - 体液调节，如交感神经、促肾上腺皮质激素、促甲状腺激素、甲状腺激素、生长素、胰高糖素等。还受某些药物影响。

(二) 脂肪肝发生的一般机制

1. 脂肪来源过多　FA 从食物和脂肪组织来源过多，摄食过多或饥饿。肝内 TG 或 FA 合成过多。

2. 脂肪从肝中排出减少　载脂蛋白合成不足，如蛋白质，胆碱缺乏；VLDL 合成、分泌障碍；GERL 功能障碍；FA 氧化减少。

脂肪肝的发生是上述各步骤中一项或几项异常的结果。肝脏酯化 FA 合成 TG 的能力较强而氧化 FA 和合成脂蛋白的能力有限，因而上述因素常造成肝脏代谢脂肪能力相对/绝对不足，脂质贮积形成脂肪肝。

(三) 几种常见的脂肪肝

1. 肥胖　不管是成人或是儿童，其肥胖均与脂肪肝的发生有关，甚至有早至 6 岁发生肥胖性脂肪肝的报道。有研究表明几乎所有显著肥胖患者和 75% 中重度肥胖症 (超过体重标准 10%) 有肝脏脂肪变性，体脂分布研究表明，腹部和臀脂比例高的个体发生脂肪肝的危险性大。肝炎后不适当地增加营养而又缺乏运动所致的肥胖是我国常见的引起脂肪肝原因之一。肥胖者虽然可存在其他辅助因素，如嗜酒、糖尿病、蛋白质营养不良、药物反应等，但多数肥胖的脂肪肝患者不存在这些辅助因素，说明单一肥胖本身即可引起脂肪肝。肥胖患者周围脂肪组织过多，（尤其是肠系膜的脂肪较皮下脂肪更易在肝内蓄积），释出的 FA 增多，肝内脂肪贮积速度超过转化和分解速度，加上肥胖患者常有营养失衡，进食碳水化合物多而蛋白质少，存在饮食蛋白质－热量失衡，导致脂肪肝的发生。肥胖患者虽常有血中胰岛素水平升高，但其调节作用被过多的脂肪组织总量所抵消，表现为胰岛素耐受。患者体重增高与肝内脂肪贮积程度正相关，体重得到控制后，肝内脂肪浸润程度有所减少。多数肥胖性脂肪肝患者无症状，一般也不发生肝硬化，但如果出现脂肪性肝炎，则可恶化为脂肪性肝硬化，出现肝硬化的表现。80% 肥胖性脂肪肝患者胆碱酯酶升高，对其病因有一定鉴别诊断意义。

2. 糖尿病 2 型糖尿病是脂肪肝的原因之一，尸检中发现 1/3 非肥胖 2 型糖尿病患者有脂肪肝，也有资料显示 50% 的糖尿病患者伴发脂肪肝，51% 糖尿病酮症酸中毒患者尸检中发现脂肪肝。另外超声发现的脂肪肝患者较无脂肪肝者糖耐量异常和胰岛素基线水平上升现象多见。有人认为 2 型糖尿病脂肪肝的发生与慢性胰岛素水平升高有关，而与高血糖症关系不大，因为 2 型糖尿病者肝脏发生脂肪变较 1 型糖尿病多见。但也有人认为 2 型糖尿病者由于糖类摄入过多而出现肥胖，从而导致脂肪肝，统计资料表明 50% ~ 80% 的 2 型糖尿病患者为肥胖患者，而且用胆碱去脂治疗，对脂肪浸润疗效甚微，控制血糖，减轻体重后肝内脂肪浸润改善。1 型糖尿病少见脂肪肝的发生，1 型糖尿病脂肪肝的发生可能与胰岛素缺乏，脂肪分解，血浆脂蛋白清除能力降低有关。糖尿病在脂肪肝发展至非酒精性脂肪性肝炎（NASH）和肝纤维化中的因果作用尚有争议，尚无明确证据表明单有糖尿病而无其他伴发因素（如肥胖）作用下可以发展成慢性肝病。糖尿病所伴发的脂肪肝约 75% 其脂肪浸润既不呈现小叶中心型也不呈弥散分布，肝内脂肪浸润与糖尿病控制程度或病程长短无相关性，肝内脂肪变性的出现对糖尿病的预后影响较小。

3. 营养不良 营养失调的原因很多，与脂肪肝有关的因素主要是蛋白质缺乏，胆碱缺乏而糖、脂肪过多。

（1）长期摄入高脂、高糖：长期摄入高脂饮食即外源性脂肪增加可致高脂血症，肝脏摄取外源性 FA 及其酯化作用增强，而 Apo－B 及磷脂合成相对减少，TG 合成超过其转运，从而在肝内沉积。高糖摄入见于饮食中碳水化合物过多或输注糖液，摄入的糖在满足糖原合成后，其代谢生成的三碳化合物由肝细胞摄取转化为 FA，并酯化成 TG 在肝内沉积。

（2）营养缺乏：严重慢性炎症性肠病如溃疡性结肠炎、克罗恩病、小肠旁路术、胃成形术、胃分隔术、慢性消耗性疾病、恶性营养缺乏均可致营养缺乏。由严重慢性炎症性肠病及小肠旁路等手术所致的吸收不良，导致 Apo－B 及磷脂合成所需成分缺乏，脂蛋白生成不足，TG 不能及时转运而沉积于肝内。慢性消耗性疾病时，摄入的热量不足以满足基本的能量需求，出现糖皮质激素分泌增多，交感神经兴奋性增强，体内脂肪库中脂肪动员增加，大量 FA 释放入血，肝细胞摄取后酯化为 TG，超过了肝脏转运能力即可引起脂肪肝。恶性营养缺乏病（Kwashiorkor 病）多见于非洲儿童，由于食物中蛋白质长期摄入不足，Apo－B 和磷脂合成不足引起脂蛋白合成相应减少，加上总热量摄入不足，贮脂动员，TG 合成增强而引起脂肪肝。以低蛋白血症性水肿、皮肤色素减少、脂肪肝为特点。

脂蛋白合成的绝对或相对不足引起营养失调性脂肪肝，其具体机制如下：①胆碱和甲基供体不足。胆碱是合成磷脂的原料，体内胆碱可以由食物摄取，也可以由丝氨酸合成，丝氨酸合成胆碱时需由甲基供体（蛋氨酸甲硫氨酸等）提供甲基。因而摄入胆碱和甲基供体不足均可引起磷脂合成减少，进而影响脂蛋白的合成；②必需脂肪酸缺乏，磷脂中的脂肪酸多为不饱和脂肪酸，机体不能合成，必须由食物中摄入，故称必需脂肪酸，如其摄入减少或吸收不良，则影响磷脂合成。长期高胆固醇膳食时，由于胆固醇可与磷脂竞争必需脂肪酸，故也可导致磷脂形成减少；③合成 Apo－B 的氨基酸缺乏，饮食中蛋白质摄入不足或吸收不良，合成 Apo－B 所需的氨基酸如精氨酸、苏氨酸、亮氨酸、异亮氨酸等缺乏，Apo－B 合成减少影响脂蛋白合成。轻者一般无临床症状，中、重度者常呈非特异性肝病表现。本病营养失调纠正后，肝内沉积的脂肪可逐渐消退，但若同时伴肝细胞炎症、坏死病变，可发展至肝纤维化，进展至肝硬化者少见。

4. 药物及毒物　很多药物具有肝毒性，可表现为急性肝毒性或慢性肝毒性，而且其引起肝损伤的表现多种多样，如肝细胞坏死、肝炎、肝硬化、胆汁淤积等。引起脂肪肝的常见药物有四环素、放线菌素、糖皮质激素、雌激素、门冬酰胺酶、降脂药、抗心绞痛药（如胺碘酮）。常见的毒物有氯仿、四氯化碳、黄磷等。药物性脂肪肝多为大泡型脂肪肝如乙醇、皮质激素、别嘌呤醇、氟烷、异烟肼、甲基多巴、乙酰氨酚等，患者出现肝大、转氨酶升高，肝功能多保持完好，这种形式的脂肪肝多由药物的直接肝毒性所引起。也有表现为小泡型脂肪肝，如四环素、阿米庚酸、丙戊酸、苯基丙酸、Valproic acid 等。

皮质激素引起的脂肪肝和肝脏释放脂质的功能障碍有关，其临床表现与肝脏脂肪浸润程度有关。四环素通过抑制氧化磷酸化而抑制蛋白质的合成，肝内脂蛋白合成减少，导致 TG 在肝内沉积，四环素常引起急性脂肪肝，出现类似急性病毒性肝炎的表现，病理检查可见肝细胞内脂肪浸润以小叶中央区最显著，也可波及整个小叶，荧光检查提示四环素定位于线粒体。甲氨蝶呤是一种叶酸拮抗剂，能可逆性地抑制二氢叶酸还原酶，间接干扰蛋氨酸和胆碱合成，从而影响脂蛋白形成。四氯化碳可抑制蛋白质合成；降低肝内脂肪酸氧化率，使 TG 合成障碍，从而引起脂肪肝。黄磷主要是影响肝内载脂蛋白合成而使脂类分泌减少，在肝内大量沉积。异丙醇可使肝内 2－磷酸甘油增加，脂肪细胞分解脂肪增多，FA 大量入肝，使肝脏 TG 合成增多而出现脂肪肝。

Jamaican 呕吐病，由 hypoglycin 的代谢产物所致，它存在于 ackee 树不成熟的果实中，进入体内后变成辅酶 A 硫脂和卡尼汀衍生物，后二者不能被进一步代谢而明显贮积于卡尼汀池中，影响脂肪酸的氧化，ATP 产生和糖异生减少，脂肪酸酯化 TG 增多，可引起小脂滴性脂肪肝。

5. 遗传及代谢性疾病

（1）低 β 脂蛋白血症：是一种常染色体隐性遗传病，其特点是 Apo－B 血浆水平降低，常表现营养不良，棘红细胞血症，色素性视网膜炎、神经肌肉退行病和脂肪肝。纯合子者常有 Apo－B 和 LDL－胆固醇（LDL－chol）极度降低，杂合子者多无症状，Apo－B 和 LDL－chol 轻度降低。其脂肪肝的发生是由于肝细胞脂蛋白分泌缺陷，尤其是 Apo－B_{100} 缺陷所致。肝大不明显，肝细胞脂肪沉积多为大泡型，可出现肝纤维化和肝硬化。本病无特异治疗方法，可用中链 TG 代替长链 TG 促进肠道吸收，维生素缺乏者需补充维生素。

（2）家族性高密度脂蛋白缺乏症：也称 Tangier 病，常染色体隐性遗传。其特点是血中高密度脂蛋（HDL）减少或完全缺乏，肝脏、脾、肠系膜、淋巴结等组织胆固醇浸润。虽然血浆胆固醇水平减低，但 TG 水平正常或增多，此点有助于诊断。无特殊治疗方法。

（3）酸性脂酶缺乏症（Wolman 病和胆固醇酯贮积症）：本病是溶酶体酸性脂酶 A 缺乏引起的中性脂肪代谢障碍。

Wolman 病，常染色体隐性遗传，其溶酶体酸性脂酶 A 缺乏较重，使胆固醇酯和 TG 不能降解，而贮积在网状内皮系统的溶酶体中。患儿出生后一年发病，主要是消化道症状，几乎所有器官均有中性脂肪浸润（胆固醇酯和 TG）。患儿多在发病 6 月内死亡。

胆固醇酯贮积症，其溶酶体酸性脂酶 A 缺乏较上者为轻，发病较晚。本病经过缓和，预后较好。

（4）Reye 综合征：其特征是急性脑病伴内脏脂肪浸润，病因不明，常有先期病毒感染（如流感 A 或 B 或水痘病毒），随后出现呕吐和神经系统表现。可见于儿童，也可发生于成人。其发生原因可能与感染（病毒、细菌）、药物（如阿司匹林）、某些内源性毒物（如脂酸分解的二羧酸）和宿主的易感性有关。肝脏病变特点为：①小泡型脂肪浸润；②虽然线粒体改变显著，但肝内浓度不减少；③肝病与脑病损害程度一致，一般为可逆性的，历时短、变化快。线粒体变化特点是基质扩张与基质致密体进行性丧失，少数表现为多态性线粒体；严重时基质解体或明显肿胀。由于线粒体广泛损害，造成机体代谢紊乱，出现脑水肿等表现，并且为内源性毒素产生创造了条件，这些毒素又进一步加重线粒体损伤，形成恶性循环。患者常在病毒等前驱感染好转后又出现急性脑病，伴有呕吐、惊厥等。及早治疗，尤其是脑水肿的治疗，可使患者很快痊愈，若未能控制脑病。病死率可达 4% ~ 50%。其预后取决于脑病的程度和病变范围，而与肝功能损害程度无直接关系。

（5）β 脂蛋白缺乏症：遗传性疾病，小肠黏膜活检绒毛结构正常，但上皮细胞因脂肪过度而致空泡状改变，患者呈吸收不良综合征表现，有脂肪泻，低胆固醇血症，红细胞畸形，色素性视网膜炎，共济失调等。

四、病理

脂肪变的肝细胞可弥散分布，以肝小叶静脉周围（Ⅲ带）或汇管区周围（Ⅰ带）为主；也有在肝内呈灶状分布，偶尔形成脂肪性肉芽肿。肝细胞内的脂滴可以是大泡型，小泡型或混合型。大脂滴直径 >25μm，脂滴增多、融合将肝细胞核推向细胞边缘，使肝细胞呈现脂肪细胞样外观。大的脂滴可融合形成微脂囊肿，甚至脂肪性肉芽肿，此型脂肪变多见于肝腺泡Ⅲ带，预后较好，若累及Ⅰ带则预后差。小泡型脂滴直径多为 3 ~ 5μm，肝细胞核无移位，肝小叶结构无紊乱，无坏死或炎症，不发展为肝硬化。

（一）脂肪肝的病理分型

有学者根据肝脏脂肪的含量占肝湿重的比例或肝活检病理切片脂肪染色，将脂肪肝分为三型。

（1）轻度，含脂肪 5% ~ 10% 或光镜下每单位面积有 1/3 ~ 2/3 肝细胞脂肪产生。

（2）中度，含脂肪 10% ~ 25% 或光镜下每单位面积有 2/3 以上肝细胞脂肪产生。

（3）重度，含脂肪 25% ~ 50% 或光镜下每单位面积几乎所有肝细胞均质变。

（二）脂肪肝的病理分期

（1）Ⅰ期，单纯性脂肪肝：不伴炎症反应，依肝细胞脂肪变的范围又分弥漫性脂肪肝、局灶性脂肪肝，弥漫性脂肪肝伴正常肝岛。单纯性脂肪肝属良性病变，临床多无症状。单纯性脂肪肝的脂质沉积与肝组织炎症和纤维化及最终肝硬化的因果关系尚未确定，但临床和动物实验研究表明肝脏内脂质沉积的程度和炎症程度有关，而且可进展至肝纤维化和肝硬化。

（2）Ⅱ期，脂肪性肝炎：出现汇管区炎症和纤维化。此期除了肝细胞脂肪变性外，可见如下变化：Mallory 小体，或叫酒精透明小体，位于肝细胞质内，是细胞内骨架蛋白在胞浆内聚积而成的嗜酸性物质，在 AH 和非酒精性脂肪性肝炎（NASH）中均可出现。但以 AH 中较常见而且较大。如果检出大的鹿角状 Mallory 小体提示其病为酒精性；肝细胞气球样变性，并出现灶状坏死；炎症细胞浸润，AH 以淋巴细胞、单核细胞、多形核白细胞浸润。NASH 常为轻度的中性粒和单核细胞浸润，而且很少有明显的汇管区炎症细胞浸润，中性粒细胞并不一定是炎症细胞的主要类型，但可在局灶性坏死中出现；纤维化，早期多出现于中央静脉周围和肝窦周围，随后发展至汇管区，NASH 的纤维化常较 AH 轻。另外还可有淤胆现象。

（3）Ⅲ期，脂肪性肝纤维化：脂肪肝及脂肪性肝炎、原发性病因的存在，可激活库普弗细胞，枯否氏细胞增生并释放与肝纤维化有关的因素如 TGFβ/α、PDGF 等。这些因子使肝脏间质中的贮脂细胞（Ito 细胞）激活、增生。Ito 细胞的主要功能是贮存及代谢维生素 A，合成及分泌细胞外基质（ECM），并有一定产生胶原酶能力。脂肪肝时 Ito 细胞在库普弗细胞产生的细胞因子及其他因素作用下活化、增生，大量产生Ⅰ、Ⅲ型胶原；同时又产生Ⅳ型胶原酶，破坏正常的 ECM。最终Ⅰ型胶原代替基底膜，窦间隙毛细血管化，肝功能进一步受到损害，肝内血管阻力增加，这些因素又可促使库普弗细胞释放细胞因子，激活 Ito 细胞，形成恶性循环，大量 ECM 沉积，形成纤维条索和纤维间隔。其组织学特点是：窦周围及细胞周围纤维化；终末静脉周围纤维化；汇管区及汇管区周围纤维化，随后向实质呈条索状延伸侵蚀界板，可出现桥接纤维化分布。

（4）Ⅳ期，脂肪性肝硬化：虽然有研究证明，每年约有 12% 酒精性脂肪肝发展为肝硬化，但一般认为由脂肪肝直接发展而来的很少，多数来自 AH。AH 时由于肝细胞坏死，炎症细胞浸润，最终出现纤维化，相邻肝小叶纤维化条索相互连接，使肝小叶正常结构被分割破坏，发展成假小叶和肝细胞结节状再生，形成酒精性肝硬化（AC）。AC 一般为小结节性，但一些戒酒后的患者可发展为小结节为主的大小结节混合性肝硬化。非酒精性肝硬化也多为小结节性，有报道称肥胖者 1.5%～8.0% 可有肝硬化，也有人发现 NASH 初次肝活检呈重度纤维化和非活动性肝硬化者达 15%～50%。

五、临床表现

脂肪肝常无特异的临床表现，轻症者多无症状，仅在体检时发现转氨酶升高或 B 超有阳性发现。中重度脂肪肝可有上腹不适等症状而就诊。

（一）病史

经详细询问可发现酗酒、肝炎、药物及毒物接触、糖尿病史，少数患者有相应的遗传病家族史。

（二）症状

轻症者可无症状。中重度脂肪肝者可出现以下表现：上腹部隐痛或不适感，多在右上腹、纳差、恶心、呕吐、腹胀、腹泻，还可有阳痿、闭经、男性乳房肥大、肝掌、蜘蛛痣、鼻出血、皮下瘀血、末梢神经炎、舌炎、角膜干燥等。

（三）体征

肝脏肿大、表面光滑、边缘钝、质地柔软或韧硬，少数患者可出现脾大，可有门脉高压症（如腹水、水肿、上消化道出血），体重可减轻，但有全身脂质沉着者体重增加。

多数脂肪肝呈慢性经过，但也有呈急性经过，如 Reye 综合征，可有急性脑病表现，妊娠期急性脂肪肝可有妊高征等表现。

六、诊断

由于单纯脂肪肝多无特异性临床症状，或其症状常与其他肝病尤其是慢性肝病相似，因而必须通过实验室，影像和病理组织学检查才可确诊，完整的诊断应包括病因、病理及分型等。

肥胖者如无肝炎、输血、使用导致肝损害的药物，或有肥胖倾向并可排除由其他疾病所致，而且血浆中脂质增高，应做 B 超检查以确定有无肥胖性脂肪肝。对于长期、大量饮酒者，出现轻度疲乏，肝大而质地柔软，消化不良，转氨酶升高者，应考虑有脂肪肝的可能。头胎或双胎妊娠，妊娠晚期迅速出现消化道症状、黄疸、出血倾向，应考虑妊娠期合并重症肝炎或妊娠期急性脂肪肝。有药物及毒物接触史或婴幼儿急性脑病伴肝功能异常者应考虑相应的病因所致的脂肪肝。

（一）辅助检查

生化检查，脂肪肝的生化检查常有阳性发现，但表现多较轻，而且其异常程度与脂肪肝的病变范围和严重程度并不一致，所以诊断意义不大。生化检查可用于筛选一些肝脏疾病以及动态观察原发病的肝脏情况。

1. 血清酶学检查

（1）ALT、AST：一般为轻度升高，达正常上限的 2～3 倍。酒精性脂肪肝的 AST 升高明显，AST/ALT ＞2 有诊断意义。非酒精性脂肪肝时则 ALT/AST ＞1。ALT ＞130U/L，提示肝小叶脂肪浸润明显，ALT 持续增高提示有脂肪性肉芽肿。

（2）γ-GT、AKP：酒精性脂肪肝时 γ-GT 升高较常见，AKP 也可见升高，达正常上限的 2 倍；非酒精性脂肪肝患者 γ-GT 可以升高。

（3）GST：可反映应激性肝损伤，较 ALT 更敏感。

（4）谷氨酸脱氢酶（GDH）、鸟氨酸氨甲酰转移酶（DCT）：GDH 为线粒体酶，主要在肝腺泡Ⅲ带富有活性，DCT 为尿素合成酶，参与转甲基反应。脂肪肝时两酶都升高。尤其是酒精性脂肪肝，其 GDH/OCT ＞0.6。

（5）胆碱酯酶（CHE）、磷脂酰胆碱胆固醇酰基转移酶（LCAT）：80% 脂肪肝血清 CHE 和 LCAH 升高，但低营养状态的酒精性脂肪肝升高不明显。CHE 对鉴别肥胖性脂肪肝有一定意义。

2. 血浆蛋白变化

（1）β 球蛋白，α_1、α_2、β 球蛋白多升高。

（2）白蛋白多正常。

（3）肥胖性脂肪肝时，LDL-C 升高，HDL-C 显著降低，Apo-B，Apo-e，Apo-C

Ⅱ和Ⅲ升高。

3. 血浆脂类　TG、FA、胆固醇、磷脂常升高，其中胆固醇升高显著，常 >13mmol/L。

4. 色素排泄试验　BSP、ICG 排泄减少。在肥胖性和酒精性脂肪肝时，因为脂肪贮积多在肝腺泡Ⅲ带，而色素处理也在此部位。肝脏脂肪贮积影响了肝细胞排泄色素的功能。排泄减少的程度与肝脏脂肪浸润程度有关。

5. 胆红素　严重脂肪肝时可有血胆红素升高，轻中度脂肪肝胆红素多正常。

6. 凝血酶原时间（PT）　非酒精性脂肪肝多正常，部分可延长。

7. 血胰岛素　血胰岛素水平，呈高反应延迟型，糖耐量曲线高峰上升，下降延迟。

8. 其他　血尿素氮、尿酸偶见升高。

（二）影像检查

1. B超　B超检查经济、迅速、无创伤、有实用价值，可作为首选方法。B超在脂肪含量 >30% 时即可有阳性发现，>50% 时的脂肪肝其检出率达90%，近年来趋向于把 B 超指标量化，以综合积分判断脂肪肝的程度。彩色多普勒的应用也有助于来定量分析。

弥漫性脂肪肝：肝脏轻中度增大，回声增强，呈"明亮肝"：①肝肾对比可见其回声差异，肝实质回声强度 > 肾回声强度；②肝近场和远场回声差异，近场回声密集增强，远场回声减弱；③肝内管道结构特别是静脉变细不清；④肝脏轻中度增大。

B超可将脂肪肝分三度：

（1）轻度：近场回声增强，远场回声衰减不明显，肝内管状结构可见。

（2）中度：近场回声增强，远场回声衰减不明显，肝内管状结构模糊。

（3）重度：近场回声显著增强，远场回声明显衰减，肝内管状结构辨认不清。

局限性脂肪肝，可表现为单个或多个强回声结节，呈椭圆形。有时因其间所含正常肝组织呈低回声而出现"假瘤征"，应和其他占位性病变相鉴别。

有时 B 超不能区别和脂肪沉积相似的病变。如血管瘤通常是强回声，但周围有更高密度的肝脂肪变时，它可表现为低密度损伤，常需动态 CT 扫描进行鉴别。另外，超声常难以检测脂肪肝时的肝内扩张的胆管，因为脂肪肝时肝和胆管壁间的超声对比消失。

2. CT　其准确性优于 B 超，除可对脂肪肝进行分型外，还可观察治疗前后肝脏大小和密度变化。但费用较昂贵且具有放射性，限制了它的应用。

弥漫性脂肪肝，肝实质密度普遍低于脾脏、肾脏和肝内血管，而相比之下，门静脉内回声增强。增强后肝内血管显影清楚，形态、走向均正常。CT 值的高低与肝内脂肪沉积量呈明显负相关，因脾脏 CT 值较恒定，故肝/脾 CT 值的比值可作为衡量脂肪浸润程度的参考标准，或作为随访疗效的依据。酒精性脂肪肝时，肝脾 CT 值之比可小于 0.85。

局灶性脂肪肝，常发生于左叶内侧段，表现为局灶性肝内低密度影，呈扇形/不规则形，密度一般较均匀，增强后有轻度强化，其内可见正常形态和走行的血管影。

3. MRI　价格昂贵而少用。MRI 可清晰区分水和脂肪信号差异。脂肪肝为低信号，与正常肝实质信号相比明显降低。此项检查不但可检出脂肪肝，而且可很好的鉴别脂肪肝和肝脏占位性病变，后者呈高信号。

4. ^{99m}Tc 核素扫描　有助于区别局限性脂肪肝和肝内占位性病变。脂肪肝时肝弥漫性不均，肝肾摄取比值下降，肝骨髓摄取比值上升，其诊断脂肪肝的敏感性达86%。但由于其准确性不高于 B 超，临床很少应用。

（三）肝活检

肝活检是诊断脂肪肝的重要方法。如果影像学检查发现肝脏有脂肪变，应该明确是否需要进行肝脏活检。如同时有血清转氨酶升高，常需活检；若转氨酶正常而仅有影像的异常发现，多不需活检。对于局灶性脂肪肝，B超引导下肝穿刺，定位准确，安全。必要时对活检组织进行特殊染色、免疫组化、组织生化测定及特殊细胞学检查，以提高诊断的目的性。另外，偶然的影像学检查发现肝内弥漫性或灶性脂肪浸润但酶学正常，不能作为肝活检的依据。肝活检有创伤性，患者难以接受，目前主要用于：

（1）确定有无脂肪浸润，有无肝纤维化。

（2）探明某些少见疾病，如白血病、胆固醇贮积病、糖原贮积病。

（3）灶性脂肪肝和肝脏肿瘤的区别。

（4）无症状性可疑 NASH，肝活检是唯一诊断手段。

（5）戒酒后 ALD 或有 ALD 不能解释的临床或生化异常表现者。

（6）肥胖者体重减 10% 后，肝脏酶学异常仍存在者，需肝活检寻找其他病因。

（7）任何怀疑不是单纯肝细胞脂肪变或怀疑有多病因者。

（四）鉴别诊断

1. 病毒性肝炎及病毒性肝炎合并脂肪肝　脂肪肝和病毒性肝炎患者常有相似的临床表现如乏力、纳差、恶心、呕吐、黄疸等，而且影像检查都可表现为弥漫性肝损害，常不易鉴别。流行病学、病原学及血清学阳性有助确诊。

2. 肝占位病变　局限性脂肪肝与肝占位性病变（如肝癌、肝血管瘤、肝脓肿、肝囊肿等）常不易区别。肝细胞癌常呈超声衰减，有包膜和门脉侵犯。转移性肝癌多为超声增强，多结节，无门脉系统侵犯，CT 显示肝癌多呈边界较清楚的低密度区，加注造影剂后扫描组织对比增强。肿瘤血管和血管瘤用选择性肝动脉造影可以很好地显示。

七、治疗

治疗原则：①去除病因；②合理饮食；③合理锻炼；④降脂药物治疗。

（一）病因治疗

应针对不同病因采取合理的治疗措施。酒精性脂肪肝患者治疗的关键在于戒酒；营养不良性脂肪肝需改善营养状况；肥胖性脂肪肝和肝炎后肥胖所致的脂肪肝在保证营养的前提下，应适当减少糖、脂肪和总热量的摄入，并适当加强锻炼。如果能成功地控制体重，B超可发现肝脏脂肪沉积减轻，血清转氨酶水平也得到改善。减重的方法很重要，饥饿可以降低体重，但由于减少了蛋白质和其他营养物质的摄入，导致外周脂库动员，脂肪酸进入肝脏增加而加重脂肪肝的病情，甚至出现 NASH；糖尿病性脂肪肝应给予低热量、低脂肪和高纤维素饮食，并积极治疗糖尿病，对 I 型糖尿病控制血糖水平很重要，对 II 型糖尿病最重要的是减重，血糖控制次之；药物和毒物引起的脂肪肝应停用肝毒性药物，避免毒性化学物质的接触；胃肠道旁路术引起的脂肪肝，应重新恢复正常肠道的解剖和生理功能。妊娠期急性脂肪肝应立即终止妊娠。

全胃肠道外营养（TPN）所致脂肪肝应注意以下几点：

（1）由于 TPN 常伴有其他引起脂肪肝的疾病，故首先应针对这些疾病进行治疗。

（2）TPN期间，肠道革兰氏阴性细菌过量繁殖，产生内毒素使巨噬细胞不断释放TNF，后者可导致肝脂变，抗α-TNF多克隆抗体能显著减低此种肝脂肪变。

（3）TPN期间常有胆碱缺乏，应注意补充。

（二）合理饮食

饮食治疗是脂肪肝治疗的重要方法。合理的饮食应是高蛋白，适当热量和低糖类饮食。蛋白质是脂肪肝患者的主要营养素，可促进脂蛋白的合成，同时血浆白蛋白水平升高，有利于纠正重症患者的低蛋白血症，防止水肿和腹水形成。一般按1.5~2g/kg体重给予。

酒精性脂肪肝禁酒和纠正营养不良可使大部分脂肪肝在1~6周内消退，但也有需更长时间者。其饮食应高热量、高蛋白，并补充少量维生素。如总热量足够而蛋白质摄入不足，可促使脂肪肝继续发展。饮食脂肪总量以不超过总热量的15%~20%为宜，同时应含有必需脂肪酸。维生素的治疗可纠正临床及实验室检查异常，但对肝内脂肪浸润并无影响。

肥胖引起的脂肪肝应合理饮食以减轻体重。可以400~800cal/d逐渐增至1 000~1 500cal/d，短期内减肥速度过快，易致脂肪性肝炎、电解质紊乱、高尿酸血症、酮症酸中毒及体重反跳。

营养不良性脂肪肝应以高蛋白饮食，足量糖类和脂肪为原则，同时给予高维生素和低纤维素，病情严重者应加用复合氨基酸制剂。

糖尿病性脂肪肝应低热量、低脂肪、高纤维素饮食，合并肾病者应限制蛋白摄入 [<1g/(kg·d)]，以减轻肾脏负担。

肝炎后脂肪肝除了加强原发病的治疗外，饮食中应适当降低脂肪、糖及总热量，并加强适当锻炼。

（三）运动治疗

对肥胖、糖尿病、高脂血症、肝炎后脂肪肝患者应加强运动，运动量和运动方式结合具体情况，应长期坚持有氧运动。一般以中等量运动为度，心率达到一定标准（20~30岁130次/min，40~50岁120次/min，60~70岁110次/min），每次10~30min，每周3次以上。对肥胖者运动疗法比单纯节食减肥更重要，因为运动去除的脂肪主要是腹部内脏脂肪，可使TG、LDL-C下降，HDL-C上升，葡萄糖耐量改善及血压下降。

（四）药物治疗

脂肪肝目前尚缺乏有效治疗的理想药物，而且有些药物的作用还有争议。

1. 胆碱蛋氨酸和L-肉碱　仅适用于相关的营养不良性脂肪肝，如恶性营养不良和静脉高营养所致的脂肪肝，同时应注意其诱发肝性脑病的作用。胆碱是构成磷脂的成分之一，也参与体内甲基转换作用；蛋氨酸在体内可转化成胆碱；L-肉碱可促进脂肪酸氧化及膜修复。常用氯化胆碱0.3~1.0g每日3次口服或复方胆碱2ml每日1~2次肌注。

2. 多价不饱和磷脂酰胆碱　如肝得健，是一复合制剂，主要成分是磷脂，维生素B、E等。是目前临床应用较多的药物。磷脂是肝细胞器及肝细胞质膜的基本组成部分，可增加膜的流动性和稳定性，可起到保护肝细胞的作用。

3. S-腺苷甲硫氨酸　通过质膜磷脂和蛋白质的甲基化影响其流动性和微黏性，通过转硫基化增加肝内谷胱甘肽（GSH）、硫酸根及牛磺酸水平，对恶性营养不良，肝毒性物质及酒精性脂肪肝有效。

4. 抗氧化剂　还原型谷胱甘肽、牛磺酸、β-胡萝卜素，维生素 E、月见草-E、硒有机化合物（Ebselen）、Silymarin 及氨基类固醇衍化物 Iazaroid 等。本类药物可减少氧应激性损害及脂质过氧化导致的肝纤维化，但有待进一步证实其疗效。

5. 熊去氧胆酸　可以降低血脂，稳定肝细胞膜，抑制单核细胞产生细胞因子，有报道可改善患者 ALP、ALT、γ-GT 及肝脂肪浸润情况。

6. 降脂药物　烟酸类，苯氧乙酸（氯贝丁酯、苯扎贝特等）、HMG-CoA 还原酶抑制剂（如辛伐他丁等）。许多降脂药物具有潜在肝毒性，降低糖耐量，升高血尿酸等不良反应，而肝内脂肪沉积无改善甚至加重。烟酸的衍生物如烟酸肌醇、烟酸果糖酶、烟酸戊四醇酯不良反应相对较少。

另外实验发现前列腺素 E 具有提高细胞 cAMP 水平，抑制肝细胞胆固醇和中性脂肪合成，防止肝细胞脂肪浸润的作用。

7. 中医中药治疗　常用中药有丹参、泽泻、何首乌、山楂、枸杞子、黄芩、姜黄、大黄等，可按中医辨证施治原则组方治疗，如肝郁气滞型患者，可用柴胡肝散加减，气血淤阻以逐淤汤加减，痰浊内阻用四逆散合导痰汤加减，正虚淤结用八珍汤合积丸加减。中医药治疗缺乏系统的临床试验，疗效尚难肯定，但其最大优点是不良反应小，具有广泛开发前景。

八、预后

由于病因复杂，远期随访资料也较少，各种治疗尤其是药物治疗效果评价标准差异，因此对各种影响预后的因素的评价尚缺乏全面资料。对脂肪肝预后的争论有二。脂肪肝是否会引起演变为肝硬化；脂肪肝是否会引起严重肝损害。一般情况下，肥胖性脂肪肝很少引起肝损害，酒精与药物是引起肝纤维化和肝硬化的主要原因。糖尿病性脂肪肝和蛋白质摄入不足易引起脂肪性肝炎。特殊类型的脂肪肝如妊娠期急性脂肪肝如未及时终止妊娠，死亡率很高，多达 60%~80%。

（任亚斌）

第十七节　肝脓肿

一、细菌性肝脓肿

细菌性肝脓肿是由化脓性细菌侵入肝脏所致。起病急骤，寒战、高热、肝区痛、肝肿大伴压痛，毒血症症状显著。如未能及时有效治疗，可发生脓肿破入胸腔或腹腔，形成胸、腹膜炎、膈下脓肿、败血症等严重并发症。

（一）病因、发病机制

本病的致病菌主要为金黄色葡萄球菌和大肠杆菌。细菌可以下列途径进入肝脏：①胆道：胆道蛔虫症，胆管结石等并发化脓性胆管炎时，细菌沿着胆管上行，是引起细菌性肝脓肿的主要原因；②肝动脉：体内任何部位的化脓性病变，如骨髓炎，中耳炎、痈等，特别在发生脓毒血症时，细菌可经肝动脉进入肝脏；③门静脉：已较少见，如痔核感染、坏疽性阑尾炎、菌痢等，引起门静脉属支的血栓性静脉炎，脓毒栓子脱落进入肝内，即可引起脓肿；

④其他：包括临近脏器化脓灶侵入、肝肿瘤坏死并发感染、肝外伤等。在机体抵抗力下降时发病。

细菌侵入肝脏后，即引起炎症反应，进而形成小脓肿，小脓肿逐渐扩大，互相融合成较大脓肿。来源于胆道的病变者，脓肿以左叶多见，且多与胆管相同，和肝内胆管病变相一致，呈节段性。来源于门静脉系统者，脓肿以右叶多见。

（二）诊断步骤

1. 病史采集要点　细菌性肝脓肿多为继发性病变，但也可在原发疾病已经好转后独立存在。典型表现是在原发病的基础上骤起寒战、高热、大汗，肝区或右上腹痛并伴有厌食、乏力和体重减轻等。单个脓肿表现多不典型，起病隐匿，常有低热、不适、倦怠、腹胀、吸气后右上腹痛、恶心呕吐等，且通常病史超过15d，要求临床医生要有早期诊断的高度警惕性。口服类固醇激素、糖尿病、慢性酒精中毒和原因不明的出现右肺异常也应怀疑细菌性肝脓肿。

2. 体格检查要点　肝肿大和右上腹触痛是最常见的体征。肝肿大程度不一，有叩击痛或压痛，若脓肿在右肝下缘且较浅在，则右上腹有触痛及肌紧张。若肝脏病灶广泛或严重时，可出现黄疸和腹水。

3. 门诊资料分析

（1）血常规：白细胞计数及中性粒细胞增多，白细胞升高可达（20～30）×10⁹/L，50%出现贫血。

（2）肝功能试验可出现不同程度的损害，包括总胆红素升高、低蛋白血症、凝血酶原时间延长。

（3）X线检查可见病侧膈肌抬高和固定，常有胸腔积液、右下肺炎和肺不张。

（4）B超诊断符合率85%～96%，它可以了解脓肿部位及大小，其特征表现常与病程及脓肿的液化程度有关。是门诊最重要的筛查手段。

4. 进一步检查项目

（1）CT对脓肿的检出率为90%～97%，其准确性不受肠道气体和体位的影响，能发现肝内直径小到0.5cm的病变，还可标出脓肿空间的位置，指导穿刺和导管引流。

（2）磁共振（MRI）对小脓肿有早期诊断价值。

（3）选择性肝动脉造影，对直径＜2cm多发性小脓肿有诊断价值，有助于确定手术途径。

（4）诊断性肝穿刺抽脓，是确诊的重要手段。应在超声波探查引导下进行，通常在疼痛最明显部位进针。抽出的脓液应在严格无氧和微嗜氧条件下培养，检查需氧和厌氧菌及真菌。约1/3的化脓性肝脓肿是需氧菌感染，另有1/3是厌氧菌，余者为混合感染。

（三）诊断对策

1. 诊断要点

（1）有潜在或原发疾病，如胆道疾病、败血症、腹部化脓性感染、恶性肿瘤、糖尿病、肝硬化、慢性酒精中毒、艾滋病、口服类固醇激素等，或是近期有介入治疗史。

（2）出现寒战、肝区痛及叩痛、肝肿大并有触痛等，及发热等非特异临床症状。

（3）原发病灶清除后持续发热，伴有右上腹痛或肝功能损害应排除并发肝脓肿可能。

（4）结合上述辅助检查，其中肝穿刺穿脓及细菌培养是确诊标准。

（5）明确诊断后注意探查膈下、心包以及胸膜腔和下肺，排除脓肿侵犯。

2. 鉴别诊断要点

（1）阿米巴性肝脓肿：单纯阿米巴肝脓肿临床表现较缓和，肝区压痛较轻，黄疸少见，白细胞增加不显著且以嗜酸性粒细胞居多。脓液呈巧克力，可找到 Charcot – Leyden 晶体，具有鉴别意义。阿米巴血清检查间接血凝法阳性（1：128 为临界值，1：32 为阴性）。但目前单纯阿米巴脓肿并不多见，常伴有细菌感染，血培养阳性率为 48%，脓液细菌培养阳性率为 90%，可发现致病菌。

（2）结核性肝脓肿：临床表现轻重不一，复杂多样，无特异性。和细菌性肝脓肿难以鉴别，有时需要依靠肝穿刺或腹腔镜直视下、肝组织学和（或）病原学检查才能确诊。结核性肝脓肿在抗结核药物治疗后 2 个月体温降至正常，6~9 个月病灶可以消散，通过治疗也可协助诊断，但要有耐心并取得患者配合。

（3）肝癌坏死液化：与脓肿相比，病程较慢，无急性感染表现。肝呈进行肿大坚硬、表面高低不平而无显著压痛。血清甲胎蛋白测定常呈阳性，超声波检查等有助于鉴别。但当肝癌并发高热或癌块坏死合并感染时，易导致误诊。

（4）临床类型：细菌性肝脓肿的严重并发症是向膈下，腹腔、胸腔穿破以及胆源性肝脓肿引起胆道大出血。

（四）治疗对策

1. 治疗原则

（1）重视一般支持疗法，输血、输液，纠正体液和电解质紊乱，补充各种维生素，合理应用抗生素；尤其要注意血浆白蛋白水平要尽可能维持正常。

（2）穿刺置管或手术切开引流。

（3）注意原发病的治疗，如胆结石等。

2. 治疗计划

（1）抗生素：尽早应用大量有效抗生素是治疗本病的关键，常采用二种以上抗生素联合应用。在未证实病源菌前，脓液样本的革兰染色检查可以指导抗生素的选择。一般来说，可先选用针对大肠杆菌和金黄色葡萄球菌给药，待敏感试验报告后再调整抗菌药物。大肠杆菌所致之肝脓肿，用氨苄青霉素加庆大霉素或卡那霉素；或庆大霉素加氯霉素。近期使用的头孢菌素或喹诺酮类与之联用，效果更好。葡萄球菌所致肝脓肿，首选青霉素 G，红霉素或第三代头孢菌素，次选庆大、卡那霉素。若有厌氧菌感染或同时并有阿米巴脓肿时加用灭滴灵，每日 1.5~2 g 静滴。

（2）对脓肿的处理：单发性脓肿，首选穿刺，抽脓。穿刺抽脓时应尽量将脓液抽尽，若脓液稠厚，可用生理盐水或 5% 碳酸氢钠溶液反复冲洗。一般需每天或隔天抽脓一次。行置管引流时，应反复脓腔冲洗。

（3）手术切除引流：指征为：①巨大肝脓肿，抽脓困难或脓液不易抽出者；②脓肿已经穿破到胸、腹腔者；③肝左叶脓肿或肝右叶前下方脓肿，穿刺抽脓或置管引流困难者；④较大的多发性脓肿或已融合为较大脓腔者；⑤脓液黏稠或坏死组织堵塞针头或导管，引流不畅者；⑥穿刺抽脓不畅，药物治疗后脓肿不见减少者；⑦脓肿伴有腹膜炎体征者。

（4）治疗方案的选择：①单个脓肿小脓肿可先内科抗感染治疗；较大脓肿在 B 超引导

下穿刺置管引流；②较大脓肿有穿破可能或已经穿破手术切开引流；③多发性肝脓肿不适于手术治疗，应采用内科保守治疗，注意营养支持；④慢性肝脓肿手术切开引流。慢性局限性的厚壁肝脓肿可行肝叶切除；⑤肝脓肿是消耗性疾病，营养支持很重要。

（五）病程观察及处理

1. 病情观察要点　观察腹痛、体温和引流物的性状和体积。血常规及血生化检查，病程较长者注意白蛋白等营养指标，定期 B 超检查脓腔大小。如果腹痛突然好转而体温未降，警惕脓肿穿破可能。引流物计量时需减去冲洗脓腔所用的液体量。

2. 疗效判断与处理　腹痛好转、体温正常、脓性引流物逐渐减少是好转的指标。如果不再排脓，临床症状消失，B 超下脓腔小于 2cm 后，可将导管拔出。

（六）预后评估

细菌性肝脓肿的预后，取决于脓肿数目、部位、细菌的种类和毒力，患者的一般状态、治疗开始早晚、是否彻底、有无并发症等因素。在同时应用抗生素、穿刺、导管或切开引流条件下，多发性细菌性肝脓肿死亡率为 50% 左右，单发性肝脓肿死亡率较低约 20% 左右。若伴有低蛋白血症、肾功能改变、胸腔渗出、梗阻性黄疸、脓毒性休克和贫血者，死亡率升高。

（七）出院随访

随访注意脓腔是否完全消失，有无其他部位转移灶发展为脓肿。对巨大脓肿或多发性肝脓肿注意随访肝功能恢复情况，尤其是对本来已有肝脏疾病的患者。

二、阿米巴肝脓肿

阿米巴肝脓肿是由阿米巴原虫所引起的肝脏感染性疾病，是最常见的肠外阿米巴病。主要表现为长期发热、右上腹或右下胸痛、全身消耗、肝肿大及压痛、血白细胞增高等。由于并发问题复杂多变，易造成误诊。

（一）病因及发病机制

溶组织内阿米巴是引起人体阿米巴的病原体，有滋养体和包囊两种形态。滋养体为活动期，它以细菌及组织为食，在大肠的肠腔或黏膜内繁殖、寄生，有时侵犯组织和器官；有些滋养体在结肠腔内变为包囊并随粪便排至体外，污染食物、水源而再感染新的宿主。

当酗酒、饮食不当、营养障碍、肝区外伤及其他感染削弱人体抵抗力时，居于肠腔的阿米巴，借其伪足的机械作用和溶组织酶的化学作用而侵入肠壁组织，随血液进入门脉系统。首先到达肝脏，因肝小叶微静脉有过滤作用而停留在微静脉末端。若侵入肝脏的原虫数量不多，且人体抵抗力强，可将原虫消失而不造成损害；若机体抵抗力下降或肝脏内环境发生改变，侵入肝脏的阿米巴滋养体可引起微静脉及其周围组织的炎性反应，滋养体繁殖，形成微静脉栓塞，导致该处肝组织缺血、缺氧，滋养体从破坏的血管逸出，引起肝组织的灶性坏死、液化而成为微小脓肿，相近之脓肿互相融合，最后形成临床上的巨大脓肿。除经门静脉外，肠道阿米巴还可直接透过肠壁或经淋巴道侵入肝脏形成脓肿。

（二）诊断步骤

1. 病史采集要点

（1）起病情况：本病起病多缓慢，急性者少见，常于酗酒、暴饮暴食、营养障碍、肝区外伤或其他疾病使抵抗力下降而诱发。

（2）主要临床表现：常见的症状为发热和肝区疼痛。发热呈弛张热或不规则发热，体温大多午后上升，傍晚达高峰，夜间热退时伴盛汗。肝区疼痛的性质和程度与脓肿距肝包膜之远近、脓肿发展之急缓以及患者的痛阈有关，和脓肿大小无平行关系。若脓肿位于膈下，则疼痛可位于右上腹、上腹、胸部或右肩部。

（3）既往史半数以上肝脓肿患者病前有腹泻或痢疾的病史。阿米巴肝脓肿一般发生在腹泻发作后 1 个月，但也可早到和腹泻同时发生，或迟到痢疾已愈数月或数年、甚至数十年后发生。

2. 体格检查要点　肝脏往往呈弥漫性肿大，病变所在部位有明显的局限性压痛及叩击痛，肝脏下缘钝圆，有充实感，质中坚。部分患者肝区有局限性波动感。黄疸少见且多轻微，多发性脓肿的黄疸发生率较高。

3. 门诊资料分析

（1）血象检查：急性期白细胞总数中度增高，中性粒细胞 80% 左右，有继发感染时更高。病程较长时白细胞计数大多接近正常或减少，贫血较明显，血沉增快。

（2）粪便检查：少数患者可查获溶组织阿米巴。

（3）肝功能检查：碱性磷酸酶增高最常见，胆固醇和白蛋白大多降低。

（4）血清学检查：同阿米巴肠病，抗体阳性率可达 90% 以上。阴性者基本上可排除本病。

（5）肝脏显影：超声波探查无创伤，准确方便，成为诊断肝脓肿的基本方法。脓肿所在部位显示与脓肿大小基本一致的液平段，并或作穿刺或手术引流定位，反复探查可观察脓腔的进展情况。B 型超声显像敏感性高，但与其他液性病灶鉴别较困难，需作动态观察。CT、超声造影、肝动脉造影、放射性核素肝扫描、磁共振均可显示肝内占位性病变，对阿米巴肝病和肝癌、肝囊肿鉴别有一定帮助，其中 CT、超声造影尤为方便可靠，有条件者可选用。

（6）X 线检查：常见右侧膈肌抬高，运动受限，胸膜反应或积液，肺底有云雾状阴影等。左叶肝脓肿时胃肠道钡餐透视可见胃小弯受压或十二指肠移位，侧位片见右肋前内侧隆起致心膈角或前膈角消失。偶尔在平片上见肝区不规则透光液气影，颇具特征性。

4. 进一步检查项目　B 超定位下抽取脓液，是确诊的线索。

（三）诊断对策

1. 诊断要点　确诊需从脓液中查到病原体。但由于各种原因，检出病原体十分困难，故临床上多用综合分析诊断本病。临床上有发热、右上腹疼痛、肝肿大，同时 X 线检查右侧膈肌抬高、运动减弱，或超声波检查显示肝液性暗区者，再具下述任何一项：

（1）肝穿刺抽脓呈巧克力色。

（2）脓液中找到阿米巴滋养体。

（3）经抗阿米巴治疗取得显著疗效或痊愈者，诊断可成立。

2. 鉴别诊断要点

（1）细菌性肝脓肿：常先有原发感染灶，发病急骤而重，伴明显脓毒症状（如畏寒发热，白细胞计数尤其中性粒细胞显著增高）。超声显示多为较小的多个脓肿，穿刺脓液呈黄白或黄绿色、有臭味，涂片或培养有菌，抗生素有效。但与继发细菌感染的阿米巴肝脓肿颇难鉴别。

（2）肝囊肿：慢性阿米巴肝脓肿，临床无明显炎症表现；或肝囊肿伴感染者亦需细心鉴别。超声显像与穿刺所得脓液的特征有助鉴别。

（3）肝包虫囊肿：疫区居住史与包虫皮试阳性是肝包虫囊肿的两个特征。通常不难鉴别，但若合并感染者宜细察。肝包虫病是穿刺禁忌，安排脓肿穿刺前应先排除。

（4）原发性肝癌：中心液化坏死伴癌性发热的肝癌患者宜细心鉴别，尤其是和阿米巴肝脓肿尚未完全成熟液化者，很难鉴别。对未完全液化的病灶，肝穿刺宜谨慎。若患者为老年，有肝炎或肝硬化史，血象白细胞正常或降低，肝功能慢性损害，AFP 阳性，超声显像示占位性病变周围有晕圈，血管造影提示肿瘤血管及肿瘤染色，均提示原发性肝癌可能。氯喹治疗后热退，也不能完全排除肝癌，应仔细分析，有时需短期随访观察其动态变化。

3. 并发症　阿米巴肝脓肿可产生三类并发症，血源播散、继发细菌感染及脓肿穿破。

（1）血源播散：罕见，阿米巴原虫偶可侵入肝内血管，经肝静脉回流至右心，并随血流播散至全身而形成肺、脑、脾、胰、肾等处阿米巴病。

（2）继发细菌感染：发生率 4.1% ~23.3%，阿米巴肝脓肿发生感染后持续高热，中毒症状明显。单纯抗阿米巴药物治疗无效，必须加用有效抗生素。大肠杆菌和金黄色葡萄球菌为最常见致病菌，其次为变形杆菌、产气杆菌等。不能单依靠脓液颜色判断是否发生继发性细菌感染。第一次抽脓时，均应常规细菌培养。

（3）穿破：发生率 23% ~30.9%。脓肿穿破与病程较长、脓肿居肝脏边缘、脓肿较大、抽脓次数较多及腹压增高等因素有关。若脓肿穿破横膈进入胸腔，形成脓胸；穿破入肺引起肺脓肿；如和支气管相通时，导致肝 - 胸膜 - 肺 - 支气管瘘；若脓肿向腹膜穿破，可致急性腹膜炎。有时脓肿可穿破于胃、胆、肾等处，左叶脓肿还可向心包及纵隔穿破。发生脓肿穿破后，临床表现变得复杂多变，易致误诊。脓肿穿破到一些特殊部位后治疗困难，预后差，穿破至心包及腹腔者预后最差。

（四）治疗对策

1. 治疗原则　内科治疗为主，关键在于合理而及时地应用抗阿米巴药物，酌情辅以肝穿刺抽脓。必要时行外科治疗。

2. 治疗计划

（1）内科治疗

1）抗阿米巴治疗：选用组织内杀阿米巴药为主，辅以肠内杀阿米巴药以根治。多首选甲硝唑，剂量 1.2 g/d，疗程 10 ~30d，治愈率 90% 以上。无并发症者服药后 72h 内肝痛、发热等临床情况明显改善，体温于 6 ~9d 内消退，肝肿大、压痛、白细胞增多等在治疗后 2 周左右恢复，但脓腔吸收要延迟至 4 个月左右。第二代硝基咪唑类药物的抗虫活力、药代动力学特点与甲硝唑相同，但半衰期更长，疗效优于阿米巴肠病。东南亚地区采用短程（1 ~3d）治疗，可取代甲硝唑。少数甲硝唑疗效不佳者可换用氯喹或依米丁，但前者有较高的复发率，后者心血管和胃肠道反应较多。治疗后期常规加用一疗程肠内抗阿米巴药，预防复发达到根治目的。

2）肝穿刺引流：多数阿米巴肝脓肿已无穿刺的必要。对恰当的药物治疗 5~7d、临床情况无明显改善，或肝局部隆起显著、压痛明显，有穿破危险者采用穿刺引流。穿刺最好在抗阿米巴药物治疗 2~4d 后进行。穿刺最好在超声引导定位下进行，部位常选右腋前线第 8 或第 9 肋间，或右中腋线上第 9 或 10 肋间或肝区隆起、压痛最明显处。穿刺次数视病情需要而决定，每次穿刺应尽量将脓液抽净，脓液量在 200ml 以上者常需在 3~5 天后重复抽吸。脓腔大者经抽吸可加速康复。穿刺放置导管持续闭合引流，可免去反复穿刺、继发性感染之缺点，有条件者采用。

3）抗生素治疗：有混合感染时，视细菌种类选用适当的抗生素全身应用。

（2）外科治疗：手术切开，置管闭式引流。

3. 治疗方案的选择 首选药物治疗和穿刺引流。

阿米巴肝脓肿需手术引流者一般 <5%，适应证为：①抗阿米巴药物治疗及穿刺引流失败者；②脓肿位置特殊，贴近肝门、大血管或位置过深（>8cm），穿刺易伤及邻近器官者；③脓肿穿破入腹腔或邻近内脏而引流不畅者；④脓肿中有继发细菌感染，药物治疗不能控制者；⑤多发性脓肿，使穿刺引流困难或失败者；⑥左叶肝脓肿易向心包穿破，穿刺易污染腹腔，也应考虑手术。

（五）病程观察及处理

1. 病情观察要点 肝区疼痛、体温、血常规及血生化检查，病程较长者注意白蛋白等营养指标。定期 B 超动态观察脓腔大小。有闭式引流者需要记录引流量。有穿破危象者要高度注意邻近器官情况。

2. 疗效判断与处理 肝脓肿的治愈标准尚不一致，一般以症状及体征消失为临床治愈，肝脓肿的充盈缺损大多在 6 个月内完全吸收，10% 可持续迁延至 1 年。少数病灶较大者可残留肝囊肿。血沉也可作为参考指标。

（六）预后评估

阿米巴肝脓肿患者痊愈后具有一定的免疫保护力，很少发生再感染。

（七）出院随访

随访注意脓腔是否完全消失，有无其他部位转移灶发展为脓肿。

（任亚斌）

第十二章

胆囊疾病

第一节　急性胆囊炎

急性胆囊炎起病多与饱食、吃油腻食物、劳累及精神因素等有关，常突然发病，一开始就出现右上腹绞痛，呈阵发性加剧，并向右肩或胸背部放射，伴有恶心及呕吐。在发病早期可以没有发冷及发热，当胆囊有化脓感染时，则可出现寒战及发热。有些患者还可以出现双眼巩膜黄染。当炎症波及胆囊周围时，病情日益严重，腹痛加重，范围也比原来扩大。这时右上腹部不能触碰，稍加用力按压更感疼痛难忍。

一、病因病机

（一）单纯性胆囊炎

常常多见于炎症发生的早期，此时胆囊充血、水肿、炎性细胞浸入胆囊黏膜。

（二）急性化脓性胆囊炎

胆囊黏膜高度水肿，细菌感染及胆囊积脓瘀血。

（三）坏疽性胆囊炎

除了急性炎症外，主要由于胆囊的循环障碍引起出血及胆囊组织坏死。

（四）胆囊穿孔

由于胆囊坏死，囊壁穿孔，常见穿孔在胆囊底部血管分开较少的部位，穿孔后的脓性胆汁污染整个胆管而引起胆汁性腹膜炎及肝内、外胆管炎等。

急性结石性胆囊炎的起病是由于结石阻塞胆囊管，造成胆囊内胆汁滞留，继发细菌感染而引起急性炎症。如仅在胆囊黏膜层产生炎症、充血和水肿，称为急性单纯性胆囊炎。如炎症波及胆囊全层，胆囊内充满脓液，浆膜面亦有脓性纤维素性渗出，则称为急性化脓性胆囊炎。胆囊因积脓极度膨胀，引起胆囊壁缺血和坏疽，即为急性坏疽性胆囊炎。坏死的胆囊壁可发生穿孔，导致胆囊性腹膜炎。胆囊穿孔部位多发生于胆囊底部或结石嵌顿的胆囊壶腹部或者颈部。如胆囊穿孔至邻近脏器中，如十二指肠、结肠和胃等，可造成胆内瘘。此时胆囊内的急性炎症可经内瘘口得到引流，炎症可很快消失，症状得到缓解。如胆囊内脓液排入胆总管可引起急性胆管炎，少数患者还可发生急性胰腺炎。致病菌多数为大肠埃希菌、肺炎克雷伯杆菌和粪链球菌，厌氧菌占 10% ~ 15%，但有时可高达45%。

1. 结石　在胆囊管嵌顿引起梗阻、胆囊内胆汁滞积，浓缩的胆盐损害胆囊黏膜引起炎症。

2. 细菌感染　常见的致病菌为大肠埃希菌、产气杆菌、绿脓杆菌等，大多从胆管逆行而来。

3. 化学刺激　如胰液经"共同通路"反流入胆管内引起胰酶性胆囊炎。近年来，随着国人的饮食习惯的改变，城市人的胆囊结石发病率明显升高，故急性胆囊炎以城市居民为多，成年人发病率高，尤其是肥胖女性，据统计女∶男为 2∶1。本病急性症状反复发作可转为慢性胆囊炎。目前本病外科治疗治愈率高。病情轻的单纯性胆囊炎可选用药物治疗；对于化脓性或坏疽性胆囊炎应及时手术治疗，避免并发症发生。

二、临床表现

有以下临床表现：①突发性右上腹持续性绞痛，伴向右肩胛下区放射，伴有恶心、呕吐。②发冷、发热、纳差、腹胀。③10%的患者可有轻度黄疸。④过去曾有类似病史，脂餐饮食易诱发。胆囊结石引起者，夜间发病为一特点。⑤右上腹肌紧张，压痛或反跳痛，Murphy 征阳性。30% ~50% 的患者可触及肿大胆囊有压痛。

三、辅助检查

（一）口服法胆囊造影

口服法胆囊造影可见：①胆囊不显影（20%的正常人也可因其他原因而不显影）；②胆囊显影浅淡、延迟，胆囊缩小或增大，是诊断慢性胆囊炎较为可靠的征象；③胆囊收缩功能不良，对诊断价值有限。静脉法胆系造影如胆管显影良好而胆囊不显影或胆囊显影延迟、密度浅淡而轮廓模糊，可诊断有胆囊疾病存在。

口服法胆囊造影，根据胆囊不显影而作胆囊炎的诊断时，必须排除引起胆囊不显影的其他因素，包括造影剂剂量不足（过分肥胖或体重超过80kg）；服造影剂后呕吐、腹泻；幽门梗阻；造影剂崩解不良或停留于食管或十二指肠憩室内；肝功能明显受损；小肠吸收不良；妊娠期或哺乳期的妇女；胆管与肠管间有异常通道或 Oddi 括约肌松弛，使含碘胆汁不进入胆囊；严重的糖尿病；胆囊位置异常胆囊先天性缺如；照片太小未能将胆囊包括在内；胆囊已切除等。

（二）实验室检查

当医生检查患者的腹部时，可以发现右上腹部有压痛，并有腹肌紧张，大约在1/3 的患者中还能摸到肿大的胆囊。化验患者的血液，会发现多数人血中的白细胞计数及中性粒细胞增多。

（三）B 超

B 超检查可发现胆囊肿大、囊壁增厚，并可见结石堵在胆囊的颈部。

四、诊断

（一）B 超

急性结石性胆囊炎主要依靠临床表现和 B 超检查即可得到确诊。B 超检查能显示胆囊体积增大，胆囊壁增厚，厚度常超过 3mm，在 85% ~90% 的患者中能显示结石影。在诊断有疑问时，可应用同位素^{99m}Tc – IDA 作胆系扫描和照相，在造影片上常显示胆管，胆囊因胆囊管阻塞而不显示，从而确定急性胆囊炎的诊断。此法正确率可达 95% 以上。急性非结石性胆囊炎的诊断比较困难。诊断的关键在于创伤或腹部手术后出现上述急性胆囊炎的临床表现时，要想到该病的可能性，对少数由产气杆菌引起的急性气肿性胆囊炎中，摄胆囊区平片，可发现胆囊壁和腔内均有气体存在。

①有典型的阵发性腹绞痛发作及右上腹压痛、肌紧张征象。②血白细胞总数剧增，中性粒细胞比例增高。③B型超声检查，胆囊增大，囊壁增厚，可能看到结石的影像。

（二）诊断依据

急性胆囊炎是一种临床常见病，多发生于有结石的胆囊，也可继发于胆管结石和胆管蛔虫等疾病。多由化学性刺激和细菌感染等因素引发此病。

诊断依据：①白细胞总数 $>10 \times 10^9/L$，核左移。②腹部 X 线摄片胆囊区可见阳性结石。③B 超检查示胆囊增大，壁厚 $>3.5mm$，内有强光团伴声影。④静脉胆管造影胆囊不显影。⑤CT 或 MRI 显示胆囊结石。

（三）临床表现

急性胆囊炎的症状主要有右上腹疼、恶心、呕吐和发热等。急性胆囊炎会引起右上腹疼痛，一开始疼痛与胆绞痛非常相似，但急性胆囊炎引起的腹痛其持续的时间往往较长，作呼吸和改变体位常常能使疼痛加重，因此患者多喜欢向右侧静卧，以减轻腹疼。有些患者会有恶心和呕吐，但呕吐一般并不剧烈。大多数患者还伴有发热，体温通常在 $38.0 \sim 38.5℃$，高热和寒颤并不多见。少数患者还有眼白和皮肤轻度发黄。

（四）体格检查

急性结石性胆囊炎患者体检时，常表现为急性病容、痛苦表情和呼吸短浅以及虚脱现象。此与急性胆囊炎相同，但尚可出现以下特点：①胆绞痛发作后 $1 \sim 2d$ 内，可见轻度眼巩膜黄染和尿色变深，很快自然消退；如黄疸较深或持久不退，须考虑伴有胆总管结石的存在。②患者取平卧位，检查者用右手指触压患者的右上腹部时，患者诉腹痛或有痛苦的表情，同时右上腹肌呈局限性轻度紧张感。③患者取直立位深吸气时，检查者用右手食、中及无名指深压胆囊区，患者诉说疼痛。④患者取平卧位，检查者用右手指深压右上腹部时，患者有轻痛感。⑤患者取右侧卧位或俯卧位时感有上腹部疼痛。⑥检查者用左手掌置于患者的右季肋部，右手握拳用中度力叩击左手背时，患者诉说疼痛。

根据以上的症状、体格检查和各种辅助检查，医生一般能及时作出急性胆囊炎的诊断。

五、鉴别诊断

本病多见于 40 岁以上的肥胖女性。根据典型症状、体征、B 型超声波、X 线，急性胆囊炎的诊断大多都能明确。但需与以下疾病进行鉴别：如急性病毒性肝炎、急性胰腺炎、急性阑尾炎、消化性溃疡急性穿孔和右心衰竭等疾病，一般经过有关的辅助检查，结合病史及体格检查，均能作出正确的诊断。

青年女性患者应与 Fitz – Hugh – Curtis 综合征相鉴别，这是由于急性输卵管炎所伴发的肝周围炎，可有右上腹部疼痛，易误诊为急性胆囊炎：如妇科检查发现附件有压痛，宫颈涂片可见淋球菌或沙眼包涵体可资鉴别。如鉴别有困难则可进行腹腔镜检查，本病可见肝包膜表面有特殊的琴弦状粘连带。

六、治疗

（一）急性胆囊炎的治疗措施

1. 卧床休息、禁食　严重呕吐者可行胃肠减压。应静脉补充营养，维持水、电解质平衡，供给足够的葡萄糖和维生素以保护肝脏。

2. 解痉、镇痛　可使用阿托品、硝酸甘油、哌替啶、盐酸美沙酮等，以维持正常心血管功能和保护肾脏等功能。

3. 抗菌治疗　抗生素使用是为了预防菌血症和化脓性并发症，通常选用氨苄青霉素、氯林可霉素和氨基糖苷类联合应用，或选用第二代头孢霉素治疗，抗生素的更换应根据血培养及药敏试验结果而定。

在进行上述治疗的同时，应做好外科手术的准备，在药物治疗不能控制病情发展时，应及时改用手术疗法切除胆囊。

（二）急性胆囊炎的治疗方法

1. 非手术治疗　妊娠合并急性胆囊炎，绝大多数合并胆石症，主张非手术疗法。多数经非手术治疗有效。

（1）饮食控制：应禁食，必要时胃肠减压，缓解期给予低脂肪、低胆固醇饮食。

（2）支持疗法：纠正水、电解质紊乱和酸碱失衡。

（3）抗感染：需选用对胎儿无害的广谱抗生素，如氨苄西林以及头孢唑林钠、头孢噻肟钠等。

（4）对症治疗：发生胆绞痛时给予解痉镇痛药，如阿托品、哌替啶肌注。缓解期给予利胆药物，如苯丙醇、非布丙醇等。

非手术疗法对大多数（80%～85%）早期急性胆囊炎的患者有效。此法包括解痉镇痛，抗生素的应用，纠正水电解质和酸碱平衡失调，以及全身的支持疗法。在非手术疗法治疗期间，必须密切观察病情变化，如症状和体征有发展，应及时改为手术治疗。特别是老年人和糖尿病患者，病情变化较快，更应注意。据统计约1/4的急性胆囊炎患者将发展成胆囊坏疽或穿孔。

2. 手术治疗　目前对于手术时机的选择还存在着争论，一般认为应采用早期手术。早期手术不等于急诊手术，而是患者在入院后经过一段时期的非手术治疗和术前准备，并同时应用B超和同位素检查进一步确定诊断后，在发病时间不超过72h的前提下进行手术。早期手术并不增加手术的死亡率和并发症的发生率。对非手术治疗有效的患者可采用延期手术（或称晚期手术），一般在6周之后进行。

手术方法有2种，一种为胆囊切除术，在急性期胆囊周围组织水肿，解剖关系常不清楚，操作必须细心，此免误伤胆管和邻近重要组织。有条件时，应用术中胆管造影以发现胆管结石和可能存在的胆管畸形。另一种手术为胆囊造口术，主要应用于一些老年患者，一般情况较差或伴有严重的心肺疾病，估计不能耐受胆囊切除手术者，有时在急性期胆囊周围解剖不清而致手术操作困难者，也可先作胆囊造口术。胆囊造口手术可在局麻下进行，其目的是采用简单的方法引流胆囊炎症，使患者度过危险期，待其情况稳定后，一般于胆囊造口术后3个月，再作胆囊切除以根治病灶。对胆囊炎并发急性胆管炎者，除作胆囊切除术外，还须同时作胆总管切开探查和 T 管引流。

对症状较轻微的急性单纯性胆囊炎，可考虑先用非手术疗法控制炎症，待进一步查明病情后进行择期手术。对较重的急性化脓性或坏疽性胆囊炎或胆囊穿孔，应及时进行手术治疗，但必须作好术前准备，包括纠正水电解质和酸碱平衡的失调，以及应用抗生素等。

对于急性非结石性胆囊炎患者，由于病情发展较快，一般不采用非手术疗法，宜在做好术前准备后及时进行手术治疗。关于急性胆囊炎应用抗生素的问题，由于胆囊管已阻塞，抗生素不能随胆汁进入胆囊，对胆囊内的感染不能起到预期的控制作用，胆囊炎症的发展和并发症的发生与否，并不受抗生素应用的影响。但是抗生素的应用可在血中达到一定的药物治疗浓度，可减少胆囊炎所造成的全身性感染，以及能有效地减少手术后感染性并发症的发生。对发热和白细胞计数较高者，特别是对一些老年人，或伴有糖尿病和长期应用免疫抑制剂等有高度感染易感性的患者，全身抗生素的应用仍非常必要。一般应用于广谱抗生素，如庆大霉素、氯霉素、先锋霉素或氨苄青霉素等，并常联合应用。

3. 针灸治疗　急性胆囊炎的针灸治疗，始见于 50 年代末。60 年代初，已有人就针刺治疗胆囊炎的机制作了初步探讨。但有关资料还不太多。近 30 年来，在方法上有较大发展，电针、穴位注射、耳针、光针、腕踝针等法竞相应用，使治疗效果有所提高。从目前情况看，针灸及其各种变革之法对急性单纯性胆囊炎疗效确切，如属急性化脓型、急性坏疽型胆囊炎或伴中毒性休克的胆囊感染则宜采用中西医综合治疗，甚或手术处理。

（三）慢性胆囊炎的治疗方法

1. 内科治疗　内科治疗主要是消炎利胆的方法，如消炎利胆片、利胆醇、舒胆通、胆通、去氢胆酸以及熊脱氧胆酸等，有些患者有效，但难根治。

2. 外科治疗　反复发作胆绞痛、胆囊无功能、有急性发作，尤其是伴有结石者，应手术治疗。80% 的胆囊癌并有慢性胆囊炎胆石症，手术可起到预防胆囊癌的作用。

经常保持愉快的心情，注意劳逸结合，寒温适宜。劳累、气候突变、悲观忧虑均可诱发此病急性发作。常服用利胆药物及食物，保持大便通畅。

（四）其他措施

其他措施有以下几点：①急性发作时应卧床休息、禁食。静脉输液以纠正脱水和酸中毒。在右上腹热敷等。待急性发作缓解后，酌情给予流质或半流质饮食。②严重病例，应配合中西药物抗感染治疗。③针灸效果不显时，须即改用其他有效疗法（包括手术疗法）。

七、并发症

（一）气肿性胆囊炎

是急性胆囊炎的变型，应及时进行外科手术治疗。

（二）开放性穿孔

是少见的并发症，死亡率可高达 25%，应及时手术治疗，同时应用抗生素治疗感染。

（三）局限性穿孔

多数可施行胆囊切除术，严重者也可进行胆囊造瘘和脓肿引流术治疗。

（四）胆石性肠梗阻

该病极易延误诊断，故死亡率可达 15% ~ 20%，一般给予手术治疗。

八、预防

(一)注意饮食

食品以平淡为宜,少食油腻和炸、烤食品。

(二)保持大便畅通

六腑以通为用,肝胆湿热,大便秘结时,症状加重,保持大便畅通很重要。

(三)要改变静坐生活方式

多走动,多运动。

(四)要养性

长期家庭不睦,心情不畅的人可引发或加重此病,要做到心胸宽广,心情愉快。

(王 勇)

第二节 慢性胆囊炎

慢性胆囊炎(chronic cholecystitis)系指胆囊慢性炎症性病变,大多为慢性结石性胆囊炎,占85%~95%,少数为非结石性胆囊炎,如伤寒带菌者。本病可由急性胆囊炎反复发作迁延而来,也可慢性起病。临床表现无特异性,常见的是右上腹部或心窝部隐痛,食后饱胀不适,暖气,进食油腻食物后可有恶心,偶有呕吐。在老年人,可无临床症状,称无症状性胆囊炎。

一、流行病学

本病分成慢性结石性胆囊炎与慢性非结石胆囊炎。临床上最为多见的是结石性胆囊炎,其发病率高达85%~95%,胆囊急性炎症消退后遗留下来的病理状态,是慢性胆囊炎最常见的类型。

二、病因病机

(一)慢性结石性胆囊炎

与急性胆囊炎一样,因为胆囊结石引起急性胆囊炎反复小发作而成,即慢性胆囊炎和急性胆囊炎是同一疾病不同阶段的表现。

(二)慢性非结石性胆囊炎

在尸检或手术时,此型病例占所有胆囊病变患者的2%~10%。

(三)伴有结石的慢性萎缩性胆囊炎

又称瓷瓶样胆囊。结石引起的炎症与刺激,导致胆囊壁钙化所形成,钙化可局限于黏膜、肌层或两者皆有。以65岁以上的女性患者多见。

(四)黄色肉芽肿样胆囊炎

比较少见,约占胆囊炎性疾病的0.7%~1.8%。系由于胆汁脂质进入胆囊腔的结缔组织致炎性反应形成。

三、临床表现

在不同患者可有甚大区别，且与实际的病理变化也常不一致；大多数患者合并有胆囊结石，过去多有胆绞痛发作史。患者症状可以明显地继急性胆囊炎首次发作后即不断出现，也有发病隐匿，症状轻微，甚至诊断确定后才注意有症状存在。

主要症状为：①消化不良：表现为上腹饱闷、不适、饱食后上腹不适。②对脂肪性食物不耐受。③右上腹痛：患者还常感右肩胛骨下或右腰部隐痛，有时和胆绞痛相仿。④体检除右上腹轻度触痛外，常无阳性体征。偶可扪及肿大的胆囊，亦可在第 8～10 胸椎右侧有压痛。

四、辅助检查

十二指肠引流收集胆汁进行检查，可发现胆汁内有脓细胞、胆固醇结晶、胆红素钙沉淀、寄生虫卵等。胆汁培养可发现致病菌。

（一）B 超检查

B 超检查最有诊断价值，可显示胆囊大小、囊壁厚度、囊内结石和胆囊收缩情况。

（二）放射学检查

腹部 X 线平片可显示阳性结石、胆囊钙化及胆囊膨胀的征象；胆囊造影可显示结石、胆囊大小、形状、胆囊收缩和浓缩等征象。

（三）造影

口服、静脉胆管造影除可显示结石、胆囊大小、胆囊钙化、胆囊膨胀的征象外，还可观察胆总管形态及胆总管内结石、蛔虫、肿瘤等征象，对本病有很大诊断价值。有条件时以逆行胰胆管造影为好，不仅结果可靠，并可行十二指肠镜下治疗。

五、诊断

本病的诊断主依据：临床症状及体征；实验室及其他辅助检查。

六、鉴别诊断

慢性胆囊炎应与以下疾病相鉴别。

（一）反流性食管炎

因有胃－食管酸性或碱性液体的反流，故胸骨后烧灼感或疼痛是主要症状，部分患者同时伴上腹部隐痛或不适，故易与慢性胆囊炎相混淆。胃镜检查及 24h 食管内 pH 值动态监测对反流性食管炎有重要诊断价值。如系碱性反流，则测定食管内胆汁酸含量对诊断有帮助（Bilitec－2000 胆汁监测仪）。而 B 超检查可确定慢性胆囊炎的诊断。

（二）慢性胃炎及消化性溃疡

多为上腹部的隐痛与饱胀等，常无慢性胆囊炎急性发作时的右上腹绞痛。消化性溃疡的上腹部疼痛常具有节律性，疼痛与饮食关系更加密切。十二指肠溃疡除有饥饿痛外，还常有夜间痛，同时常伴有反酸症状。胃镜检查对慢性胃炎及消化性溃疡的诊断有重要帮助。必须指出，少数患者慢性胆囊炎可与慢性胃炎或消化性溃疡并存。

（三）慢性胰腺炎

慢性胰腺炎的上腹部疼痛等症状常与慢性胆囊炎、胆石症相类似（但需注意，慢性胆囊炎患者有时可并存有慢性胰腺炎）。慢性胰腺炎还常有左侧腰背部的疼痛，疼痛常与体位有关，即平卧位时疼痛加重，躯体前倾时疼痛可减轻。B超、CT或MRI、ERCP及胰腺外分泌功能检查等，均有利于慢性胰腺炎与慢性胆囊炎的鉴别。

（四）右侧结肠病变

升结肠或肝曲部癌可引起右上腹疼痛不适，易误诊为慢性胆囊炎（有时两者也可并存）。但升结肠或肝曲癌多有大便习惯的改变。钡剂灌肠或结肠镜检查可发现肿瘤。B超检查对结肠癌的诊断也有重要的辅助价值。

（五）心绞痛

有少数心绞痛患者的疼痛可位于剑突下，与慢性胆囊炎的疼痛部位与性质相类似。但前者的疼痛持续时间比胆绞痛要短，多数患者休息后疼痛可缓解。心电图、血清肌酸磷酸激酶等测定有利于心绞痛的诊断。少数慢性结石性胆囊炎患者可出现期前收缩等心脏病症状，但其心脏本身并无病变，在行胆囊切除术后，期前收缩等心脏症状也随之消失。这种因胆囊病变而引起的心脏症状，称之为"胆心综合征"。

七、治疗

（一）内科治疗

1. 一般治疗　低脂饮食，可减少发病机会。

2. 解痉、镇痛　一般情况下可给予33%硫酸镁10～30ml，口服利胆，或单用抗胆碱能药物，如阿托品0.5mg，或山莨菪碱10mg肌内注射，解除Oddi括约肌痉挛。

3. 驱虫治疗　如十二指肠引流物发现有梨形鞭毛虫或华支睾吸虫感染者，应进行驱虫治疗。

4. 溶石疗法　口服熊去氧胆酸、鹅去氧胆酸溶石，但疗效不肯定。近年来，通过逆行胰胆管造影放置鼻胆管，鼻胆管内直接将溶石药物注入胆管及胆囊内，可提高疗效，但疗程较长，费用也较昂贵。

5. 抗菌治疗　对于感染性胆囊炎或其他类型胆囊炎合并细菌感染者，应给予抗生素抗感染治疗，抗生素应用方案与急性胆囊炎基本相同。

（二）外科治疗

一些非结石的慢性胆囊炎可通过饮食控制及内科治疗而维持不发病，但疗效不可靠。对伴有结石者，由于其反复急性发作的可能性大，且可引发一系列并发症，因而目前普遍认为手术仍是慢性胆囊炎的最佳治疗方案。

1. 有症状的患者　尤其是反复发作伴有胆囊结石的慢性胆囊炎患者，手术切除胆囊，根本去除感染病灶，防止一切并发症，是首选的治疗方案。

2. 对临床症状　轻微、不典型或诊断不确定的患者手术切除胆囊疗效可能较差，所以手术时应注意适应证的选择。

3. 对于全身情况　较差而不利于手术的患者应先给予积极的内科治疗，待全身情况好转后再行手术治疗。

（三）内镜治疗

1. 腹腔镜下胆囊切除术　对于与周围组织无明显粘连的慢性胆囊炎或合并胆囊结石的胆囊炎，尤其是全身一般情况不宜实施普通外科手术者，可通过该方案切除胆囊。

2. 十二指肠镜下 Oddi 括约肌切开术　对于伴有胆管结石的慢性胆囊炎患者，有条件的情况下必须在手术前作 ERCP 及乳头括约肌切开取石术，再根据情况决定是否手术切除胆囊。

八、并发症

（一）胆囊积水

慢性胆囊炎时，胆囊黏膜上皮分泌黏液过多。当胆石阻塞于胆囊管时不断增加的黏液使胆囊缓慢地无痛地逐渐扩张（如迅速地扩张会引起疼痛）。若无急性炎症发生，则胆汁为无菌。此时右上腹可扪及一无痛性肿大的胆囊。胆囊积水应与因胆总管缓慢阻塞引起胆囊扩张相鉴别。后者的扩张不是因为黏液分泌引起，并伴有黄疸，而胆囊积水不伴有黄疸。

（二）白胆汁

当胆囊积水持续数周，胆色素被分解、吸收后，胆汁变成无色透明。

（三）石灰乳胆汁

糊状或乳状，胶状石灰石沉积于胆囊内称之为石灰乳胆汁。1.3% ~ 3.4%的胆石症手术患者可见有石灰乳胆汁。男女之比为 1 ：2.7。1911 年 Churchman 报道首例石灰乳胆汁以来，目前对此病已有深入了解。

（四）瓷器样胆囊

所谓瓷器样胆囊是胆囊壁钙化，似瓷器样硬而易碎。瓷器样胆囊见于 0.06% ~ 0.80%的胆囊摘除术，男女之比为 1 ：3，平均发病年龄为 54 岁，癌变率大于25%。

九、预防

注意饮食卫生防止感染发生；当炎症出现时及时应用有效的抗生素。合理调配食谱不宜过多食用含动物脂肪类食物，如肥肉和动物油等；当有肠虫（主要为蛔虫）时及时重点应用驱虫药物，用量要足，以防用药不足，虫活跃易钻入胆管造成阻塞，引起胆管蛔虫症。

（王　勇）

第三节　胆结石

胆结石病又称胆系结石病或胆石症，是胆管系统的常见病，是胆囊结石、胆管结石（又分肝内、肝外）的总称。胆结石应以预防为主，发病后应即时治疗，一般有非手术及手术治疗两类治疗手段。

一、流行病学

胆结石患病随年龄增加而增加，并且好发于女性。育龄妇女与同龄男性的患病比率超过3：1，而70岁以后则下降到2：1。怀孕、肥胖、西化的饮食、全胃肠外营养等因素可增加胆结石的患病风险。另外，人种因素亦与发病相关，如美国西部印第安人患病率超过75%，是全球胆石最高发的人群。

1983—1985年对我国26个省市11 342例胆石患者调查显示，胆石的分布、类型与地域、饮食、职业、感染相关。在饮食习惯中，凡蛋白质、脂肪或糖类其中任何一类吃得多者，其胆囊结石或胆固醇结石发病率较高，而普通饮食或蔬菜吃的多得则胆管结石和胆色素结石增高。城市胆管结石：胆管结石约为（3~5）：1，农村为15：1。职业中职员胆囊结石接近70%，胆管为20%；工人中胆囊结石接近60%，胆管为30%；农民中胆囊结石仅25%，胆管占65%。胆固醇结石73%在胆囊，17%在肝内外胆管；胆色素结石62%在肝内外胆管，胆石症每年造成约10 000人死亡。因与胆石有关的疾病而每年都有50多万人的胆囊被切除，其费用超过60亿美元。

二、病因病机

作为结石形成的一般规律，其具有胆汁成分的析出、沉淀、成核及积聚增长等基本过程。其发病机制包括几种要素，首先，胆汁中的胆固醇或钙必须过饱和；其次，溶质必须从溶液中成核并呈固体结晶状而沉淀；第三，结晶体必须聚集和融合以形成结石，结晶物在遍布于胆囊壁的黏液、凝胶里增长和集结，胆囊排空受损害有利于胆结石形成。

胆固醇结石：胆固醇结石形成的基础为胆汁中胆固醇、胆汁酸以及卵磷脂等成分的比例失调，导致胆汁中的胆固醇呈过饱和状态而发生成品、析出、结聚、成石。大部分胆汁中的胆固醇来源于肝细胞的生物合成，而不是饮食中胆固醇的分泌。胆固醇结石的形成，主要是由于肝细胞合成的胆汁中胆固醇处于过饱和状态，以及胆汁中的蛋白质促胆固醇晶体成核作用，另外的因素则应归因于胆囊运动功能损害，它们共同作用，致使胆汁淤滞，促发胆石形成。此外，目前还有一些研究显示，胆囊前列腺素合成的变化和胆汁中钙离子浓度的过高也可能促发胆石形成。在部分患者中，胆石形成的前提条件是胆泥生成。所谓胆泥，是由含胆固醇晶体的黏滞的糖蛋白组成。这种胆泥在超声下可以查见，并且可能是胆绞痛、胰腺炎或胆管炎患者进行辅助检查所能发现的唯一异常处。

胆色素结石包括黑色结石和棕色结石两种。黑色结石主要在患有肝硬化或慢性溶血性疾病患者的胆囊内形成，而棕色结石则既可在胆囊，又可在胆管内形成。细菌感染是原发性胆管结石形成的主要原因。原发性胆管结石在亚洲十分常见，感染源可能归咎于寄生虫如华支睾吸虫或其他不太清楚的病因。

三、临床表现

（一）发热与寒颤

发热与胆囊炎症程度有关。坏疽性胆囊炎及化脓性胆囊炎可有寒颤、高烧。

（二）胃肠道症状

胆囊结石急性发作时，继腹痛后常有恶心、呕吐等胃肠道反应。呕吐物多为胃内容物，呕吐后腹痛无明显缓解。急性发作后常有厌油腻食物、腹胀和消化不良等症状。

（三）黄疸

部分胆囊结石患者可以出现一过性黄疸，多在剧烈腹痛之后，且黄疸较轻。胆囊结石伴胆管炎，肿大胆囊压迫胆总管，引起部分梗阻，或由于感染引起肝细胞一过性损害等，都可造成黄疸，表现为眼睛巩膜颜色变黄。

（四）腹痛

腹痛是胆囊结石主要临床表现之一。胆囊结石发作时多有典型的胆绞痛。其特点为上腹或右上腹阵发性痉挛性疼痛，伴有渐进性加重，常向右肩背放射。腹痛原因为结石由胆囊腔内移动至胆囊管造成结石嵌阻所引起。由于胆囊管被结石梗阻，使胆囊内压升高，胆囊平滑肌收缩及痉挛，并企图将胆石排出而发生剧烈的胆绞痛。

90%以上胆绞痛为突然发作，常发生在饱餐、过度劳累或剧烈运动后。平卧时结石容易坠入胆囊管，部分患者可以在夜间突然发病。除剧烈疼痛外，常有坐卧不安，甚至辗转反侧、心烦意乱、大汗淋漓、面色苍白等表现。每次发作可持续10min至数小时，如此发作往往需经数日才能缓解。疼痛缓解或消失表明结石退入胆囊，此时其他症状随之消失。

四、辅助检查

胆石症的辅助检查主要有：超声检查；口服或静脉胆囊造影；计算机断层扫描（CT）；经内镜逆行胆胰管造影术（ERCP）；经皮肝穿刺胆管造影（PTC）；超声内镜（EUS）；核磁共振胆管成像MRCP；螺旋CT胆管成像；放射性核素扫描。

五、鉴别诊断

主要为胆石症与胆囊炎的鉴别诊断。

急性胆囊炎，可出现右上腹饱胀疼痛，体位改变和呼吸时疼痛加剧，右肩或后背部放射性疼痛，高热，寒颤，并可有恶心、呕吐。慢性胆囊炎，常出现消化不良，上腹不适或钝疼，可有恶心，腹胀及暖气，进食油腻食物后加剧。

胆石症的表现很多与胆石的大小和部位有关。如果结石嵌入并阻塞胆囊管时，可引起胆绞痛，中上腹或右上腹剧烈疼痛，坐卧不安，大汗淋漓，面色苍白，恶心，呕吐，甚至出现黄疸和高热。但也有症状不典型，不感疼痛的，称"无疼性胆石"。

胆囊炎并发胆石症者，结石嵌顿时，可引起穿孔，导致腹膜炎，疼痛加重，甚至出现中毒性休克或衰竭。胆囊炎胆石症可加重或诱发冠心病，引起心肌缺血性改变。专家认为：胆囊结石是诱发胆囊癌的重要因素之一。胆囊炎胆石症常可引起胰腺炎，由胆管疾病引起的急性胰腺炎约占50%。因此，胆囊炎要及时调治。

七、治疗

（一）胆结石的非手术疗法

1. 溶石疗法（口服胆酸等药物溶石）　　形成胆囊结石的主要机制是胆汁理化成分的改变，胆汁酸池的缩小和胆固醇浓度的升高。通过实验发现予口服鹅去氧胆酸后，胆汁酸池便能扩大，肝脏分泌胆固醇减少，从而可使胆囊内胆汁中胆固醇转为非饱和状态，胆囊内胆固醇结石有可能得到溶解消失。1972 年 Danjinger 首先应用鹅去氧胆酸成功地使 4 例胆囊胆固醇结石溶解消失。但此药对肝脏有一定的毒性反应，如谷丙转氨酶有升高等，并可刺激结肠引起腹泻。

目前溶石治疗的药物主要是鹅去氧胆酸和其衍生物熊去氧胆酸。治疗适应证：①胆囊结石直径在 2cm 以下；②胆囊结石为含钙少的 X 线能透过的结石；③胆囊管通畅，即口服胆囊造影片上能显示有功能的胆囊；④患者的肝脏功能正常；⑤无明显的慢性腹泻史。治疗剂量为每日 15mg/g，疗程为 6～24 个月。溶解结石的有效率一般为 30%～70%。治疗期间每半年作 B 超或口服胆囊造影 1 次，以了解结石的溶解情况。由于此种溶石治疗的药物价值昂贵，且有一定的副作用和毒性反应，又必须终生服药，如停药后 3 个月，胆汁中胆固醇又将重新变为过饱和状态，结石便将复发，据统计 3 年复发率可达 25%，目前此种溶石治疗还有一定的限制。此外，一些新的药物，如 Rowachol、甲硝唑（metronidazole）也有一定的溶石作用。苯巴比妥与鹅去氧胆酸联合应用常能增加溶石效果。1985 年更有人报告应用经皮肝穿刺胆囊插管注入辛酸甘油单脂或甲基叔丁醚，直接在胆囊内溶石，取得一定的疗效。

2. 中医药溶石碎石促排石　适于结石细沙样而且少胆囊功能完好的患者。

（二）胆结石的手术疗法

胆结石的手术疗法主要有：①传统开腹手术切除胆囊取石；②开腹探查胆管取石；③腹腔镜微小切口切除胆囊；④腹腔镜联合胆管镜探查胆管取石；⑤小切口保胆取石方法（适合于那些胆囊功能完好、年轻的患者，也是目前比较好的既可以把结石取出又可以保住胆囊的方法）。

（三）体外冲击波震波碎石（ESWL）

体外冲击波震波碎石世界范围内得到推广，疗效相当肯定。体外冲击波震波碎石机的主要类型，按体外冲击波发生器不同分为 3 种类型：①液电冲击波；②电磁冲击波，应用电磁脉冲发生器的工作原理碎石；③压电冲击波，是利用反压电效应的原理碎石。

八、并发症

（一）癌变

胆结石可能会癌变，胆结石是胆囊癌的发病诱因。胆囊长期受慢性炎症和胆结石内胆酸、胆碱的刺激容易使胆囊黏膜发生癌变。由于胆囊癌患者往往都有胆结石，因此诊断时经常误诊。

（二）继发性胆管结石

继发性胆管结石是指该结石的原发部位在胆囊而不是在胆管，是胆囊结石通过扩大的胆囊管进入胆总管内，所以胆囊内的结石与胆管内的结石其形态和性质基本相同。继发性胆管结石多为胆固醇性混合结石，大约有 14% 的胆囊结石患者可有继发性胆管结石，国内报道胆管内同时存在结石者占 5%～29%，平均高达 18%。

（三）继发性感染

胆管蛔虫及细菌感染可以继发性感染。

九、预防

饮食调控是防止胆石症、胆囊癌发生的最理想预防方法。预防胆结石应注意饮食调节，膳食要多样，此外，生冷、油腻、高蛋白、刺激性食物及烈酒等易助湿生热，使胆汁淤积，也应该少食。富含维生素 A 和维生素 C 的蔬菜和水果、鱼类及海产类食物则有助于清胆利湿、溶解结石，应该多吃。

生活要有规律，注意劳逸结合，经常参加体育活动、按时吃早餐、避免发胖、减少妊娠次数等也是非常重要的预防措施。每晚喝 1 杯牛奶或早餐进食 1 个煎鸡蛋，可以使胆囊定时收缩，排空，减少胆汁在胆囊中的停留时间。

最近的研究还发现，坚果的摄取似乎能降低患胆结石的危险。健康饮食的脂肪来源，有大部分是来自于坚果类。

（郑薇薇）

第四节　胆囊癌

一、概述

胆囊癌（gallbladder carcinoma，GBC）是指发生在胆囊（包括胆囊管）的癌肿，由于胆囊管特异的解剖结构和生物学行为，部分学者认为将胆囊管癌列为一种独立的疾病更为合理。尽管目前对胆囊管癌的定义存在争议，但国内外主要文献和著作仍将胆囊管癌定义为胆囊癌。

胆囊癌是最常见的胆道恶性肿瘤，在消化道肿瘤中仅次于胃、结肠、直肠、食管、胰腺占第 6 位，占胆囊手术的 1% ~2%，尸检检出率 0.55% ~1%。胆囊癌好发于 50 ~70 岁的老年人，约 3/4 以上的胆囊癌患者年龄超过 65 岁。女性患者约为男性患者的 2 ~3 倍，其中部分原因是女性的胆囊结石病发病率高于男性。近年来国内外的流行病学资料显示，胆囊癌的发病率有逐年上升的趋势，上海市肿瘤研究所 2005 年的流行病学调查资料显示，上海市胆道癌（胆囊癌、胆管癌）的发病率以约 5% 逐年递增。不同地区和种族的人群发病率有明显差异，以欧裔犹太人及美国的印第安人发病率最高，女性中胆囊癌的发病率以智利（27/100 000）和波兰（14/100 000）最高。在美国每年有 6 000 ~7 000 例新增胆囊癌确诊病例，尽管总的发病率不到 2/100 000，但新墨西哥州的土著女性的发病率高达 14.5/100 000。美国墨西哥裔、西班牙裔和印第安人的发病率高于平均水平的 6 倍以上，黑人的发病率最低。在我国则以西北部较高，且胆囊癌的发病率低于胆管癌的发病率。我国胆囊癌占同期胆道疾病的构成比为 0.14% ~3.18%，平均为 1.153‰。中华外科学会胆道外科学组对全国 1 098 例胆道癌手术病例的分析，其中胆囊癌 272 例（24.8%），肝外胆管癌 826 例（占 75.2%）。

胆囊癌恶性程度高，早期缺乏特异性症状而不易诊断，癌肿极易向肝等邻近器官浸润和出现远处淋巴结转移而不能根治性切除，预后极差。西方国家的文献报道胆囊癌总的 5 年生存率仅为 5% ~38%，出现淋巴结转移或远处转移的患者 5 年生存率更低，平均生存时间不足 6 个月。除少数病人因胆囊结石病等症状就医而获得早期诊断外，绝大多数病人出现明显的临床症状时，已属晚期。因此，改善胆囊癌预后的关键是早期诊断、早期治疗，以及合理的综合治疗方案，有效控制胆囊癌的浸润和转移。近年来，随着对胆囊癌分子生物学特性以及对肿瘤耐药、放化疗增敏、新一代化疗药物、生物治疗和靶向治疗等方面研究的深入，为从根本上改善中晚期胆囊癌预后指明治疗方向，同时也必将会改变以往对胆囊癌综合治疗不佳的固有观念，更加重视胆囊癌的综合治疗。

二、病因学

胆囊癌的确切原因尚不明确，但以下危险因素可能与之相关。

（一）胆石症

胆石症是与胆囊癌相关的最主要危险因素：75%～95%的胆囊癌合并胆囊结石；胆囊结石患者胆囊癌的发生率比无结石者高7倍；结石直径>3cm比<1cm患胆囊癌的危险性高10倍；症状性胆囊结石患者（特别是有反复发作的胆囊炎）患胆囊癌的风险明显高于无症状性胆囊结石患者；胆囊结石患者发生胆囊癌的比例约为0.4%，未经治疗的胆囊结石患者20年内发生胆囊癌的危险性为0.2%～0.4%；约1%的因胆石症行胆囊切除术的胆囊标本可发现隐灶癌。

胆囊结石致癌机制是综合作用的结果，包括结石的机械刺激、炎症、胆固醇的代谢异常、胆汁刺激和致癌物质的作用等。慢性黏液损伤是胆囊新生物恶性转化的重要促发因素。结石可引起胆囊黏膜慢性损伤或炎症，进而导致黏膜上皮发育异常，后者具有癌变倾向。胆石长期机械刺激胆囊黏膜－胆汁排空障碍、胆汁淤滞与感染→不典型增生或肠上皮化生→癌变。胆汁中的厌氧菌（梭状芽孢杆菌）使胆胺＋核脱氢反应→去氧胆酸、石胆酸（致癌物质）。

（二）胆胰管连接异常（anomalous pancreatobiliaryduct junction，APBDJ）

APBDJ易发生包括胆囊癌在内的胆道恶性肿瘤。胆总管囊肿患者患胆道肿瘤的风险均增加，其中胆囊癌的发生率约为12%。可能的机制是：胆汁成分的改变、基因突变和上皮细胞增生。胰液反流→胆汁中的卵磷脂被胰液中的磷酸肽酶Aa水解→产生脱脂酶卵磷脂→被胆囊吸收→积聚在胆囊壁内→胆囊上皮细胞变性和化生→癌变；慢性炎症→胆囊黏液损伤→再生修复→不典型增生或上皮异形化→癌变。

（三）细菌感染

有文献报道，伤寒和副伤寒杆菌的慢性感染和携带者患胆囊癌的危险性比正常人高100倍以上，印度最近的临床对照研究发现，伤寒杆菌携带者的发病率是非携带者的8倍以上，具体机制不明。最近的研究发现，胆汁和胆囊癌组织中可检测到幽门螺旋杆菌，其是否与胆囊癌的发生相关值得进一步研究。

（四）胆囊腺瘤

胆囊腺瘤是癌前病变，癌变率为6%～36%；单发、无蒂、直径>1cm的胆囊息肉恶变的危险性增高，如合并结石则更增加了癌变的危险性。癌变机制可能为：腺瘤－腺癌的顺序性病变（adenoma－adenocarcinoma sequence）。

（五）胆囊腺肌瘤

又称胆囊腺肌增生症，是以胆囊黏液和肌纤维肥厚、罗－阿氏窦（R－Asinuses）数目增多、窦腔扩大并穿入肌层为特征的一种增生性疾病。病变通常位于胆囊底部，形成结节，癌变率为5%～15%。其发病机制可能与胆囊内长期高压有关。病变区R－A窦扩大、增多并形成假憩室，可深达黏液下层和肌层，窦隙内衬以柱状上皮，呈腺样结构，周围为增厚的平滑肌纤维所包绕。扩大、增多的R－A窦形成假憩室，内含黏液或胆砂、胆石，有管道与胆囊相连，故亦有胆囊憩室之称。病变分为弥漫型、节段型和局限型，以局限型最为常见。

（六）溃疡性结肠炎

胆囊癌的发病率为一般人群的10倍，发病机制不明，可能为：胃肠道中的梭状芽孢杆菌使肠肝循环中的胆汁酸→还原→3→甲基胆蒽；胆道梗阻感染→胆汁中的胆酸→去氧胆酸、石胆酸（致癌物质）。

（七）瓷性胆囊

慢性胆囊炎合并胆囊壁钙化，即"瓷胆囊"，恶变率为 12.5%~61%。

（八）Mirizzi 综合征

大多数学者认为，胆囊结石可以引起胆囊黏膜持续性损害，并可导致胆囊壁溃疡和纤维化，上皮细胞对致癌物质的防御能力降低，加上胆汁长期淤积，有利于胆汁酸向增生性物质转化，可能是胆囊癌发生的原因，而 Mirizzi 综合征包含了上述所有的病理变化。

（九）肥胖

体重指数 >30 的年龄在 20~44 岁的女性，患胆囊癌的风险是 2.53 倍。

（十）其他因素

原发性硬化性胆管炎，雌激素，以及致癌物质如：偶氮甲苯、亚硝胺、甲基胆蒽、二氧化钍等。

（十一）与胆囊癌发生相关的分子机制

文献报道与胆囊癌关系比较密切的基因有 p53，K-ras，CDKN2（9p21），Bcl-2，Cmyc 和 COX-2。Bcl-2 基因是被发现的第一个凋亡抑制基因，Bcl-2 表达可抑制细胞凋亡、延长细胞寿命、增加细胞其他突变机会或使突变基因在细胞内聚积，导致细胞恶性转化。研究发现，Bcl-2 表达增加是抑制胆囊病变组织中细胞凋亡的机制之一，与胆囊癌的分化程度有密切关系。C-myc 基因可能通过促进 survivin 的表达来抑制胆囊癌细胞凋亡，有待进一步的实验证实。最近有文献报道环氧化酶-2（COX-2）在血管内皮生长因子介导的肿瘤发生中具有重要作用。

三、病理学

（一）大体分型

胆囊癌多发生在胆囊底部，其次为胆囊壶腹和颈部。通常表现为胆囊内的肿块（图12-1），也可表现为局部胆囊壁增厚或息肉样新生物。根据大体外观可分为乳头状和非乳头状。日本胆道外科协会将 GBC 分为隆起型和扁平型。隆起型可以为乳头状或结节状。也可分为浅表型和浸润型。

（二）组织学分型

分为 5 种：腺癌（90%）、未分化癌（4%）、鳞癌（3%）、混合型（1%）、其他少见肿瘤如腺鳞癌、燕麦细胞癌、癌肉瘤等（2%）。

90% 以上为腺癌，可分为①硬癌（60%）：纤维组织丰富、质地硬，早期表现为胆囊壁的局限性硬结或增厚；常早期侵犯肝，淋巴转移率较高；晚期整个胆囊壁可增厚、胆囊腔闭塞成为较大硬块；胆囊管阻塞时，胆囊可积液、肿大。②乳头状癌（25%）：肿瘤软而呈胶状，细胞内含有较多假黏液蛋白，可长至较大，充满胆囊内腔；较少直接侵犯肝，淋巴转移率低。③黏液腺癌（15%）：质软、突入胆囊腔内，可生长至较大的体积，肿瘤常发生坏死及出血（图12-1）。

其余 5%～20% 为分化不良或未分化癌；未分化癌恶性程度高，转移早，预后极差。按癌细胞分化程度的差异，可分为高、中、低和未分化腺癌，分化程度高则预后较好，分化差或未分化癌预后最差。

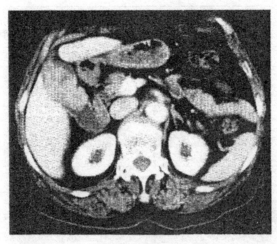

图 12 – 1 胆囊癌（CT）：肿块型；肿块向胆囊腔内生长，增强后可强化

（三）转移途径

胆囊癌可多种途径播散，包括直接侵犯、淋巴、血行、沿神经血管丛播散、腹腔内种植、胆管腔内播散等。直接侵犯（肝脏及周围脏器）和淋巴转移是胆囊癌的主要转移方式。在确诊的胆囊癌病例中，癌肿局限在胆囊壁仅约为 25%，出现局部淋巴结转移或侵犯肝脏等邻近脏器 35%，40% 存在远处淋巴结或脏器转移。

1. 直接侵犯 占 65%～90%，因胆囊床一侧的胆囊壁没有浆膜层，胆囊癌通过胆囊床直接侵犯肝（第Ⅳ和Ⅴ肝段）比较多见。同时由于胆囊静脉丛直接回流入附近的肝，癌肿既可沿血管神经丛直接侵犯肝实质，晚期也可经血行途径引起肝内远处转移或远处脏器转移。癌肿可直接侵犯胆囊周围邻近脏器（胆总管、胃窦、十二指肠、胰腺和横结肠等），或经血管神经丛沿肝十二指肠韧带上下蔓延，直接侵犯肝外胆管或肝门周围淋巴结转移压迫胆总管而致梗阻性黄疸。

2. 淋巴转移 占 40%～85%。当胆囊肌层受犯时，即可出现淋巴结转移，胆囊癌淋巴结转移的模式和范围与胆囊的淋巴引流途径是一致的：淋巴结转移绝大多数首先发生在胆囊管淋巴结，其次是胆总管周围淋巴结和肝门淋巴结，最后转移至其他区域淋巴结：胰腺周围、十二指肠旁、门静脉周围、腹腔干、肠系膜上动脉周围淋巴结等；少数可逆行向上转移至沿肝门部。

3. 血行转移 占 20%～25%，经胆囊深静脉回流至肝方叶，表现为近原发灶处肝内局部肿块，伴或不伴卫星结节；肺转移较少见。

4. 沿神经蔓延 少见，占 10%～15%。可沿胆囊壁内或肝十二指肠韧带内神经丛蔓延。

5. 胆管内播散 少见，肿瘤沿胆囊颈管下行至胆总管，在颈部和胆总管内壁种植，癌组织也可脱落进入胆总管，造成梗阻性黄疸。

6. 腹腔种植 少见，胆囊癌破溃或穿孔致腹腔广泛种植。

四、诊断

胆囊癌的诊治流程见图 12 - 2。

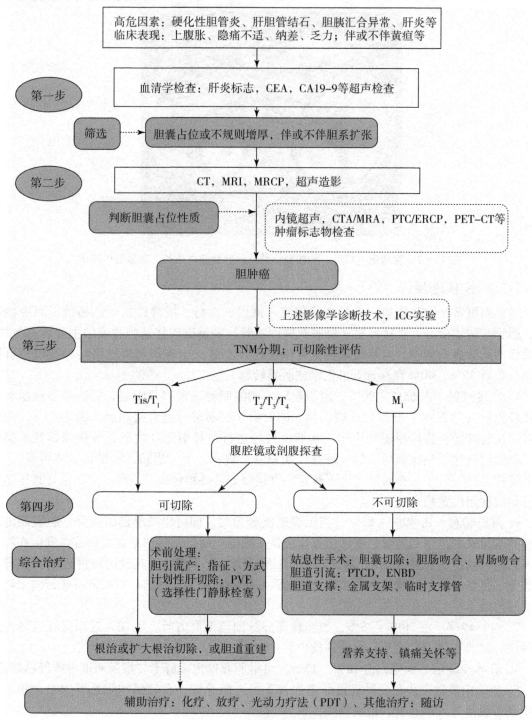

图 12 - 2　胆囊癌诊治流程图

五、临床表现

(一)症状

胆囊癌早期因缺乏特异性症状而不易被察觉，当出现明显的临床症状时，多已属晚期并已有转移而无法根治性切除，预后极差。胆囊癌早期可出现一些类似于良性胆道疾病（急性或慢性胆囊炎、胆石症等）的症状，如上腹部隐痛、胀痛不适、恶心、呕吐、乏力、纳差等。

1. 右上腹痛不适 是胆囊癌最常见的症状（60%~87%），40%的胆囊癌患者可出现腹痛症状加重、发作频率增多或持续时间变长。

2. 恶心、呕吐 占30%~40%，与急慢性胆囊炎有关，少数因肿瘤侵犯十二指肠致幽门梗阻。

3. 黄疸 约30%患者因肿瘤直接侵犯或肝门淋巴结转移压迫肝外胆管或胆管内播散均可导致梗阻性黄疸。

4. 其他 少数病人因合并感染或肿瘤性发热，而出现低热。一旦出现上腹部肿块、黄疸、腹水、明显消瘦、贫血和邻近脏器压迫症状，提示已属晚期。

(二)体征

早期胆囊癌无特异性体征。合并急性胆囊炎时可有右上腹压痛；胆总管受到侵犯或压迫时，可出现阻塞性黄疸；胆囊管阻塞致胆囊肿大、肿瘤累及肝或邻近器官时可扪及腹部肿块；晚期还可出现肝大、腹水、下肢水肿等。

六、实验室检查

迄今尚未发现对诊断胆囊癌具有重要诊断价值的特异性肿瘤标志物。血清和胆汁中CEA（癌胚抗原）及CA19-9（糖链抗原）测定对早期诊断有一定的帮助，特别是后者的阳性率较高，可用作辅助诊断和根治术后的疗效观察。有研究表明，CA19-9及CEA平行法联合检测可将灵敏度提高到84.4%，系列法联合检测可将特异度提高到90.7%。迄今未发现对胆管癌具有特异性诊断价值的基因标志和诊断方法，文献报道与胆囊癌关系比较密切的基因有p53，K-ras和CDKN2（9p21）。细针穿刺细胞学检查特异性高，但敏感性差、假阴性率高，且有一定并发症，临床很少应用。

七、医学影像学检查

(一)超声检查

超声具有简便、无创、费用低、可反复检查等优点。为首选的检查方法。超声对胆囊癌的诊断敏感性为85%，诊断符合率80%。对胆囊微小隆起性病变以及早期胆囊癌的诊断价值优于CT，可作为胆囊癌的筛选检查方法，因此，定期行超声检查对早期诊断胆囊癌具有重要价值。

1. B超 B超下诊断胆囊癌有4种类型：Ⅰ型为隆起型，乳头状结节从胆囊壁突入腔内，胆囊腔存在；Ⅱ型为壁厚型，胆囊壁局限或弥漫不规则增厚；Ⅲ型为实块型，因胆囊壁被肿瘤广泛浸润、增厚，加之腔内癌块充填形成实质性肿块；Ⅳ型为混合型。超声能清晰显示病变的大小、部位、数目、内部结构以及胆囊壁的厚度和肝受犯范围。其不足是：易受胃肠道气体干扰，对同时患有胆囊结石的微小胆囊黏液隆起性病变检出率低。

2. 彩色多普勒超声　彩色多普勒超声能测及肿块内血流，可与胆囊胆固醇性息肉和结石鉴别。对胆囊隆起性病变的鉴别诊断具有重要价值。同时能无创地精确显示胆管和肝受犯范围和程度，以及肝门区主要血管（肝动脉、门静脉等）的受犯情况，与 CT 和 MRI 血管成像价值相近，甚至可替代血管造影。对胆囊癌的精确分期和手术可切除性评估有较高价值。此外，近来开展的超声造影检查对胆囊癌诊断准确率更高。

3. 实时谐波超声造影（CEUS）　通过周围静脉注射六氟化硫微泡造影剂，随后用 CnTI 谐波技术在低声压下对病灶进行观察，可以实时观察肿块增强的方式及回声强度变化，并且与周围肝实质进行对比，有利于对病灶范围作出判断。

4. 内镜超声（EUS）　EUS 是近年来发展起来的一项技术，采用高频探头隔着胃或十二指肠对胆囊进行扫描，避免了肠道气体的干扰，不仅能检出 <5mm 的病变，并可清晰地显示出胆囊壁的 3 层结构，能精确判定胆囊壁各层结构受犯深度和范围、周围血管受犯情况以及区域淋巴结有无转移，因而对胆囊癌早期诊断、精确分期及手术可切除性评估具有更高价值，可作为超声和彩超检查的补充手段。

（二）动态增强 CT

1. CT 的优势　CT 具有较高的软组织分辨率，对胆囊癌的诊断、分期、评估手术切除可能性均有帮助，是术前不可缺少的检查，对治疗方案的决定、术式的选择和预后判断具有很高价值，在这方面 CT 明显优于超声检查。增强 CT 能够精确显示肿瘤直接侵犯肝或肝门部、是否有肝转移、淋巴结及邻近脏器转移情况。

2. CT 的典型表现　①胆囊壁局限或整体增厚，多超过 0.5cm，不规则，厚薄不一，增强扫描有明显强化。②胆囊腔内有软组织块影，基底多较宽，增强扫描有强化，密度较肝实质低而较胆汁高。③合并慢性胆囊炎和胆囊结石时有相应征象。厚壁型胆囊癌需与慢性胆囊炎鉴别，后者多为均匀性增厚；腔内肿块型需与胆囊息肉和腺瘤等鉴别，后者基底部多较窄。薄层和增强 CT 扫描可精确显示胆囊壁厚度及胆囊壁的浸润深度、肝及邻近器官和组织的受犯范围和程度、有无区域淋巴转移和肝内转移等。

3. 螺旋 CT 血管成像（CTA）　CTA 能对门静脉、肝动脉等周围血管受犯情况可作出精确判断，对术前可切除性评估具有重要价值。CT 对判断胆囊癌可切除和不可切除的准确率分别为 80% 和 89%。

（三）磁共振（MRI）

1. MRI 的优势　与 CT 相比，MRI 具有更高的对软组织分辨率，在对腔内小结节型早期胆囊癌的显示优于 CT。磁共振胆管成像（MRCP）可无创地获取整个肝内外胆道树的影像，对胆管受犯范围和程度可作出精确判断；磁共振血管成像（MRA）能精确地显示肝门区血管的受犯情况，与 CTA 价值相近。MRI 对胆囊癌的术前分期、可切除性评估、手术方式的选择及评估预后等具有较高价值。

2. 胆囊癌的 MRI 典型表现

Ⅰ期：胆囊壁局限性或弥漫性不规则增厚，胆囊内壁毛糙不光整或凹凸不平，可伴有突向腔内的菜花状或结节状肿块。T_1W_1 呈低信号，T_2W_1 呈等偏高信号，MRCP 可见胆囊内充盈缺损影，但胆囊壁的浆膜面光整。

Ⅱ期：胆囊窝内不规则异常软组织肿块，与胆囊壁分界不清，胆囊壁外层即浆膜面毛糙，胆囊窝脂肪间隙模糊不清，但与胆囊窝邻近肝组织分界尚清晰。

Ⅲ期：胆囊窝脂肪间隙消失，胆囊区见不规则软组织肿块，T_1W_1 呈等偏低信号，T_2W_1 呈等偏高信号，肿块占据胆囊大部分囊腔，胆囊基本形态不同程度消失，MRCP 表现为胆囊不显影或胆囊显示不清。胆囊窝周围邻近肝实质内出现异常信号，T_1W_1 呈偏低信号，T_2W_1 呈高信号，边缘不规则，与胆囊分界不清。

Ⅳ期：胆囊癌的 MRI 和 MRCP 表现除了上述 Ⅲ 期的表现外，还可有直接侵犯胃窦部、十二指肠，侵犯邻近腹膜、肝十二指肠韧带的表现，侵犯肝内外胆管和结肠等，以及腹腔肝门淋巴结转移、胰腺及胰头周围淋巴结转移、后腹膜淋巴结转移等的相应 MRI 征象。

MRA 能精确地显示肝门区血管的受犯情况，同时 MRCP 还能精确显示肝内外胆管受犯范围和程度。Kim 等报道 MRI 结合 MRA 和 MRCP 可以用于检查血管侵犯情况（灵敏度 100%，特异度 87%）、胆管受犯（灵敏度 100%，特异度 89%）、肝受犯（灵敏度 67%，特异度 89%）和淋巴结转移（灵敏度 56%，特异度 89%）。但由于存在运动伪影，缺乏脂肪和部分容积效应，MRI 往往难以评估胆囊癌对十二指肠的侵犯，且 MRI 也难以显示网膜转移。磁共振 B - TFE（balanced - turbo fieldecho）序列是近年来采用的一种新的成像序列，属于梯度回波序列中的真稳态进动快速成像序列，具有扫描速度快、运动伪影少等特点，目前在临床中主要用于心脏、大血管的检查。有研究说明该技术能够清楚地显示增厚的胆囊壁、胆囊内的肿块及胆囊腔的改变，对于病变的检出率明显高于 MRI 常规序列。该序列除了能显示胆囊本身的改变外，还能清晰地显示病变对邻近肝、胆道等有无侵犯。而且在该序列中血液亦呈现为高信号，故也可以清楚显示病变对血管的包绕、侵犯及血管内有无癌栓，也有利于血管与淋巴结的鉴别。B - TFE 能够提供较多的胆囊癌的术前分期信息，对临床客观地评价患者术前情况、确定手术方式、评估预后提供了很大帮助。

（四）正电子发射 - 断层扫描（PET - OT）

PETCT 是目前判断胆囊占的良恶性、胆囊癌根治术后的有无复发和转移的最精确的检查方法，同时能精确显示意外胆囊癌行胆囊切除术后的肿瘤残余情况以及远处淋巴结和脏器的转移情况。一项研究对 16 例临床症状、影像学检查均提示良性胆囊病变的患者行 FDG - PET，诊断胆囊癌灵敏度为 80%，特异度为 82%。目前，FDG - PET 在诊断胆囊癌中的作用仍在研究，其不足是检查费用昂贵，应根据患者个体情况来选择。

（五）内镜逆行胰胆管造影（EROP）

ERCP 对胆囊癌常规影像学诊断意义不大，仅有一半左右的病例可显示胆囊，早期诊断价值不高，适用于鉴别肝总管或胆总管的占位病变或采集胆汁行细胞学检查。

八、鉴别诊断

胆囊癌的鉴别诊断根据肿瘤的病程而不同：早期的胆囊癌主要与胆囊息肉、胆囊炎和胆囊结石鉴别。对老年女性、长期患有胆囊结石、胆囊萎缩或充满型结石、腹痛症状加重、发作频率增多或持续时间变长时，应警惕胆囊癌的可能，宜做深入检查。晚期胆囊癌需要与原发性肝癌侵犯胆囊鉴别，肝癌侵犯胆囊后可在胆囊区和肝门部形成较大肿块，类似晚期胆囊癌侵犯肝门胆管或淋巴结转移。胆囊颈管癌可直接侵犯或通过淋巴转移发生高位的胆管阻塞，临床表现类似肝门部胆管癌。胆囊癌常需与以下疾病鉴别。

1. 胆囊腺瘤性息肉　与早期胆囊癌鉴别困难，年龄 >50 岁；单发息肉，直径 >1.2cm；蒂宽、胆囊壁厚者，应高度怀疑恶变，尽早手术。

2. 胆囊胆固醇沉着症　常多发，超声为等回声团，无声影，直径多 <10mm；彩超不能测及血流。

3. 胆囊结石　B 超为强光团回声伴声影，可多发，位置可随体位变化。

4. 黄色肉芽肿性胆囊炎　患者一般情况好；常有反复胆囊炎发作病史；胆囊壁明显增厚但形态较光整、内壁光滑。

5. 原发性肝癌侵犯胆囊　多有肝病史，AFP 明显升高，肿块较大、多位于胆囊窝区或肝门部。

九、临床分期

目前胆囊癌的主要分期有 3 种：Nevin 分期（1976 年）、美国抗癌联盟（AJCC）分期和日本胆道外科学会分期（淋巴结分站）。其中 AJCC 的 TNM 分期是目前被广泛接受的分期方法，正确的分期是选择合理治疗方案和判断预后的主要依据。

（一）Nevin 分期

根据肿瘤侵犯胆囊壁的深度分期，Ⅰ期：肿瘤位于黏液内；Ⅱ期：肿瘤侵犯黏液下层和肌层；Ⅲ期：肿瘤侵犯胆囊壁全层，无淋巴结转移；Ⅳ期：肿瘤侵犯全层伴胆囊周围淋巴结转移；Ⅴ期：肿瘤直接侵犯肝或邻近脏器或远处转移。

（二）AJCC 分期

美国癌症联合委员会（AJCC）推出了肿瘤 TNM 分期第 7 版（2009 年 10 月，芝加哥）。其中胆囊癌 TNM 分期发生了较大变化。

1. 胆囊管癌　在第 6 版是属于肝外胆管癌，现并入胆囊癌范畴。

2. 淋巴结　分为两站，N1，肝门淋巴结：胆囊管淋巴结，胆总管、肝动脉、门静脉旁淋巴结；N2，其他区域淋巴结：腹腔干、十二指肠旁、胰腺周围、肠系膜上动脉周围淋巴结等。与第 5 版的淋巴结分站相似（但具体的淋巴结归属略有不同：门静脉旁淋巴结从第 5 版的 N2 变成了第 7 版的 N1）。淋巴结转移明确作为确认ⅢB（N1）和ⅣB（N2）的标准。

3. 胆囊癌　分期的改变可对肿瘤的可切除性和患者的预后作出更准确的判断。不能根治性切除的丁 4 期重新并入Ⅳ期。

4. 强调意外胆囊癌　再次根治性手术的必要性及胆囊癌生物学特性的特殊性。

（三）JSBS 分期：日本胆道外科学会（淋巴结分站）

N1：胆囊颈淋巴结及胆总管周围淋巴结。

N2：胰十二指肠后上淋巴结、肝总动脉旁淋巴结和门静脉后淋巴结。

N3：腹腔动脉淋巴结、主动脉旁淋巴结和肠系膜上动脉淋巴结。

N4：其余更远处的淋巴结。

十、治疗原则

胆囊癌的治疗目标是：根治；延长生存期，提高生活质量；缩短住院时间。治疗原则也有三，即早期治疗、根治治疗、综合治疗。改善预后的关键是：重预防。

（一）早期治疗

早期治疗的关键在于早期诊断。由于胆囊癌早期症状不典型，临床上不易早期诊断。大多数是在常规胆囊切除术中或术后（包括开放胆囊切除术和腹腔镜胆囊切除术）快速冷冻活检或石蜡病理中确诊。这类患者多为 Nevin I 期、II 期或 TNM 分期为 0 期、I 期，以往认为仅行胆囊切除术即可达治疗目的。但近年的研究表明，由于胆囊壁淋巴管丰富，胆囊癌可有极早的淋巴转移，并且早期发生肝转移也不少见。因而，尽管是早期病例，亦有根治性切除的必要。

对有胆囊癌易患因素的病变行预防性胆囊切除术，特别是对 50 岁以上的慢性萎缩性胆囊炎、结石直径 >3cm，瓷性胆囊、胆囊息肉、胆囊腺肌病、原发性硬化性胆管炎（PSC）、胰胆管汇合异常等患者，应行预防性胆囊切除术。

（二）根治治疗

胆囊癌根治性手术的目标是肿瘤完全切除，病理学切缘阴性，切除范围至少应包括胆囊、受累的肝（切除胆囊附近 2cm 以上肝组织，甚至肝右叶切除或扩大肝右叶切除）和区域淋巴结。淋巴清扫要求将整个肝十二指肠韧带、肝总动脉周围及胰头后方的淋巴结缔组织连同血管鞘一并清除，真正使肝门骨骼化才符合操作规范，必要时还需游离胰头十二指肠，行腹主动脉周围骨骼化清扫。若位于胆囊颈部的肿瘤侵犯胆总管，或胆囊管手术切缘不够，应该进行胆总管切除和肝管空肠吻合。

（三）综合治疗

不能切除或不宜切除的胆囊癌，可采用综合治疗，包括化疗、放疗、免疫治疗、中医治疗和靶向治疗等。对放化疗等辅助治疗的效果存在争议，传统的观念认为胆囊癌对放化疗均不敏感，疗效有限。但随着辅助治疗的研究深入，新的放化疗技术方法的进步以及新的化疗药物的应用，越来越多的前瞻性研究显示了令人振奋的结果，放疗、化疗及免疫治疗等综合治疗能明显地提高胆囊癌患者的生存时间和生活质量，因此，随着胆囊癌的综合治疗的研究不断深入，综合治疗将会更加受到重视。

十一、整体治疗方案

（一）胆囊癌治疗方法选择的依据

在选择胆囊癌的治疗方法前，需弄清以下情况。

1. 肿瘤情况　TNM 分期是国际公认的确定治疗方法的依据之一，包括肿瘤的大小、胆囊壁的浸润深度、肝受犯范围和程度、淋巴结转移情况，肝外胆管和血管（尤其是门静脉和肝静脉）的受犯范围和程度，邻近脏器（胃、十二指肠、胰腺和横结肠等）受犯情况，以及远处脏器是否有转移等。通常 0～III 期可选择手术治疗，IV 期则根据具体情况可选择手术和姑息性治疗。

2. 肝功能情况　对需要行较大范围肝切除的患者，术前应对肝储备情况进行精确评估。

3. 全身情况　包括年龄、心肺功能、糖尿病、其他脏器严重病变。

（二）治疗方法的选择

应严格按照病理分期（TNM 分期）、邻近器官受犯情况、肝功能情况及病人的全身情况，选择合理的治疗方案。

1. 手术治疗

（1）单纯胆囊切除术：沿肝将胆囊完整切除。Tis 及 Ⅰ 期切缘阴性患者 5 年生存率可达 90% 以上。

（2）胆囊癌根治术：包括完整切除胆囊及胆囊床外 2cm 以上的肝组织，将肝十二指肠韧带骨骼化清扫（包括肝门区后胰头后淋巴结）。Ⅱ 期、Ⅰ 期切缘阳性患者，5 年生存率 70% ~90%。

（3）扩大根治术：胆囊癌根治术同时需切除邻近脏器（胃、十二指肠、结肠等），累及肝外胆管时，同时行肝外胆管切除、胆管空肠鲁氏 Y 形吻合术，甚至胰十二指肠切除术。Ⅲ 期及部分ⅣA 期患者，5 年生存率可达 20% ~40%。

（4）姑息性手术：对部分Ⅳ 期胆囊癌患者出现相关的并发症，为延长患者生存时间或改善患者生活质量而施以相应的手术，5 年生存率 0~5%。

姑息性减黄术：对无法根治性切除或不能耐受手术的胆囊癌患者出现梗阻性黄疸时，可行 PTCD 外引流或置入金属内支架管，或经 ERCP 置入塑料胆道内支撑管或金属内支架管，近来可回收胆道金属内支架及具有内放射治疗作用的金属胆道支架管，也开始应用于临床。部分能耐受手术的患者，也可行肝胆管空肠鲁氏 Y 形吻合术、U 管或 T 管支撑引流术、金属胆道支架置入术。

胃空肠吻合术：伴有十二指肠梗阻。

姑息性胆囊切除术：对伴有胆囊炎患者，出现局限性腹膜炎，胆囊可能发生坏疽甚至穿孔时。

2. 规范胆囊癌的活检方法　不应剖开胆囊取组织活检，应整块切除胆囊送检，避免胆汁外溢、癌细胞播散和种植。

方法：在胆囊肿块周围正常肝、胃、肠处解剖和分离，整块切除胆囊游离缘肿块，将胆囊从胆囊床全层切下。肿瘤位于胆囊床一侧或向肝浸润性生长应行肝楔形切除；肿块向横结肠、十二指肠、胃窦部浸润性生长则应行胃、肠部分切除术；黄色肉芽肿性胆囊炎和胆囊胃肠道瘘：肿块处穿刺活检，化学胶封堵。

高度癌疑照此方法处理而病理为良性病变者，亦不应视为违反医疗常规，但对此观点，因受现行的医疗规范的限制，目前尚有争议。

3. 腹腔镜在胆囊癌诊治中的相关问题　当腹腔镜胆囊切除未及时发现肿瘤时，关于腹壁戳孔处肿瘤种植和胆囊切除几个月内便有腹腔内广泛播散的事实（发生率约 6%，发生戳孔种植或腹腔播散的患者平均生存时间不足 10 个月），已越来越引起人们关注，因此，术前高度怀疑或已确诊为胆囊癌的患者，一度被视为腹腔镜手术的禁忌。若在腹腔镜手术下怀疑为胆囊癌（可切除）时，应立即中转开腹手术。腹腔镜胆囊切除术中应避免胆囊破裂、胆汁外溢，应用标本袋装入标本后取出，并常规剖检胆囊，对可疑病灶，应及时送快速病理检查。

随着腹腔镜技术的完善以及对术中操作的重视和改进，由于 50% 以上的胆囊癌患者在手术时被发现不能切除，因此，部分学者主张：对 TNM 分期 Ⅰ ~Ⅲ 期胆囊癌患者，先行腹腔镜探查，如经探查发现肿瘤能被切除则转开腹手术，如不能切除则终止手术，或选择其他治疗方法。优点是创伤小、恢复快，可明显改善病人的生活质量、缩短住院时间，也有利于其他综合治疗方法的尽早实施。

4. 化疗

（1）术后辅助治疗：以往的文献报道显示胆囊癌的化疗效果不佳，常用的药物有氟尿嘧啶（5 - FU）、丝裂霉素（MMC）、多柔比星、表柔比星、顺铂等。近年来，一些新的化疗药开发并应用于胆管癌的治疗，以及化疗增敏方面的研究的进展，胆管癌的辅助化疗值得期待。例如：紫杉醇、紫杉特尔（docetaxel）、依立替康（irinotecan）、吉西他滨（gemcit-abine）等。单一用药的有效率约为 10%；联合化疗：FAM 方案（5 - FU + ADM + MMC）、吉西他滨 + 顺铂、吉西他滨 + 紫杉特尔、吉西他滨 + 氟尿嘧啶等，有效率为 15% ~ 30%。有文献报道口服希罗达（xeloda）对胆管肿瘤效果较好，对晚期胆囊癌有效率为 50%。

复旦大学中山医院普外科对胆囊癌和肝外胆管癌体外药敏实验的研究发现，药物敏感性由高到低依次为紫杉醇（TAL）100%，吉西他滨（G2）75%，米托蒽醌（Mito）66.7%，长春新碱（VCR）58.3%，羟喜树碱（HPT）58.3%，丝裂霉素（MMC）48.9%，卡铂（CP）48.5%，顺铂（DDP）46.7%，表柔比星（EADM）46.7%，多柔比星（ADM）30.3%，氟尿嘧啶（FU）33.3%，甲氨蝶呤（MTX）15.6%。结果提示，胆囊癌和胆管癌对 TAL，GZ，Mito，VCR，HPT 较敏感，MMC，CP，DDP，EADM 次之。

近年来有关胆囊癌化疗的系列性研究报道逐年增加，尤其是一些新的化疗药开发并应用于胆道癌的治疗，以及化疗增敏方面的研究的进展，辅助化疗的价值将日益受到重视。目前较为常用的胆囊癌化疗方案有：紫杉醇或紫杉特尔或吉西他滨联合奥沙利铂的方案。

（2）术前辅助化疗：胆囊癌的新辅助化疗，临床应用少，鲜有报道：

（3）选择性动脉插管灌注化疗：有报道在手术中经胃网膜右动脉置管入肝动脉，经皮下埋藏灌注药泵，于切口愈合后，选用 FMP 方案等化疗药物进行灌注化疗，根据病情需要间隔数周重复使用。此外，通过门静脉注入碘化油加入化疗药物，使其微粒充分进入肝窦后可起到局部化疗和暂时性阻断肿瘤扩散途径的作用，临床应用取得了一定效果，为无法切除的胆囊癌伴有肝转移的病人提供了可行的治疗途径。

（4）腹腔化疗：腹腔内灌注顺铂和氟尿嘧啶对预防和治疗胆囊癌的腹腔种植转移有一定的疗效。亦有报道开腹手术直视下置入缓释氟尿嘧啶，未开腹术后患者通过腹腔引流管在 B 超指导下将缓释氟尿嘧啶洒于胆囊床周围，可能会延长生存期。

5. 放疗

（1）适应证：胆囊癌根治术后、不能切除或姑息性切除的晚期胆囊癌、术后局部复发者。

多组前瞻性的研究结果显示，胆囊癌对放疗有一定敏感性，可减少胆囊癌根治术后的复发率，对术后局部复发的病例以及不能切除或姑息性切除的晚期胆囊癌可缓解症状和延长生存时间。其中以 Kresl 和 Coworkers 的报道效果最好，外照射联合氟尿嘧啶等化疗可使根治性切除术患者的；年生存率由 33% 提高到 64%。近年来，伽马刀、射博刀等定向放射也有应用于胆囊癌原发灶和转移灶的治疗，可能有一定疗效，但缺乏大宗资料的研究。

（2）放疗方法选择：放疗方法有术前、术中、术后放疗以及经 PTCD 导管实施腔内照射，临床上应用最多的是术后放射治疗。术前放疗的目的是：降低肿瘤细胞的活性，减少术中转移的机会；尽可能地缩小肿瘤，增加手术切除的机会。但术前放疗临床应用少，鲜有报道。根据手术中明确的肿瘤部位和大小，并以金属夹对术后放疗的区域做出标记，进行外照射治疗。照射的剂量为 40 ~ 70Gy，分 5 ~ 7 周完成。术中放疗的剂量通常为 20 ~ 30Gy，术后可联合外照射和化疗治疗：45Gy 外照射、氟尿嘧啶 350mg/m² 第 1 ~ 5 和第 28 ~ 32d 滴注化疗。

体外照射范围，原则上应包括原发灶和区域淋巴结。病灶局限又无远处转移的非根治性切除是术后体外照射的最好适应证。综合各家术后放疗结果报道，接受术后放疗的病人中位生存期均高于对照组，尤其是对于 Nevin Ⅲ期、Ⅳ期或非根治性切除的病例，相对疗效更为明显。术后放射治疗一般在术后 4~5 周开始，外照射 4~5 周，选择的剂量既为肿瘤的治疗量又应在正常组织耐受范围之内。一般每周照射 5d，1/d，每次为 1.8~2.0Gy。治愈性切除的预防性照射进行 5 周，总量为 50Gy，非治愈性切除的放射总量为 60~65Gy。腔内照射是指通过 PTCD 的导管将^{226}镭、^{60}钴及^{192}铱等密封的小放射源送入胆管腔内的放疗。腔内照射具有局部病灶照射剂量大、周围脏器放射损伤小的优点，尤其适用于胆管狭窄。但对远离放射源的胆管断端及手术剥离面照射剂量不够，所以一般将腔内照射与体外照射联合应用，剂量分别为 10~20Gy 和 40~50Gy。

6. 介入治疗

（1）介入性胆道引流术：对已失去手术机会伴有黄疸的晚期胆囊癌，尚可采用介入性胆道引流术减黄，如 PTCD 外引流或经 PTCD 或 ERCP 途径置入胆道内支撑管或金属内支架引流等。

（2）介入区域性化疗：对肿瘤姑息性切除和肝转移患者还可行介入区域性化疗。具体方法是首先行选择性腹腔动脉造影，导管进入肝总动脉后，30min 内持续输注丝裂霉素 20mg，以后隔 6 周重复 1 次上述治疗。从第 2 次起每次丝裂霉素剂量为 10~15mg，每个患者至少接受 5~7 次治疗，总剂量为 75~85mg。也可选用紫杉醇、吉西他滨和奥沙利铂等化疗药物。结果表明，高选择性动脉内化疗对肿瘤局限于胆囊壁（Nevin I~Ⅲ期）者效果较好；如果肿瘤侵犯胆囊壁以外，区域性化疗起不到控制肿瘤生长的作用。介入区域性化疗的优点是：①靶器官的药物浓度高；②术前应用使肿瘤和周围血管之间产生炎性间隙，有助于提高手术切除率；③术后应用可杀死体内残留的肿瘤细胞，减少术后复发和转移；④对于不能切除的胆囊癌患者，介入性区域性化疗能有效地抑制肿瘤生长，延长患者生存期；⑤减轻全身性的毒副作用。

7. 靶向治疗　有关胆囊癌的靶向治疗的研究报道不多，但研究已证实表皮生长因子受体（EGFR）和 C-Erb-B$_2$ 在胆囊癌组织中均有表达，因此，厄洛替尼（erlotinib），一种口服的表皮生长因子的酪氨酸激酶抑制药物，可用于胆囊癌的靶向治疗。环氧化酶-2（COX-2）在血管内皮生长因子介导的肿瘤发生中具有重要作用，预示 COX-2 抑制药可用于胆囊癌的靶向治疗药物，也可与化疗联合。

8. 其他治疗　其他治疗方法包括免疫治疗、生物治疗、中医治疗、射频消融治疗等，疗效尚不确定。有文献报道应用干扰素 a-2b 及胸腺肽或胸腺五肽、白介素-Ⅱ等生物制剂联合化疗，可提高疗效。

（三）意外胆囊癌的诊治

意外胆囊癌是指在术中未能及时发现而在术后经病理证实的胆囊癌，常见原因有：术中未能认真剖检胆囊而漏诊；急性胆囊炎手术因胆囊壁明显增厚而不易发现病灶；胆囊息肉行腹腔镜胆囊或开腹手术以及胆囊壁增厚误诊为黄色肉芽肿性胆囊炎等，术中未送病理检查。1997 年 6 月至 2001 年 5 月，上海市 40 家二三级医院手术病理证实胆囊癌 390 例，其中意外胆囊癌 78 例，所有病例 TNM 分期均在Ⅲ期以下（0 期 9 例，I 期 27 例，Ⅱ期 31 例，Ⅲ期 11 例），无一例再手术。

2009 年 10 月，AJCC 会议强调了意外胆囊癌再次根治性手术的必要性，应根据癌肿的部位、大小、浸润深度、累及范围、病理分期、术中是否播散，决定是否再手术及手术方式。①病理分期：查阅原始病历资料、术前术后影像学资料、手术记录、病理巨检和镜检报告；②癌肿是否播散：了解术中胆囊破裂、癌组织破碎、胆囊大部分切除残留黏液烧灼、

LC 穿刺孔种植、有无腹块、腹水。一般而言，Ⅱ～Ⅲ期的意外胆囊癌应再手术治疗，术前应行相关检查，排除癌症转移或播散。

其实大多数意外胆囊癌只要术中仔细剖检胆囊并及时送病理检查是可以发现的，因此，意外胆囊癌防治的关键首先是在术中仔细剖检胆囊并及时送病理检查，对符合再手术条件的应及时再手术（图 12 - 3）。

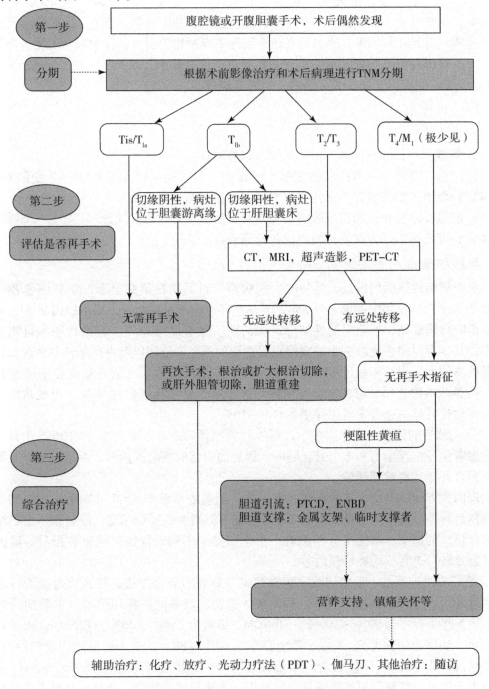

图 12 - 3　意外胆囊癌的诊治流程图

（四）胆囊癌并发症的处理

1. 胆囊癌相关并发症的处理 合并急性胆囊炎胆囊肿大坏疽甚至穿孔，可行姑息性胆囊切除或胆囊造口术；出现阻塞性黄疸时，可根据具体情况选择合适的减黄方法，如内引流或外引流等。出现十二指肠梗阻时可行胃空肠吻合术等。

2. 胆囊癌术后并发症的处理 胆囊癌的术后并发症发生率为 20% ~ 30%，死亡率为 0% ~ 4%，主要包括：腹腔脓肿、胆汁瘤、胆道感染、肺部和伤口感染、胆道狭窄严重时可出现黄疸等。对胆汁漏、腹腔感染可在超声引导下穿刺置管引流，并加强营养支持和积极抗感染治疗；对出现黄疸患者，可采用介入性胆道引流减黄术，如 PTCD 外引流或经 PTCD 或 ERCP 途径置入胆道内支撑管或金属内支架引流减黄。

（五）出院后建议

（1）适当休息。

（2）调节饮食，加强营养。消炎利胆、保肝治疗。

（3）门诊定期随访复查：定期复查 B 超或 CT、肝功能、CEA 及 CA19 – 9 变化等。

（4）行胆道外引流患者，保持引流通畅，并记录每日引流量。

（5）胆道梗阻患者，如出现腹痛、发热和黄疸，及时到医院就诊。

（6）根据整体治疗方案安排辅助放化疗等治疗。

（六）胆囊癌的预后

目前胆囊癌的预后仍很差，系列的大宗病例资料回顾性研究显示，胆囊癌患者（包括手术和非手术）的 5 年生存率不足 5%，平均生存时间不足 6 个月，根本原因是 40% 以上的患者就诊时已属晚期，不能根治性切除，根治性切除率仅约 25%。根治性手术可明显提高生存率，其生存时间主要取决于肿瘤侵犯胆囊壁的深度和范围以及淋巴结转移情况根治性切除患者的总的 5 年生存率超过 40%，T_1 期行单纯胆囊切除术患者的 5 年生存率接近 100%，112 及 T_3 期没有淋巴结转移的患者根治性切除术后 5 年生存率超过 50%，出现黄疸、淋巴结转移或远处转移的患者 5 年生存率为 0% ~ 10%。

1. 影响预后的因素 临床因素中，意外胆囊癌预后最好，中位生存期 26.5 个月；可疑胆囊癌患者中位生存期为 9.2 个月。同时，因肿瘤引起的梗阻性黄疸、胆道感染以及肠梗阻这一系列合并症均影响其预后。

病理因素方面，与绝大多数恶性肿瘤一样，胆囊癌预后与 TNM 分期明显呈正相关，分期越晚预后越差，其中 T 分期尤其重要。T 分期不但指肿瘤侵犯深度，同时预示淋巴结转移以及远处转移的概率；不同 T 分期患者，手术切除率不同，直接影响患者预后。淋巴结转移以及远处转移患者，均提示预后差。

2. 治疗方法与预后 手术切除是胆囊癌唯一有效的治疗方法，其预后与能否行根治性切除术以及切缘是否阴性密切相关。TaNOMO 患者，行单纯胆囊切除术，术后切缘为阴性者，术后 5 年生存率为 99% ~ 100%；TlbNOMO 患者为 95% ~ 100%。T2NOMO 患者行根治性切除术（切缘为阴性者），术后 5 年生存率为 60% ~ 80%，高于行单纯胆囊切除患者的；年生存率（10% ~ 22%）。T_3 患者行根治性切除术后；年生存率为 15% ~ 63%。T_4 患者绝大部分由于伴有门静脉侵犯或腹膜种植等原因，无法根治性切除，故行姑息性手术或行内支架置入术，其术后 5 年生存率几乎为零。

3. 胆囊癌的生物学特性与预后　胆囊癌恶性程度高、预后差，在基因水平上研究胆囊癌的生物学行为，有助于胆囊癌的早期诊断和治疗。胆囊癌的发生、发展是一个多基因共同作用的结果，许多基因与胆囊癌的发生、发展、转移以及预后有密切关系。目前对胆囊癌相关基因的研究集中在对 p53 和 ras 基因，关于其他基因的报道很少。随着胆囊癌分子生物学研究的进一步发展，将逐渐揭示胆囊癌发生、发展、转移的基础，并寻找特异性高、敏感性高、简便实用的肿瘤标记物用于临床检测，改善胆囊癌的预后情况。

（七）胆囊癌的预防

改善预后的关键是：重预防，早发现早治疗，规范胆囊癌手术，合理的综合治疗。预防胆囊癌最有效的方法是：对有胆囊癌易患因素的病变行预防性胆囊切除术，特别是对 50 以上的慢性萎缩性胆囊炎、结石直径 >3cm、瓷性胆囊、胆囊息肉、胆囊腺肌病、原发性硬化性胆管炎（PSC）、胰胆管汇合异常等患者，应行预防性胆囊切除术。流行病学研究资料显示，全人群中其胆囊结石患者 20 年内发生胆囊癌的概率不足 0.5%，对无症状胆囊结石患者，行预防性胆囊切除术是不必要的。

1. 一级预防　即病因预防。胆囊癌仍无明确的病因，国内外的流行病学研究已经证明：胆囊结石、瓷化胆囊、胆囊息肉以及沙门菌感染等是胆囊癌的最重要的危险因素。加强卫生宣教，对老年胆囊结石患者等有危险因素的人群，定期门诊随访，必要时行预防性胆囊切除。

2. 二级预防　即早发现、早诊断、早治疗。对于具有危险因素患者如胆石症、胆囊息肉患者，一旦发现恶变可能，建议手术治疗。腹腔镜胆囊切除术中发现的意外胆囊癌患者，需术中冷冻明确肿瘤病理分期和切缘情况，以确定是否行进一步根治性手术治疗。同时建议腹腔镜胆囊切除术中尽量避免胆囊破损，取出胆囊标本时应置入标本袋内以防止意外肿瘤造成切口种植。对于不能行根治性切除术的患者，建议行姑息性治疗，解除胆道梗阻，其方法如内引流术、内镜胆道内支架置入术、PTCD 术等。

3. 三级预防康复预防　对不能手术或手术后的患者，争取康复治疗，包括减黄、保肝支持治疗以及中西医结合治疗，以减轻痛苦，提高生活质量。

4. 预防复发转移的措施　①预防性全身化疗：根据个人具体情况制定个体化治疗方案；②局部放疗：根据个人具体情况制定相关治疗方案；③细胞因子免疫治疗；④细胞过继免疫治疗；⑤分子靶向治疗；⑥中医治疗。

附加：胆管良性肿瘤

胆管良性肿瘤相当少见，其中以乳头状瘤为多见，其次为腺瘤和囊腺瘤，纤维瘤、平滑肌瘤、神经鞘瘤等则更罕见。乳头状瘤有可能发生恶变，一般为单发性，少数为多发性，称为乳头状瘤病。

临床表现和治疗：

一般无症状，只有当肿瘤长到足以造成胆管梗阻时才会出现症状。此时可有上腹部疼痛、黄疸和出现胆管炎等症状。早期诊断较困难。在肿瘤较大时，静脉胆道造影片中可见胆管内有充盈缺损，造影剂有排空延迟现象。X 线胃肠钡剂检查有时可见十二指肠乳头处有增大现象。CT 检查有时可见胆管腔内肿瘤，增强后瘤体强化。诊断主要依靠手术探查后明确。瘤体处胆管有扩张，内扪及质软可推动的肿物；术中胆道镜检查能见到肿瘤全貌，但必须做冷冻切片或快速石蜡切片检查，才能与恶性肿瘤相鉴别。

治疗原则应将胆管局部切除，以免术后复发。位于高位胆管者，切除后如胆管重建有困难，可考虑做肝方叶切除，以利肝胆管显露和行胆肠吻合。位于肝、胆总管游离段者，可做胆管对端吻合、T管支撑引流，或胆管空肠鲁氏Y形吻合。位于壶腹部者，可切开肝胰壶腹括约肌做肿瘤局部切除。如肿瘤位于胆总管胰腺段，难以做胆总管局部切除，则只能做胰十二指肠切除术。

（张　锐）

第五节　胆囊息肉

胆囊息肉又称胆囊隆起样病变或胆囊肿瘤。胆囊息肉样病变是泛指胆囊壁向腔内呈息肉状生长的所有亲切非结石性病变总称。大多数胆囊息肉的症状其他与慢性胆囊炎相似，主要表现为右上腹轻度不适，伴有结石时可出现胆绞痛，但也有相当数量的患者并无症状，只是在做健康体检时才被发现，一般认为胆囊息肉是胆囊癌的诱发因素。该病应以手术治疗为主，非手术治疗为辅。

一、流行病学

文献报道的胆囊息肉流行率差别很大，在1.5%～9.5%，但国内外大多数大宗资料统计的人群流行率为5.0%以上，且男性居多，最常见于30～40岁，糖尿病人群的流行率为6.7%，但非糖尿病患者的流行率并无区别，认为胆囊息肉相当多见，但息肉直径<10mm时恶性可能性小。调查年龄、性别、身体指数（BI）、吸烟、饮酒、血糖、血脂、肝功能、乙肝病毒携带者等因素的相关性，结果发现胆囊息肉的危险因子为男性和葡萄糖不耐受，除于吸烟呈负相关以外，其他参数均无相关性。

二、病因病机

胆囊息肉样病变的病因尚不清楚，但一般认为该病的发生与慢性炎症有密切关系，其中炎性息肉和腺肌增生症都是一种炎性反应性病变，胆固醇性息肉更是全身脂质代谢紊乱和胆囊局部炎症反应的结果，有人认为胆囊息肉与胆囊炎症或结石症，甚或两者都有关。

胆囊息肉为一组表现形式相同但却包含很多不同病理状态的胆管疾病。病理分类为非肿瘤病变与肿瘤性病变两大类，后者又分为良、恶性。

（一）非肿瘤性胆囊息肉

1. 胆固醇息肉　非肿瘤性病变中以胆固醇息肉（cholesterolpolypus，CPs）最为多见。其次为炎症性息肉、腺瘤样增生及腺肌瘤等。CPs是胆固醇代谢异常的局部表现，是血中胆固醇类脂质析出并被胆囊壁的组织细胞吞噬所致，可发生于胆囊的任何部位，大部分多发，外观黄色分叶状，桑葚样，柔软易脱落。组织学显示，息肉由积聚的泡沫组织细胞构成，表面由单层柱状上皮覆盖，具有结缔组织蒂，微血管，分支的绒毛样凸起。CPs的病理特点为多发性小息肉。Shinkai报道74例中97%的CPs直径<10mm，50%为多发性，而肿瘤性息肉往往为单个。CPs质脆蒂细，易与黏膜分离，不伴肠化生及不典型增生，也不含其他基质成分。即使伴有炎症也很轻微，迄今未见癌变的报道。关于CPs与胆固醇沉着病，有人认为系同一疾病，有人认为胆固醇沉着是CPs的病因。胆固醇沉着于胆囊黏膜固有膜的巨噬细胞

内，逐步向黏膜表面突起，促使黏膜上皮增生，罗－阿窦（Rokitanski－Aschoffsinuses）增多和肌层增厚而形成息肉；但也有人认为两者并无相关性。

2. 炎症性息肉　炎症性息肉为慢性炎症刺激所致，可单发，或多发，一般为 3～5mm 大小，蒂粗或不明显，颜色与邻近黏膜相似或稍红，单发或多发的广基性结节。组织学显示，灶性腺上皮增生伴血管结缔组织间质和明显的炎细胞炎症性息肉，为炎症刺激所致的肉芽肿，息肉周围的胆囊壁有明显炎症。尚无癌变报道，但从胆囊癌合并胆石的致癌机制研究中，认为细菌性慢性胆囊炎可能是因素之一，所以对炎性息肉不能放松观察。

3. 腺瘤样增生、腺肌瘤　腺瘤样增生是一种由于胆囊上皮和平滑肌增生而引起的胆囊壁肥厚性病变，分为 3 型：①局限型：胆囊底部呈锥帽状增厚。②节段型：局部增厚的囊壁向腔内突入形成"三角征"，呈弥漫性向心性增厚，内壁凹凸不平，内腔狭窄，有时伴有结石，脂餐试验显示胆囊收缩亢进。③广泛型：胆囊壁呈广泛性肥厚，内壁不平整，壁内可见扩张的罗－阿窦呈小囊状低回声区。上皮的增生在病变的中心最明显，周围的腺体常呈囊状扩张，并充满黏液，扩张的腺体内有钙质沉积。腺瘤样增生与腺肌瘤病都是既非炎症，也非肿瘤的增生性病变。前者为黄色质软的疣状物，直径为 5mm 左右，单发或多发。成分为丰富的结缔组织中含平滑肌束及杯状细胞，表面的上皮增生并伴有肠化生。后者则为黏膜上皮局部变化、肌纤维增生与局限性腺肌增生，又称腺肌瘤病（adenomyomatosis）。上述 2 种病变均有癌变可能。

（二）肿瘤性胆囊息肉

肿瘤性病变中良性以腺瘤为主，恶性则主要为胆囊癌。

1. 腺瘤　腺瘤多为单发的有蒂息肉。根据外形可分为乳头状或非乳头状，恶性率约为 30%。乳头状腺瘤可再分为有蒂和无蒂两种，镜下显示为分支状或树枝状结构，带有较细的血管结缔组织蒂，与胆囊壁相连，有单层立方或柱状上皮覆盖，与周围正常胆囊黏膜上皮移行较好。非乳头状腺瘤大部分有蒂，镜下见多数增生的腺体被中等量的结缔组织间质包绕，偶尔腺体显示囊样扩张。该型腺瘤以腺体的管状增殖为主体，故称为腺管腺瘤，有时可见杯状细胞或基底颗粒细胞的肠上皮化生改变。Koga 观察良性胆囊息肉病变 94% 为胆囊息肉直径 <10mm 者，69% 的患者年龄 <60 岁；而恶性胆囊息肉 88% 的患者息肉直径 >10mm，75% 的患者年龄 >60 岁。但 Smok 10 年内施行的 12 153 例胆囊切除标本中，仅 81 例为胆囊息肉，患病率为 0.7%，其中仅 9.6% 为腺瘤；而同期人群中发现胆囊癌 225 例，占 1.85%。因此，腺瘤的发病率很低，虽有癌变可能性，但并不构成临床威胁。

2. 良性间叶组织肿瘤　良性间叶组织肿瘤是来源于支持组织的胆囊良性肿瘤。主要包括纤维瘤、平滑肌瘤、血管变，直径均 <20mm；而浸润型不属于胆囊息肉，绝大多数直径 >20mm。因此，表现为胆囊息肉的癌往往属于早期。其中乳头型腺癌绝大多数限于黏膜和肌层内，预后较好。

三、临床表现

大多数胆囊息肉的症状与慢性胆囊炎相似，主要表现为右上腹轻度不适，伴有结石时可出现胆绞痛，但也有相当数量的患者并无症状，只是在做健康体检时才被发现。一般认为，胆囊息肉是胆囊癌的诱发因素，近些年来国内外也有许多关于胆囊息肉癌变的报道，尤其在伴有结石时，癌变概率会明显提高。

胆囊息肉在临床上可分 3 个时期即：活跃增长期、相对稳定期、吸收消散期。在治疗中，一般都要经过"活跃增长期 – 相对稳定期 – 吸收消散期"的过程，各个时期的特点见表 12 – 1。

表 12 – 1　胆囊息肉各时期特点

项目	活跃增长期	相对稳定期	吸收消散期
胆囊息肉体积	不断增大	不变化	逐渐减小
胆囊息肉数量	不断增多	不变化	逐渐减少

四、辅助检查

（一）B 超检查

方法灵活、准确、无创伤、可重复、费用低、易为多数患者接受，能准确地显示息肉的大小、位置、数量、囊壁的情况。B 超典型的表现为胆囊壁有点状、小片状、片状的强或稍强回声光团，其后多无声影，可见到球状、桑葚状、乳头状及结节状突出，甚至可显示出息肉的蒂。B 超的准确性明显高于 CT，认为 BUS 能清晰地显示出胆囊息肉的部位、大小、数目及局部胆囊壁的变化，是一种简便、可靠的诊断方法。

（二）三维超声成像

可使胆囊具有空间方位的立体感，透声性好，有直视胆囊剖面的效果，可弥补二维图像的某些不足。不仅可观察胆囊息肉的大小、形态，更可分清息肉和胆囊壁的关系，尤其在胆囊后壁的息肉二维图像常不能清楚地分辨是否有蒂以及蒂与胆囊壁附着的范围和深度。三维重建能通过不同切面的旋转来观察病变的连续性及病变表面的情况等信息，有助于提高胆囊息肉 – 胆囊腺瘤或癌肿的鉴别。

（三）内镜超声（endoscopic ultrasonography，EUS）

即经内镜超声扫描，是将超声微小探头安置在内镜顶端，探头为高频，将内镜插入消化道，进入十二指肠壶腹后此探头更接近胆囊，可排除胆汁黏稠度等影响。EUS 可将胆囊壁分为 3 层，内层为高回声的黏膜及黏膜下层，中层为低回声的肌纤维层，外层为高回声的浆膜下层及浆膜层。如为息肉样病变可见清晰的 3 层囊壁，而胆囊癌则囊壁的 3 层结构有不同程度的浸润、破坏。早期胆囊癌绝大多数是在结石和息肉等病变的掩盖下发展的，早期缺乏特征性声像图表现，鉴别困难。而 EUS 检查发现息肉样病变与胆囊壁之间的关系，有助于鉴别诊断。EUS 内层的回声方式为细小声点（tiny echoic spot）、声点聚集（aggregation ofe - chogenic spot）、微小囊肿（microcyst）及彗星尾征（comet tailartifact）。如 EUS 证实既无细小声点与声点聚集，又无微小囊肿与彗星尾征时，应怀疑为腺瘤或癌肿。两者无法鉴别，除非已浸润至肝脏，但若为无蒂病变，则强烈提示为癌肿。结合组织学研究，一个细小声点表示一群含有胆固醇泡沫的组织细胞，而无回声区则为腺上皮增生。多个小囊肿和彗星尾征则分别为罗 – 阿窦增多和胆囊壁内结石所致。

（四）CT 仿真胆囊镜（computed tomographic virtual endoscopy of thegall-bladde，CTVEGB）

可以清晰显示胆囊腔内正常的解剖结构；可以清晰地显示胆囊息肉的大小，最小可见 1.5mm×2.2mm×2.5mm 的息肉，可较为准确地观察息肉生长部位、形态、表面、基底等影像改变，与彩超及手术病理基本一致；可准确观察胆囊单发息肉。

CT 仿真胆囊镜在胆囊息肉检查诊断中较为突出，但是也存在着一些不足：①对扁平广基底的息肉显示不佳，胆囊内壁粗糙会影响小息肉的检出。②扫描参数、工作站后处理技术及阈值选择不当会造成病变的丢失。③受呼吸运动影响较大。④碘过敏患者不宜做此项检查及易受胆囊对碘浓缩的影响。

五、诊断

胆囊息肉往往无临床症状或症状轻微。诊断主要依靠影像学。对胆囊息肉样病变的诊断方法较多，如口服胆囊造影、B 超、CT、磁共振胆胰管成像（MRCP）、腔内超声（EUS）等，但目前诊断胆囊息肉最主要的手段仍是 B 超检查。实验室检查：目前尚无有关资料。

胆囊息肉样病变又称胆囊隆起样病变，该病临床症状无特异性，大部分患者为查体时所发现。主要症状为中上腹部隐痛（占 46.9%）。发病年龄 30～50 岁者占 57.8%，以中青年为主。主要依靠 B 超检查诊断胆囊息肉。但常难以定性，临床对其良恶性的鉴别诊断亦较困难。目前主要诊断手段是超声检查，对直径 <5mm 者的检出率可达 90% 以上，诊断的灵敏度和准确率均较高。如发现多发高强回声，且有漂浮感和慧尾征者提示为胆固醇息肉，位于胆囊底部的小隆起，病变中有小圆形囊泡影和散在回声光点提示腺肌瘤病，而根据病变回声性质、蒂的有无和粗细，病变处的黏膜改变，对区分良恶性疾病有一定价值。但 B 超检查对本病的诊断、定性及鉴别诊断又有一定局限性和假阴性率。如当病变小且位于胆囊颈部时，或伴有胆囊结石时易造成漏诊，且对定性和鉴别亦有一定困难。

六、鉴别诊断

（一）良性肿块和转移癌

彩色多普勒超声在肿块内和胆囊壁内出现高速动脉血流信号，是原发性胆囊癌区别于良性肿块和转移癌的重要鉴别特征。如胆固醇性息肉血流为直线状，<20cm/s；而胆囊癌内血流多呈树枝状，流速 >20cm/s。RI 越小越倾向于恶性，但对于早期胆囊癌肿块过小者（<3mm）有时并不敏感，此外还与操作者技术水平有重要关系。

（二）单纯胆囊结石

B 超引导下胆囊穿刺细胞学检查，有助于鉴别诊断，可提高术前诊断率，早期胆囊癌在胆汁中找到癌细胞的阳性率为 64%，而在病变胆囊壁的阳性率为 91%。因此，强调要在 B 超引导下选择性地穿刺病变壁组织。还有学者在胆囊穿刺时抽取胆汁行癌胚抗原（CEA）浓度测定，并与单纯胆囊结石相比，其浓度升高有统计学意义，亦具有辅助诊断价值。

七、治疗

胆囊息肉病变临床并不少见，手术是根治的方法，但并非所有胆囊息都需手术治疗。因其病变类型不同，大小不一，疾病转归亦不尽相同，因此其手术适应症各家掌握也不一致。

手术时机选择：胆囊息肉样病变术前有时难以定性。根据胆囊息肉样病变恶变可能性的高危因素我们提出下列手术指征：①单发病变，大于 10mm，蒂粗大者，尤其是位于胆囊颈部，年龄大于 50 岁。②多发病变，伴有胆囊结石，有症状，年龄大于 50 岁。③单发病变，小于 10mm，无症状，年龄小于 50 岁，允许观察、随访；病变增大或形态有变化则应手术治疗。④多普勒彩超检查病变有丰富血供提示为恶性新生物。⑤CEA（肿瘤标志物），测值明显升高且除外其他胃肠道肿瘤。⑥胆囊息肉样病变，有明显症状且反复发作。⑦对直径小于 5mm 无症状患者应间隔 3～5 个月随访检查，一旦病变增大或症状明显亦须行手术治疗。

近几年，非手术和中药治疗胆囊息肉病已引起医疗界的广泛重视，各种偏方、配方、验方等在消炎、利胆，控制胆囊炎、胆囊息肉等方面都取得了一定的效果，针对胆囊息肉的专科用药也取得了很大成就，随着中医中药研究的深入，非手术治疗胆囊息肉的治愈率，也在迅速提高。

八、并发症

息肉样胆囊癌占 9%～12%，BUS 特征为 >10mm，单发为主（82%），多数位于胆囊颈部（占 70%），病变以中、低回声为主，约 50% 伴有胆石。具有上述特征时，应早期作根治性胆囊切除，应将胆囊管上下的结缔组织及胆囊床的纤维、脂肪组织一并清除。

九、预防

（一）禁酒及含酒精类饮料

酒精在体内主要通过肝脏分解、解毒，所以，酒精可直接损伤肝功能，引起肝胆功能失调，使胆汁的分泌、排出过程紊乱，从而刺激胆囊形成新的息肉及（或）使原来的息肉增长、变大，增加胆囊息肉的癌变系数。

（二）饮食要规律、早餐要吃好

规律饮食、吃好早餐对胆囊息肉患者极其重要。人体内肝脏主管分泌胆汁，分泌的胆汁存储入胆囊内，而胆汁的功能主要是消化油性食物。如果不吃早餐，则晚上分泌的胆汁利用不上，存留于胆囊内，胆汁在胆囊内滞留时间过长，即可刺激胆囊形成胆囊息肉或使原来的息肉增大、增多，所以早餐最好吃些含植物油的食品。

（三）低胆固醇饮食

胆固醇摄入过多，可加重肝胆的代谢、清理负担，并引起多余的胆固醇在胆囊壁结晶、积聚和沉淀，从而形成息肉，所以，胆囊息肉患者应降低胆固醇摄入量，尤其是晚上，应避免进食高胆固醇类食品如：鸡蛋（尤其是蛋黄）、肥肉、海鲜、无鳞鱼类、动物内脏等食品。

（张　锐）

第十三章

胰腺疾病

第一节　胰腺的解剖与功能

一、胰腺的解剖

胰腺狭长、扁平，略呈菱形。成年人的胰腺长 12~15cm，重 70~110g，可分为头、颈、体、尾四部。胰头位于十二指肠的 C 形弯曲内，紧贴十二指肠。胰颈、体、尾斜位于腹后部，胰尾一直向左延伸到脾脏的胃面。

胰腺有丰富的血供，主要来源于腹主动脉和肠系膜上动脉的分支。前、后胰十二指肠上动脉是胃十二指肠动脉和腹主动脉的分支；而前、后胰十二指肠下动脉来自肠系膜上动脉。这些血管通常位于胰头和十二指肠间的沟内，并发出分支供给胰腺和十二指肠。此外，脾动脉也是胰腺血供的另一主要来源。其有大量细小分支，其中较大的 3 条分支为胰背动脉、胰大动脉和胰尾动脉。

胰腺所有的静脉都汇入门静脉系统。胰静脉引流胰尾的血液进入脾静脉。胰十二指肠静脉与其相应的动脉邻近，汇入脾静脉或者直接汇入门静脉。

胰腺的淋巴系统与其伴随的动、静脉相邻。大部分淋巴管将淋巴液引流入胰脾淋巴结，而一些淋巴管汇入胰十二指肠淋巴结，还有一些汇入肠系膜上动脉源头附近的主动脉前淋巴结。

内脏传出神经通过迷走神经、内脏神经形成的肝脏和腹腔神经丛来支配胰腺。迷走传出神经纤维穿过这些神经丛，不形成突触，最后终止于胰腺小叶间区的副交感神经结。神经节后纤维直接支配腺泡、胰岛和胰管。

二、胰腺的组织学特点

胰腺集内、外分泌器官为一体。胰腺的内分泌部主要位于胰岛中。其 A、B、D 和 PP 细胞分别分泌胰高血糖素、胰岛素、生长抑素和胰多肽。

胰腺外分泌部由腺泡和导管组成。导管上皮由立方形细胞组成，延伸至腺泡腔内。有时可见到突入腺泡腔内的泡心细胞，其位于导管上皮与腺泡之间。泡心细胞与导管上皮细胞功能相似，都可分泌铁离子和水分子。此外，它们还含有碳酸酐酶，而碳酸酐酶能分泌碳酸氢盐。小导管渐汇成小叶间导管，最后汇入主胰管，将胰液排入十二指肠。

腺泡可为球形、管状，或其他不规则形状。腺泡细胞具有合成、储存和分泌消化酶的能力。其基底外侧膜上分布着激素或神经递质的受体，可接受激素或神经递质对胰酶分泌的刺激。细胞核及合成蛋白质的粗面内质网也位于细胞基底侧。胰酶颗粒是消化酶的储存形式，位于细胞顶端。腺泡细胞顶部表面还有微绒毛。在微绒毛和细胞质内，顶端质膜以下，有一种丝状肌动蛋白的网状组织。而此近顶端区域是腺泡细胞与其他细胞或颗粒的最大区别，可用于鉴别腺泡细胞。细胞分泌物最终排入腺泡腔内。细胞间还有各种连接形成，既可作为物质屏障，又可作为通信通道。其中，紧密连接在细胞顶端形成一条带状物，防止大分子通过。连接复合体也是阻止水分子和铁离子通过的可渗透屏障。

三、胰腺的功能

（一）胰腺外分泌物质的成分

1. 非有机成分　胰腺外分泌物质的非有机成分主要为水、钠盐、氯化物和碳酸氢盐。水和铁的分泌主要是为了将消化酶运送到肠腔，并有助于中和排入十二指肠的胃酸。

促胰液素刺激分泌的胰液无色、澄清，呈碱性，与细胞质等渗。基础状态下，胰液流速是 $0.2 \sim 0.3 ml/min$；激素刺激时，流速会增至 $4ml/min$，每天的分泌总量为 $2.5L$。其渗透压浓度与流速无关。然而，当胰腺在促胰液素（使胰液分泌总量增加的主要介质）刺激下，碳酸氢盐和氯化物浓度会随之改变，因为促胰液素刺激可引起胰管大量分泌含碳酸氢盐的胰液。由于即使腺泡在刺激状态下的分泌流速也较小，所以胰液中铁离子浓度接近于其在刺激分泌时胰管液体中的浓度。

促胰液素是通过激活腺苷酸环化酶，增加导管细胞内的环磷酸腺苷水平来刺激分泌的。而环磷酸腺苷则通过激活导管腔膜上的 Cl^- 通道来增加碳酸氢盐的分泌。Cl^- 通道是囊性纤维化跨膜转导调节因子，它的活化使 Cl^- 主动分泌入导管腔。腔内氯化物水平增加又导致 Cl^-/HCO_3^- 逆向转运，使腔内 Cl^- 减少、HCO_3^- 增加。导管细胞的基底外表面还有 $Na^+ - K^+$ 的逆向转运、$Na^+ - K^+ - ATP$ 酶、$H^+ - ATP$ 酶和 K^+ 通道。除了顶部的 Cl^- 通道，环磷酸腺苷还调控基底外侧的 K^+ 通道。激素刺激下，腺泡细胞顶部的 Cl^- 通道和基底外侧的 K^+ 通道活化驱动分泌；顶部的 Cl^-/HCO_3^- 逆向转运和其他基底外侧的载体有助于导管腔碳酸氢盐的分泌及维持细胞内正常 pH。

2. 有机成分　人类胰腺合成蛋白质（大多为消化酶）的能力很强，主要是蛋白水解酶、淀粉水解酶、脂肪水解酶及核酸酶。一些酶有不同的存在形式，如阳离子和阴离子胰蛋白酶原。可消化胰腺的酶储存在胰腺中，并以非活化的前体形式分泌入肠腔。这些酶都在肠腔内激活，刷状缘上的糖蛋白肽酶、肠激酶通过水解分子的 N 端片断活化胰蛋白酶原。而活化的胰蛋白酶进一步催化激活没有活性的其他蛋白酶原。

除了消化酶，腺泡细胞还分泌胰蛋白酶抑制药。它含有 56 个氨基酸残基，通过在胰蛋白酶催化部位附近与其结合形成相对稳定的复合物来使其失活。胰蛋白酶抑制药可灭活胰腺或胰液中自动催化形成的胰蛋白酶。

（二）主要消化酶的功能

胰淀粉酶可消化食物中的淀粉和糖原，主要水解 C，与氧原子间的 1，4 - 糖苷键。由于淀粉酶不能水解淀粉中的 1，6 - 糖苷键，所以其水解产物为麦芽糖、麦芽三糖及含 1，6 -

糖苷键的 α － 糊精。淀粉酶还需要小肠内刷状缘酶才能完全水解产物。

胰腺分泌三种脂肪酶：脂肪酶（或三酰甘油脂肪酶）、磷脂酶 A_2 和羧酸酯酶。三酰甘油脂肪酶结合于三酰甘油油滴的油/水界面，并将三酰甘油水解成两个脂肪酸分子和一个单酰甘油，而脂肪酸又被酯化成甘油。胆盐和共脂肪酶有助于其完全发挥其作用。磷脂酶 A_2 催化脂肪酸酯中的磷酸卵磷脂所在的键，此键断裂形成游离脂肪酸及溶血磷脂胆碱。羧酸酯酶可以水解多种脂类物质，如：胆固醇酯、脂溶性维生素酯、三酰甘油、二酰甘油及单酰甘油。胆盐对其活力的完全发挥也有重要的作用。

此外，胰腺分泌各种蛋白酶，它们都在小肠被激活。活化的形式包括胰蛋白酶、胰凝乳蛋白酶和弹性蛋白酶。这些都是内肽酶，分解与特定氨基酸相邻的特定肽键。另外，胰液中还含有羧肽酶。它们都是外肽酶，分解蛋白碳端的肽键。

（三）消化酶的合成、运输及调节

1. 合成　消化酶是在粗面内质网合成的。根据信号假说，通过信使 RNA 的翻译合成可输出的蛋白。新合成的蛋白在内质网中进行修饰，包括二硫键形成、磷酸化、硫酸化和糖基化。这些构象变化使蛋白在内质网中形成第三及第四级结构。接着，合成中的蛋白被转运到高尔基复合体进行翻译后修饰（糖基化）。高尔基复合体还为这些新合成的蛋白分类并将其转运到不同的细胞区域：消化酶被转运到酶原颗粒；溶酶体水解酶则被送到溶酶体。这种分选功能是通过将甘露糖 － 6 － 磷酸盐加到蛋白质的低聚糖上实现的，因为甘露糖 － 6 － 磷酸盐是特定受体的识别部位。溶酶体酶的甘露糖 － 6 － 磷酸盐与其受体结合后最终形成囊泡将携带溶酶体酶的复合体转运至溶酶体。在溶酶体中，受体与酶分离后再次回到高尔基复合体重复前面的循环。

2. 分泌　消化酶通过出胞作用被泌入腺泡腔。出胞作用的过程包括分泌颗粒移动到腺泡细胞顶端的表面，与质膜融合，腺泡细胞的细胞骨架系统参与了出胞作用。

腺泡细胞的基底外侧质膜上有胆囊收缩素（cholecystokinin，CCK）、乙酰胆碱、促胃泌素释放肽（gastrin － releasing peptide，GRP）、P 物质、血管活性肠肽（vasoactive intestinal peptide，VIP）和促胰液素受体，它们都是 G 蛋白结合受体，有 7 个疏水跨膜片段。根据刺激分泌的方式不同，这些受体分为两大类。VIP 和促胰液素是其中一类。这些激素与腺泡细胞上的受体结合，激活腺苷酸环化酶，增加细胞内的环磷酸腺苷（cyclic adenosinemonophosphate，CAMP）水平，然后通过依赖 CAMP 的蛋白激酶来刺激酶的分泌。CCK、乙酰胆碱、GRP 和 P 物质刺激膜磷酸肌醇的代谢，增加胞质内游离钙离子浓度。这些物质动员钙的能力都源于其对磷酸肌醇的作用。激素对胰酶分泌的持续刺激通常依赖细胞外钙的流入。

四、胰腺生理

在非消化期，胰液分泌很少。消化期间胰腺的分泌是周期性的，与胃肠移行性肌电复合波（migrating myoelectric complex，MMC）相互配合。胃、十二指肠动力增加时，常出现胰酶分泌高峰。

进食开始后，胰液分泌即开始，可分为头期、胃期和肠期。食物是胰液分泌的自然因素，胰液的分泌受神经和激素双重控制。

（一）促进胰液分泌

1. 胰泌素（Secretin）　由小肠上皮 S 细胞所分泌的 27 肽，可刺激胰腺分泌水、碳酸氢盐，从而使胰液量增加，胰泌素刺激胰酶分泌的作用较弱。

引起胰泌素释放的因素有盐酸、蛋白质分解产物、脂肪酸、迷走神经等。由小肠上皮细胞分泌和存在于胰液中的胰泌素释放肽（SRP），可刺激胰泌素释放，在胰腺外分泌的正反馈调节中起了重要作用。当肠道引起胰泌素释放的 pH < 4.5，胰泌素释放增加。

2. 胆囊收缩素（Cholecystokinin，CCK）　　主要由小肠上皮 I 细胞分泌，人体内主要为含 33 个氨基酸的 CCK。它可刺激胰酶分泌，对水和碳酸氢盐的分泌也有兴奋作用，但较弱。

CCK 受体分为 CCK - A 和 CCK - B 受体。一般认为通过 CCK - A 受体介导胰酶的分泌。其激活途径有：①对胰腺腺泡有直接刺激作用，CCK 通过激活腺泡细胞膜上的鸟苷酸环化酶，从而生成 cGMP，作为第二信使起中介作用，钙离子对于 CCK 的刺激也起中介作用；②作用于迷走神经的传入纤维上的 CCK - A 受体，增加迷走传入神经的冲动，促进乙酰胆碱的释放，刺激胰酶分泌。此冲动的潜伏期短。阿托品可抑制内源性 CCK 刺激的胰外分泌的 80%。因此在生理条件下，CCK 调节胰酶分泌的靶细胞主要是迷走神经而不是胰腺腺泡细胞。

引起 CCK 释放的因素有蛋白质分解产物、脂酸、脂肪、迷走神经及小肠内酸化。小肠内胰酶如胰蛋白酶、糜蛋白酶、弹性硬蛋白酶等含量增加，CCK 分泌量减少，负反馈调节胰酶分泌。

3. 血管活性肠肽（VIP）　　胰腺内神经末梢含有 VIP，其具有神经传递功能。盐酸、脂肪、乙醇可促进 VIP 释放。VIP 对胰腺的作用类似胰泌素，VIP 与相应受体结合，可增加腺苷酸环化酶的活性，导致 cAMP 合成增加，促进胰腺碳酸氢盐的分泌。

4. 一氧化氮（NO）　　NO 是位于中枢和外周神经系统的非胆碱能非肾上腺能（NANC）神经元的神经递质，在胰泌素和 CCK 引起的胰液分泌中，NO 是内皮血管舒张因子。可增加胰腺的血流量。调节胰腺泡 cGMP 形成和 Ca^{2+} 内流。

5. 其他　　胃泌素释放肽、铃蟾肽等，可通过胰腺腺泡上的特异性受体介导，引起胰酶的分泌。糖皮质激素对胰腺腺泡细胞酶原颗粒形成有促进作用。其他刺激胰酶分泌的激素有甲状旁腺激素，心房利钠因子（ANF）、生长激素释放因子（GRF）、神经降压素（NT）等。

（二）抑制胰液分泌的因素

抑制胰液分泌的因素分为四类。第一类包括抑制性神经递质，如 P 物质、CGRP、NPY、甘丙肽及儿茶酚胺。它们通过旁分泌和内分泌起作用。第二类为胰腺内分泌细胞释放的抑制性肽，如胰高血糖素、胰多肽、生长抑素、pancreastatin。它们通过抑制激素的释放和胰内神经系统的神经递质和（或）减少胰内血流起作用。第三类是"真正抑制性激素"，它们的抑制性作用不受迷走神经和内脏神经所影响，如 PYY。第四类是胰腺分泌的潜在抑制剂，为循环中的抑制性制剂如血管加压素、TRH。它们可直接抑制胰腺分泌水和碳酸氢盐。

1. 生长抑素（SST）　　是 D 细胞合成的 14 肽，抑制胰泌素和 CCK 刺激的胰腺基础分泌，使基础胰液分泌减少，胰液量、碳酸氢盐、胰蛋白排出量明显减少。生长抑素抑制胰酶分泌的作用较其抑制碳酸氢盐的作用更强。生长抑素一方面直接作用于生长抑素受体，减少胰液分泌；另一方面通过抑制 G 蛋白，阻滞了 CCK - RP 刺激的 CCK 释放。

2. 胰多肽（PP）　　胰多肽是由 PP 细胞所分泌的 36 肽，进食、低血糖、胃扩张、小肠内酸化等可引起 CCK 的释放及迷走胆碱能神经兴奋，导致血中的胰多肽上升。胆碱能受体阻滞剂阿托品可抑制胰多肽的分泌。小剂量胰多肽促进胰酶和电解质的分泌，大剂量胰多肽对于胰泌素、CCK 和迷走神经所刺激的胰腺分泌呈现抑制作用，它通过减少乙酰胆碱的释放和促进生长抑素的释放及减少胰腺血流量实现上述作用。

3. 其他 胰高血糖素抑制胰蛋白酶、胰脂肪酶和碳酸氢盐分泌，剂量越大，抑制越明显，其作用机制是通过促进生长抑素释放及降低迷走胆碱能神经的活性而起抑制作用。去甲肾上腺素可导致胰血管收缩，抑制胰外分泌。降钙素、多肽 YY 也可抑制胰酶和碳酸氢盐的分泌。

（1）迷走神经：促进胰酶和碳酸氢盐分泌。以胰酶的分泌为主。胆碱能神经可被中枢的活动（头期）或迷走 - 迷走反射（胃期、肠期）而激活。胰腺内释放的乙酰胆碱可通过以下途径发挥作用：①直接作用在胰腺腺泡（或同时作用在导管细胞）的毒蕈碱受体上，增加三磷酸肌醇和二酰基甘油的浓度，导致细胞内钙增加，刺激胰酶及碳酸氢盐的分泌；②促进胃酸分泌和胃排空，使十二指肠酸化，促进小肠内胃肠激素的释放；③扩张血管，强化胰对刺激肽的反应；④促进小肠激素的释放。

（2）肾上腺素能神经：可通过 2 条途径发挥作用：一方面引起胰内血管收缩，减少胰内血流，减少胰分泌；另一方面胰管收缩，直接抑制腺泡细胞分泌酶原颗粒，减少胰酶的分泌。

（3）局部神经通路：上段小肠内理化因素启动十二指肠 - 胰反射，促进胰分泌，当迷走神经的传入功能丧失后肠胰反射起代偿作用。在食糜刺激下，黏膜局部释放 5 - 羟色胺，通过旁分泌方式直接刺激迷走传入神经末梢，通过迷走胆碱能神经反射促使细胞释放增加，胰腺分泌增加。

（薛伟红）

第二节　急性胰腺炎

急性胰腺炎（acute pancreatitis，AP）是胰酶对胰腺组织自身消化导致的化学性炎症，常呈急性上腹痛，伴血淀粉酶升高，轻者病程 1 周左右，预后良好；重症患者可发展为多器官功能障碍，病死率高达 15%。

一、病因

（一）胆道疾病

胆石症、胆道感染等胆道疾病至今仍是急性胰腺炎的主要病因，当结石嵌顿在壶腹部、胆管内炎症、胆石移行时损伤 Oddi 括约肌等，将使胰液不能正常进入十二指肠，导致胰管内高压。胆囊结石伴发感染时，细菌毒素、炎症介质通过胆胰间淋巴管交通支扩散到胰腺。

（二）酒精

酒精可通过缩胆囊素（cholecystokinin，CCK）介导，促进胰液分泌，大量胰液遇到相对狭窄的胰管，将增加胰管内压力。此外，过度饮酒还可使大量胰酶在腺泡细胞内提前活化，或当其在胰腺内氧化过程中产生大量活性氧（reactive oxygen species，ROS），继而激活 NF - KB 等炎症介质，引发急性胰腺炎。

（三）胰管阻塞

胰管结石、蛔虫、狭窄、肿瘤（壶腹周围癌、胰腺癌）可引起胰管阻塞和胰管内压升高。胰腺分裂症系胰腺导管的一种常见先天发育异常，即腹胰管和背胰管在发育过程中未能融合，其在人群中的发生率大概为10%。当副胰管经狭小的副乳头引流大部分胰腺的胰液，引流不畅导致胰管内高压。

（四）手术与创伤

腹腔手术、腹部钝挫伤等直接或间接损伤胰腺组织或导致胰腺微循环障碍，可引起急性胰腺炎。经内镜逆行胰胆管造影（ERCP）插管时导致的十二指肠乳头水肿、注射造影剂压力过高等也可引发本病。

（五）代谢障碍

高脂血症与急性胰腺炎有病因学关联，但确切机制尚不清楚。可能与脂球微栓影响微循环及胰酶分解三酰甘油致毒性脂肪酸损伤细胞有关。I型高脂蛋白血症见于小儿或非肥胖非糖尿病青年，因严重高三酰甘油血症而反复发生急性胰腺炎。

甲状旁腺肿瘤、维生素D过多等所致的高钙血症可致胰管钙化、促进胰酶提前活化而促发本病。

（六）药物

可促发急性胰腺炎的药物有噻嗪类利尿药、硫唑嘌呤、糖皮质激素、磺胺类等，多发生在服药最初的2个月，与剂量无明确相关。

（七）感染

可继发于急性流行性腮腺炎、传染性单核细胞增多症、柯萨奇病毒、肺炎衣原体感染等，常随感染痊愈而自行缓解。

（八）其他

十二指肠球后穿透溃疡、邻近十二指肠乳头的肠憩室炎等炎症可直接波及胰腺。各种自身免疫性的血管炎、胰腺血管栓塞等血管疾病可影响胰腺血供。遗传性急性胰腺炎罕见，是一种有80%外显率的常染色体显性遗传病，其发病被认为是阳离子胰蛋白酶原基因突变所致。少数病因不明者，称为特发性急性胰腺炎。

二、发病机制

在上述病因作用下，胰管内高压及胰腺微循环障碍都可使胰腺腺泡细胞内的 Ca^{2+} 水平显著上升。细胞内钙的失衡，一方面使含有溶酶体酶的细胞器质膜脆性升高，增加胞内溶酶体与酶原颗粒融合；另一方面使消化酶原与溶酶体水解酶进入高尔基器后，出现"分选"错误；溶酶体在腺泡细胞内激活酶原，使大量胰酶提前活化，超过生理性的对抗能力，发生针对胰腺的自身消化。活化的胰酶、自身消化时释放的溶酶体水解酶及细胞内升高的 Ca^{2+} 水平均可激活多条炎症信号通路，导致炎症反应，其中核因子 – KB（nuclear factor – KB，NF – KB）被认为是炎症反应的枢纽分子，它的下游系列炎症介质如肿瘤坏死因子 – α（tumor necrosis factor – α，TNF – α）、白介素 – 1（interleukin – 1，IL – 1）、花生四烯酸代谢产物（前列腺素、血小板活化因子）、活性氧等均可增加血管通透性，导致大量炎性渗出；促进小血管血栓形成，微循环障碍，胰腺出血、坏死。

三、病理

（一）急性水肿型

此型较多见，占90%以上。病变可累及部分或整个胰腺，以尾部为多见。胰腺肿大变硬，间质充血、水肿和炎细胞浸润是其组织学特点。

（二）急性出血坏死型

胰腺肿大变硬，腺泡及脂肪组织坏死以及血管坏死出血是本型的主要特点。肉眼可见胰腺内有灰白色或黄色斑块的脂肪组织坏死病变，出血严重者，则胰腺呈棕黑色并伴有新鲜出血。脂肪坏死可累及肠系膜、大网膜后组织等。常见静脉炎、淋巴管炎和血栓形成。

急性出血坏死型既可由急性水肿型发展而来，也可在发病开始即发生出血及坏死。急性出血坏死型胰腺炎的炎症易波及全身，故可有其他脏器如小肠、肺、肝、肾等脏器的炎症病理改变；由于胰腺大量炎性渗出，常有腹水、胸腔积液等。

四、临床表现

临床上将急性胰腺炎分为下列两种类型。①轻症急性胰腺炎（mild acute pancreatitis，MAP），具备急性胰腺炎的临床表现和生化改变，而无器官功能障碍和局部并发症；②重症急性胰腺炎（severeacute pancreatitis，SAP），在 MAP 的基础上出现其他器官功能障碍甚至衰竭，病程 1 个月左右可出现局部并发症如假性囊肿或胰腺脓肿。

（一）MAP 的症状及体征

腹痛为主要和首发症状，常在饮酒、脂餐后急性起病，多位于中上腹及左上腹，也可波及全腹，常较剧烈，部分患者腹痛向背部放射。多数患者病初伴有恶心、呕吐。可有轻度发热，中上腹压痛，肠鸣音减少。患者因呕吐、胰腺炎性渗出，可呈轻度脱水貌。

（二）SAP 的症状及体征

腹痛持续不缓解、腹胀逐渐加重，可陆续出现表 13 – 1 列出的部分症状及体征。

表 13 – 1　SAP 的症状、体征及相应的病理生理改变

症状及体征	病理生理改变
体温持续升高或不降	严重炎症反应及感染
黄疸加深	胆总管下端梗阻；肝损伤
呼吸困难	肺间质水肿，成人呼吸窘迫综合征，胸腔积液；严重肠麻痹及腹膜炎
低血压、休克	大量炎性渗出、严重炎症反应及感染
全腹膨隆、张力较高，少数患者可有 Grey – Turner 征、Gullen 征，广泛压痛及反跳痛，移动性浊音阳性，肠鸣音减少而弱、甚至消失	肠麻痹及腹膜炎
上消化道出血	应激性溃疡
少尿，无尿	休克、肾功能不全
意识障碍，精神失常	胰性脑病
猝死	严重心律失常

（三）后期并发症

1. 胰腺假性囊肿　重症急性胰腺炎胰内或胰周坏死、渗液积聚，包裹成囊肿，囊壁缺乏上皮，故称假性囊肿，多在重症急性胰腺炎病程进入 4 周后出现。胰腺假性囊肿通常呈圆形或卵圆形，亦可呈不规则形，大小为 2～30cm，容量为 10～5 000ml。小囊肿可无症状，大囊肿可出现相应部位的压迫症状。一般当假性囊肿 <5cm 时，约半数患者可在 6 周以内自行吸收。假性囊肿可以延伸至邻近的腹腔，如横结肠系膜、肾前、肾后间隙以及后腹膜。

2. 胰腺脓肿　胰腺内或胰周的脓液积聚，外周为纤维囊壁。患者常有发热、腹痛、消瘦等营养不良症状。

3. 肝前区域性门脉高压　胰腺假性囊肿压迫脾静脉或脾静脉栓塞导致胃底静脉曲张破裂出血。

五、辅助检查

（一）反映炎症及感染

1. 白细胞　总数增加，以中性粒细胞升高为主，常有核左移现象。

2. C 反应蛋白（C - reactive protein，CRP）　是一种能与肺炎球菌 C 多糖体反应形成复合物的急性时相反应蛋白。在各种急性炎症、组织损伤、细菌感染后数小时迅速升高。CRP 对急性胰腺炎诊断不具特异性，主要用于评估急性胰腺炎的严重程度。CRP 正常值 <10mg/L，当 CRP >150mg/L 时，提示重症急性胰腺炎。

（二）急性胰腺炎的重要血清标志物

1. 淀粉酶（amylase）　主要由胰腺及唾液腺产生。急性胰腺炎时，血清淀粉酶于起病后 6～12h 开始升高，48h 开始下降，持续 3～5d。血清淀粉酶超过正常值 3 倍可诊断急性胰腺炎。胆石症、胆囊炎、消化性溃疡等急腹症时，血清淀粉酶一般不超过正常值 3 倍。血清淀粉酶高低与病情程度无确切关联，部分重症急性胰腺炎血清淀粉酶可不升高。正常时约有 3% 淀粉酶通过肾脏排泄，急性胰腺炎时尿淀粉酶也可升高，但轻度的肾功能改变将会影响检测的准确性和特异性，故对临床诊断价值不大。当患者尿淀粉酶升高而血淀粉酶不高时，应考虑其来源于唾液腺。此外，胰源性胸腔积液、腹水、胰腺假性囊肿中的淀粉酶常明显升高。

2. 脂肪酶（lipase）　血清脂肪酶于起病后 24～72h 开始升高，持续 7～10d，对就诊较晚的患者有诊断价值，其敏感性和特异性均略优于血淀粉酶。

（三）反映各器官功能或病理生理状况（表 13－2）

表 13－2　反映病理生理变化的实验室检测指标

检测指标	病理生理变化
血糖↑	胰岛素释放减少、胰血高糖素释放增加、胰腺坏死
TB、AST、ALT↑	胆道梗阻、肝损伤
白蛋白↓	大量炎性渗出、肝损伤
BUN、肌酐↑	休克、肾功能不全
血氧分压↓	成人呼吸窘迫综合征

检测指标	病理生理变化
血钙↓	胰腺坏死
三酰甘油↑	既是急性胰腺炎的病因，也可能是其后果
血钠、钾、pH↓	低血钠、低血钾、酸中毒

（四）了解胰腺等脏器形态改变

腹部超声波是急性胰腺炎的常规初筛影像学检查，在没有肠胀气的条件下，可探及胰腺肿大及胰内、胰周回声异常。然而急性胰腺炎时，常有明显胃肠道积气，腹部超声波对胰腺形态学变化多不能作出准确判断。对于重症急性胰腺炎后期，腹部超声波也是胰腺假性囊肿、脓肿诊断、定位的重要方法。

腹部增强 CT 被认为是诊断急性胰腺炎的标准影像学方法。其主要作用有：①确定有无胰腺炎；②对胰腺炎进行分级（表 13 -3）；③诊断、定位胰腺假性囊肿或脓肿。

表 13 -3 起病后 72h 的 CT 对胰腺病变的分级

积分	未增强 CT	增强 CT
0	胰腺形态正常	无坏死
1	胰腺局部或弥漫性增大，形态失常	
2	上述改变 + 胰周炎症	坏死 < 33%
3	胰内及胰周积液	
4	胰腺内及腹膜后积气	坏死 33% ~ 50%
6	坏死≥50%	

注：CT 严重指数 = 未增强 + 增强 CT 积分，最高 10 分，≥6 分为重症。

（五）了解有无胆道疾病作为急性胰腺炎的病因

诊断急性胰腺炎通常并不困难，但搜寻原因有时却颇费周折。胆道结石是急性胰腺炎的首要病因，腹部超声波较易发现大的胆石，但对于作为胆源性急性胰腺炎第一位原因的小胆石（<5mm）、胆泥或微胆石，腹部超声波的敏感性较差。临床上对于急性胰腺炎胆道疾病病因的搜寻，多以腹部超声波为常规初筛检查，若无阳性发现，应选择准确率较高的非侵入性检查 - 磁共振胰胆管成像（MRCP）。若仍为阴性，而临床高度怀疑胆道疾病，则应继以超声内镜（EUS）或 ERCP。内镜下 Oddi 括约肌切开术（EST）是检出胆泥或微胆石的金标准方法，集诊断与治疗一体。

六、诊断

患者在入院后 48h 内应明确诊断，急性胰腺炎的诊断内容应包括下列内容。

（一）确定急性胰腺炎

一般应具备：①急性、持续中上腹痛；②血淀粉酶增高超过正常值 3 倍；③胰腺炎症的影像学改变；④排除其他急腹症。部分患者可不具备第 2 条。

（二）确定轻症抑或是重症

多数重症患者经历了不同时间的轻症阶段，因此，在起病 72h 内对轻症患者应密切观察病情变化，及时发现 SAP 的症状及体征，动态了解相关实验室检测数据及胰腺形态的改变。

出现下列任一情况，应考虑重症急性胰腺炎：①出现全身炎症反应综合征；②出现器官衰竭；③起病后 72h 的胰腺 CT 评分≥6 分；④APACHE Ⅱ评分≥8，可被视为重症。

（三）寻找病因

住院期间应使 >80% 患者的病因得以明确，尽早解除病因有助于防止病情向重症发展及避免日后复发。进食常作为诱因促发本病，潜在的病因需仔细排查。详细地了解病史对寻找病因甚为重要。胆道结石是急性胰腺炎的首要病因，若病史及体征高度提示胆源性急性胰腺炎，则应逐级采用腹部超声、MRCP、EUS、ERCP 甚至 EST 等使之明确。在应激状态下，血三酰甘油常升高。当血三酰甘油 >11mmol/L 时，可考虑为急性胰腺炎的病因。

（四）确定并发症

近期并发症包括腹膜炎、败血症、急性肝损伤、ARDS、应激性溃疡、肾功能不全、胰性脑病等。后期并发症多在急性胰腺炎后 1 个月甚至更长时间得以诊断。

七、鉴别诊断

作为常见的急腹症之一，急性胰腺炎须与消化性溃疡、胆石症、急性肠梗阻、心肌梗死等鉴别。鉴别时应抓住各疾病的特点进行鉴别，收集相关证据。

八、治疗

急性胰腺炎的治疗原则在于去除潜在的病因和控制炎症。

MAP 经内科治疗后多在 5~7d 内康复。SAP 则需在内科治疗的基础上根据病情给予器官支持，后期并发症可通过内镜或外科手术治疗。如诊断为胆源性急性胰腺炎，宜在本次住院期间完成内镜治疗或在康复后择期行胆囊切除术，避免日后复发。

（一）内科治疗

1. 监护 由于急性胰腺炎患者病情变化较多，细致的监护对及时了解病情发展很重要。病程初期监测内容除体温、血压、呼吸、心率、意识等生命体征外，腹痛、腹胀、肠蠕动、腹膜炎体征、血氧饱和度、尿量、粪便、胃肠减压引流物、有无黄疸及皮肤瘀斑等均应逐日记录。入院初即应检测前述反映病理生理变化的实验室指标，以后根据病情决定复查的间隔时间。有心律失常者应予心电监测。

对重症患者应给予肺、肾、循环、肝、肠等器官的功能支持，医院的重症监护室（intensive care unit，ICU）可为此提供良好的条件。由训练有素、多学科组成的 SAP 专门治疗小组对患者选择最佳的多学科综合治疗至关重要。

2. 补液 是维持血容量、水、电解质平衡的主要措施。重症患者胰周有大量渗液集聚，如果心功能容许，在最初的 48h 静脉补液量及速度为 200~250ml/h。补液不充分被认为是胰腺炎向重症发展的重要原因之一。补液量及速度也可根据中心静脉压（central venous pressure，CVP）进行调节。急性胰腺炎时常有明显腹胀、麻痹性肠梗阻，用股静脉插管测量的 CVP 可受腹腔压力异常升高，不能代表真正的 CVP，应予注意。重症患者还应根据病情补充白蛋白、血浆或血浆代用品，提高血浆胶渗压，才能有效维持脏器功能。

3. 吸氧 动脉氧饱和度宜 >95%。

4. 镇痛　未控制的严重腹痛可加重循环不稳定。由于吗啡可增加 Oddi 括约肌压力，故临床常用哌替啶（meperidine）止痛，50～100mg/次，肌内注射。胆碱能受体拮抗药（如阿托品）可诱发或加重肠麻痹，也不宜使用。胃肠减压可在一定程度上减轻腹胀。

5. 预防和抗感染　胰腺感染是病情向重症发展、甚至死亡的另一重要原因。导致胰腺感染的主要细菌来自肠道。预防坏死胰腺的感染可采取：①为减少肠腔内细菌过生长，可采用导泻，促进肠蠕动和清洁肠道。导泻药物可选硫酸镁，每次口服 5～20g，同时饮水 100～400ml；也可用磷酸钠等洗肠液，中药（大黄、番泻叶）导泻在临床也广为应用。在此基础上，口服抗生素（如诺氟沙星、多黏菌素等）清除肠腔内细菌。②尽早肠内营养，维持肠黏膜屏障的完整，减少细菌移位。③预防性全身给予抗生素（喹诺酮类或头孢类）。

当患者出现胰腺或全身感染，致病菌主要为革兰阴性菌和厌氧菌等肠道常驻菌，应选择喹诺酮类或头孢类抗生素，联合针对厌氧菌的甲硝唑。严重败血症或上述抗生素疗效欠佳时应使用亚胺培南等。要注意真菌感染的可能，可经验性应用抗真菌药。

6. 减少胰液分泌　旨在降低胰管内高压，减少胰腺的自身消化。常用措施如下。

（1）禁食、胃肠减压：食物和胃液是胰液分泌的天然刺激物，禁食和胃肠减压则有助于减少胰液分泌。

（2）抑制胃酸：可用 H_2 受体拮抗药或质子泵抑制药。

（3）生长抑素及其类似物：生长抑素（somatostatin）是胃肠黏膜 D 细胞合成的 14 肽，它可抑制胰泌素和胆囊收缩素（cholecystokinin，CCK）刺激的胰腺基础分泌，使基础胰液分泌减少，胰液、碳酸氢盐、胰蛋白酶产量明显减少。生长抑素 250～375μg/h 静脉滴注；生长抑素类似物奥曲肽 25～50μg/h 静脉滴注，MAP 一般持续静脉滴注 2～3d，SAP 则用药时间约 1 周甚至更长。

7. 营养支持　轻症患者，只需短期禁食，通过静脉补液提供能量即可。重症患者在短期肠道功能恢复无望、为避免胰液分泌时，应先予肠外营养。每日补充能量约 32kcal/（kg·d），肥胖者和女性减 10%。热氮比以 100kcal∶1g 或氨基酸 1.2g/（kg·d）为宜，根据血电解质水平补充钾、钠、氯、钙、镁、磷，注意补充水溶性和脂溶性维生素，采用全营养混合液方式输注。

病情趋向缓解时，应尽早过渡到肠内营养。经口、胃或十二指肠给予的营养剂将促进胰酶和碳酸氢盐分泌，而经空肠者则不刺激胰液分泌。为此，初期肠内营养可借助内镜将鼻饲管置入空肠，并给予已充分消化的专用空肠营养剂。开放饮食从少量、无脂、低蛋白饮食开始，逐渐增加食量和蛋白质，直至恢复正常饮食。

（二）内镜治疗

对起因于胆总管结石性梗阻、急性化脓性胆管炎、胆源性败血症及胆道蛔虫的急性胰腺炎应尽早行 EST 等内镜治疗，取出胆道结石、蛔虫等，放置鼻胆管引流，胆道紧急减压，既有助于阻止急性胰腺炎病程，又可迅速控制感染。这种在 ERCP 基础上发展的内镜下微创治疗效果肯定，创伤小，可迅速缓解症状、改善预后、缩短病程、节省治疗费用，属对因治疗，可缩短病程，避免急性胰腺炎复发。

适宜于内镜治疗的其他导致急性胰腺炎的病因包括肝吸虫、胰管结石、慢性胰腺炎、胰管先天性狭窄、壶腹周围癌、胰腺癌、Oddi 括约肌功能障碍及胰腺分裂等。对重症急性胰腺炎的后期并发症如胰腺假性囊肿和脓肿也可予以内镜治疗。

确定急性胰腺炎行 ERCP 治疗的指征应根据不同影像学资料确定：

（1）B 超、MRCP 或 EUS 发现胆总管结石、胆总管直径 >0.7cm 或胆囊切除术后胆总管直径 >0.8cm，胆道蛔虫，胰管扩张、扭曲、狭窄等，这些均为 ERCP 治疗的明确指征。

（2）B 超阴性，血三酰甘油 <11mmol/L，排除酒精、高钙血症、药物、病毒感染等因素，应行 MRCP 或 EUS。

（3）MRCP/EUS 阴性，但有下列情况，应行 ER－CP：①TB 升高，DB >60%，ALT 升高，腹痛伴畏寒发热；②复发性胰腺炎；③胆囊切除术后，间歇发作性胆绞痛症状；④曾有胆道手术史：⑤胆囊小结石。

（4）ERCP 发现胆总管微胆石、胆泥、Oddi 括约肌功能障碍、胰腺分裂，胰管狭窄，壶腹周围癌、胰腺癌，这些均为 ERCP 治疗的明确指征。

（三）外科治疗

多数急性胰腺炎不需外科干预，即使是重症急性胰腺炎也应尽可能采用内科及内镜治疗。临床实践表明，重症急性胰腺炎时经历大的手术创伤将加重全身炎症反应，增加病死率。当重症患者内科及内镜治疗不能阻止胰腺进一步坏死时，可行经皮腹膜后穿刺引流，必要时以微创方式清除胰腺坏死组织。

与急性胰腺炎相关的主要手术治疗是胆囊切除术，以解决病因。目前胆囊切除术多采用腹腔镜完成。新近的临床研究认为，对于有 1 次急性胰腺炎发作史患者，有结石的胆囊即应切除；对轻中度胆囊结石相关急性胰腺炎，胆囊切除术应在本次胰腺炎恢复后 10d 左右实施，SAP 则应在恢复后 4 周左右施行；不及时切除，在 6～18 周内，有 25%～30% 患者将再次发生急性胰腺炎。

微创治疗无效的胰腺假性囊肿、脓肿和脾静脉栓塞等并发症需要外科开腹手术治疗。

九、预后

轻症患者常在 1 周左右康复，不留后遗症。重症患者病死率约15%，经积极抢救幸免于死亡的患者容易发生胰腺假性囊肿、脓肿和脾静脉栓塞等并发症，遗留不同程度胰腺功能不全。未去除病因的部分患者可经常复发急性胰腺炎，反复炎症及纤维化可演变为慢性胰腺炎。

十、预防

积极治疗胆胰疾病，适度饮酒及进食，部分患者需严格戒酒。

（薛伟红）

第三节　慢性胰腺炎

慢性胰腺炎（chronic pancreatitis，CP）是以胰腺慢性炎症、纤维化、萎缩、钙化为特征，最终导致胰腺内外分泌功能不足的疾病。临床常表现为腹痛、腹泻、营养不良等。

一、流行病学

关于慢性胰腺炎发病率或患病率的数据尚不充分。尸检报道的患病率为 0.04%～5%，基于 CT、超声或 ERCP 报告的有明显的胰腺组织学异常的 CP 年发病率为（3.5～4）/10

万。对于部分组织学变化不甚明显的 CP，常不易被上述影像学技术发现而低估了 CP 的实际患病率和发病率。

二、病理

慢性胰腺炎的病理特征主要有：胰腺实质散在的钙化灶，纤维化，胰管狭窄、阻塞及扩张，胰管结石，胰腺萎缩，炎性包块，囊肿形成等。

三、病因

CP 是多因素相互作用导致的疾病，仅一种危险因素很难引起 CP。

（一）酒精

由于 70% 成年 CP 患者有酗酒史，因此长期过度饮酒一直都被认为是慢性胰腺炎的首要病因。然而根据慢性胰腺炎的病理及影像学标准，只有不到 10% 的酗酒者最终会发展成慢性胰腺炎。临床实践观察到，多数长期大量饮酒者并无 CP 的客观证据，仅表现为餐后腹胀、脂餐后腹泻等消化不良症状。进一步的动物实验表明，单纯长期摄入酒精并非导致慢性胰腺炎而是脂肪沉积等退行性变，伴有明显胰腺外分泌功能不足。

复发性急性胰腺炎常导致胰腺纤维化、胰管阻塞，导管扩张，胰腺组织萎缩而进展为CP。当患者胆、胰管异常持续存在，饮酒可诱发复发性急性胰腺炎，推动炎症慢性化。此外，CFTR、PRSS1 及 SPINKI 等基因的突变可能改变酒精的代谢或调节胰腺对酒精所致炎症的反应性，从而促进 CP 的发生。因此，乙醇在 CP 的发生过程中只起到促进作用，而不是独立的致病因素。

（二）基因突变

目前认为，慢性胰腺炎与以下 3 种基因突变有关。

1. 与散发的特发性胰腺炎有关的两种基因突变　囊性纤维化跨膜转导调节因子基因（cystic fibrosis transmembrane conductance regulator gene，CFTR）的突变，可能与胰管阻塞或腺泡细胞内膜的再循环或转运异常有关；胰蛋白酶促分泌抑制剂基因（pancreatic secretory trypsin inhibitor，PSTI or SPINKI）编码胰蛋白酶促分泌抑制剂的基因，突变位点为 N34S，其突变的后果是削弱了对抗正常腺泡内自身激活的少量胰蛋白酶的第一道防线。发病年龄较遗传性胰腺炎晚，并发症和需外科手术的机会较少。但最主要的区别是无家族病史。

2. 与遗传性胰腺炎有关的基因突变　阴离子胰蛋白酶原基因（cationic trypsinogen gene，PRSS1）编码人类胰蛋白酶原，它的突变使胰蛋白酶原容易被激活而常发生复发性胰腺炎，逐渐进展为 CP。遗传性胰腺炎家系，主要集中在欧美地区，其 PRSSI 的两种突变（R122H 和 N291）系常染色体显性遗传，外显率 80%。其临床特征为幼年发病的复发性急性胰腺炎，常进展为慢性胰腺炎并伴有高胰腺癌发病率。患者家族中至少还有另 2 例胰腺炎患者，发病可以相隔 2 代甚至几代。

一般认为，所有的慢性胰腺炎可能都有基因异常基础，其作用大小不等，取决于胰腺炎的类型。但是否对所有 CP 患者常规筛查基因突变，尚未达成共识，但对于有家族史的早发 CP 患者（<35 岁）进行筛查是合理的。

（三）自身免疫

40 多年前，Sarles 等第一次描述了自身免疫性胰腺炎（autoimmune pancreatitis，AIP）。

60%的病例与其他自身免疫疾病有关，包括原发性硬化性胆管炎、原发性胆汁性肝硬化、自身免疫性肝炎和干燥综合征。淋巴细胞浸润是其主要的组织学特征之一。临床上，循环中免疫球蛋白G（尤其是免疫球蛋白G4）可上升至较高水平，尤其是在有胰腺肿块的情况下，且大多数患者对类固醇治疗有效。

值得一提的是，如果通过大鼠尾静脉注射能识别胰淀粉酶的CD_4^+T细胞，大鼠胰腺则会形成类似人类AIP的组织学特征。此实验结果支持CD_4^+T细胞在AIP发病中起重要作用的观点。

（四）吸烟

由于严重酗酒者通常都吸烟，所以很难将酗酒和吸烟的影响完全分开。吸烟不仅通过烟碱影响胰液分泌模式，而且诱导炎症反应，并通过其他成分发挥致癌作用。

（五）B组柯萨奇病毒

此病毒可引起急性胰腺炎，且病毒滴度越高，引起急性胰腺炎的可能性越大，若此时缺乏组织修复，则可能进展为慢性胰腺炎。这种缺陷与巨噬细胞（M_1）和1型辅助性T细胞的优先活化有关。在B组柯萨奇病毒感染期间，饮用乙醇可加重病毒诱导的胰腺炎，阻碍胰腺受损后的再生，饮酒剂量越大，持续时间越长，胰腺的再生就越困难。因此，酒精可能会通过增强组织内病毒感染或复制，影响组织愈合和使胰腺炎症慢性化。

（六）营养因素

人体内及动物实验认为，食物中饱和脂肪酸及低蛋白饮食可促进慢性胰腺炎或胰腺退行性病变的发生。

四、临床表现

慢性胰腺炎的组织及功能变化大多不可逆转，但临床表现也不总是进行性恶化。症状常呈慢性过程，间歇加重。

（一）腹痛

约80%的慢性胰腺炎患者自诉腹痛，其发生的频率、性质、方式和严重程度都没有固定的特征。腹痛常位于上腹部，为持续性钝痛，可放射至背部，持续的时间从数天至数周不等，前倾坐位可一定程度上缓解疼痛。如果患者的慢性炎症或假性囊肿主要局限在胰头，疼痛则多在腹中线右侧；若炎症病变主要在胰尾，疼痛则多在左上腹。如果慢性胰腺炎并发假性囊肿、胰管梗阻、明显胰头炎性包块及胰腺癌，疼痛将更剧烈，持续时间更长。

腹痛是慢性胰腺炎最严重的临床问题，可使食欲缺乏，摄食减少，导致消瘦、营养不良，是慢性胰腺炎手术治疗最常见的适应证。也有部分患者虽然有导管内钙化、导管扩张和假性囊肿等但却没有腹痛。因此，不能通过CT扫描或ERCP发现的异常来判断患者是否有疼痛。

（二）糖尿病

一般认为，80%以上的胰腺受损时，可出现糖尿病。慢性胰腺炎进入晚期后，对糖的不耐受更为明显。由于胰高血糖素可随着胰岛细胞的损伤而同时减少，因此，慢性胰腺炎常合并脆性糖尿病。外源性补充胰岛素易导致低血糖，而胰高血糖素储备不足又常妨碍血糖恢复至正常水平，使临床治疗难度增加。

（三）脂肪泻

理论上认为，当胰腺外分泌功能减退至正常的 10% 以下时，可能发生脂肪泻。严重慢性胰腺炎或胰管完全梗阻时，可有脂肪泻症状，患者可能会排出油腻的粪便甚至油滴（苏丹Ⅲ染色阳性），大便 3 ~ 4 次/d。多数患者因腹痛而畏食，脂肪泻不明显，常表现为大便不成形、每天次数略多，腹胀。

（四）营养不良

患者常消瘦明显，贫血，肌肉萎缩，皮肤弹性差，毛发枯萎，易患呼吸道、消化道、泌尿道等感染。

（五）并发症

1. 复发性胰腺炎　通常是间质性炎症，偶尔也可能是坏死性胰腺炎。假性囊肿见于约 25% 的 CP 患者。假性囊肿压迫胃时，可引起一系列症状，如食欲减退、恶心、呕吐和早饱感；压迫胆总管时，可导致黄疸；压迫十二指肠时，引起腹痛或呕吐。约 10% 病例的假性囊肿与假性动脉瘤有关，可导致危及生命的大出血。脾静脉栓塞可导致胃底和食管下段静脉曲张，是 CP 患者并发消化道出血的原因之一。当假性囊肿伴发感染时，临床表现为腹痛、发热、白细胞增多。

2. 十二指肠梗阻　约 5% 的 CP 患者并发有十二指肠狭窄。其常常由胰头纤维化引起，也可能由胰腺脓肿或假性囊肿造成。十二指肠梗阻最重要的症状是呕吐。另外，还可能有腹痛、黄疸等表现。

3. 胰腺癌　CP 是胰腺癌发生的危险因素之一。其并发胰腺癌的风险约为 4%。因此，对 CP 患者腹痛加重或明显消瘦时，应警惕胰腺癌的存在。

五、诊断

当临床表现提示 CP 时，可通过影像技术获得胰腺有无钙化、纤维化、结石、胰管扩张及胰腺萎缩等形态学资料，收集 CP 的证据，并进一步了解胰腺内外分泌功能，排除胰腺肿瘤。

1. 腹部 X 线平片　腹部 X 线检查简单、无创、价格便宜。弥漫性胰腺内钙化是慢性胰腺炎的特异性 X 线表现，但仅见于晚期慢性胰腺炎。而胰腺的局灶性钙化并非慢性胰腺炎所特有，还见于创伤、胰岛细胞瘤或高钙血症，故该检查对早期慢性胰腺炎不够敏感。

2. 腹部 B 超　可显示钙化、胰腺萎缩或明显的胰管扩张，但肠道内气体可能妨碍对胰腺的观察，其灵敏度因此而受到影响。

3. 腹部 CT　是 CP 疑似患者的首选检查。它可以显示胰腺内钙化、实质萎缩、轮廓异常、胰管扩张或变形等慢性胰腺炎特征，还能发现慢性胰腺炎并发的假性囊肿、血栓、假性动脉瘤等，能有效地检测到炎症或 >1cm 的瘤样肿块。CT 诊断典型的慢性胰腺炎灵敏度为 74% ~ 90%。

4. 磁共振胰胆管成像（magnetic resonancecholangiopancreatography，MRCP）　可显示主胰管和胆总管，并重建胆管及胰管系统，可了解胰腺实质状况，其缺点是不能直接显示结石。与 ERCP 相比，MRCP 具有无创的优点，因此在临床使用广泛。

5. 超声内镜（endoscopic ultrasonography，EUS）　可显示慢性胰腺炎的异常表现，如主胰管扩张、直径 <2cm 的小囊肿及胰腺实质的非均匀回声。其灵敏性、特异性至少与 CT、ERCP 相当，甚至可能更高。胰腺实质的非均匀回声是慢性胰腺炎的特异性表现，而 CT、MRCP 却难以显示这方面病变。更重要的是，EUS 引导下的细针穿刺有助于胰腺的炎性包块和肿瘤的鉴别诊断。

6. ERCP　慢性胰腺炎的主要表现是主胰管及其分支的变化。最常见的变化包括导管扩张、狭窄、变形、充盈缺损和假性囊肿，晚期呈"湖泊链"的典型表现。ERCP 是识别胰管病变最灵敏的检测方法，其灵敏性和特异性分别为 67%～90% 和 89%～100%。由于 ERCP 的有创性，该方法多用于上述影像学结果不甚明确时。

7. 胰腺外分泌功能评价　消化不良、消瘦、脂肪泻都从临床的角度反映了胰腺外分泌功能不足，粪便的苏丹Ⅲ染色有助于了解是否存在脂肪泻。

下列试验有助于评价患者胰腺外分泌功能状态，但因检测方法较烦琐，灵敏度欠佳，尚未在临床成为常规检测手段。①胰腺功能间接试验：包括胰腺异淀粉酶检测、血清胰蛋白酶放免测定、N-苯甲酰-L-酪氨酰-对氨基苯甲酸试验、粪便中糜蛋白酶、弹性蛋白酶及脂肪的含量分析等。这些检测常在胰腺外分泌功能损失达到 90% 后才能呈阳性结果，因此无助于慢性胰腺炎的早期诊断。②胰腺功能直接试验：给患者注射促胰液素或胆囊收缩素/雨蛙肽后，通过十二指肠降段置管，收集胰液，分析这些胰腺外分泌刺激物对胰液、胰酶产量的影响能力。研究表明，在诊断轻中型胰腺炎时，这些胃肠多肽激发试验比其他试验更准确、灵敏。

8. 胰腺内分泌功能评价　慢性胰腺炎时，胰岛细胞受损，A 细胞分泌的胰高血糖素和 B 细胞分泌的胰岛素都严重不足。当空腹血糖浓度 >140mg/dl 或餐后 2h 血糖 >200mg/dl 时，可诊断糖尿病，也表明胰腺内分泌功能的明显不足。

六、鉴别诊断

1. 胆道疾病　常与 CP 同时存在，并互为因果。因此，在做出胆道疾病诊断时应想到 CP 存在的可能。临床常依靠超声、CT、MRCP、ERCP 等进行鉴别。

2. 胰腺癌　胰腺癌常合并 CP，而 CP 也可演化为胰腺癌。胰腺包块的良、恶性鉴别因缺乏特征性影像学改变，又难以取到组织活检，而在短期内鉴别诊断常较困难。血清肿瘤标志物 CA19-9 >1 000μmol/ml 时，结合临床表现及影像学改变，有助于胰腺癌的诊断。

3. 消化性溃疡及慢性胃炎　二者的临床表现与 CP 有相似之处，依靠病史、胃镜及超声、CT 等检查，鉴别一般不困难。

4. 肝病　当患者出现黄疸、脾大时，需与肝炎、肝硬化与肝癌鉴别。

5. 小肠性吸收功能不良　临床可有脂肪泻、贫血与营养不良，可伴有腹部不适或疼痛、腹胀、胃酸减少或缺乏、舌炎、骨质疏松、维生素缺乏、低血钙、低血钾等表现。D-木糖试验有助于了解有无吸收不良，CP 患者主要呈消化不良，故 D-木糖试验结果正常。

6. 原发性胰腺萎缩　多见于老年患者，常表现为脂肪泻、体重减轻、食欲缺乏与全身水肿，影像学检查无胰腺钙化、胰管异常等，部分患者 CT 仅显示胰腺萎缩。若能取到活体组织标本，显微镜下可见大部分腺泡细胞消失，胰岛明显减少，均被脂肪组织替代，纤维化病变及炎症细胞浸润较少，无钙化或假性囊肿等病灶。

七、治疗

（一）疼痛

目前，对慢性胰腺炎疼痛治疗推荐阶梯式止痛疗法。首先需要评估疼痛频率、严重度、对生活和其他活动的影响程度。可忍受的疼痛或即使有剧痛但不频繁者，应劝患者戒烟、戒酒，给予低脂饮食，补充胰酶，同时抑酸。疼痛严重或发作频繁者及有服用麻醉药止痛倾向的患者，可在上述治疗的基础上根据患者影像学异常进行内镜治疗，如括约肌切开术、胰管取石术和胰管内支架置入术。内镜治疗无法解决的胰管结石、胰管狭窄及胰腺囊肿则建议外科治疗，胰管的形态学变化决定了不同的手术方式。值得注意的是，目前尚无足够证据表明随着治疗方式有创性的增加，慢性胰腺炎疼痛的缓解率因此而提高。腹腔神经丛阻断术似乎对慢性胰腺炎的效果也有限。

（二）脂肪泻

每餐至少补充30 000U的脂肪酶，能有效缓解脂肪泻。微球制剂的胰酶较片剂疗效好。还可用质子泵抑制药或 H_2 受体阻滞药抑制胃酸分泌，提高胰酶的效应。脂肪泻严重的患者可用中链三酰甘油代替饮食中的部分脂肪，因为中链三酰甘油不需要分解而直接被小肠吸收。此外，应寻找是否伴有细菌过生长、贾第鞭毛虫病和小肠功能紊乱。

（三）糖尿病

口服降糖药仅对部分患者有效。如果需要胰岛素治疗，则目标通常是控制从尿液中丢失的糖，而不是严格控制血糖。因而，慢性胰腺炎相关性糖尿病患者需要的胰岛素剂量常常低于胰高血糖素分泌不足或胰岛素抗体缺失所致的糖尿病患者。只有高脂性胰腺炎患者才需要严格控制血糖，因为对于这些患者，糖尿病是原发病。控制这些患者的血糖有助于控制血清三酰甘油水平。

八、预后

慢性胰腺炎患者的生存率明显低于正常，死亡原因常与感染、胰腺癌等有关。

（薛伟红）

第四节　胰腺癌

胰腺癌（carcinoma of pancrease）系胰腺外分泌腺的恶性肿瘤，临床主要表现为腹痛、消瘦、黄疸等，大多数患者在确诊后已无法手术切除，在半年左右死亡，5 年存活率<5%。因其恶性程度高，治疗困难，预后差，目前仍是肿瘤病学的一大挑战。

一、流行病学

该病是常见的消化系统恶性肿瘤，但在我国其确切发病率还不清楚。近年胰腺癌发病率的增加与某些环境因素的作用、人口平均寿命增加、诊断技术进步、检出率提高有关。过去10 余年期间，胰腺癌发病在英国增高 2 倍，美国 3 倍，日本 4 倍。上海近 20 年来胰腺癌发病率增加了 4 倍，是我国胰腺癌的高发地区。80% 患者的发病年龄在 60～80 岁，男女之比约为 2∶1。

二、病因和发病机制

关于胰腺癌的病因与发病机制仍不清楚。慢性胰腺炎被视为胰腺癌的癌前病变，在不健康的生活方式（如吸烟、饮酒等）、长期接触某些物理、化学致癌物质等多种因素长期共同作用下，导致一系列基因突变，包括肿瘤基因的活化、肿瘤抑制基因功能丧失、细胞表面受体-配体系统表达异常等。遗传性胰腺炎常伴有高胰腺癌发病率，表明遗传因素与胰腺癌的发病有一定关系。

三、病理

大多数（90%）胰腺癌为导管细胞癌。60%～70%的这种病理类型肿瘤位于胰头，常压迫胆道，侵犯十二指肠及堵塞主胰管致堵塞性慢性胰腺炎。肿瘤质地坚实，切面常呈灰黄色，少有出血及坏死。光镜下典型的组织结构类似胰管及胆管，含有致密的基质。

少数（5%）胰腺癌为腺泡细胞癌，肿瘤分布于胰腺的头、体、尾部概率相同。肉眼看肿瘤常呈分叶状，棕色或黄色，质地软，可有局灶坏死。光镜下的组织结构呈腺泡样，含有少量基质。其他还有胰腺棘皮癌、囊腺癌等。

通常胰头癌很难与起源于乏特腹壶、十二指肠乳头及肝外胆道下端的癌肿鉴别，由于胰头癌和这些肿瘤的临床表现很相似，常将胰头癌和这些肿瘤统称为乏特壶腹周围癌。胰腺癌生长较快，加之胰腺血管、淋巴管丰富，胰腺又无包膜，往往早期发生转移，或者在局部直接向周围侵犯。癌肿可直接蔓延至胃、胆囊、结肠、左肾、脾及邻近大血管。较多经淋巴管转移至邻近器官、肠系膜及主动脉周围等处的淋巴结。血循环转移至肝、肺、骨和脑等器官。

四、临床表现

该病起病隐匿，早期无特殊表现，可诉上腹不适、轻度腹泻、食欲减退、乏力等，数月后出现明显症状时，病程多已进入晚期。其主要临床表现有：腹痛、黄疸、腹泻、体重减轻及转移灶症状。整个病程短、病情发展快、迅速恶化。

（一）腹痛

由于胰腺卧于上腹部许多神经丛之前，以致癌肿往往较早侵犯到这些神经丛组织，引起顽固、剧烈的腹痛和腰背痛。腹痛可发生于 2/3 的患者，常位于中上腹部，依肿瘤位置而向腹两侧偏移。腹痛可为持续或间断性钝痛，部分患者餐后加重并与体位有关，仰卧位与脊柱伸展时疼痛加剧，蹲位、弯腰坐位可使腹痛减轻。

（二）黄疸

胰头癌压迫或晚期转移至肝内、肝门、胆总管淋巴结，致胆管扩张、胆囊肿大、肝大、胆汁淤积性黄疸。约半数胰腺癌患者可出现黄疸，呈进行性加重，尿色如浓茶，粪便呈陶土色。虽可有轻微波动，但难以完全消退。约 1/4 的患者合并顽固的皮肤瘙痒，与皮肤胆汁酸积存有关。

（三）消化不良

新近出现的轻度消化不良性腹泻、肠胀气常是胰头癌早期的临床表现而被忽略。当肿瘤快速增大，胰腺外分泌功能明显受损后，患者食欲明显下降，恶心，腹泻加重，甚至出现脂肪泻，腹痛部位可不固定。

（四）体重减轻

大约80%的胰腺癌患者有明显的体重减轻。部分患者在病程早期可无其他症状而仅表现为不明原因的进行性消瘦，发展较快。一般在1个月内体重减轻10kg左右或更多，而在2~3个月内体重减轻多达30kg以上。如此快速而严重的消瘦原因与消耗过多、摄入减少、胰液分泌不足、消化吸收不良、腹泻等因素有关。晚期常呈恶病质状态。

（五）转移灶症状

1. 呕吐　胰头癌压迫邻近的空腔脏器如十二指肠，常使其肠曲移位或梗阻，患者可表现为胃流出道梗阻的症状。

2. 上消化道出血　胰腺癌浸润至胃、十二指肠，破溃出血，或脾静脉或门静脉因肿瘤侵犯而栓塞，继发门静脉高压症，导致食管胃底静脉曲张破裂出血。

（六）非常见临床表现

1. 血栓性静脉炎　少数胰腺癌患者可伴有下肢深静脉、门静脉或脾静脉的血栓性静脉炎，其原因与腺癌分泌某种促使血栓形成的物质有关。这些患者的肿瘤多位于胰腺的体尾部。尸检资料显示动脉和静脉血栓的发生率约占25%。因此，当患者出现上述原因不明的血栓性静脉炎时应仔细检查胰腺。

2. 糖尿病　胰体尾癌可波及胰岛组织而产生糖尿病，当老年人突然出现糖尿病、糖尿病患者出现持续腹痛或近期病情突然加重时，应警惕胰腺癌。

3. 关节炎及脂膜炎　少数患者可有关节红肿、疼痛，关节周围、躯干或下肢出现小的疼痛性结节，系皮下脂肪坏死和伴随的炎症。这较多见于高分化的腺泡型胰腺癌，个别患者血清脂肪酶显著升高。

4. 精神症状　由于胰腺癌患者多有顽固性腹痛、不能安睡和进食，容易对精神和情绪产生影响，表现为焦虑、抑郁个性改变等精神症状。

五、实验室和其他检查

（一）确定梗阻性黄疸

血清总胆红素升高，以结合胆红素为主，多 >50% 总胆红素。血清碱性磷酸酶早期即升高，可先于黄疸而出现。当其活力高于正常3~5倍时，如无骨病存在，则高度提示胆汁淤积。尿胆红素阳性，尿胆原减少或缺如。

（二）胰腺癌肿瘤标记物

胰腺癌细胞可分泌一些糖蛋白，如 CA19 - 9、CEA、DU - PAN - 2、Span - 1 等，但这些标记物特异性低，其原因在于起源于上皮的恶性肿瘤都含有这些糖蛋白，而非胰腺癌特有；此外，正常上皮组织亦含有这些糖蛋白，但含量低于肿瘤。故目前在诊断或治疗监测方面尚无优于影像技术的胰腺肿瘤标志物检测。

（三）胰腺癌病灶的检出

1. 腹部超声　为首选筛查方法，可显示 >2cm 的胰腺肿瘤，对晚期胰腺癌的诊断阳性率可达90%。超声图像呈无回声、边缘不规则的不均质肿块，肿块的伪足样伸展是胰腺癌的典型征象，常同时伴有胰管不规则狭窄、扩张或中断，胆囊肿大，侵及周围大血管时表现血管边缘粗糙及被肿瘤压迫等现象。

2. 增强CT 小胰腺癌（<2cm）较少发生坏死，胰腺形态近乎正常，CT平扫一般呈等密度，病灶难以显示，当疑有胰腺癌时，增强扫描尤为重要。胰腺癌在增强CT扫描时大多表现为低密度肿块，胰腺部分或胰腺外形轮廓异常扩大。螺旋CT图像伪影少，成像质量高，有助于小病灶的检出。增强螺旋CT，对<2cm胰腺癌的检出率可达到80%~90%。

3. MRCP 因大部分胰腺癌发生于导管上皮，肿瘤较小时，即可导致胰管病理性改变，主要表现为主胰管不规则狭窄和梗阻。MRCP通过显示胰管的细小结构，检出病灶，适合于梗阻性黄疸的病因诊断。具有扫描时间短、成功率高、无需对比剂、安全、无创伤等优点，但对病变起始于胰管小分支的患者，容易漏诊或误诊。

4. EUS 由于超声内镜具有探头频率高、距离胰腺近、胃肠道气体干扰少等特点，图像显示较体表超声清晰，从而提高了胰腺癌的检出率，可以探测到直径5mm的小肿瘤。EUS在显示胰腺癌病灶全貌和侵及范围与程度等方面，明显优于腹部体表超声、CT及ER-CP，尤其在显示小胰癌方面具有独到的优越性，准确率达90%以上。EUS引导下的细针穿刺活检术（FNA）能对<10mm的病变进行穿刺细胞学检查，有助于对胰腺良、恶性包块的鉴别。

5. ERCP 能观察胰管和胆管的形态，以及胰头病变有无浸润十二指肠乳头区。确诊率可达85%~95%。其局限性在于ERCP不能显示肿块及邻近结构；为有创检查，有一定的并发症，如胆道感染、胰腺炎等。

6. 正电子发射断层显像（positron emissiontomography，PET） 用18氟标记的荧光脱氧葡萄糖（18F-fluorodeoxyglucose，18F-FDG）注入体内，进入细胞参与糖代谢，由于恶性肿瘤细胞生长过程中葡萄糖消耗大于正常组织，故肿瘤细胞内有高于正常组织的18F-FDG聚集，18F-FDG发射出正电子，在其湮没过程中产生的光子可被X线断层摄影记录。采用定量或半定量的方法计算胰腺癌组织中的18F-FDG含量，有助于胰腺癌与慢性胰腺炎的鉴别诊断。根据国外研究报告，其敏感性可达94%，特异性为88%。PET不提供精确的解剖学定位，与CT结合，将功能成像与解剖成像同机精确融合。对胰腺癌的敏感性、特异性及确诊率均优于CT。该检查费用昂贵，尚未在临床普遍应用。

（四）了解胰腺癌的浸润范围

1. 血管造影（DSA） 经腹腔动脉做肠系膜上动脉、肝动脉、脾动脉选择性动脉造影，显示肿瘤与周围血管间的解剖关系，可进一步明确病变浸润程度、范围，评估手术切除的可能性及指导手术方式的选择。

2. X线钡剂造影 用十二指肠低张造影可间接反映癌的位置、大小及胃肠受压情况，晚期胰头癌可见十二指肠曲扩大或十二指肠降段内侧呈反"3"形等征象。

六、诊断和鉴别诊断

（一）诊断

根据临床表现及明确的胰腺癌影像学证据，晚期胰腺癌诊断不难。本病的早期诊断困难，因此，重视下列胰腺癌高危人群的随访，有针对性地进行筛查和监测，有望提高早期胰腺癌的诊断率。

（1）年龄＞40岁，近期出现餐后上腹不适，伴轻泻。

（2）有胰腺癌家族史者。

（3）慢性胰腺炎，特别是慢性家族性胰腺炎。

（4）患有家族性腺瘤息肉病者。

（5）胰腺导管内乳头状黏液亦属癌前病变。

（6）大量吸烟、饮酒，以及长期接触有害化学物质。

（7）不能解释的糖尿病或糖尿病突然加重。

（8）不明原因消瘦，体重减轻超过10%。

（二）鉴别诊断

1. 慢性胰腺炎　以缓慢起病的上腹胀、腹痛、消化不良、腹泻、食欲减退、消瘦等为主要临床表现的慢性胰腺炎应注意与胰腺癌鉴别。慢性胰腺炎病史较长，常伴有腹泻，黄疸少见。如腹部超声和CT检查发现胰腺部位有钙化点，则有助于慢性胰腺炎的诊断。胰腺炎性包块与胰腺癌不仅在影像学上很难鉴别，即使在手术中肉眼所见的大体病理也难于做出准确判断。EUS引导下的细针穿刺活检如果不能取得足够大小的组织标本，诊断仍不明确。开腹手术活检可确诊。

2. 肝胆疾病　胰腺癌早期消化不良症状及黄疸易与各种肝胆疾病混淆，但影像学、肝功能实验及病毒性肝炎标志物等检查较易使诊断明确。

3. 消化性溃疡、胃癌　对中上腹痛等症状应行胃镜检查，排除消化性溃疡及胃癌。

七、治疗

迄今为止，对于胰腺癌尚无有效的治疗手段。对小病灶仍以争取手术治疗为主，对失去手术机会者，可行姑息治疗辅以化疗或放疗。

（一）外科治疗

胰十二指肠切除术（Whipple手术）是目前治疗胰腺癌最常用的根治手术，手术创伤大、死亡率较高。术后存活期的长短与淋巴结有无转移密切相关，术后5年存活率＜10%。大多数胰腺癌确诊后已属晚期，手术切除率约10%。

（二）内镜治疗

作为姑息治疗解决胆总管梗阻。可通过ER-CP或PTCD在胆总管内放置支架，内引流解除黄疸；若不能置入支架，可行PTCD外引流减轻黄疸。

（三）化疗

目前尚无有效的单个化疗药物或联合的化疗方案可延长患者的生命或改善生活质量。常用化疗方法有2种：

1. 静脉化疗　常用的药物有吉西他滨、5-氟尿嘧啶、顺铂、紫杉帝、草酸铂、阿瓦斯汀、卡培他滨等。其中，吉西他滨主要作用于DNA合成期的肿瘤细胞，而成为胰腺癌化疗的最常用药物。

2. 区域性动脉灌注化学疗法（介入化疗）　总体疗效优于静脉化疗。

（四）放疗

疗效不及化疗，对于化疗效果不佳者可作为次要选择，或联合应用，有助于改善患者生活质量，减轻癌性疼痛，延长患者生命。放疗的方法主要有适形调强放射治疗、γ 刀和 ^{125}I 粒子短程放疗。

（五）对症处理

可根据疼痛程度，采用世界卫生组织推荐的镇痛三阶梯治疗方案。即轻度疼痛使用非甾体类抗炎药，如消炎痛控释片；中度疼痛可用弱阿片类药物，如曲马朵缓释片；重度疼痛则应使用强阿片类，口服药物如磷酸吗啡（美施康定），剂量可逐渐增加；注射剂可选用哌替啶、吗啡等。晚期胰腺癌患者腹痛十分顽固，可采用 50% 酒精行腹腔神经丛注射或椎管内注射吗啡等镇痛。

胰酶制剂可改善消化不良、减轻脂肪泻；对阻塞性黄疸患者应补充维生素 K；胰岛素治疗并发的糖尿病；肠内及静脉营养维持晚期胰腺癌及术后患者的能量需求。

八、预后

胰腺癌是目前预后最差的恶性肿瘤之一，胰腺癌的 1 年生存率为 8%，5 年生存率 < 3%，中位生存期仅 2～3 个月。

（薛伟红）

第五节　胰腺内分泌肿瘤

机体内分泌系统包括内分泌腺及弥散性内分泌系统，后者细胞类型多样，大部分散在分布于胰腺和胃肠，产生 50 余种胃肠多肽。消化系统弥散性内分泌细胞增殖形成的肿瘤大多来源于胰腺，故常称胰腺内分泌肿瘤，是一类少见疾病，由其病理性分泌的大量胃肠多肽，引起一系列临床症状。

一、流行病学

胰腺内分泌肿瘤是一类少见疾病，近 10 年欧美国家流行病学调查显示其发病率由 30 年前的 $2.4/10^5$ 增加到 $6/10^5$ 左右。我国因诊断水平欠佳，该类疾病的发病状况不甚清楚。

二、共同的生物学特性

肿瘤细胞为多种胚胎源性，具有共同的病理特征，共同的生化特点有：①产胺产肽；②分泌铬粒素（chromogranin）及突触素（synaptophysins）；③恶性程度低，生长较缓慢。

三、共同的临床特性

胰腺内分泌肿瘤根据其分泌的不同多肽及临床表现而有多种类型，临床表现复杂。除了因相应激素病理性高分泌致死外，肿瘤生长虽然缓慢，但最终多数都将转为恶性，导致死亡。

四、诊断的重要依据包括

1. 肿瘤的确定 常用腹部超声与 CT 作为寻找肿瘤的筛选检查。由于多数胰腺内分泌肿瘤均有生长抑素受体表达上调，其主要的受体亚型为 SSTR2、SSTR3 及 SSTR5，与生长抑素类似物具有很强的结合力及亲和力。体内注射 [111]In 标记的生长抑素类似物，可与胰腺内分泌肿瘤的 SSTR2、SSTR3 及 SSTR5 靶向结合，同位素显像由此可协助诊断。生长抑素受体闪烁成像（somatostatin receptor scintigraphy，SRS）不仅提高了胰腺肿瘤的检出率，也有助于鉴别 CT 发现的胰腺肿瘤究竟是胰腺癌抑或是胰腺内分泌肿瘤。比较多种影像学技术对胰腺内分泌肿瘤检出的敏感性，SRS 比所有常规检查有更高的敏感性，SRS > 血管造影 > MRI > CT > 超声。

2. 神经内分泌肿瘤标志物 铬粒素是一种分子量为 77KDa 的酸性蛋白，存在于嗜铬颗粒中，分为 A、B、C 3 种。大多数患者循环中铬粒素 A（chromogranin A，CGA）水平升高，是目前被认为最有价值的胰腺内分泌肿瘤的标志物。

3. 相应的激素水平检测 可用放射免疫分析试剂盒检测促胃液素、血管活性肠肽、胰多肽等。

五、共同的治疗方法

（一）药物治疗

根据临床特点，对不同的胰腺内分泌肿瘤给予相应的对症治疗。但抑制肿瘤病理性激素高分泌则均主要采用生长抑素类似物。

基于多数胰腺内分泌肿瘤均有 SSTR2、SSTR3 及 SSTR5 表达上调的原理，采用生长抑素类似物的生物治疗目前已常用于胰腺内分泌肿瘤，可有效抑制其病理性分泌，控制其生长。奥曲肽 $300\mu g/d$，皮下注射，可取得良好疗效。生长抑素类似物的长效制剂可每半个月或 1 个月给药 1 次，更适宜长期用药。

（二）同位素治疗

生长抑素受体靶向放射核素治疗也已用于胰腺内分泌肿瘤。用［[111]In – DTPA］奥曲肽或其他 [111]In 奥曲肽的螯合物治疗，50% 生长抑素受体阳性的肿瘤患者呈良好的治疗反应，一些恶性肿瘤患者可获得完全的症状缓解。放射核素治疗的副作用是轻度的骨髓毒性。

（三）外科治疗

尽可能地切除肿瘤达到治愈目的。但因胰腺内分泌肿瘤体积较小，定位仍有一定困难，且有时为多发，外科手术不能切除干净时，症状缓解将不够满意。此外，诊断确立时 50% 病倒已有转移，甚至失去手术机会。

（四）化学疗法

对于不能手术或手术不能完全切除的肿瘤，应给予化疗。可单独使用链佐霉素或链佐霉素联合 5 - 氟尿嘧啶（5FU）。5 - 氟尿嘧啶与 α - 干扰素联合应用，获得很好的临床缓解和肿瘤退缩，适用于对有转移的肿瘤。

（五）介入治疗

肝动脉栓塞治疗作为姑息疗法，可应用于胰腺内分泌肿瘤伴有肝转移的患者，以减小肝转移肿瘤包块的体积以及减轻相伴随的症状。

（曹砚杰）

第六节　促胃液素瘤

以消化性溃疡、腹泻以及胃酸高分泌为其临床特点，常原发于胰腺和十二指肠壁。Zollinger 和 Ellison 于 1955 年首次报道 2 例促胃液素瘤患者以上段空肠良性溃疡伴胃酸高分泌和胰腺的非 B 细胞腺瘤为临床特征。因此也称之为 Zollinger – Ellison 综合征（ZES）。促胃液素瘤分散发型（Sporadic）和家族性两类，后者为有遗传倾向的多发性内分泌腺瘤 1 型（mutiple endocrine neoplasia type1，MEN1）的一部分。

一、流行病学

促胃液素瘤虽然是非常罕见的疾病，但在十二指肠胰腺区域的内分泌肿瘤中其发病率相对较高。不同地区发病率各异。在爱尔兰，百万人口中每年有 0.5 名患者，瑞典每百万居民中每年有 1～3 名患者，丹麦每百万居民每年有 1.2 名患者，而在美国十二指肠溃疡患者中可能有 0.1% 为 ZES。国内迄今尚未有系统的流行病学调查报告。自 1978 年以来，国内杂志 53 篇文献，共报道促胃液素瘤 312 例。促胃液素瘤发病年龄多发于 35～65 岁。男性比女性更为常见，约占 60%。

二、病理

早期研究认为大多数促胃液素瘤发生在胰腺，其头、尾和体部的比例依次为 4：1：4，有 20% 发生在十二指肠。近期研究发现 >85% 的促胃液素瘤位于或接近于胰头和十二指肠，此区域称之为促胃液素瘤三角区。这个三角区的上界是胆囊管和胆总管的交汇处，下界是第二和第三段十二指肠连接处，内界是胰颈和胰体的交界处。促胃液素瘤伴 MEN1，大多数病例肿瘤是多发的，但有时几乎只有一个孤立的肿瘤位于十二指肠，有时只有在显微镜下才能发现黏膜下微型肿瘤病变。

促胃液素瘤体积较小，大多数为 1～2cm，有完整或不完整的包膜。光镜下瘤细胞大小较一致，呈小圆形、多角形、立方形或柱状形。核异型性较明显，细胞间由薄壁血窦或纤维血管分隔，多数微型肿瘤位于黏膜下层。

促胃液素瘤恶性者占 60%～90%，促胃液素瘤伴 MEN1 者大多数为良性，也有 30% 左右是恶性的。34% 促胃液素瘤在手术时发现已有转移，多为肝转移，是导致死亡的主要原因。

三、发病机制

由于血中促胃液素水平升高，胃黏膜增生肥厚，壁细胞数量增加，可达正常人的 3～6 倍。高胃酸分泌可引起反流性食管炎以及胃、小肠黏膜的充血、水肿、糜烂和溃疡。

50% 促胃液素瘤分泌多种激素，包括生长抑素、胰多肽、ACTH 和血管活性肠肽。因此也可有临床表现多样化，较常见的报道为促胃液素瘤伴有库欣综合征。

四、临床表现

促胃液素瘤是以消化性溃疡、腹泻以及合并 MEN1 所致的症状为主要特点。根据促胃液素瘤的分布和性质不同，如单一病灶或多发病灶，良性或恶性，是否伴有同期的肝转移以及仅作为 MEN1 的一部分等情况，其临床表现有所不同。

（一）消化性溃疡

85% 病例有上消化道溃疡，以上腹痛为主要症状。溃疡可为单发，但常为多发。溃疡常出现在非典型部位，如十二指肠球后、十二指肠与空肠连接处，甚至位于更远端。患者反复出现溃疡的并发症（上消化道出血：女 70%，男 59%；穿孔：男 54%，女 47%），或出现一般消化性溃疡术后罕见的并发症，如胃、空肠、结肠瘘。患者虽无幽门梗阻而出现频繁呕吐，可伴有腹泻（水样腹泻占 41%）和肿瘤转移引起的肝大。45%～60% 患者由于胃酸高分泌而出现食管糜烂或溃疡，其中 8% 病例由于严重食管炎而导致食管狭窄。

（二）腹泻

腹泻是第二个主要症状，有 65% 患者出现慢性腹泻。由于胃酸高分泌，大量酸性胃液进入肠腔，同时胃酸又刺激胰液过量分泌，超过了小肠和结肠的吸收能力而出现腹泻。此外促胃液素本身可增加 K^+ 的分泌，减少 Na^+ 和水分在小肠的吸收，导致分泌性腹泻，促胃液素瘤还分泌其他胃肠多肽，如血管活性肠肽，这也是引起腹泻的原因之一。由于过量胃酸进入小肠，使胰脂肪酶活性丧失、降低三酰甘油的降解、减少十二指肠内结合胆酸含量、影响小肠上皮细胞对脂肪和其他营养物质的转运，引起脂肪吸收不良，出现脂肪泻。根据一个大样本的文献报道有 50% 促胃液素瘤患者胃、十二指肠溃疡和脂肪泻可同时存在，也有患者临床症状仅有腹泻，不伴有消化性溃疡。

（三）促胃液素瘤伴 MEN1 的临床表现

促胃液素瘤患者中有 25% 伴有 MEN1 综合征，促胃液素瘤可发生于 MEN1 确诊以前，也有与 MEN1 同时发现。MEN1 常累及甲状旁腺、胰腺和垂体，较少累及肾上腺皮质和甲状腺。

促胃液素瘤伴 MEN1 患者有甲状旁腺功能亢进，大部分患者缺乏相关的症状。只有 14% 患者有临床表现包括肾结石和（或）骨骼疼痛和（或）多尿频渴，在早期血钙、磷和甲状旁腺素浓度没有升高。因此有必要做甲状旁腺功能测定，如钙负荷前后测定肾原性的 cAMP 排出量，检测甲状旁腺激素所有的分子形式以及颈部影像学扫描，有助于甲状旁腺肿瘤的发现。垂体瘤作为 MEN1 的组成部分，临床上常无症状。促胃液素瘤并发库欣综合征极为罕见（约 5%），这与促胃液素瘤有散在转移，或伴随 ACTH 的异位生产有关。

五、辅助检查

（一）胃酸测定

基础胃酸排出量（BAO）对促胃液素瘤的诊断是个很好的筛选试验。研究认为 BAO $> 15mmolH^+/h$ 或者 2 份 15min 的胃液样本酸浓度 $>100mmolH^+/h$ 支持促胃液素瘤的诊断。但这样的胃酸浓度也可出现在多数十二指肠溃疡患者，两者可有重叠，特异不够。

（二）肿瘤的定位

1. 腹部超声与 CT　由于分辨率低，因此很难能检测到体积较小的促胃液素瘤。大约 80% 的胰腺内肿瘤和 >3cm 的肿瘤能被 CT 扫描发现，但 CT 仅能发现 40% 的胰腺外肿瘤，直径 <1cm 的肿瘤常不能被检出，由于超声和 CT 检查比较简便，因此临床上常首先应用。

2. 生长抑素受体闪烁摄影术（SRS）　SRS 检出率与肿瘤体积大小有关。肿瘤体积 <1cm 者，其检出率仅 30%，体积 1~2.0cm 为 64%，>2.0cm 者为 96%。

3. 超声内镜（EUS）　能提高胰腺图像的分辨率，能检出 <5mm 的肿瘤，因此可应用于腹部 CT 结果阴性的患者。EUS 联合 SRS 能增加检出的敏感性。

（三）铬粒素 A（CGA）

促胃液素瘤患者血 CGA 水平显著高于正常人，已有转移病灶者，其水平升高更为明显。血促胃液素与铬粒素之间并无相关性。

（四）促胃液素

虽然促胃液素瘤患者血浆基础促胃液素（BSG）水平可以正常，但大都 >150pg/ml，如 >1 000pg/ml 即可成立诊断。若疑有促胃液素瘤，或为了鉴别不同原因的高促胃液素血症时可采用下列激发试验：

1. 促胰液素激发试验　促胰液素对多种促胃液素瘤细胞有刺激促胃液素释放的作用，可激发促胃液素瘤患者血清促胃液素急剧升高并伴随胃酸大量分泌。其试验方法是每千克体重 2 临床单位促胰液素快速静脉注射，在注射前 10min、1min 和注射后 2min、5min、10min、15min、20min 和 30min 测定血清促胃液素浓度，90% 以上促胃液素瘤患者在注射促胰液素后 15min 内即有促胃液素水平的升高，促胰液素试验阳性率可达 82.2%。

2. 钙试验　钙能诱导血清促胃液素水平增高。因此，输钙试验可用作促胃液素瘤的一个激发试验。其方法是葡萄糖酸钙 5mg 按每小时每千克体重计算，静脉连续输注 3h，每隔 30min 测血清促胃液素含量，在输注钙盐的第 3 小时内，80% 以上的促胃液素瘤患者促胃液素水平可增高达 400pg/ml。

六、诊断

临床诊断依据临床表现、肿瘤定位、血铬粒素 A 及促胃液素水平升高而建立。病理诊断根据组织学及相应的免疫组化染色确定。

七、治疗

促胃液素瘤的治疗主要针对两个方面，一是控制胃酸高分泌，二是尽可能手术切除肿瘤。其他治疗前已述及。

控制胃酸高分泌常用质子泵抑制剂及生长抑素类似物。当患者存在严重电解质紊乱、上消化道出血时，奥美拉唑 60mg 每 12h 静脉注射，95% 患者可以有效控制酸排出，一直持续到能以口服质子泵抑制剂来代替为止。由于质子泵抑制剂及生长抑素类似物的联合应用，使胃酸高分泌得以满意控制，不必行全胃切除术。

（黄　鹿）

第七节　血管活性肠肽瘤

1958 年 Verner 和 Morrison 首次报道了胰岛细胞瘤伴有顽固性水样腹泻和低钾血症的综合征，以后该病被命名为 Verner – Morrisom 综合征，又称胰源性霍乱，水泻－低血钾－低胃酸综合征（waterydiarrhea, hypokalemia, achlorhydria, WDHA），1973 年 Bloom 等发现这种肿瘤组织和患者血浆中血管活性肠肽（vasoactive intestinal peptide, VIP）含量很高，从而导致分泌性腹泻，故称之为血管活性肠肽瘤（VIP oma）。

一、流行病学

VIPoma 的发病率约为普通人群的 $1/10^7$。在意大利其发病率在普通人群中低于（1~1.5）$/10^7$。捷克每年能确定诊断的约 1 例。该病可发生于任何年龄，但发病的高峰在 40 余岁，女性多于男性。男性与女性的比值是 1∶3。只有 6% 病例有家族历史，考虑为多发性内分泌肿瘤病 1 型（MEN1）的一部分。

二、病理

大多数病例为位于胰腺的单个胰岛非 B 细胞瘤，恶性者约占 2/3。体积较大的肿瘤常伴有钙化、囊性退行性变和坏死。恶性进展的肿瘤可出现局部和血管的侵袭以及远隔部位的转移。胰腺外 VIP 瘤主要来源于神经系统，主要为神经节瘤、神经节神经母细胞瘤、嗜铬细胞瘤等。

VIPoma 组织具有上皮内分泌肿瘤所有的结构和分泌类型，并有多种物质的表达，包括细胞角蛋白和一些神经内分泌标志物，如神经元特异性烯醇酶、铬粒素等，以及一些多肽类激素如 VIP、PHM、生长激素释放激素、胰多肽、胰岛素、胰高糖素、生长抑素、神经降压素和内啡肽等。推测胰 VIP 瘤可能起源于神经内分泌干细胞，较多部分循着胰多肽细胞方向分化。

三、发病机制

VIP 是一个强烈的肠道促分泌物，生理状况下，VIP 作用于空肠，促进氯离子的分泌增加；作用于回肠可抑制氯化钠的吸收；同时促进胰液和肝胆汁的分泌，大量增加的肠腔内的液体量远远超过了结肠的吸收能力，导致分泌性腹泻。给健康受试者持续静脉输注 VIP 400pmol/（kg·h），可在 6.5h 之内诱发分泌性腹泻。VIP 瘤患者肿瘤组织及血浆中常有多种肽类激素水平的增加，因此，分泌性腹泻可能不是单一因素引起，而是由几种相关的肽类激素所致。

四、临床表现

（一）水样腹泻

98% 患者有大量水泻（1.2~8.4L/d），粪便中没有不消化食物、如同尿液。每日排便次数 >10 次，排便时间不分昼夜，不因进食而加重，禁食 48h 腹泻量没有改变或只有轻度减少。47% 病例病程呈持续性，53% 病例呈间歇性，在长期病程中可有病情加剧和减轻的相互交替。

（二）低钾血症

由于水泻丢失大量钾离子，而出现低钾血症，血钾平均为2.2mmol/L。临床上可出现恶心、呕吐、肌无力、疲乏、嗜睡、心律失常等表现。严重者可出现威胁生命的低钾血症、重度肌无力、甚至周期性麻痹、肠胀气、假性肠梗阻等表现。

（三）无胃酸或低胃酸

大部分患者为低胃酸，只有30%病例无胃酸，这种低胃酸的机制目前尚不清楚。

（四）其他

90%患者有体重丧失和（或）脱水，部分患者可有高钙血症、低镁血症及手足搐搦等。50%患者可有糖耐量降低和高血糖。个别病例由于电解质紊乱而引起猝死。皮肤潮红见于23%的患者。高血压可见于交感神经节的VIP瘤。

五、辅助检查

（一）常规化验

1. 粪便常规　VIPoma患者粪便常规应无异常发现。

2. 血电解质　平均血钾水平为2.2mmol/L。40%～50%病例出现高钙血症，伴血磷水平下降。

3. 糖代谢紊乱　50%病例可有血糖升高。

（二）肿瘤的定位
同促胃液素瘤。

（三）铬粒素A（CGA）

关于VIPoma患者血CGA水平少有文献报告，曾有学者检测1例VIPoma患者血CGA水平高于正常人。

（四）VIP等胃肠多肽水平检测

循环中VIP正常值为0～170pg/ml，90%以上VIPoma病例血浆VIP水平升高，文献报告患者的血浆VIP浓度为225～1 500pg/ml，目前通常将诊断标准定为>200pg/ml。

73%胰VIPoma患者血浆胰多肽水平增高，但分泌VIP的神经节神经母细胞瘤则无1例增高。23%VIPoma病例有高胃泌素血症，20%病例血浆NT水平升高。

六、诊断与鉴别诊断

临床诊断依据临床表现、肿瘤定位、血铬粒素A及VIP水平升高而建立。病理诊断根据组织学及相应的免疫组化染色确定。

水样腹泻可由许多不同病因所致。应首先排除常见的病因，如感染性疾病、肠道寄生虫病、炎症性肠病、肠道肿瘤以及较少见的乳糜泻等。隐匿的服用泻剂造成的腹泻常给诊断带来困难。腹泻伴有其他类型的内分泌肿瘤在临床上也要予以鉴别，如中肠类癌和甲状腺髓样癌所致的动力型腹泻，胃泌素瘤胃酸高分泌引起的容积性腹泻等。

七、治疗

由于大量水样腹泻，需要足量补液，以纠正脱水、电解质紊乱和代谢性酸中毒。钾的补充尤为重要。抑制 VIPoma 病理性分泌，控制其生长，主要采用生长抑素类似物。其他治疗前已述及。

（黄　鹿）

第十四章

胃肠急重症

第一节 应激性溃疡

应激性溃疡（stress ulcer，SU）又称急性出血及糜烂性胃炎，近年来统称为急性胃黏膜病变（acute gastric mucosa lesion，AGML），是指在应激状态下，胃和十二指肠以及偶尔在食管下端发生的黏膜糜烂和溃疡，从而引起以上消化道出血为主要临床特征的疾病，是上消化道出血量最常见的原因是之一，约占上消化道出血的20%。临床主要表现是难以控制的出血，多数人发生在发病的第2~15天，其预后取决于原发疾病的严重程度。SU发病率因病因和统计方法不同，文献报道差异很大。临床研究报道，SU发生率在重型颅脑损伤后为40%~80%，脑出血后为14%~76%，脊髓损伤后为2%~20%，尸检发现中枢神经系统疾病患者SU发生率为12%；是非神经系统疾病患者的2倍。

一、病因与发病机制

（一）病因

1. 严重全身性感染　如见于链球菌、葡萄球菌、革兰阴性杆菌和厌氧菌等所致败血症或脓毒血症。尤其是伴感染性休克或器官衰竭时，由于组织缺血缺氧更易发生溃疡。

2. 严重烧伤　引起的急性应激性溃疡又称Curling溃疡。

3. 中枢神经系统疾病　见于脑肿瘤、颅内神经外科手术、颅内出血、中枢神经系统感染及颅脑外伤等。由此引起的溃疡又称Cushing溃疡。

4. 药物　非甾体抗炎药、某些抗生素、乙醇、激素、组织胺、胰岛素、抗凝剂、氯化钾等。这些药物有的可刺激前列腺素，抑制黏液分泌，为本病的发病诱因。

5. 食物或饮料　如辣椒、大蒜、饮酒等。

6. 精神与心理疾病　如见于严重精神病、过度抑郁、焦虑、严重心理障碍等，通过精神和心理应激引起消化道黏膜糜烂和溃疡发生。

（二）发病机制

关于AGML的发病机制尚不完全明了。胃黏膜防御功能削弱与胃黏膜损伤因子作用相对增强，是SU发病的主要机制。应激可引起各种疾病和紊乱，研究证明，应激性溃疡和抑郁之间在发病和治疗的上均有相关性。用慢性抑郁应激（chronic stress depression，CSD）、慢性心理应激溃疡（chronic psychological stress ulcer，CPSU）和浸水束缚应激模型（immersion restrainstress models）在鼠进行实验。暴露 CSD 后动物的溃疡指数比对照组显著增高，暴露 CPSU 后观察抑郁样行为，对暴露 CPSU 的鼠用盐酸氟西汀（fluoxetine hydrochloride），抗抑郁药降低溃疡指数，在 CSD 组用 ranitidine 可抑制抑郁样行为，CPSU 应激后应用米非司酮（mife – pristone）结果比 CPSL 组溃疡指数有显著降低。但对 CSD 使用米非司酮与单纯对照组之间抑郁样行为无显著的不同。研究也发现，鼠暴露于 CPSU 或 CSD 慢性应激显示比对照组皮质酮的水平低。结论认为，在触发抑郁和应激溃疡性的发生中下丘脑 – 垂体 – 肾上腺轴（H. Pyloria）功能障碍可能起到关键作用。目前对 AMGL 的发病机制有以下几种认识。

1. H^+ 逆扩散　H^+ 逆扩散是指 H^+ 在某种因素作用下，从胃腔反流至胃黏膜的一种病理现象。试验证明，胆酸和水杨酸制剂可使 H^+ 迅速从胃腔进入到胃黏膜内，破坏胃黏膜。积累于胃黏膜的酸性产物可以破坏毛细血管和细胞的溶酶体，导致胃黏膜充血、水肿、糜烂和出血。用电子显微镜观察发现，阿司匹林可使胃黏膜上皮细胞肿胀，细胞间的结合处裂开，胃黏膜通透性增加，胃黏膜屏障破坏，导致胃黏膜损害。

2. 胃黏膜微循环障碍　急性胃黏膜病变时常表现胃黏膜血管收缩痉挛与缺血，且溃疡好发于胃黏膜缺血区。在应激状态下，胃黏膜小动脉和毛细血管动脉收缩痉挛，导致胃黏膜缺血、缺氧，使黏膜内酸性产物增加，并损害胃黏膜。最后因酸中毒导致黏膜细胞的溶酶体酶释放，使溶酶体破裂，胃黏膜上皮细胞损伤并坏死，引起 AGML。酸中毒直接使组织中的组织胺和 5 – 羟色胺（5 – HT）等血管活性物质释放，使胃黏膜内小静脉和毛细血管静脉端扩张、淤血，加重了胃黏膜循环障碍，以致缺血加重。在应激状态下，交感神经兴奋导致黏膜血管收缩、痉挛。迷走神经兴奋时使黏膜下动、静脉短路开放，使胃黏膜下缺血进一步加剧，表现胃黏膜内毛细血管的内皮损伤，通透性增加，也可加重胃黏膜损伤。此外，组织胺的释放以刺激胃酸 – 胃蛋白酶分泌增加，加重胃黏膜的损伤。由于缺血、缺氧、酸中毒和微循环障碍，激活了凝血因子导致胃黏膜血管的内凝血等一系列病理变化，引起 AGML 的发生。

3. 胃黏膜上皮细胞的脱落、更新和能量代谢异常　当胃黏膜表面上皮细胞脱落增加和（或）更新减少，可导致胃黏膜屏障破坏。各种应激、应用激素及尿毒症时见有胃黏膜表面上皮细胞更新减少，给予酒精、阿司匹林等药物后，胃黏膜表面上皮细胞脱落增加，胃黏膜屏障功能紊乱，以致发生 AGML。Menguy 等发现，失血性休克鼠的急性 AGML 伴有组织中 ATP 含量显著减少。这是因为胃黏膜缺血时，由于细胞缺氧，酸性产物增加，影响了黏膜上皮细胞线粒体的功能，使 ATP 合成减少，氧化磷酸化速度减慢，细胞内的能量储备因而显著减少，导致胃黏膜损害发生。

4. 胆盐作用　胆盐能增加 H^+ 逆扩散，破坏胃黏膜屏障，并导致胃黏膜内组织胺、胃蛋白酶原和胃泌素释放，产生自我消化，引起 AMGL。

5. 神经内分泌失调　下丘脑、室旁核和边缘系统是对应激的整合中枢，促甲状腺释放激素（TRH）、5 – HT、儿茶酚胺等中枢介质参与或者介导了 SU 的发生。

发生应激情况 24～48h 后整个胃体黏膜有 1～2mm 直径的糜烂，显微镜下可见黏膜有局限性出血和凝固性坏死。如果患者情况好转，在 3～4 天后检查 90% 患者有开始愈合的迹象。一般 10～14 天完全愈合，不留瘢痕。

二、诊断与鉴别诊断

（一）诊断

有的急性胃黏膜病变可发生在原有慢性胃炎的基础上，这些病变常是局灶性的，且各部位的严重程度不同致使病变常不相同。因此，有学者把 AGML 分为原有慢性胃炎和原来无慢性胃炎两大类。

1. 病史　患者有上述的如服用有关药物、严重烧伤、严重外伤、大手术、肿瘤、神经精神疾病、严重感染、休克、器官功能衰竭等病史。

2. 临床表现　如为继发性的可有原发的临床表现型和体征。其表现依原发病不同而不同。应激性溃疡如果不引起出血，可没有临床症状，或者即使有症状也容易被应激情况本身的症状所掩盖而不能得到诊断。在应激损伤后数小时至 3 天后有 75%～100% 可发生胃黏膜糜烂或应激性溃疡，SU 的发生大多集中在原发疾病产生的 3～5 天，少数可延至 2 周。

上消化道出血是主要的临床表现，在原发病后 2 周内发生。30% 有显性出血。出血表现为呕血或黑便，一般出血量不大，呈间歇性，可自止。5%～20% 出血量大，不易控制，少数患者可大量出血或穿孔，2% 患者发生穿孔。也可出血与穿孔同时发生，严重者可导致死亡。疑有穿孔患者应立即作 X 线腹部平片，见有膈下游离气体则可确诊。其他的表现有反酸、恶心、上腹部隐痛等。

3. 急诊胃镜　急诊胃镜检查组应于 24～48h 进行，是最准确的诊断手段，可明确诊断病变的性质和部位。胃镜下可见胃黏膜多发糜烂、浅表溃疡和出血等内镜下特征，好发于胃体及胃体含壁细胞的泌酸部位，胃窦部甚为少见，仅在病情发展或恶化时才偶尔累及胃窦部。病变常在 48h 以后很快消失，不留瘢痕。若出血量大，镜下看不清楚，可以作选择性动脉造影。

4. 钡餐 X 线检查　一般不宜进行急诊钡剂上消化道 X 线检查，同时因病灶过浅，钡剂 X 线检查常阴性，没有诊断价值。

5. 腹部 B 超和（或）CT 检查　一般不用，但检查对鉴别诊断有重要价值。

（二）鉴别诊断

1. 消化性溃疡　慢性消化性溃疡一般有节律性、周期性上腹痛、反酸、烧心史。内镜下慢性溃疡常较局限。边界清楚、底部有较厚白苔，周边黏膜皱襞向溃疡聚集，幽门、十二指肠变形等现象。

2. Mollory - Weiss 综合征　Mollory - Weiss 综合征是由于胃内压力突然升高伴剧烈呕吐而引起食管贲门黏膜撕裂出血，常于酗酒后引起。严重上消化道出血个别的病例可发生失血性休克。急诊胃镜应在出血后 24～48h 进行，可见胃与食管交界处黏膜撕裂，与胃、食管纵轴相平行。因撕裂黏膜迅速愈合，超过 48h 后镜下可无黏膜撕裂发现。

3. 胃癌伴出血　胃癌早期可无症状，或有上腹部不适、进行性食欲不振、体重减轻和上腹部痛，用抑酸剂效果不显著。并发出血者少见。多见于中老年患者。胃镜检查可见隆起病变，表面不光滑污秽，可伴溃疡和出血，胃壁僵硬，蠕动差。

4. 食管静脉曲张破裂出血　食管静脉曲张破裂出血是肝硬化门脉高压的严重并发症，可有病毒性肝炎或饮酒史，静脉曲张破裂出血可反复发生，突然呕血或黑便，大量出血时常伴有失血性休克发生。患者常呈肝病面容，腹水常见，伴有黄疸、蜘蛛痣和皮肤色素沉着。实验室检查可有肝功能异常，低蛋白血症和凝血异常。

三、治疗

应激性溃疡出血常病情凶险，必须高度警惕，及早治疗。由于患者全身情况较差，不能耐受手术，加以术后再出血发生率高，所以多先内科治疗，无效时才考虑治疗。有报道，在ICU病房中并发应激性溃疡出血的患者病死率高达70%～80%，但大多不是死于消化道出血而是原发病，未并发消化道出血的病死率仅5%～20%。因此，应加强对原发病的治疗：下面重点介绍并发出血的治疗。

（一）治疗原发病

祛除病因，积极治疗创伤、感染、精神心理疾病、烧伤等引起应激状态的原发病停用加重胃黏膜损伤的药物。适当应用抗生素控制感染。

（二）出血量的估计

精确了解出血量的多少有时很困难。患者或家属提供的病史对于估计失血量常不正确。脉搏和血压的变化有助于出血量的估计，但它们与血容量之间的关系不大。失血量因失血速度而异，临床症状轻重有所不同。少量出血可无症状，或有头晕乏力，明显出血常出现呕血（或）便血，大量出血可见面色苍白、四肢厥冷，甚至晕倒，这是由于血容量不足、外周灌流减少所致。握拳掌上皱纹苍白，提示血容量丢失达50%。Tudhope发现，收缩压低于100mmHg时有血容量减少，但收缩压高于100mmHg并不能排除大量血容量的耗空。已往健康无贫血史，血红蛋白低于120g/L，提示约有50%以上的红细胞丢失，临床上有皮肤与口唇苍白、口干、出汗等表现。失血患者脉搏增加20次/min，血压下降10mmHg，则说明失血量已达1 000mL。失血量有时亦可从患者平卧、站立、倾斜试验得到估计。失血量与症状之间的关系见表14－1：尿量少于30mL/h，提示有30%以上的细胞外液丢失。

表14－1 失血量与症状之间的关系

失血量（ml）	血压（mmHg）	脉搏（次/min）	症状
<500	正常	正常	头晕乏力
800～1 000	<100	>100	头晕、面色苍白、口渴、冷汗
>1 500	<80	>100	四肢冷厥、神志恍惚或昏迷

判定失血量最有效的方法是中心静脉压（CVP）测定。测定CVP有助于了解血容量和心、肺功能情况，可鉴别是由急性循环衰竭、血容量不足还是心功能不全引起的，并可指导液体补充，若CVP较低，可能是脱水或血容量不足，CVP升高则可能是肾衰竭，必须限制输液。

根据临床症状，将出血分为三类：

1. 轻度（Ⅰ°）　有呕血或便血、无休克，血压、心率等稳定，可有头晕，血红蛋白无变化，出血量约为体重的10%以下（500mL）。

2. 中度（Ⅱ°）　血压下降，收缩压90～100mmHg，脉压差小，心率100～120次/min，出冷汗、皮肤苍白、尿少。血红蛋白70～100g/L。出血量为体重的25%～35%（1 250～

1 750mL)。

3. 重度（Ⅲ°）　收缩压常在 60 ~ 0mmHg，心率 > 130 次/min，血红蛋白低于 70g/L。有四肢冷厥、出冷汗、尿少或无尿发生等表现或心率、血压不稳定，或暂时稳定，短期内有再出血。出血量约为全身总量的 50% 以上（> 2 500mL）。

患者出血后，血红蛋白于 6 ~ 48h 后下降，2 ~ 6 周恢复正常，血小板 1h 内增加，网织红细胞 24h 内增加，4 ~ 7 天达最高值。血中尿素氮上消化道出血时数小时增加 10.7 ~ 14.3mmol/L，24 ~ 48h 达高峰，肾功能常需 3 ~ 4 天方可恢复正常。

（三）一般治疗

1. 饮食　出血患者住院后应禁食 20 ~ 48h，因空腹增强胃的收缩，因此长期禁食并无益处。同时插胃管行持续抽吸，待抽吸已无血，病情又稳定后可开始给予少量流质饮食，以后视病情逐渐增加，以后过渡到半流质饮食、普通饮食。

2. 卧床休息，保持镇静　发生消化道出血后，患者有精神过度紧张，或有恐慌心理，应给患者做好解释工作，一般不用镇静剂。有的患者表现烦躁不安，往往是血容量不足的表现，适当加速输血和精神上得到安慰之后往往可消除。消化道出血后由于 85% 患者于 48h 内止血，因此卧床休息 2 ~ 3 天后如无再出血则可开始活动，以减少血栓栓塞和血管闭塞发生。目前不主张头低位，以免影响呼吸功能，宜采用平卧并将下肢抬高。

3. 吸氧　消化道大出血者多有低氧血症存在，后者又是诱发出血的因素，应及时给予吸氧。

4. 加强护理，严密观察病情　及时了解呕血及黑便量、注意精神神志变化、每小时测呼吸、脉搏、血压 1 次，注意肢体温度变化及记录每小时尿量等。

5. 迅速补充血容量　应迅速建立静脉通路，快速补液，输注血浆及其代用品。

（四）输血

一般少量出血不必输血，脉搏 > 120 次/min，收缩压 < 80mmHg，红细胞压积 35% 以，血红蛋白 < 82g/L 为输血的指征。尽量输新鲜血，少用库存血。自 20 世纪 80 年代开始用成分输血，更适应疾病的需要，消化道出血患者多输红细胞。输血量依病情而定，并发心功能不全时，原则上输血量以每日不超过 300 ~ 350mL 为宜，输血的速度应慢，以 < 1.5mL/（kg·min）为宜。进行成分输血，有助于控制总输血量，尤其是老年患者应避免增加心肺和循环负担，以免加重心功能不全。

（五）止血剂的应用

1. 纠正凝血因子异常　如有凝血因子异常，可用新鲜冷冻血浆或凝血酶复合物（PPSB）。也可用冻干健康人血浆，目前临床应用的为凝血酶原复合物浓缩剂（prothrombin complex con - centrate，PCC）。PCC 含凝血因子Ⅱ（凝血酶原）、Ⅶ、Ⅸ和Ⅹ。用于重型肝炎、肝硬化子缺乏的患者，有良好的止血作用。

2. 孟氏溶液胃管内注入　为一种碱式硫酸铁溶液，它具有强力的收敛作用，从而凝固。经胃管注入 10% 孟氏液 10 ~ 15mL，如 1 次收敛不显著，可于 4 ~ 6h 后重本品在出血创面上能形成一层黑色的牢固附着的收敛膜，从而达到止血目的。口服口腔黏膜刺激大，故临床上已很少应用。

3. 去甲基肾上腺素　去甲基肾上腺素用于胃内或腹腔内，经门脉系统吸收，能使门脉系统收缩，减少血流，达到减少出血或止血作用。去甲基肾上腺素还可使局部胃黏膜血流量减少，胃酸分泌减少，但不影响黏液的分泌量。其作用与切除迷走神经相似。肝脏每分钟可破坏 1mL 去甲基肾上腺素，药物通过肝脏后大都遭破坏，因此，从门脉系统吸收的去甲基肾上腺素对全身血压无明显影响。其控制上消化道出血的机制是：高浓度去甲基肾上腺素可使胃肠道出血区域小动脉强烈收缩而达到止血。口服或胃管内注入或腹腔内注射可使内脏区小动脉广泛收缩，从而降低内脏区血流量 50% 左右。常用去甲基肾上腺素 4～8mg 加生理盐水 100mL 灌入胃内，根据病情 4～12h 重复一次。或用去甲肾上腺素 2mg 加 400mL 冷开水口服，对溃疡出血有一定疗效。Leveen 等提倡用 16mg 加生理盐水 200mL 灌入胃内。腹腔内用法为去甲基肾上腺素 10mg 加生理盐水 20～40mL 注入或 8mg 注入腹水中。经临床试用，腹腔内注入 8mg 去甲基肾上腺素后可引起一时性血压升高，减慢输入率后可恢复。由于使用后产生胃肠道缺血重可能引起黏膜坏死，因此，对腹腔有粘连者、高血压、年老有动脉硬化的患者不宜应用。去甲基肾上腺素治疗只能作为不能手术或无手术指征病例的一种主要治疗措施，或作为紧急过渡性措施，把急诊手术转为择期手术。

（六）抑制胃酸分泌

1. 生长抑素 是一种内源性胃肠肽，能抑制胃酸分泌，保护胃黏膜，抑制生长激素和胃肠胰内分泌物激素的病理学性分泌过多，并有效地抑制胃蛋白质酶的释放。生长抑素能抑制胃泌素、胰高糖素、内皮素、P 物质、白三烯等激素的分泌。能抑制胃动素分泌、减少胃蠕动，使内脏血流减少。同时可促进溃疡出血处血小板的凝聚和血块收缩而止血。

2. 施他宁（stilamir） 施他宁也是一种人工合成的 14 肽，其结构和生物效应与天然的生长抑素相同。

施他宁的药理作用：①抑制由试验餐和五肽胃泌素刺激的胃酸分泌，并抑制胃泌素和胃蛋白酶释放；②减少内脏血流；③抑制胰、胆囊和小肠的分泌；④胰内的细胞保护作用。

3. 善得定（octreotide，奥曲肽，sandostatin） 是一种人工合成八肽，且有与天然生长抑素相似的作用。善得定对胰腺炎也有显著的疗效。

生长抑素和施他宁的用法为：首先静脉推注 50μg，然后 250～500μg/h 持续静脉滴注，直到出血停止后再维持 1～3 天。奥曲肽 100μg 静脉注射，然后 25～50μg/d 静脉滴注。

4. 质子抑制剂

（1）奥美拉唑（omeprazole，洛赛克，losec）：洛赛克与 H^+-K^+-ATP 酶结合，抑制胃酸分泌；增加胃黏膜血流量，保护黏膜。首剂 80mg 静脉推注，1 次/d，连用 5 天。

（2）达克普隆（takepron 或兰索拉唑，lansoprazole）：为第二代质子泵抑制剂。30mg，1～2 次/d。

（3）潘托拉唑（pantoprazole）：40mg，2 次/d，静脉滴注或口服。

（4）雷贝拉唑（rabeprazole，波利特，瑞波特）：通常成人 10mg，2 次/d，病情较重者 20mg，2 次/d。

（5）埃索米拉唑（esomeprazole，耐信）：20mg，2 次/d，病情好转后改为 20mg，1 次/d。

（七）内镜治疗

消化道出血时内镜止血治疗可降低出血所致死亡率，明显减少再出血率、输血量、急诊手术等。

1. 局部喷射药物止血

（1）去甲基肾上腺素加冰盐水或使局部血管强烈收缩，减少血液而止血：常用去甲基肾上腺素 8mg 加入 100mL 4°～6°冰盐水，在胃镜直视下喷射，治疗有效率为 86.2%。

（2）孟氏液：主要成分为碱性硫酸铁 $[Fe_4(OH)_2(SO_4)_5]$，为具有强烈收敛作用的三价铁，通过促进血栓形成和血液凝固，平滑肌收缩、血管闭塞，并在出血创面形成一层棕黑色保护膜而起止血作用。常用 5%～10% 孟氏液 10～15mL 经胃管注入或在胃镜直视下喷洒。

（3）凝血酶：能直接作用于凝血过程的第三阶段，促使血液的纤维蛋白原迅速生成纤维蛋白凝块，堵塞出血点而达到止血目的。常用 1 000U 局部喷射。

（4）纤维蛋白酶：常用 30 000U 溶于生理盐水 30mL 中喷射，对出血量＜1 000mL 者有效率为 93.3%。

2. 经内镜局部注射止血

（1）纯酒精注射止血：无水酒精可使组织脱水固定，使血管固定收缩，血管壁变性坏死，血栓形成而止血。采用 99.5% 医用酒精结核菌素注射器和内镜专用注射针，先以无水酒精冲洗注射针，排尽注射器导管内空气，再于内镜下在出血的血管周围 1～2mm 注射 3～4 处，每处注入无水酒精 0.1～0.2mL，穿刺深度约 3mm。如果裸露血管很粗，出血量大，可于血管断端直接注射 1～2 次，每次 0.1～0.2mL。

（2）经内镜注射肾上腺素、高渗盐水混合溶液止血：肾上腺素有强力收缩血管作用，高渗盐水可使注射处组织水肿，血管壁纤维变性，血管腔内血栓形成而止血。

A 液：2.5M NaCl 20mL + 肾上腺素 1mg

B 液：蒸馏水 20mL + 肾上腺素 1mg

A 液：B 液为 1：3。适用于出血性溃疡伴基底明显纤维化、瘢痕组织形成时，每处注射 1mL，共 3～4 处，总量不超过 5mL。

3. 经内镜激光止血　目前临床应用的有氢离子激光和钇铝石榴石（Na－YAG）激光两种。功率高（60～100W）、穿透力强，激光能穿透组织与动脉深达 5mm。因此止血效果好。将激光纤维放置于距病灶 1cm 处，在病灶周围每次脉冲或照射 0.5～1.0 秒，然后照射出血血管。一般止血需 6～8 次照射。

4. 经内镜电凝治疗　应用高频电的热效应使组织蛋白变性而止血。通过内镜活检孔置入电凝探头，电流通过探头产生热能，此高温足以使组织变性发白、血液凝固，主要适用于溃疡病出血。把电极尖接触出血病灶，用脚踏开关按通电凝电极，电凝数次，直至局部发白为止。

5. 经内镜微波止血　微波可使血管内皮细胞损伤，血管壁肿胀、血管腔变小、血管痉挛，形成血栓以达到止血。使用圆珠形电极输出功率 40W 时，通电时间 3～10 秒，而针形电孔输出功率 40W 时，通电时间 10～15 秒。该法设备简单，操作容易，完全可靠，患者痛苦小。

6. 热电极止血　主要构造为一中空铝制圆柱体，内芯有线圈，顶端表面涂有聚四氯乙层。通过铝制圆柱体将热传导组织表面，起到止血和组织凝固作用，通过内镜的活检孔道将加热电极插入消化管腔，通常设定温度为 140～150℃，每次使用的能量为 3.6 千卡，持续

1 秒。

7. 经内镜钳夹止血　即通过内镜放置金属夹，对出血小动脉进行钳夹止血。

8. 冷冻止血　即迅速降温，使局部组织坏死凝固达到止血。冷却剂用液氮或液体二氧化碳。冷却剂可使探头末端温度降至 -63℃，当接触黏膜组织后，出血部位冰冻发白，几小时后局部组织坏死，1~3 天后坏死完成形成溃疡，3~4 周后溃疡愈合。

（八）手术治疗

经上述各项治疗仍持续大量出血或反复大量出血，在 6~8h 输血 600~800mL 仍不能维持血压稳定者，并发穿孔或腹膜炎者应及时去手术室治疗。手术时根据患者情况，尽可能采用最简单、最迅速的手术方式，以挽救生命。行局部止血、迷走神经切断加胃窦切除为常用术式。此类患者多数病情危重，全身情况差，应尽可能做好术前准备，但有时情况又十分危急，因此，把握好手术时机非常重要。手术后再出血也时有发生，应提高警惕。

四、预防

目前对急性胃黏膜病变的预防学者们存在一些分歧。已往主张药物预防，并认为收到显著的预防效果。新近 Scheurlen 报道 PPI 治疗预防 AGML 得到肯定。在 ICU 患者进行 AGML 的预防作为监护的标准。有报告，直肠癌术后预防性用抗酸剂是术后患者的保护因子，可减少 AGML 的发生。韩国 Park 等在鼠的试验，用 Acer mono Max sap（AmMs）（五角枫，毛萼色木槭）观察在水浸束缚（water immersion restraint，WIRE）应激引起胃溃疡上的保护作用。结果 AmMs 通过诱导一氧化氮合成酶（NOS）/或神经原 NOS 表达，显著保护胃黏膜抵抗应激引起胃损伤。Ji 等报告鼠的试验，研究了抗抑郁药抗溃疡发生的预防作用。使用度洛西汀、阿米替林、氟西汀和米氮平，用赋形剂作为对照组，结果显示，抗抑郁药通过影响去甲基肾上腺素和——羟色胺水平引起抗溃疡作用，其中度洛西汀、阿米替林和米氮平对溃疡性作用较强。Huang 等研究 IGF-1（胰岛素样生长因子 -1）/PTEN（人第 10 号染色体缺失的磷酸酶及张力蛋白质同源的基因）/Akt（蛋白质激酶 B）FoxO（叉头转录因子的 O 亚型）信号通路在应激引起胃溃疡性上的预防作用。研究指出，上述信号通路通过调节细胞的凋亡，在鼠胃溃疡的发生和愈合上发挥中心作用。美国从一个大城市医疗中心的调查结果，发现不同层次的医师是否用抑酸剂预防 AGML 发生认识上并不一致。部分医师不主张用抑酸剂预防。

（张　锐）

第二节　胃、十二指肠溃疡急性穿孔

胃、十二指肠溃疡急性穿孔是溃疡病的常见并发症之一，占溃疡病住院人数的 20%~30%。穿孔多发生在 30~60 岁，男性多于女性，十二指肠溃疡穿孔比胃溃疡穿孔多见。十二指肠溃疡穿孔多见于十二指肠球部前壁，胃溃疡穿孔大多发生在近幽门的胃前壁偏小弯侧，胃溃疡穿孔直径一般比十二指肠穿孔者略大。位于胃、十二指肠后壁的溃疡多与周围组织形成粘连而表现为慢性穿透性溃疡，不易发生穿孔。

一、病因和病理

胃、十二指肠溃疡多见于活动期，近期有溃疡症状加重的表现，但也有少数患者是在溃疡非活动期发生穿孔，偶尔也有无溃疡病史的患者发生溃疡急性穿孔。溃疡的穿孔诱因：①精神过于紧张或过于劳累，引起迷走神经兴奋。②过度饱食，引起胃内压增加致溃疡穿孔。③服用非类固醇抗炎药（NSAIDs）。④其他因素如创伤、大面积烧伤和多脏器功能衰竭等发生的应激性溃疡穿孔。

消化性溃疡穿孔的特点有：男性为女性的 6～15 倍，多见于 30～50 岁成人。胃、十二指肠前壁溃疡穿孔多于后壁穿孔。十二指肠穿孔是胃穿孔的 3～10 倍。溃疡穿孔大小70%～80% 多在 5mm 以内。

溃疡穿孔常分以下几种类型：

（1）急性穿孔：较常见的类型，溃疡突然穿孔，致使胃或十二指肠内容物流入腹腔，引起急性弥漫性腹膜炎。

（2）亚急性穿孔：一般为较小的穿孔、空腹的溃疡穿孔，穿孔后被大网膜或周围组织脏器包裹，只有少量的胃或十二指肠内容物溢出而污染腹腔，范围较小，程度较轻。

（3）慢性穿孔：多为胃与十二指肠后壁的溃疡穿孔，紧贴邻近脏器（如胰腺），穿透过程缓慢，与周围形成粘连包裹，不易形成腹膜炎。

急性穿孔后，胃、十二指肠消化液及食物流入腹腔，引起腹膜的炎性反应。胃、十二指肠内具有高度酸性或碱性的内容物流入腹腔，常引起剧烈的化学性刺激症状。6～8h 后，由于消化液分泌的减少、胃内容物的减少、腹膜渗出液的增加，使化学性刺激症状得以减轻，但随着病原菌的繁殖，将逐渐出现细菌性腹膜炎。

二、临床表现与检查

1. 病史特点　与患者以往多有溃疡病症状或溃疡病史，而且近期常有溃疡病活动的症状，仅少数（约10%）在穿孔前无明显症状。发作可在饮食不当后或在清晨空腹时。溃疡穿孔后，临床表现的轻重与穿孔的大小，穿孔时胃内容物的多少（空腹或饱餐后），以及孔洞是否很快被邻近器官或组织粘连堵塞等因素有关。穿孔小或漏出的胃肠内容物少或孔洞很快即被堵塞，则漏出的胃肠液可限于上腹，或顺小肠系膜根部及升结肠旁沟流至右下腹，腹痛程度可以较轻，腹膜刺激征也限于上腹及右侧腹部。胃、十二指肠后壁的穿孔易与胰腺表面的腹膜粘连而被封闭，漏出的胃肠液限于小网膜囊，范围较局限，故临床表现较轻。

2. 典型表现　典型的溃疡急性穿孔表现为突发腹痛，较剧烈，疼痛为持续性，很快会波及全腹，但仍以上腹部为主，可引起肩背部牵涉性疼痛。患者常仰卧不动以减轻疼痛。有的患者可出现右下腹剧烈疼痛，是因为消化液沿升结肠旁沟流至右下腹所致，易误诊为阑尾炎。部分患者可出现恶心、呕吐等消化道症状。严重时可出现休克症状，苍白、口干、出冷汗、四肢发凉，脉速、血压下降等。早期休克系化学性腹膜炎所致的神经性休克。出现细菌性腹膜炎之后还有可能引起感染中毒性休克。

3. 体格检查　体温升高，患者呈急性痛苦面容，呼吸浅促，心跳加快。腹肌紧张，呈板状腹，全腹压痛、反跳痛，肠鸣音减弱或消失。叩诊肝浊音界可消失，移动性浊音阳性。

4. 右下腹穿刺　可有含胃肠内容物的腹腔渗液，镜检满视野白细胞。

5. 辅助检查　白细胞计数及中性粒细胞增加，核左移。

6. X 线检查　溃疡穿孔后，胃、十二指肠腔内的空气进入腹膜腔，X 线平片可见膈下新月形游离气体，是诊断溃疡穿孔的有力证据。约 75% 的患者有此发现。但部分患者，如穿孔较小、气体自胃肠腔溢出不多，或穿孔前膈肌与肝脏间粘连，则 X 线检查无游离气体发现。超声可发现腹膜腔内气体回声，腹腔积液，肝下间隙、肝肾间隙和盲肠周围积液。

7. CT 检查　可发现小量气腹，占 60%，CT 没有呈现气腹也不能排除穿孔。CT 只能直接或间接地发现部分穿孔患者的穿孔部位。一般不会对腹膜炎患者在术前选择 CT 检查。腹膜炎的 CT 表现为：发现弥漫性腹水，少数为局限型腹水，腹膜增厚，肠系膜大网膜内软组织炎性改变。小肠壁可增厚。腹腔镜检查可发现溃疡穿孔的部位及腹腔污染状况。

三、诊断和鉴别诊断

（一）诊断

胃、十二指肠溃疡急性穿孔是急腹症的重要病因之一，多数患者以往有溃疡症状或溃疡病史，而且近期内又有溃疡病活动症状，穿孔后表现为急剧腹痛和显著的腹膜刺激征。根据这些特点，诊断一般不困难。立位或左侧卧位 X 线腹部平片检查有气腹时，诊断可更明确。但 X 线检查未发现气腹并不能排除溃疡穿孔的可能，因约有 20% 患者穿孔后可以无气腹表现。

（二）鉴别诊断

1. 急性胰腺炎　溃疡急性穿孔和急性胰腺炎都是上腹部突然受到强烈化学性刺激而引起的急腹症，在临床表现上有很多相似之处。急性胰腺炎的腹痛发作比较突然，但多不如溃疡穿孔者急骤，腹痛开始时有由轻而重的过程，疼痛部位多上腹偏左及背部，腹肌紧张程度也略轻。血清及腹腔渗液的淀粉酶含量在溃疡穿孔时可以有所增高，但其增高的数值尚没有急性胰腺炎明显。X 线腹部平片检查急性胰腺炎无膈下游离气体，CT 检查可帮助诊断胰腺炎。

2. 急性胆囊炎　胆绞痛发作以阵发性为主，压痛较局限于右上腹，而且压痛程度也较轻，腹肌紧张远不如溃疡穿孔者显著。X 线检查无膈下游离气体，B 超可帮助诊断急性胆囊炎。

3. 急性阑尾炎　溃疡穿孔后胃十二指肠内容物可顺升结肠旁沟或小肠系膜根部流至右下腹，引起右下腹腹膜炎症状和体征，易误诊为急性阑尾炎穿孔。询问病史即能发现，急性阑尾炎开始发病时的上腹痛一般不十分剧烈，体征以右下腹（麦氏点）压痛、反跳痛明显。阑尾穿孔时腹痛的加重也不以上腹为主，右下腹腹膜炎体征较上腹部明显。

四、治疗

治疗原则：首先是中止胃肠内容物流入腹腔，使急性腹膜炎好转以挽救患者生命。在此基础上当病情需要而又有条件时，可以进一步考虑溃疡病的根治问题。

（一）非手术治疗

1. 指征　①患者为空腹、小穿孔，临床表现较轻者。②后壁的慢性穿孔已局限者。③穿孔超过 24h，症状较轻且腹膜炎已局限者。④有较重的心肺等重要脏器并存病，不能耐受手术者。

2. 治疗措施　禁食和胃肠减压以减少胃肠内容物的漏出。镇痛，吸氧，补充水、电解质维持内环境平衡，应用抗生素控制感染，也可用中医药治疗。在非手术治疗过程中，必须密切观察腹膜炎的变化，如情况无好转或有所加重，及时改用手术治疗。

（二）手术治疗

1. 指征　①出现急性弥漫性腹膜炎，全身感染症状明显。②出现休克。③明确伴有幽门梗阻存在。④并发有溃疡出血。⑤明确为胃溃疡穿孔。⑥非手术治疗中病情恶化。

2. 手术方法

（1）单纯穿孔缝合术：适用于穿孔时间较长（超过8h），腹腔内感染较重，有较多的渗出；既往未经过内科治疗，未发生过严重的溃疡并发症，特别是十二指肠溃疡；患者一般情况差，有其他脏器疾病不能耐受彻底的溃疡手术；不具备行彻底的溃疡手术技术及条件。开腹后查清穿孔部位和腹腔污染情况，决定行修补术式后，吸尽漏出液，在离开穿孔边缘的正常胃肠组织上间断缝合数针。为避免缝线切割撕脱较脆的组织，可预置缝线后一阵打结。较大的穿孔难以直接缝闭，也可将大网膜填塞封堵穿孔后缝合。

单纯溃疡缝合术后有1/3患者溃疡得以愈合，仍有2/3患者溃疡再发或需要再手术治疗。如有指征可行以下手术。

（2）胃大部切除术：适用于①一般情况较好，穿孔时间短（不超过8h），腹腔污染不重。②长期溃疡病史，反复发作，症状较重。③以前有过溃疡的严重并发症。④较大的胃溃疡，特别怀疑可能恶变者。

（3）迷走神经切断术。

（张　锐）

第三节　上消化道大出血

一、基本概念

上消化道出血（upper gastrointestinal hemorrhage，UGIH）是指屈氏韧带以上的消化道（食管、胃、十二指肠、胰腺、胆管）疾病引起的出血，也包括胃 - 空肠吻合术后的上段空肠等部位的病变引起的出血。上消化道出血分为食管胃静脉曲张出血与急性非静脉曲张性上消化道出血。上消化道大出血一般指在数小时内失血量超过 1 000mL 或循环血量的 20% 以上；或一次出血量 500mL 以上，出现直立性头晕，心率 >120 次/分，收缩压 <90mmHg，或比原来基础血压低 25% 以上；或 24h 内需输血 2 000mL 以上；或 1 ~ 2 天内血红蛋白（Hb）<70g/L，红细胞计数（RBC）$< 3 \times 10^{12}$/L，红细胞比容 <0.25L。上消化道大出血的临床表现主要是呕血和黑便，常伴血容量减少引起的急性周围循环衰竭。上消化道大出血是上消化道及全身疾病常见的严重并发症之一，如不及时诊治，尤其是高龄、有严重伴随病的患者易致死亡，病死率约为 10%。因此，迅速确定病因、出血部位，准确估计出血量和及时处理，对预后有重要意义。

二、常见病因

1. 上消化道疾病　①食管疾病：如食管癌、食管炎、食管贲门黏膜撕裂综合征（Mallory - Weiss 综合征）、食管裂孔疝、食管器械损伤、食管化学损伤等；②胃、十二指肠疾病：如消化性溃疡、急性糜烂出血性胃炎或十二指肠炎、胃癌、胃血管异常（如 Dieulafoy 病）、胃手术后病变、胃黏膜脱垂、胃黏膜平滑肌瘤、淋巴瘤、壶腹周围癌等。

2. 上消化道邻近器官与组织的病变　①胆道疾病：如胆管感染、胆囊或胆管癌、胆管受压坏死等；②肝脏疾病：如肝硬化、肝癌、肝脓肿或肝血管瘤、肝外伤等；③胰腺疾病：如急性胰腺炎、胰腺癌等；④其他：如主动脉瘤破入食管、胃或十二指肠、纵隔肿瘤或脓肿破入食管等。

3. 全身性疾病　①血液病：如血友病、血小板减少性紫癜、白血病、弥散性血管内凝血；②血管性疾病：如过敏性紫癜、动脉粥样硬化、多种原因引起的血管炎等；③其他：如急性胃黏膜损伤（多因酒精、非甾体类抗炎药以及严重创伤、烧伤、大手术后、休克等各种应激引起）、尿毒症、结节性多动脉炎、流行性出血热、钩端螺旋体病等。

按照发病率高低，常见急性 UGIH 的病因依次为：消化性溃疡、食管胃底静脉曲张破裂、应激性胃黏膜病变（如糜烂性出血性胃炎）和消化道肿瘤，其中消化性溃疡大约占所有急性 UGIH 的 50%。

三、发病机制

UGIH 的基本病理改变是消化道管壁的黏膜层、肌层甚或浆膜层的血管因糜烂、坏死、溃疡或破裂而出血。由于病因不同，其出血机制也不尽相同。①消化性溃疡出血，多为十二指肠球部溃疡或胃小弯溃疡侵蚀较大血管所致；②肝硬化引起的 UGIH，主要是食管胃底静脉曲张破裂出血，其次为门脉高压性胃病及肝源性溃疡，均与门脉高压有关。此外，因肝脏合成凝血因子减少或脾功能亢进时血小板减少以及毛细血管脆性增加所致的凝血机制异常，直接或间接促进了 UGIH；③急性胃黏膜病变引起的 UGIH，主要是因药物及各种应激因素破坏了胃黏膜屏障功能，氢离子逆弥散，产生多发性糜烂和表浅溃疡，侵袭血管引起出血；④上消化道肿瘤发生缺血性坏死、表面糜烂或溃疡、侵袭血管而出血；⑤其他原因引起的 UGIH 也是因病变侵袭血管或血管破裂或血管功能受损、血小板减少、凝血因子减少而致的出、凝血功能障碍引起。

四、临床特征

（一）症状与体征

上消化道大出血的临床表现主要取决于病变的性质、部位、出血量和速度。

1. 呕血与黑便　呕血与黑便是 UGIH 的特征性表现。不管出血部位在幽门上或下，只要出血量大，就可出现呕血与黑便。大出血时呕出的血液呈鲜红或暗红色，或兼有血块。如在胃内停留时间长，多为棕褐色或咖啡色，系血液经胃酸作用而形成正铁血红素所致。黑便可呈柏油样，黏稠而发亮，系血红蛋白中的铁经肠内硫化物作用而形成硫化铁所致。出血量很大时，粪便可呈暗红色甚至鲜红色，酷似下消化道出血，大便性状为血性、粪质少、血与粪便均匀混合。食管胃底静脉曲张破裂出血具有突然起病，出血量大，易反复，难以控制的特点。

2. 其他表现　可有上腹部不适、急性上腹疼痛、反酸、饱胀、恶心、肠鸣音亢进等表现。在休克控制后常伴有低热，一般 <38.5℃，可持续 3～5 天。发热可能是失血性周围循环衰竭后引起丘脑下部体温调节中枢功能不稳定所致，但其确切发热机理尚不清楚。

（二）并发症

1. 急性周围循环衰竭　出血量较大，若在短时间内出血量超过 1 000mL 以上时，患者常出现周围循环衰竭的症状，除头晕、乏力、心悸外，常伴冷汗、四肢厥冷、脉搏细弱、心跳加速、心音低钝、呼吸气促、血压下降等失血性休克表现。少数患者在出血后有一过性晕厥或意识障碍（系暂时性或一过性脑缺血所致）。部分患者，尤其是老年患者可有烦躁不安的表现，系脑缺氧所致。应特别注意，老年患者因动脉硬化，即使出血量不大，也可出现意识障碍。

2. 失血性贫血　大量出血后，因血管及脾脏代偿性收缩，红细胞比容及血红蛋白可暂时无明显改变。随后，组织液渗入血管内，使血液稀释，一般经 3～4h 可出现贫血。

3. 其他　肝硬化引起的大出血极易引起水、电解质紊乱、肝性脑病等并发症。

五、辅助检查

1. 血常规　血红蛋白、红细胞计数、红细胞比容降低，呈正细胞、正色素性贫血，可出现晚幼红细胞。出血 24h 内网织红细胞增高，至出血后 4～7 天可高达 5%～15%，止血后逐渐降至正常。UGIH 后 2～5h，白细胞增高，止血后 2～3 天恢复正常，若伴有脾功能亢进者，白细胞计数可不增高。

2. 血尿素氮　UGIH 后，血液中蛋白分解产物在肠道吸收，致血尿素氮升高，一般在大出血后数小时开始上升，约 24～48h 达高峰，大多 >14.3mmol/L，若无明显脱水或肾功能不全的证据，仅血尿素氮升高或持续超过 3～4 天，提示上消化道仍有出血。此外，因血容量不足，肾血流减少，肾小球滤过率下降，氮质潴留，亦可使血尿素氮增高。如无活动性出血的证据，血容量已补足，但尿量少，血尿素氮持续增高，提示肾性氮质血症、肾衰竭。

3. 内镜检查　内镜检查是病因诊断、确定出血部位和性质的关键，诊断准确率为 80%～94%。还可预测再出血的危险性，并能进行镜下止血治疗。一般主张在出血后 24～48h 内进行急诊胃镜检查。检查前先建立静脉通道，纠正休克，充分补充血容量，改善贫血（Hb 上升至 70g/L），在备血、监护及相应止血措施下进行。食管胃静脉曲张并非内镜检查禁忌。

4. 选择性动脉造影检查　对内镜检查无阳性发现，或有活动性出血又不适宜进行内镜检查者，可选择血管造影，还可同时做栓塞止血治疗。可行选择肠系膜上动脉插管造影检查。多主张在出血的情况下立即行造影检查，其出血的部位或病变的性质多数可获得诊断，例如发现造影剂从某破裂的血管处溢出，则该血管处即是出血的部位。当发现异常的病变血管时，可根据该异常血管影做出是否有血管畸形的病因诊断。血管造影属侵袭性检查，有发生严重并发症风险，对严重动脉硬化、碘过敏和老年患者禁用。

5. B 型超声波检查　如发现肝硬化、门静脉高压的特征性改变，即有利于肝硬化的诊断；如发现局部胃黏膜显著增厚则有利于胃癌的诊断。

6. CT 或 MRI 检查　对诊断肝硬化、胆管病变及胰腺病变有较大的帮助，也有利于中、晚期胃癌的诊断。

7. X 线钡餐检查　一般而言，在大出血时不宜行 X 线钡餐检查，因有可能加重出血或再出血，故多主张钡餐检查在出血停止、病情稍稳定后进行。但此时钡餐检查的诊断阳性率明显降低，例如对急性胃黏膜病变、应激性溃疡等的诊断会发生困难，因为这些病变可在短期内恢复正常，但是钡餐检查对于食管静脉曲张、消化性溃疡或胃癌等病变，仍有重要的诊断价值。

六、诊断思路

首先要判断是否有上消化道出血，再判断出血的严重程度，最后作病因诊断。

1. UGIH 的诊断　根据有引起 UGIH 的原发病史，出现呕血、黑便等症状、体征以及相关辅助检查，可作出 UGIH 的诊断。诊断时注意，有时患者已发生 UGIH，但并无呕血与黑便，此时早期诊断常有困难，必须密切观察病情，测量血压、脉搏以及时进行胃镜或直肠指检，有助于尽早做出诊断。

2. 出血量的估计　①粪便隐血试验阳性，提示每日出血量 >5mL。②黑便提示每日出血量 >60mL，柏油便提示每日出血量在 50 ~ 100mL；短时间内 UGIH 超过 1 000mL 的患者也会出现血便，同时常会伴有血容量不足的临床表现。③胃内储积血量在 250 ~ 300mL，可引起呕血。④一次出血量不超过 400 ~ 500mL 时，因轻度血容量减少可由组织液与脾贮血所补充，故并不引起全身症状。出血量少时呕吐物为咖啡色；出血量大时，可呈暗红色或鲜红色；贲门以上食管出血，即使量不大也可以呕血，且色较鲜红。一般而言，出血量的大小与破裂血管的大小、是动脉或静脉破裂有密切关系。较大静脉血管破裂，其出血量大；小动脉破裂的出血量也大；广泛的毛细血管渗血，其出血量一般也较大。

3. 病情严重程度分级　病情严重度与失血量呈正相关。如根据血容量减少导致周围循环的改变来判断失血量，休克指数（休克指数 = 心率/收缩压）是判断失血量的重要指标之一。根据出血程度临床分为 3 级：

轻度：失血量 <500mL，即占全身总血量的10% ~ 15% 时，无明显的脉搏加快、血压降低等全身表现，部分患者可出现头晕、心慌。休克指数为 0.5。

中度：失血量 500 ~ 1 000mL，占全身总血量20% 左右时，可出现血压下降，但收缩压仍在 80 ~ 90mmHg 以上；脉搏增快，每分钟达 100 次左右；血红蛋白降至 70 ~ 100g/L；可出现一时性晕厥、口渴、心烦、少尿以及短暂性休克。休克指数为 1。

重度：失血量 >1 500mL，占全身总血量的30% 以上时，血压下降，收缩压 <80mmHg，或较基础血压下降25% 以上；脉搏 >120 次/分，血红蛋白 <70g/L；可出现神志恍惚、面色苍白、四肢厥冷、冷汗、少尿或无尿等失血性休克的表现。休克指数 >1.5。

4. 判断出血是否停止　有下列迹象，应认为有继续出血或再出血，需及时处理。①反复呕血或黑粪次数增多，粪质稀薄，甚至呕血转为鲜红色，黑便变成暗红色，伴有肠鸣音亢进；②周围循环衰竭的表现经快速输液、输血未见明显改善，或虽暂时好转而又恶化；经快速补液、输血，中心静脉压仍有波动或稍有稳定继之又下降；③红细胞计数、血红蛋白测定与红细胞比容继续下降，网织红细胞计数持续增高；④在补液和尿量足够的情况下，血尿素氮持续或再次增高；⑤胃管内抽出新鲜血。⑥内镜检查时如发现溃疡出血，可根据溃疡基底特征判断患者发生再出血的风险，凡基底有血凝块、血管显露者易于再出血。内镜检查时对出血性病变应行改良的 Forrest 分级：

Forrest 分级	溃疡病变	再出血概率（%）
Ⅰa	喷射样出血	55
Ⅰb	活动性渗血	55
Ⅱa	血管血露	43
Ⅱb	附着血凝块	22
Ⅱc	黑色基底	10
Ⅲ	基底洁净	5

5. 出血病因和部位的诊断

（1）若有慢性周期性、节律性上腹疼痛，特别是出血前疼痛加重，出血后疼痛减轻或缓解，考虑消化性溃疡，必要时紧急做胃镜检查，可对食管、胃、十二指肠等病变的性质和出血情况明确诊断。

（2）若有服用阿司匹林等药物史、酗酒史或应激状态者，可能为急性胃黏膜损害。

（3）既往有病毒性肝炎、血吸虫病或慢性酒精中毒病史，并有肝病与门脉高压的临床表现者，可能是肝硬化所致出血。由于脾常在上消化道出血后暂时收缩，诊断时不应过分强调脾肿大的依据。

（4）对中年以上的患者，近期出现上腹痛，伴有食欲减退、消瘦者，应警惕胃癌的可能性。

（5）出血后短期内发现血清胆红素增高，应考虑胆管出血、肝硬化或壶腹肿瘤等。

6. 预后的评估

（1）病情严重程度分级：一般根据年龄、症状、失血量等指标将 UGIB 分为轻、中、重度、年龄超过 65 岁、伴发重要器官疾患、休克、血红蛋白浓度低、需要输血者，其再出血危险性增高、无肝肾疾患者的血尿素氮、肌酐或血清转氨酶升高者，病死率增高。

（2）Rockall 评分系统分级（见表 14 - 2）用于评估患者的病死率，是目前临床广泛使用的评分依据之一，该系统依据患者年龄、休克状况、伴发病、内镜诊断和内镜下出血征象 5 项指标，将患者分为高危、中危或低危人群，其取值范围为 0 - 11 分。

表 14 - 2　Rockall 评分系统

变量	评分
年龄	
<60 岁	0
60 ~ 79 岁	1
≥80 岁	2
休克	
无休克[a]	0
心动过速[b]	1
低血压[c]	2
伴发病	
无	0

变量	评分
心力衰竭，缺血性心脏病或其他重要伴发病	2
肾衰竭，肝衰竭和癌肿播散	3
内镜诊断	
无病变，Mallory - Weiss 综合征	0
溃疡等其他病变	1
上消化道恶性疾病	2
内镜下出血征象	
无或有黑斑	0
上消化道血液潴留，黏附血凝块，血管显露或喷血	2

注：a：收缩压 >100mmHg（1mmHg = 0.133kPa），心率 <100 次/min；b：收缩压 >100mmHg，心率 >100 次/min；c：收缩压 <100mmHg，心率 >100 次/min；积分≥5 分为高危，3 ~ 4 分为中危，0 ~ 2 分为低危。

（3）Blatchford 评分系统（见表 14 - 3）用于在内镜检查前预判哪些患者需要接受输血、内镜检查或手术等后续干预措施，其取值范围为 0 - 23 分。

（4）AIMS65 评分系统：血浆白蛋白 <3.0g/dL，国际标准化比值（INR）>1.5，收缩压 <90mmHg，神智改变以及年龄 >65 岁各积 1 分，分值越高说明患者消化道出血越重。该系统相对较为简便，在预测患者再出血方面有很高的价值。目前虽有数项研究比较了 AIMS65 评分系统与 Rockall 评分系统及 Blatchford 评分系统对 UGIB 患者预后的预测价值，但结论并不一致，因此其临床有效性尚待更多研究证明。

表 14 - 3 Blatchford 评分系统

收缩压（mmHg）	
100 ~ 109	1
90 ~ 99	2
<90	3
血尿素氮（mmol/L）	
6.5 ~ 7.9	2
8.0 ~ 9.9	3
10.0 ~ 24.9	4
≥25.0	6
血红蛋白（g/L）	
男性	
120 ~ 129	1
100 ~ 119	3
<100	6

续　表

女性	
100～119	1
<100	6
其他表现　脉搏表现	
脉搏≥100 次/min	1
黑便	1
晕厥	2
肝脏疾病	2
心力衰竭	2

注：1mmHg＝0.133kPa；积分≥6 分为中高危，<6 分为低危。

七、救治方法

（一）一般治疗

患者应绝对卧床休息，保持安静，平卧并将下肢抬高。头偏向一侧、保持呼吸道通畅，避免将血液误吸入气管。吸氧，禁食，密切观察呕血、黑便、尿量、神志、皮肤与甲床色泽、肢体温度、周围静脉特别是颈静脉充盈情况。定时复查红细胞计数、血红蛋白、血细胞比容与血尿素氮，心电监护，尽可能进行中心静脉压测定，以指导液体输入量。

（二）补充血容量

1. 紧急输液　①立即配血。②尽快建立静脉通道，最好能留置中心静脉导管。③输液速度：先快后慢。④液体种类及选择：可用生理盐水、平衡液、等渗葡萄糖液、血浆或其他血浆代用品、浓缩红细胞、全血。失血后因血液浓缩，应首先静脉快速滴注平衡液或葡萄糖盐水甚至胶体扩容剂，最好维持血红蛋白浓度在 100g/L、红细胞比容在 30%；若失血量较大，Hb 浓度 <70g/L 时，可输浓缩红细胞；严重活动性大出血（急性失血量超过总量的 30%）时，应尽早输入足量新鲜全血。⑤输液量：输入液体或血的量应根据病因、尿量、血压，有无心肺病史等决定。有条件的最好结合中心静脉压调整输液、输血的量及速度。

2. 输血指征　①收缩压 <90mmHg，或较基础收缩压降低幅度 >30mmHg；②血红蛋白 <70g/L，红细胞比容 <25%；③心率 >120 次/分。血容量已补足的指征有：四肢末端由湿冷青紫转为温暖、红润；脉搏由快、弱转为正常、有力；收缩压接近正常，脉压大于30mmHg；肛温与皮温差从大于 3℃ 转为小于 1℃；中心静脉压恢复正常（5～13cmH₂O）。UGIH 的死亡很大程度上与年龄和严重并发症的临床表现有关。

（三）止血

1. 内镜下止血　对于急性非静脉曲张性上消化道大出血内镜下止血为首选，可对出血灶喷洒凝血酶或 0.1% 肾上腺素、巴曲酶等，适用于胃黏膜糜烂、渗血、活检后出血、溃疡出血等，对出血量大者效果较差。还可用热探头、电凝、激光、微波止血或上止血夹。对于食管胃静脉曲张出血，内镜下止血是控制活动性出血和预防再出血的主要措施，可局部注射硬化剂、套扎疗法，胃底静脉曲张可局部注射组织黏合剂，为手术创造条件。

2. 药物止血 适用于无法内镜治疗或内镜止血失败者，或与内镜治疗联合运用。

（1）抑酸药：抑制胃酸分泌的药物可提高胃内 pH 值，促进血小板聚集和纤维蛋白凝块的形成，避免血块过早溶解，有利于止血和预防再出血，又可治疗消化性溃疡。常用质子泵抑制剂（PPI）有埃索美拉唑、奥美拉唑、泮托拉唑、兰索拉唑、雷贝拉唑。用法：奥美拉唑 80mg 静脉推注，继以 8mg/h 的速度滴注 72h，也可用泮托拉唑等。根据 2010 年急性非静脉曲张性 UGIH 国际共识认为：内镜治疗前 PPI 治疗并不能降低再出血率、手术率和死亡率，但可有效减少干预措施、降低成本、提高安全性，尤其对高风险征象者，因此可考虑内镜检查前行 PPI 治疗以降低病灶级别、减少内镜干预，但不应延迟内镜检查。2012 年美国消化性溃疡出血诊治指南指出，内镜检查前使用 PPI 可降低病灶级别，尤其是在不能早期行内镜检查或内镜医师技术有限的情况下—对内镜治疗前 PPI 的治疗提出了有条件的推荐：2015 年我国拟定的《急性非静脉曲张上消化道出血诊治指南》明确指出：内镜治疗后，应用大剂量 PPI 可以降低高危患者再出血的发生率，并降低病死率。而且大剂量静脉 PPI 滴注及后续口服治疗具有良好的安全性，不增加不良事件；对于低危患者，可采用常规剂量 PPI 治疗，如埃索美拉唑 40mg 静脉输注，每天 2 次，实用性强，适于基层医院开展。对内镜止血治疗后的高危患者，如 Forrest 分级 Ⅰa－Ⅱb 级的溃疡、内镜止血困难或内镜止血效果不确定者、合并服用抗血小板药物或 NSAIDs 者，给予静脉大剂量 PPI（如埃索美拉唑）72h，并可适当延长大剂量 PPI 疗程，然后改为标准剂量 PPI 静脉输注，每日 2 次，3~5 天后改为口服标准剂量 PPI 至溃疡愈合。对于 ESD/EMR 术后形成的人工溃疡，应按照消化性溃疡的标准给予抑酸治疗，PPI 是胃 ESD 术后预防出血和促进人工溃疡愈合的首选药物。

（2）止血药：止血药物的疗效尚未证实，不推荐作为一线药物使用。可口服凝血酶、云南白药等；也可静脉注射维生素 K_1；或用去甲肾上腺素 8mg 加入 100~200mL 冰生理盐水口服或鼻胃管灌注；或肌注或皮下注射巴曲酶 1U，严重出血时同时静注 1U 的巴曲酶。

（3）生长抑素及其衍生物：该药主要作用机理是，减少内脏血流、降低门静脉阻力；抑制胃酸和胃蛋白酶分泌；抑制胃肠道及胰腺肽类激素分泌。是肝硬化急性食道胃底静脉曲张出血的首选药物之一，亦可用于急性非静脉曲张出血的治疗。其特点：可迅速有效控制急性上消化道出血；预防早期再出血的发生；有效预防内镜治疗后的肝静脉压力梯度（HVPG）升高，从而提高内镜治疗的成功率；可显著降低消化性溃疡出血患者的手术率；对于高危患者，选用高剂量生长抑素在改善患者内脏血流动力学、出血控制率和存活率方面均优于常规剂量。因不伴全身血流动力学的改变，该类药物可安全应用于消化道出血患者，止血率为 80%~90%，无明显不良反应。目前推荐：14 肽的天然（或人工合成）生长抑素（somatostatin，ST）和人工合成的 8 肽生长抑素奥曲肽（octreotide，OT）。生长抑素施他宁的用法：静脉给予 250μg 的负荷剂量后，继之以 250μg/h 持续静滴，维持 5 天，注意该药在滴注过程中不能中断，如中断超过 5min 要重新给予负荷剂量。对高危患者可高剂量（500μg/h）输注，这个剂量在改善患者内脏血流动力学、出血控制率和存活率方面均优于常规剂量，可根据患者病情多次重复 250μg 冲击剂量快速静脉滴注，最多可达 3 次。奥曲肽的负荷用量为 100μg，继之以 25~50μg/h 持续静滴，维持 5 天。尽管生长抑素对非食道胃底曲张静脉出血疗效不确切，由于生长抑素无明显不良反应，美国学者对等待内窥镜检查不明病因 UGIH 患者仍推荐使用。

（4）血管加压素及其衍生物：该类药物通过收缩内脏血管，减少门脉血流量，降低门脉压，达到止血目的。常用的药物包括垂体后叶素、血管加压素、特利加压素。一般推荐血管加压素 10U 缓慢静脉推注，之后以 0.2～0.4U/min 持续静脉滴注 72h，根据血压调整剂量。常见不良反应有腹痛、血压升高、心律失常、心绞痛、甚至心肌梗死等（高血压、冠心病者忌用）。但由于其较重副作用，限制临床应用，尽管其衍生物特立加压素已被证实可以提高 UGIH 生存率，在欧洲已广泛应用到临床，但在美国并未被批准应用于治疗上消化道出血。使用血管加压素时常联用硝酸甘油 10～15µg/min 静脉点滴，或舌下含服硝酸甘油 0.6mg，每 30min 一次，以减少血管加压素的不良反应及协同降低门静脉压。国内仍可用垂体后叶素替代血管加压素。

（5）抗生素：应当指出的是，美国肝病协会将抗生素应用 7 天作为预防再发食道胃底曲张静脉出血重要手段，可见肝硬化并发出血的患者预防性使用抗菌药物的重要性。肝硬化并发静脉曲张出血的患者有 35%～66% 出现细菌感染的症状，与非肝硬化住院患者（5%～7%）相比更为常见。在此类的患者中，预防细菌感染可降低静脉曲张再出血的风险，并可改善生存率。肝硬化并发静脉曲张出血的患者细菌感染的最主要的起因包括自发性腹膜炎、尿道感染和肺炎，常见革兰阴性菌感染。因此，对于肝硬化并发静脉曲张出血的患者应当给予 7 天的抗菌药物。选用喹诺酮类抗生素，对喹诺酮类耐药者可使用头孢类抗生素。

3. 三腔二囊管压迫止血　气囊压迫止血适用于食管静脉及近贲门部的胃底静脉破裂出血，有确切的近期止血效果。由于患者痛苦大，并发症多（如吸入性肺炎、窒息、食管炎、食管黏膜坏死、心律失常等），且近年来药物治疗和内镜治疗的进步，目前已不推荐气囊压迫止血作为首选措施，其应用限于药物不能控制出血时，作为暂时止血用，以赢得时间去准备更好的止血措施。三腔管压迫时间一般为 24h，若出血不止可适当延长至 72h，但不宜过长。

4. 介入治疗　经药物和内镜治疗无效时，可选择介入治疗。

（1）持续动脉注射法和动脉栓塞疗法：上消化道动脉出血的介入治疗包括持续动脉注射法和动脉栓塞疗法。持续动脉注射法是经导管持续灌注血管收缩剂，而动脉栓塞疗法是用栓塞剂阻塞出血动脉。常用的栓塞剂有自体凝血块、吸收性明胶海绵、聚乙烯醇以及无水乙醇等。

（2）部分脾动脉栓塞术：目前普遍认为食管胃底静脉曲张与门静脉压力增高相关，而肝硬化患者门静脉血约 1/3 来自脾静脉，部分脾动脉栓塞术（PSE）通过栓塞脾动脉分支减少了脾脏到门静脉的血流量，继而降低门静脉压力。与脾切除相比，部分脾动脉栓塞更安全有效，主要表现在手术过程简单快捷，局麻下就可完成。由于保留了部分脾脏功能从而保存了脾脏。

（3）经皮经颈静脉肝内门－体分流术（TIPS）：对于反复出血且应用内窥镜治疗或者药物治疗无效，可以考虑 TIPS，但由于可以引起肝性脑病和置管阻塞，不推荐为食管胃底静脉曲张出血的首选。

5. 手术治疗　经上述治疗，上消化道大出血仍不能得到有效控制，脉率、血压不稳定，或诊断不明且无禁忌证者，可考虑手术治疗。对于食管胃静脉曲张出血仅在药物和内镜治疗无效，无法进行经颈静脉肝内门－体分流术情况下使用。

有关资料显示：首次大出血病死率为 28.7%，曲张静脉一旦发生出血，短时间内再出血概率很大，再出血死亡率明显增高，大出血后 24、48h 内手术病死率分别为 20%、38%，

48h 以后手术者为 45%。因此，不失时机地对部分大出血患者果断施行手术治疗是抢救患者生命的重要措施。

手术指征是：大量出血并穿孔，幽门梗阻或疑有癌变者；年龄在 50 岁以上，有心肾疾病，经治疗 24h 以上仍出血不止者；短时间内出血量很大，出现休克征象者；急性大出血，经积极应用各种止血方法仍出血不止，且血压难以维持正常者；近期反复出血，其溃疡长期不愈合；门静脉高压，反复大出血或出血不止者。

八、最新进展

内镜检查是目前上消化道出血进行病因诊断和判断出血部位的首选方法。除明确出血部位和病因诊断外，还可通过内镜进行止血治疗。内镜治疗主要适用于炎症、糜烂、溃疡、食管胃底静脉曲张、血管畸形、损伤、肿瘤等导致的渗血，上消化道手术治疗或内镜治疗出现的局部出血，局部食道等部位出现撕裂而出现的出血以及全身性疾病、血液病等发生的出血。而对于休克患者、不适于内镜插入的患者、内镜治疗无效的患者、经内镜治疗后出现再出血情况严重的患者，则不适于勉强进行内镜治疗。下面就上消化道出血患者的内镜治疗进行阐述。

（一）内镜应用的时机

大多数 UGIH 都应在 24h 内行内镜治疗，但是高危和低危患者则推荐不同。对血流动力学稳定、无严重多病共存的低危患者是否应早期胃镜检查有不同意见。但是早期胃镜检查，能明显缩短住院时间和减少住院费用。而前面提到 Blatchford 评分为 0 者，不行内镜治疗对患者预后无影响。因此总体而言，对低危患者早期胃镜检查并不重要。而对高危患者，最近一项观察性研究发现，高危患者（Blatchford 评分 ≥12），12h 后行胃镜检查，患者术后死亡率为 44%，若早期胃镜检查，患者术后死亡率则为 0%，显然 12h 后的胃镜检查患者死亡率明显高于早期胃镜检查者。总之，急诊内镜检查一般在入院 12~24h 以内进行，对急性大出血患者应尽快进行，急诊内镜检查有很高的诊断率，并可看到 90% 的出血病灶。此外，早期内镜检查还可预测复发出血的危险性和实施早期治疗。

（二）内镜检查前的药物治疗

美国胃肠内镜实践表示：在内镜治疗前，静脉给予红霉素可以改善黏膜的可见性。最近在《中华消化内镜杂志》上发表的 Meta 分析：在内镜治疗前给予红霉素和甲氧氯普胺，明显的降低重复内镜检查确认出血来源的需要，但在血制品的需要、住院时间和外科的需要方面没有不同，因此该方法并不是常规推荐的。上消化道出血紧急内镜检查处理同一般内镜检查，但此时插入内镜往往胃内有较多的血液或血凝块，视野欠清晰，检查前是否洗胃目前尚有不同意见，主张插胃管用冰生理盐水洗胃者认为可以去除血块，易于观察和治疗，且冰生理盐水具有收缩血管作用，利于止血，但是，洗胃时液体易反流入气管，插管时的机械刺激有时反而加重出血，因此也有人不主张洗胃。在促使胃排空方面，红霉素是众所周知的刺激因素，该药有较强的胃肠反应，可潜在地应用于内镜检查前视野的清除。内镜检查前使用促动力药物可促进胃内积血排空。

内镜检查前辅助质子泵抑制剂（PPI）疗法，能提高胃内 PH，可促进血小板聚集和纤维蛋白凝块的形成，避免血凝块过早溶解，有利于止血和预防再出血。PPI 可迅速中和壁细胞产生的胃酸，可稳定新形成的血栓。共识指南上支持在诊断性内镜检查前或者内镜治疗前

PPI 给药。一项综合了 6 项 RCT 的荟萃分析，共纳入 2 223 例患者，结果显示：内镜检查前质子泵抑制剂 PPI 治疗组与对照组的死亡率、再出血率及手术率无明显差别。但内镜检查前 PPI 治疗显著降低内镜治疗者的镜下高危征象及需要在内镜下治疗的比例。另一项发表在《新英格兰医学》杂志的研究也得出了相似结果，该研究是唯一的一项针对"在内镜实施前采用大剂量弹丸式注射 PPI，继之持续静脉维持的治疗方法的研究"。基于该证据，对于那些延迟内镜检查或不能及时完成内镜检查者，可以考虑预先使用 PPI，然而也不能因此就取消或过度推迟内镜检查。

（三）内镜下治疗

内镜检查可以迅速了解出血部位、程度、性质，还能及时进行直视下止血治疗，内镜下止血治疗方法包括内镜下局部注射法、热凝固法、药物喷洒法、金属夹法等。

1. 局部注射法　在内镜直视下，经内镜注射针将某种止血或硬化药物注射于出血灶内，达到止血的目的。常用的药物有：无水乙醇、高渗钠－肾上腺素溶液、1：10 000 肾上腺素注射液、5% 鱼肝油酸钠及 1% 乙氧硬化醇、1% 加四烃基硫酸钠、立止血等。药物可直接注射于出血血管内，也可在出血部位周围 3～4 处注射。这种方法适用于血管显露的活动性出血。有效的数据显示最初有效率可达 95% 左右。新指南禁止单独注射肾上腺素，因为证据表明使用热凝止血效果明显好于单独注射肾上腺素；如要使用药物，则需联合一种热凝或机械止血方法，这样可以提高热凝或机械止血的效果。

2. 热凝固法　热凝固法是指通过局部产生高热，使蛋白凝固、组织水肿、血管收缩并激活血小板，血管内腔变小或闭塞，进而血栓形成而达到止血效果。现常用的方法有微波法、激光法、热探头法和高频电凝法。

（1）微波法：是指通过热能使组织蛋白、血管及组织发生凝固从而达到止血目的。一般采用电极与出血部位接触，反复凝固，拔出电极时为防止组织发生粘连，可采用解离电流通电后再拔出，其有效率可达 92% 左右，其优势在于手术时间短、操作简便、定位准确、不损伤肌层、对人体无害、副作用小等。但术中患者可能会感到轻微灼烧感、大而深的溃疡易发生穿孔，且在操作上要求使用电极头、时间均要合适，以防止拔出电极后再次出血。

（2）激光法：是指利用激光的光凝固作用，使血管内膜发生血栓，从而达到止血的作用。用于内镜下止血的有氩激光（argonlaser）及石榴石激光（Nd：YAG），止血成功率在 80%～90%，但对治疗食管静脉曲张出血的疗效尚有争议。激光治疗出血的并发症不多，有报道曾有发生穿孔、气腹以及照射后形成溃疡，导致迟发性大出血的病例。但如患者胃积血多，血凝块可吸收激光，反而影响其止血效果，而且光速如不能达到出血源，也会对止血效果产生影响。激光法对技术要求及设备要求均较高，疗效与其他凝固法相近，因此没有在临床得到广泛推广。

（3）热探头法：利用热探头的电极达到蛋白质凝固、止血的作用，其止血率可达到 97% 左右，对操作技术要求较高，如血管喷血情况，热量易造成分散流失，较为严重的并发症为胃穿孔。热探头法较激光、电凝等方法安全，对组织的损伤少。

（4）高频电凝法：电凝止血必须确定出血的血管才能进行，决不能盲目操作。因此，要求病灶周围干净。如胃出血，电凝止血前先用冰水洗胃；对出血凶猛的食管静脉曲张出血，电凝并不适宜。操作方法是：用凝固电流在出血灶周围电凝，使黏膜下层或肌层的血管凝缩，最后电凝出血血管。单极电凝比双极电凝效果好，首次止血率为 88%，第 2 次应用止血率为94%。这种方法如视野不清可能影响止血效果，且对操作技术要求较高，因而使用受到一定限制。

3. 药物喷洒法　主要适用于黏膜糜烂渗血、肿瘤破溃渗血、面积较大但出血量不大或球后溃疡不易注射的上消化道出血患者。选用止血疗效显著的药物。一般应首先清除凝血块，暴露出血病灶，再喷药。本法对溃疡病活动性出血或黏膜病变出血效果显著。常用的止血药物：8%去甲肾上腺素、凝血酶、5%～10%孟氏液（碱式硫酸铁溶液）、生物蛋白胶等。这种方法操作简便，可直接作用于出血部位，凝血时间短，无毒副作用。这种方法仅适用于少量出血，且止血效果不稳定，血块易脱落，有发生再次出血的可能。

4. 机械压迫法

（1）金属夹法：其原理是将特制的金属钛小夹子经内镜活检孔送入消化管腔，对准出血部位，直接将出血的血管或撕裂的黏膜夹住，起到机械压迫止血及"缝合"作用，伤口愈合后金属夹子会自行脱落，夹子一般在1～3周后自行脱落，随粪便排出体外。该法适用于直径<3mm的血管破裂出血及局灶性出血，尤其适用于消化道溃疡出血，对小动脉出血的治疗效果更好，也可用于曲张静脉破裂出血。操作时应注意深浅度。这种方法成功率可达100%，且无并发症发生，是一种安全、经济实用的治疗方法。

最近德国生产了一种适合特定出血病灶止血的止血夹——OTSC。OTSC在设计上与普通内镜止血夹明显不同，他具有更大的压缩力且能夹住更大面积的出血组织。OTSC的安装与应用类似于结扎器，是一种具有记忆镍钛合金的止血夹，以开启状态预装在内镜尖端的一个透明帽上，以吸力来抓取组织，通过在工作通道口旋转手轮来释放止血夹。除了吸力作用外，专用的抓取或者锚定设备可以用来靠近组织边缘来抓取更多的组织。OTSC设备适合于各种可以利用内镜下止血夹置入治疗的病变，但是在有些部位如十二指肠后壁和胃小弯以及某些病变如深部溃疡却有技术限制。

（2）食管曲张静脉套扎术：近年来，皮圈结扎法的应用范围在逐渐扩大，除治疗静脉曲张出血外，已成为内镜治疗消化道非静脉曲张出血的一种新方法。本法对杜氏病出血尤其适用。1986年Stiegmann等首先报道其原理如同内痔吸引套孔法，于内镜前端安置一套叠硬塑圈，内套圈内联结一尼龙线经活检孔送出，外侧部套一橡皮圈，内镜负压吸住曲张静脉，拉紧套圈时即将橡皮圈推出套住曲张静脉，如此反复可全部结扎粗大的曲张静脉，止血率达90%。其优点是不引起注射部位出血，无系统性并发症，近年来受到推崇。缺点是细小突出不显著的曲张静脉无法结扎。

（3）缝合止血法：主要适用于胃肠小动脉出血，如息肉及黏膜下肿瘤摘除术后基底部中央小动脉出血。对溃疡渗血及弥漫性出血不宜应用。

5. 冷冻止血法　采用液氮或液体二氧化碳作为冷冻液，用冷冻杆接触和喷射冷冻气体的方法，能够迅速极度地降温，从而使局部组织坏死、凝固达到止血目的。但因操作比较复杂，需要特制的仪器，所以应用并不十分广泛。

6. 喷雾止血法　各种基于壳聚糖和矿物质的止血颗粒或粉末在军事上可以用于伤亡人员的止血，并纳入军队急救包作为常规止血药，TC-325就属于上述化合物中的一种。他是一种专用的、无机的可吸收粉末，能在靶点快速聚集凝血因子，从而使出血点形成附着凝结物而达到止血目的。Hemospray是一个手持式装置，由增压的CO_2罐、输送导管和一个21g粉末容器组成，按下按钮1～2s后粉末喷出直至实现止血。此种非接触式导管喷雾技术具有操作简易、无需精确定位等优点，适用于病变位置难以触及的病例，且可增大治疗面积。

7. 曲张静脉支架填塞法　对所有常规治疗失败的活动性静脉曲张破裂出血的患者现可采用覆膜自膨式金属支架（SRMS）介入治疗以抢救出血。由欧洲通用公司引进的 SE - Ella Danis 支架是一个全覆盖的、记忆镍钛合金的 SEMS。支架被固定在一个推送器上，在支架的远端还有一个膨胀的气球，气球置入一个护套内，推送器经过胃内的内窥镜导丝而被置入，一旦设备进入胃内，远端的护套会部分脱落，从而暴露气球并充满 100ml 空气。位于贲门的气球感觉到压紧的时候，设备会作为一个整体系统被撤离，气球相当于支架前端的球囊，在气球放气和支架推送系统退出后，整个支架就会张开。SEMS 介入治疗允许患者口服补充营养，此技术可以将支架留在体内长达两周以便进行恢复。尽管 SX - Ella Danis 支架对中远端食管静脉曲张破裂出血填塞有效，但对胃底静脉曲张破裂出血及近端食管静脉曲张破裂出血无效。

8. 超声探头法　是通过内镜活检孔利用超声探头成像指示内镜治疗的一种方法。多普勒超声探头可清楚地发现黏膜下的出血血管，可以治疗普通止血设备达不到的病灶，实现精确的对靶向血管行细针注射，并可用多普勒监控治疗。超声引导下线圈注胶栓塞术还可用于治疗胃底静脉曲张破裂出血。

9. 内镜下不同方法联合治疗　为了提高上消化道出血的内镜治疗效果，国内外不少学者采取不同方法联合治疗，取得了比单一方法治疗更好的效果。主要有局部喷洒药物加注射药物治疗，高频电凝加局部药物注射等。

（四）应用内镜治疗后的药物治疗

1. 内镜治疗后 PPI 的维持治疗　高级别证据推荐高危患者（Florrest 分级 Ⅰa - Ⅱb 级即喷射性出血、活动性渗血、血管显露或附着血凝块）成功行内镜治疗后，可以大剂量使用 PPI（静脉弹丸式注射 80mg，继之 8mg/h 静脉滴注维持 72h）降低再出血率及死亡率。最近一项对患者内镜治疗后用以上方法与安慰剂对照的亚组分析研究显示：对活动性渗血者即使仅用安慰剂，患者再出血率也低（4.9%），提示对于活动性渗血患者也许不需要使用大剂量 PPI 进行内镜治疗后维持治疗。

2. 幽门螺杆菌根除治疗　对消化性溃疡出血的所有患者都应该进行幽门螺杆菌检测。研究发现：快速尿素酶试验在出血性消化性溃疡患者中存在 52% ~ 79% 的假阴性率，快速尿素酶试验联合活检组织检测的灵敏度只有 86%。因此在上消化道出血的情况下，快速尿素酶试验阴性的所有患者间隔一段时间再次检测的推荐是有意义的。随机试验 Meta 分析幽门螺杆菌根除治疗和持续的制酸治疗对于预防再出血的疗效评估中显示：根除治疗组明显降低再出血的风险。因此，凡有幽门螺杆菌感染的消化性溃疡，无论初发或复发、活动或静止、有无并发症，均应予以根除幽门螺杆菌治疗，目前推荐 PPI 或胶体铋为基础加上两种抗生素的三联治疗方法。治疗失败后的再治疗比较困难，可换用另外两种抗生素，或采用 PPI、胶体铋合用两种抗生素的四联疗法，目前也有学者建议将四联疗法作为一线疗法。（具体可参见 Moastrichtiv Ⅳ 共识和我国"第四次全国幽门螺杆菌感染处理共识报告"。

（五）再次内镜检查

内镜检查后 24h 内无需常规复查内镜，对于临床证实存在再出血的患者，可以再次行内镜下止血，对部分患者可以考虑手术或介入治疗。最近一项病例回顾性分析研究显示，对内镜和药物治疗失败的患者，行动脉栓塞治疗成功率可达 90% 以上，栓塞治疗成功后的再出血率为 33% 。

（张　锐）

第四节　下消化道出血

一、病因

下消化道出血病因见表 14 – 4。

表 14 – 4　下消化道出血病因

一、炎症性疾病
　溃疡性结肠炎
　克罗恩病
　感染性疾病（细菌性、结核、阿米巴、寄生虫、真菌）
　放射性肠炎
　毒性肠炎
　出血坏死性肠炎
　憩室炎
二、肿瘤
　癌肿（肛管癌、直、结肠癌、类癌）
　息肉（腺瘤样、绒毛状、家族性、P – J 综合征）
　淋巴瘤
　平滑肌瘤
　脂肪瘤
　间质瘤和神经内分泌肿瘤
三、血管性疾病
　缺血性肠病
　血管畸形
　血管瘤
　先天性动静脉畸形
　痔
　遗传性毛细血管扩张症
　黏膜静脉曲张
　肠系膜血管栓塞
　动脉炎
　门脉高压性肠病
四、机械性
　肠扭转
　肠套叠
　肛裂
五、全身性疾病
　血液病
　尿毒症
　急性传染病（出血热重型肝炎）

六、先天性及其他

　　美尼尔（Meckel's）憩室

　　肠重复畸形

　　白塞病

　　Ehlers - Donlos 综合征

　　弹性假黄瘤

二、结肠疾病

（一）大肠息肉与结直肠癌

2011 年 10 月中旬在上海通过《中国大肠肿瘤筛查、早诊早治和综合预防共识意见》。在我国，大肠肿瘤发病率从 50 岁开始明显升高，75 ~ 80 岁达高值，然后缓慢下降。

大肠息肉分为肿瘤性息肉和非肿瘤性息肉，肿瘤性息肉又称为腺瘤，包括早期腺瘤、传统腺瘤、锯齿状腺瘤和杵状 – 微腺管腺瘤等，非肿瘤性息肉包括炎性息肉、增生性息肉、错构瘤性息肉和淋巴性息肉等。

便血或大便隐血相对常见，以幼年性息肉及绒毛状腺瘤较多见。常常为鲜血，多为间歇发生，很少引起贫血。通常息肉愈大愈易出血，直径 < 1cm 的息肉很少出血。已证明有息肉的病例仅 20% ~ 40% 大便隐血阳性。

（二）大肠息肉病

大肠息肉病是大肠内发生大量息肉的病变，部分病例的息肉可以广泛分布于整个胃肠道内，但多数以大肠为主。包括：家族性结肠息肉病、锯齿状息肉病、炎症性息肉病、幼年病息肉综合征、Peutz – Jeghers 综合征、Cronkhite – Canada 综合征和 Cowden 综合征等。

（1）家族性结肠息肉病：家族性结肠息肉病（familial polyposis coli，FPC）是遗传性大肠息肉病中最常见的一种，又名家族性腺瘤息肉病（familial adenomatous polyposis，FAP）或腺瘤性结肠息肉病（adenomatous polyposis coli，APC）。为常染色体显性遗传，男女患者具有相同遗传性，有病家族成员之子代 50% 可得此病，外显率达 95%。约 1/3 患者无家族史，为自发性突变基因形成的新病例，其往下一代遗传的可能性仍相同。息肉分布以大肠为主，全结肠和直肠均可有多发性腺瘤，息肉数从 100 左右到数千个不等，有高度的癌变倾向。本病主要症状是便血、腹泻，有时腹痛、黏液便，甚至可以有贫血及体重减轻。有时症状可以很轻，但有明显症状时常常症状可以很轻，但有明显症状时常常已发生癌变。

（2）锯齿状息肉：结直肠锯齿状息肉（腺瘤）（serrated polyps，serrated adenomas）是一组不均一性结直肠息肉，包括一组相关疾病：①增生性息肉（hyper plastic polyps，H. PYLORI）；②广基锯齿状腺瘤（sessile serrated adenomas，SSAs）；③传统的锯齿状腺瘤（traditional serrated ade - nomas，TSAs）；④混合性息肉（mixed polyps，MP），与 H. PYLORI7SSAs 或 H. PYLORI/TSAs 混合型。不论是锯齿状息肉（腺瘤）或癌变均常引起下消化道出血。

（3）结肠癌：大肠癌是我国常见的恶性肿瘤之一，在各类恶性肿瘤中，大肠癌的发病率排列第三。大肠癌的发病率一直呈上升趋势。我国大肠癌的特点：①发病年龄明显提前；②低位大肠癌多见；③并发血吸虫病者多见。根据国内统计资料，结肠癌占 42.4%，直肠癌占47.6%，男女之比为1.9∶1。排便习惯的改变可能是大肠癌最早的症状，多数患者表现大便次数增多，不成形或稀便带血及黏液。左半结肠癌时，固体大便摩擦癌灶易引起便血。直肠癌时多有便血及排便习惯改变。多为鲜血或暗红色血液与大便不混，少有大量出血者。

（三）结肠憩室

单纯性结肠憩室病90%以上无症状。有10%~30%的患者可并发出血，尤其是老年人，因老年人憩室病多伴有动脉硬化，以及动脉血管畸形，易受化学性或机械性损害等因素作用，而发生憩室出血，因此，憩室为老年人下消化道出血的常见原因，出血通常以右半结肠憩室为多见。患者可有下腹部不适，接着排出酱紫色大便，80%出血可自行停止。出血复发率为20%~25%。

（四）直肠和肛门疾病

一些直肠和肛门疾病如痔等可引起下消化道出血。

三、全身疾病

（一）血液系统疾病

见于再生障碍性贫血、急性白血病、原发性血小板减少性紫癜、过敏性紫癜、血友病（hemophilia）、弥散性血管内凝血（disseminated intravascular coagulation，DIC）等。

（二）急性传染病和肠寄生虫病

一些急性传染病如流行性出血热、重型病毒性肝炎、伤寒、副伤寒、斑疹伤寒等，肠寄生虫病、血吸虫病、钩虫病等均可引起下消化道出血。

（三）中毒

1. 真菌性食物中毒 真菌常寄生于粮食、植物性食品、饲料和肉类中，含有糖和少量的氮矿物盐，有一定的营养价值，人一旦食入含大量有毒真菌寄生的食品，即可发生急、慢性中毒，目前已知霉菌毒素有100余种，对人的危害较大。临床上可引起消化道出血的真菌性食物包括镰刀菌中毒、黑葡萄状穗霉毒素中毒、霉变甘蔗中毒、臭米面中毒、毒蕈中毒等。

2. 植物性食物中毒 见于桐子和桐油中毒、蓖麻子中毒、棉子中毒、苍耳中毒、楣中毒、蛇莓中毒、石龙芮中毒、石蒜中毒等。

3. 动物性中毒 包括贝类中毒、毒蛇咬伤、斑蝥、水蛭、地龙中毒均可引起胃肠出血。

4. 化学性中毒 汞、锰、铬、铊、砷、磷、酚、甲醛、草酸以及强酸或强碱中毒时均可引起胃肠出血，表现为呕血或便血。

5. 农药中毒 可引起消化道出血的农药中毒有：甲咪类、砷类、汞及其无机化合物、有机氟、氟化物、吡啶类等农药中毒。

四、老年人下消化道出血

老年人下消化道出血较少见，常见病因为憩室和血管发育不良，其次为NSAID、结肠缺血和炎症性肠病。下消化道出血平均年龄63~77岁，病死率2%~4%。

1. **结肠憩室** 老年人结肠憩室估计42%~55%患者有下消化道出血,内镜观察到憩室出血,血管造影证明外渗的造影剂进入憩室,但从病因上证实动脉破裂血进入憩室囊很少报道。由于年龄增加,结肠憩室的发病率呈直线上升,仅1/5憩室因憩室炎而表现症状,老年人至80岁时约50%的人有憩室,但有出血者仅<5%,一旦出血发生也多为潜血或轻度出血。憩室多位于降结肠和乙状结肠,血管造影证明多数憩室出血由远端结肠引起,然而同位素诊断60%憩室出血来自乙状结肠或左半结肠,这些资料提示严重的憩室出血倾向于来自右半结肠。

憩室出血80%的病例为自限性,急症手术后病死率增加,故应尽量避免,又因多数憩室患者不反复出血,不经手术出血可止血;故积极推荐以保守治疗为主,一旦出血停止,如仍有手术指征,也必须进行充分的评估和充分的术前准备后再行手术。

2. **血管发育不良** 为老年人获得性损害,引起黏膜静脉扩张和蜷蜒,部分患者结肠腔内压增高,多发生在>50岁老年人,2/3发生在>70岁,无性别差异。超过半数发生于回肠和近端升结肠,常为多发,直径<5mm,出血主要来自右半结肠。血管发育不良者3%~12%表现为急性下消化道出血,10%~15%患者表现为缺铁性贫血和大便潜血阳性,另有15%为急性大出血,90%以上的出血为自限性。

结肠镜检查血管发育不良是最敏感和特异的诊断技术,可见黏膜红色平坦损害,直径为2~10mm,有时可见营养血管或清楚见到黏膜苍白灶。血管造影可见静脉扩张、造影剂排空慢,可见血管簇或静脉早期充盈相。活动出血时可用电灼治疗,因有发生穿孔的危险,故推荐用低输出功率。

3. **缺血性肠病** 缺血性肠病亦称缺血性肠炎,是一组因小肠、结肠血液供应不足导致的不同程度的肠壁局部组织坏死引起一系列临床症状的疾病,可分为急性肠系膜缺血、慢性肠系膜缺血和结肠缺血。本病常在一些疾病基础上发生,最多见于心脑血管疾病,如高血压、冠心病、动脉粥样硬化、糖尿病等。无论何种原因引起的缺血性肠病,基临床表现却较相似,常与病因、缺血的范围和程度、侧枝循环状况有关。急性肠系膜缺血腹痛为最突出表现,突发性绞痛或持续性钝痛,一般于腹痛后24h出现便血,根据出血量的多少可表现为大便隐血阳性、黑便、暗红色血便或鲜血便。肠镜可见黏膜充血、水肿、瘀斑,黏膜呈暗红色,血管网消失,部分溃疡形成,病变与正常肠段之间界限清晰。慢性肠系膜缺血典型症状为餐后腹痛、畏食和体重减轻,出血不明显,肠镜检查对其无诊断意义。结肠缺血2/3患者有腹痛,左下腹突发性绞痛,轻重不一,进食后加重。腹痛多伴有便意,部分患者可在24h内排出与粪便相混合的红色或暗红色血液。肠镜检查所见同急性肠系膜缺血,但出血结节是其特征性表现。

（张　锐）

第十五章

治疗内镜在消化系疾病中的临床应用

第一节 内镜下黏膜下注射术

（一）材料

（1）可以通过内镜治疗通道的注射套管针。

（2）注射器。

（3）药物：0.1%肾上腺素液、生理盐水。使用时配制成0.01%的肾上腺素生理盐水溶液。

（二）适应证

（1）溃疡或其他创面出血的止血。

（2）消化道黏膜下剥离术或黏膜切除术前作黏膜下注射。

（三）方法

（1）进行溃疡或创面止血时，于溃疡或创面周边作黏膜下注射0.01%的肾上腺素溶液，达到对出血部位的压迫止血作用，另外肾上腺素对局部血管的收缩作用增加了止血的效果。

（2）进行消化道黏膜下剥离术或黏膜切除术时，于要剥离的病变周边黏膜下注射0.01%的肾上腺素溶液，或根据情况选择于将要切除的黏膜中央进针进行黏膜下注射，直至该处黏膜能完全隆起为止。

（四）注意事项

（1）黏膜下注射对于黏膜渗血性出血的止血较理想，但对于血管性出血的长期止血效果可能不理想，应考虑配合或应用止血夹止血，效果更为可靠。高渗盐水能延长肾上腺素局部作用的时间，使黏膜下组织肿胀，使血管发生纤维化变性及血管内血栓形成，从而加强止血的效果。

（2）注意病变及其周边情况、进针深度等，以防穿孔等并发症的发生。

（3）对于没能完全隆起的黏膜病变，不宜于进行黏膜切除术或黏膜下剥离术，以免发生消化道穿孔。

（赵银彪）

第二节　内镜下金属止血夹应用术

（一）材料

选择能与内镜通道相适应的止血夹持放器，并根据治疗需要选择不同类型、不同大小的止血夹，目前市面上有 OLYMPUS 公司生产的大小不等的，角度分别为135°及90°的止血夹。

（二）适应证

（1）血管性出血时的止血。

（2）十二指肠乳头括约肌切开术后预防性应用以防止出血。

（3）内镜下息肉等切除术后较大创面或细小穿孔性病变的夹闭处理。

（4）病变组织部位的定位标记。

（三）方法

（1）器械准备：选择所需止血夹，并于体外与止血夹持放器相连接，然后缩入外套管内备用。在急诊情况下，如有条件应准备多套止血夹，以保证治疗时机。

（2）操作步骤：常规内镜检查，寻找确定并保证治疗部位视野清晰。在确认连接好的止血夹完全退入外套管内的情况下，由术者将止血夹经治疗通道送入消化道内。然后指导助手将止血夹送出套管外，随后缓慢将手柄内芯后滑以将止血夹张至最大张开度，必要时手柄继续后滑，张开度将逐渐缩小，并可通过旋转而调节止血夹的开口方向。对准、推压病变部位，助手用力将手柄内芯后滑直至听到"咔哒"声时表示止血夹已合拢。在确定止血夹与持放器完全脱离后，将止血夹持放器退出内镜治疗通道而完成操作。必要时重复以上步骤而可同时放置多枚止血夹。

（四）注意事项

（1）对于血管性喷血性出血的止血，宜将止血夹沿与可能的血管行径成一定角度的方向夹闭其周边的黏膜而非直接对出血的部位直接进行夹闭，以保证止血的效果。

（2）必要时尚可配合黏膜下注射以提高止血的效果。

（3）对于止血，多选用135°的止血夹，以便能更容易地夹住黏膜，尤其易于夹住更深部位的黏膜；而90°的止血夹可牢固地夹住黏膜，更常用于组织部位的标记。

（赵银彪）

第三节　内镜下硬化治疗术

（一）材料

（1）10ml 注射器、一次性内镜注射套管针（以短斜坡针头，针头直径 0.5mm，长度 5mm 为宜）。

（2）硬化剂：1% 乙氧硬化醇（aetboxysklerol），5% 鱼肝油酸钠或 95% 无水乙醇。

（二）适应证

（1）活动性食管曲张静脉出血：目的在于达到立即止血的效果。

（2）出血间歇期的食管曲张静脉：目的在于在消除食管曲张的静脉并纤维化食管壁黏膜下层组织，防止食管静脉再曲张。

（三）方法

术前应检查套管针的伸缩情况是否正常，用蒸馏水注射套管针以检查其通畅程度，并估算套管针的容量，再接上抽吸有硬化剂的注射器，将硬化剂推注入注射针至接近针头后备用。对于病情严重的病例，宜备有多根注射套管针以策治疗的及时性及安全性。

（1）硬化治疗方法有静脉旁注射及静脉内注射两种硬化治疗方法：对静脉旁的黏膜下层注射可达到对曲张静脉的压迫作用并可使食管壁纤维化，因而在协助消除曲张静脉的同时，也可预防新的曲张静脉的形成。而静脉内注入硬化剂可损伤曲张静脉的内皮，诱发血栓的形成，从而达到闭塞曲张静脉的目的。对于曲张明显的食管曲张静脉，以食管静脉旁注射联合静脉内注射的硬化治疗方法为佳，以免因静脉内注射过多的硬化剂而引起系统的副作用，并可提高局部硬化的治疗目的。

（2）针对曲张的食管静脉的直径的大小以及是否为活动性出血，注射方法有所不同。

对于曲张的静脉直径 >5mm 者，宜采用先两侧静脉旁黏膜下注射后再行静脉内注射的方法，具体为：①先常规检查以了解食管静脉曲张的情况，并注意有否活动性出血或新近出血病灶如血栓或红色征等，以确定首先应进行的治疗点。了解胃底有否曲张静脉、静脉曲张的程度及有否出血征，对于胃底静脉曲张明显尤其伴有出血征如活动性出血、曲张静脉溃烂伴血栓形成、红色征者，宜先处理胃底曲张静脉而暂缓食管曲张静脉的硬化治疗术；②于食管 - 胃接合部以上 3～5mm 的部位，寻找、确定要进行注射的曲张静脉旁注射点，在注射针头处于套管针外套管内的状态下，将注射套管针从内镜治疗通道送入并略伸出于镜端外，充分充气使食管壁充分舒张，将套管针直视下顶压于拟注射的静脉旁，由助手迅速将针头伸出而穿刺入静脉旁黏膜下，然后由助手注射硬化剂，在此同时术者一边继续进针，直至注射局部表现为灰白色黏膜隆起为止；根据术者的技术水平和操作习惯以及助手的配合因素等，也可采用确认注射部位后于镜端伸出套管针并先伸出针头，术者直接对准目标部位直接进针穿刺入黏膜后边进针边由助手推注硬化剂的方法，注射硬化剂的量仍以注射局部黏膜呈灰白色隆起为度；③以类似的方法对曲张静脉的另一侧静脉旁黏膜下进行注射硬化治疗；④在两个静脉旁硬化注射治疗点之间，穿刺曲张静脉，于静脉内注入 1～4ml 的 1% 乙氧硬化醇。注射过程中术者注意将注射针作小幅度地来回抽动调节以保证硬化剂注入于静脉内，并于退针过程中边注入 1% 乙氧硬化醇直至注射针完全退出食管黏膜为止，以减少退针后穿刺针眼出血的可能。如退针后仍有针眼出血者，可将内镜推入胃腔内，抽吸胃腔内积气与液体，利用镜身的作用压迫出血部位片刻，多能达到止血的目的；⑤再以类似的方式对同一平面上的其他食管曲张静脉进行硬化治疗。

对于曲张的静脉直径 <5mm 者，可直接采用静脉内注射硬化的方法。基本操作方法同上法，将注射针穿刺入曲张静脉后酌情注入 1% 乙氧硬化醇 2～3ml，注射过程中同样将注射针作来回抽动，一方面确保硬化剂注入于静脉内，另一方面针头刺伤曲张静脉的对侧壁后也利于硬化剂渗入曲张静脉周围而加强硬化的效果。对曲张静脉进行硬化治疗后，再酌情对食管下段曲张的静脉间的静脉旁黏膜下注射少量的硬化剂以硬化食管壁，提高硬化治疗的长远效果，并可预防静脉曲张的再形成。

对于活动性的食管曲张静脉出血，首先应于出血点的远侧对出血的曲张静脉进行硬化剂注射处理，同样提倡联合应用静脉内及静脉旁黏膜下注射的办法。活动性出血时治疗视野往往并不理想，以及患者往往病情危急，甚至较为躁动及有呕吐等因素，注射治疗难度较大，因而有时根据具体的情况而选择先静脉旁或先静脉内的注射方法。作为紧急止血的治疗，硬化剂的用量相对较大，尤其是部分病例在静脉内注射过程中部分硬化剂可随血液从出血部位流出者，具体用量因人而异。对于注射治疗后出血部位仍有渗血者，可采用以上办法，将内镜推入胃腔内，抽吸胃腔内积气与液体，利用内镜镜身压迫协助止血，而非盲目地追加注射。完成对出血部位的止血及硬化处理后，再依患者当时的状况及对患者的整个治疗方案评估后决定是否同时于食管下段对食管曲张静脉及食管壁进行硬化处理。

患者应于第一次硬化治疗后的第 7 天再复查内镜，以了解硬化治疗后的食管情况，及时发现及处理可能引起早期再出血的情况，酌情作第二次硬化注射治疗。以后每周进行一次复查及治疗，直至曲张静脉完全消失为止，具体的治疗次数将因人而异。

患者确认曲张静脉消失后 4 周进行第一次随访复查，必要时再行相应内镜下硬化治疗。如复查时没有发现曲张静脉，随后的 2 年内间隔 3 个月，2 年后间隔 6 ~ 12 个月、3 年后间隔 1 年进行终生随访，以及时发现新形成的曲张静脉并进行硬化处理，防止再出血。

（四）注意事项

（1）作静脉内注射前，可将针头退入套管内，用套管前端触探以确定曲张静脉的最佳穿刺部位，然后再出针进行穿刺注射治疗，以提高静脉内注射的准确性及治疗效果。

（2）注意把握注射的深度及硬化剂的注射量，以减少术后出血、穿孔及食管狭窄的并发症的发生。

（3）对于病情较严重的活动性出血病例，止血应为治疗的终点，其他的治疗留待病情稳定后再进行。

（4）就单纯消除曲张的食管静脉而言，随着多连发套扎器的出现，内镜下硬化治疗术已逐渐为内镜下套扎治疗术所替代。若能在套扎治疗消除曲张的食管静脉后，再联合应用硬化剂治疗以硬化下段食管，将可起到预防曲张静脉再形成的作用，弥补单纯套扎治疗方面的不足，提高长期疗效。

（赵银彪）

第四节 内镜下栓塞治疗术

食管胃静脉曲张及其出血是临床中经常处理的危重急症，其首次出血病死率达 20% ~ 40%，反复出血病死率更高。近年来内镜下套扎或硬化剂治疗食管胃静脉曲张及其出血取得较好的疗效，而内镜下注射组织黏合剂止血效果最为理想，被认为是胃底静脉曲张出血唯一可选择的有效治疗措施。进口组织黏合剂（histoacryl）价格昂贵，在国内难以普及应用，而国产组织黏合剂 DTH 栓塞胶较为低价。

（一）器械与药物

组织黏合剂 D – TH 栓塞胶、碘化油、硅油、生理盐水；OLYMPUS XQ – 204 胃镜，内镜注射针（OLYMPUS MAJ – 66），镜端透明帽。

（二）方法

（1）术前准备：术前先给予患者及家属说明此项目的目的意义，取得患者的充分配合。必要时给予镇静药物及降低门脉压药物（奥曲肽）静滴，并备好三腔二囊管、床头心电－血氧饱和度监护。常规咽部麻醉。

（2）操作方法：用三明治夹心法快速注射，即将注射针充满生理盐水，刺入胃曲张静脉后，注入组织黏合剂1ml，再注入盐水（1ml生理盐水＋组织黏合剂1ml＋0.5ml生理盐水），计算组织黏合剂全部进入曲张静脉后，助手迅速退针，继续用生理盐水冲洗。组织黏合剂用量判断：曲张静脉直径1cm约给予组织黏合剂0.5～1ml，原则上宁多勿少。观察注射部位，触之变硬，确认无出血后退镜，否则追加注射。整个注射过程要快速，合并多条曲张静脉可注射2～3点。注射后可见静脉增粗变硬，部分患者可见静脉破裂处冒出逐渐凝固变白的DTH栓塞胶堵塞。

（3）术后处理：常规禁食2d，给予奥美拉唑静滴抑酸及奥曲肽静滴降门脉压3～5d。给足能量体液治疗。

（4）追踪随访：治疗后1～24个月观察止血及再出血情况，1个月后复查2次胃镜观察DTH胶排出情况及曲张静脉消失情况。

（三）注意事项

（1）术前做好禁食和必要洗胃以及各种止血措施，确保上消化道清洁干净，视野清晰开阔。

（2）要充分清洁暴露好注射目标部位，可以通过冲洗或调整患者体位显露所希望观察的部位。

（3）找到目标部位注射针刺入曲张静脉后，助手要快速而有序地分层推注碘化油－DTH胶－碘化油液，推注过程时间不能超过6s，否则易造成注射针堵塞致注射失败；

（4）注射完毕后即刻快速拔针并连续用生理盐水冲洗灌注注射针管，预防针管堵塞毁坏。

（赵银彪）

第五节　内镜下套扎治疗术

（一）材料

（1）多连发套扎器：由已安装了多枚橡皮圈的塑料帽及与之连结的扳机绳、扳机绳牵引钩和冲洗接头等部分组成。根据曲张静脉的大小及多少等情况可酌情选择目前市面上所具有的4连发、5连发、6连发及10连发等类型。

（2）尼龙绳圈套套扎器：其由连接于内镜前端带有前沿沟槽的透明帽、不同型号的尼龙绳圈套、安装尼龙绳圈套的内套圈、与内套圈相连接的控制套拉尼龙绳用的操作手柄、保护尼龙绳圈套用的保护套以及能与内镜治疗通道相连接的尖端套管等组成。

（二）适应证

（1）未行内镜下硬化治疗术的食管曲张静脉的快速消除治疗。

（2）食管曲张静脉首次破裂出血，未能进行栓塞或硬化治疗时的紧急止血治疗。

（3）尼龙绳套扎尚可用于消化道大息肉及黏膜下肿瘤的套扎治疗，或用于息肉高频电切除术前的蒂部套扎，达到预防及治疗术中及术后的出血。

当前常用的是多连发套扎对于曲张的食管静脉的快速消除治疗。本文以此为例进行阐述，除非有特别的说明。

（三）方法

（1）按上消化道内镜检查进行术前准备，并注意患者的一般情况及肝肾功能状态及出凝血状态，做好可能出现的治疗后出血的相应的抢救治疗措施如备血、药物、三腔二囊管、吸痰设备等。

（2）先常规用内镜检查上消化道情况，确定需要进行的套扎静脉及其套扎点分布情况，留意有否活动性出血或新近出血病灶如血栓或红色征等，以确定第一点套扎的位置，同时注意了解胃底有否曲张静脉等情况。然后吸净胃内积气，退出内镜。

（3）改用装载好多连发套扎器的内镜进镜进行套扎治疗操作，或将内镜清洁后装载上多连发套扎器进行治疗操作。

（4）先从贲门附近开始套扎，不同条曲张静脉间的套扎点呈螺旋状向上的排列，同一条曲张静脉尽量以密集的方式进行套扎，但第二套扎圈以不影响第一套扎圈为度。如有高危出血位点如上面提到的红色征等，应酌情考虑首先套扎该部位或从该点的下方（曲张静脉的贲门侧），然后再按以上顺序进行其他位点的套扎。

（5）每一次套扎时应保持良好的视野，保证套扎器的透明帽正对曲张静脉后才进行负压吸引。吸引时以曲张静脉所在的食管黏膜能被完全吸引入透明帽至紧贴内镜镜面而致满视野为红色（也称"一片红"）时为最佳，此时才转动控制手柄，释放套扎橡皮圈，然后再保持负压吸引数秒钟，让套扎橡皮圈能完全回缩后才慢慢释放负压，必要时辅以充气以使套扎成球状的曲张静脉脱离透明帽。某些部位当吸引欠理想时，可在继续负压吸引的同时稍转动内镜镜身或将内镜稍为上下移动，将能达到更好地将目标吸引入透明帽的目的。如确无法将曲张静脉吸入时，应放弃对该点的套扎治疗，而非盲目地释放套扎圈而致曲张静脉的不完全套扎，从而引发可能的术后该处脱落后的大出血。

（6）全部橡皮圈套扎完，确认没有引发出血后退镜结束套扎治疗。必要时装载另一套套扎器对其他部位进行套扎，直至满意为止。

（四）注意事项

（1）强调第一点套扎应解决高危的出血点以免术中因该处的出血而影响整个套扎治疗操作过程。如术中该点已出现活动性出血，可直接对准该点进行吸引套扎。如因出血量大的视野无法保证时应果断退镜，然后直接用内镜进行观察，并探讨内镜下硬化剂注射或组织黏合剂注射止血的可能。如果整个内镜止血无法进行时，退镜后立即用三腔二囊管进行紧急临时压迫止血，然后积极寻找其他治疗方法如介入治疗、手术治疗或经颈静脉肝内门体静脉分流术等。

（2）有胃底曲张静脉出血或出血征的患者应先进行处理，然后再考虑进行食管 曲张静脉套扎治疗。

（3）术后应严密监测患者的生命体征，及早发现和处理可能出现的出血并发症。

（4）术后禁食1~2天，进行静脉内营养。然后酌情予流质饮食，一周后可进食低渣半流，以后逐渐过渡到软食。目的是防止因进食而导致被套扎的静脉过早脱落而引起大出血的危险。

（5）套扎部位一般 3 ~ 5 天开始坏死脱落，部分可能较长，具体因人而异。脱落后基底部遗留形成浅溃疡，2 ~ 3 周后覆盖上皮组织。因而，在套扎治疗后套扎结节将要脱落的时段，是患者出现术后大出血并发症的高危时期，应避免粗糙食物引起套扎结节的过早脱落，同时应保持患者大便通畅，避免大便过度用力，以及避免其他引起腹内压增加的动作如弯腰抬重物、从床上用力仰卧起坐等而加快套扎结节的脱落。

（6）术后 6 周左右复查内镜，进行第二次套扎治疗，直至曲张静脉完全消失为止。然后每 3 个月复查一次，2 年后 6 ~ 12 个月复查一次，3 年后终生每年复查一次。一旦发现曲张静脉复发，即再次进行根治性套扎治疗，必要时配合硬化治疗以加强治疗的效果及减少复发的机会。

（赵银彪）

第六节　内镜下高频电切除术

（一）材料

（1）高频电发生器：根据条件可选择不同类型的高频电发生器，均可产生电凝电流及电切电流，并根据需要可调整成不同比例的混合电流（电切电流 + 电凝电流）。高频电发生器有可粘贴于患者大腿或臀部皮肤的电极、可与治疗器械相连接的电极及与内镜相连接的电极。电流经相应电极通过治疗器械，达电切治疗部位，再经患者皮肤电极至高频电发生器而形成一个电回路。

（2）圈套器：由张开时可成不同形状如六角形、椭圆形或半圆形等的圈套钢丝、外套管及手柄组成。手柄有连接高频电发生器电极的对应插头，不同品牌的高频电发生器的电极与手柄插头接口可能有所不同，选择相应器械时应注意配套，并于治疗操作前先检查设备的兼容性及有效性。

（3）电热活检钳：类似于普通活检钳，手柄同样有与高频电发生器电极配套的插头。钳住组织后可行电凝而达到治疗息肉的目的，适应于较小息肉的治疗，电热活检钳杯内组织尚可送病理检查而获相应的病理学诊断资料。当手头没有电凝器时，没有张开的电热活检钳尚可作电凝器使用。

（4）切除物回收器：根据需要可选择三叉形、五叉形、鼠齿形或网篮形等抓持钳将切除的肿物抓住后从内镜治疗通道拉出或随内镜一起退出，有时直接用圈套器套住切除物后一起退镜。

（二）适应证

（1）消化道息肉的摘除。

（2）消化道黏膜下肿瘤的摘除。

（3）消化道病变的黏膜切除术。

（4）消化道可疑病变的大块切除活检。

（三）方法

（1）大多数的电切治疗可在门诊进行，肿物较大或有其他需要时可安排住院进行治疗。

（2）术前了解患者的全身状态及出凝血状态，必要时先行相应处理后方实施高频电切除术以减少出血等并发症的发生。

（3）胃肠道准备基本同普通内镜检查。手术时注意消化道的清洁，大肠息肉行高频电切除时应尽量避免使用甘露醇作为肠道清洁剂，以免因其在肠内分解而产生的甲烷及氢气等易燃性气体遇电火花而发生爆炸的危险。当患者服用甘露醇作为肠清洁剂而确需要行高频电切术时，应充分更换肠腔内的气体以策安全。

（4）电切除术前向患者解释手术的必要性及简单的过程，以取得患者的配合，可适当使用镇静剂，以减少患者的不适。对无法配合的少儿应在麻醉下进行电切除术。

（5）术时先检查整套治疗设备的功能是否正常，各种电极是否接合妥当，并将电切、电凝的脚踏开关置放于便于术者操控的位置。

（6）将治疗目标暴露于方便进行内镜下电切除治疗操作的位置，必要时变换患者的体位。根据治疗需要，将治疗器械经由内镜治疗通道进入消化道内，助手将圈套器（或其他治疗器械，下同）张开至合适的大小，套到肿物的合适位置，慢慢收紧圈套器，轻轻抬离于消化道壁，在肿物完全离开消化道壁的情况下进行电切除术。一般可先进行适当的电凝，然后用混合电流进行电切，必要时轮流交换进行，以确保在肿物被切除时基底能得到充分的电凝而减少出血的可能。具体的电凝及电切电流量据高频电发生器种类及按术者的习惯进行选择，并于术中根据情况随时进行更改，包括调整电切、电凝的电流量及应用混合电流时两者的比例等，以取得最佳的治疗效果及最大限度地避免并发症的发生。

（7）肿物被切除后检查切面情况，注意有否出血或穿孔等并发症的发生，以便得到及时的处理。

（8）如创面有出血，可用圈套器圈住残蒂进行电凝止血，或将圈套钢丝伸出少许后轻轻接触创面进行电凝止血，也可试用氩等离子体凝固术止血。对于搏动性的动脉出血，可用止血钛夹进行止血。对于蒂部较粗的大息肉，切除前可先用尼龙绳套扎蒂部，然后于套扎部位以外将息肉电切除。对于较大息肉圈套器无法完全套入者，在蒂部已用尼龙绳套扎的情况下，可分块将息肉进行切除。

（9）当术中发现有消化道小穿孔时，如病情许可，可试用止血夹对创面进行缝合处理。对于创面较深较大，有高度穿孔危险性发生可能者，也可用止血夹对创面进行缝合处理以减少穿孔并发症的发生。

（10）切除术后将肿物全部取出，分别送病理检查。大的切除物用抓持钳或圈套器抓住后随内镜取出，较小的息肉可用抓持钳抓住直接从治疗通道拉出，更小者可用纱布隔于负压软管及内镜间，然后进行负压吸引将切除物吸出至纱布时再取出。后两者方法避免了内镜拉出后再次入镜的不便，尤适合应用于在消化道较深部位进行治疗后尚需进行其他治疗操作者。

（四）注意事项

（1）因高频电需通过患者身体形成回路而发挥其治疗的作用，故不宜用于安装了心脏起搏器的患者，以免电流对起搏器的干扰而发生意外。

（2）电切时注意将被切除的肿物勿与消化道壁呈小面积的接触，以免出现被接触局部灼伤或穿孔的并发症。对于巨大的有蒂息肉，当息肉无法完全抬离消化道壁时，应使息肉与消化道壁充分接触，而使息肉蒂部被圈套器套住的部分抬离消化道壁，使该处与消化道壁的接触面减至最小再进行电凝与电切处理，以使高频电流的最大效应发生于被圈套的那小部分，从而达到电切除的目的及保证安全。

（3）当作黏膜剥离术时常单纯采用电切电流，以减少因电凝而致基底损伤，从而减少迟发性消化道穿孔的危险。

（4）可被高频电切除的肿物大小并没有严格的限制，具体应据患者自身的状态、肿物及根部的暴露情况，以及术者的技术水平而定。对于怀疑有恶变者，如有可能，建议还是采取整块切除作大块活检以提高病理检查的可靠性并达治疗的目的，不主张仅作单纯的活检。

（5）对于多发性息肉者，如无法将所有息肉一次性切除，应选择较大的、有恶变可能的及可能引起出血的息肉先进行切除。一次可切除息肉的多少应据息肉情况、术者技术水平及治疗过程中的情况而定。

（6）对消化道黏膜下肿物，如食管黏膜肌层平滑肌瘤，可直接用圈套器将肿物套取，并注意在瘤体能被完整套取的情况下，尽量减少被套取的组织，然后以电切电流为主的混合电流进行电切术，多能将瘤体完整切除而不致明显伤及肌层。术前黏膜下注射高渗盐水或肾上腺素高渗盐水固然可能增加电切术的安全性，但对于较小的黏膜下肿瘤会因注射后而无法辨认而影响切除术的准确性。必要时可借助透明帽法进行切除，具体操作方法可参考本章内的内镜下消化道黏膜切除术。

（7）术后创面将会出现深浅、大小不一的溃烂，然后修复，整个过程可能需要2周左右的时间。在这期间，患者宜适当休息，根据病变部位及病变大小、性质，考虑禁食或先进食流质，再逐渐过渡到正常饮食，勿进食多纤维食物，保持大便通畅。注意观察有否消化道出血及穿孔等并发症，指导患者当出现异常情况时如何处理。

（赵银彪）

第七节　内镜下消化道黏膜切除术

内镜下黏膜切除术（endoscopic mucosal resection，EMR）是针对黏膜病变，如早期胃癌、伴有重度不典型增生的黏膜病变、大肠侧向发育型腺瘤、黏膜的可疑病变等，利用高频电切技术而进行的，将病变所在黏膜剥离而达到治疗目的或作大块组织活检而协助诊断目的的内镜下操作技术。

基本的治疗器材类似于高频电切除术，主要为高频电发生器及电切圈套器等手控系统。可酌情选用钢丝带齿的圈套、针状切开刀、前端带有绝缘体的切开刀等 特殊器械。备内镜下注射套管针及肾上腺素、高渗盐水或生理盐水，应用配制成 1：10 000 的溶液。部分病例可能会使用到专用的、可套合于内镜前端的透明帽，其前端内边带有小沟槽，用时圈套钢丝可屈曲于沟槽内，当病变组织被吸入透明帽 后再收紧钢丝，套住病变组织，然后退离透明帽，确认圈套合适后进行电切。

术前准备同高频电切除术，由于需要实施该项手术时的创面往往较大，因而术前更应清楚患者的出凝血状态，如有异常，应先行纠正。

为确保病变部位的完整切除，术前可于病变周边黏膜下注射亚甲蓝或对周边黏膜应用高频电凝作为标志，然后于病变黏膜下注射 1：10 000 的肾上腺素生理盐水或高渗盐水溶液，将病变部位完全隆起后用圈套器对病灶进行一次性或分次切除，或借助透明帽将病变组织吸引后圈套、电切。

黏膜下注射，一方面可将黏膜层抬起而利于安全地将病变所在的黏膜完整剥离，另一方面也有利于减少术后出血的危险。注射位点以利于圈套电切为选择，多选择近镜头端或其左右方，靶组织的周边正常黏膜处注射而使靶组织完全隆起，必要时可选择在远离镜端的靶组织的远侧进行黏膜下注射。尽量于一处注射而将靶组织完全隆起，以减少注射液流失的速度，必要时方进行多点注射。注射时注意靶组织能否完全隆起，如无法完全隆起，提示黏膜病变组织已有恶变，且已侵及黏膜下层，甚至固有肌层。如此时强行进行黏膜切除术，一方面可能无法将病变组织完全清除，另一方面易于出现消化道穿孔。故当黏膜下注射后靶组织无法完全隆起（抬举征阴性）时，禁忌作黏膜切除术，只单纯作活检并建议患者接受手术治疗。切出的标本应全部取出。分多次切除者，将标本取出后应尽量将其按原貌排列复原，固定后再送检，以便病理检查时能了解标本边缘的情况，尤其当切出来的组织有恶变情况时，复原后的标本对于判断恶变组织是否完全切除，以及制订进一步的治疗措施极为重要。

（赵银彪）

第八节　内镜下高频电凝固术

（一）材料

（1）高频电发生器：同高频电切术所用的高频电发生器。

（2）电凝器：有单极电凝器与双极/多极电凝器之分。单极电凝器是电凝探头与组织接触，电流由电极头经由接触面积较小的组织而产热较多，致使局部组织凝固，达到消灭息肉或凝固止血的作用。另有一种单极电凝器在电凝的同时可以喷洒清水或生理盐水，使电极头与被电凝组织间形成一层水膜，从而克服了单极电凝器在电凝后易于粘连损伤局部组织的缺点。双极电凝器是在电凝探头的顶端分隔开的一对电极，电流直接在电极之间形成回路，因而所通过的电流少，仅限于黏膜内，故对组织的损伤相对于单极电凝较小、更安全。多极电凝器则于探头有成对的 6 个纵向排列的电凝电极，任何一对电极与组织接触均会产生电凝作用，通过其顶端圆孔尚可喷入清水或生理盐水以冲洗、清洁病灶如出血病灶等，使治疗视野更为清晰。应用双极/多极电凝器时不需要在患者身上贴上负极板。

（二）适应证

（1）消化性溃疡出血的电凝止血。

（2）息肉或黏膜下肿物电切除术后创面渗血的电凝止血。

（3）息肉电切除术后边缘残留病变的电凝灭活。

（4）细小息肉的电凝灼除。

（三）方法

（1）先内镜检查，冲洗、清洁病变部位，并充分吸除病变部位及其附近的液体，使将要接受治疗的部位充分暴露。

（2）从内镜治疗通道插入已与高频电发生器相连接的电凝器，电凝器探头接触靶组织的瞬间通电，通电时间及电凝次数因人而异，以电凝部位组织发白为度。对于出血者以最终能止血为治疗的终点，如经多方电凝止血效果不佳时应考虑配合其他的止血治疗措施。应用双极电凝者于术中及术后可通过其孔道冲洗创面及协助电极与粘连的组织分离，也可通过喷入生理盐水肾上腺素液而加强止血的效果及利于发挥电凝止血的作用。

（四）注意事项

（1）与高频电切除术相类似，电凝术不宜应用于安装了心脏起搏器的患者，尤其是单极电凝者。

（2）操作时注意控制电凝时的电流强度及电凝时间，避免过分电凝而使组织损伤面过大、过深，从而发生术后再发出血甚至穿孔的危险。

（赵银彪）

第九节　内镜下氩等离子体凝固术

（一）材料

（1）氩等离子体发生器：由一个氩气源和一个高频功率源组成。

（2）手控系统：连接氩等离子体发生器，氩气经由中空的管道达到管道的末端，末端有与高频功率源相连接的高频电极。

（二）适应证

（1）消化道黏膜糜烂出血或消化性溃疡出血的凝固止血。

（2）电切除术后创面渗血的凝固止血。

（3）电切除术后创面周边残余病变组织的凝固灭活。

（4）消化道细小或扁平生长的肿物的组织灭活。

（5）肿物高频电圈套切除术后残余组织的灭活。

（6）向腔内生长的肿瘤组织的灭活。

（7）支架置放术后支架内增生组织的灭活。

（三）方法

氩等离子体凝固技术（argon plasma coagulation，APC）实际上是高频电凝固技术的改良，原理与单极电凝相似，只不过与组织直接接触的不是电极头本身，而是经过高频电电离后的氩等离子束而已。

负极板粘贴于患者身上，内镜下清洁、充分暴露治疗部位，将电极由内镜治疗通道送至治疗部位附近，慢慢接近治疗部位时通电。当高频电压达到一定程度、高频电极与肌体组织之间的距离适当时，通过电离氩气流而产生导电的氩等离子束，使高频电流能够在电极与组织之间流动，将高频电流的热效应传到相应的组织上而产生凝固效应，凝固效果均匀。

在凝固过程中，电极与组织没有直接接触。氩等离子束不仅可沿电极轴向直线扩散，还可以侧向，甚至"拐弯"扩散。根据物理原理，等离子束在应用范围内自动避开已凝固区（高阻抗）而流向尚在出血或未充分凝固的部位（低阻抗）。从而自动限制过量凝固，并能在大面积范围内达到均匀的凝固效果。其对被治疗组织由浅及深分别达到干燥、凝固及组织失活作用。

氩等离子体凝固技术与常规的高频电凝方法相比，在治疗消化道肿物方面具有多方面的优势：不直接接触肿物或创面；有效地制止大面积出血；连续性凝固，高频电流自动流向尚未凝固或未完全凝固的创面；组织损伤深度限制在 3mm 以内，不易导致薄壁脏器穿孔；氩气为保护性惰性气体，对机体无毒无害；无碳化现象，利于伤口的愈合；无汽化现象，减低了消化道穿孔的危险性；无冒烟现象，不致影响视线。

（四）注意事项

（1）因为应用的还是高频电原理，且为单极电凝固原理，故不宜用于安装了心脏起搏器者。

（2）操作过程尽量避免电极头与组织的接触，以免堵塞氩气管及因与凝固组织粘连而损伤创面。

（3）操作过程始终保持靶部位与电极头为最近距离，而其他部位尽量远离电极头，以达到最大的治疗效果及避免伤及其他正常组织。

（4）作为肿瘤组织及支架内增生组织的灭活治疗，可在短时间内反复多次进行操作，以达到最佳的治疗效果。

（赵银彪）

第十节　内镜下微波凝固术

内镜微波凝固治疗（endoscopic microwave coagulation therapy，EMCT）是一种以人体组织作为热源的内部加热方法，将电磁波频率介于高频电与激光之间的微波作用于局部生物体组织，以其很小范围的高温达到凝固治疗的目的。凝固过程缓慢，安全。其通过凝固，既可直接破坏肿瘤，又可产生 Thy-1 依赖的抗肿瘤免疫，有助于肿瘤的治疗。

采用波长为 12cm、频率为 2 450MHz 的电磁波，功率一般为 20~60W，所需时间据采用功率及治疗目的而定。有别于外部加热的高频电凝与激光光凝微波电极有穿刺型与接触型之分：穿刺型较适用于小的隆起性病变尤其是黏膜下肿瘤（其可产生楔形组织凝固）；接触型能在短时间内产生较大范围的组织凝固作用，适用于低的隆起性病变（如病变较浅的Ⅱb型、Ⅱc型和Ⅲ型胃癌），由于组织凝固浅，也适用于治疗狭窄性病变及术后狭窄的预防。

（赵银彪）

第十一节　内镜下激光治疗术

内镜激光治疗（edoscopic laser therapy）是利用激光照射机体组织表面时，能使组织原子或分子产生振动而将光能转化为热能，使组织及细胞温度升高。为外部加热治疗方式，依据温度升高程度不同而使被照射组织水分蒸发、组织蛋白凝固或组织汽化而达到治疗作用的治疗方法。

内镜激光治疗所用的激光有多种，临床上多用 Nd：YAG（掺钕钇铝石榴石）激光。Nd：YAG 激光的波长为 1.06μm，为近红外光的不可见光，穿透性强，能在单根石英光导纤维中传导。为使照射治疗准确，激光器配备有同轴的氦-氖激光（红色光）作为瞄准光。

内镜下激光治疗主要用于消化道宽蒂息肉、炎性增生性息肉的治疗、用于未被完全切除的消化道息肉或息肉切除术后复发者的治疗，也用于解除由隆起型肿瘤所致消化道腔狭窄或梗阻。对于息肉的治疗一般以 50~70W 的功率进行脉冲式照射，每次持续 0.5~1 秒，距离

1cm 左右。小息肉经一次照射治疗可消失，大息肉者需反复多次均匀照射方能达到治疗目的。较大者可分次进行激光治疗，合适的间隔时间为 3~7 天。

部分患者治疗期间有腹胀及腹部烧灼感。主要的治疗并发症为穿孔及剧痛。

（赵银彪）

第十二节　内镜下气囊扩张术

针对消化道不同部位，不同性质的狭窄，常采用不同型号、不同大小的气囊对狭窄部位进行扩张治疗。

气囊为高分子聚合物材料制品，常制作成长形，类似于香肠状，中间有可通过导丝的导管，另有导管与气囊相连可供注射空气、水或造影剂之用。气囊内注射造影剂后有利于在 X 线透视下了解扩张的过程及扩张效果。向气囊内注射时根据不同气囊特性，可选择注射器注射或用配套的压力器进行加压注射以达到更好的扩张效果。根据气囊的大小及性能，有可通过内镜治疗通道的气囊及只能通过导丝引导进入的气囊。当向气囊内注射空气、水或造影剂时，气囊可以膨胀至所标明的直径，当再增加压力时，气囊直径相对恒定而不会再明显扩大。故治疗时应根据病变部位、性质，以及希望达到的扩张大小而选择不同大小的扩张气囊，以便在达到最佳治疗效果的同时，尽量避免穿孔等并发症的发生。

气囊扩张术主要用于：①贲门失弛缓症；②食管 – 胃吻合口狭窄；③胃大部分切除术后胃 – 肠吻合口狭窄；④幽门管狭窄；⑤大肠切除术后吻合口狭窄；⑥胆总管结石取石前的十二指肠乳头括约肌的扩张等。

下面以贲门失弛缓症的气囊扩张术为例，阐述气囊扩张术的操作过程。

先经内镜检查及钡餐检查等确立诊断，并检查患者的出凝血功能状态。

术前患者应禁食 8 小时以上，部分食管潴留明显的病例可能需要禁食更长的时间，并于提前 1~2 天只进食流质，以保证术时食管内没有食物潴留。

术前先体外连接扩张气囊，加压后检查气囊有否漏气现象。

患者含服局部麻醉霜或咽喉部喷洒局部麻醉药，根据需要术前可注射适量的镇静剂及止痛剂以使患者能更好地耐受整个治疗操作，但止痛药用量不宜过大，以免掩盖可能出现的穿孔并发症。

扩张时可选择单纯在内镜监视下进行，也可借助 X 线透视监测下进行扩张。

术时先再次内镜检查以进一步证实贲门失弛缓症的诊断，并注意排除贲门及胃底的占位性病变引起的贲门狭窄，顺便检查整个上消化道的情况，注意除外食管 – 胃底静脉曲张等。如食管内仍有食物潴留，应尽量予以清除，使其进入胃腔内。

通过内镜治疗通道将前端有弹性可曲部分的金属导丝置入胃腔内，推出内镜，经由导丝将扩张气囊送到口腔附近时，于气囊上涂以润滑剂后送至贲门，经透视确认气囊中部位于贲门部位，然后用压力器对气囊充气，进行扩张。一般先试用较低的压力并注意观察气囊扩张过程有否明显的压迹，及观察患者的疼痛反映。可分别用 3Psi、4Psi、5Psi 压力分次进行扩张，每次持续 1 分钟，然后放气休息 1 分钟，并根据气囊膨胀情况及患者的反应调整压力的变更及最大扩张压力，直至充气后气囊压迹能完全消失为止。最后将导丝拉至扩张气囊导管的末端，再连同扩张气囊一起拉出体外。最后再次内镜复查，了解贲门扩张后情况，注意是否有活动性出血及扩张后黏膜撕裂或穿孔的情况，必要时于内镜下作出相应的处理。

如选择单纯内镜监视下进行扩张，则当扩张气囊送到贲门后，再送入内镜，达气囊的上端，在内镜的监视下进行扩张。内镜监视可以协助确定气囊所在位置是否合适，扩张过程中贲门及其附近的变化情况，以及气囊扩张的大致情况。

如扩张间歇期（气囊放气后）患者仍疼痛明显，应注意是否已发生了穿孔并发症。此时应立即停止扩张，可透视了解有否膈下游离气体或吞服碘水造影剂看有无食管外漏等穿孔征，拔除扩张气囊后用内镜检查进一步了解扩张后情况，指导进一步处理。

术后如有活动性出血，可酌情对出血部位喷洒药物或注射 1∶10 000 的肾上腺素溶液协助止血，必要时可用氩等离子体凝固术进行止血处理。当发现黏膜撕裂较深，有穿孔危险时，或发现细小穿孔时，可试用止血夹进行夹闭处理，或能达到治疗的目的而避免外科手术干预。如内镜处理失败，应尽快考虑外科处理。

对贲门失弛缓症患者进行贲门气囊扩张操作时，注意以下几点将有利于手术的成功及减少并发症的发生：①置入导丝后退出内镜的过程，应保证退镜与导丝的进入同步，以确保导丝末端达到胃腔内；②扩张过程保持气囊中部位于贲门位置，如加压过程气囊有下滑或上移现象，应予放气，调整气囊位置后再加压扩张，不要在气囊充气的状态下强行上拉或下推气囊导管试图调整气囊位置；③如继续加压后患者疼痛剧烈，但贲门仍无法扩张时，应考虑放弃而改用其他的处理办法，切勿盲目加大压力强行扩张。

对贲门失弛缓症有应用硅胶探条进行扩张者，但效果往往不理想，临床上仍以气囊扩张的效果较为肯定。

对于其他病变的气囊扩张操作，基本程序与贲门扩张相似，并根据病变情况选择不同的扩张气囊。经由内镜治疗通道的扩张气囊，则于内镜检查后先从治疗通道置入导丝至狭窄口以远消化道，再将扩张气囊沿导丝通过内镜治疗通道送达狭窄部位进行扩张。这部分患者由于狭窄口较小，内镜往往无法通过，因而无法清楚狭窄口以远的消化道情况，此时应极为小心地保证导丝位于消化道内，避免导丝误入异常通道，以确保扩张目标的准确性。针对十二指肠乳头括约肌进行扩张时，需利用十二指肠镜将导丝置入胆总管后再将扩张气囊送达目标部位进行扩张。

作为食管术后的食管吻合口狭窄的扩张，临床上多选择硅胶探条进行扩张治疗。

（赵银彪）

第十三节　内镜下硅胶探条扩张术

临床上所用的硅胶探条扩张器为一组体部直径 5～19mm 不等的、前端部分呈锥形的中空可曲性硅胶制品，中空的通道可通过导丝。早期的硅胶探条没有刻度，改良后的探条上标有刻度，便于判断探条需要插入的深度。

探条扩张术临床上主要用于食管及贲门狭窄的扩张，主要包括：①食管术后吻合口狭窄；②食管癌、贲门癌放置支架前的扩张；③食管炎性狭窄；④瘢痕性食管狭窄；⑤放疗后食管狭窄；⑥直肠吻合口狭窄等。

按上消化道内镜检查要求作术前准备，并了解患者的凝血功能状态，如有异常应先行纠正处理。禁忌于病变部位炎症急性期或化学性烧伤 2 周内进行扩张。

以食管狭窄扩张为例，操作时：①先内镜检查了解狭窄部位具体情况及狭窄口距门齿的距离，尽量将内镜送入通过狭窄部位；②然后通过内镜通道置入导丝至狭窄部以远消化道，边送入导丝边退出内镜；③据狭窄口的大小选择第一条扩张探条，沿导丝插至所需深度对狭窄口进行渐进性扩张；④按大小顺序逐步更换扩张探条，直至认为合适的最大扩张探条，然后将导丝退至探条头端后连同探条一起退出患者体处；⑤最后内镜检查扩张效果及了解有否活动性出血及穿孔等并发症，必要时作相应的处理。

导丝应始终保证位于合适的位置。更换扩张探条时注意勿将导丝外拉移位，退出探条时应与导丝的推入同步，送入探条时注意固定导丝并推进探条，不要外拉导丝以免引起导丝向外移位。对于内镜无法通过的狭窄部位进行扩张时，更应小心确认导丝的准确植入，尤其是对于食管癌伴有溃烂而可能有异常通道时。对于此类患者，于 X 线透视下吞服泛影葡胺以了解正常通道的走向，然后在透视下，借助造影剂的指引将导丝置入胃腔内，再进行扩张。植入导丝的过程动作注意轻柔，过分的用力可能会使导丝误入异常通道或人为地造成异常的通道，从而可能会产生致命性的并发症。

（赵银彪）

第十四节　内镜下食管内支架治疗术

内镜下食管内支架治疗术是在内镜下将金属食管内支架植入食管病变部位，从而解决患者的进食问题，提高患者的生存质量，或配合治疗食管–气管瘘者。

临床上食管内支架治疗主要应用于：①晚期食管癌伴食管狭窄者；②难于耐受手术的食管癌患者；③拟接受放射治疗的食管癌患者；④食管癌术后吻合口瘢痕；⑤食管癌术后复发伴狭窄者；⑥良性食管狭窄多次扩张后效果不佳者；⑦配合食管–气管瘘的治疗，尤其是癌性食管–气管瘘者。

术前注意了解患者对手术的耐受情况及凝血状态，对于体质较弱者应加强支持疗法，改善患者体质以提高其对手术的耐受性。充分禁食以使胃内充分排空。术前钡餐或吞服泛影葡胺透视了解病变范围、长度及狭窄的程度，有利于治疗措施的选择。

根据患者情况，可适当使用清醒镇静，如按 0.05mg/kg 的剂量静脉推注咪达唑仑，可以使患者能更好地耐受治疗。术时先以硅胶探条对狭窄部位进行扩张，至狭窄部位能放置支架然后保留导丝，估算应植入的支架的长度及下端应达到的深度，沿导丝将装载有食管支架的支架推送器插至预期的位置，植入内镜，在内镜监视下缓慢回拉支架外套管使支架逐渐释放而张开，完全释放支架后退出支架推送器，内镜观察满意后退镜，完成治疗。如在 X 线透视下释放支架，则于退出支架推送器后宜再用内镜观察支架放置情况，必要时尚可稍作调整。

术时依具体病例而选择不同类型及大小的支架。一般对于癌性狭窄，支架置入后应超过病变上下端各 2cm，即支架的长度应比病变的长度长 4cm 以上。目前可供选择的支架种类很多，术前应详细了解所要置放的支架的特点、性能及可能有所不同的操作方法，以确保操作顺利、安全地完成。对于癌性狭窄或食管–气管瘘的患者，宜选择带膜的食管支架。对于病变已累及贲门的患者，宜选用支架下端装有抗反流瓣膜的支架，以减少胃内容物术后向食管反流的机会。过长或过大的支架可能会增加术后患者的不适感觉。

尽管目前市面上有所谓植入后仍可取出的支架，但当病变为食管癌并经扩张后植入支架时，要想将其取出一般还是有相当难度的。因而术前在支架的类型、大小、长度方面，以及置入支架的准确性方面都应充分考虑。

术后宜暂禁食，建议禁食12~24h，待支架完全膨胀开再予流质饮食，以后再逐步过渡到正常饮食。切勿过早进食，也不宜进食高纤维食物，以防堵塞支架及在支架植入的早期引起支架下滑移位。对于记忆合金支架，其遇冷时会回缩而易于移位或滑脱，患者应避免进食冰冷饮食，以防支架移位，甚至滑脱。

对于良性狭窄，应尽量采用扩张等手段而使狭窄问题得到处理，确实无法达到治疗目的时方慎重考虑食管支架的植入。

对于晚期食管癌患者，勉强的手术并不能延长患者的生存时间，手术可能反而增加患者的痛苦及经济负担，降低患者临终阶段的生存质量。对于这些患者伴有梗阻者，及时地施以食管支架植入将使患者能更好地享受相对正常的生活，避免了进食的痛苦及依靠静脉营养所带来的不良反应及经济、心理负担。部分患者植入食管支架后辅以适当的放射治疗或能部分缓解病变的进展程度。对于失去手术时机、未有明显梗阻而将要接受放射治疗的患者，适时、积极地植入食管内支架将有助于防止放射治疗后因病变部位的肿胀、食管腔进一步变窄而出现进食困难的情况。

（赵银彪）

第十五节　经皮内镜下胃造瘘术、空肠造瘘术

经皮内镜下胃造瘘术（percutaneous endoscopic gastrostomy，PEG）及经皮内镜下空肠造瘘术（percutaneous endoscopic jejunostomy，PEJ）是在内镜引导及介入下，经皮穿刺放置胃造瘘管和（或）空肠营养管，以进行胃肠内营养和（或）进行胃肠减压的目的。相对于传统的通过外科手术的胃造瘘及空肠造瘘术，PEG及PEJ具有操作简便、快捷、创伤小的优点，且只需要局部麻醉，从而减少了全身麻醉可能的危险及不良反应。

凡短期内经口进食有障碍，患者胃肠功能无异常，需要长期的管饲营养支持者，均有做胃造瘘，进行胃肠内营养的必要。对于有胃潴留而需较长时间的胃肠减压者，也可进行胃造瘘。主要的适应证包括：①中枢神经系统损伤引起的吞咽困难；②脑卒中、脑外伤、植物人；③头颈部肿瘤放疗或手术前后；④呼吸功能障碍作气管切开者；⑤食管穿孔、食道吻合口漏；⑥腹部手术后胃瘫、胃肠郁积者；⑦重症胰腺炎、胰腺囊肿、胃排空障碍者（胃肠减压的同时经空肠营养管供给营养）。

禁忌应用于门脉高压、腹水、腹膜炎、上消化道梗阻及内镜下透照无亮点者。胃大部分切除后，如残胃位于肋弓下，则无法从上腹部经皮穿刺到胃而进行胃造瘘。

目前有配套的胃造瘘和空肠造瘘管可供选择，如Freka经皮胃造瘘管有标准型（30cm，CH_9，外径2.9mm，内径1.9mm）及通用型（35cm，CH_{15}，外径4.8mm，内径3.6mm）两种规格。单纯作胃造瘘时可酌情选择其中一种，如需要进行PEJ时需要选择通用型胃造瘘管，以便配套的空肠喂养管（100cm，CH_9，外径2.9mm，内径1.9mm）能够通过。胃造瘘管包装内除胃造瘘管和配套的固定夹、快速释放夹、固定螺丝及连接接头外，尚有一次性手术刀、穿刺针、双股导线。手术时尚需另外准备无菌手术包、皮肤消毒用品、注射器、局部

麻醉药、圈套器等物品。附加的空肠喂养管尚有配套的导丝，以供推送喂养管之用。

　　整个造瘘的大致过程为：术前准备、选择腹壁穿刺点、消毒铺巾、穿刺点及其附近皮肤局部麻醉、穿刺胃并导入双股导线、用圈套器将导线接出体处、造瘘管与导线连接、放置胃造瘘管、固定造瘘管、放置快速释放夹、固定连接头、必要时经由胃造瘘管植入空肠喂养管至空肠上端。

　　具体的操作过程如下：①术前准备：包括空腹、口腔清洁、必要的预防性应用抗生素，并注意患者的凝血功能状态；②选择腹壁穿刺点并作皮肤消毒：一般选择左上腹肋缘下、中线外 3～5cm 处，常相对应于胃体前壁中下部，按常规充分消毒穿刺点及其周围皮肤并铺无菌巾；③穿刺胃前的准备：患者常取平卧位，床头略抬高。内镜进入胃后充分注气使胃壁充分向外膨胀。指压腹壁寻找最佳穿刺点。于穿刺点对腹壁各层注射局麻药进行局部麻醉，然后用手术刀对穿刺点作小切口并钝性分离至肌膜下；④穿刺胃并送入双股导线：内镜监控下将穿刺套管针穿入胃内，退出针芯，沿套管送入导线至胃腔，于内镜下用圈套器（或活检钳）夹住导线，连同内镜经食管退出患者口腔外；⑤将从患者口腔端拉出的双股导线与造瘘管头端的线圈牢固连接；⑥放置造瘘管：牵拉腹壁外的导线，将造瘘管经患者口腔拉入胃腔内，当造瘘管的圆锥形头端被拉至套管针内时会有轻微阻力，此时连同套管针一同拉出腹壁，直至胃内固定盘片紧贴胃壁，最好再次进入内镜协助确定位置的正确性；⑦固定造瘘管及连接头：用配套的固定夹固定造瘘管，使胃与前腹壁紧贴，并保持合适的松紧度；⑧装入快速释放夹，剪断造瘘管尾端，外接连接头而完成整个胃造瘘的过程；⑨如需进行 PEJ，则需置入通用型的胃造瘘管，然后通过胃造瘘管通道置入内腔装入导丝的空肠喂养管至胃腔内，于内镜下利用异物钳或圈套器抓持空肠喂养管的头端，协助将空肠喂养管送至空肠上端，再拔除喂养管内导丝，确认喂养管没有滑脱和在胃内打襻，以及确认喂养管通畅后，用内镜抽吸胃内积气后退出内镜，将喂养管与胃造瘘管按要求进行固定。

　　进行胃造瘘时，如采用 Russell 胃造瘘盘等，则参照以上办法，在内镜监视下，从腹壁穿刺入胃后，植入导丝，沿导丝切开皮肤至肌膜，用配套的、中间可穿过导丝并有外套管的特制扩张器（14Fr 或 16Fr），沿导丝旋转扩张进入，拔出扩张器，保留外套管，沿外套管插入气囊导管（12Fr 或 14Fr）至胃腔内，退出外套管，向气囊导管注气或注水，使其前端气囊膨胀后外拉使气囊紧贴胃壁，最后于腹壁外固定造瘘管。此法的优点在于造瘘管直接从穿刺部位插入，避免了从口腔进入的繁琐步骤，也减少了内镜进出的次数。另外，拔管时将气囊抽空后即可直接拔除，极为便利。

　　对于因术后因解剖位置改变，无法或不适应实施胃造瘘管而植入空肠喂养管的患者，实施 PEJ 时只能采用直接置管的办法，即将内镜深插至空肠部位（对于 BⅡ式胃大部分切除的患者，注意勿误入输入襻），选择距离腹壁最近的空肠，在内镜监视下，按 PEG 方法进行消毒、铺巾及局部麻醉后，从腹壁穿刺点穿刺入空肠内，拔出穿刺针芯，沿穿刺针外套管插入小肠营养管或鼻胆管至合适的位置，腹壁外固定。此法主要适应于肠功能正常、不能经口摄食的以下情况：①胃大部分切除术后，残胃位于肋弓下，无法经腹壁穿刺行胃造瘘者；②全胃切除，行食管－空肠吻合术后；③食管切除术后胸腔胃，严重的反流致反复呼吸道吸入者；④严重的反流性食道炎等。

　　术后可过空肠喂养管向空肠内滴注肠内营养液，并能通过胃造瘘管的侧向接头对胃内容物进行引流减压或向胃腔内注入液体进行冲洗等。必要时可于 X 线透视下向空肠喂养管注入泛影葡胺以了解其通畅度及管端置入的位置是否合适。勿使空肠喂养管在肠腔内打袢，如确无法继续将管端下送至更深的位置，应将空肠喂养管稍为回拉，使解除在肠腔内打袢的喂养管。如有必要，可选择每天将空肠喂养管从与胃造瘘管外端接合处向内推送数厘米的办法，借助肠蠕动的作用而使喂养管管端逐渐进入更深的位置。

如果患者仅有进食障碍而胃的蠕动功能正常，则选择单纯进行胃造瘘，直接将营养物灌注入胃腔内的办法进行胃肠内营养。如患者合并有胃动力障碍，或幽门、吻合口等部位食物通过有障碍但内镜仍能通过者，则同时植入空肠喂养管，以使营养液能直接达到肠内，并能同时对胃潴留液进行引流减压。

术后必须记录胃造瘘管于皮肤缘的长度刻度，及空肠喂养管与胃造瘘管接合的部位，便于日后的护理和及时发现造瘘管移位、滑脱的可能。造瘘管过紧将影响局部皮肤或胃壁的血液循环，有造成局部组织坏死的危险；过松则有发生胃内容物沿造瘘管边外渗而引发穿刺部位感染的机会。因而应保持造瘘管于合适的松紧度，以避免可能出现的并发症。

PEG 术后 24h 方可行胃内管饲，而 PEJ 术后即可进行肠内管饲。管饲时略抬高床头，管饲制剂、速度及管饲量应个体化。

造瘘管的日常护理：每日清洁造瘘管周围皮肤，经常用清水冲洗造瘘管以保持清洁与通畅。一般可每 8～12h 常规冲洗一次，每次管饲后冲洗一次，使用不同管饲制剂交替输注时先冲洗一次。

胃造瘘管停留至少应达 2 周，可达半年以上，必要时可拔除原造瘘管后从原部位更换造瘘管。如发现造瘘管向胃腔内滑脱，应按所记录的刻度并以牵拉以稍有阻力为度复位胃造瘘管，必要时于内镜监测于进行复位处理。

尽管可以通过直接外拉胃造瘘管而将造瘘管拔除，但此法可能使造瘘管部位创口增大，导致胃内容物外漏及有引起穿孔的危险。建议借助内镜的办法，于体外对腹壁及腹壁皮肤附近的造瘘管进行消毒，然后向胃内轻推胃造瘘管，于胃内用圈套器夹持胃造瘘管胃内蘑菇头部分，再将胃造瘘管外端外拉后用消毒剪刀贴紧腹壁剪断胃造瘘管，最后于内镜下将已圈套住的造瘘管内端连同内镜一起退出患者体外。对实施了 PEJ 的患者，则先将空肠喂养管从胃造瘘管内拔除后将依上述方法将胃造瘘管拔除。拔除胃造瘘管后，伤口可用凡士林纱布压迫，外盖纱布，胶布固定即可，大多不需特别的处理。拔除胃造瘘管后第一天最好不进食，第二天才从少量清流质饮食开始，逐渐过渡到正常饮食及逐渐增加进食的量，防止过早的过量进食而影响了造瘘口的愈合。

较之传统的鼻胃管或鼻空肠管营养，PEG 及 PEJ 有减少胃食管反流机会、减少患者鼻咽不适、维持患者仪表与自尊以及容易于患者在家庭中进行管饲的优点。因而，对于需要较长时间管饲患者，应积极地实施 PEG 或 PEJ，减少鼻胃管或鼻空肠管置入所引起的并发症，以提高患者的生活质量。

（赵银彪）

第十六节　超声内镜下介导的内镜治疗

一、超声内镜引导下细针穿刺术

超声内镜引导下细针穿刺术（EUS – FNA）是发展最早的 EUS 介入技术，即在超声内镜实时观察和追踪下，用专用的穿刺细针对消化道壁内外可疑病灶进行穿刺抽吸活检，以进行细胞学检查。EUS – FNA 不同于体表超声等引导下的穿刺，因其从腔内进行穿刺，穿刺距离较短，同时避免皮下脂肪、肠腔气体和腹腔积液等因素的影响，能准确定位穿刺点，并能避开重要血管，所以成功率较高。此外，由于 EUS 具有较高的超声频率，其分辨率明显优于体表超声，可以显示更小的病灶，技术熟练的超声内镜医师可以对直径小于 5mm 的病变进行 EUS – FNA，这是目前其他任何影像技术指导下穿刺难以实现的。

1. 适应证和禁忌证

（1）适应证：目前应用 EUS – FNA 的靶器官主要包括如下几种。①食管旁淋巴结针吸活检；②胰腺、肾上腺占位病灶针吸穿刺；③纵隔肿瘤针吸穿刺；④结肠癌根治术后吻合口周围淋巴结穿刺活检；⑤上消化道周围性质不明的肿块（如腹腔内不明原因的肿瘤、淋巴结、肝左叶病变和左肾上腺肿瘤、胆管癌、壶腹癌等）；⑥消化道黏膜下肿瘤，尤其是胃肠间质瘤。

（2）禁忌证：EUS – FNA 的禁忌证如下几项。①患者缺少配合；②已知或怀疑内脏器官穿孔；③术者缺乏经验；④食管重度狭窄；⑤心、肺功能不全。

2. 术前准备

（1）患者准备：术前准备与常规超声内镜相同。检查前，需详细了解病史资料，了解患者的凝血功能和心肺功能等，最好先行常规胃、肠镜检查以作为参考。胃镜超声需常规禁食 6h，对怀疑有胃排空障碍或者幽门不全梗阻的患者禁食时间需延长；无论是采用咽部局部麻醉还是采用全身麻醉，术前均需口服去泡剂；肠镜超声则常规需进行肠道准备。为避免胃肠蠕动造成的干扰，术前可注射安定及 654 – 2 等药物。

（2）器械方面：常用于穿刺的超声内镜探头有两种类型，即线阵扫描型和旋转扇扫描型。最常用的探头为线阵扫描型，其扫描方向与穿刺针道平行，可以清楚显示针道，临床应用中根据不同的治疗目的选用不同类型的超声内镜。目前常用的穿刺针有 Wilson – Cook 针、GIP 穿刺针等。

3. 操作方法　按 EUS – FNA 常规操作方法将探头插至病灶附近，显示病灶及其周边血流分布情况，避开血管及重要结构，选择合适的穿刺路径以及穿刺深度。在超声引导下将穿刺针经管壁刺入病灶，在 10mmHg 负压下反复插抽 3 ~ 5 次，拔出穿刺针，将所抽吸出的组织液及组织碎片进行涂片，如果抽吸出组织条，则放入甲醛溶液中固定，并及时送病理科检查。如果抽吸物量和（或）形状不理想，则重复上述步骤穿刺 2 ~ 3 次。穿刺结束后观察穿刺点，如无明显出血，即可退镜，完成操作。

4. 术后处理　一般无特殊处理，术后可给予止血、抗感染等治疗。

5. 并发症　EUS – FNA 的并发症发生率较低，主要包括出血、穿孔、感染、吸入性肺炎等。

由于 EUS – FNA 取材仅能做细胞学检查，有时对病变性质难以做出正确的判断。近年来有人采用内镜超声下的切割针（trucut needle），可以在内镜超声引导下对病变进行切割活检，大大提高了取材质量，可以取得完整的组织条，进行组织学诊断。

6. 临床应用价值　EUS 具有超声探头频率高和对病灶分辨率高的优点，且探头能紧贴十二指肠壁和胃壁对胰腺各部分进行近距离的扫描，还可在水囊联合脱气水浸没的方法下能在探头与消化管壁之间形成良好的声场，因此，EUS 是目前临床上使用的各种影像技术中对胰腺显示最好的方法之一。

二、超声内镜介导下细针注射术

EUS 介导下细针注射技术（EUS – guided fine – needle injection，EUS – FNI）是在 EUS 引导下将药物通过穿刺针注射到病灶局部，以达到预期的治疗目的。目前使用较成熟技术的有 EUS 介导下的腹腔神经丛阻滞（EUS – guided celiac plexus neurolysis，EUS – CPN）和 EUS 介导下注射肉毒杆菌毒素治疗贲门失弛缓症等。

（一）EUS 介导下的腹腔神经丛阻滞（EUS – CPN）

慢性胰腺炎及晚期腹腔肿瘤（如胰腺癌等）所致的剧烈腹痛治疗比较困难，疗效差，临床上多使用中枢性镇痛药物，不良反应大，易成瘾。应用超声内镜介导将神经破坏剂注射于腹腔神经丛，可治疗此类疾病所引起的剧烈腹痛。腹腔神经节位于腹主动脉的前侧方，腹腔神经节与腹腔干根部的相对关系比较固定，在 EUS 下可以清晰显示，所以 EUS 可以较为准确地对腹腔神经节进行定位。在 EUS 介导下对腹腔神经节区域注射局部麻醉药、神经破坏剂或糖皮质激素，通过阻滞、毁损相关神经丛从而中断痛觉通路或消除局部炎症，达到止痛目的。

1. 适应证　一般来说，适合做 EUS – CPN 的患者为无法通过切除肿瘤来缓解疼痛的晚期肿瘤患者，并且给予非侵入性治疗方法（药物镇痛等）疗效不佳者，慢性胰腺炎顽固性疼痛的患者等。

2. 术前准备　同一般胃镜超声检查，常用阻滞剂为无水乙醇、丁哌卡因等，有时可加入少量糖皮质激素等。

3. 操作方法　EUS – CPN 操作：用超声探头在胃内显示腹主动脉后，沿腹主动脉追踪至腹腔干，以彩色多普勒加以证实。显示肝总动脉和脾动脉位置后即可确定腹腔神经丛，用穿刺针经胃后壁穿刺至此区域后，回抽确认为穿刺入血管后即可在腹腔干两侧注入阻滞剂。注射后超声影像显示云雾状高回声区即成功。

4. 术后处理　一般术后禁食 6h，常规应用抗生素，若无不适则无需特殊处理。术前及术后 48h、1 周、4 周、12 周填写视觉疼痛类比量表（VAS）进行评分，评估疗效。

5. 并发症

（1）腹泻：由于 CPN 阻断了交感神经，使小肠运动加强，导致患者产生严重的腹泻。

（2）低血压：CPN 阻断交感干可使血压下降，引起体位性低血压，多为短暂性，可通过补液及血管加压药物加以改善。

（3）酒精中毒症状：表现为脉搏增快、面红、出冷汗等，少数患者可引起神经损伤，严重者可引起半身不遂、脊髓缺血等。

（二）EUS 介导下注射肉毒杆菌毒素治疗贲门失弛缓症

应用线阵扫描型超声内镜引导可准确地对食管括约肌注射肉毒杆菌毒素，最大限度地阻断神经-肌肉接头，以达到治疗贲门失弛缓症的目的。与一般内镜下注射相比，EUS 引导可以准确将肉毒杆菌毒素注射入增厚的肌层内，疗效更可靠，是治疗贲门失弛缓症安全、微创的方法之一，可作为贲门失弛缓症扩张治疗的补充。

（三）内镜超声介导下肿瘤局部注射治疗

利用其准确定位的特点，近年来有学者提出将其应用于肿瘤的局部注射，这无疑为肿瘤的治疗又提供了一种崭新的手段。EUS 引导下肿瘤的局部注射主要针对失去根治手术机会或术后复发的上消化道及其周围的恶性肿瘤，如某些纵隔肿瘤和胰腺肿瘤等。化疗药物或其他抗肿瘤药物采用局部注射的方式可以提高局部治疗的效果，减少用药剂量，减少药物的毒性反应。EUS 引导下不仅定位准确，而且穿刺路径短，大大减少损伤和药物外漏造成的并发症，尤其是采用有多普勒功能的 EUS，可以应用彩色血流图或彩色多普勒能量图了解病变周围的血管和肿瘤的血运情况，以减少血管损伤。局部注射的药物一般分为两种：①免疫治疗药物：免疫治疗是新兴的抗肿瘤疗法，通过生物学效应调节剂（biological response modifier，BRM）直接或间接修饰宿主-肿瘤的相互关系，从而改变宿主对肿瘤细胞的生物学应答，抑制肿瘤生长。通过超声内镜将 BRM 直接注入肿瘤内为消化系统肿瘤治疗提供了新的疗法。Chang 等报道 8 例不能手术切除的胰腺癌患者，在超声内镜介导下用 22G、10cm 穿刺针将同种淋巴细胞培养液准确注入胰腺癌内，结果 3 例患者肿瘤缩小，生存期中位数为13.2 个月（4.2~36 个月），未见剂量相关的毒性反应；②基因治疗药物：可以将携带抑癌基因的腺病毒载体注入瘤体内进行基因治疗。Bedford 等将携带野生型 p53 基因的腺病毒载体 Onyx-015 通过超声内镜介导注入胰腺癌内获得成功，结果 21 例患者中 4 例肿瘤缩小，67% 的患者生存期超过 6 个月，无胰腺炎、出血等并发症。超声内镜引导下胰腺癌免疫及基因治疗是近两年来胰腺肿瘤治疗的新进展，为中晚期胰腺癌的治疗提供了新思路，具有广阔的临床应用前景。

三、EUS 介导下射频切除技术（EUS-RFA）

经皮射频消融术适用于局灶性肿瘤组织的摧毁，特别是肝实质性肿瘤和肝血管瘤等。其他的治疗方法还包括冷凝、微波、光动力、激光和无水乙醇注射等。在 EUS 介导下，将带有射频发生器的穿刺针刺入深部肿瘤组织内，然后以射频高温使肿瘤组织发生坏死从而达到治疗目的。EUS 介导消融治疗有望被用于治疗小的胰腺内分泌肿瘤、不可切除的晚期胰腺癌及肝左叶肿瘤。

四、EUS 介导放射性粒子植入技术

放射性粒子组织间照射是一种治疗恶性肿瘤的新兴治疗手段。对于无法行切除术的晚期胰腺癌患者，术中在胰腺植入放射性粒子 ^{125}I 可以有效缓解癌性疼痛，延长患者生存时间。EUS 因其创伤小、相对安全等方面的优势为粒子植入技术的开展创造了良好的条件。

1. 操作方法　常见的放射性 ^{125}I 密封粒源直径为 0.5~0.8mm，可选用 19G 以上穿刺针。操作时对病变处进行多切面扫查，全面了解肿瘤的位置、形态、大小及肿瘤与周围血管、组织的关系，选择最佳穿刺点及穿刺途径。用彩色多普勒了解肿瘤血供情况，避开胰腺内血管、胰管及周围重要组织，通过穿刺针穿刺植入。针尖达瘤体远端 0.5cm 处植入第一枚粒子，每退 1~1.5cm 植入一枚粒子直至近段瘤体边缘。更换针道后按上述方法继续植入，平

均每个针道植入 3~4 枚粒子。放置完毕后超声多切面扫查粒子在瘤体内的分布情况，稀疏处可补充种植。

2. 并发症

（1）胰瘘：可伴发腹腔感染，严重者并发脓毒血症。

（2）胃肠道反应：因植入粒子离胃、十二指肠较近，可引起放射性炎症，出现不同程度的胃肠道症状，如恶心、呕吐等，并可能形成胃、十二指肠溃疡。

五、EUS 介导下的胆胰疾病引流技术

（一）胰腺假性囊肿胃内置管引流术

胰腺假性囊肿多发生于急、慢性胰腺炎和胰腺创伤以后，若不治疗可引起破裂、出血、感染、压迫周围器官造成梗阻等并发症。外科手术引流是最常见的治疗方法，疗效确切，但并发症较多。超声内镜介导下胰腺囊肿内引流术是近 10 年来胰腺假性囊肿治疗的最新技术，1992 年 Grimm 等首先在线阵扫描型超声内镜介导下，成功进行了胰腺假性囊肿胃内置管引流术。1998 年 Vilmann 等应用大孔道治疗性超声内镜行胰腺假性囊肿 – 胃内置管引流术，并成功放置 8.5Fr 内支架。近年来在有条件的大型医疗中心，超声内镜引导下胰腺假性囊肿内引流术已逐渐取代单纯内镜下引流术。

1. 适应证　超声内镜介导下胰腺假性囊肿胃内置管引流术的主要优点如下：①准确确定囊肿壁与胃、十二指肠壁的距离及其间是否存在较大的血管，以选择最佳穿刺点；②可清楚显示穿刺及置管的全过程，避免穿刺针刺透囊壁；③能观察到囊肿缩小及消失的过程，由此判定治疗效果。

目前适应证较为广泛。只要囊肿已经成熟，囊肿壁与胃肠道壁之间的最短距离小于1cm，即使囊肿未突入胃腔造成压迫，也可在 EUS 介导下行穿刺引流术。感染性囊肿中也可通过超声内镜介导下胰腺囊肿置管引流术进行治疗。此外，还可放置鼻囊肿引流管（naso-cystic drainage），通过引流管注入抗生素冲洗囊腔，作为一种临时性引流措施，鼻囊肿引流疗效确切，操作相对简便，感染控制后还可再更换内支架，进一步引流囊肿，促进囊肿消失。

2. 操作方法　术前可行体表超声、CT 等检查了解胰腺囊肿与周围脏器、血管的毗邻关系。超声内镜显示病灶并找出胃壁与囊肿的最佳穿刺点及穿刺途径。以穿刺针穿过胃壁及囊肿壁，若穿刺困难者可应用针形切开刀穿刺。将导丝沿穿刺针道在 X 线引导下送入囊肿内，沿导丝置入支架后可见棕色囊液经支架胃内端流出。术后按常规予以禁食、抗感染、补液处理。

3. 并发症　其主要并发症包括出血、穿孔等。

（二）超声引导下胆管引流

经十二指肠逆行胰胆管造影（ERCP）以及相应的支架治疗在解除胆、胰管梗阻方面作用显著，但有 10%~15% 的患者因为十二指肠乳头的通路被阻断（如肿瘤浸润、压迫等），ERCP 较难开展，而经皮肝胆管穿刺造影及引流（PTCD）并发症较多且外引流十分不便，此时 EUS 可发挥其不可替代的作用。在 EUS 介导下选择合适的位置，避开血管，将穿刺针刺入胆管，并置入导丝，再通过导丝将支架置入，从而使胆道狭窄得到解除。

在胰胆疾病引流中，EUS 的作用主要是介导穿刺，由于 EUS 可以清楚显示穿刺路径，减少血管损伤；同时，胃肠道内引流也可以减少感染的发生。因此，EUS 介导下的引流技术在将来的应用会越来越广泛。

（张　锐）

第十七节　内镜下胆管塑料支架引流术

相对于内镜下鼻胆管引流术，内镜下胆管塑料支架的植入将免除了患者口口因及鼻腔的不适，也不至于影响患者的进食及仪表。但其植入后无法观察到胆汁的引流情况，无法进行冲洗等，在进行治疗选择时应进行综合的、充分的评估。

适应证基本同鼻胆管引流术，尤其适用于：①胆管结石而患者无法耐受手术，及不宜进行 EST 及内镜下取石术者；②作为胆管结石手术前的准备；③恶性肿瘤所致的胆道梗阻，未确定能否进行手术，或未决定植入金属支架者；④胆漏患者的较长时间的引流；⑤良性胆管狭窄扩张后的内支撑及引流，必要时可于适时植入多个支架以增加对狭窄部位的扩张效果及引流质量。对于有胆管引流需要，伴有食管胃底静脉曲张而不宜进行鼻胆管引流的患者，可考虑于谨慎操作下，植入塑料支架进行胆管引流。

临床上使用的胆管塑料支架有不同的形状、大小及长度，术时根据情况选择合适的支架。操作时尚需使用与胆管支架相匹配的支架推送器，其包括内支撑导管及其外的推送管，两者在操控端可相互固定。其他器械基本同鼻胆管引流术。

于进行 ERCP 确立诊断：①明确胆管塑料支架引流术的必要性及可行性，并将导丝植入至预定位置，必要时先用胆管扩张探条对狭窄部位进行扩张；②选择所需胆管塑料支架，安装于与相匹配的支架推送器及保护支架倒刺进入内镜治疗通道的保护管；③抬起内镜的器械抬举器，将安装好的支架及推送器沿导丝由内镜治疗通道送入，并注意利用保护管保护支架倒刺进入内镜治疗通道。当感觉有阻力时，放下抬举器，继续送入推送器，至其置管导管送出内镜外，再抬起抬举器，利用抬举器将内支撑导管推入胆管内，然后再放下抬举器，送入推送器，再抬起抬举器将内支撑导管进一步送入胆管内，如此反复，直至达到理想深度；④释放推送器的内支撑导管与推送管间的固定钮，保持内支撑导管位置不变，利用推送管将胆管支架依上述方法送至胆管预定位置，保留支架末端倒刺及其以下部分于乳头外的十二指肠内；⑤于推送器顶住支架末端的同时，将内支撑导管及其内的导丝退出，直至内支撑导管完全脱离支架后可见胆汁涌出，再将整个推送器连同导丝一起拉出内镜外，最后将内镜退出而完成胆管支架置入引流术；⑥对于肝门部肿瘤累及左右肝管者，须同时植入两个支架，分别至左右肝管病变部位以上，方能达到满意的引流目的。如无法同时进行左右肝管置管，应争取将支架植入右肝管内，以引流更多的胆汁。但由于右肝管分支前的肝管相对较短，肝门部肿瘤易于累及右肝管的多个分支，从而影响右侧肝管支架的引流效果，此种情况下将单个支架植入左肝管对于胆汁引流及改善肝脏功能可能更为有利。植入双支架前须先将两根导丝分别植入左右肝管内，并据需要对胆管狭窄部进行适当的扩张。建议将第一个支架植入操作相对较为困难的肝管，常为左肝管，然后再沿另一导丝植入另一支架。操作过程中注意保持导丝的位置，防止因导丝移位脱出而影响操作。为防在植入第二个支架时引起第一个支架的移位，可于植入第一个支架后退出支架推送器而保留导丝，以利于支架移位时的调整。

当引流不再需要，或支架出现阻塞时，应于内镜下利用圈套器、网篮或鼠齿钳抓持支架后从内镜治疗通道拉出，或随内镜一同退出。

必要时于拔除被阻塞支架后，在内镜下，按上述方法，植入新的支架。但部分病变部位高度狭窄的病例，拔除支架后诊疗器械通过狭窄部位可能很困难。如能利用 Soehendra 引流器转换器，将能在拔除支架的同时，保持原胆管通道，便于沿原通道植入新的支架。其基本步骤为：①将万用导管＋标准导丝送入内镜通道，调整内镜使万用导管前端插入支架开口内，或将标准导丝稍推出于万用导管外，在导丝的协助下将万用导管插入支架开口内；②捻进标准导丝使其进入支架内，在透视监测下将导丝送入肝内胆管，保留导丝并退出万用导管；③沿导丝插入与支架内径一致的 Soehendra 引流管置换器；④当置换器前端达到支架开口时，使镜端远离支架开口并调整内镜位置，以使置换器与支架保持同一轴向，将置换器轻推至支架开口并稍加压力，用手按顺时针方向旋转置换器，直至置换器前端嵌入支架内；⑤透视下保持导丝位置不变，将支架随置换器一同退出内镜治疗通道；⑥沿导丝植入新的支架。

（史志红）

第十八节　内镜下胆管金属支架引流术

对于无法实施根治性手术的恶性胆管梗阻者，应争取植入胆管金属支架以达到更持久的引流效果，并避免多次更换胆管塑料支架的麻烦，及因塑料支架的引流不畅及容易堵塞性而可能导管感染，进一步加重患者病情及经济负担。部分顽固胆管良性狭窄的病例，可慎重考虑金属支架的植入引流。

金属胆管支架的类型多种多样，并不断得到改进以更适应于临床的需要，支架张开后直径可达 0.8~1.0cm，有的可达 1.2cm，长度规格多种，并有带膜与不带膜的支架，可根据情况选用。

不论何种将金属支架，出厂前均被压缩在支架推送管上，套以限制其张开的外套管。推送管中间可通过导丝，前端有不透 X 线的数个标志，利于操作时的定位。外套管上有可连接注射器的接头。使用前轻揉并稍弯曲支架部分，并经外套管上的注射器接头注入生理盐水达支架部位，以利于支架的释放。

先常规进行 ERCP，确认病变部位，并利用造影导管或切开刀导管内的导丝测量病变段的长度，以及病变上缘至乳头开口处的距离，作为选择支架长度的依据。如将支架完全植入于胆管内，则选择的支架以越过病变的上下两端各 2cm 为度。如果要将支架末端露于乳头开口外，则以支架植入后超过病变上缘 2cm，露出于乳头开口 1cm 为度进行选择。

多数肿瘤性狭窄者植入金属支架前需用扩张探条进行扩张。而对于要将支架末端露出于乳头开口外的病例，支架植入前实施 EST 可减少支架压迫胰管开口而影响胰液的排泄。

将装有金属支架的推送管沿导丝从内镜通道送入，至内镜抬举器时放下抬举器，推出推送管，再将抬举器上抬，借助抬举器将推送管逐步推入胆管内。于 X 线透视下将支架推至预定位置后，助手释放支架推送管与外套管的连接，在保持推送管位置不变的同时，后退支架外套管，缓慢将胆管金属支架释放，直至支架完全张开后小心地将支架推送管、外套管及导丝退出内镜通道，吸引胃肠内积气后退出内镜。

支架部分张开后如位置过高，可将整套系统下拉而调整了支架头端的位置。但部分张开的支架没法再向上方推进，此点应予注意。释放支架前应将支架头端处于宁高莫低的位置，以留有调节的余地。一些支架在张开达一定的限度前，通过回拉支架推送管可前推外套管可将部分张开的金属支架缩回至套管内，调整时较为方便。

带膜的金属支架可限制肿瘤向支架网眼的生长而延缓支架被堵塞的速度。支架被堵塞后，可于支架内植入另一个枚金属支架，或植入单个或多个塑料支架以解除梗阻。

肝门部肿瘤者，宜于左右肝管内各植入一个金属支架。植入的方法类似于塑料双支架的植入，先于左右肝管内各植入一根导丝，再分别植入金属胆管支架。仍选择难于操作的肝管植入第一个支架，然后再植入另一个支架。有厂家已开发出支架中部有较大的网眼，先将支架植入一侧肝管（如左肝管）后，通过位于另一侧肝管（右肝管）开口的支架网眼将另一个普通金属支架植入右肝管，而使植入的两个金属支架呈 Y 形结构。其优点是，不会出现两个支架于肝总管狭窄部相互挤压而影响引流，但左肝管的胆汁只能通过右肝管支架的网眼引流，另外支架没能带膜，以及大的网眼可能利于肿瘤的向内生长，容易导致支架的堵塞。

（王　勇）

第十九节　内镜下鼻胆管引流术

内镜下鼻胆管引流术（endoscopic nasobiliary drainage，ENBD）是通过十二指肠镜，将鼻胆管置入胆管合适部位，最后从患者一侧鼻腔引出，达到对胆管阻塞部位或病变部位以上胆汁引流至体外的内镜下治疗方法。通过鼻胆管，尚可进行反复胆管冲洗以协助治疗，并可经鼻胆管注入造影剂直接进行胆管造影，已成为胆管短期引流的常用方法而广为内镜医师所接受。

ENBD 主要应用于：①急性梗阻性化脓性胆管炎；②急性胆源性胰腺炎；③胆管结石合并感染的外科术前或内镜取石术前引流，或乳头括约肌切开及取石术后为防止结石残留或乳头水肿梗阻时，或行胆管结石震波碎石前；④胆囊切除术或肝移植等胆道术后出现的胆漏或吻合口狭窄，或创伤性胆漏或胆管局部狭窄；⑤原发性或转移性肿瘤所致的胆道梗阻；⑥胆管的良性狭窄。

凡有 ERCP 禁忌的患者，不宜实施 ENBD。另外，由于引流管需经由胃腔及食管，故不适宜于有食管胃底静脉曲张的患者。后者确需进行胆汁引流时，可考虑在谨慎操作的情况下，置入胆管支架进行内引流处理。

根据病变情况及治疗需要，可选择不同类型及大小的鼻胆管。临床上常用的鼻胆管前端有直形、弯曲及猪尾形之分，直径常为 6Fr ~ 10Fr，以 8Fr ~ 10Fr 最为常用。

在实施 ERCP 及必要的 EST 基础上，根据病变性质及、部位以及治疗需要，选择所需的鼻胆管，检查其通畅性：①于内镜下借助切开刀或造影导管等，将引导导丝植入预定的鼻胆管引流部位以上；②在保持内镜器械抬举器抬起的状态下，将鼻胆管沿导丝送入，至有阻力时，放下抬举器，将鼻胆管送入肠腔，再抬起抬举器，将鼻胆管送入胆管，如此反复，直至鼻胆管达到理想位置后，退出导丝。将鼻胆管送入胆管的操作应依靠抬举内镜的器械抬举器而完成，操作的方法是：在放低器械抬举器的同时，术者将鼻胆管向内镜通道推送，然后抬举器械抬举器将已送入肠腔内的鼻胆管推入胆管内；③继续送入鼻胆管的同时，同步退出内镜。此时应在透视监测下进行，以防鼻胆管滑脱移位。内镜退出后，助手应固定好引流管防止其移位；④将鼻引导管经一侧鼻腔进入咽喉部后，术者用手指感觉并将其带出患者口腔外，或在照明下用外科持物钳将鼻引导管钳住后随其向鼻腔内送入的同时拉出患者口腔外，保持鼻胆管没有扭结，及鼻胆管与鼻引导管没有交叉的情况下，将鼻胆管插入鼻引导管约10cm后，两者一同从患者鼻腔拉出。于鼻胆管将近完全缩进口腔时，术者用左手中示指夹住鼻胆管的靠近胆管部，在保持鼻胆管没有扭结的情况下，于右手将鼻胆管从患者鼻腔外拉的同时，左手辅助鼻胆管回缩至咽喉部并维持其成直线状态。于透视下调整鼻胆管，使其勿在胃内打弯，并在胃内及十二指肠内形成理想的盘绕圈。胃内的鼻胆引流管应位于胃小弯位置；⑤将鼻胆管固定于引流管通过的鼻孔的同侧面部。先用胶布将鼻胆管固定鼻翼，并使其不要压迫鼻腔，再将鼻胆管扭转使打弯成圈后套于患者耳朵上，再用胶布固定于面部。这样可保证鼻胆管不易于被牵拉而移位、滑脱，也能减少患者的不适感；⑥鼻胆管外接引流袋或引流瓶，必要时可采用负压引流，以减轻胆管内压力。

对于肿瘤或炎性狭窄，鼻胆管通过有困难者，需于进行鼻胆管引流前先对狭窄部位进行扩张。根据狭窄程度及将要植入的鼻胆管的大小，采用不同规格的胆道扩张探条对狭窄部位进行扩张。一般以与鼻胆管相同或相近大小型号的扩张探条扩张后即可植入鼻胆管。对狭窄严重者，可从小型号的扩张探条开始进行扩张，逐渐过渡到理想的规格，然后再植入鼻胆管。扩张前先植入导丝作为引导，沿导丝将扩张探条扩张标志跨越狭窄部以上，停留片刻，必要时来回数次以增加扩张效果。退出扩张探条，保留导丝，再沿导丝植入鼻胆管。

对于左肝管或右肝管进行引流时，可选用专门针对左肝管或右肝管引流的直头形鼻胆管，插至左肝管或右肝管病变部位以上进行引流。

（刘国通）

第十六章

ERCP 及胆道内镜介入治疗

第一节 概述

经内镜逆行胰胆管造影术（ERCP）是 20 世纪 60 年代后期发展起来的一项崭新的内镜诊疗技术，最初用于胰胆管疾病的诊断。自 1973 年、1974 年 Kawai 及 Classen 分别报道乳头括约肌切开术（EST）以来，内镜诊治胆胰疾病的范围日益扩展。1979 年安戎、周岱云、鲁焕章相继把此技术引进国内，技术水平也不断提高。近 20 余年来，随着影像学技术的不断发展，就诊断而言，磁共振胰胆管成像术（MRCP）已逐步取代 ERCP，成为胰胆管疾病诊断方法的首选，其具有无创、无放射线照射、不需造影剂等优点，是观察胰胆管结构的良好方法，而 ERCP 逐渐转向胰胆管疾病的治疗。内镜技术的问世被誉为是医学史上的一次革命，具有划时代意义。更大的变革在治疗方面，产生了"内镜外科"和"微创手术"的新概念，由于内镜技术的介入，胆胰疾病的诊治已经进入了一个精密检查和治疗的新时代。

回顾 ERCP 治疗胆胰疾病的历史，EST 是内镜外科的典型代表，开创了内镜外科的先河，目前已成为胆管结石的主要治疗手段，并还衍生出很多相应的治疗方法；1975 年竹胺、中村等人介绍了经口胰胆管镜诊疗技术，同年川井等开展了内镜鼻胆内引流术（endoscopic nasobiliary drainage，ENBD）治疗化脓性胆管炎；自 1976 年相继报道了经十二指肠镜套取胆道蛔虫；1980 年 Soehendra 首创经口经十二指肠乳头的胆管内引流术（retrograde biliary drainage，ERBD）；1982 年 Siegel 报道了胰胆管狭窄的经十二指肠镜下的水囊胆管扩张术；1983 年 Stantiz 创用对乳头括约肌损伤较小的有望可取代部分 EST 的经内镜十二指肠乳头气囊扩张术（endoscopic papillosphincter balloon dilatation，EPBD）治疗胆总管结石和十二指肠乳头狭窄；1985 年他又创用了药物松弛十二指肠括约肌后行内镜下非 EST 胆管取石的技术；同年 Carrasco 等率先将原用于血管内的可膨胀式金属支架应用于胆管狭窄的治疗（endoscopic biliaymetal stent drairrage，EBMSD），1989 年始在世界范围内广泛用于胆管恶性梗阻的减黄治疗。近年随着腔内超声技术的发展，相继开展了胰胆管内的腔内超声检查（intraductal ultrasonography，intraductal ultrasonography，IDUS），这些技术弥补了 ERCP 仅能观察管腔形态，不能观察壁内或实质内病变的缺陷。上述十二指肠镜技术单独或联合应用已成为诊治胆道疾病的重要手段。当前胆道外科疾病的治疗形势是：胆总管结石和十二指肠乳头狭窄的 80% 可用 EST（或 EPBD）或配以相关技术从胆管取出结石；良性胆道狭窄的 70% 左右可用内镜下气囊扩张术或经皮经肝胆管内置导管扩张术来处理；晚期的胆管恶性梗阻可用经十二

· 527 ·

指肠镜或经皮经肝的胆管置管内外引流术缓解症状，提高生存质量；重症化脓性胆管炎和胰腺炎常需先行 EST（或 ENBD）治疗；部分胆肠吻合术后再狭窄可用经皮经肝的气囊扩张术或置管术，或十二指肠镜下吻合口气囊扩张术来治疗。

（赵银彪）

第二节　内镜下逆行胰胆管造影术

　　ERCP 即内镜下逆行胰胆管造影，是将十二指肠镜插至十二指肠降段，找到十二指肠乳头，经内镜活检孔道插入一造影导管，并进入乳头开口部、胆管或胰管内，注入造影剂，做 X 线胰胆管造影。ERCP 是一种无创或微创肝、胆、胰系疾病重要的诊治方法。

　　ERCP 对胆总管结石的诊断准确率为 92.1%～94.6%，肝内胆管显影率为 86.6%，诊断符合率 96.6%，ERCP 表现为胆管充盈缺损，不同于肿瘤之不规则狭窄。ERCP 不仅可直观胆石的大小、数目、部位等，而且可进行活检及细胞学检查。ERCP 在早期诊断胆管癌方面明显优于 B 超及 CT 检查，其诊断符合率达 90.3%，高于 B 超的 80.7% 和 CT 的 85%，并能清晰地显示胆道系统的全貌，对治疗及手术方案选择有重要价值。ERCP 可为 87% 的 Oddi 括约肌功能紊乱（sphincter of oddi dysfunction，SOD）患者找到其阳性病变，如胆总管和/或肝内、外胆管残余结石占 36.1%，胆总管炎性扩张或狭窄为 17.6%，胆囊管残留过长为 6.5%，胆道损伤 1.8%，ERCP 检查可作为继发性 Oddi 括约肌功能紊乱病因诊断的首选方法。ERCP 可对慢性胰腺炎的病变部位、范围和程度做出诊断，其阳性率和准确率均较高。一组 ERCP 诊断的慢性胰腺炎 64 例，其中重度慢性胰腺炎 11 例，中度 28 例，轻度 25 例，ERCP 表现为胰管不整、扩张、结石、梗阻、狭窄和/或囊肿，以及胆总管胰腺部狭窄等。由于胰腺癌多起源于胰管上皮细胞，故早期就可引起胰管狭窄或梗阻、扩张和移位，所以 ERCP 对发现早期胰腺癌有重要意义。胰头癌时可引起胆总管、主胰管梗阻，出现"双管征"影像，ERCP 诊断准确率高于超声扫描或 CT，可达 95%。通过 ERCP 收集胰液做脱落细胞学检查，对胰腺癌诊断阳性率可达 75%。ERCP 是确诊乳头壶腹癌的首选方法，可见乳头不规则隆起、糜烂、坏死、溃疡及呈菜花样改变等，并可进行活检及内镜直视下刷取细胞取得病理证实。乳头部良性病变最常见为十二指肠乳头旁憩室，ERCP 可直视憩室的大小、形态、乳头及开口方位等。

　　ERCP 术后胰腺炎各种不尽相同的定义导致了概念的混淆。Testoni 和 Bagnolo 分析这些定义，提出建议：ERCP 术后 24h 内的腹痛及血浆淀粉酶高于正常值上限的 5 倍是发生 ERCP 术后胰腺炎最可靠的指征。他们建议制定更好的标准，因为按照上述标准，只有 41.7% 的患者在 ERCP 术 48h 后仍有腹痛及高淀粉酶血症。

　　ERCP 术穿孔率约 1%，死亡率约 16%～18%。Stapler 尝试制定处理穿孔的系统原则。他将穿孔分为 I～Ⅵ型。大多数的穿孔（78%）均在 ERCP 术中得到诊断。回顾性研究发现，十二指肠周围的穿孔发生了 14 例，8 人先行保守治疗，6 人行手术治疗，先行保守治疗的 8 人中有 3 人以后又进行了外科手术。在手术组与非手术组均有一名患者死亡。作者提议医生应掌握两种治疗方法的特点，结合患者全身情况，制定有针对性的治疗方案。ERCP 术后患者出现腹痛的原因主要有：①胆石症发作或梗阻。ERCP 术中可能将肠内细菌通过导管带入胆道内而引起急性感染，或由于胆总管结石发生嵌顿梗阻而出现腹痛。但一般胆绞痛较轻，经常规治疗后症状可缓解。②术后胰腺炎。这是 ERCP 术后最主要并发症之一。当造影注入胰管时，由于压力过大或剂量过多，常可引起上腹部疼痛，停止注射后不久疼痛即消失，但多无严重后果。有 20% ~73% 病可出现一过性血淀粉酶升高，但不伴有急性胰腺炎的临床表现，不能诊断为注射性胰腺炎；若同时有腹痛、发热、血白细胞数增高等表现，则可诊断为注射性胰腺炎，经对症治疗 3~5d 即可恢复正常。③化脓性胆管炎及败血症。是最严重的并发症，多发生于胆管明显狭窄或梗阻者，尤其是用高压注射造影剂强行通过狭窄段，狭窄以上的扩张胆管过度充盈而引流不畅，使感染易于扩散常在造影术后 48~72h 内发生寒战、高热、腹痛、黄疸加深，严重者可出现中毒性休克。应尽早进行胆管减压和胆汁引流术，是挽救患者生命的主要治疗方法。

（赵银彪）

第三节　乳头括约肌切开术

一、适应证逐渐扩大

急性化脓性胆管炎 EST 应作为首选方法，而且要求应在 24h 内行紧急 EST。特别是病情基本稳定，结石不大且数量不多，EST 后能即时清除结石者，如果病情不稳定或估计取石耗时多，可先行鼻胆管引流，待胆管炎控制后再做处理。胆总管合并胆囊结石可考虑实施腹腔镜胆囊切除术（LC），也可行 EST 取石。

二、插镜插管技术的改进

目前 ERCP 插镜、插管技术已基本标准化，但仍有约 5% 的患者插管失败。许多学者做了有意义的尝试，如硝酸甘油能安全有效提高操作成功率，且无明显副作用；术前进行 ER-CP 操作难度分级，有助于术前对患者的准确评估及术后留置鼻胆管、各项临床处理方案的制订；常规 ERCP 失败后可在超声内镜引导下胆管穿刺并进行胆管插管、引流；LC 时探查胆总管并放置胆管支架可提高术后 ERCP 的成功率，减少并发症。

三、取石方法的改进

内镜下激光碎石：用 Nd–YAG 激光器碎石。①非接触法：将光导纤维距结石前 5mm，正面瞄准结石。胆固醇结石为（70~80）W×2s，胆色素结石为 70W×0.5s，反复照射直至破裂。②接触法：将光导纤维末端直接触及结石表面照射 15W×10s，反复照射直至破裂。Neuhuaus 等报道应用新型激光系统（lithognost 激光）有自动瞄准结石系统，即使不在直视下，也不会损伤胆管。③电气水压碎石（EHI）：最好采用双孔道胆道镜，从活检通道滴注生理盐水，使之充满胆道，另一管道以恒压吸引，防止胆道压力过高，用双导共轴电极，瞬时通过高压电流放电，高热使水气化，产生冲击波，传至结石使之破碎。传浩洪等报道 EHI治疗 24 例肝内胆管难取性结石，于术后 4~6 周内 T 管窦道或胆肠吻合皮下预置空肠盲袢置入胆道镜，将碎石电极经胆道镜操作孔道，电极前端需伸出镜端 10mm，直抵结石表面，胆道内须充满生理盐水，实施碎石，需要时隔 3~5d 可再次行 EHI，碎石成功率 100%。

四、操作技术的改进

乳头部结石嵌顿，使受压乳头开口朝下，可将乳头勾起开口顶端，能顺利插入胆总管。也可用针状切开刀在结石上方乳头表面做一切口，并逐一将乳头切开。亦有用自制先端导管仅2mm，刀弦长1.5cm切开刀，插入时将镜面靠近乳头用抬举器用力推送切开刀，可将乳头逐一切开。乳头狭窄无法使切开刀深入胆管，可用针状切开刀于乳头开口部11～12点钟方向做一预备性切口，并逐一切开括约肌，至能看到胆管开口。预切开属高风险操作，并发症发生率约12.5%～14%，随着ERCP操作水平的提高，预切开例数也将减少，但该技术仍有其重要地位：一项包括4 097例内镜下乳头括约肌切开术的研究报道，目前5.3%的病例仍需使用针状刀行预切开。经内镜乳头气囊扩张（EPBO）治疗胆总管结石，按常规ERCP证实胆总管结石<1cm，经造影导管将斑马导丝插入胆总管，然后移去导管，沿斑马导丝将头端带有气囊的5FY导管（气囊长5cm，直径0.8cm，导管长180cm）插入，气囊中部恰好在乳头狭窄区，注入无菌生理盐水，使气囊扩张持续2min，回抽生理盐水，间歇30s后可再行扩张1～2min，一般可见乳头被扩张部位有少许渗血，然后取出气囊导管取石。姚礼庆等报道成功率96.5%。Staritg采用1.5cm直径气囊，可望取出>1.0cm结石，但对部分胆总管不扩张或轻度扩张，若用>0.8cm气囊，易造成胆总管损伤或后腹膜气肿。EPBD的远期疗效，术后乳头括约肌狭窄，结石复发有待进一步观察，周岱云则提出：结石应<0.6cm，数量≤5枚为宜。EPBD并发症较EST为低，因保留乳头括约肌故无肠胆反流之弊。乳头旁憩室：以往被认为是EST危险因素。切开时应注意以下几点：①切口切忌偏向憩室方向，始终与憩室保持一定距离。②对胆总管壁隆起不明显者，可通过导管向胆管内注入生理盐水，使之膨起后再行切开。③对无隆起的憩室内乳头，其壁内段胆总管甚短，可应用气囊导管扩张后取石。④乳头位于憩室底部时，选用推式切开刀。⑤对双侧憩室间乳头，切开刀应沿着两憩室间隆起的十二指肠胆总管皱襞，循序切开。目前已认为乳头旁憩室行EST是一种安全、有效的，能替代外科十二指肠胆总管吻合术。

国外学者对胆总管结石患者行内镜下括约肌切开术（EST）后长达18年的随访发现复发率为5%～24%。EST的长期并发症包括：胆总管结石、乳头狭窄、胆管炎、胆囊炎。Khandekar和Disario回顾了对EST、括约肌成形术、乳头切开术后胆胰管开口狭窄的所有腹痛患者的治疗。手段包括：再次EST和支架置入。内镜治疗对100%的胆管狭窄、57%的胆管/主胰管狭窄、33%的副胰管狭窄的患者有效。故认为内镜疗法缓解由于胆管狭窄引起的疼痛比缓解由于胰管口狭窄引起的疼痛更为有效，而长期放置胰管支架后由支架导致的病变可能是这些患者预后不佳的原因。加拿大研究小组报告6名患者出现的远期并发症：胆道狭窄主要发生在十二指肠壁后，从胆道开口处出现不同距离的狭窄。他们推测这是由于切开对胆道上皮的直接损伤、继发感染和纤维化造成的。所有患者均进行了型号、直径逐渐增加的支架置换：以2～4个月为间隔，直到2或3个10～11.5F的支架置入。所有患者的狭窄均得到解除。取出支架后，随访两年，患者未出现症状。

（赵银彪）

第四节　治疗性胆道镜检查术（TBE）的应用

TBE 在进入 21 世纪后取得了不少重要的进展，但在进步神速的同时，仍然面临不少挑战，有许多问题尚待解决。目前的研究也开始关注 TBE 与腹腔镜技术的比较，肝移植后胆道并发症的处理及成本效益问题。

一、TBE 中的麻醉

良好的麻醉是 TBE 成功操作的前提。目前苯二氮䓬类应用最为广泛，但新药层出不穷，有效改善了麻醉效果，减轻了药物不良反应，减少了患者不适。Krugliak 等通过以脑部 X 线检查法为基础的技术来比较咪达唑仑与异丙酚的麻醉效果。发现服用咪达唑仑的患者室性心动过速极为常见。两组患者的术后遗忘作用均很好，但服用异丙酚者对手术的耐受性更好，术后苏醒时间更短。故认为异丙酚应作为 ERCP 术的首选麻醉剂。Wile 等双盲对照试验研究了在 ERCP 术术前常规使用氟哌利多的效果。他发现使用氟哌利多后患者可减少服用 25% 的地西泮和哌替啶，还可显著减少插管时以及术后的恶心、呕吐，增加患者在术中的顺从性及术后的遗忘作用，且术后苏醒时间并未延长。目前为止，尚未发现其对锥体外系及血流动力学有副作用。故推荐常规使用氟哌利多作为 ERCP 术麻醉的辅助用药。

二、TBE 的插管

使用设计合理的导管后，深部插管的总成功率已达 95%。在深插管的同时，使用括约肌切开器将成为最佳选择，因为这可避免使用标准导管。Schwacha 比较了标准导管与括约肌切开器在胆总管深部插管中的成功率，发现后者初次插管成功率（84%）显著高于前者（62%）（$P = 0.023$）。而且，在初次插管失败的患者中，标准导管组换用括约肌切开器则成功率提高到 94%，而括约肌切开器组换用标准导管成功率只提高到 88%。现已发现全身或局部应用硝酸甘油可以松弛 Oddi 括约肌。有人在乳头表面应用硝酸甘油，以观察是否有助于胆总管插管，结果发现：在乳头表面给予 10mg 硝酸甘油后，60% 的患者的乳头自发性张开，没有发现全身反应。而在给予碱盐泻药后只有 20% 的患者的乳头张开。而且，无论是插管次数，插管时间，还是括约肌预切开率两者均差异显著。但由于局部应用硝酸甘油的短效性（只有 3min 左右），局部使用硝酸甘油并不能有助于胆道插管，可加用硝酸异山梨酯以延长药效。但胆总管插管能否成功更多决定于乳头及胆道的形态，而非 Oddi 括约肌的运动功能。

三、TBE 的并发症

ERCP 术的并发症率约 5% ~ 10%，死亡率约 1%。一次大规模多中心研究探讨了与 ERCP 术相关的并发症及危险因素。尽管预切开率为 18.7%，并发症率仍只有 5%。经过统计学分析发现胰腺炎的显著危险因素包括年龄（不大于 60 岁），预切开术及残留胆石。值得注意的是，并未有何时应行预切开术的固定标准。研究表明，反复插管是胰腺炎的危险因素，而不是预切开术本身。就出血而言，其危险因素是预切开术和 Vater 壶腹乳头开口处的狭窄，此二者可能相互影响，因为乳头狭窄者多需要预先切开括约肌。

（赵银彤）

第五节　经内镜胆管引流

一、外引流

若乳头插管困难，则先做 EST，后将特制导管通过内镜活检通道送入胆管梗阻或病变的近端，使胆管引流畅通（ENBD），可预防 ERCP、EST 后胆道感染。对化脓性胆管炎，不仅引流亦可进行灌洗，注入抗生素，其效果完全可以取代紧急外科手术引流，Lai 等报道急性化脓性胆管炎，鼻胆引流组死亡率 10%，而外科手术组死亡率 32%（P < 0.05）有显著差异。对重症患者可在床边 B 超引导下行 ENBD。对无手术指征恶性胆道梗阻，可从鼻胆管内注入抗肿瘤药物如 5 - Fu。胆道出血，可在鼻胆管内注入止血剂。

二、内引流

EST 后由推管沿导丝推动塑料内置管送入胆总管（ERBD），其一端大部分送入胆总管内，另一端露于十二指肠，此适合不能手术壶腹周围晚期肿瘤患者，对胆总管癌另一端可置于 Oddi 括约肌上方，以防止十二指肠 - 胆道反流，容易发生感染。

三、金属支架引流（EMBD）

用于恶性胆道梗阻的姑息性减黄，但金属支架价格昂贵，操作有一定失败，为确保引流效果提出最好先用鼻胆管过渡引流，确实减黄有效，再改用 EMBE。

3 种内镜胆管引流各自优缺点。ENBD：操作简单，便于观察，特别适合化脓性胆管炎。但长期引流大量胆汁丢失，致水电解质紊乱。ERBD：更符合生理，但有较高阻塞率，采用 9Fr 内置管，平均通畅 3 月。EMBD：畅通期略长，但不易取出，肿瘤易从支架网眼中长入，仍有一定阻塞率，价昂贵。3 种方法可相互转换。

新型支架现状：塑料支架以聚四氟乙烯（Teflon）最佳，其摩擦系数小，胆泥淤积量小，由于 7 - 8Fr 支架直径 1 个月内 1/3 发生阻塞，故目前推荐 10Fr 支架，支架侧孔胆泥易淤积，改用无侧孔，增加倒刺为双排 4 个，不易移脱，金属支架肿瘤易通过网眼长入，Instent 公司研制 Endoccil 支架，缝隙小可预防肿瘤长入，还有可抓着金属丝一端，将支架拆除。

内镜下胰管支架引流术：内镜下胰管支架引流术（endoscopic retrograde pancreatic drainage，ERPD）即内镜下胰管支架置入术。近 10 年来，随着内镜技术的发展，胰管支架引流术在胰腺疾病内镜介入治疗中广泛应用，并因疗效确切、创伤小且安全而日趋受到人们的关注。胰管狭窄是慢性胰腺炎常见的形态学改变，可引起腹痛、胰腺炎反复发作及胰腺外分泌功能不足等。内镜下胰管内引流术已作为胰管狭窄的常规治疗手段并取得了良好疗效，插管成功率达 72% ~ 100%，放置支架后 70% ~ 95% 的患者疼痛可获得缓解。胰腺分裂症是较为常见的先天性胰腺解剖异常，ERCP 检出率为 2% ~ 8%，患者大部分胰液通过一个很小的副乳头排泄，副乳头基础压高于主乳头有助于诊断。胰腺分裂症的内镜治疗主要为放置支架引流，症状缓解率为 83% ~ 90%。同样，ERPD 也可用于胰腺假性囊肿和胰瘘的引流治疗。胰腺癌患者往往有严重的腹痛，主要原因是主胰管梗阻继发胰管内高压，因此，选择性应用内镜支架引流是控制胰腺癌患者梗阻性腹痛的一种安全有效的疗法。

（赵银彪）

第六节　内镜下乳头括约肌气囊扩张术

EST 及内镜下胆管取石术毕竟是一种有创伤性的治疗方法，亦会引起相应的一些并发症，甚至危及患者生命。因此，近年已有报告在不破坏 Oddi 括约肌及保持乳头括约肌完整性的前提下，通过气囊导管扩张，扩大乳头开口，以便结石能顺利取出，其优点是保留了乳头括约肌正常生理功能，而不会引起 EST 后出血、穿孔等并发症。内镜下乳头括约肌气囊扩张术是近年来开展的一种新技术，有人报告在不切开乳头括约肌的情况下治疗 18 例胆管结石患者，结果结石全部被取出，结石大小为 2～10mm，平均 6mm，其中 7 例是在用气囊导管将乳头扩张后取出的，术后 1 例发生胰腺炎。多数学者认为，这种不做乳头括约肌切开而取石的最佳适应证为结石 ≤10mm，且无乳头及胆总管的狭窄，或对乳头括约肌切开高危患者（如胆总管不扩张等因素）的治疗。良性胆管狭窄，如硬化性胆管炎，手术胆管损伤所致狭窄，可将特制气囊导管充气扩张，持续 2～3min，可有效解除胆道梗阻。EST 还可以应用于原发性硬化性胆管炎的治疗。原发性硬化性胆管炎（PSC），是一种慢性胆汁淤积性疾病，涉及肝内外胆管，终发展至肝硬化、肝衰竭。尽管 ERCP 术可以明确诊断，还可对有明显狭窄者进行治疗，但其并发症率较高，尤其是感染。在一项研究中对考虑存在 PSC 的 83 名患者行 ERCP 术的早期并发症情况，有 9% 的患者发生并发症，胆管炎只占 2%。研究者认为对于无临床症状者，ERCP 术并发症发生少，而有症状患者则并发症率较高，但总体而言，ERCP 术仍是 PSC 有效的治疗手段。PSC 患者中有 15%～20% 有明显胆道狭窄，治疗方法包括球囊扩张以及短期内支架置入。球囊扩张易早期复发狭窄，而支架置入则还需取出，且有发生堵塞的危险，支架放置的最佳时间也不确定。Linder 和 Soderland 报道，尽管内镜操作成功率很高，仍有 1/3 患者发生胆管炎，且 50% 的患者临床症状无明显改善。随访中有 5 名患者死于胆管癌。对 71 名有明显狭窄患者的回顾发现，2 年随访中，球囊扩张后支架置入的效果并不优于单独行球囊扩张者。支架组的并发症和急性胆管炎的发生率较高。经皮支架置入者较内镜支架置入者并发症更多。Baluyut 回顾性研究了内镜治疗对 63 名 PSC 患者生存期的影响，发现只有 1 名患者发生胆管炎。尽管在 34 个月的随访中 5 人罹患胆管癌，但接受多次内镜治疗的患者其 5 年生存率明显高于预期的 5 年生存率。研究者认为内镜治疗对提高 PSC 和胆道明显狭窄患者生存率有益。亦有人认为成功的内镜治疗可延缓肝移植的时间，不过这提出一个新问题：这种延缓对很可能发生恶变的患者到底有益还是有害？由于目前早期发现胆管癌的技术缺乏敏感性，所以尚待研究。

（赵银彪）

第七节　经内镜逆行胆囊插管溶石疗法

应用 TJF 型内镜，不需先行 EST，将导丝插入胆总管后沿导丝通过胆总管导管，注入造影剂显示胆道，将两管推至胆囊管、胆总管开口处，退出导丝，将胆总管导管钩住胆囊管开口，将内有导丝聚四氟乙烯管，沿导丝套入末端成猪尾状聚乙烯管，按鼻胆引流术的方式，将聚乙烯管另一端置于体外。药物灌注：以丙基叔丁醚（PTBE）最佳，溶胆固醇结石，时间 2.5～16h（平均 5.6h），结石溶解率 95% 以上，完全溶解率 57%。

（赵银彪）

第八节　胆总管结石处理

一、球囊扩张与 EST

胆总管结石的治疗方法，除 EST 外，内镜下乳头球囊扩张（EPBD）是很有潜力的替代疗法。其优点在于发生出血、穿孔的危险性小，能长期保持括约肌功能。但有报告显示球囊扩张后发生胰腺炎的可能性增高。Bergman 等观察随机行 EPBD 或内镜下括约肌切开以去除胆道结石后，胰腺炎（以上腹部疼痛及 24h 血浆淀粉酶升高 3 倍为标准）和无症状性高淀粉酶血症（以 24h 血浆淀粉酶升高 3 倍为标准）的发生率。他发现：尽管 EPBD 组需行更多的机械碎石术，两组的胆道结石清除率相等。每组均有 7 名患者发生胰腺炎。行 EPBD 组有 23% 者发生无症状性高血淀粉酶症，后者只有 8%。故认为 EPBD 较切开术更易激惹胰腺，然而 EPBD 一般只会增加无症状性高淀粉酶血症的发生率，而不易导致胰腺炎。同一试验小组比较毕Ⅱ氏胃切除术后行 EPBD 或 EST 去除胆道结石的效果。发现在操作成功率、结石清除率、机械碎石率上两组无明显差异。内镜下括约肌切开组有 3 人发生术后出血，而前者只有一人发生轻症胰腺炎。研究者将这项研究与正常解剖情况进行对比研究，发现毕Ⅱ氏胃切除术后患者发生术后出血的危险性较大。因此对毕Ⅱ氏胃切除术后的患者而言，EPBD 是较好的选择。ERCP 术后胰腺炎各种不尽相同的定义导致了概念的混淆。Testoni 和 Bagnolo 分析这些定义，提出建议：ERCP 术后 24h 内的腹痛及血浆淀粉酶高于正常值上限的 5 倍是发生 ERCP 术后胰腺炎最可靠的指征。

二、ERCP 术与腹腔镜胆囊切除术（LC）

胆囊结石患者中的 10% 可有无症状性胆总管结石，其中只有 10%～40% 最终出现症状。LC 对胆道结石治疗的效果仍有争议。治疗方案包括：腹腔镜胆囊切除术前、术中或术后行 ERCP 术或 EST 加取石，或者手术探察（腹腔镜或开放手术）。上述方案各有缺点。最好的方案不仅要有效而且成本 - 效益比合理。Betdah 在 LC 术前将胆道结石患者分为高、中、低危组。高危组直接行 ERCP 术，中危组先行内镜超声检查，若发现结石再行 ERCP 术，这两组在行内镜检查及治疗后再行 LC 术。低危组直接行 LC 术。在高危和中危组各有 78% 和 19% 的患者发现有胆道结石。在平均 32 个月的随访中上述 3 组均未发现残余结石。意大利小组进行相似研究，术前将患者分组，与前一研究的差异在于：中危组的患者行静脉胆道造影或磁共振胰胆管造影（MRCP）而非内镜超声检查（EUS）。研究结果显示：此评分系统的敏感性、特异性、阳性和阴性预测值、准确性均大于 90%，研究者认为，若此评分系统能应用于前瞻性对照研究，可能会提供一个更准确的患者分组标准。国外两个小组评估研究 LC 治疗胆道结石的可行性和有效性，每组患者均超过 50 人，但两组使用的方法截然不同。Lodice 应用 rendez - vuos 技术，患者取仰卧位，导丝通过胆道和乳头，进入十二指肠，切开器在导丝指引下插入行括约肌切开术，未发现短期并发症。Cemachovic 发现结石后，患者取俯卧位或左侧卧位，行 LC 术加 ERCP 术及括约肌切开取石术。不过有 8.8% 的患者需行预切开术，短期并发症率为 7%。两组报道操作成功率均为 94%，尽管平均操作时间较长，约 25min，但住院总时间同单纯行 LC 术者时间相同。因为其低危险性，高成功率，良好的成本效益关系，且失败后可立即行手术治疗，研究者推荐腹腔镜与内镜联合应用以治疗胆囊及胆道结石。但行 LC 时必须有内镜专家在场。Ammori 探讨了行 LC 时发现小胆道结石（直径小于 5mm）的处理。他观察了 22 名患者，其中 8 人行常规的 LC 术后 ERCP 术（A 组），另 14 名患者随访（B 组），只有在出现症状后才行 ERCP 术。他发现平均住院天数及费用以 A 组为高，但 A 组患者随访中未出现症状；B 组有 4 人在行 LC 术后 13 个月内出现症状，行括约肌切开取石术。由于随访观察对无胆管扩张的小胆管结石既安全又有效，研究者推荐其为首选方案。Urbach 讨论对行 LC 术发现胆道结石处理的成本效益问题。一般有 4 种方案可供选择：常规术前 ERCP 术；LC + IOC，然后腹腔镜下胆总管探察；LC + IOC，加 LC 术后 ERCP 术；随访观察（出现症状只行 LC）。研究发现后者由于可能有残余胆总管结石，因此最无效。这与上一研究的结果相矛盾。腹腔镜下胆总管探察是最有效和最经济的方法，若无相关专家在场则选择性术后 ERCP 术是第 2 好的方案，不过费用会增加。常规 LC 术前 ERCP 术不合算，除非发生胆总管结石的可能性非常大，至少大于 80%，由于这个研究模式的内在缺陷，我们仍需要做进一步的经济学分析和临床试验以比较上述方案的优缺点。

三、难治性胆道结石的处理

大胆道结石、肝内结石、靠近胆道狭窄处结石是胆道镜处理的难题。在运用常规处理方法（Forgarty 球囊扩张与 Dormia 篮取石）处理失败后，可考虑应用碎石术。目前机械碎石术应用最广，但体外冲击波碎石术（ESWL）和体内碎石术也常有应用。Sackmann 报道其用高能 ESWL 对 313 名内镜取石，包括机械碎石后仍残存结石的患者的治疗经验：所有患者均放置鼻胆管以引流胆汁。在行 ESWL 后，90% 的患者清除了胆道结石。结石的大小、位置及是否有胆道狭窄并不影响清除的成功率。主要并发症，如胆管炎，发生了 4 例；急性胆囊炎需行胆囊切除术 1 例；发生室性早搏需停止碎石术的 2 例。研究者提议 ESWL 可应用于对内镜取石术效果不好的患者。

尽管 Mirizzi 综合征的传统治疗手段是外科手术，但目前认为内镜治疗也可应用于 Mirizzi 综合征，尤其在不具备外科手术条件时。Tsuyuguchi 回顾了 25 名 Mirizzi 综合征患者胆管镜治疗的有效性及远期结果。2 名 I 型和 23 名 II 型患者应用子母镜系统进行操作。前者手术均告失败；而后者除对残留胆囊结石的处理不成功外，手术效果很理想。术后 44 个月的随访发现：12 名患者无胆囊结石，5 名患者有胆囊结石但无临床症状（1 年后 1 名患者死于胆囊癌），6 名有大胆囊结石的患者中 4 人发作急性胆囊炎。研究者认为胆管镜对 II 型 Mirizzi 综合征患者既有效又安全，若不存在大的胆囊结石则提示预后较好。Sugiyama 和 Atomi 报道了 22 名年龄大于 90 岁的胆总管结石患者行 EST 的成功率及并发症，其中有 91% 的患者有其他的慢性并发症。研究发现总结石清除率 86%，并发症仅 5%。研究者认为 EST 对高龄患者也是安全有效的。

（赵银彪）

第九节 恶性胆道狭窄的内镜治疗

Klatskin 瘤，即肝门胆管癌（包括主要的肝门汇合区 – Bismuth Ⅱ ~ Ⅳ型）在内镜治疗中遇到的难题主要是由于操作引起的细菌性胆管炎。Klatskin 瘤患者术前行 MRCP 检查有助于内镜治疗。根据 MRCP 显示肿瘤侵犯胆道的程度可将肿瘤分类，而不用冒注射造影剂的危险。Hintze 分析了 35 名 Bismuth Ⅲ ~ Ⅳ型肿瘤患者在 MRCP 指导下行内镜下单侧支架置入的结果。在成功置入支架后，血清胆红素水平明显下降［从（18.9 ±6.3）mg/dl 降到（3.2 ± 2.3）mg/dl］，86% 患者的黄疸消退。尽管 20% 的患者注射了造影剂，51% 患者在操作时导丝进入了对侧的肝叶，且没有使用抗生素，研究者报告细菌性胆管炎的发生率居然只有 6%。所有患者此后均置换支架（平均 4.4 次），一年生存率为可喜的 48%，Hintze 认为在 MRCP 指导下行内镜下单侧支架置入的并发症率和死亡率很低，有较好的临床应用价值。De Palma 比较 157 名恶性狭窄的患者行内镜下单侧或双侧支架置入的结果，发现单侧组置入的成功率显著高于双侧组，但并发症的发生率，尤其是胆管炎的发生率，也高于双侧组，两组的引流成功率、致死率无明显差异，平均生存期也相似。Gethard 研究对 41 名 Bismuth Ⅲ、Ⅳ型瘤患者行内镜引流的效果。其中 16 名患者的肿瘤经探察后认为是不可手术切除的。绝大多数患者均行双侧胆道支架置入，血生化检查发现：血清胆红素下降，碱性磷酸酶（ALP）增高，提示胆道引流只有部分成功。没有行腹腔镜探查的患者的并发症发生率远比探查者少。发生远期并发症，需要支架置换者占 91%（平均 4 个）。总体 1 年生存率 25%，研究者建议对这些患者行探查术时，应行肝内胆肠旁路术。Mezawa 研制了一种经皮肝胆道引流管，表面覆以炭精，引流管在 4 周内释放恒定量炭精。他对 5 名不能手术的患者通过管内注药进行化疗，为期 4 周，未发现明显的副作用。因为它不会发生化疗的全身并发症，因此这种技术可尝试应用于临床。

氩气刀（APC）正在持续发展。已有 APC 对胆道支架多余部分切除的成功报道，当金属支架侵犯十二指肠壁或其膨胀进入十二指肠腔时，APC 可用于缩短金属支架的长度。

（赵银彪）

第十七章

食管、胃底静脉曲张的内镜治疗

食管、胃底静脉曲张破裂出血为肝硬化门静脉高压症的主要并发症，起病急，出血量大，病死率高，占上消化道出血的首位，伴有肝功能损害者首次出血的死亡率高达 50% 以上，复发出血发生率约为 80%。如何有效控制大出血和预防出血，仍是一个重要的临床课题。虽然 1939 年瑞典人 Carfoord 等首次报告应用硬管内镜注射奎宁乌拉坦治疗食管静脉曲张出血获得成功，但由于当时使用的是硬管内镜，穿孔并发症较多，患者痛苦大，需要在手术室全麻下操作，效果不理想，以致一段时间内未能推广应用。1973 年 Johnso 报告采用纤维胃镜下食管、胃底静脉曲张硬化注射治疗后，随着内镜技术和内镜器械的不断进步和发展，经内镜注射硬化剂、栓塞剂、套扎结扎治疗食管、胃底静脉曲张出血已在国内外引起广泛重视，目前已成为首选治疗方法之一，并取得满意疗效。

中华消化内镜学会 2000 年 3 月 1 日至 3 日在昆明通过的食管、胃底静脉曲张内镜下诊断和治疗规范试行方案明确了食管、胃底静脉曲张记录及分级标准，具体如下。

第一节 食管静脉曲张

（一）记录方法

1. 形态（Form，F）

F0：EV 已消失（作为治疗后的描述）。

F1：EV 呈直线形或略有迂曲。

F2：EV 呈蛇形迂曲隆起。

F3：EV 呈串珠状、结节状或瘤状。

注：若 EV 不同形态同时存在，应选择最重的进行记录。

2. 基本色调（color，C）

（1）白色静脉曲张（whitevarices，Cw）。

（2）蓝色静脉曲张（blueVarices，Cb）。

3. 红色征（redcolorsign，RC）

无红色征 RC（－）；有红色征 RC（＋）：主要表现为红斑，红色条纹，血泡样。

4. 部位（location，L） EV 最重的部位，以其与门齿的距离分为食管下段（locus inferior，Li）、食管中段（locusmedialis，Lm）、食管上段（locus superior，Ls）。

注：伴发食管炎（esophatis，E）有/无（＋/－）黏膜糜烂。

（二）EV 内镜分级（grade，G）标准

按照 EV 的形态及出血的危险程度分为轻、中、重 3 级（表 17 - 1）。

表 17 - 1　EV 内镜分级标准

分级（度）	EV 形态（F）	EV 红色征（RC）
轻度（G I）	EV 呈直线形或略有迂曲（F1）	无
中度（G II）	EV 呈 F1	有
	EV 呈蛇形迂曲隆起（F2）	无
重度（G III）	EV 呈 F2	有
	EV 呈串珠状、结节状或瘤状（F3）	无或有

（赵银彪）

第二节　胃底静脉曲张

记录方法如下。

胃底静脉曲张的部位（Lg）。

（1）胃贲门部的静脉曲张（gastriccardia，Lg - C）。

（2）离开胃贲门部的孤立（或瘤样）的静脉曲张（gastric fundus，Lg - f）。

注：①有糜烂 E（+），无糜烂 E（-）。②RC：有 RC（+），无 RC（-）。③16（+）E（+）：GV 经内镜治疗后消失；Lg：16：E（+）→E（-）表明有效；RC（+）→RC（-）表明有效。④红色血栓有/无；白色血栓有/无。

一、经内镜食管静脉曲张结扎术（EVL）

内镜下食管静脉曲张结扎术是以内痔弹性橡胶圈结扎原理为基础的，用小的弹性橡胶圈结扎曲张静脉，使其缺血坏死达到止血和减少再出血的目的。此方法安全有效，简单易行。1990 年 Stiegmann 首先应用于临床，曲张静脉消失，止血成功。临床研究表明，在食管曲张静脉结扎治疗部位均发生浅表溃疡，12 ~ 16 天胃镜检查可见溃疡愈合，曲张的食管静脉经 1 ~ 2 次治疗后可变细或消失。我国从 1992 年开展此项工作，实践证明 EVL 比 EVS 的并发症少而轻，没有注射针孔出血和静脉壁撕裂伤等危险，可以肯定 EVL 至少可以作为一种安全有效的新技术，其疗效不亚于硬化疗法。如果脾功能亢进不明显，患者不愿意手术，在一定意义上讲，EVL 可以代替断流术。对于脾切除行断流和分流术后再出血者，EVL 是首选的方法。目前，采用的 EVL 有单次结扎和连续结扎（五连环、六连环、七连环）两种。连续套扎装置的发明成功将使单次结扎器逐渐被淘汰。对于快速消除食管静脉曲张，EVL 是目前最为简单而有效的内镜治疗方法。

（一）器械准备

临床上常采用日本 Olympus GIF - 240 型或 260 型电子胃镜和 X020 型纤维胃镜，同时做好术中心电监护工作。

连续套扎装置（图 17 - 1）主要有美国 Boston 7 连环套扎器及 COOK 多环（4、6、10

环）套扎产品。虽然生产商不同，但安装过程大同小异，用于套扎治疗食管静脉曲张。其特点如下：①一次镜下可套扎多环；②套件为透明材料，不影响视野并带灌注导管；③套圈性能好，手动控件操作方便有效，患者痛苦少。每一套完整包装包括多环套件、手动控件、灌注导管各一件。

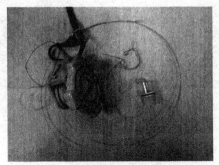
(a)Boston公司套扎器

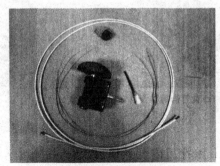
(b)COOK公司套扎器

图 17 -1　连续套扎装置

（二）操作方法

术前口服盐酸利多卡因 10mL，肌内注射安定 5mg，为减少食管和胃蠕动，可静脉注射10mg654 -2。患者取左侧卧位，先做常规胃镜检查，了解食管静脉曲张的范围和程度。轻度者直径小于 3mm，中度者为 3~6mm，重度者大于 6mm，有的呈蚯蚓状。进一步检查排除外胃、十二指肠病变，了解胃黏膜病变和胃底静脉曲张的程度。

将连续套扎装置手动控件（图 17 -2）的联动钢丝穿过活检孔直至露出内镜前端，手动控件插入活检阀口并用配扣带将之固定在内镜上。然后将连环套件的拉线环与从活检前端口伸出的钢丝套环钩上拉紧，防止脱落。拉动钢丝将连环套件套在内镜前端，最后将钢丝嵌入手动控件卡槽中。

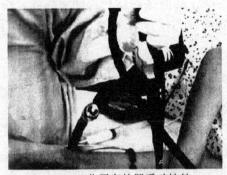
(a)COOK公司套扎器手动控件

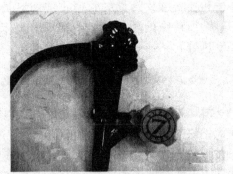
(b)Boston公司套扎器手动控件

图 17 -2　连续套扎装置手动控件

装好连续套扎装置的内镜涂上硅油后，从口腔送入食管。安装套扎装置后内镜视野减少约 1/3 以上，应仔细观察。自贲门口上方约 3cm 处，仔细辨认和选择曲张静脉结扎点，尽量避免表面有溃疡、糜烂、明显红色征的曲张静脉，开始逐一向上结扎。观察到明显食管静脉曲张时，将内镜前端靠近并抽负压，当视野变成一片红色后即开始顺时针旋转手动控件的旋钮180°，当听到"咔嗒"一声后表明皮圈已弹出并结扎在该曲张静脉上，即已完成一次套扎，如此反复在不同部位进行套扎（图17-3）。

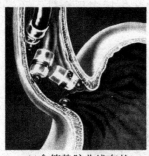
(a)食管静脉曲线套扎

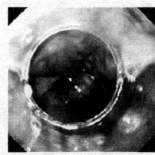
(b)完成一次套扎

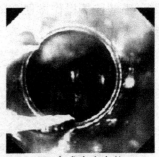
(c)完成多次套扎

图17-3　食管静脉曲张套扎示意图

EVL治疗后内镜下观察，结扎处隆起一个直径为5~8mm的组织团块，如同息肉状，根部有一个橡胶圈紧勒，色泽逐渐变紫。一次操作可用5个橡胶圈结扎5条曲张静脉。结扎点不要选择在同一水平面上，以免多个被结扎的息肉状曲张静脉堵塞食管而引起吞咽困难。

连续套扎法较单个结扎法更为便捷，不必使用外套管，内镜操作技术要求不高，患者痛苦明显减少，操作中和操作后一般无明显并发症，易为医生和患者所接受，值得推广。

最近伊藤隆启等采用经双钳道胃镜以三抓钳和端襻结扎器结扎食管曲张静脉获得成功。经内镜利用持夹器（HK-3L）和金属夹（MD-59）钳夹曲张静脉可治疗急性破裂出血，目前已应用于食管静脉曲张破裂出血上。曲张静脉被钳夹后血流阻断，静脉管腔逐渐闭塞。安置金属夹数视静脉曲张情况而定。

（三）术后处理

经胃镜EVL术后6h进流质饮食，应卧床休息。结扎后的患者在48h内均有不同程度的吞咽不适和哽噎感及胸骨后隐痛不适。这是由于结扎后曲张静脉局部缺血坏死，浅溃疡形成，一般无须特殊处理，可自行缓解，尚未见到明显与治疗有关的并发症（如食管狭窄、穿孔、发热等）。

二、经内镜食管静脉曲张硬化剂注射（EVS）

EVS治疗肝硬化所引起的食管静脉曲张破裂出血的疗效已被公认，但国内EVS治疗迄今仍限于少数医院。其主要原因是风险大，尤其是曲张静脉较粗（直径约6mm）时直接血管内注射时易发生拔针后针孔出血，使内镜下视野模糊，部分患者不得不中止治疗，改插三腔二囊管压迫或立即手术治疗。为了提高食管静脉曲张破裂出血EVS止血疗效，目前常采用胃镜末端附加气囊硬化剂注射治疗的，解决了EVS治疗中拔针后针孔出血的危险，实践证明该项技术更为安全有效。硬化剂治疗的主要作用如下：①食管静脉内血栓形成；②静脉周围组织粘连凝固坏死逐渐形成纤维化，增加静脉的覆盖层；③静脉管壁增厚，血管变硬。

（一）术前准备

采用日本Olympus GTF-240型或260型电子胃镜和XQ20纤维胃镜，NM-1注射针头和MD-690气囊（内径10.1mm、长40mm）。

术前准备与一般胃镜检查相同，但需另备消毒注射针、硬化剂和气囊，在做 EVS 前，先了解气囊是否漏气，可向气囊内注射 15～20mL 空气。将气囊套入胃镜末端 5mm 处，用丝线将气囊头端扎紧，使气囊固定于胃镜不易滑动（图 17－4）。

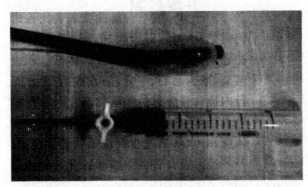

图 17－4　气囊的安装

选用的硬化剂应具有快速形成血栓、收缩血管、引起无菌性炎症性组织坏死等特点。目前常用的硬化剂如下。①1% 乙氧硬化醇：应用最普遍，止血和消除曲张静脉的疗效理想，未发现明显并发症。一般认为乙氧硬化醇经多次注射后易发生食管狭窄，若能注意不在同一水平面上重复注射，即可减少食管狭窄的发生。②5% 鱼肝油酸钠：用于治疗食管静脉曲张已有多年，但使用方法和临床疗效各家报道不一致，国外目前较少应用。注射后发生胸骨后疼痛、食管溃疡、发热等副作用较其他硬化剂的高，在缺少乙氧硬化醇的地方可以使用。③纯乙醇：Sarin 报道应用 99.5% 纯乙醇治疗 500 例食管曲张静脉患者，急诊止血率为 93%，经重复注射 80% 患者曲张静脉消失，认为其安全有效，常见并发症有胸痛、吞咽困难、发热和食管溃疡形成等。④其他使用的硬化剂还有十四烷基磺酸钠、乙醇胺油酸盐等。

（二）操作方法

常用的注射方法有三种。①血管内硬化法：将硬化剂直接注射到曲张静脉内，血管内血栓形成闭塞血管，达到控制出血的目的。②血管旁硬化法：将硬化剂注射到曲张静脉周围，在食管上皮和曲张静脉之间形成一层纤维化组织，防止静脉破裂出血。由于组织纤维化需要一定的时间，故在此期间可以再出血，产生止血效果较慢。③血管内和血管旁联合硬化法：其目的在于同时硬化曲张静脉和食管内壁。

先做常规胃镜检查，插入内镜至十二指肠球部，退出胃镜的同时，详细检查十二指肠球部、幽门、胃窦、胃体、胃底，最后观察食管，排除胃和十二指肠病变后，记录观察到的出血病变和胃底、食管静脉曲张的程度和范围。从活检孔内插入硬化剂注射针。常采用血管内注射法和联合注射法。直视下向曲张食管静脉内直接注射 1% 乙氧硬化醇，每条静脉为 2～5mL。每次选 5～8 条静脉为注射点，在不同部位注射，总量为 25mL 左右。注射部位根据患者身高决定，一般注射点距门齿 35～40cm。每条静脉注射完毕后，内镜与注射针保持原位不移动，留针至少 10s。然后将注射针退至针鞘内，将内镜再向食管前方推送 30～40mm，向气囊内注 20ml 空气，使气囊压迫针孔 3～5min，出血即可停止，此即完成一次硬化剂注射。一个回合可进行 3～5 次，若再注射时针孔无出血可在结束后再用气囊压迫。气囊压迫在于压迫出血静脉之远端，压迫后血流停滞，有利于硬化剂与血管有较长时间的接触，不至于被血流快速带走，同时对注射针孔直接压迫，避免拔针后针孔喷血。一般患者注射后 14 天需重复注射一次，连续 2~3 次后食管静脉曲张可变细或消失（图 17-5）。

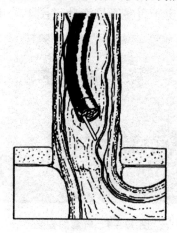

图 17-5　食管静脉曲张硬化剂注射示意图

（三）术后处理

对于急诊食管静脉曲张破裂出血患者，采用 EVS 治疗后仍需禁食，可立即拔除三腔二囊管，补液中适当加用止血剂，注意消化道有无出血和腹部体征。积极预防和治疗上呼吸道感染，减少恶心、呕吐，防止腹内压增高导致出血。对于再次行内镜食管静脉曲张硬化剂注射治疗的患者，可在门诊进行。患者经 EVS 治疗后在内镜室休息 1~2h，无特殊情况可回家休息，3~4h 后进少许流质饮食。定期门诊随访。

经内镜食管曲张静脉硬化剂注射治疗后，可出现食管胃运动功能障碍，表现为胃食管反流和运动节律迟缓。因此，治疗后常规静脉滴注 H_2 受体阻滞剂和口服胃黏膜保护剂。硬化剂治疗后再出血常发生在注射后 24~72h 内，可以表现为注射针孔出血，也可以表现为曲张静脉其他部位出血，少数患者的再出血由硬化剂注射后门静脉高压性胃病引起。一般通过内科药物治疗出血可停止。

三、EVL 和 EVS 治疗方式的选择

EVL 和 EVS 治疗食管静脉曲张破裂出血疗效肯定，但各有优缺点。食管静脉重度曲张时 EVL 较易进行圈套结扎，而 EVS 治疗时易产生拔针后针眼喷血；EVL 对轻度食管静脉曲张或以硬化注射治疗后的患者就难以进行圈套结扎，容易滑脱，对食管静脉曲张的硬化和栓塞使食管静脉曲张变细或消失显然不如 EVS。有报道表明硬化治疗可致食管内壁增厚和纤维化。而套扎的作用主要限于黏膜及黏膜下层，所致的纤维化程度远小于 EVS，且常有一些小曲张静脉团保存下来，而且 EVL 组有较高的静脉曲张复发率，一般在静脉曲张消失后 150 天左右复发．相比之下，EVS 复发率低，约 250 天复发，但并发症高于 EVL。多次采用 EVL 治疗可使食管静脉曲张缺血坏死，产生溃疡和急性炎症，但很少发生细菌性和化脓性感染。早期食管静脉重度曲张采用 EVS 治疗易产生针眼大出血和细菌性感染，若多次治疗还可产生食管贲门狭窄等并发症。EVL 和 EVS 治疗食管静脉曲张破裂出血各有优缺点，采用联合治疗互相取长补短，可进一步提高止血效果，降低并发症。

根据经验和治疗效果，一般认为首次食管静脉曲张破裂出血的患者应采用 EVL 联合 EVS。目前，采用内镜食管静脉曲张破裂出血治疗，多数专家主张先行 EVL，两周后再采用 EVS 治疗，对于重度食管静脉曲张则采用 EVL 与 EVS 的联合互补治疗，不但可提高止血效果和远期疗效，而且食管静脉曲张消失率高。

内镜下治疗食管静脉曲张的效果好坏与以下因素有关：①操作者需要有熟练的胃镜检查基础（独立地完成 500 例以上胃镜检查）；②患者、医生和护士在治疗时互相配合；③选择副作用小的有效硬化剂；④与胃镜配套的治疗器械；⑤硬化剂注射次数，一般认为注射 4 次以上疗效较好；⑥肝病的严重程度，研究表明 Child A 级和 Child B 级与 Child C 级相比治疗后 1 年成活率有显著差别。

四、胃底静脉曲张组织黏合剂的注射

胃底静脉曲张破裂出血与食管静脉曲张破裂出血一样，是肝硬化门静脉高压症的主要并发症和死亡原因之一。胃底静脉曲张出血量常较大，内镜下治疗的风险更大，故具体操作有别于食管静脉曲张破裂出血。目前，对胃底静脉曲张破裂出血的治疗和预防，除了药物治疗、手术治疗之外，介入治疗和内镜治疗都处于探索阶段。介入治疗除肝内门体分流之外，门脉穿刺胃冠状静脉栓塞术是主要的治疗措施。内镜治疗尽管有报道套扎治疗、硬化剂注射治疗及金属铗治疗，但均因治疗风险大而很少应用，组织黏合剂注射治疗是胃底静脉曲张的有效治疗，国外学者已有 10 余年的临床实践。

临床应用的组织黏合剂化学名为氰丙烯酸盐，有两个品种，即 Histoacryl（N－丁基－2－氰丙烯酸盐）和 Bucrylate（异丁基－2－氰丙烯酸盐），后者因其可疑致癌性已停止应用。Histoacryl 为一种水样固化物，与血液接触后即时产生聚合固化，经内镜注射入曲张静脉，可有效地闭塞血管和控制曲张静脉出血。一项实验研究显示，Histoacryl 与生理盐水接触后产生聚合作用的时间长达 200s，而与血液接触后聚合的时间最快，一般只需几秒。

（一）器械准备

注射组织黏合剂的器械准备与注射硬化剂相似，为纤维胃镜或者电子胃镜，通常胃镜的操作者和助手需要同时观看监视器病灶及注射过程，因为注射组织黏合剂需要助手配合。主要器械和试剂有注射针（与硬化剂注射针相同，一般一次性使用）、2~5ml 注射空针、组织黏合剂、生理盐水、碘化油或者硬化剂（乙氧硬化醇）等。

（二）患者准备与注射方法

组织黏合剂注射治疗的术前准备与胃镜检查或者治疗相同，足够长的空腹时间，口服去泡剂（盐酸利多卡因胶浆），小剂量安定注射（5mg）以增加患者的配合程度，静脉注射 10mg654－2 减少食管胃内黏膜蠕动，患者采取左侧位，先行常规胃镜检查，了解食管、胃底静脉曲张的范围和程度，充分暴露曲张静脉并选择合适的注射点。

由于 Histoacryl 的迅速固化作用带来了操作上的困难，也使得内镜下注射组织黏合剂的方法与内镜下注射硬化剂的方法有一定的差别。临床应用时文献报告有两种方法：一种方法为稀释法，即将油性造影剂碘化油（Lipiodol）与 Histoacryl 以 0.5mL：0.8mL 或者 1mL：1mL 的比例稀释，这样既适当延长了其固化时间，为注射治疗提供方便，且碘化油也便于注射时行 X 线透视监测；另一种方法是三明治法，即将 0.5mL 未稀释的 Histoarcyl 夹在

0.5mL 和 1mL 的生理盐水之间。

助手配合是非常重要的，每次注射过程用时必须尽可能短，整个注射过程需要在十几秒甚至几秒内完成，不然则会发生聚合固化而无法使用。通常的做法如下：操作者选择了合适的静脉注射点之后，通过活检孔插入注射针并置于注射点上方，助手用 5mL 注射针先抽吸 2mL 生理盐水，再抽吸 1mL Histoarcyl，再抽吸 1mL 生理盐水，迅速注入静脉后拔针，再迅速用生理盐水冲洗注射针以免针孔阻塞。考虑到胃底静脉曲张或者胃底静脉球体积较大，笔者采用的三明治法将生理盐水改为乙氧硬化醇，同样可获得很好的治疗效果，具体做法如下：先用空针抽吸 10~15mL 乙氧硬化醇，根据静脉曲张或者静脉球的大小，注射 4~8mL 乙氧硬化醇到胃底静脉内后，由助手迅速换用 2mL 干空针抽吸 1mL Histoarcyl 注射，再更换注射乙氧硬化醇 1~2mL，迅速拔针（图 17-6）。

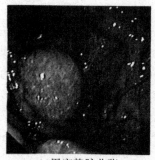 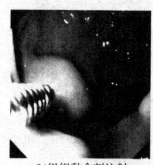 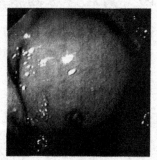

(a)胃底静脉曲张　　　　(b)组织黏合剂注射　　　　(c)注射后拔针

图 17-6　胃底静脉曲张组织黏合剂的注射

适应证主要为孤立胃底静脉曲张、胃底静脉球患者，合并严重食管静脉曲张需要同时进行食管静脉曲张治疗。弥漫性胃底静脉曲张采用组织黏合剂治疗由于注射点数有限（一般一次注射 1~2 点），疗效常不佳；合并严重食管静脉曲张尽管主张同时进行食管处理包括套扎治疗和硬化注射治疗，但由于处理后尤其是套扎治疗后可能会增加胃底治疗后注射点出血的风险，因此，除非食管静脉曲张严重且出血风险大，如红色征明显、有血痂等，一般在胃底黏合剂治疗后 2 周再处理食管静脉曲张更合适。

（三）术后处理

组织黏合剂注射治疗后，患者需要卧床休息，避免恶心、用力屏气、用力排便等活动。术后禁食时间一般为 4h，以后可以进冷流质饮食，急诊行活动性出血治疗的患者，禁食时间可适当延长。应用制酸药物，通常主张应用质子泵抑制剂，首次由于禁食可静脉应用，也可在开放饮食后立即口服应用，如奥美拉唑每次 20mg 每天 2 次，以免胃酸侵蚀组织粘合剂注射部位发生出血。对急性胃底静脉曲张破裂出血治疗的患者，以及红色征明显、伴有食管静脉曲张、肝功能较差、凝血酶原时间延长的高危患者，建议静脉注射奥曲肽或生长抑素治疗 8~12h 或更长。

五、术后并发症及防治

由肝硬化门静脉高压症所引起的食管静脉曲张破裂出血患者中，约 35% 为中、老年人，由于平日体弱，抵抗力差，大多患有心肺功能性疾病，加上近期患有消化道出血、低血容量性休克、严重贫血，部分患者有肝肾功能异常、黄疸、低蛋白血症、腹腔积液或脾功能亢进、血小板减少、凝血机制障碍等。患者一般情况较差，按肝功能 Child 分级，绝大多数患者为 C 级。因此在 EVL 和 EVS 治疗过程中，会出现一些并发症，常见的并发症如下。

（一）食管溃疡

食管溃疡的发生率一般为 22% ~ 78%，甚至有文献报道高达 90%，有人认为硬化剂注射治疗后，食管溃疡是一种必然发生的病变而不是并发症。其发生原因如下：①与硬化剂种类及刺激性有关；②血管外注射硬化剂量过大或反复注射到一点而形成深大溃疡；③注射间隔时间过短。

表浅小溃疡一般多无临床症状，经过禁食或仅进流质、口服黏膜保护药物和制酸药物，1 ~ 4 周可愈合。深部大溃疡可造成上消化道大出血甚至可致低血容量性休克、食管穿孔以及食管狭窄等。一般认为应间隔 7 ~ 10 天注射一次。注射要准确，应避免在同一部位反复注射。血管外注射剂量不能过大，速度不宜过快，以防止出现深部大溃疡。

（二）出血

造成出血的原因如下：①治疗后再出血大多为注射针眼渗血；②硬化剂引起的食管溃疡出血；③注射部位痂皮脱落、黏膜糜烂，治疗后几天出血；④术后胃底静脉压力升高，黏膜血流减少及泄漏的硬化剂流入胃内，引起急性出血性胃炎、胃溃疡和胃底曲张静脉破裂出血；⑤食管曲张静脉再次破裂出血，出血量较大。

治疗：注射结束后，若发现针眼喷血，可局部喷洒止血药物并用镜身压迫出血点，此时出血多可停止。胃镜末端附加气囊可以有效压迫针眼防止大出血。术后患者出现呕血和黑便时，应急诊行内镜检查，明确出血原因和部位。溃疡和急性出血性胃炎引起出血多为渗血，可局部喷洒止血药物或应用电凝、热凝等方法止血，同时应用黏膜保护剂（如硫糖铝、西咪替丁等）和 H_2 受体拮抗抗剂。若出血量较大可用止血夹子，再次注射硬化剂等方法止血。上述方法若不能控制出血，可用三腔二囊管压迫，压迫无效者应急诊手术。

（三）食管穿孔

食管穿孔是食管静脉曲张内镜治疗最严重的并发症之一，发生率较低，约低于 1%。发生原因如下：①注射硬化剂于血管外，并且注射剂量过大，注射过深达深肌层，形成深部大溃疡穿孔；②与三腔二囊管压迫并用；③注射针穿透食管壁，硬化剂引起组织坏死；④操作粗暴，胃镜刺破食管壁。

小穿孔大多可以自愈。一旦发现大穿孔可通过胃肠减压引流，必要时行胸腔引流、胃肠外营养和抗生素联合保守治疗。预防食管穿孔应注意注射穿刺针不宜过长（以 0.5cm 为宜），注射深度不能达到深肌层，应根据不同的注射部位严格控制注射量，避免一点重复注射。

（四）食管狭窄

食管狭窄的发生率在 3% 左右。发生原因如下：①食管溃疡引起；②注射时在同一平面上多点注射；③与硬化剂的剂型、浓度高及注射间隔时间短有关；④由于硬化剂损伤食管平滑肌，并使神经丛变性所致功能性狭窄。

一旦发生食管狭窄，患者可出现吞咽困难。早期在坏死愈合后狭窄形成前，采用内镜扩张术可以防止狭窄形成。后期对于已经形成的狭窄，可使用水囊扩张器进行扩张治疗。治疗后一般可恢复正常饮食，无须手术治疗。口服黏膜保护剂和 H_2 受体拮抗剂可起到预防作用。为了预防硬化剂治疗后的食管狭窄，硬化注射点不要在同一平面上，应呈斜螺旋状，注射的剂量要适当，5%鱼肝油酸钠和1%乙氧硬化醇分别不超过 8ml 和 25mL 为妥。功能性食管狭窄患者多数在 3 个月后症状可以消失。

（五）胸腔积液

胸腔积液的发生多由于食管注射后引起炎症反应，被引流至胸膜而引起胸膜渗出，也可因硬化剂通过交通支到达肺与胸膜引起炎性渗出。患者出现胸闷或呼吸困难时，应行 X 线摄片检查。若胸腔积液量较少，可自行吸收；若胸腔积液量较多或患者出现发热时，需行胸腔引流。

（六）胸骨后疼痛和发热

胸骨后疼痛发生率在 40% 左右，发热发生率在 20% 以上。其发生原因是由于硬化剂刺激引起无菌性炎症反应所致，也可能与较大食管溃疡形成有关。这两种并发症一般无须特殊处理，经过 1～3 天可自然消失。若疼痛难忍及发热超过 38°以上，可对症处理。

其他并发症如成人呼吸窘迫综合征、纵隔炎、菌血症、血尿、门静脉和肠系膜上静脉血栓形成等，均比较少见。

（赵银彪）

第十八章

胃肠疾病护理

第一节　急性胃炎

一、概述

急性胃炎指由各种原因引起的急性胃黏膜炎症，其病变可以仅局限于胃底、胃体、胃窦的任何一部分，病变深度大多局限于黏膜层，严重时则可累及黏膜下层、肌层，甚至达浆膜层。临床表现多种多样，可以有上腹痛、恶心、呕吐、上腹不适、呕血、黑粪，也可无症状，而仅有胃镜下表现。急性胃炎的病因虽然多样，但各种类型在临床表现、病变的发展规律和临床诊治等方面有一些共性。大多数患者，通过及时诊治能很快痊愈，但也有部分患者其病变可以长期存在并转化为慢性胃炎。

二、护理评估

（一）健康史

评估患者既往有无胃病史，有无服用对胃有刺激的药物，如阿司匹林、保泰松、洋地黄、铁剂等，评估患者的饮食情况及睡眠。

（二）临床症状评估与观察

1. 腹痛的评估　患者主要表现为上腹痛、饱胀不适。多数患者无症状，或症状被原发疾病所掩盖。

2. 恶心、呕吐的评估　患者可有恶心、呕吐、食欲不振等症状，注意观察患者呕吐的次数及呕吐物的性质、量的情况。

3. 腹泻的评估　食用沙门菌、嗜盐菌或葡萄球菌毒素污染食物引起的胃炎患者常伴有腹泻。评估患者的大便次数、颜色、性状及量的情况。

4. 呕血和（或）黑粪的评估　在所有上消化道出血的病例中，急性糜烂出血性胃炎所致的消化道出血占10%～30%，仅次于消化性溃疡。

（三）辅助检查的评估

1. 病理　主要表现为中性粒细胞浸润。

2. 胃镜检查　可见胃黏膜充血、水肿、糜烂、出血及炎性渗出。

3. 实验室检查　血常规检查：糜烂性胃炎可有红细胞、血红蛋白减少。便常规检查：便潜血阳性。血电解质检查：剧烈腹泻患者可有水、电解质紊乱。

（四）心理-社会因素评估

1. 生活方式　评估患者生活是否规律，包括学习或工作、活动、休息与睡眠的规律性，有无烟酒嗜好等。评估患者是否能得到亲人及朋友的关爱。

2. 饮食习惯　评估患者是否进食过冷、过热、过于粗糙的食物；是否食用刺激性食物，如辛辣、过酸或过甜的食物，以及浓茶、浓咖啡、烈酒等；是否注意饮食卫生。

3. 焦虑或恐惧　因出现呕血、黑粪或症状反复发作而产生紧张、焦虑、恐惧心理。

4. 认知程度　是否了解急性胃炎的病因及诱发因素，以及如何防护。

（五）腹部体征评估

上腹部压痛是常见体征，有时上腹胀气明显。

三、护理问题

1. 腹痛　由于胃黏膜的炎性病变所致。
2. 营养失调：低于机体需要量　由于胃黏膜的炎性病变所致的食物摄入、吸收障碍所致。
3. 焦虑　由于呕血、黑粪及病情反复所致。

四、护理目标

（1）患者腹痛症状减轻或消失。
（2）患者住院期间保证机体需热量，维持水电解质及酸碱平衡。
（3）患者焦虑程度减轻或消失。

五、护理措施

（一）一般护理

1. 休息　患者应注意休息，减少活动，对急性应激造成者应卧床休息，同时应做好患者的心理疏导。

2. 饮食　一般可给予无渣、半流质的温热饮食。如少量出血可给予牛奶、米汤等以中和胃酸，有利于黏膜的修复。剧烈呕吐、呕血的患者应禁食，可静脉补充营养。

3. 环境　为患者创造整洁、舒适、安静的环境，定时开窗通风，保证空气新鲜及温湿度适宜，使其心情舒畅。

（二）心理护理

1. 解释症状出现的原因　患者因出现呕血、黑粪或症状反复发作而产生紧张、焦虑、恐惧心理。护理人员应向其耐心说明出血原因，并给予解释和安慰。应告知患者，通过有效治疗，出血会很快停止；并通过自我护理和保健，可减少本病的复发次数。

2. 心理疏导　耐心解答患者及家属提出的问题，向患者解释精神紧张不利于呕吐的缓解，特别是有的呕吐与精神因素有关，紧张、焦虑还会影响食欲和消化能力，而树立信心及情绪稳定则有利于症状的缓解。

3. 应用放松技术 利用深呼吸、转移注意力等放松技术,减少呕吐的发生。

（三）治疗配合

1. 患者腹痛的时候 遵医嘱给予局部热敷、按摩、针灸,或给予止痛药物等缓解腹痛症状,同时应安慰、陪伴患者以使其精神放松,消除紧张恐惧心理,保持情绪稳定,从而增强患者对疼痛的耐受性;非药物止痛方法还可以用分散注意力法,如数数、谈话、深呼吸等;行为疗法,如放松技术、冥想、音乐疗法等。

2. 患者恶心、呕吐、上腹不适 评估症状是否与精神因素有关,关心和帮助患者消除紧张情绪。观察患者呕吐的次数及呕吐物的性质和量的情况。一般呕吐物为消化液和食物时有酸臭味。混有大量胆汁时呈绿色,混有血液呈鲜红色或棕色残渣。及时为患者清理呕吐物、更换衣物,协助患者采取舒适体位。

3. 患者呕血、黑粪 排除鼻腔出血及进食大量动物血、铁剂等所致呕吐物呈咖啡色或黑粪。观察患者呕血与黑粪的颜色性状和量的情况,必要时遵医嘱给予输血、补液、补充血容量治疗。

（四）用药护理

（1）向患者讲解药物的作用、不良反应、服用时的注意事项,如抑制胃酸的药物多于饭前服用;抗生素类多于饭后服用,并询问患者有无过敏史,严密观察用药后的反应;应用止泻药时应注意观察排便情况,观察大便的颜色、性状、次数及量,腹泻控制时应及时停药;保护胃黏膜的药物大多数是餐前服用,个别药例外;应用解痉止痛药如 654 - 2 或阿托品时,会出现口干等不良反应,并且青光眼及前列腺肥大者禁用。

（2）保证患者每日的液体入量,根据患者情况和药物性质调节滴注速度,合理安排所用药物的前后顺序。

（五）健康教育

（1）应向患者及家属讲明病因,如是药物引起,应告诫今后禁止用此药;如疾病需要必须用该药,必须遵医嘱配合服用制酸剂以及胃黏膜保护剂。

（2）嗜酒者应劝告戒酒。

（3）嘱患者进食要有规律,避免食生、冷、硬及刺激性食物和饮料。

（4）让患者及家属了解本病为急性病,应及时治疗及预防复发,防止发展为慢性胃炎。

（5）应遵医嘱按时用药,如有不适,及时来院就医。

（王 俊）

第二节 慢性胃炎

一、概述

慢性胃炎系指不同病因引起的慢性胃黏膜炎性病变,其发病率在各种胃病中居位首。随着年龄增长而逐渐增高,男性稍多于女性。

二、护理评估

（一）健康史

评估患者既往有无其他疾病，是否长期服用 NSAID 类消炎药如阿司匹林、吲哚美辛等，有无烟酒嗜好及饮食、睡眠情况。

（二）临床症状评估与观察

1. 腹痛的评估　评估腹痛发生的原因或诱因，疼痛的部位、性质和程度；与进食、活动、体位等因素的关系，有无伴随症状。慢性胃炎进展缓慢，多无明显症状。部分患者可有上腹部隐痛与饱胀的表现。腹痛无明显节律性，通常进食后较重，空腹时较轻。

2. 恶心、呕吐的评估　评估恶心、呕吐发生的时间、频率、原因或诱因，与进食的关系；呕吐的特点及呕吐物的性质、量；有无伴随症状，是否与精神因素有关。慢性胃炎的患者进食硬、冷、辛辣或其他刺激性食物时可引发恶心、反酸、嗳气、上腹不适、食欲不振等症状。

3. 贫血的评估　慢性胃炎合并胃黏膜糜烂者可出现少量或大量上消化道出血，表现以黑粪为主，持续 3 ~ 4d 停止。长期少量出血可引发缺铁性贫血，患者可出现头晕、乏力及消瘦等症状。

（三）辅助检查的评估

1. 胃镜及黏膜活组织检查　这是最可靠的诊断方法，可直接观察黏膜病损。慢性萎缩性胃炎可见黏膜呈颗粒状、黏膜血管显露、色泽灰暗、皱襞细小；慢性浅表性胃炎可见红斑、黏膜粗糙不平、出血点（斑）。两种胃炎皆可见伴有糜烂、胆汁反流。活组织检查可进行病理诊断，同时可检测幽门螺杆菌。

2. 胃酸的测定　慢性浅表性胃炎胃酸分泌可正常或轻度降低，而萎缩性胃炎胃酸明显降低，其分泌胃酸功能随胃腺体的萎缩、肠腺化生程度的加重而降低。

3. 血清学检查　慢性胃体炎患者血清抗壁细胞抗体和内因子抗体呈阳性，血清胃泌素明显升高；慢性胃窦炎患者血清抗壁细胞抗体多呈阴性，血清胃泌素下降或正常。

4. 幽门螺杆菌检测　通过侵入性和非侵入性方法检测幽门螺杆菌。慢性胃炎患者胃黏膜中幽门螺杆菌阳性率的高低与胃炎活动与否有关，且不同部位的胃黏膜其幽门螺杆菌的检测率亦不相同。幽门螺杆菌的检测对慢性胃炎患者的临床治疗有指导意义。

（四）心理－社会因素评估

1. 生活方式　评估患者生活是否有规律；生活或工作负担及承受能力；有无过度紧张、焦虑等负性情绪；睡眠的质量等。

2. 饮食习惯　评估患者平时饮食习惯及食欲，进食时间是否规律；有无特殊的食物喜好或禁忌，有无食物过敏，有无烟酒嗜好。

3. 心理、社会状况　评估患者的性格及精神状态；患病对患者日常生活、工作的影响。患者有无焦虑、抑郁、悲观等负性情绪及其程度。评估患者的家庭成员组成，家庭经济、文化、教育背景，对患者的关怀和支持程度；医疗费用来源或支付方式。

4. 认知程度　评估患者对慢性胃炎的病因、诱因及如何预防的了解程度。

（五）腹部体征的评估

慢性胃炎的体征多不明显，少数患者可出现上腹轻压痛。

三、护理问题

1. 疼痛　由于胃黏膜炎性病变所致。
2. 营养失调：低于机体需要量　由于厌食、消化吸收不良所致。
3. 焦虑　由于病情反复、病程迁延所致。
4. 活动无耐力　由于慢性胃炎引起贫血所致。
5. 知识缺乏　缺乏对慢性胃炎病因和预防知识的了解。

四、护理目标

（1）患者疼痛减轻或消失。
（2）患者住院期间能保证机体所需热量、水分、电解质的摄入。
（3）患者焦虑程度减轻或消失。
（4）患者活动耐力恢复或有所改善。
（5）患者能自述疾病的诱因及预防保健知识。

五、护理措施

（一）一般护理

1. 休息　指导患者急性发作时应卧床休息，并可用转移注意力、做深呼吸等方法来减轻。
2. 活动　病情缓解时，进行适当的锻炼，以增强机体抵抗力。嘱患者生活要有规律，避免过度劳累，注意劳逸结合。
3. 饮食　急性发作时可予少渣半流食，恢复期患者指导其食用富含营养、易消化的食物，避免食用辛辣、生冷等刺激性食物及浓茶、咖啡等饮料。嗜酒患者嘱其戒酒。指导患者加强饮食卫生并养成良好的饮食习惯，定时进餐、少量多餐、细嚼慢咽。如胃酸缺乏者可酌情食用酸性食物如山楂、食醋等。
4. 环境　为患者创造良好的休息环境，定时开窗通风，保证病室的温湿度适宜。

（二）心理护理

1. 减轻焦虑　提供安全舒适的环境，减少患者的不良刺激。避免患者与其他有焦虑情绪的患者或亲属接触。指导其散步、听音乐等转移注意力的方法。
2. 心理疏导　首先帮助患者分析这次产生焦虑的原因，了解患者内心的期待和要求；然后共同商讨这些要求是否能够实现，以及错误的应对机制所产生的后果。指导患者采取正确的应对机制。
3. 树立信心　向患者讲解疾病的病因及防治知识，指导患者如何保持合理的生活方式和去除对疾病的不利因素。并可以请有过类似疾病的患者讲解采取正确应对机制所取得的良好效果。

（三）治疗配合

1. 腹痛　评估患者疼痛的部位、性质及程度。嘱患者卧床休息，协助患者采取有利于减轻疼痛的体位。可利用局部热敷、针灸等方法来缓解疼痛。必要时遵医嘱给予药物止痛。

2. 活动无耐力　协助患者进行日常生活活动。指导患者体位改变时动作要慢，以免发生直立性低血压。根据患者病情与患者共同制定每日的活动计划，指导患者逐渐增加活动量。

3. 恶心、呕吐　协助患者采取正确体位，头偏向一侧，防止误吸。安慰患者，消除患者紧张、焦虑的情绪。呕吐后及时为患者清理，更换床单位并协助患者采取舒适体位。观察呕吐物的性质、量及呕吐次数。必要时遵医嘱给予止吐药物治疗。

附：呕吐物性质及特点分析

1. 呕吐不伴恶心　呕吐突然发生，无恶心、干呕的先兆，伴明显头痛，且呕吐于头痛剧烈时出现，常见于神经血管头痛、脑震荡、脑溢血、脑炎、脑膜炎及脑肿瘤等。

2. 呕吐伴恶心　多见于胃源性呕吐，例如胃炎、胃溃疡、胃穿孔、胃癌等，呕吐多与进食、饮酒、服用药物有关，吐后常感轻松。

3. 清晨呕吐　多见于妊娠呕吐和酒精性胃炎的呕吐。

4. 食后即恶心、呕吐　如果食物尚未到达胃内就发生呕吐，多为食管的疾病，如食管癌、食管贲门失弛缓症。食后即有恶心、呕吐伴腹痛、腹胀者常见于急性胃肠炎、阿米巴痢疾。

5. 呕吐发生于饭后 2 ~ 3h　可见于胃炎、胃溃疡和胃癌。

6. 呕吐发生于饭后 4 ~ 6h　可见于十二指肠溃疡。

7. 呕吐发生在夜间　呕吐发生在夜间，且量多有发酵味者，常见于幽门梗阻、胃及十二指肠溃疡、胃癌。

8. 大量呕吐　呕吐物如为大量，提示有幽门梗阻、胃潴留或十二指肠瘀滞。

9. 少量呕吐　呕吐常不费力，每口吐出量不多，可有恶心，进食后可立即发生，吐完后可再进食，多见于神经官能性呕吐。

10. 呕吐物性质辨别

（1）呕吐物酸臭：呕吐物酸臭或呕吐隔日食物见于幽门梗阻、急性胃炎。

（2）呕吐物中有血：应考虑消化性溃疡、胃癌。

（3）呕吐黄绿苦水：应考虑十二指肠梗阻。

（4）呕吐物带粪便：见于肠梗阻晚期，带有粪臭味见于小肠梗阻。

（四）用药护理

（1）向患者讲解药物的作用、不良反应及用药的注意事项，观察患者用药后的反应。

（2）根据患者的情况进行指导，避免使用对胃黏膜有刺激的药物，必须使用时应同时服用抑酸剂或胃黏膜保护剂。

（3）有幽门螺杆菌感染的患者，应向其讲解清除幽门螺杆菌的重要性，嘱其连续服药两周，停药 4 周后再复查。

（4）静脉给药患者，应根据患者的病情、年龄等情况调节滴注速度，保证入量。

（五）健康教育

（1）向患者及家属介绍本病的有关病因，指导患者避免诱发因素。

（2）教育患者保持良好的心理状态，平时生活要有规律，合理安排工作和休息时间，注意劳逸结合，积极配合治疗。

（3）强调饮食调理对防止疾病复发的重要性，指导患者加强饮食卫生和饮食营养，养成有规律的饮食习惯。

（4）避免刺激性食物及饮料，嗜酒患者应戒酒。

（5）向患者介绍所用药物的名称、作用、不良反应，以及服用的方法剂量和疗程。

（6）嘱患者定期按时服药，如有不适及时就诊。

（王　俊）

第三节　假膜性肠炎

一、概述

假膜性肠炎（pseudomembranous colitis，PMC）是一种主要发生于结肠，也可累及小肠的急性黏膜坏死、纤维素渗出性炎症，黏膜表面覆有黄白或黄绿色假膜，其多系在应用抗生素后导致正常肠道菌群失调，难辨梭状芽孢杆菌（clostridium difficile，CD）大量繁殖，产生毒素致病，因此，有人称其为 CD 相关性腹泻（clostridium difficile - assoclated diarrhea，CDAD）。Henoun 报道 CDAD 占医院感染性腹泻患者的 25%。该病多发生于老年人、重症患者、免疫功能低下和外科手术后等患者。年龄多在 50~59 岁，女性稍多于男性。

二、护理评估

（一）评估患者的健康史及家族史

询问患者既往身体状况，尤其是近期是否发生过比较严重的感染，以及近期使用抗生素的情况。

（二）临床症状评估与观察

1. 评估患者腹泻的症状　临床表现可轻如一般腹泻，重至严重血便。患者表现为水泻（90%~95%），可达 10 次/d，较重病例水样便中可见漂浮的假膜，5%~10% 的患者可有血便。顽固腹泻可长达 2~4 周。

2. 评估患者腹痛的情况　80%~90% 的患者会出现腹痛。

3. 评估患者有无发热症状　近 80% 的患者有发热。

4. 评估患者营养状况　因患者腹泻、发热可致不同程度的营养不良。

5. 评估患者精神状态　有些患者可表现为精神萎靡、乏力和神志模糊，严重者可进入昏迷状态。

（三）辅助检查评估

1. 血液检查　白细胞增多，多在（10~20）×10^9/L 以上，甚至高达 40×10^9/L 或更高，以中性粒细胞增多为主。有低白蛋白血症、电解质失常或酸碱平衡失调。

2. 粪便检查　大便涂片如发现大量革兰阳性球菌，提示葡萄球菌性肠炎。难辨梭状芽孢杆菌培养及毒素测定对诊断假膜性肠炎具有非常重要的意义。

3. 内镜检查是诊断假膜性肠炎快速而可靠的方法　轻者内镜下可无典型表现，肠黏膜可正常或仅有轻度充血水肿。严重者可见黏膜表面覆以黄白或黄绿色假膜。早期，假膜呈斑点状跳跃分布；进一步发展，病灶扩大，隆起，周围有红晕，红晕周边黏膜正常或水肿。假膜相互融合成各种形态，重者可形成假膜管型。假膜附着较紧，强行剥脱后可见其下黏膜凹陷、充血、出血。皱襞顶部最易受累，可因水肿而增粗增厚。

4. X 线检查　腹平片可见结肠扩张、结肠袋肥大、肠腔积液和指压痕。气钡灌肠双重造影显示结肠黏膜紊乱，边缘呈毛刷状，黏膜表面见许多圆形或不规则结节状阴影、指压痕及溃疡征。

5. B 超检查　可见肠腔扩张、积液。

6. CT 检查　提示肠壁增厚，皱襞增粗。

（四）心理－社会因素评估

（1）评估患者对假膜性肠炎的认识程度。

（2）评估患者心理承受能力、性格类型。

（3）评估患者是否缺少亲人及朋友的关爱。

（4）评估患者是否存在焦虑及恐惧心理。

（5）评估患者是否有经济负担。

（6）评估患者的生活方式及饮食习惯。

（五）腹部体征的评估

其中 10% ～20% 的患者在查体时腹部会出现反跳痛。

三、护理问题

1. 腹泻　由于肠毒素与细胞毒素在致病过程中的协同作用，肠毒素通过黏膜上皮细胞的 cAMP 系统使水、盐分泌增加所致。

2. 腹痛　由于肠内容物通过充血、水肿的肠管而引起的刺激痛。

3. 体温过高　由于肠道炎症活动及继发感染所致。

4. 部分生活自理能力缺陷　与静脉输液有关。

5. 营养失调：低于机体需要量　由于腹泻、肠道吸收障碍所致。

6. 有体液不足的危险　与肠道炎症所致腹泻有关。

7. 有肛周皮肤完整性受损的危险　与腹泻有关。

8. 潜在的并发症：肠穿孔、中毒性巨结肠　与肠黏膜基底层受损，结肠扩张有关。

9. 潜在的并发症：水、电解质紊乱，低蛋白血症　与腹泻、肠黏膜上皮细胞脱落、基底膜受损、液体和纤维素有关。

10. 焦虑　由于腹痛腹泻所致。

四、护理目标

（1）患者主诉大便次数减少或恢复正常排便。

（2）患者主诉腹痛症状减轻或缓解。

（3）患者体温恢复正常。

（4）患者住院期间生活需要得到满足。

（5）患者住院期间体重增加，贫血症状得到改善。

（6）保持体液平衡，患者不感到口渴，皮肤弹性良好，血压和心率在正常范围。

（7）患者住院期间肛周皮肤完整无破损。

（8）患者住院期间，通过护士的密切观察，能够及早发现并发症，得到及时治疗。

（9）患者住院期间不出现水、电解质紊乱，或通过护士的密切观察，能够及早发现，得到及时纠正；血清总蛋白、白蛋白达到正常水平。

（10）患者住院期间保持良好的心理状态。

五、护理措施

（一）一般护理

（1）为患者提供舒适安静的环境，嘱患者卧床休息，避免劳累。

（2）室内定时通风，保持空气清新，调节合适的温度湿度。

（3）患者大便次数多，指导患者保护肛周皮肤，每次便后用柔软的卫生纸擦拭，并用温水清洗、软毛巾蘸干，避免用力搓擦，保持局部清洁干燥，如有发红，可局部涂抹鞣酸软膏或润肤油。

（4）将日常用品放置于患者随手可及的地方，定时巡视病房，满足患者各项生理需要。

（二）心理护理

（1）患者入院时主动接待，热情服务，向患者及家属介绍病房环境及规章制度，取得患者及家属的配合，消除恐惧心理。

（2）患者腹痛、腹泻时，应耐心倾听患者主诉，安慰患者，稳定患者情绪，帮助患者建立战胜疾病的信心。

（3）向患者讲解各项检查的目的、方法，术前准备及术后注意事项，消除患者的恐惧心理。

（三）治疗配合

（1）观察患者大便的次数、性状、量以及有无黏液脓血，及时通知医生给予药物治疗。

（2）观察患者腹痛的部位、性质、持续时间、缓解方式及腹部体征的变化，及时发现，避免肠穿孔及中毒性巨结肠的发生。

（3）观察患者生命体征变化，尤其是体温变化，注意观察热型，遵医嘱应用物理降温及药物降温。

（4）评估患者营养状况，监测血常规、电解质及血清白蛋白、总蛋白的变化，观察患者有无皮肤黏膜干燥、弹性差、尿少等脱水表现。

（5）指导患者合理选择饮食，一般给予高营养低渣饮食，适量补充维生素及微量元素。

（6）指导患者合理用药，观察药物效果及不良反应。

（四）用药护理

（1）抗菌治疗（表18-1）。

表 18 - 1　假膜性肠炎患者的抗菌治疗

万古霉素、去甲万古霉素使用注意事项

·输入速度不可过快：否则可产生红斑样或荨麻疹样反应

　·浓度不可过高：可致血栓性静脉炎，应适当控制药液浓度和滴注速度

　·不可肌内注射

　·副作用：可引起口麻、刺痛感、皮肤瘙痒、嗜酸粒细胞增多、药物热、感冒样反应以及血压剧降、过敏性休克反应等，与许多药物可产生沉淀反应

·含本品的输液中不得添加其他药物

（2）保证患者每日液体入量，根据药物的性质和患者自身情况合理调节滴注速度。

（五）健康教育

（1）向患者及家属介绍假膜性肠炎的病因、疾病过程以及预防方法。

（2）指导患者合理选择饮食，避免粗纤维和刺激性食物。

（3）讲解用药的注意事项、不良反应及服用方法，教会患者自我观察。

（4）嘱患者注意腹部保暖，避免受凉，如有不适随时就医。

（王　俊）

第四节　消化性溃疡

一、概述

消化系统的重要生理功能是将人体所摄取的食物进行消化、吸收，以供全身组织利用。消化器官是由消化道和消化腺组成，包括食管、胃、肠、肝、胆和胰腺等。消化系统疾病主要包括食管、胃、肠、肝、胆、胰等的病变，可为器质性或功能性疾病，病变可局限于消化系统或累及其他系统。全身性疾病也可引起消化系统疾病或症状，引起消化系统疾病的病因复杂，常见的有感染、理化因素、大脑皮质功能失调、营养缺乏、代谢紊乱、吸收障碍、变态反应、自身免疫、遗传和医源性因素等。由于消化系统包含的器官较多，且消化道与外界相通，其黏膜直接接触病原体、毒性物质、致癌物质的机会较多，容易发生感染、炎症和损伤，消化系统肿瘤发病率较高可能与此有关。多数消化系统疾病是慢性病程，易造成严重的消化、吸收功能障碍，消化系统疾病的发生常与患者的心理状态和行为方式关系密切，在护理过程中，尤应强调整体观念，关心患者的精神心理状况，调整不良情绪，指导患者建立良好的生活方式。

消化性溃疡是指发生在胃和十二指肠的慢性溃疡，因溃疡形成与胃酸和胃蛋白酶的消化作用有关，所以称为消化性溃疡，根据发生的部位不同又将消化性溃疡分为胃溃疡和十二指肠溃疡。

本病是全球性常见病，约10%的人一生中患过此病。临床上十二指肠溃疡比胃溃疡多见，两者之比为3∶1，男性多于女性，十二指肠溃疡好发于青壮年，胃溃疡发病年龄较十二指肠溃疡约迟10年。

二、护理评估

（一）临床表现

十二指肠溃疡多发生在壶腹部，胃溃疡多发生在胃角和胃窦小弯。典型的消化性溃疡具有三大临床特点：①慢性过程，病程长，病史可达数年或数十年；②周期性发作，发作和缓解期交替出现，每年秋冬季节和第二年的早春季节是好发季节，精神因素和过度疲劳可诱发；③节律性疼痛。

（二）症状

1. 上腹部腹痛　是消化性溃疡的主要症状。胃溃疡疼痛多位于剑突正中或偏左，十二指肠溃疡疼痛在上腹部正中或偏右。性质多为隐痛、胀痛、烧灼痛、钝痛、剧痛或饥饿样不适感。疼痛的范围有手掌大小。此外，疼痛还具有节律性，与饮食关系密切。胃溃疡疼痛常在进餐后 0.5～1h 出现，持续 1～2h 后逐渐缓解，典型节律为进食－疼痛－缓解。十二指肠溃疡患者疼痛为饥饿痛，空腹痛或夜间痛，节律为疼痛－进食－缓解。

2. 其他　患者常有反酸、嗳气、恶心、呕吐等胃肠道症状。可有失眠、多汗、脉缓等自主神经功能失调表现。临床上少数溃疡患者可无症状，这类患者首发症状多为呕血和黑粪。

（三）并发症

1. 出血　发生率为 10%～15%，是消化性溃疡最常见的并发症，其中以十二指肠溃疡并发出血较为常见。出血是由于溃疡侵蚀周围血管所致。出血临床表现视出血的部位、速度和出血量决定，一般可表现为呕血和（或）黑粪。

2. 穿孔　溃疡病灶向深部发展穿透浆膜层引起穿孔，发生率为 2%～7%，多见于十二指肠溃疡，表现为突发上腹部剧烈疼痛，如刀割样，可迅速遍及全腹，大汗淋漓，烦躁不安，服用抑酸剂不能缓解，是外科常见急腹症之一，腹部检查可见腹肌紧张，呈板状腹，压痛及反跳痛，肠鸣音减弱或消失，部分患者出现休克。

3. 幽门梗阻　发生率 2%～4%，大多由十二指肠溃疡或幽门溃疡引起，分功能性梗阻和器质性梗阻。功能性梗阻是由溃疡周围组织炎性充血水肿或幽门平滑肌痉挛而造成，为暂时性，炎症消退即可好转。器质性梗阻是由溃疡愈合瘢痕收缩或粘连造成的，梗阻为持久性，需外科手术治疗。临床上表现为持续性胀痛、嗳气、反酸，且餐后加重，呕吐大量酸腐味的宿食，呕吐后腹部症状减轻，严重者频繁呕吐可致失水或低氯低钾碱性中毒、营养不良等。腹部可见胃型、蠕动波，可闻及振水音。

4. 癌变　十二指肠溃疡极少发生癌变。胃溃疡发生癌变的概率为 1% 以下，临床上对年龄在 45 岁以上、有长期胃溃疡病史、溃疡顽固不愈者，大便隐血持续阳性者要提高警惕，必要时定期检查。

（四）辅助检查

1. 胃镜检查及胃黏膜活组织检查　是确诊消化性溃疡的首选方法，是评定溃疡的活动程度、有无恶变以及疗效的最佳方法，并能通过活体组织做病理检查。

2. X 线钡餐检查　适用于胃镜检查有禁忌证或者不接受胃镜检查者，发现龛影是诊断溃疡的直接证据，对溃疡有确诊价值；局部压痛、胃大弯侧痉挛性切迹、十二指肠壶腹部激惹合乎腹部变形均为间接征象，仅提示有溃疡的可能。

3. 幽门螺杆菌检查　因为此项检查对消化性溃疡治疗方案的选择有指导意义，已将该项检查列为消化性溃疡诊断的常规检查项目。

4. 胃液分析　胃溃疡患者胃酸分泌正常或稍低，十二指肠溃疡胃酸分泌过多。

5. 大便隐血试验　活动期消化性溃疡常有少量渗血，大便隐血试验呈阳性，但应注意排除假阳性。

三、护理问题

1. 疼痛　上腹痛与消化道黏膜受损有关。

2. 营养失调：低于机体需要量　与疼痛导致摄入量减少、消化吸收障碍有关。

3. 知识缺乏　缺乏溃疡病防治的知识。

4. 焦虑　与疼痛症状反复出现、病程迁延不愈有关。

5. 潜在并发症　上消化道大出血、胃穿孔。

6. 活动无耐力　与频繁呕吐导致失水、电解质丢失有关。

四、护理措施

（一）生活护理

1. 休息　轻症者适当休息，可参加轻微工作，劳逸结合，避免过度劳累。活动性溃疡大便隐血试验阳性患者应卧床休息 1~2 周。

2. 饮食护理　宜选用营养丰富、清淡、易消化的食物，以利于黏膜修复和提高抵抗力。急性活动期应少食多餐每天 5~6 餐，以牛奶、稀饭、面条等偏碱性食物为宜。少食多餐可中和胃酸，减少胃饥饿性蠕动，同时可避免过饱所引起的胃窦扩张增加促胃液素的分泌。忌食辛辣、浓茶、过冷、油炸等刺激性食物和饮料，戒烟酒。

（二）心理护理

不良的心理因素可诱发和加重病情，而消化性溃疡的患者因疼痛刺激或并发出血，易产生紧张、焦虑等不良情绪，使胃黏膜保护因素减弱，损害因素增加，使病情加重，故应为患者创造安静舒适的环境，减少不良刺激；同时多与患者交流，使患者了解本病的诱发因素、疾病过程和治疗效果，增强治疗信心，克服焦虑、紧张的心理。

（三）治疗配合：用药的护理

1. H_2 受体拮抗剂　药物应在餐后或餐中即刻服用，也可一天的剂量夜间顿服。西咪替丁可通过血脑屏障，偶尔引起精神症状，此药可与雄激素受体结合影响性功能，与肝细胞色素 P-450 结合影响华法林、利多卡因等药物的肝内代谢，用药期间注意监测肝、肾功能和血常规检查。雷尼替丁和法莫替丁不良反应较少，患者用药过程中护士要注意观察药物不良反应，发现后应及时报告医生。

2. 质子泵抑制剂　不良反应较少，可有头晕。因此，初次应用时应较少活动。

3. 胃黏膜保护药　因硫糖铝在酸性环境下有效，所以，应在餐前 1h 给药。硫糖铝全身不良反应少，常引起便秘；本药含糖量高，糖尿病患者不宜用。胶体铋剂在酸性环境下起作用，故在餐前 0.5h 服用，短期服除出现舌苔和粪便变黑外，很少有其他不良反应。长期服用可造成铋在体内大量堆积引起神经毒性，故不宜长期用。米索前列醇的不良反应是腹泻，并可引起子宫收缩，故孕妇禁用。

4. 针对幽门螺杆菌的药物治疗 通常采用三联疗法，质子泵抑制剂（如奥美拉唑等选一种）或铋剂（枸橼酸铋钾）＋抗生素（阿莫西林、克拉霉素、甲硝唑三种选两种），1~2周为一疗程。

5. 消化性溃疡诊治流程（图18-1）

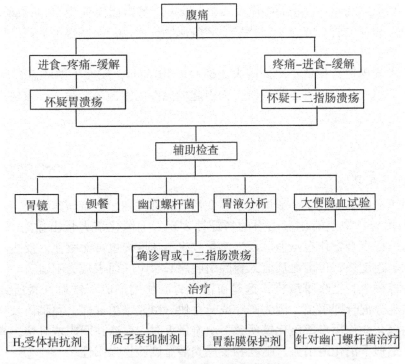

图18-1 消化性溃疡诊治流程

（四）健康教育

1. 饮食指导 指导患者定时进餐，不宜过饱，避免进食辛辣、浓茶等刺激性食物和饮料。戒烟酒，因烟雾中的尼古丁可直接损害胃黏膜，使胃酸分泌过多而加重病情。

2. 心理指导 指导患者了解紧张焦虑的情绪可增加胃酸分泌，诱发疼痛加重或溃疡复发，所以，平时生活宜身心放松，胸怀宽广，保持乐观主义精神，促进溃疡愈合。

3. 活动与休息指导 指导患者生活要有规律，劳逸结合，合理安排休息时间，保证充沛的睡眠，避免精神过度紧张，保持良好的精神状况，在秋冬或冬春气候变化明显的季节要注意保暖。

4. 用药指导 嘱咐患者避免应用对胃十二指肠黏膜有损害的药物，遵医嘱按时服药，学会观察药物的不良反应，不要随意停药，避免复发。

5. 定期复查 嘱咐患者定期门诊复查，如有疼痛持续不缓解、规律性消失、排黑粪等应立即到门诊检查。

（王 俊）

第五节　上消化道大出血

一、概述

上消化道出血（upper gastrointestinal hemorrhage）系指屈氏韧带（the ligament ofTreitz）以上的消化道，包括食管、胃、十二指肠、胃空肠吻合术后的空肠病变，以及胰、胆病变的出血，是常见急症之一。

上消化道大量出血：指数小时内的失血量大于 1 000ml，或大于循环血容量的 20%，临床表现为呕血或黑粪，常伴有血容量减少而引起的急性周围循环衰竭，导致失血性休克而危及患者的生命。

二、护理评估

（一）临床表现

上消化道出血的临床表现一般取决于病变性质、部位和出血量与速度。

1. 呕血与黑粪　是上消化道出血的特征性表现。上消化道大量出血之后，均有黑粪。出血部位在幽门以上者常伴有呕血。若出血量较少、速度慢也可无呕血。反之，幽门以下出血如出血量大、速度快，可因血反流入胃腔引起恶心、呕吐而表现为呕血。

呕血多为棕褐色，呈咖啡渣样，这是血液经胃酸作用形成正铁血红素所致。如出血量大，未经胃酸充分混合即呕出，则为鲜红或有血块。黑粪呈柏油样，黏稠而发亮，系血红蛋白的铁经肠内硫化物作用形成硫化铁所致。出血量大时，血液在肠内推进快，粪便可呈暗红甚至鲜红色，酷似下消化道出血。呕吐物及黑粪潜血试验呈强阳性。

2. 失血性周围循环衰竭　急性大量失血由于循环血容量迅速减少而导致周围循环衰竭。一般表现为头晕、心慌、乏力，突然起立发生晕厥、口渴、出冷汗、心率加快、血压偏低等。严重者呈休克状态，表现为烦躁不安或神志不清、面色苍白、四肢湿冷、口唇发绀、呼吸急促、血压下降、脉压差缩小、心率加快，休克未改善时尿量减少。

3. 贫血和血象变化　慢性出血可表现为贫血。急性大量出血后均有急性失血后贫血，但在出血的早期，血红蛋白浓度、红细胞计数与血细胞比容可无明显变化。在出血后，一般须经 3 ~ 4h 以上才出现贫血，出血后 24 ~ 72h 红细胞稀释到最大限度。贫血程度除取决于失血量外，还和出血前有无贫血基础、出血后液体平衡状况等因素有关。

急性出血患者为正细胞正色素性贫血，在出血后骨髓有明显代偿性增生，可暂时出现大细胞性贫血，慢性失血则呈小细胞低色素性贫血。出血 24h 内网织红细胞即见增高，至出血后 4 ~ 7d 可高达 5% ~ 15%，以后逐渐降至正常。如出血未止，网织红细胞可持续升高。

上消化道大量出血 2 ~ 5h，白细胞计数升达（10 ~ 20）×10^9/L，出血停止后 2 ~ 3d 才恢复正常。但在肝硬化患者，如同时有脾功能亢进，则白细胞计数可不增高。

4. 发热　上消化道大量出血后，多数患者在 24h 内出现低热，但一般不超过 38.5℃，持续 3 ~ 5d 降至正常。

5. 氮质血症　在上消化道大量出血后，由于大量血液蛋白质的消化产物在肠道被吸收，血中尿素氮浓度可暂时增高，称为肠性氮质血症。一般于一次出血后数小时血尿素氮开始上升，约24~48h可达高峰，大多不超出14.3mmol/L（40mg/dl），3~4d后降至正常。

血容量减少及低血压，导致肾血流量减少、肾小球过滤率下降，亦可引起一过性氮质血症。对血尿素氮持续升高超过3~4d或明显升高超过17.9mmol/L（50mg/dl）者，若活动性出血已停止，且血容量已基本纠正而尿量仍少，则应考虑由于休克时间过长或原有肾脏病变基础而发生肾功能衰竭。

（二）辅助检查

1. 实验室检查　测定红细胞、白细胞和血小板计数，血红蛋白浓度、血细胞比容、肝功能、肾功能、粪潜血等，有助于估计失血量及动态观察有无活动性出血，判断治疗效果及协助病因诊断。

2. 胃镜检查　是目前诊断上消化道出血病因的首选检查方法。胃镜检查在直视下顺序观察食管、胃、十二指肠球部直至降段，从而判断出血病变的部位、病因及出血情况。多主张检查在出血后24~48h内进行，称急诊胃镜检查（emergency endoscopy）。一般认为这可大大提高出血病因诊断的准确性，因为有些病变如急性糜烂出血性胃炎可在短短几天内愈合而不留痕迹；有些病变如血管异常在活动性出血或近期出血期间才易于发现；对同时存在两个或多个病变者可确定其出血所在。急诊胃镜检查还可根据病变的特征判断是否继续出血或估计再出血的危险性，并同时进行内镜止血治疗。在急诊胃镜检查前需先纠正休克、补充血容量、改善贫血。如有大量活动性出血，可先插胃管抽吸胃内积血，并用生理盐水灌洗，以免积血影响观察。

3. X线钡餐检查　X线钡餐检查目前已多为胃镜检查所代替，故主要适用于有胃镜检查禁忌证或不愿进行胃镜检查者，但对经胃镜检查出血原因未明，疑病变在十二指肠降段以下小肠段，则有特殊诊断价值。检查一般在出血停止且病情基本稳定数日后进行。

4. 其他检查　选择性动脉造影、放射性核素^{99m}Tc标记红细胞扫描、吞棉线试验及小肠镜检查等主要适用于不明原因的小肠出血。由于胃镜检查已能彻底搜寻十二指肠降段以上消化道病变，故上述检查很少应用于上消化道出血的诊断。但在某些特殊情况，如患者处于上消化道持续严重大量出血紧急状态，以致胃镜检查无法安全进行或因积血影响视野而无法判断出血灶，而患者又有手术禁忌，此时行选择性肠系膜动脉造影可能发现出血部位，并同时进行介入治疗。

（三）治疗原则

上消化道大量出血病情急、变化快，严重者可危及生命，应采取积极措施进行抢救。抗休克、迅速补充血容量应放在一切医疗措施的首位。

1. 一般急救措施　患者应卧位休息，保持呼吸道通畅，避免呕血时血液吸入引起窒息，必要时吸氧，活动性出血期间禁食。

严密监测患者生命体征，如心率、血压、呼吸、尿量及神志变化。观察呕血与黑粪情况。定期复查血红蛋白浓度、红细胞计数、血细胞比容与血尿素氮。必要时行中心静脉压测定。对老年患者根据情况进行心电监护。

2. 积极补充血容量　立即查血型和配血，尽快建立有效的静脉输液通道，尽快补充血容量。在配血过程中，可先输平衡液或葡萄糖盐水。遇血源缺乏，可用右旋糖酐或其他血浆代用品暂时代替输血。改善急性失血性周围循环衰竭的关键是要输足全血。下列情况为紧急输血指征（图18-2）。

输血量视患者周围循环动力学及贫血改善情况而定，尿量是有价值的参考指标。应注意避免因输液、输血过快、过多而引起肺水肿，原有心脏病或老年患者必要时可根据中心静脉压调节输入量。肝硬化患者宜用新鲜血。

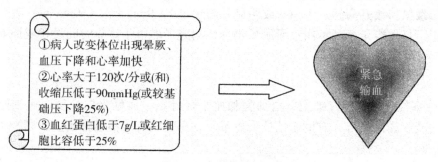

图 18 - 2　紧急输血指征

3. 止血措施（图 18 - 3）

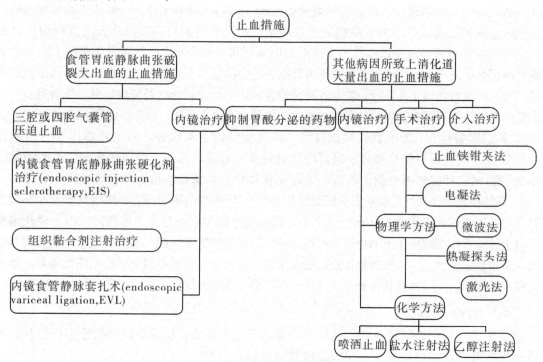

图 18 - 3　止血措施

（四）护理诊断（图 18 - 4）

1. 组织灌注量改变　与上消化道大量出血有关。

2. 体液不足　与出血有关。

3. 恐惧　与出血有关。

4. 活动无耐力　与血容量减少有关。

5. 有受伤的危险，如创伤、窒息、误吸　与食管胃底黏膜长时间受压、囊管阻塞气道、血液或分泌物反流入气管有关。（图 18 - 5，图 18 - 6）

（五）护理目标（图18-7）

患者无继续出血的征象，组织灌注恢复正常；没有脱水征，生命体征稳定；因出血引起的恐惧感减轻；能够获得足够休息，活动耐力逐渐增加，能叙述活动时保证安全的要点；患者呼吸道通畅，无窒息、误吸，食管胃底黏膜未因受气囊压迫而损伤。

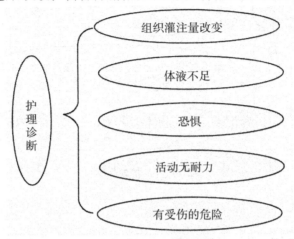

图 18-4 护理诊断

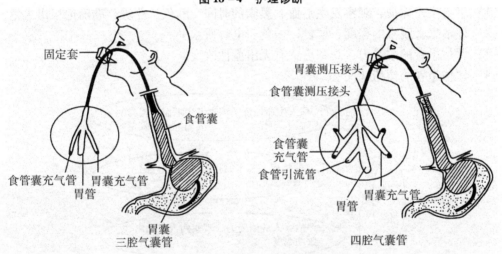

图 18-5 三（四）腔气囊管的使用

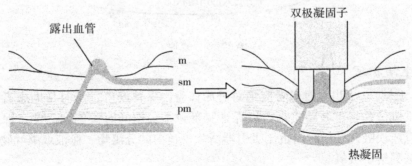

图 18-6 电凝止血

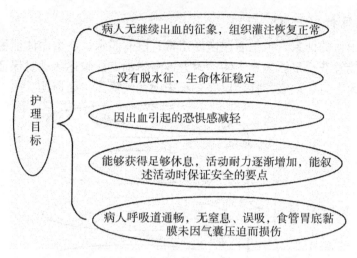

图 18 - 7　护理目标

三、护理措施

（一）评估（图 18 - 8）

（1）患者生命体征，观察发生呕血、黑粪的时间、颜色、性质，准确记录出入量。

（2）评估患者脱水的程度、尿量、尿色、电解质水平。

（3）评估患者的耐受力，观察患者有无出血性改变。

（4）评估患者的情绪状况。

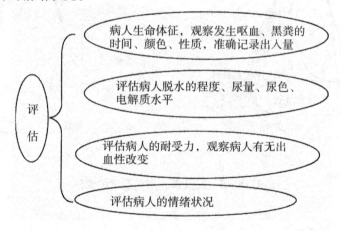

图 18 - 8　评估

（二）生活护理

1. **休息与体位**　大出血时患者应绝对卧床休息，保持安静，及时帮助患者清理被污染的床单，取平卧位并将下肢略抬高，以保证脑部供血。呕吐时头偏向一侧，保证呼吸道通畅，防止窒息或误吸；必要时用负压吸引器清除气道内的分泌物、血液或呕吐物，保持呼吸道通畅。遵医嘱给予吸氧。

2. 饮食护理（图 18 - 9）

（1）出血活动期应禁食。

（2）出血停止后

1）消化性溃疡引起的出血，于出血停止 6h 可进温凉、清淡无刺激性的流食，以后可改为半流食、软食，或营养丰富、易消化食物。开始需少量多餐，逐步过渡到正常饮食。忌食生冷食物、粗糙、坚硬、刺激性食物。

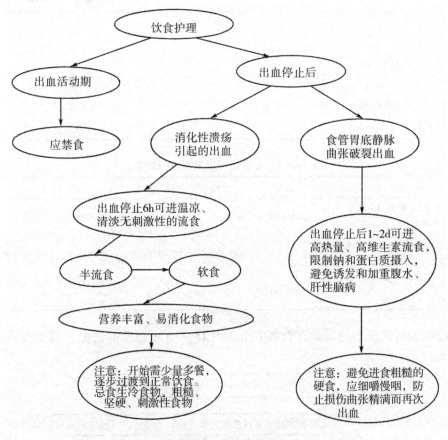

图 18 - 9　饮食护理

2）食管胃底静脉曲张破裂出血，出血停止后 1～2d 可进高热量、高维生素流食，限制钠和蛋白质摄入，避免诱发和加重腹水、肝性脑病。避免进食粗糙的硬食，应细嚼慢咽，防止损伤曲张静脉而再次出血。

（三）心理护理

突然大量的呕血，常使患者及其家属极度恐惧不安。反复长期消化道出血，则容易使患者产生恐惧、悲观、绝望的心理反应，对疾病的治疗失去信心。而患者的消极情绪，又可加重病情，不利于疾病的康复。应关心、安慰、陪伴患者，但避免在床边讨论病情。抢救工作应迅速、忙而不乱，以减轻患者的紧张情绪及恐惧心理。经常巡视，大出血时陪伴患者，使其有安全感。呕血或解黑粪后及时清除血迹、污物，以减少对患者的恶性刺激。解释各项检查、治疗措施，听取并解答患者或家属的提问，以减轻他们的疑虑。

（四）治疗配合

1. 病情观察 上消化道大量出血在短期内出现休克症状，为临床常见的急症，应做好病情的观察。

（1）出血量的估计（表18 – 2）及出血程度的分类（表18 – 3）。

表18 – 2 出血量的估计

出血量	临床表现
>5ml	粪潜血（+）
>50 ~ 70ml	黑粪
250 ~ 300ml	呕血
<400ml	不引起全身症状
400 ~ 500ml	可引起全身症状
>1 000ml	急性周围循环衰竭或失血性休克

表18 – 3 上消化道出血程度的分类

分级	失血量	血压	脉搏	血红蛋白	症状
轻度	全身总血量的10% ~ 15%（成人失血量<500ml）	基本正常	正常	无变化	可有头晕
中度	全身总血量的20%（成人失血量800 ~ 1 000ml）	下降	100 次/min	70 ~ 100g/L	一时性眩晕、口渴、心悸、少尿
重度	全身总血量30%以上（成人失血量>1 500ml）	<80mmHg	>120 次/min	<70g/L	心悸、冷汗、四肢厥冷、尿少、神志恍惚

（2）继续或再次出血的判断：观察中出现图18 – 10中提及的迹象，提示有活动性出血或再次出血。

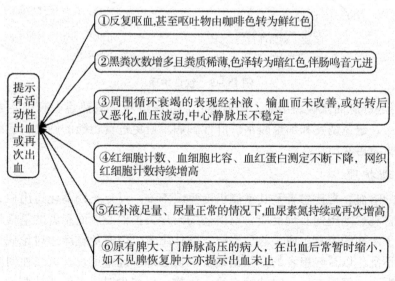

图18 – 10 判断是否存在活动性出血

（3）出血性休克的观察：大出血时严密监测患者的心率、血压、呼吸和神志变化，必要时进行心电监护。准确记录出入量，疑有休克时留置导尿管，测每小时尿量，应保持尿量30ml/h。注意症状、体征的观察，如患者烦躁不安、面色苍白、皮肤湿冷、四肢湿冷提示微循环血液灌注不足；而皮肤逐渐转暖、出汗停止则提示血液灌注好转。

2. 用药护理 立即建立静脉通道。遵医嘱迅速、准确地实施输血、输液、各种止血药物治疗及用药等抢救措施，并观察治疗效果及不良反应。输液开始应快，必要时测定中心静脉压作为调整输液量和速度的依据。避免因输液、输血过多、过快而引起急性肺水肿，对老年患者和心肺功能不全者尤应注意。肝病患者忌用吗啡、巴比妥类药物；应输新鲜血，因库存血含氨量高，易诱发肝性脑病。血管加压素可引起腹痛、血压升高、心律失常、心肌缺血，甚至发生心肌梗死，故滴注速度应遵医嘱准确无误，并严密观察不良反应。患有冠心病的患者忌用血管加压素。

3. 三（四）腔气囊管的护理 熟练的操作和插管后的密切观察及细致护理是达到预期止血效果的关键。留置三（四）腔气囊管流程见图18－11。留置三（四）腔气囊管的注意事项见图18－12。

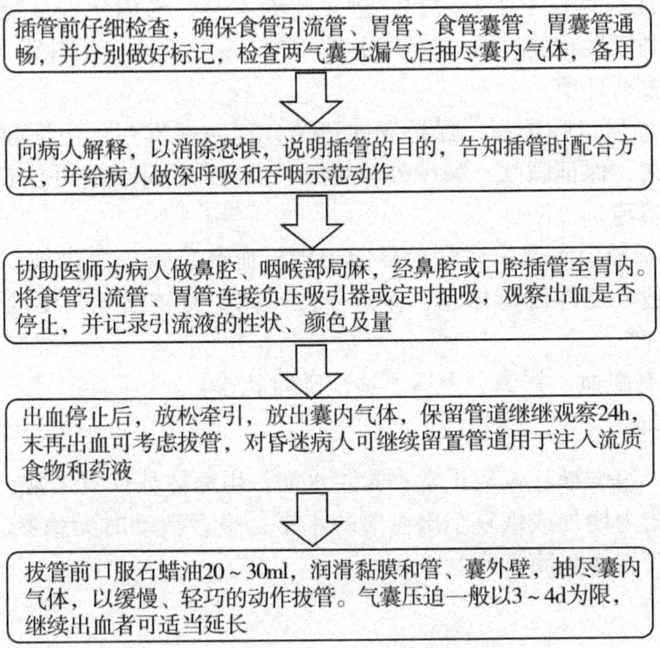

插管前仔细检查，确保食管引流管、胃管、食管囊管、胃囊管通畅，并分别做好标记，检查两气囊无漏气后抽尽囊内气体，备用

向病人解释，以消除恐惧，说明插管的目的，告知插管时配合方法，并给病人做深呼吸和吞咽示范动作

协助医师为病人做鼻腔、咽喉部局麻，经鼻腔或口腔插管至胃内。将食管引流管、胃管连接负压吸引器或定时抽吸，观察出血是否停止，并记录引流液的性状、颜色及量

出血停止后，放松牵引，放出囊内气体，保留管道继继观察24h，末再出血可考虑拔管，对昏迷病人可继续留置管道用于注入流质食物和药液

拔管前口服石蜡油20～30ml，润滑黏膜和管、囊外壁，抽尽囊内气体，以缓慢、轻巧的动作拔管。气囊压迫一般以3～4d为限，继续出血者可适当延长

图18－11 留置三（四）腔气囊管流程

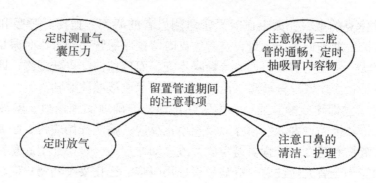

图 18-12　留置三（四）腔气囊管的注意事项

（五）健康指导

1. 介绍病因　上消化道出血的临床过程及预后因引起出血的病因而异。

2. 介绍治疗　应帮助患者和家属掌握有关疾病的预防、治疗和护理知识，以减少再度出血的危险。

3. 饮食指导　注意饮食卫生和规律，进食营养丰富、易消化的食物，避免过饥或暴饮暴食，避免粗糙、刺激性食物，或过冷、过热、产气多的食物、饮料等，合理饮食是避免诱发上消化道出血的重要环节。

4. 生活指导　加强口腔护理，保持皮肤清洁，预防并发症。生活起居要有规律，劳逸结合，保持乐观情绪，保证睡眠，减少外部刺激，重者需卧床休息并注意保暖。应戒烟、戒酒，在医师指导下用药。

5. 特殊交代　指导患者及家属学会早期识别出血征象及应急措施，若出现呕血、黑粪或头晕、心悸等不适，立即卧床休息，保持安静，减少身体活动；呕吐时取侧卧位以免误吸；立即送医院治疗。

6. 复查指导　有呕血、黑粪、上腹不适应随时就诊。

（六）护理评价

患者出血停止，组织灌注恢复正常；无脱水征，生命体征恢复正常；恐惧感减轻；休息和睡眠充足，活动耐力增加或恢复至出血前的水平；患者活动时无晕厥、跌倒等意外发生；无窒息或误吸，食管胃底黏膜无糜烂、坏死。

（王　俊）